国家卫生健康委员会"十三五"规划教材

专科医师核心能力提升导引丛书

供专业学位研究生及专科医师用

创伤、烧伤与再生医学

Trauma Burn and Regenerative Medicine

第 2 版

主　审　王正国　盛志勇

主　编　付小兵

副主编　黄跃生　蒋建新　程　飚　陈振兵

人民卫生出版社

·北 京·

图书在版编目（CIP）数据

创伤、烧伤与再生医学 / 付小兵主编 . —2 版 . —
北京：人民卫生出版社，2023.3
ISBN 978-7-117-33749-6

Ⅰ. ①创… Ⅱ. ①付… Ⅲ. ①创伤–诊疗–研究生–
教材②烧伤–诊疗–研究生–教材③细胞–再生–生物医
学工程–研究生–教材 Ⅳ. ①R641②R644

中国版本图书馆 CIP 数据核字（2022）第 188631 号

人卫智网	www.ipmph.com	医学教育、学术、考试、健康，购书智慧智能综合服务平台
人卫官网	www.pmph.com	人卫官方资讯发布平台

创伤、烧伤与再生医学

Chuangshang、Shaoshang yu Zaisheng Yixue

第 2 版

主　　编：付小兵
出版发行：人民卫生出版社（中继线 010-59780011）
地　　址：北京市朝阳区潘家园南里 19 号
邮　　编：100021
E - mail：pmph @ pmph.com
购书热线：010-59787592　010-59787584　010-65264830
印　　刷：北京华联印刷有限公司
经　　销：新华书店
开　　本：850×1168　1/16　　印张：41　　插页：8
字　　数：1157 千字
版　　次：2014 年 4 月第 1 版　　2023 年 3 月第 2 版
印　　次：2023 年 3 月第 1 次印刷
标准书号：ISBN 978-7-117-33749-6
定　　价：175.00 元

打击盗版举报电话：**010-59787491**　E-mail：**WQ @ pmph.com**
质量问题联系电话：**010-59787234**　E-mail：**zhiliang @ pmph.com**
数字融合服务电话：**4001118166**　E-mail：**zengzhi @ pmph.com**

编 者 （按姓氏笔画排序）

于学忠　中国医学科学院北京协和医院

王　涛　中国人民解放军陆军军医大学

王凤君　陆军军医大学第一附属医院

王达利　遵义医科大学附属医院

王韫芳　清华大学附属北京清华长庚医院

史春梦　中国人民解放军陆军军医大学

付小兵　中国人民解放军总医院

白祥军　华中科技大学同济医学院附属同济医院

吕国忠　江南大学附属医院

任建安　中国人民解放军东部战区总医院

刘　靖　厦门大学眼科研究所

刘宏伟　暨南大学附属第一医院

刘良明　中国人民解放军陆军军医大学陆军特色医学中心

刘祖国　厦门大学眼科研究所

孙晓艳　中国人民解放军总医院

李维勤　中国人民解放军东部战区总医院

邹仲敏　中国人民解放军陆军军医大学

张安强　中国人民解放军陆军军医大学陆军特色医学中心

张连阳　中国人民解放军陆军军医大学陆军特色医学中心

张家平　陆军军医大学第一附属医院

陆树良　上海交通大学医学院附属瑞金医院

陈振兵　华中科技大学同济医学院附属协和医院

林洪远　中国人民解放军总医院

易　晟　南通大学

周继红　中国人民解放军陆军军医大学陆军特色医学中心

胡大海　中国人民解放军空军军医大学第一附属医院

柳　娟　清华大学附属北京清华长庚医院

姜玉峰　战略支援部队特色医学中心

姜笃银　山东大学第二医院

姚咏明　中国人民解放军总医院

顾晓松　南通大学

皋　林　中国人民解放军东部战区总医院

徐庆连　安徽医科大学第一附属医院

高绍荣　同济大学生命科学与技术学院

郭光华　南昌大学第一附属医院

黄　沙　中国人民解放军总医院

黄跃生　中国人民解放军陆军军医大学

蒋建新　中国人民解放军陆军军医大学陆军特色医学中心

韩　忆　厦门大学眼科研究所

韩春茂　浙江大学医学院附属第二医院

程　飚　中国人民解放军南部战区总医院

谢卫国　武汉大学附属同仁医院

主 审 简 介

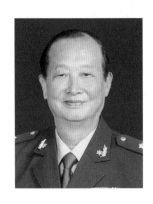

  王正国 中国工程院院士,陆军军医大学一级教授(已退休)。我国冲击伤、创伤弹道学、交通医学研究的主要创始人之一,国家重点学科"野战外科学"学术带头人,该学科的第一位博士研究生和博士后导师。致力于战创伤基础理论和应用基础研究五十余年,取得了一批国际先进以至领先的重大科研成果,为我国战创伤医学的发展做出了卓越贡献。先后获国家科技进步一等奖 1 项、二等奖 5 项,国家发明三等奖 1 项,其他省部级奖项 20 余项。1997 年获香港何梁何利基金医学药学奖科学与技术进步奖;1998 年获美国联合保健勤务大学 Michael DeBakey(迪贝克)国际军医奖;2000 年获陈嘉庚医药科学奖和国际交通医学重大成就奖;2002 年获第四届光华工程科技奖。

主 审 简 介

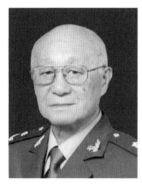

盛志勇 专业技术一级,文职级别特级,主任医师、教授,博士研究生导师,中国工程院资深院士,我国烧(创)伤专业的主要开拓者之一。曾任解放军总医院三零四临床部专家组组长,全军烧伤研究所名誉所长,《解放军医学杂志》主任编委,《中国危重病急救医学》杂志编委、副主编,国际烧伤学会资深会员,国际外科学会会员,美国、加拿大创伤学会荣誉会员,以色列烧伤学会荣誉会员,美国科学促进学会会员。曾被邀请为加拿大七个医学院的白求恩客座教授,是唯一的华人被邀请为美国创伤学会的Fitts讲座报告者。

在国内最早从事创伤、烧伤、放射复合烧伤的研究,在烧伤治疗中,倡导了休克期复苏加全血、血液动力学监测指导输液量、CO_2张力计监测和山莨菪碱改善肠道血供、证实烧伤后氧自由基损伤和防治的重要性及休克期大面积切痂等,全国率先完成低温储存皮肤的研究和应用,进行了烧(创)伤后肠道细菌与内毒素移位的研究,脓毒症时免疫紊乱现象及其治疗的研究,为烧(创)伤后感染和脓毒症的防治提供了理论依据并在临床获得证实,建立了全军第一个ICU,领导了全军"七五"至"十五"期间多项攻关课题的研究,完成了烧(创)伤后多系统器官功能衰竭(MSOF)的研究和防治工作,烧伤临床治愈率达99.6%,LA50达98%(Ⅲ°LA50%达86%),近年开展的汗腺细胞移植的研究已获初步成功,并被誉为"里程碑式的研究"。曾参加抗美援朝,中印、中越边境自卫反击战,成昆铁路建设,邢台和唐山地震伤等病员救治。曾选送9名医生赴美国和加拿大进修,共同工作者中有2人当选为中国工程院院士。

荣获国家科技进步一等奖2项、二等奖5项以及军队科技进步一、二等奖23项,其他奖25项。主编和撰写学术专著27部,发表学术署名论文700余篇。荣立二等功1次、三等功2次。1991年享受政府特殊津贴,1996年当选为中国工程院院士,同年获全军首届专业技术重大贡献奖,并被总后勤部授予"一代名师",1999年荣获何梁何利基金科学与技术进步奖,2000年荣立一等功并获总后勤部伯乐奖,2010年获中国工程院光华工程科技奖、全军干部保健工作终身荣誉奖章、中华烧伤外科学分会终身成就奖、中华创伤外科学分会终身成就奖。

主 编 简 介

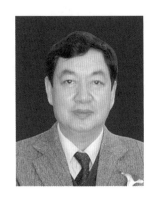

　　付小兵　一级教授、少将军衔、中国工程院院士、美国工程院外籍院士、法国医学院外籍院士。现任中国人民解放军总医院医学创新研究部创伤修复与组织再生研究中心主任，全军创伤修复与组织再生重点实验室主任、教授，创伤外科研究员、博士生导师。担任国际创伤愈合联盟执委，亚洲创伤愈合联盟主席，国务院学位委员会学科评议组成员，中国工程院医药卫生学部副主任，国家技术发明奖、国家科技进步奖评委，中国生物材料学会前任理事长，中国博士后科学基金会理事，中华医学会组织修复与再生分会主任委员，中华医学会创伤学分会名誉主任委员。国家 973 "创伤和组织修复与再生项目" 首席科学家、国家重点研发计划 "生物材料与组织修复和再生" 项目负责人、国家自然科学基金创新群体负责人（2012—2020）。《解放军医学杂志》总主编，*Military Medical Research* 主编。1995 年国家杰出青年基金获得者。2009 年当选为中国工程院院士。2018 年当选为法国医学科学院外籍院士。2019 年和 2020 年分别当选为中国医学科学院和中国中医科学院首批学部委员。2021 年当选为美国工程院外籍院士。

　　长期从事战创伤和创伤后的组织修复与再生医学研究，在战创伤医学、组织修复和再生医学以及生物治疗学三大领域取得系统性和创造性贡献。主编出版《中华创伤医学》《再生医学基础与临床》和 *Advanced Trauma and Surgery* 等学术专著 31 部，参编 30 余部。在《柳叶刀》（*Lancet*）等国内外杂志发表学术论文 600 余篇。以第一完成人获国家科技进步一等奖 1 项，二等奖 3 项。获 "何梁何利基金科学与技术进步奖"、"求是" 杰出青年奖、中国人民解放军杰出专业技术人才奖、中华医学会创伤学分会 "终身成就奖"、中华医学会烧伤外科分会 "终身成就奖" 和 "国际创伤修复研究终身成就奖" 等多项荣誉。被评为全军优秀共产党员、全军优秀教师和全国优秀科技工作者。2012 年和 2018 年分别被中共中央宣传部和中央军委政治工作部作为 "时代先锋" 和科技创新重大典型在全国宣传。2020 年获树兰医学奖和全国创新争先奖章。2021 年被授予 "全国杰出专业技术人才" 称号。荣立一等功 1 次，二等功 3 次，三等功 1 次。

副主编简介

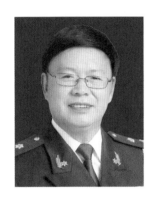

黄跃生　主任医师、教授,博士生导师。国家杰出青年科学基金获得者,教育部创新团队带头人。先后担任陆军军医大学西南医院全军烧伤研究所所长、名誉所长,创伤、烧伤与复合伤国家重点实验室主任、顾问,江南大学附属医院首席医学专家、海南医学院第一附属医院首席烧伤专家。先后担任中华医学会烧伤外科学分会主任委员、中国老年医学学会烧创伤分会会长、中国生物材料学会烧伤创面修复材料分会主任委员、全军烧伤外科专业委员会主任委员《中华烧伤杂志》总编辑。

长期从事烧伤临床教学,培养研究生近百名,开展烧伤救治与创面修复研究,发表论文近 400 篇,主编、参编专著 38 部。获国家科技进步二等奖 4 项,省部级科技进步一等奖 3 项、二等奖 5 项。获第五届中国医师奖,获评国之名医·卓越建树。

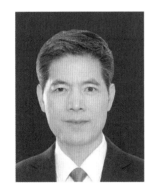

蒋建新　中国工程院院士、技术少将。创伤、烧伤与复合伤国家重点实验室主任,陆军特色医学中心战创伤医学中心主任。入选重庆英才计划优秀科学家。主要从事战创伤领域高爆武器伤与创伤感染救治研究。获国家科技进步二等奖 4 项、何梁何利科学与技术进步奖、吴阶平医学创新奖、军队杰出专业技术人才奖、重庆市杰出英才奖等。主编专著 7 部。现兼任中国医疗保健国家交流促进会创伤医学分会主任委员、中华医学会组织修复与再生分会副主任委员。《中华创伤杂志英文版》总编辑等学术职务。曾担任中华医学会创伤学分会、全军战创伤专业委员会主任委员,国际交通医学学会东亚地区主席,亚洲创伤学会秘书长,国务院学位委员会学科评议组临床医学组成员,国家自然基金委医学部专家咨询委员会委员等职务。当选第十三届全国人大代表。

副主编简介

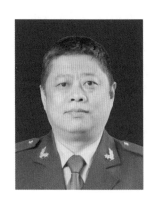

程　飚　主任医师,教授,博士研究生导师。现任中国人民解放军南部战区总医院烧伤整形外科主任,全军热区损伤救治与组织修复重点实验室主任。现任中华医学会组织修复与再生分会常务委员,第一、二届中国医师协会创伤外科医师分会常务委员,中国康复医学会再生与康复专业委员会主任委员。国内外多本杂志编委。先后承担国家及省部级科学基金项目近20项,其中国家自然科学基金面上项目7项。获国家科技进步二等奖1项,中华医学科技进步一等奖1项,军队科技进步二等奖2项,广东省科技进步二等奖1项。以第一作者或通信作者身份在国际SCI、国内核心期刊发表论文100余篇,曾获第三届中国科协期刊优秀学术论文奖。主编《中华战创伤学》第10卷等专著5部,副主编5部,参编专著20余部。培养博士、硕士研究生近30人。

从事整形烧伤外科临床救治与应用基础研究近30年。在耳、鼻等器官再造,急性与慢性、复杂难愈性创面的综合修复等方面具有丰富的经验。

2008年获得中华医学会创伤学分会"组织再生与修复创新奖"。2014年成为首期全军高层次科技创新人才工程学科拔尖人才。2017年,获得王正国创伤医学奖突出贡献奖。2019年获得"庆祝中华人民共和国成立70周年"纪念章。2020年获评"国之名医·优秀风范"。

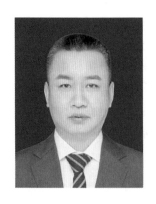

陈振兵　1993年毕业于同济医科大学,2002年获得德国海德堡大学医学博士学位,2003年进入华中科技大学同济医学院附属协和医院博士后流动站,从事博士后研究。现担任华中科技大学同济医学院附属协和医院教授、主任医师、博士生导师,任职手外科主任、学科带头人,主要从事手外科、显微外科的临床工作与基础研究。

现任中华医学会手外科学分会副主任委员、中国医师协会手外科医师分会副会长、中华医学会手外科分会中南地区主任委员、中国医师协会美容与整形医师分会手整形学组副组长、中国研究型医院学会创面防治与损伤组织修复专业委员会副主任委员、中国研究型医院学会生物材料临床应用专业委员会常务委员、湖北省医学会显微外科分会主任委员、湖北省手外科医疗质量控制中心主任、亚太重建显微外科联盟中国部常务委员等,担任《中华显微外科杂志》《中华手外科杂志》《中国修复重建外科杂志》等编委。

参加工作以来,发表论文100余篇,其中SCI 30余篇。先后主持国家自然科学基金面上项目5项、国家重点研发计划项目子课题1项,承担省级课题10余项。主编《手部先天性畸形的手术治疗》《手外科手术并发症及其对策》等4部专著,参编第4版《骨科手术学》。研究成果先后获得湖北省科技进步二、三等奖各2项以及武汉市科技进步二等奖1项。

全国高等学校医学研究生"国家级"规划教材
第三轮修订说明

进入新世纪，为了推动研究生教育的改革与发展，加强研究型创新人才培养，人民卫生出版社启动了医学研究生规划教材的组织编写工作，在多次大规模调研、论证的基础上，先后于2002年和2008年分两批完成了第一轮50余种医学研究生规划教材的编写与出版工作。

2014年，全国高等学校第二轮医学研究生规划教材评审委员会及编写委员会在全面、系统分析第一轮研究生教材的基础上，对这套教材进行了系统规划，进一步确立了以"解决研究生科研和临床中实际遇到的问题"为立足点，以"回顾、现状、展望"为线索，以"培养和启发读者创新思维"为中心的教材编写原则，并成功推出了第二轮（共70种）研究生规划教材。

本套教材第三轮修订是在党的十九大精神引领下，对《国家中长期教育改革和发展规划纲要（2010—2020年）》《国务院办公厅关于深化医教协同进一步推进医学教育改革与发展的意见》，以及《教育部办公厅关于进一步规范和加强研究生培养管理的通知》等文件精神的进一步贯彻与落实，也是在总结前两轮教材经验与教训的基础上，再次大规模调研、论证后的继承与发展。修订过程仍坚持以"培养和启发读者创新思维"为中心的编写原则，通过"整合"和"新增"对教材体系做了进一步完善，对编写思路的贯彻与落实采取了进一步的强化措施。

全国高等学校第三轮医学研究生"国家级"规划教材包括五个系列。①科研公共学科：主要围绕研究生科研中所需要的基本理论知识，以及从最初的科研设计到最终的论文发表的各个环节可能遇到的问题展开；②常用统计软件与技术：介绍了SAS统计软件、SPSS统计软件、分子生物学实验技术、免疫学实验技术等常用的统计软件以及实验技术；③基础前沿与进展：主要包括了基础学科中进展相对活跃的学科；④临床基础与辅助学科：包括了专业学位研究生所需要进一步加强的相关学科内容；⑤临床学科：通过对疾病诊疗历史变迁的点评、当前诊疗中困惑、局限与不足的剖析，以及研究热点与发展趋势探讨，启发和培养临床诊疗中的创新思维。

该套教材中的科研公共学科、常用统计软件与技术学科适用于医学院校各专业的研究生及相应的科研工作者；基础前沿与进展学科主要适用于基础医学和临床医学的研究生及相应的科研工作者；临床基础与辅助学科和临床学科主要适用于专业学位研究生及相应学科的专科医师。

全国高等学校第三轮医学研究生"国家级"规划教材目录

11	SAS 统计软件应用（第 4 版）	主　编	贺　佳			
		副主编	尹　平	石武祥		
12	医学分子生物学实验技术（第 4 版）	主　审	药立波			
		主　编	韩　骅	高国全		
		副主编	李冬民	喻　红		
13	医学免疫学实验技术（第 3 版）	主　编	柳忠辉	吴雄文		
		副主编	王全兴	吴玉章	储以微	崔雪玲
14	组织病理技术（第 2 版）	主　编	步　宏			
		副主编	吴焕文			
15	组织和细胞培养技术（第 4 版）	主　审	章静波			
		主　编	刘玉琴			
16	组织化学与细胞化学技术（第 3 版）	主　编	李　和	周德山		
		副主编	周国民	肖　岚	刘佳梅	孔　力
17	医学分子生物学（第 3 版）	主　审	周春燕	冯作化		
		主　编	张晓伟	史岸冰		
		副主编	何凤田	刘　戟		
18	医学免疫学（第 2 版）	主　编	曹雪涛			
		副主编	于益芝	熊思东		
19	遗传和基因组医学	主　编	张　学			
		副主编	管敏鑫			
20	基础与临床药理学（第 3 版）	主　编	杨宝峰			
		副主编	李　俊	董　志	杨宝学	郭秀丽
21	医学微生物学（第 2 版）	主　编	徐志凯	郭晓奎		
		副主编	江丽芳	范雄林		
22	病理学（第 2 版）	主　编	来茂德	梁智勇		
		副主编	李一雷	田新霞	周　桥	
23	医学细胞生物学（第 4 版）	主　审	杨　恬			
		主　编	安　威	周天华		
		副主编	李　丰	杨　霞	王杨淦	
24	分子毒理学（第 2 版）	主　编	蒋义国	尹立红		
		副主编	骆文静	张正东	夏大静	姚　平
25	医学微生态学（第 2 版）	主　编	李兰娟			
26	临床流行病学（第 5 版）	主　编	黄悦勤			
		副主编	刘爱忠	孙业桓		
27	循证医学（第 2 版）	主　审	李幼平			
		主　编	孙　鑫	杨克虎		

28	断层影像解剖学	主　编	刘树伟　张绍祥
		副主编	赵　斌　徐　飞
29	临床应用解剖学（第2版）	主　编	王海杰
		副主编	臧卫东　陈　尧
30	临床心理学（第2版）	主　审	张亚林
		主　编	李占江
		副主编	王建平　仇剑崟　王　伟　章军建
31	心身医学	主　审	Kurt Fritzsche　吴文源
		主　编	赵旭东
		副主编	孙新宇　林贤浩　魏　镜
32	医患沟通（第2版）	主　编	尹　梅　王锦帆
33	实验诊断学（第2版）	主　审	王兰兰
		主　编	尚　红
		副主编	王传新　徐英春　王　琳　郭晓临
34	核医学（第3版）	主　审	张永学
		主　编	李　方　兰晓莉
		副主编	李亚明　石洪成　张　宏
35	放射诊断学（第2版）	主　审	郭启勇
		主　编	金征宇　王振常
		副主编	王晓明　刘士远　卢光明　宋　彬
			李宏军　梁长虹
36	疾病学基础	主　编	陈国强　宋尔卫
		副主编	董　晨　王　韵　易　静　赵世民
			周天华
37	临床营养学	主　编	于健春
		副主编	李增宁　吴国豪　王新颖　陈　伟
38	临床药物治疗学	主　编	孙国平
		副主编	吴德沛　蔡广研　赵荣生　高　建
			孙秀兰
39	医学3D打印原理与技术	主　编	戴尅戎　卢秉恒
		副主编	王成焘　徐　弢　郝永强　范先群
			沈国芳　王金武
40	互联网＋医疗健康	主　审	张来武
		主　编	范先群
		副主编	李校堃　郑加麟　胡建中　颜　华
41	呼吸病学（第3版）	主　审	钟南山
		主　编	王　辰　陈荣昌
		副主编	代华平　陈宝元　宋元林

42	消化内科学（第3版）	主　审	樊代明	李兆申		
		主　编	钱家鸣	张澍田		
		副主编	田德安	房静远	李延青	杨　丽

43	心血管内科学（第3版）	主　审	胡大一			
		主　编	韩雅玲	马长生		
		副主编	王建安	方　全	华　伟	张抒扬

| 44 | 血液内科学（第3版） | 主　编 | 黄晓军 | 黄　河 | 胡　豫 | |
| | | 副主编 | 邵宗鸿 | 吴德沛 | 周道斌 | |

45	肾内科学（第3版）	主　审	谌贻璞			
		主　编	余学清	赵明辉		
		副主编	陈江华	李雪梅	蔡广研	刘章锁

| 46 | 内分泌内科学（第3版） | 主　编 | 宁　光 | 邢小平 | | |
| | | 副主编 | 王卫庆 | 童南伟 | 陈　刚 | |

47	风湿免疫内科学（第3版）	主　审	陈顺乐			
		主　编	曾小峰	邹和建		
		副主编	古洁若	黄慈波		

48	急诊医学（第3版）	主　审	黄子通			
		主　编	于学忠	吕传柱		
		副主编	陈玉国	刘　志	曹　钰	

49	神经内科学（第3版）	主　编	刘　鸣	崔丽英	谢　鹏	
		副主编	王拥军	张杰文	王玉平	陈晓春
			吴　波			

| 50 | 精神病学（第3版） | 主　编 | 陆　林 | 马　辛 | | |
| | | 副主编 | 施慎逊 | 许　毅 | 李　涛 | |

| 51 | 感染病学（第3版） | 主　编 | 李兰娟 | 李　刚 | | |
| | | 副主编 | 王贵强 | 宁　琴 | 李用国 | |

| 52 | 肿瘤学（第5版） | 主　编 | 徐瑞华 | 陈国强 | | |
| | | 副主编 | 林东昕 | 吕有勇 | 龚建平 | |

53	老年医学（第3版）	主　审	张　建	范　利	华　琦	
		主　编	刘晓红	陈　彪		
		副主编	齐海梅	胡亦新	岳冀蓉	

| 54 | 临床变态反应学 | 主　编 | 尹　佳 | | | |
| | | 副主编 | 洪建国 | 何韶衡 | 李　楠 | |

55	危重症医学（第3版）	主　审	王　辰	席修明		
		主　编	杜　斌	隆　云		
		副主编	陈德昌	于凯江	詹庆元	许　媛

| 56 | 普通外科学（第3版） | 主　编 | 赵玉沛 | | | |
| | | 副主编 | 吴文铭 | 陈规划 | 刘颖斌 | 胡三元 |

57	骨科学（第3版）	主　审	陈安民			
		主　编	田　伟			
		副主编	翁习生	邵增务	郭　卫	贺西京

58	泌尿外科学（第3版）	主　审	郭应禄			
		主　编	金　杰	魏　强		
		副主编	王行环	刘继红	王　忠	

| 59 | 胸心外科学（第2版） | 主　编 | 胡盛寿 | | | |
| | | 副主编 | 王　俊 | 庄　建 | 刘伦旭 | 董念国 |

| 60 | 神经外科学（第4版） | 主　编 | 赵继宗 | | | |
| | | 副主编 | 王　硕 | 张建宁 | 毛　颖 | |

| 61 | 血管淋巴管外科学（第3版） | 主　编 | 汪忠镐 | | | |
| | | 副主编 | 王深明 | 陈　忠 | 谷涌泉 | 辛世杰 |

| 62 | 整形外科学 | 主　编 | 李青峰 | | | |

63	小儿外科学（第3版）	主　审	王　果			
		主　编	冯杰雄	郑　珊		
		副主编	张潍平	夏慧敏		

64	器官移植学（第2版）	主　审	陈　实			
		主　编	刘永锋	郑树森		
		副主编	陈忠华	朱继业	郭文治	

65	临床肿瘤学（第2版）	主　编	赫　捷			
		副主编	毛友生	沈　铿	马　骏	于金明
			吴一龙			

| 66 | 麻醉学（第2版） | 主　编 | 刘　进 | 熊利泽 | | |
| | | 副主编 | 黄宇光 | 邓小明 | 李文志 | |

67	妇产科学（第3版）	主　审	曹泽毅			
		主　编	乔　杰	马　丁		
		副主编	朱　兰	王建六	杨慧霞	漆洪波
			曹云霞			

| 68 | 生殖医学 | 主　编 | 黄荷凤 | 陈子江 | | |
| | | 副主编 | 刘嘉茵 | 王雁玲 | 孙　斐 | 李　蓉 |

| 69 | 儿科学（第2版） | 主　编 | 桂永浩 | 申昆玲 | | |
| | | 副主编 | 杜立中 | 罗小平 | | |

70	耳鼻咽喉头颈外科学（第3版）	主　审	韩德民			
		主　编	孔维佳	吴　皓		
		副主编	韩东一	倪　鑫	龚树生	李华伟

71	眼科学（第3版）	主　审	崔　浩　黎晓新			
		主　编	王宁利　杨培增			
		副主编	徐国兴　孙兴怀　王雨生　蒋　沁			
			刘　平　马建民			
72	灾难医学（第2版）	主　审	王一镗			
		主　编	刘中民			
		副主编	田军章　周荣斌　王立祥			
73	康复医学（第2版）	主　编	岳寿伟　黄晓琳			
		副主编	毕　胜　杜　青			
74	皮肤性病学（第2版）	主　编	张建中　晋红中			
		副主编	高兴华　陆前进　陶　娟			
75	创伤、烧伤与再生医学（第2版）	主　审	王正国　盛志勇			
		主　编	付小兵			
		副主编	黄跃生　蒋建新　程　飚　陈振兵			
76	运动创伤学	主　编	敖英芳			
		副主编	姜春岩　蒋　青　雷光华　唐康来			
77	全科医学	主　审	祝墡珠			
		主　编	王永晨　方力争			
		副主编	方宁远　王留义			
78	罕见病学	主　编	张抒扬　赵玉沛			
		副主编	黄尚志　崔丽英　陈丽萌			
79	临床医学示范案例分析	主　编	胡翀群　李海潮			
		副主编	沈国芳　罗小平　余保平　吴国豪			

全国高等学校第三轮医学研究生"国家级"规划教材评审委员会名单

前　言

严重创（烧）伤和其他意外伤害造成的组织损伤及其治疗是现代社会面临的重大问题。据相关资料统计，目前创（烧）伤和意外伤害造成的损伤和死亡在我国疾病死亡谱中已跃居第4位，在45岁以下青壮年中则高居榜首。创（烧）伤和意外伤害已经成为威胁我国人民身心健康、降低生活和工作质量、显著减少劳动力以及影响和谐社会发展与社会稳定的重要因素之一。因此，加强创（烧）伤和意外伤害的防控，提高严重创（烧）伤伤员损伤组织修复与再生的质量，提高治愈率，减少伤残率，既是国家发展的重大战略需求，也是应对疾病谱变化的重要措施之一，应引起全社会的高度重视并积极采取措施加以应对。

我国对创（烧）伤和其他意外伤害的防控十分重视，除投入不断增加以外，在基础研究和临床治疗等多个方面取得了显著的成就，某些方面已经处在世界前列。在北京、上海、重庆等地区不仅形成了多个具有较大规模的临床治疗和研究中心，而且相关的救治网络也逐步普及到基层，形成了一个高端救治中心与基层医疗机构连接、临床救治与科学研究并举、各类创伤医学创新人才不断生长的比较完整的创伤医学救治体系，对降低严重创（烧）伤的发生率和死亡率，提高救治成功率起到了重要作用。既往，有关创（烧）伤救治的高级学术专著与普及型的读物已经出版不少，但是，多学科交叉结合，能够启发研究生创新思维和激发其研究灵感的学术专著还不多。为此，我们组织全国从事创伤、烧伤和组织修复与再生医学的专家，共同编著了这本多学科交叉，涉及有关创伤、烧伤与再生医学的研究生教材。这本书的特点与编辑思路是：从定位来讲，读者人群以接受过本科教育，具有一定专业基础的研究生和高年资医生与相关研究人员为主；从选材上来讲，第1版全书34章，描述的内容并不包括创伤、烧伤和组织修复与再生医学的全部内容，而是这三大领域的主要方面，本版适当增加重要章节（如创伤心理、老年创伤等）；在内容组织上，把创伤、烧伤和组织修复与再生看成是一个由损伤引发的完整过程，并强调将组织康复放在治疗中进行整体性思考；在编著思路上，通过对创伤、烧伤与再生医学主要方面和关键环节的论述，提出解决问题的思路，启发读者思索解决问题的方法和路径，从而获得进一步的升华；在写作形式上，将国内外最新进展与本领域尚未解决的关键科学问题和技术难题结合起来，通过多学科多专业结合，试图从另一个角度来看待和思考创伤、烧伤和组织修复与再生治疗中的难题，以启发读者。

本次修订，我们在第1版的基础之上，根据创伤医学的转化应用、再生医学的迅猛发展等特点，作了重点修订。如伴随新的医学模式的发展，在创伤部分，我们增加了创伤后应激障碍的相关内容。针对中国老龄化的趋势，特别对该类群体的创伤和烧伤救治进行关注。同时，伴随近年来一些新发表的疾病治疗的专家共识在书中进行介绍。再生医学发展迅猛，但研究中的伦理问题是近年来社会和研究领域的焦点与热点，本书对再生医学基础研究与临床应用伦理进行初步阐述，以期广大研究者能够在今后的研究中借鉴并认真遵守。

总之,希望这本书的出版,能够对从事创伤、烧伤和组织修复与再生医学的研究生和相关专家有比较大的参考作用。

本书适用于从事创伤、烧伤、整形、急救、危重病、组织修复与再生及其相关领域的研究生和相关专家阅读。

由于本书涉及的学科比较多、面比较广,加之时间较短、参加编写的专家较多,因此,可能在内容的完整性、写作风格的统一性等方面存在一定的缺陷,恳请广大读者批评指正。

付小兵

2023 年 1 月

目　录

第一篇　创　伤

第二篇　烧　伤

第三篇　再 生 医 学

第一篇 创 伤

第一章　创伤感染的细菌学变化与防治策略

第一节　创伤感染的历史回顾

人们对创伤感染的认识经历了一个十分曲折而漫长过程。早在四千多年前，苏美尔人石雕上就有伤口清洗、绷带包扎的描述。约公元前400年古希腊医师，人类医药之父希波克拉底（Hippocrates，约公元前460—前370）在他的论创伤书中也提出，用热水或酒冲洗伤口。可见，人类在公元前就认识到了保持创面清洁对于创伤治疗的重要性。但在公元2世纪，古罗马医学家盖伦（Galen，129—199）提出创面"无毒脓"（laudable pus）的思想，认为伤口的化脓是创伤愈合的必要阶段。在随后的十几个世纪里，人们一直沿用这种错误的思想，导致了大量伤肢被截肢。1683年，安东·列文虎克（Antony van Leeuwenhoek，1632—1723）利用自己发明的显微镜首次观察到细菌。至19世纪中叶，微生物学之父路易·巴斯德（Louis Pasteur，1822—1895）和病原细菌学奠基人罗伯特·柯赫（Robert Koch，1843—1910）分别提出了病原菌理论（germ theory），这一理论不仅彻底否定了盖伦的"无毒脓"思想，也正式开启了人类对感染的正确认识。随着无菌术的应用、清创概念的提出以及感染创面的引流，尤其是20世纪40年代抗生素的临床应用，创伤感染得到明显控制。尽管如此，感染仍是当今世界范围内创伤患者最常见的并发症，同时也是创伤后期死亡的主要诱因，因此，感染一直是创伤医学重点关注的问题。

第二节　创伤感染的流行病学特征

随着创伤急救体系的完善和救治技术的提高，创伤患者因伤所致的早期死亡率已显著降低，但因伤后并发症所致的后期死亡率并无明显降低。感染不仅是较为常见的创伤并发症，而且是导致伤后其他并发症，如急性呼吸窘迫综合征（ARDS）、多器官功能障碍综合征（MODS）等的重要原因，是创伤患者后期死亡的主要原因。正因如此，感染是存活伤员的主要威胁。早期积极防治感染，对于进一步提高创伤救治成功率、降低伤死和伤残率十分重要。明确创伤患者感染的流行病学特征及其导致创伤感染发生的危险因素，对于更好地预防创伤感染的发生具有重要意义。

一、创伤感染的基本特征

创伤患者在伤后大都能及时送到医院，得到清创、抗生素预防性治疗等处理，创面污染所致感染已基本得到控制，目前创伤感染大多表现为院内感染（hospital associated infection，HAI），一般将创伤患者在入院后48小时发生的感染称为HAI。虽然各地区创伤患者HAI发生率有一定差异，但其总体感染发生率大约在10%。我们曾对1995—1997年的1 640例创伤患者进行回顾性分析，其感染发生率为14.3%。广西北海市人民医院报道了2000—2001年收治的1 030例创伤患者，其感染发生率为11.2%。Lazarus等分析了1996—2001年期间美国盐湖城创伤中心收治的5 537例创伤患者，其感染发生率为9.1%。国外其他报道的创伤感染发生率也一般为9%~12%。创伤患者虽绝大部分为青壮年，但感染发生率却高于医院内其他患者人群，据国家卫生健康委员会统计，我国医院感染发生率大约为5%。因此，创伤患者是院内感染的易感人群，其原因可能是创伤患者一般都有创面、常常安放各种侵入性导管、常规使用抗生素预防性治疗，以及大量失血和严重组织毁损导致机体免疫力低下等。

院内感染常发生在伤口（包括手术切开和创面）、呼吸道、泌尿道、血液、血管内插管、深部体腔等。虽然创伤的创面大都有污染，但创伤患者伤口感染的发生率一般较低。我们曾对 1 640 例创伤患者中 235 例感染患者进行分析，其感染部位数合计为 609 个，居前 3 位的分别为呼吸道（38.4%）、伤口（包括手术切开和创面）（25.5%）和泌尿道（25.1%）。血液感染仅占 2%。Lazarus 等分别从部位感染次数和感染人数分布进行分析，结果显示，前 3 位的感染部位均为呼吸道、泌尿道和血液。伤口感染率较低（仅在 5% 左右）。由此可见，无论是国内，还是国外，呼吸道和泌尿道往往是创伤感染最常见的部位，其次为伤口和血液，血管内插管、胸部和腹部感染均较为少见。伤口感染大多为手术切口感染。

创伤感染的部位与伤情有一定的内在联系。轻伤（ISS：1~15）患者大多为泌尿道感染（占 76.8%），中度创伤（ISS：16~25）时，呼吸道感染和血液感染明显升高，分别由 6.7%、1.5% 升至 41.7% 和 8%。泌尿道感染的比例则相对减少，由 76.8% 降至 35%。重度创伤（ISS≥26）时，呼吸道感染比例进一步升高，由 41.7% 升至 51.9%。血液感染仍维持在 8% 左右，泌尿道感染由中度创伤时的 35% 降至 26.2%。由此可见，轻度创伤时主要表现为泌尿道感染，中度以上创伤时则以呼吸道感染为主，血液感染明显增加。有报道显示，严重创伤患者血液感染发生率可高达 26%。血液感染的发生时间一般在伤后 1 周左右。此外，创伤感染常常同时涉及多个部位，有研究显示，58% 的创伤感染患者合并两个或以上部位的感染，单一部位感染仅占 42%。

二、创伤感染病原菌分析

我们曾从 1995—1997 年期间入院发生感染的创伤患者中分离出 609 株细菌，革兰氏阴性菌有 380 株（62.4%），革兰氏阳性菌 133 株（21.8%），真菌 68 株（11.2%），其他 28 株。革兰氏阴性菌以铜绿假单胞菌、大肠埃希菌、肠杆菌属、克雷伯菌属为主。革兰氏阳性菌以金黄色葡萄球菌、凝固酶阴性葡萄球菌、肠球菌属为主，真菌为白念珠菌和酵母菌。武汉同济医院创伤科从该科

2000—2004 年收治的发生感染的 115 例患者中分离出 155 株病原菌，革兰氏阴性菌占 53.6%，革兰氏阳性菌占 46.4%，未发现真菌感染。革兰氏阴性菌以铜绿假单胞、鲍曼不动杆菌、大肠埃希菌、阴沟肠杆菌、肺炎克雷伯菌为主。革兰氏阳性菌以金黄色葡萄球菌、肠球菌属、凝固酶阴性葡萄球菌为主。Lazarus 等对 501 例创伤感染患者病原菌分析显示：革兰氏阴性杆菌有 598 株，占 47.8%；革兰氏阳性球菌 572 株，占 45.7%；真菌有 75 株，占 6%。革兰氏阴性杆菌以假单胞菌属、肠杆菌属、大肠埃希菌、克雷伯菌为主，革兰氏阳性球菌以凝固酶阴性葡萄球菌、金黄色葡萄球菌、肠球菌为主。可见，不同地区创伤患者感染发生率虽有一些差异，但导致创伤感染的病原菌种类基本相同，只是在常见病原菌种类的排序上略有不同。常见病原菌都以革兰氏阴性致病菌为主，国内革兰氏阴性菌感染发生率要高于国外。

创伤感染的病原菌与感染部位有一定的关系。研究表明，创伤患者泌尿道感染常见细菌为肠球菌、真菌、大肠埃希菌；呼吸道感染常见细菌为金黄色葡萄球菌、凝固酶阴性葡萄球菌、假单胞菌属、肠道细菌属。血液感染常见细菌为铜绿假单胞菌、不动杆菌、大肠埃希菌、凝固酶阴性葡萄球菌、肠球菌属、金黄色葡萄球菌；血管内插管感染常见细菌为凝固酶阴性葡萄球菌、肠道细菌属；伤口感染常见细菌为凝固酶阴性葡萄球菌、肠球菌属和假单胞菌属。此外，创伤感染病原菌与伤情也有一定关系，严重创伤感染大多为栖居宿主体内的条件致病菌，如不动杆菌、变形杆菌属、克雷伯菌属、假单胞菌属等。

引发创伤感染的病原菌通常为耐药菌。我们对分离到的 609 株细菌、19 种常用抗生素进行药敏试验显示，细菌耐药率高达 91.6%，革兰氏阴性菌药敏试验中，19 种抗生素耐药率平均在 50% 以上的有 5 种，分别为青霉素、头孢唑林、头孢呋辛、诺氟沙星、氯霉素。革兰氏阳性菌药敏试验中，抗生素耐药率平均在 50% 以上的有 5 种，分别为青霉素、氨苄西林、头孢哌酮、头孢噻、诺氟沙星。金黄色葡萄球菌对苯唑西林的耐药率高达 78.6%。耐药金黄色葡萄球菌在创伤患者中的感染率明显要高于其他菌。

三、创伤感染危险因素分析

（一）伤情

伤情是影响创伤患者发生感染的重要危险因素，伤情愈重，患者发生感染的可能性就愈大。Lazarus 等对 5 537 例创伤患者分析显示，所有创伤患者平均损伤严重度评分（ISS）为 15.3 ± 11.2，感染组患者 ISS 为 27 ± 15，明显高于非感染患者组（14 ± 10）。有报道显示，严重（ISS≥26）、中度（16≤ISS≤25）、轻度（ISS≤15）创伤患者感染发生率分别为 61.1%、32.4% 和 6.5%，感染发生率与伤情呈明显的正相关关系。这是因为严重创伤时组织破损重、失血多、组织明显低灌流、机体免疫功能低下以及各种侵袭性治疗措施的应用大大增加了严重创伤患者发生感染的危险性。不仅如此，伤情愈重，感染发展为脓毒症的风险也明显增大。有研究显示，中、重度创伤患者脓毒症的发生率分别为 3.6% 和 9%，较轻伤患者发生脓毒症（0.5%）的风险性分别提高 6 倍和 17 倍。

（二）年龄

与其他疾病类似，创伤感染的发生与患者年龄也有一定的内在联系。随着年龄的增加，创伤患者发生感染的概率也就愈大。有研究显示，感染组患者年龄明显高于非感染组患者 [（47 ± 24）岁 vs（44 ± 23）岁，$P=0.004$]。一般 14 岁以下儿童患者感染率最低，61~80 岁老年患者感染率最高，这是因为老年创伤患者免疫系统低反应性、全身情况差、恢复时间慢，这些因素往往导致老年患者有更多的感染危险性。

（三）性别

创伤患者虽以男性为主，但女性创伤患者似乎较男性创伤患者更易发生感染。有研究显示，女性创伤患者感染发生率为 45%，明显高于男性（39%，$P=0.024$）。回归分析显示，女性性别与感染发生率呈明显的相关关系（$OR=1.3$，95% 置信区间 =1.03~1.53，$P=0.028$）。进一步分析显示，在泌尿道感染创伤患者中，女性患者占 61.6%，提示女性创伤患者较男性患者易发生感染主要与女性患者放置导尿管易引发泌尿道感染有关。创伤者通常都放置导尿管。对于女性创伤患者应尽量少用，或应尽早拔除尿管。女性虽较男性患者易发生感染，但女性创伤患者发生脓毒症的风险低

于男性。

（四）有创医疗器具

有创医疗器具（invasive medical device）包括气管插管与机械通气、尿道插管、血管内插管所用的导管以及放置的各种引流管。其中与感染关系最密切的为机械通气和留置导尿管。气管插管和机械通气是创伤患者并发肺炎的常见原因。有研究显示，创伤患者感染组，机械通气使用率为 78%，明显高于非感染组（21.4%）。感染组平均使用机械通气的天数明显多于非感染组。据统计，留置导尿管在创伤患者中十分常见，使用率高达 95.6%。导尿管使用率与创伤患者发生感染无明显关系，但是导尿管留置的天数却与感染有一定的内在联系。有研究显示，感染组导尿管留置天数明显长于非感染组（平均 12 天 vs 4 天），泌尿道感染者都放置过导尿管。留置导尿管，特别是 1 周以上者，是引发泌尿道感染的重要危险因素。此外，创伤患者因监测血流动力学、液体复苏等需要常常留置血管插管，包括静脉和动脉插管。血管内插管感染率较低（<1%），发生的原因主要是留置时间偏长。有研究显示，发生感染的血管内插管留置的时间平均为 45 天，明显长于非感染组（平均 8 天）。胸腔、腹腔放置引流管所致感染较为少见。综上所述，侵袭性治疗措施所致的感染往往与插管放置的时间有关。将导管相关感染次数与使用导管的天数进行分析，机械通气最易导致感染，发生率为 61.8 次 /1 000 通气天数；其次为尿道插管，发生率为 17.2 次 /1 000 导尿管留置天数。血管通路感染率低，为 1.1 次 /1 000 导管留置天数。严重创伤患者至少有 1 种侵袭性治疗（97.4%），2 种以上治疗者，其感染的危险性增加 4.6 倍（IC 2.99~7.3）。机械性通气在严重创伤患者中较为常用（76.4%），是院内感染的重要危险因素，尤其是机械通气 3 天以上者，其感染发生率高达 89.4%。有研究报道，95% 的尿道感染与留置尿管有关、86% 的肺炎与应用呼吸机有关、87% 的血液感染与中心静脉置管有关。

（五）抗生素滥用

自 20 世纪 40 年代青霉素应用于临床以来，人类已发明数千种抗生素，用于临床的已有 100 多种。抗生素的滥用是指用药的不合理，如在无指征或指征不明显的情况下，随意使用抗生素；

盲目首选价格昂贵和新的广谱抗生素,忽视价廉有效的抗生素;预防用药时停药过晚;抗生素剂量过大、疗程过长、多种联用等。曾有研究对创伤患者抗生素使用进行回顾性分析显示,所有创伤患者都使用过抗生素治疗,共用 11 类 32 种抗生素,使用最多的有 13 种,最少的有 2 种,平均抗生素使用为 5.7 种,三联以上的占 31%,使用最长的天数为 210 天,最短天数为 3 天。病原菌送检率仅 19.4%,参照药敏用药的仅占 50%。这种抗生素滥用对创伤患者直接影响就是导致患者体内微生态的失衡,进而引起栖居在体内的细菌移位,导致内源性机会性感染。

(六)遗传倾向性

临床观察和动物实验表明,感染的易患性与机体的遗传背景存在密切的内在联系,即在不同的人群间,存在感染易患性、临床表型与预后以及治疗反应的差异性。早在 1988 年丹麦科学家 Sorensen 等发现,血缘父母死于感染性疾患的子代发生感染后,死亡概率将增高 5.8 倍。感染虽然不是遗传病,但是感染引发的炎症反应是以机体内众多基因的表达变化为基础的。机体基因上的变异,即基因多态性(gene polymorphism)是造成个体间感染炎症反应差异性的重要物质基础。课题组采用候选基因遗传关联研究(genetic association study)策略系统探讨了创伤患者遗传背景与感染易患性的关系,分别从模式识别受体、细胞因子以及免疫细胞内调控分子的基因多态性发现系列创伤感染高危基因型,为从遗传背景上建立判别感染风险性的预警指标和开展个体化治疗奠定了重要基础。如模式识别受体 LBP 错义突变位点 Phe436Leu(rs2232618T/C)与创伤脓毒症发生率显著相关,即携带 C 等位基因的创伤患者在院内发生脓毒症的可能性比 T 等位基因携带者高 2.23 倍;进一步通过生物信息学分析和体外实验验证,发现该位点能够改变 LBP 与 CD14 蛋白结合活性中心的蛋白构象。

四、感染对创伤患者预后的影响

(一)入院时间延长

研究表明,发生感染的创伤患者住院时间较无感染创伤患者的住院时间要延长约 1 倍。也有研究显示,在严重创伤患者中,入院时间长短与感染是否发生无明显关系,但在轻度创伤患者中,住院时间随感染发生而明显延长。

(二)引发脓毒症、脏器功能障碍

研究表明,严重创伤患者发生的感染容易演变为脓毒症,其脓毒症发生率高达 57.7%。创伤后呼吸窘迫综合征、MODS 的发生也多与感染有关。有研究显示,创伤感染患者急性肺损伤的发生率为 21.4%,无感染的创伤患者急性肺损伤的发生率则仅为 2.7%。70% 的创伤后 MODS 是由脓毒症引起的。脓毒症的原发灶约 50% 在肺内。严重创伤患者 MODS 总发生率约为 10%,但其死亡率则高达 50%~100%。创伤患者最为常见的器官功能障碍是肺功能障碍,其次是肾功能不全或心血管功能不全,肝功能不全通常出现较晚。呼吸功能障碍往往是 MODS 发生的始动环节。在两个器官障碍中,最为常见的组合为呼吸-肾功能不全和呼吸-肝功能不全。3 个或以上器官功能障碍中,最为常见的组合为呼吸-肾-心血管功能不全,其次为呼吸-肾-肝功能不全。正因如此,感染往往是严重创伤患者院内死亡的重要原因。有研究显示,收入院 5 天后死亡的创伤患者中,感染占 76.7%。

(蒋建新)

第三节 特殊病原菌创伤感染

一、破伤风

破伤风(tetanus)是破伤风杆菌侵入伤口内,在缺氧环境下生长繁殖,产生外毒素,进而引起以肌痉挛为特征的一种特殊感染,常发生于伤道深而有异物的伤员。

(一)临床表现

潜伏期长短不一,与是否接受过预防疫苗注射、创伤性质和部位、伤口早期处理方式等因素有关,通常 7~8 天。伤者可出现头晕、乏力、烦躁、出汗、反射亢进、咬肌酸痛、张口不便等前驱症状,一般持续 1~2 天后,随之出现肌持续收缩的典型表现。最初是咬肌,以后顺次为面肌、颈项肌、背腹肌、四肢肌群、膈肌和肋间肌。伤员开始感觉咀嚼不便,张口困难,随后牙关紧闭。面部表情肌群呈阵发性的痉挛,形成苦笑面容。颈项肌痉挛时,

出现颈项强直,头后仰。背腹部肌同时收缩,但背肌力量较强,使得腰部前凸、头足后屈,形成背弓,称为角弓反张。四肢抽搐时因屈肌比伸肌有力,肢体可出现屈膝、半握拳等姿势。在肌强直的基础上,各种轻微的刺激(如光线、声音、震动、注射等)均可诱发强烈的阵发性痉挛。发作时患者呼吸急促、面色发绀、口吐白沫、手足搐搦、头频频后仰、全身大汗,喉头痉挛时可出现呼吸困难,甚至窒息。发病期间患者神志始终清楚,一般无明显发热,痉挛为全身性发作即全身型;少数患者表现为以受伤部位或邻近肌强直痉挛为主的局限性发作,不遍及全身,潜伏期长,症状轻,称为局部破伤风,即局部型。

(二)实验诊断

破伤风杆菌为革兰氏染色阳性的粗大杆菌,易产生芽孢,芽孢大于菌体。位于菌体一端呈鼓槌状。一般经涂片染色后,发现上述特征细菌即可诊断。

(三)预防措施

破伤风一旦发病,治疗困难,应以预防为主。

1. **主动免疫**　这是预防破伤风最可靠的方法,采用注射破伤风类毒素疫苗的方法。平时可行基础免疫,即皮下注射疫苗 0.5~1.0ml,共注射 3 次,每次间隔 3~6 周。战前,可对参战官兵加强注射 1 次。对于可能发生破伤风的开放性创伤,即使战伤前已获得基础免疫,仍需加强注射破伤风类毒素 0.5ml,以延长主动免疫的时效。

2. **被动免疫**　对未接受过主动免疫的伤员,应先进行破伤风抗毒素注射来获得被动免疫效果。伤口较深或大面积创伤者,应肌内注射 1 500~3 000U。伤情严重者,剂量加倍。

3. **及时彻底清创**　对污染严重的伤口,要切除一切坏死及无活力的组织,彻底清除异物,切开死腔,敞开伤口,充分引流,不予缝合。

二、气性坏疽

气性坏疽(gas gangrene)是由多种厌氧芽孢梭菌引起的特殊感染,致病菌产生的外毒素可引起局部水肿、产气、肌肉坏死以及全身中毒,亦称梭菌性肌坏死。对于下肢臀部伤,特别是大血管伤、大块肌肉坏死、开放性骨折、深部穿入伤及有异物存留的盲管伤应高度警惕。

(一)临床表现

发病急,病情重,死亡率高。此病潜伏期短,一般为 6~72 小时。由于细菌在伤口内产生大量的气体,并致组织水肿,早期因而出现伤肢沉重感,伤口呈胀裂样剧痛,并有稀薄、恶臭的浆液样血性分泌物流出,患部肿胀明显,压痛剧烈,伤口周围皮肤水肿、苍白、紧张、发亮。随着病情进展,局部肿胀加剧,静脉瘀滞使得肤色转为暗红、紫黑,出现大理石样斑纹或大小不同的含有暗红液体的水疱。轻触伤口周围可有捻发音,整个肢体水肿、变色、厥冷直至坏死。患者表情淡漠,有头晕、头痛、恶心、呕吐、出冷汗、烦躁不安,体温达 40℃,心率增速、呼吸急促。常有进行性贫血,病情发展很快,急剧恶化。晚期有严重中毒症状,可出现溶血性黄疸、意识障碍、外周循环衰竭、多器官功能衰竭。

(二)实验诊断

病原菌以产气荚膜梭菌最常见,约占 60%~90%。产气荚膜梭菌为革兰氏阳性粗大杆菌,芽孢位于次极端,呈椭圆形,直径小于菌体。无鞭毛,在体内可形成明显的荚膜。如镜检发现有荚膜的革兰氏阳性大杆菌,白细胞少且形态不典型,并伴有其他杂菌等,即可初步报告结果。该菌能在血琼脂平板、蛋黄琼脂平板上生长。本菌代谢十分活跃,可分解多种常见的糖类,产酸产气。接种于庖肉培养基内可分解肉渣中的糖类而产生大量气体。在牛奶培养基内能分解乳糖产酸,使酪蛋白凝固,同时由于大量产气,使凝块碎裂,呈现所谓汹涌发酵(stormy fermentation)现象,为本菌特征之一。

(三)预防措施

受伤后 6 小时内彻底清创处理,以 3% 过氧化氢或 1∶100 高锰酸钾液冲洗,消除局部厌氧环境;对局部感染实施扩创手术,切除感染和坏死组织。为了防止气性坏疽传播,对气性坏疽的伤员应进行隔离,伤员用过的一切衣物、伤口敷料、手术器械等应单独收集后消毒处理,以防交叉感染。

三、创伤弧菌感染

创伤弧菌感染(vibrio vulnificus infection)是由嗜盐性水生弧菌属的创伤弧菌引起的感染。此感染病情严重,病程发展迅速。近年来该感染发病率有显著增加。

（一）临床表现

创伤伤口直接接触海水容易感染该菌。通常从下肢或上肢开始感染。感染部位有肿胀、红斑，进而形成血性大疱，继之出现组织坏死或严重的蜂窝织炎。若病情进一步恶化可出现发热、寒战等症状，迅速向躯干蔓延，继而发展成脓毒症，导致死亡。创伤弧菌的致病性主要与金属蛋白酶和溶细胞素有关，它们可通过蛋白酶 - 蛋白酶抑制物引起机体免疫抑制，可导致血管通透性增加和中性粒细胞减少。

（二）实验诊断

约 40% 的感染患者可从创口或 / 和血液中分离到创伤弧菌。创伤弧菌菌体短小，弯曲成弧形、一端有单鞭毛，革兰氏染色呈阴性，镜检见尾端相连成 "C" 形或 "S" 形的革兰氏阴性杆菌时，结合海水接触史可初步报告。在弧菌鉴别培养基琼脂上，创伤弧菌生长良好；在纤维二糖 - 多黏菌素 B- 黏菌素琼脂上，创伤弧菌的典型菌落为黄色且周围有黄色的晕，可以和霍乱弧菌相区别。在生化反应中精氨酸二水解酶和溶解羧化酶均为阳性。

（三）预防措施

伤口感染较难预防，应防止被虾、蟹类刺伤。同时还应避免生吃海鲜及未煮熟的海鲜类食物。

四、坏死性筋膜炎

坏死性筋膜炎（necrotizing fasciitis）是一种以皮下组织和筋膜进行性水肿、坏死，并伴全身严重中毒症状的急性感染性疾患。引起坏死性筋膜炎的原因较多，战时发生于刀刺伤、弹片擦伤、昆虫叮咬后等。致病菌包括革兰氏染色阳性的溶血性链球菌、金黄色葡萄球菌和革兰氏染色阴性的克雷伯菌、大肠埃希菌等。近年来发现厌氧菌和兼性厌氧菌也是本病的重要致病菌，如类杆菌、消化链球菌、粪球菌等。临床实验证明，坏死性筋膜炎常是需氧菌和厌氧菌协同工作的结果，单纯厌氧菌感染少见，一般是兼性细菌先消耗了感染组织中的氧气，降低了组织的氧化还原电位差，从而有利于厌氧菌的滋生和繁殖。

（一）临床表现

坏死性筋膜炎可发生在身体的任何部位，以四肢，尤其以下肢多见，其次为腹壁、背部、臀部、会阴部和颈部。根据病情，坏死性筋膜炎可分为两种类型：一种是致病菌通过创伤部位扩散，使病情突然恶化，软组织迅速坏死。另一种病情发展较慢，以蜂窝织炎为主，皮肤有多发性溃疡，脓液稀薄奇臭，呈洗碗水样，溃疡周围皮肤有广泛潜行，且有捻发音，局部感觉麻木或疼痛，这些特点非一般蜂窝织炎所有。患者常有明显毒血症，出现寒战、高热和低血压。皮下组织广泛坏死时可出现低钙血症。

（二）实验诊断

细菌学检查对诊断具有特别重要的意义，尤其是伤口脓液的涂片检查。镜检时注意观察白细胞和细菌的形态，并结合需氧和厌氧培养结果进行生化反应的鉴定。在治疗中还应重复细菌培养，以早期发现继发性细菌感染，如铜绿假单胞菌、黏质沙雷菌或白假丝酵母菌等；并作药物敏感试验，指导临床治疗。

（三）预防措施

坏死性筋膜炎预防的关键是早期彻底扩创手术，及时切除坏死组织，包括坏死的皮下脂肪组织或浅筋膜。伤口敞开，用 3% 过氧化氢或 1∶5 000 高锰酸钾溶液冲洗，用纱布疏松填塞或灌洗。

五、侵袭性真菌感染

侵袭性真菌感染是指创伤时真菌侵入机体，在组织、器官或血液中生长、繁殖，并导致炎症反应及组织损伤的疾病。常见致病真菌是念珠菌属、曲霉属、隐球菌属等。最常见感染部位是肺脏，其次是血流感染。

（一）临床表现

临床症状、体征常无特征性，可出现不明原因的发热、咳嗽、咳痰、咯血等非特征性表现，各种抗菌治疗无效，症状反复，不同脏器感染可出现不同体征，如肝脾多发小脓肿、鹅口疮、非典型肺部浸润等。影像学检查可出现结节、磨玻璃影及片状实变影等表现。

（二）实验诊断

主要基于组织病理学检查和 / 或真菌培养。由于真菌培养需要时间较长，且很多真菌不易培养，因此，获得用于组织病理学检查的手术样本对于及时做出准确诊断至关重要。样本获取坏死组织和活组织的边界,可采用特殊染色法,如 Gomori 六胺银法和高碘酸希夫染色。组织的真菌培养应每周进行 1 次,持续观察 5 天,持续 4 周。根据组织病理学检查和培养,可分为确诊(活体检查发现真菌菌丝)、高度可疑(可见组织浸润,但无菌丝)以及疑似(培养出霉菌,但组织病理学检查未发现真菌)。

菌落有三种类型:

(1)酵母型菌落:较细菌菌落大而厚,外观润湿和致密,多为乳白色,少数是粉色。因多数单细胞真菌的菌落是酵母型菌落,所以镜下检查见圆形或卵圆形单细胞。

(2)类酵母型菌落:单细胞真菌以出芽方式繁殖,白假丝酵母菌等少数菌种的芽管延长且不与母细胞脱离而形成假菌丝,假菌丝可伸入培养基。

(3)丝状菌落:多细胞真菌都形成丝状菌落,较细菌和放线菌的菌落大而质地疏松,呈绒毛状、毡状、棉絮状,因菌丝深入生长故菌落与培养基紧密相连,不易被挑起。镜检见菌丝体,部分菌丝有孢子生长。菌落形态、颜色、结构是真菌菌种鉴定的参考。

(三)预防措施

侵袭性真菌感染演变迅速,病死率高,需要采取综合性防治措施。其治疗原则包括:以预防为主;积极处理原发创伤,尽可能去除危险因素;加强生命支持治疗;包括全身和局部治疗的综合治疗;以及及时地抗真菌治疗,合理选用抗真菌药物。预防措施包括创伤后尽量减少有创医疗器械的使用频次及时间,注意避免交叉感染,怀疑真菌感染时尽早进行真菌培养。

(蒋建新　张安强)

第四节　创伤感染的诊断

一、临床诊断

导致创伤感染的病原菌较多,早期感染多为局部性的,后期严重感染可扩散至全身。除一些特殊的病原菌,如破伤风梭菌、厌氧芽孢梭菌等所致的破伤风、气性坏疽外,大多数创伤感染的临床表现大致相似。

(一)局部症状

伤口附近皮肤发红、发热,局部有压痛。创面充血、肿胀,覆盖有不同数量和颜色的脓性渗出物或坏死组织,并伴有功能障碍等典型症状。局部症状因感染程度、位置、深浅、受累范围等不同而有一定差异。局部一旦形成浅部脓肿,则波动感是诊断脓肿的主要依据。

局部症状也因致病菌种类的不同而有一些差异。金黄色葡萄球菌的感染脓液量较多,呈浅黄色或白色,一般无臭味,感染呈局限倾向,但易发生迁徙性脓肿;大肠埃希菌的感染脓液黏稠,创面主要是坏死的组织,感染组织呈灰褐色,被覆一层污秽的假膜;铜绿假单胞菌的感染脓液常呈绿色,有生姜味,创面外观呈坏死性溃疡状,被覆淡绿色沉积物,肉芽松弛,大量渗液。如伤口有恶臭味,应考虑伴有厌氧菌感染。

(二)全身症状

表现为寒战,体温升高,并伴头痛、全身不适、乏力、恶心呕吐、食欲减退、脉率加快等症状。由于细菌毒素入血可激活凝血、纤溶系统,产生出血倾向,患者可出现皮疹或出血点。

二、实验室诊断

对于疑似感染的伤口应及时采取标本,进行微生物检查,以便尽早发现病原菌,并结合病原菌种类以及药物敏感试验的结果给予正确抗感染药物治疗。

(一)革兰氏染色涂片检查

细菌标本的革兰氏染色是较为快速、简便的检测方法,细菌标本经染色后,除能观察细菌的形态外,还可以根据染色反应的不同将细菌鉴别为革兰氏阳性菌(G^+)和革兰氏阴性菌(G^-)两大类,通过初步识别细菌,缩小范围,有助于进一步鉴定。如果发现大量白细胞及某种细菌形态,如革兰阳性链状排列的球菌,就能早期推测可能存在链球菌的感染。

(二)培养鉴定

虽然革兰氏染色的方法简便、实用,但要准确判断创伤感染病原菌类型仍需要做进一步的培养鉴定。对深部伤口标本应同时进行需氧和厌氧培养。至少一个选择性培养基和一个非选择性培养基。将 5μg 甲硝唑纸片贴在培养基琼脂表面,有助于检测厌氧菌。厌氧条件下，48~74小时后，若甲硝唑纸片出现抑菌环表示有厌氧菌存在；再挑取对甲硝唑敏感的菌落进行革兰氏染色，可快速判断一些厌氧菌属，如消化链球菌属、梭菌属及无色的革兰氏阴性菌如类杆菌属、梭形杆菌属等。同时培养基中生长的细菌株还能进行药敏试验，为抗感染治疗提供依据。

（三）其他鉴定方法

随着生物技术的发展，感染病原菌的检查已发展至分子水平，如聚合酶链反应（PCR）技术、基因芯片技术、质谱技术等，大大缩短了病原菌检查周期，且自动化程度高，准确可靠，有的还可高通量检测。

1. **微生物传感器技术** 主要是基于病原微生物的核酸或菌体开展的检测技术，如用于核酸检测的 DNA 电化学传感器由一个含有寡核苷酸探针的识别层和电化学信号传感器组成，探针能够较高特异性地识别细菌 16S rRNA 靶序列，并耦合氧化还原酶（报告酶）输出信号，电化学核酸传感器相比其他检测方法，成本效益高、灵敏度和特异度好，能够与微/纳米制造技术较好兼容。用于菌体检测的免疫传感器将抗原抗体特异性反应与生物传感器相结合，具有便捷、可重复使用等特点。以及表面等离子体共振（SPR）传感技术可以实时、在线检测核酸或菌体，可用于大肠埃希菌、沙门菌等抗原检测，也可进行细菌 16S rDNA 的检测。

2. **飞行时间质谱技术** 基质辅助激光解吸电离飞行时间质谱技术（MALDL-TOF-NS）作为病原菌识别和诊断的新技术，具有快速、经济等特点。其原理是使用完整细胞或细胞提取物产生特殊的蛋白指纹图谱，与数据库中的指纹图谱对比，鉴定病原菌。

3. **基因测序技术** 主要包括全基因组测序和 16S rRNA 基因测序。研究显示单细菌全基因组测序与高通量细菌基因组测序均有益于细菌检测，可直接应用于临床标本检测，并能提供细菌识别以外的其他重要信息，如细菌流行病学特征等。但此法成本较高、技术要求高、海量数据的存储管理及自动化分析存在障碍，需要进一步改进和普及。PCR 联合 16S rRNA 基因测序技术适用于铜绿假单胞菌和金黄色葡萄球菌等常见病原菌以及弯曲菌和分枝杆菌等临床少见菌的快速、准确鉴定，在病原菌鉴定方面具有巨大潜能。

4. **环介导等温扩增检测（LAMP）** 采用 2 条内引物和外引物特异性识别靶基因上的 6 个特定区域，用具有链置换活性的 DNA 聚合酶进行扩增；具有反应时间短、设备要求简单、产物易检测等优势，特别适用于基层卫生单位和现场快速检测。

5. **聚合酶链反应（PCR）技术** 包括实时荧光定量 PCR、多重 PCR、巢式 PCR 等。实时荧光定量 PCR 技术具有特异度、灵敏度高、可定量检测、交叉污染机会少等优点，可作为培养法的补充。多重 PCR 能够实现对多种病原菌 DNA 或 RNA 的同时快速鉴定，大大提高了检测效率，尤其适用于多重感染的检测，但在实际应用中，容易受到外源性 DNA 污染、引物设计及靶序列选择受限等影响。

三、影像学诊断

在医学技术高度发达的今天，创伤救治水平有了极大的提升，但创伤感染仍然是困扰临床医师的难题，相关因素包括患者伴意识障碍，或气管插管，或镇静、亚低温治疗等无法诉说症状；肺部、腹部甚至四肢等出现多处"可疑"感染源，难以区分何处是主要矛盾等，多数深部感染诊断需要影像技术的辅助。寻找感染源，给予确定性外科处理是这类"不明原因"发热患者获救的希望，现代影像学检查技术为临床医师提供了有力的手段。

（一）X 线片

有助于发现肺部感染、膈下游离气体或异常部位积气；碘水造影有时可确定腹膜是否破裂、胃肠道有无破裂。但总体而言碘水造影术已被精确而高端的影像技术，如 CT 等所代替。引流管介导的窦腔 X 线照相对诊断脓肿有一定价值，可明确显示腹腔脓肿的存在。

（二）超声检查

具有实时显示、操作简单、重复性好、快速准确以及无创无痛等优点，可床旁检查，非常适用于创伤后感染的检查；但诊断水平在较大程度上取决于检查者的技术，无法穿透骨骼和含气组织，肥胖、胸腹壁增厚、手术瘢痕等容易影响图像质量等是其局限，常用于腹部创伤后诊断是否合并脓肿等。怀疑创伤后胆囊坏疽时可用动态超声检查，对于胆囊积液、胆囊壁增厚≥4.0mm、胆囊壁内有气体或胆囊周围积液者，应考虑胆囊炎，如果有关征象进行性加重，尤其是胆囊壁积气、囊壁或胆囊周围脓肿是坏疽性胆囊炎的特有征象。

（三）计算机断层扫描（CT）检查

简便、迅速、安全、无痛苦，分辨力高，解剖关系清楚，增强扫描可清楚显示血管、实质性脏器等，结合胃肠道造影可显示胃肠道破裂等，对检查者的技术和经验的依赖性不高，甚至被誉为"创伤外科医师的听诊器"，广泛用于创伤后感染的诊断。血流动力学稳定、怀疑腹腔感染、肺部感染等深部感染的患者，应首选多层螺旋 CT 检查，甚至多次检查，可作为创伤后或术后脓肿的确诊手段，可精确定位绝大多数脓腔，并指导经皮穿刺置管引流。对于创伤或剖腹术后第 1 周内，CT 检查发现的腹部液体积聚可能与脓肿无关。50% 以上患者的腹部脓肿中存在气泡，腹膜后的肠外积气是诊断肠道损伤的主要影像学改变。虽然有学者提出腹部创伤后患者最好在手术第 8 天以后做 CT 扫描，但另有学者认为创伤后早期行 CT 检查，除可能发现肠外积气，还有助于为以后的 CT 检查提供比对的依据。

（四）磁共振成像（MRI）检查

对比度高、无辐射、无创伤、多方位成像、无骨质伪影干扰，但由于检查时间较长，不适合有金属异物及需要生命维持系统者。临床常用于评价软组织病变，可评估肿胀或脓肿程度、范围等。

（五）正电子发射计算机体层显像仪（PET/CT）

将 CT 与正电子发射断层显像（PET）融为一体，由 CT 提供病灶的精确解剖定位，而 PET 提供病灶详尽的功能与代谢等分子信息。以 ^{18}F 等正电子核素为示踪剂，以代谢显像和定量分析为基础，具有灵敏、准确、特异及定位精确等特点，一次显像可获得全身各方位的断层图像，多用于肿瘤、癫痫灶和鉴别心肌存活等。临床应用中发现炎症病灶也有核素浓积，故也被用于不明原因发热的诊断。我们应用 PET/CT 诊断创伤后感染患者 8 例，也证实其对于其他诊断手段未能发现原因的发热感染灶的确定具有较高的灵敏度和特异度。由于 PET/CT 的革命性进步，^{111}In、^{99m}Tc 等标记白细胞、免疫球蛋白后注射，然后行 ECT 放射

性核素扫描等方法已经很少应用于临床。

（蒋建新 张安强）

第五节 创伤抗菌药物的应用原则

应用抗菌药物是防治创伤感染的重要措施之一，包括预防性和治疗性应用两部分。正确使用抗菌药物，避免过度使用和使用不足，对于改善患者预后、减少并发症、减轻社会和家庭的医疗负担、减少和延缓细菌耐药的发生都具有重要意义。

一、创伤后抗菌药物应用的总体原则

1. 抗菌药物的应用应当遵循安全、有效、经济的原则。

2. 对于符合指征的患者，在创伤后应该尽快使用抗菌药物，尤其对于开放性损伤，推荐在伤后 3 小时内使用。

3. 尽可能选用满足需要的窄谱抗菌药物，覆盖创伤常见的细菌。如果存在多部位的损伤，应该考虑选择覆盖所有损伤部位和伤口类型的窄抗菌谱的药物。

4. 选择的抗菌药物的使用要获得最佳的药代动力学和药效动力学。

5. 一般不主张局部使用抗菌药物，但烧伤的创面处理是例外，特殊部位的感染，如慢性骨髓炎可使用特殊的抗生素制剂，包括抗生素串珠或微囊。

二、皮肤软组织损伤

皮肤软组织损伤后及时彻底的外科清创术比使用抗菌药物更重要。已有的证据表明，对于手指或累及深部组织的较清洁的手部撕裂伤，在清创手术时预防性应用抗菌药物并不降低伤后的感染并发症。但对于战伤导致的皮肤软组织损伤，伤口冲洗和抗菌药物的使用似乎能够有效降低感染发生率。因此，对于皮肤软组织损伤是否使用抗菌药物，应该结合致伤的因素、部位、范围、伤口清洁程度、受伤至清创手术的时间间隔而综合考虑。

对于有指征的患者，在清创时可以应用单一剂量、针对金黄色葡萄球菌的抗菌药物，如果需要续用，一般不超过 3 天。可选用一代头孢菌素，例

如头孢唑啉静脉用药,对 β 内酰胺类过敏时可使用克林霉素作为替代。一般不需要使用覆盖革兰氏阴性菌的强化抗菌药物。

梭状芽孢杆菌感染可引起破伤风、气性坏疽、食物中毒和伪膜性结肠炎等疾病。预防破伤风杆菌感染要重视伤口的彻底清创,防止形成厌氧微环境,并早期、足量使用破伤风抗毒素,抗菌治疗可选用四环素、红霉素等。气性坏疽的患者应尽早对局部感染施行扩创手术,切除感染的坏死组织,消除局部厌氧环境,大剂量使用青霉素等抗菌药物,有条件时可使用气性坏疽多价抗毒素和高压氧治疗。对合并蜂窝织炎或 A 群链球菌感染引起的进展性筋膜炎的患者,可给予大剂量青霉素,克林霉素具有明显的协同效果。

对于明确感染的皮肤软组织伤口,局部的换药和充分引流仍然是前提,可考虑冲洗引流、伤口负压治疗等。在此基础上可考虑全身应用抗菌药物,应结合可能的病原菌选用。一期缝合创口的感染大都由葡萄球菌引起,农业相关性的损伤常常发生革兰氏阴性菌甚至铜绿假单胞菌的感染,应及时获取标本送细菌学检查。

三、开放性骨折

开放性骨折无论单独存在还是作为多发性创伤的一部分,都增加感染和软组织并发症的风险。通常使用 Gustilo 分级法(表 1-1-1)来评估开放性骨折的严重程度,其分级与感染和截肢的风险相关,并由此决定抗菌药物的预防性使用。

表 1-1-1　开放性骨折的 Gustilo 分级法

程度	标准
Ⅰ型	开放性骨折,皮肤创口小于 1cm 且清洁
Ⅱ型	开放性骨折,皮肤创口大于 1cm,没有广泛的软组织损伤、皮瓣形成或撕脱伤
Ⅲ型	开放性粉碎性骨折,皮肤创口大于 10cm 伴有广泛的软组织或创伤性截肢(特殊类型包括了枪击伤和农业相关的损伤)
Ⅲ_A	有足够的软组织覆盖
Ⅲ_B	严重的软组织缺失和骨质外露,需要软组织移植来覆盖
Ⅲ_C	伴随血管损伤,需要进行血管修复来保肢

对于非战伤的开放性骨折患者,受伤后应尽早全身性使用抗革兰氏阳性菌的抗菌药物,可选用一代头孢菌素。手部的开放性骨折可以不必常规应用抗菌药物,对于其他部位的开放性骨折,如果软组织损伤很轻微也可以不使用,但还有待更多的研究。但对于战伤所致的开放性骨折,由于伤员特点、致伤原因、损伤严重度、致伤环境的病原菌以及卫勤保障水平的不同,抗菌药物的使用要积极些。

对于Ⅲ型开放性骨折患者,应该加用抗革兰氏阴性菌的抗菌药物,但也有学者认为这并没有带来额外的好处。

对于有粪便或潜在的梭状芽孢杆菌污染伤口的患者(如农业相关的损伤),应该使用大剂量的青霉素。

喹诺酮类抗菌药物并没有比头孢菌素和氨基糖苷类抗菌药物有优势,而且此类抗菌药物对骨折愈合有不良影响,在Ⅲ型开放性骨折中甚至增加感染的风险。

Ⅲ型开放性骨折的抗菌药物使用应持续 72 小时,对于软组织已覆盖创面者的使用不应超过 24 小时。

对于Ⅱ型和Ⅲ型开放性骨折,使用 1 次 /d 的氨基糖苷类抗菌药物是安全有效的。

四、颅脑损伤

需要预防性应用抗菌药物的颅脑损伤包括开放性颅脑损伤和外伤导致的脑脊液漏。开放性颅脑损伤通常由子弹或其他尖锐物体引起颅骨穿透,可分为战伤和非战伤两类。子弹导致的开放性颅脑损伤可进一步分为高速子弹伤和低速子弹伤,前者主要由弹丸通过脑组织时引起的冲击波和空腔效应所致,可导致远离弹道部位的广泛组织损伤;后者则主要是弹道周围局限性的挤压伤,常常带入毛发、皮肤、骨片等异物和细菌,但损伤的范围要低于前者。有研究报道,现代战争中开放性颅脑损伤存活者中颅内感染的发生率为 17%,而病死率则高达 50%。颅脑创伤后感染往往有头皮裂开和异物残留,头皮伤口和骨片上多为革兰氏阳性细菌尤其是凝固酶阴性葡萄球菌,深部感染则以金黄色葡萄球菌和革兰氏阴性菌为主。

对于开放性颅脑损伤的抗菌药物预防性使用，至今为止没有双盲的随机对照研究，已有的建议都来自专家观点和传统习惯。抗菌药物主要针对革兰氏阳性细菌，可选用头孢唑林、头孢呋辛、头孢曲松、万古霉素等药物。如果脑组织被碎片或异物严重污染，可加用甲硝唑 500mg，每 8~12 小时 1 次。抗菌药物应该在伤后尽早使用，一般持续 5 天，或者在创伤性脑脊液漏痊愈后停用。所有的开放性颅脑损伤应常规使用破伤风免疫球蛋白或破伤风抗毒素。

五、胸部创伤

脓胸是胸部创伤后期的常见并发症，特别是放置胸管引流的患者。脓胸可来自外伤部位的直接感染，或因膈肌破裂后由腹腔感染蔓延而来，放置胸管和未引流的血胸也是常见原因。脓胸的细菌培养结果以金黄色葡萄球菌和链球菌较为常见，尤其是放置胸管引流的患者，革兰氏阴性杆菌及其他混合菌感染则在创伤后肺部感染中常见。

有研究发现，预防性使用抗菌药物能够减少胸部创伤患者胸腔引流后开胸的需要，并减少脓胸的发生率，但也有学者持反对意见。美国东部创伤外科学会 2012 年的指南建议，对于创伤性血气胸实施胸腔闭式引流的患者，还没有证据支持或反对预防性应用抗菌药物能够减少肺炎或脓胸的发生率。因而对于需要胸腔引流的胸部创伤患者，是否需要常规使用抗菌药物还未能达成一致的意见。

对于开放性胸腔损伤，如果没有食管破裂，建议针对革兰氏阳性球菌使用抗菌药物，如静脉使用头孢唑林 2g，每 8 小时 1 次。如果伴有食管损伤，应加用抗厌氧菌的药物，如甲硝唑 500mg，每 8~12 小时 1 次，也可单独使用厄他培南或莫西沙星作为替代治疗方案。

六、腹部创伤

腹部创伤是否预防性使用抗菌药物取决于损伤的类型、器官、手术治疗与否等因素。开放性腹部损伤容易并发感染，尤其是合并空腔脏器损伤时。有资料显示即使没有空腔脏器损伤，开放性腹部损伤的腹腔感染发生率也达到 50%。感染主要源自胃肠的内容物，病原菌包括各种需氧和厌氧的革兰氏阳性菌和革兰氏阴性菌。结肠损伤后腹腔感染的发生率最高，因为结肠腔内细菌含量最高；而胃腔的酸性环境使细菌含量少，胃损伤后腹腔感染的发生率较低。但也有研究发现结肠和胃损伤后腹腔感染的发生率并无统计学差异。

对于存在急性腹膜炎的腹部创伤，如果伤后手术比较及时、微生物污染不严重，手术后应尽快停用抗菌药物。急性腹膜炎长期应用抗菌药物并不能改变疾病的结局，如缩短住院时间或腹部脓肿不需要引流。腹腔内使用抗菌药物是否改善患者预后现在仍然无法确认。对应明确的腹腔感染 / 腹部脓肿，有效的冲洗引流仍然是前提，要在手术或穿刺引流后使用敏感抗菌药物，强调根据细菌培养结果选择抗菌药物。

美国东部创伤学会 2012 年更新的指南建议，对于开放性腹部创伤患者，术前单剂量使用覆盖需氧菌和厌氧菌的广谱抗菌药物；如果存在空腔脏器损伤，术后继续使用抗生素，但不应超过 24 小时；如果没有空腔脏器损伤，则术后不必继续用药（上述意见的推荐力度均为 I 级）。对于腹部损伤合并失血性休克的患者，抗菌药物的首次剂量应该增加 2 倍或 3 倍，并且在每输注 10 单位血液后要重复使用，直到没有继续的血液丢失。应尽量避免使用氨基糖苷类抗菌药物，因为在严重创伤患者中效果不佳。

七、眼球和颌面部损伤

开放性眼球损伤发生感染的后果非常严重，将导致不可逆的视力丧失，要及时使用抗菌药物进行防治。2011 年美国感染性疾病学会和外科感染学会发布的战伤感染防治指南建议，眼球贯通伤推荐使用左氧氟沙星 0.5g，每天 1 次，静脉或口服使用，时间应维持 1 周，或经过高年资眼科专家全面评估后停用。头孢唑林 2g，每 8 小时 1 次，静脉用药用来作为颌面部及颈部战伤的抗菌药物预防治疗，对于青霉素过敏的患者可使用克林霉素代替，持续时间为 1 天。

八、严重创伤后抗菌药物治疗的临床决策

对于严重创伤患者，是否需要开始、续用、改变或者停用抗菌药物是个巨大的挑战。因为严重

创伤导致的全身性炎症反应很难和感染相区别,而感染也是严重创伤后最常见的并发症。创伤可引起细菌进入正常情况下机体中无菌的部位,休克和输血等因素导致机体免疫功能受损、增加感染的机会。因此,对于患者伤后出现新发或持续的发热、白细胞计数升高以及其他感染的征象,通常使用"高度怀疑感染"来描述可能的感染并发症。可按照如下步骤和原则进行相应的临床决策。

第一,通过临床症状、体征、实验室和影像学检查来确定感染的部位,包括彻底的全身体检、检查所有的伤口、对于机械通气的患者拍摄胸片并计算肺感染评分(pulmonary infection score, PSI)、送检血培养、尿液检查、更换可疑的中心静脉导管。

第二,如果不能确定感染部位,则获取所有怀疑部位的标本送细菌学检查,然后开始经验性的广谱抗菌药物治疗。经验性抗菌治疗时应考虑感染来自社区或院内、感染的部位、可能的病原菌、区域的细菌耐药情况来选择抗菌药物,覆盖的细菌范围视病情严重度和病原菌的可能性大小而定。

第三,如果感染的部位可以确定,包括肺部、腹腔、皮肤软组织、中心静脉导管,都要根据相应的规范选择抗菌药物。

第四,要注意评估患者对治疗措施的临床反应,结合诊断检查和介入操作的发现、细菌学培养结果和药敏情况,决定续用、中止或更改抗菌药物。要注意正确判读细菌学检查结果,并非所有的感染患者都会有阳性的细菌学发现。

第五,要注意并非所有体温和白细胞升高的患者都存在感染,结合上述因素综合判断后要及时停用抗菌药物。

（张 茂）

第六节 创伤感染的防治策略

创伤感染的发生、发展与伤情轻重、感染原种类以及机体防御功能强弱息息相关。其防治措施包括清除感染病灶、抗菌治疗、抑制过度炎症、增强免疫功能,其他对症支持措施(如维持体液容量和酸碱平衡、营养支持、导管引流、血液滤过等)在创伤感染的防治中亦发挥积极作用。归纳起来,创伤感染的防治须强调"祛除病原、平衡炎症、调理免疫、对症支持"的一体化理念,在突出

"菌""毒""炎"并治的基础上,坚持"扶正固本"策略,对于遏制创伤患者感染及感染并发症的发生具有积极意义。

一、伤口清创引流

在开放性创伤发生时,伤口往往沾染病原菌和异物,这是伤员并发感染的重要诱因。因此,坚持早期清创、延期缝合仍是迄今为止预防各种创伤感染的有效措施。

首先,清创的洗液不仅包括生理盐水,还应添加广谱抗生素,以提高清创效果。同时,新近临床研究显示,碘酒 - 酒精清洗方法能够显著降低外科定植感染。对于预防厌氧菌感染,需添加过氧化氢溶液、甲硝唑等药物。

其次,随着新型清创设备的研发,超声清洗机业已成为有效的清创工具,为提高清创效能,降低感染发生率提供了重要保障。

第三,对于一些皮肤软组织污染或感染创面,负压封闭引流不失为一种高效引流方法,此法通过吸除创面渗出液及坏死组织,直接将抗生素或消毒液注入创面,达到持续杀菌、改善局部微循环及保障创面氧气和营养供应的效果,最终实现加快感染腔隙闭合和感染创面愈合,防止细菌侵入,有效控制感染并发症。

第四,对于生命受到威胁的严重创伤患者,可视情况行损害控制手术,在专科医师的参与下,于第一阶段手术中采取相应措施(如冲洗、引流、清除毁损组织等)以控制污染和继发感染。

二、抗菌补液并举

创伤患者接受抗菌治疗的目的在于预防和治疗感染。首先,预防性抗菌治疗作为经验性治疗方法,须遵循早期、足量、合理应用广谱抗生素原则。伤后及早应用抗生素不仅可以有效预防潜在感染,还可为成功清创提供时间保障。对于疑似感染病灶局限的创伤患者,伤口局部给药可显著提高局部药物浓度,增强杀菌治疗的靶向性。其次,治疗性给药时,一经确诊感染,须依据创伤感染的类型、伤情、全身状况、病原菌种类、药敏实验结果以及药物代谢特点等选择抗生素。感染控制以后,应及时停药,以避免机体出现肠道菌群失调、二重感染等不良反应。以上两种抗菌治疗策

略,对于遏制病原菌呈指数级扩增、感染具有重要价值。另外,对于存在破伤风杆菌感染风险的伤员,应尽早接种破伤风抗毒素或破伤风免疫球蛋白。

在科学应用抗生素的同时,鉴于创伤感染可出现心输出量增加,但存在血管过度扩张和全身性血管阻力降低,因此,补液不仅是输注抗生素的必要途径,也是恢复正常体液循环、维持机体电解质和酸碱平衡的重要途径。关于液体品种的选择,目前对晶体液和胶体液相对比例仍存在争议,但两者在恢复组织灌注过程中对于前负荷、每搏输出量、氧运送均有类似的效应,充分且快速注入足量体积可能较注射液体种类更为重要。迄今为止,基于特定的生理指标以确保达到足量的灌注体积至关重要。感染休克患者容量复苏在前瞻性随机对照试验中显示中心静脉压为8~12cmH$_2$O(或机械通气患者因胸膜腔内压增加而变为12~15cmH$_2$O),平均动脉压为65mmHg,排尿量为0.5ml/(kg·h),混合静脉血氧饱和度超过70%时,与标准治疗方法比较,院内死亡率显著下降(30% *vs.* 46%)。两组间的主要差异在于早期目标导向组在最初的6小时输注更多的液体,强调了早期足量液体复苏的重要性。

血液产品在创伤感染患者容量复苏中的作用仅限于显著贫血或心源性缺血患者情况。常规的红细胞输注在维持血红蛋白在9~10g/dl的危重病患者中并无益处,并且库存血可能因其免疫抑制效应对创伤感染患者有害。而且,血液输注是MODS的独立危险因素。事实上,在危重病研究中,输液需求分析显示仅接受输血的患者维持在7g/dl血红蛋白水平,与大量输液组比较,新的器官功能障碍的发生和严重程度均有减少。提示,创伤感染伤员输注血制品的适应证和使用方法须谨慎选择。

三、拮抗过度炎症

创伤患者并发感染后,机体炎症反应形式不仅有应激性或无菌性炎症反应,更为严重的是,侵袭性病原菌及其释放的毒素,刺激机体炎症和免疫细胞释放大量细胞因子和炎症介质,形成炎症级联反应。既往对创伤患者积极抗菌治疗的同时,对炎症反应失控往往缺乏足够的认识,即在抗

生素有效杀灭病原菌的同时,不可避免地出现内、外毒素随细菌坏死、崩解而大量释放,造成杀死细菌,扩大炎症的恶性循环,许多伤员病情反而加重。因此,拮抗过度炎症对于遏制创伤感染患者并发症至关重要。

糖皮质激素作为经典的抗炎药物,使用利弊已有半个多世纪的争论。既往观点认为,适量的糖皮质激素有利于纠正脓毒症时血流动力学的改变,保护脏器功能,改善预后。对于顽固性低血压的创伤感染患者,选择低剂量类固醇的治疗方法,是基于血管加压药物依赖性脓毒性休克患者对休克状态经常有不正常的低皮质醇反应,并处于相对性肾上腺皮质功能不全状态。事实上,经验性类固醇治疗通常在诊断实验完成及检测皮质醇的血样采集伊始。由于这些检测结果在24小时内不能反馈,故根据患者的反应决定是否给予类固醇治疗。脓毒性休克患者优先使用的糖皮质激素是氢化可的松,因为它与皮质醇的活性分子最为接近,作为皮质醇替代物不需代谢转化。如果休克停药过程中再度发生,推荐重新开始治疗。然而,Corticus研究小组2008年又发现,在类固醇抗脓毒性休克治疗方面,对于促肾上皮质激素反应不良患者在内的所有脓毒性休克患者而言,尽管氢化可的松能够促进休克症状逆转,但本身并不能改善脓毒性休克患者的存活率或者逆转患者的休克症状。因此,临床医师应根据脓毒性休克患者病程发展慎重选择。

另一方面,鉴于祖国传统医学在抗炎方面的丰富经验,目前国内成功研制的既有拮抗内毒素作用,又有拮抗TNF-α失控性释放功能的中药注射液“血必净”,含有红花、丹参、赤芍、当归、川芎等32位中药提取物。研究证实,抗生素与血必净伍用可以起到“细菌、内毒素和炎症介质并治”的作用,且具有较强的免疫调节作用。此外,近年研制成功的广谱炎症抑制剂乌司他丁、杀菌性/通透性增加蛋白、重组人锌指蛋白A20穿膜肽等对于临床治疗感染性炎症可能也有较好的前景。

然而,针对拮抗细菌毒素(抗LPS抗体)、抗促炎细胞因子抗体(抗TNF-α抗体)以及美国FDA唯一批准上市的抗脓毒症药物活化蛋白C有效性的研究等均以失败告终。究其原因,一方面,创伤感染后机体促炎与抗炎反应交互作用、互

相依存。单纯拮抗促炎反应在不恰当的机体反应时往往会进一步加剧失衡状态；另一方面，炎症反应一旦形成，将会以级联形式形成细胞因子瀑布，这一过程不再需要细菌毒素的驱动而独立存在，针对毒素和某一种细胞因子的拮抗策略，可能会造成顾此失彼的后果。因此，从拮抗炎症反应失控角度分析，立足整体观，针对机体反应实际，动态对症调理可能更符合逻辑。

四、调理免疫功能

创伤后机体存在免疫功能抑制，既往认为机体产生的免疫抑制因子对机体免疫功能具有明显的抑制作用，从而增加机体对感染的易感性，去除或拮抗免疫抑制因子，可能有助于逆转伤后受损的免疫功能。同时，应用免疫增强剂也有望纠正创伤后免疫功能低下，是提高机体抗感染能力的有效措施。研究证实，创伤发生后，应用免疫增强剂 α_1 胸腺肽能促进 T 淋巴细胞成熟，激活 CD4$^+$ T 细胞和自然杀伤（NK）细胞，提高机体免疫功能；非特异性支持药物生长激素（rhGH）可以改善危重患者应激状态下的氮平衡，保护肠道黏膜，减轻肠道细菌及内毒素移位，同时可以激活 CD4$^+$ T 细胞和 NK 细胞，提高机体免疫功能。因此，在有效拮抗过度炎症反应的同时，纠正免疫功能紊乱（如乌司他丁和 α_1 胸腺肽伍用）对于防治创伤感染具有重要价值，这一治疗策略已在国内部分临床机构得到验证。

然而，近年也有报道认为，单纯免疫调节剂治疗并不能有效降低脓毒症患者多器官损伤的发生率和死亡率。事实上，机体免疫反应是置身于神经内分泌调控网络下，调节创伤后感染的发生发展。因此，神经-内分泌-免疫网络调节理论更符合创伤感染本身的病理生理变化，立足神经内分泌免疫网络，调节神经内分泌反应恢复机体免疫反应的治疗策略可能更有治疗学价值。神经系统可能通过不同的途径（如通过刺激迷走神经激活胆碱能通路，激活 α 或 β 肾上腺素能受体等），在天然免疫反应过度应激的微调和精确调节中起重要作用。目前，美国学者提出将调节交感神经系统的功能作为治疗脓毒症的新方法，事实上，对创伤患者而言，这也是干预过度应激损伤的潜在手段。此外，部分研究证据显示，可通过经皮电刺

激迷走神经来抑制感染和组织损伤时炎性细胞因子分泌来治疗创伤感染。以上结果提示，创伤感染时，通过调节神经内分泌反应，纠正紊乱的反射性调节，引导机体顺利度过创伤感染双重打击过程，有助于机体尽快恢复内环境稳态。

五、适时血液净化

对于符合血液净化预警指征的创伤感染患者，该治疗方法能够通过对流、弥散和吸附原理清除内毒素及有害炎症介质等成分。近年，血液净化疗法从初期对肾脏疾病的连续性肾脏替代治疗（CRRT）发展为对非肾脏疾病的治疗，在治疗脓毒症和多器官功能障碍中取得了较好的效果。目前采用的方法主要包括持续静脉-静脉血液透析滤过（CVVHDF）、高容量血液滤过（HVHF）、血浆吸附、连续血液滤过吸附、血浆置换等。其中，采用 CVVHDF 血液净化技术治疗创伤后脓毒症和脓毒性休克，可实现既清除炎症介质，又能够缓慢超滤水分，维持机体内环境稳定，调节机体内稳态，有利于器官功能的恢复，促进创伤感染患者病情好转。

六、其他对症支持

1. 维持血压稳定 血管加压药物作为创伤感染患者出现休克时的二线治疗药物。当前，血管加压药物应用指征包括在合理的液体复苏难以恢复动脉压或器官灌注时。而且，在威胁生命的低血压存在，甚至液体复苏不完全的条件下也应该使用。对于后者，血管加压药物在液体复苏完成时可作为临时维持血压的桥梁。

2. 稳定血糖治疗 创伤患者在血糖显著升高时，巨噬细胞及中性粒细胞功能易于受损，胰岛素依赖性黏膜和皮肤屏障的营养作用易于破坏，可能导致细菌移位，增加创伤感染的易感性。合理使用胰岛素可纠正创伤患者的高分解状态和负氮平衡，降低体内炎性递质的释放，增强免疫调理作用。

3. 调整维生素代谢 创伤感染后维生素 A、E、C 出现大量消耗，其原因是自由基大量产生致组织过氧化损伤加重，机体抗氧化屏障受损，致使维生素 A、E、C 代谢障碍，而且常规推荐量的维生素不能改善创伤感染后维生素代谢障碍，据研究推荐，建议视伤员病情额外补充剂量维生素 A

1 000IU/（kg·d）、维生素 C 150mg/（kg·d）、维生素 E 5mg/（kg·d），以改善机体抗氧化能力，减轻过氧化损伤，但连续应用时间不超过 7 天。

4. 肠道稳态维持 鉴于肠源性感染使外科感染停滞在"不易再下降的水平""的严峻现实，维持肠道稳态、减少内源性感染是部分伤情较重患者降低并发症发生风险的重要途径。当前措施除尽量减少缺血性和再灌注损害，减少应激反应外，还包括选择性消化道去污染和营养支持，这均为维护肠道菌群平衡、保护肠黏膜结构和功能完整性、减少肠源性感染的发生和发展的有效措施。针对肠源性感染的常见菌群，使用选择性肠道去污染药物（如口服多黏菌素、妥布霉素、新霉素等），但这些抗生素缺乏明确的靶向性，难以保存具有重要生理作用的厌氧菌。对于肠道营养成分补充，有观点认为，伤员补充谷氨酰胺能增强肠黏膜细胞、淋巴细胞内谷氨酰胺酶活力，增加对谷氨酰胺的利用，有保护肠道黏膜，防止肠源性感染和毒素吸收，促进胃肠动力及增强肠道免疫的作用。其他的免疫营养支持药物还有精氨酸、多不饱和脂肪酸和膳食纤维等。此外，维护肠黏膜屏障完整性的方法中，口服微生态制剂如双歧杆菌，乳杆菌等能刺激正常菌群繁殖，维持肠道菌群生态平衡，减少炎性因子产生和抑制肠道炎性反应，但这些生理性菌群易受胃酸影响，不易在肠道定植。

5. 控制医源感染 在创伤感染患者院内治疗中，除了科学使用抗生素，避免二重感染外，重视无菌观念，严格掌握侵袭性治疗措施（如留置导管）适应证。经美国疾病预防和控制中心推荐及临床证实，氯己定-酒精溶液能够减少约 60%的导管相关性感染。对于控制伤员医源性感染、促进康复也有重要价值。

（杨 策）

第七节 创伤感染的研究方向

一、创伤感染分子机制研究

创伤感染的发生是一个复杂的过程，可引起机体免疫、凝血、神经内分泌等各个系统的反应，如炎性细胞和细胞因子的改变、细胞的凋亡和坏死、凝血功能的改变和免疫功能、免疫状态的变化，以及基因多态性等等。创伤感染的发生机制至今尚未明了，参与其发生的免疫细胞主要包括单核巨噬细胞、中性粒细胞、淋巴细胞等，病原菌入侵机体后会启动炎症反应。当病原体数量有限时，局部的炎症反应足以清除掉这些病原菌，巨噬细胞吞噬病原菌，产生一系列炎性因子并启动免疫系统，通过抗原递呈细胞被模式识别受体识别，启动炎症信号通路分泌细胞因子促进免疫反应来对抗病原菌入侵。其中激活的信号通路包括 G 蛋白、蛋白激酶家族、JAK-STAT 信号通路和核因子 kB 等。参与创伤感染的细胞因子主要包括白细胞介素（IL）、肿瘤坏死因子（TNF）、干扰素（IFN）、生长因子、转移因子、集落刺激因子（CSF）和趋化因子等。许多资料证实，创伤感染过程中细菌及其毒素可刺激体内单核巨噬细胞系统合成、分泌大量细胞因子，进而形成复杂的细胞因子网络，最终可导致过度的全身炎症反应及广泛组织微循环障碍。研究创伤感染发生发展的分子机制将对进一步认识其病理生理学特征和开发诊断治疗方法提供实验和理论基础。

二、创伤感染早期预测方法研究

创伤感染过程涉及炎症、免疫、凝血、神经内分泌以及中间代谢等多种病理生理过程，其复杂性限制了创伤感染评估和治疗。目前尚缺乏对不同个体、不同创伤以及不同感染程度的判断能力，而这些正是寻找特异性治疗靶标的关键。因此，早期发现可有效降低创伤感染的发生及改善患者的预后。然而，病原体的诊断需要细菌培养，耗时较长，延误对创伤感染的发现，且延误临床诊疗决策；况且部分伤员即使发生感染，其细菌培养可呈阴性，仍无法进行早期诊断，这也是导致创伤感染高发生率及不良预后的主要原因。现有针对创伤感染早期预测方法的研究大致可以分为伤员人口学资料、损伤严重度评分系统（AIS、ISS、NISS等）、生理和生化指标、机体遗传背景等几个方面。比如，对创伤感染发病过程中遗传标志物的研究已经远远超出了基因序列变异的水平，基因组学方法、表观遗传学方法等新的技术，如基因组微点阵测定技术能够在一个患者身上同时检测出成百上千的单核苷酸多态性。由此可见，这些不断发展的新技术有望成为创伤感染个体化诊疗和预后判断的新方向。以基因型和单倍型为基础的关联分析,利用全基因组关联分析(GWAS)和候选基因策略来寻找创伤感染的易感变异,同时发掘其背后隐藏的生物学机制,不但将成为可能,而且必将带来创伤感染防治的新格局。尽管近年来的研究发现了许多用于脓毒症预测的生物标志物,但经临床研究证实,可应用于创伤感染预测的生物学指标却较少,且相关检测费用较大,难以进行全面推广和应用。并且,创伤感染的复杂性使得单纯依靠一种生物标志物难以实现快速、精准的预测。现在和将来需要做的是:①借助基因组学、转录组学、蛋白组学、代谢组学及微生物组学等组学研究技术,发现准确性更高的创伤感染预测生物标志物;②借助生物信息学和数学统计学模型,将多种生物标志物与临床表现相结合,建立快速、准确且临床适用性强的创伤感染预测模型;③开展前瞻性、多中心创伤人群验证试验,通过大数据分析对战创伤感染高度可疑人群进行预判,提高感染早期预测模型的敏感度和特异度,针对高危伤病员实施及时有效的综合性治疗措施,将进一步提高创伤感染的发现和救治成功率。

三、创伤感染治疗方法研究

尽管目前有大量的预防感染的措施和强有力的抗生素应用,但创伤感染的发病率和严重程度依然是创伤患者的一个不可忽略的问题,其原因之一是目前支持治疗技术允许严重创伤患者能够较长时间地存活,加之不断出现的细菌耐药性等,使临床治疗创伤感染不断面临新的挑战。严重创伤并发感染是发生脓毒症、脓毒性休克及多器官功能障碍的重要原因,也是创伤患者度过休克期后死亡的主要原因。如何防治创伤感染,提高创伤救治成功率,降低病死率和伤残率仍然是临床创伤救治面临的重要课题。现有创伤感染治疗方法研究,主要聚焦在早期积极有效的抗感染治疗、早期目标性的血流动力学管理、免疫状态和内分泌稳态调理和器官功能支持治疗方面。有效的清创引流和规范合理地应用抗生素依然是根本性的病因治疗措施。需要强调的是抗生素使用前应首先进行及时正确的微生物鉴定,以获得病原学证据。同时积极主动的寻找感染灶,及时进行脓肿和局灶性感染的引流,清楚感染坏死组织。容量复苏和应用血管活性药物主要是针对有休克的感染患者进行的循环支持治疗,改善血流动力学状态、逆转器官功能损害,预防多器官功能障碍的发生。容量复苏用晶体和胶体使用量和配比仍存在较大争议,需大规模临床研究进行进一步评估和规范。而针对血管活性药物的使用和疗效评估,不应单纯以升高血压为标准,应更多地关注器官灌注。在免疫状态和内分泌稳态调理方面,先后使用过糖皮质激素、强化血糖控制、活性蛋白C、连续性肾脏替代治疗以及免疫球蛋白等策略,其治疗效果仍需进一步研究证实。除此之外,也先后研制开发过多种靶向药物,如针对细菌脂多糖和细胞因子的单克隆抗体,脂多糖(LPS)单抗、TNF受体单抗、IL-1受体单抗、内毒素受体(CD14)单抗、杀菌性/通透性增加蛋白(BPI)单抗、脂多糖结合蛋白(LBP)单抗等,以及TLR4拮抗剂、靶向血小板活化因子和凝血级联反应的药物,这些靶向药物在动物实验中都具有较好的治疗效果,但大多数药物在临床研究中都以失败告终。尽管创伤感染的靶向治疗仍没有特异性药物,但随着快速发展的基因组学、转录组学、蛋白组学及代谢组学等技术让人们深入认识感染的病理生理学基础,揭示系列感染相关的信号通路,且涌现出较多的感染生物标志物。我们有理由相信,随着对感染分子机制的进一步揭示,动物模型的深入研究以及更多临床试验的完善,创伤感染的治疗方法研究仍是很乐观的。

(张安强)

参 考 文 献

[1] 蒋建新.创伤感染学[M].北京:人民卫生出版社,2015.

[2] 蒋建新.细菌内毒素基础与临床[M].北京:人民军医出版社,2004.

[3] 姚咏明,盛志勇.脓毒症防治学[M].北京:科学技术文献出版社,2008.

［4］ 蒋建新. 创伤患者院内感染: 危险因素与对策［J］. 第三军医大学学报, 2009, 31（1）: 13-16.

［5］ 蒋建新, 王正国. 脓毒症研究中的问题与思考［J］. 中华创伤杂志, 2016, 32（10）: 870-874.

［6］ Bratzler DW, Dellinger EP, Olsen KM, et al. Clinical practice guidelines for antimicrobial prophylaxis in surgery［J］. Am J Health Syst Pharm. 2013, 70（3）: 195-283.

［7］ Merollini KM, Zheng H, Graves N. Most relevant strategies for preventing surgical site infection after total hip arthroplasty: guideline recommendations and expert opinion［J］. Am J Infect Control. 2013, 41（3）: 221-226.

［8］ Wafaisade A, Lefering R, Bouillon B, et al. Epidemiology and risk factors of sepsis after multiple trauma: an analysis of 29, 829 patients from the Trauma Registry of the German Society for Trauma Surgery［J］. Crit Care Med 2011, 39（4）: 621-628.

［9］ Hoff WS, Bonadies JA, Cachecho R, et al. East Practice Management Guidelines Work Group: update to practice management guidelines for prophylactic antibiotic use in open fractures［J］. J Trauma, 2011, 70（3）: 751-754.

［10］ Lane JC, Mabvuure NT, Hindocha S, et al. Current concepts of prophylactic antibiotics in trauma: a review［J］. Open Orthop J, 2012, 6（S3）: 511-517.

［11］ Goldberg SR, Anand RJ, Como JJ, et al. Prophylactic antibiotic use in penetrating abdominal trauma: an Eastern Association for the Surgery of Trauma practice management guideline［J］. J Trauma Acute Care Surg, 2012, 73（5S4）: 321-325.

［12］ Zeng L, Gu W, Zhang AQ, et al. A functional variant of lipopolysaccharide binding protein predisposes to sepsis and organ dysfunction in patients with major trauma［J］. Ann Surg, 2012, 255（1）: 147-157.

［13］ Zhang AQ, Gu W, Zeng L, et al. Genetic variants of microRNA sequences and susceptibility to sepsis in patients with major blunt trauma［J］. Ann Surg, 2015, 261（1）: 189-196.

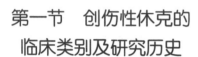

第二章 创伤性休克

第一节 创伤性休克的临床类别及研究历史

一、创伤性休克的临床分类

创伤性休克（traumatic shock）是由各种严重创伤（挤压伤、坠落伤、交通伤、刀刺伤、战伤等）引起失血、失液、疼痛等导致的机体有效循环血量不足，组织灌流减少，而出现的以血压降低、器官功能障碍为特征的一种临床综合征。

创伤性休克大部分是创伤失血性休克（hemorrhagic shock），由严重创伤导致的心脏、血管或实质脏器损伤而致。休克的发生与否取决于机体血容量丢失的速度和程度，一般15分钟内失血少于全血量的10%时，机体通常能够通过代偿机制保持血压和组织血液灌流量处于稳定状态，一般不发生休克。但若短时间内失血量超过总血量的20%，即可引起休克。

另外，因战伤或创伤引起剧烈疼痛或脊髓损伤还可导致神经源性休克（neurogenic shock），神经源性休克通常伴有血管紧张度降低，外周血管扩张。

创伤休克后期因机体免疫功能下降，感染可导致感染性休克（infectious shock）或脓毒性休克（septic shock）。最常见的致病原因为革兰氏阴性菌感染，约占感染性休克的70%~80%。细菌内毒素在此型休克中发挥重要作用，故也称内毒素性休克（endotoxin shock）。创伤失血性休克、感染性休克和创伤引起的神经源性休克均属分布性休克。

二、创伤休克研究历史变迁

休克（shock）一词最初来源于法语"choc"，即打击、震荡之意，此术语能用于医学领域应归功于法国外科医生 Henri Francois Le Dran，他在他的文章《枪伤治疗经验》中创造了休克一词（法语 choc），表示机体受到严重打击。1743年，英国内科医生 Clarke 将其翻译为 shock，表示严重创伤后患者状态的突然恶化。1867年，Moses 在他论文《手术和创伤后休克的治疗》中开始传播"休克"这一术语，并将"休克"定义为"各种严重创伤或精神创伤给机体带来的一种特殊影响"。虽然这一定义相对于目前的休克的标准定义而言不完全准确，但这是第一次将创伤本身的直接损伤和创伤给机体带来的反应区分开来了，这标志休克研究的开始（休克研究的起源期）。

19世纪后期，休克研究的初期，出现了两种较为盛行的理论，一是 Fischer 提出的血管动力麻痹理论，认为休克是由于血管动力麻痹导致血液瘀滞于内脏所致。另一种理论是 Mapother 提出的，他认为创伤后心排出量下降是由于血液从血管进到组织中所致，而且这是由于舒血管神经衰竭所引起的血管收缩所致。1899年，Crile 发表论文《外科休克的实验研究》，为血管麻痹理论提供了科学依据。

第一次世界大战和第二次世界大战期间，是休克研究和认识的发展期。一战期间 Cannon 及其他生理学家研究了战伤休克的临床反应，并于1923年出版了经典专著《创伤性休克》。他第一次将创伤后低血压与血容量降低和酸性物质堆积联系起来。其他的一些研究用热稀释技术直接证明了休克的严重程度与血管容量降低的关系。这些研究成果为休克的液体复苏提供了直接的理论依据。二战期间，Beecher 等进一步证实了出血和血液丢失所引起的代谢性酸中毒是休克的重要原因。1943年，Cournard 等第一次用染料技术研究血流量，证明了休克后心排出量是显著降低的。20 世纪 40 年代,著名的心血管生理学家 Wiggers,发表了一系列具有里程碑意义的文章,他用标准动物模型证明了休克后的血容量下降,血管容量向组织转移,以及长时间休克对液体复苏的抵抗现象,提了难逆性休克的概念,并将休克定义为有效循环血量下降而致的不可逆循环衰竭。朝鲜战争,加速了循环休克与急性肾小管坏死和急性肾衰竭间的关系研究。越南战争,随着通气技术的广泛应用,休克后的感染和休克肺(shock lung)成为研究的主流。

二十世纪八九十年代,休克研究进入现代期,认识到休克的发生发展除与心脏、血管功能和微循环功能障碍等密切相关外,还与炎性细胞及其释放的大量细胞因子、炎性介质密切相关,认为休克实质上是一种介质病。

进入 21 世纪,随着医学科学技术的进步和研究手段的提高,对休克病理生理本质过程的认识已逐渐深入到细胞、亚细胞和分子水平,包括病理性缺氧与线粒体功能障碍在器官功能损害中的作用;内质网应激与休克后组织器官功能损害的关系,以及细胞外囊泡在休克发生发展中的作用等。在治疗上也已逐步拓展到休克发生发展的全过程,包括早期救治和中晚期器官功能保护。近年来较为突出的包括损伤控制手术和损害控制复苏等。

第二节 创伤性休克器官功能损害的重要病理生理基础

创伤性休克主要的病理生理变化是因机体的大量失血、失液,导致的各组织器官的缺血缺氧损害。心脏、血管和微循环功能的损害是创伤性休克器官功能损害的关键病理过程,它们是其他器官功能损伤的关键启动环节。近年来对其发病机制有许多新的认识。

一、休克心脏功能障碍

以往的观点认为,除了心源性休克伴有原发性心功能障碍外,其他类型的休克在休克早期,通过血液再分配,心脏的血液灌注在早期无明显减少,一般不会出现心肌的缺血缺氧损害,故心功能障碍发生较晚。但近年来发现,创伤性休克早期,特别

是在一些严重创伤性休克情况下,心功能多有不同程度的损害。有研究发现创伤性休克引起心肌缺血缺氧损伤可在伤后 1 小时内出现,与心肌收缩力减弱和心输出量减少有密切关系。由于心脏的特殊性,这种早期心功能损害引起心脏的泵血功能障碍,是造成全身循环紊乱、全身组织和器官缺血缺氧性损害以及休克进一步加重的重要因素。

休克后心功能障碍的主要表现是输出功能障碍,若能及时纠正诱发休克的病因,心脏的输出功能障碍也大多能得到纠正;但若病因持续存在并加重,在缺血缺氧和心肌抑制因子等多种因素的作用下,心泵功能、心肌收缩功能和舒张顺应性都明显抑制,表现出严重的心功能障碍,甚至发生心功能衰竭。休克持续时间过长,并可产生心肌局部缺血性坏死和心内膜下出血。由于诱发休克的病因复杂多样,休克的种类、致病因素的强弱和患者机体的状态也不尽相同,休克后心功能障碍的临床表现和严重程度差异较大,因而临床诊断,特别是早期诊断,较为困难。因此对严重创伤诱发的休克,加强对患者心脏功能的监护并及时采取治疗措施,对防治病情恶化、提高患者生存率有重要意义。

(一)休克时心功能障碍的诱发因素

1. **心肌组织血液灌注不足和分布异常** 心肌是人体耗氧量最多的组织,一般组织从动脉血液中大约摄取 20%~30% 的氧,而心肌摄取的氧却可高达动脉氧含量的 65%~70%。在严重创伤性休克后心冠状动脉血流量显著减少,致使心肌缺血、缺氧,造成心肌细胞代谢障碍和结构损伤,继而心肌细胞供能不足、心肌收缩力下降、心泵功能障碍。冠状动脉的血供还依赖于舒张压力差梯度,休克时发生心外膜和心内膜之间的压力梯度降低,所以不但心肌总灌流量降低,并且由于心外膜和心内膜区血液的分布异常,更易使心内膜区供血不足,导致心肌的缺血缺氧。

2. **心率加快,心肌耗氧量增加** 创伤性休克时由于交感神经-儿茶酚胺系统强烈兴奋,可通过 β 肾上腺素受体信息传递系统,使心率加快和心肌收缩加强。心率加快在一定范围内,由于提高了心输出量,具有代偿意义。但心率过快时,一方面因心率过快使心室充盈不足,不但使心输出量减少,并因舒张期缩短而影响心肌冠脉舒张期

的灌流；另一方面心率加快可使心肌耗氧量增加。心脏每收缩一次，约耗氧 5~15ml/（min·100g）心肌组织，舒张一次耗氧为 2ml/（min·100g）组织，故心率由正常 75 次 /min 增加到时 100 次 /min 时，心肌耗氧量可增加 113%。心率愈快，心肌耗氧量愈高。

3. 心肌抑制因子（MDF）作用 早在 1966 年发现出血性休克猫的血浆有一种能抑制心肌的物质心肌抑制因子（myocardial depressing factor, MDF）以后，相继报道在脓毒性 / 创伤性休克以及心源性休克的患者也存在这种物质，研究认为 MDF 可能是两种不同大小分子量物质：一种是小分子量 MDF 对心肌可能发挥早期快速抑制作用；另一种是大分子量 MDF，对心肌发挥晚期延迟性抑制作用。但也有研究认为 MDF 可能是一些细胞因子或炎性因子，MDF 究竟是何物质有待进一步研究证实。

4. 细胞因子和炎性介质的作用 许多炎性因子及细胞因子均可诱发休克后心脏功能的损害。这些因子可通过激活 MAPK（丝裂原激活的蛋白激酶）等信号通路引起心肌细胞转录水平的异常，导致心肌细胞损伤。此外，一氧化氮（nitric oxide, NO），内皮素（endothelin, ET）在休克后心肌细胞损伤中发挥重要作用，NO 是血管内皮通过钙 / 钙调理素，NO 合酶的作用，由 L- 精氨酸产生的。NO 半衰期虽很短，但有高度的弥散性，当 NO 产生后则可迅速扩散到邻近血管平滑肌和心肌细胞中，与可溶性鸟苷酸环化酶的铁离子结合，GTP 诱导产生环磷酸鸟苷（cGMP）。cGMP 刺激 cGMP 的蛋白激酶，调节磷酸二酯酶和离子通道，在不同细胞内引起不同的生理效应。在心肌制备的灌流液中加入 NO 或 cGMP 都可引起大鼠心脏收缩的明显抑制作用。给人冠状动脉内直接注入硝普钠可降低室内压，并可改变心脏舒张顺应性。

（二）休克心脏功能障碍的发生机制

1. β- 肾上腺素能受体—cAMP 信息传递障碍 正常心脏功能的维持有赖于中枢神经系统和内分泌系统共同调节，其中肾上腺素能受体起重要作用。休克时心肌维持正性作用的 β 受体—cAMP 信息传递系统发生障碍，主要表现是心肌对儿茶酚胺反应降低和丧失。休克时此信息传递系统障碍，主要是由于 β 受体下调。肾上腺素受

体有 β（β$_1$、β$_2$）和 α（α$_1$、α$_2$）受体，参与体内多数脏器功能的调节。分布在心肌膜上的受体主要有 β$_1$、β$_2$ 和 α$_1$ 受体。β$_1$ 受体多分布于心肌窦房结以及冠状血管中，约占总受体数的 70%~80%，β$_1$ 和 α$_1$ 受体主要分布于心肌细胞，如血管壁、心内膜、外膜和传导系统，两者占受体总数的 20%~30%。

休克时由于交感神经和心肌交感神经末梢去甲肾上腺素（NE）以及循环血中去甲肾上腺素水平升高，在休克早期去甲肾上腺素可通过 β 肾上腺素受体信息传递系统加强心肌的收缩。但在休克中、晚期，由于 β$_1$ 受体长期暴露于高浓度 NE 的环境下，则发生下调，因 β$_2$ 和 α$_1$ 受体主要分布在非心肌组织中，受高 NE 的影响较小，故变化不大。此外，休克时，氧自由基的生成和磷脂酶 A 激活使花生四烯酸代谢产物，如前列腺素、白三烯等炎症介质的合成等也可导致 β$_1$ 受体下调和数目减少。β$_1$ 受体的下调，使其所占比例由正常的 70%~80% 下降至 50%~60%。

2. 心肌细胞内游离钙稳态调控失衡 心肌细胞内 Ca^{2+} 浓度的调控是决定心肌舒缩的枢纽。它受心肌膜，线粒体尤其肌浆网膜上各种钙运转系统的控制。当心肌细胞兴奋时，首先心肌上心肌膜的电压依赖性钙通道开放，使远高于胞内的胞外钙通过 L- 型通道流入胞内，并诱发肌浆网释放大量的 Ca^{2+} 进入胞质；当其浓度迅速升高时，Ca^{2+} 与调节蛋白结合，导致构型改变，使肌球蛋白横桥作用点暴露，形成有效横桥；与此同时，Ca^{2+} 激活肌球蛋白 ATP 酶分解 ATP 放出能量，致使心肌收缩。当心肌复极化时，通过肌浆网钙泵对 Ca^{2+} 的摄取以及 Na^+-Ca^{2+} 交换等外移，使 Ca^{2+} 浓度降低，导致心肌舒张。在心肌兴奋—收缩和复极—舒张的偶联中，膜钙通道和肌浆网对胞内游离钙浓度的调控起着关键作用，休克时膜钙通道和肌浆网对钙的摄取和释放都可发生改变，因而导致心肌收缩力下降。

3. 心肌细胞收缩蛋白功能降低 保证和维持心肌正常舒缩功能，除了 β 受体信息传递系统和心肌细胞内 Ca^{2+} 的维持平衡稳定外，尚须心肌收缩和调控蛋白功能正常。当心肌缺血、缺氧损害时，由于心肌发生局部性或弥漫性坏死，大量的心肌收缩成分丧失，可使心室的收缩性减弱。休克时，尤其晚期，由于心肌的缺血缺氧、各种细胞

毒性物质及其代谢产物等对心肌的作用,可通过各种途径和机制,使 Ca^{2+} 与钙蛋白的结合力降低(如 H^+ 和 Ca^{2+} 竞争结合钙蛋白位点),或使肌原纤维对 Ca^{2+} 反应减弱,或因 ATP 不足和 ATP 酶活性降低,使心肌化学能变为机械能障碍,也或因收缩蛋白结构和功能的被破坏,其结果都可导致心肌舒缩功能障碍,乃至心力衰竭。心肌收缩蛋白的功能变化主要表现为调节蛋白(肌钙蛋白和原肌球蛋白)功能缺陷和肌球蛋白头部的 ATP 酶活性受抑。肌球蛋白是心肌的主要收缩物质,具有 ATP 酶活性,是心肌收缩过程中生物能变为机械能的中介物。因此肌球蛋白 ATP 酶活性高低与心肌张力发展速度密切相关,ATP 酶活性降低时,心肌收缩性减弱,当心肌缺血缺氧、心肌细胞损伤时,分子量较小的肌球蛋白轻链易从肌球蛋白分子上解离出来,通过破损的细胞膜弥散进入血液。肌钙蛋白(troponin, Tn)与钙结合是启动心肌细胞收缩的关键环节,肌钙蛋白由 3 个亚单位组成,即 TnC, TnI 和 TnT, TnC 是与 Ca^{2+} 结合的亚单位,与 Ca^{2+} 具有高度亲和力;TnT 能与原肌球蛋白结合而使 Tn 附着于细丝上;TnI 具有抑制肌球蛋白与 Tn 结合的作用。现有研究显示,休克时心肌细胞收缩功能的降低与 Tn 对钙敏感性降低有关。研究显示参与调节休克后 Tn 与钙敏感性的蛋白有蛋白激酶 C(PKC)和蛋白激酶 A(PKA),由于它们过度活化,导致 Tn 磷酸化引起 Tn 对钙敏感性降低。休克时大量释放的氧自由基和钙激活蛋白酶 I 活化导致 PKC 活化,同时休克时升高的血管紧张素、内皮素和儿茶酚胺等物质,通过 G 蛋白激活 PKC。PKC 的活化可使 TnI、TnC 和 TnT 磷酸化,TnI 磷酸化可使 TnC 与 TnI 及 TnT 之间的紧密结合松弛,导致肌球蛋白头部横桥与肌动蛋白解离;TnC 磷酸化使 TnC 与钙的亲和力降低,促使钙从 TnC 结合部位上解离或钙与 TnC 结合后引起的肌钙蛋白构型变化的速度减慢,使肌球蛋白横桥与肌动蛋白接触减少,导致收缩蛋白对钙的敏感性降低。休克时过度升高的儿茶酚胺,通过肾上腺素能受体使 cAMP 增加,PKA 激活,活化的 PKA 使 TnI 磷酸化增加,导致 TnC 与钙的亲和力降低。另外,休克晚期细胞内酸中毒也可明显降低心肌细胞 TnC 对钙的敏感性。

4. 线粒体功能障碍 休克可严重损害细胞"能量加工厂",即线粒体功能。在失血性休克和脓毒性休克中均存在心肌细胞线粒体功能障碍,主要表现为休克后心肌细胞线粒体超微结构被破坏,呼吸功能的紊乱以及细胞氧耗的降低,同时线粒体电子传递链酶复合物的活性降低。在脓毒性休克过程中超氧化物以及 NO 产生增加,抗氧化物生成减少均可抑制氧化磷酸化反应和降低 ATP 的产生,这种获得性的氧化磷酸化反应性缺失可妨碍细胞有效利用氧产生 ATP,从而导致脓毒症引起的器官功能障碍,这种现象也称为"细胞病理性缺氧"。除此以外,在脓毒性休克过程中,线粒体 DNA 比核 DNA 更容易受到破坏,心肌线粒体通透性转换孔(mitochondrial permeability transition pore, MPTP)功能紊乱在休克后心脏功能障碍中发挥重要作用,抑制 MPTP 可明显改善休克后心脏功能,降低休克动物死亡率。近年来研究发现,线粒体质量平衡在休克后心脏功能障碍中发挥重要作用(图 1-2-1)。

5. 心室舒张功能障碍和顺应性异常 心脏的射血功能不但取决于心肌的收缩性,还取决于心室的舒张功能和顺应性,前者保证心脏把流入的血液射出,而后者保证血液的流入,二者是完成心脏射血功能同等重要的基本因素。心室顺应性(ventricular compliance)是指心室在单位压力变化下所引起的容积改变,而心室的僵硬就是指在单位容积变化下所引起的压力改变。心室顺应性降低,一方面可妨碍心室的充盈,另一方面妨碍冠状动脉的灌注,因为冠脉血液灌流量的 2/3 是在心室舒张期进行的。临床和实验证明,在内毒素性、失血性休克时,其心脏的舒张顺应性也发生改变,主要表现在 dp/dt_{max} 降低,心室僵硬度增加,舒张延迟以及舒张不全等。导致休克后心肌舒张功能异常的机制主要是钙离子复位延缓和肌球-肌动蛋白复合体解离障碍。休克后由于心肌缺血缺氧,在心肌复极化时,由于 ATP 供给不足,或肌浆网 Ca^{2+} ATP 酶活性降低使 Ca^{2+} 复位延缓,致使胞质 Ca^{2+} 不能迅速降至使 Ca^{2+} 脱离肌钙蛋白的水平,从而导致心肌舒张延缓或不全,影响心脏充盈。另外,心肌舒张的产生需要肌球蛋白的头部与肌动蛋白分开,亦即横桥拆除。完成这一过程不仅需要 Ca^{2+} 从肌钙蛋白结合处及时脱离,而且还需要 ATP 的参与。休克后由于 ATP 生成不足,

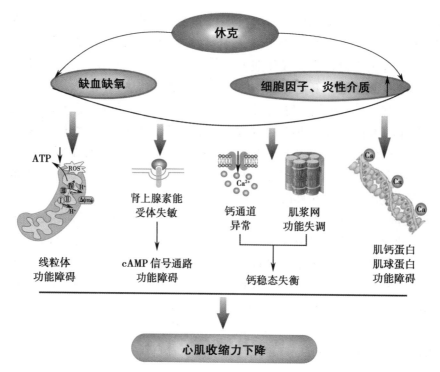

图 1-2-1 休克后心脏功能障碍机制示意图

使肌球 - 肌动蛋白复合体难以分离,致使心肌处于不同程度的收缩状态,舒张不全,从而严重影响心脏的舒张充盈。

二、休克血管功能障碍

血管功能障碍是严重创伤性休克的重要病理过程,其最重要的特征是血管的低反应性和血管渗漏,严重影响休克的发生发展过程和治疗。

(一)休克后血管低反应性

血管低反应性(vascular hyporeactivity)是指在严重创伤、休克、多脏器功能不全综合征(MODS)等临床重症时血管对血管活性物质反应性降低或不反应。它严重影响创伤、休克等的治疗,一直是困扰休克等临床重症治疗的一大难题。近年来有关休克后血管低反应性的问题日益受到重视,目前对其诱发因素、发生特点和发生机制进行了较为深入的研究,取得了较大进展。

1. 休克后血管反应性的变化特点 创伤失血性休克后血管反应性存在双相变化、器官及年龄性别差异。休克早期表现为血管反应性短暂升高,多种动脉包括肠系膜上动脉、肾动脉、肺动脉收缩反应升高,随着休克时间延长,血管反应性逐渐降低,在休克后 1、2、4 小时血管反应性明显降低。休克血管反应性还存在器官差异,即休克后

不同器官血管反应性变化程度不同,腹腔动脉、左股动脉血管反应性丢失程度最重,其次为肠系膜上动脉和肾动脉,各器官血管反应性的丢失程度与其一氧化氮合酶、细胞因子以及 ET-1 表达不同有关。研究发现休克血管反应性还存在年龄性别差异,即青壮年及雌性动物血管反应性高于老年及雄性动物,对休克打击的耐受力也是青壮年及雌性动物血管反应性好于老年及雄性动物。

2. 休克血管低反应性的诱发因素 多种因素可诱发休克血管低反应性的发生。最初研究认为,酸中毒、能量代谢是引起休克血管低反应发生的主要原因,通过纠正酸中毒和补充能量对恢复休克血管低反应性有一定的作用但效果有限;随后研究发现 NO,ET 在诱发休克血管低反应性中起重要的作用,其中 NO 在休克血管低反应性的发生中研究较多,用 NO 和 ET 的抑制剂防治休克血管低反应性有一定的效果。

随着研究不断深入,近年来研究发现除了上述因素外,细胞因子、内源性阿片样肽以及肾上腺髓质素等在休克后血管低反应性的发生中也发挥重要作用,其中细胞因子的作用受到较多关注。细胞因子引起的血管反应性变化有时间依赖性,短时间的作用主要表现为缩血管作用,长时间的作用则可引起血管反应性降低。在休克后期,细

胞因子大量释放可通过引起肾上腺素能受体失敏而导致休克的血管低反应性。此外，研究发现内源性阿片样肽和肾上腺髓质素在休克血管低反应性的发生中也发挥重要作用。内源性阿片样肽可能通过抑制肾上腺素能受体，调节血管平滑肌细胞大电导钙依赖的钾通道（calcium dependent big conductance potassium channel，BK_{Ca}）调节休克后血管反应性；肾上腺髓质素可通过诱导 NO 产生

而参与休克血管低反应性的发生过程。

3. 休克后血管低反应性的发生机制　现有研究认为参与休克血管低反应性的发生机制有受体、膜超极化和钙失敏机制。受体失敏机制是指在高浓度的细胞因子、受体激动剂和内源性阿片样肽、NO 等因素刺激下引起肾上腺素能受体数目减少，受体亲和力降低，导致受体失敏，从而引起血管低反应性的发生（图 1-2-2）。膜超极化机制是指休克

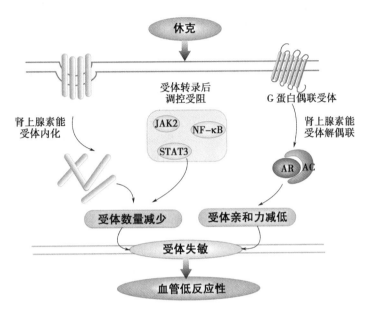

图 1-2-2　血管低反应性受体失敏机制图

后由于 ATP 减少和一些炎性因子刺激，使血管平滑肌细胞膜上的钙依赖性大电导钾通道（BK_{Ca} 通道）和 ATP 依赖性钾通道（ATP dependent potassium channel，K_{ATP} 通道）过度开放，导致血管平滑肌细胞膜超极化，进而抑制电压依赖性钙通道，导致钙离子内流不足而致血管低反应性（图 1-2-3）。尽管受体失敏和膜超极化机制可在一定程度上解释休克后血管低反应性的发生机制，但对于休克晚期的血管低反应性，这两种机制难以解释，因为这两种机制的中心思想是认为休克后血管的低反应性是由于血管平滑肌细胞内的钙离子升高不足所致，但在重症休克或休克晚期，血管平滑肌细胞内并非少钙，而是多钙，甚至存在钙超载，但仍然存在血管反应性降低的问题，提示还有其他机制参与休克血管低反应性的发生，如肌肉收缩蛋白功能本身降低的问题。据此，有专家提出了休克血管低反应性发生的钙失敏机制，即休克后肌肉收缩蛋白对钙的敏感性下降是休克后血管低反应性发生的关键机制。

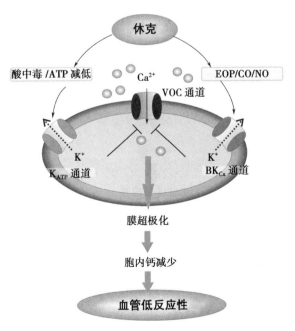

图 1-2-3　血管低反应性膜超极化机制图
EOP：内源性阿片样肽；CO：一氧化碳；NO：一氧化氮

研究发现失血性休克后不同时间,血管反应性和钙敏感性均呈双相变化,即休克早期升高,晚期降低,血管反应性与钙敏感性变化之间呈明显的正相关关系;在休克后不同时间调节休克血管平滑肌细胞钙敏感性可明显改变休克血管的反应性;与失血性休克相似,在细菌脂多糖(LPS)内毒性休克模型中,LPS 刺激后不同时间血管反应性和钙敏感性变化也呈明显正相关关系,钙敏感性调节剂可明显改变血管反应性,结果说明休克后钙失敏在休克血管反应性变化中具有重要的调节作用。进一步研究发现 Rho/Rho 激酶和 PKC通路是休克后血管平滑肌细胞钙敏感性调节的关键通路(图 1-2-4)。

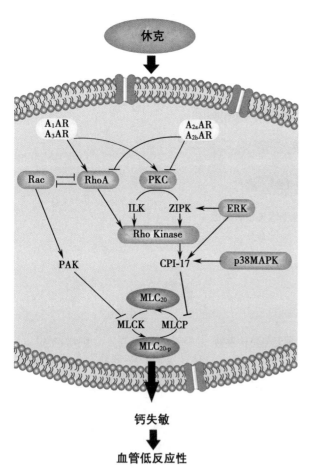

图 1-2-4 血管低反应性钙失敏机制图

(二)休克血管渗漏特点及机制

毛细血管渗漏(capillary leak)是指由于血管内皮细胞损伤,血管壁通透性增加而引起的大量血浆蛋白和血管内液体外渗的一种病理过程。严重者可出现组织间质高度水肿、低蛋白血症、血容量减少等一系列临床表现,称为毛细血管渗漏综合征(capillary leak syndrome)。正常生理条件下,根据血管内外渗透压的改变,水和电解质可通过毛细血管壁进入组织间隙,而血浆白蛋白等却不能通过毛细血管壁进入组织间隙。但在某些病理情况下,如严重创伤、脓毒症及再灌注损伤、毒蛇咬伤、急性肺损伤或急性呼吸窘迫综合征(acute respiratory distress syndrome,ARDS)、烧伤、药物毒性作用等可使单核巨噬细胞系统、内皮细胞和中性粒细胞过度激活,导致炎性细胞因子释放和免疫反应的参与,毛细血管内皮细胞损伤,细胞间连接破坏、出现裂隙,经毛细血管运输通道的孔径增大,血管通透性增高。血管通透性升高可以渗出相对分子质量大于 200kDa 的蛋白,严重时相对分子质量为 900kDa 的蛋白分子也能渗出,引起脑、心、肝、肾等重要脏器水肿,最终可导致机体组织器官的功能障碍,出现多器官功能障碍综合征(multiple organ dysfunction syndrome,MODS)。

血管内皮具有许多重要功能,包括调节血管张力、参与宿主防御反应、参与血管生成和组织液体的稳态平衡调节等。近年来已明确,血管渗漏通常经由两种途径引起:一是细胞旁途径(paracellular pathway),指被动转运物质通过穿越细胞间连接破坏形成的细胞间裂隙而扩散至组织间。另一种是跨细胞路径(transcellular pathway),指大分子物质通过内皮细胞囊泡转运等途径透出血管(图 1-2-5)。

1. 细胞旁途径 细胞旁途径即内皮间连接(interendothelial junctions)路径,主要通过内皮细胞之间的连接,内皮细胞在一些内源性或外源性物质刺激下发生一系列信号通路变化,引起细胞间隙增大进而通过细胞旁途径引起血管通透性升高。内皮细胞之间的连接主要包括紧密连接和黏着连接,以及内皮细胞—基底膜之间的黏着连接。这些连接形式在休克后可因各种有害因子刺激而受损因而缝隙加大导致血管渗漏(通透性升高)。

2. 跨细胞途径 大分子物质透出血管是通过内皮细胞本身,并非通过细胞间裂隙。研究发现血浆蛋白和其他大分子物质可以从形态上完整的和不存在细胞间裂隙的微血管透出。研究表明血管渗漏的跨细胞途径主要通过细胞膜上的水通道蛋白以及胞质内的囊泡转运体完成。

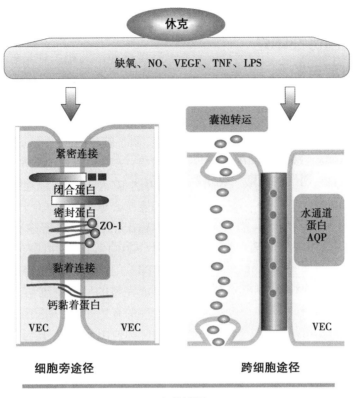

图 1-2-5 休克血管渗漏发生机制

三、休克后微循环功能障碍发生特点及诱发因素

（一）休克微循环功能障碍的特点

休克时微循环功能障碍大多以微血管收缩、缺血，微血管扩张、淤血和微血管麻痹、血流停滞的顺序发展。在此过程中，微血流的改变常表现为线流、线粒流、粒线流、粒流、粒缓流、粒摆流、血流停滞等不同流态。

在休克早期/微循环收缩期，微血管的自律运动增强，血管反应亢进，微动脉收缩反应增强，收缩期延长，血管平滑肌细胞对儿茶酚胺的敏感性升高，微动脉、微静脉和毛细血管前括约肌收缩使血液流入真毛细血管网减少，部分组织器官（尤其是皮肤和腹腔脏器）持续性缺血缺氧。

在休克进展期/淤血缺氧期，微动脉、后微动脉和毛细血管前括约肌不再收缩，反而松弛和扩张，毛细血管后阻力大于前阻力，大量血液涌入真毛细血管网，多灌少流，灌大于流，微循环淤血。毛细血管内压增高，缺氧和众多炎症介质、细胞因子的作用使微血管通透性增加，大量血浆超滤液从毛细血管进入组织间隙。组织的胶体渗透压升高，血液浓缩，黏滞性增高，血流更加缓慢，呈粒缓流、粒摆流、血流停滞等不同流态，并出现白细胞滚动、贴壁嵌塞、红细胞聚集、血小板聚集等改变。组织处于严重的低灌注状态，组织细胞缺氧更加严重。

在休克晚期/微循环衰竭期，微血管发生麻痹性扩张，对血管活性药物失去反应（血管低反应性）。微循环中可有微血栓形成，又由于凝血因子耗竭，纤溶亢进，可有出血症状，以及并发弥散性血管内凝血（DIC）。毛细血管大量开放，微循环血流停止，不灌不流，组织几乎得不到氧气和营养物质供应，致机体出现重要器官功能衰竭。

（二）休克微循环功能障碍诱发因素

微循环作为全身循环的一部分，受神经、体液、免疫系统及其他内环境状态等因素调节。但目前研究认为，休克微循环的功能调节主要以局部因素调节为主，主要包括局部代谢物、炎性介质、细胞因子等。另外，血小板和炎性细胞的黏附、集聚也起重要作用。

第三节 创伤性休克
程度判定与监测

一、创伤性休克的程度判定

创伤性休克诊断不难，一般根据受伤史、临床表现及实验室检查可诊断。创伤性休克一般分为轻、中、重三度。

轻度休克指循环血量减少不超过20%，患者神志清醒，但烦躁不安，可焦虑或激动；面色、皮肤苍白，肢体湿冷，口唇和甲床略带青紫，口渴，心跳加快，脉搏尚有力；收缩压偏低或接近正常，也可因儿茶酚胺代偿性分泌增多而偏高，但不稳定；舒张压增高，故脉压减小，尿量减少。

中度休克指循环血量减少介于20%~40%之间，组织器官的血液灌注受到严重影响，收缩压可降低至60~80mmHg以下，脉压小于20mmHg；神志尚清楚，身体软弱无力，表情淡漠，反应迟钝，脉搏细数，浅表静脉萎陷，尿量减少至20ml/h以下或无尿；可陷入昏迷状态。如休克不能得到及时纠正，可发展为重度休克。

重度休克，循环血量减少大于40%，收缩压低于60mmHg或测不到，无尿，重要生命器官，如心脏、脑的血液供应严重不足，患者可发生昏迷甚至出现心脏停搏。

二、创伤休克指标监测及新的监测技术

休克的监测指标通常包括生命体征、血流动力学、组织灌注、氧合、血生化等，为临床常见监测指标，监测不难。此部分重点介绍近年来休克新的监测方法和指标。

1. **脉搏轮廓动脉压波形分析法（PiCCO）** PiCCO法的基本原理是基于每搏输出量与主动脉压力曲线的收缩面积成正比，它结合了经肺热稀释技术和动脉脉搏波形分析技术，仅需要一条中心静脉和一条较大的动脉通路（首选股动脉）。应用PiCCO可连续监测的数据有连续心输出量（CCO）、连续心脏指数（CCI）、每搏输出量（SV）、每搏输出量变量（SVV）、外周阻力（SVR）等，可量化的数据有胸内血容量（ITBV）、血管外肺水（EVLW）等，这些变量联合起来可展示完整的血流动力学状态图。

PiCCO与Swan Ganz导管（斯旺-甘兹导管）温度稀释法的相关性良好，且比Swan Ganz导管获得的参数更全面、容易和便捷。同Swan Ganz导管相比，PiCCO有一定优势：①利用中心静脉和动脉通道，侵害较少，可避免一系列致命的并发症，如心脏或瓣膜损伤、动脉破裂或出血、导管打结等；②特殊的动脉导管更经济，留置时间更长（可达10天）；③可以连续监测高度特异的变量，如连续心输出量（CCO）、连续心脏指数（CCI）、每搏输出量（SV）、每搏输出量变量（SVV）、外周阻力（SVR）等，以及可量化的数据，如胸内血容量（ITBV）、血管外肺水（EVLW），较Swan Ganz导管更能完整的反应血流动力学状态，增加危重患者处理的有效性，减少医疗费用。但是，若单独使用动脉脉搏图分析法，其与肺热稀释法的相关性差，需先用肺热稀释法校准心输出量初始值，但校准中需用肺动脉导管，仍有一定损伤性。也有研究者将冷盐水注入中心静脉导管，测量股动脉导管的温度改变计算心输出量，据此校准主动脉阻抗，这样比置入肺动脉导管创伤小，且测量结果与用肺动脉导管校准测量的结果相关性很好。现在，又发明了一种用指头获得动脉脉搏图的无创方法，但仍需用热稀释法来校准阻抗才能确保其准确性。校准这一步骤限制了动脉脉搏图分析法在创伤复苏处理中的应用，而且患者体位、呼吸方式、导管放置位置变化也会影响测量结果。

2. **部分CO$_2$重复呼吸法（NICO）** NICO是近年来发展的一种新的连续的心输出量无创监测方法，其原理是利用二氧化碳弥散能力强的特点作为指示剂，根据间接Fick（菲克）公式测定心输出量（CO），公式为 $\{ CO \}_{L/min} = \{ VCO_2 \}_{ml/min} / \{ CvCO_2 - CaCO_2 \}_{ml/L}$，VCO$_2$为CO$_2$生成量，CaCO$_2$为动脉血CO$_2$含量，CvCO$_2$为静脉血CO$_2$含量。Osterlund等在1995年首先将该法用于测定人的心输出量，同时与热稀释法进行比较，结果相关性显著（$r=0.8$）。随后，国外有关二氧化碳重复吸入法用于心胸外科中和术后心输出量监测的报道不断出现，测定心输出量的优越性及准确程度也被国外较多的研究报告所证实，但在国内应用还很少。

NICO无创心输出量监测系统的优点包括无创、监测准确、可实时连续监测、费用低廉、操作简便。NICO所测心输出量的重点在于心输出量的有

效部分（即积极完成气体交换的血流量），就此点的意义来说 NICO 优于经典的温度稀释法，而且 NICO 所测心输出量的数值改变大多发生于温度稀释法测量值变化之前，即 NICO 对血流动力学改变的反映快于经典的温度稀释法，这对于休克诊断和复苏观察很有意义。由于该技术的应用需要有闭合气路，所以特别适合于 ICU 内机械通气患者及麻醉和手术期间患者心输出量的连续监测。但 NICO 也有其局限性，如必须在有气管导管行有创机械通气的条件下进行，在未插管患者不能使用；在呼吸频率过快、通气量较高而 PCO_2 低于 18mmHg 时，由于 PCO_2—血红蛋白（Hb）解离曲线在此水平之下为非线性，所以也不能测量。NICO 的不足之处在于，由呼气末二氧化碳分压（$PetCO_2$）和 CO_2 解离曲线推测动脉血 CO_2 含量（$CaCO_2$）时需要血红蛋白这一参数，NICO 法是采用估计值取代真实值。另外，计算分流量需要采集动脉、混合静脉血气值，而无创估计分流时会产生 2% 的心排血量偏差。而且，由于 NICO 是建立在假设每次 3 分钟的测量期间混合静脉血 CO_2 浓度、心输出量、解剖无效腔 / 潮气量（V_D/V_T）基本不变的基础上的，所以凡是影响混合静脉血 CO_2、V_D/V_T 及肺内分流的因素均可能影响 NICO 结果的准确性，尤其是刚给完 $NaHCO_3$ 后立即测量的 NICO 结果常不可靠，因为 $NaHCO_3$ 可以影响呼气末二氧化碳分压。

3. 光电容积脉搏波描记法（PPG） 目前临床上应用光电容积脉搏波描记法（PPG）检测的两项常规指标是血流容积描记（plethysmography，Pleth）和血氧饱和度（SO_2）。Pleth 是持续测量血液流过外周毛细血管床时容积变化的参数，结合其他指标可以指导休克治疗。Pleth 参数是由一个波形及心率数显示出来的，Pleth 波幅下降、波形平坦，提示有效灌注减少；如果同时 SO_2 下降提示局部组织缺氧，在排除呼吸道疾病因素后常提示严重休克发生；还可结合心电图、心率、血压、每小时尿量等常用指标鉴别心源性休克。Pleth 中包含有心搏功能、血液流动等诸多心血管系统的重要信息，同时容积脉搏血流主要存在于外周血管中的微动脉、毛细血管中，所以 Pleth 中同样包含丰富的微循环信息。大量研究表明，Pleth 与桡动脉压力波、肺小动脉楔压、每搏输出量、脑血流量均有良好的相关性，在正压通气情况下，甚至比肺小动脉楔压更能准确反映左室舒张末期容量的变化。

4. 胸部生物电阻抗法（TEB） TEB 利用胸阻抗的原理，即人体中血液、骨骼、脂肪、肌肉具有不同的导电性，血液和体液阻抗最小，骨骼和空气阻抗最大，随着心脏收缩和舒张，主动脉内的血流量发生变化，电流通过胸部的阻抗也产生相应变化。胸部生物电阻抗法可监测多个血流动力学参数，包括每搏输出量 / 每搏输出量指数（SV/SVI）、心输出量 / 心脏指数（CO/CI）、外周血管阻力 / 外周血管阻力指数（SVR/SVRI）、胸液成分（TFC）、速度指数（VI）、加速度指数（ACI）、射血前期（PEP）、左室射血时间（LVET）、收缩时间比率（STR）和左心室做功 / 左心室做功指数（LCW/LCWI）。

TEB 测定的心输出量与热稀释法测定的相关性好，可连续动态监测参数的变化趋势，且操作简便，完全无创，患者无任何并发症，每例患者检查只需 5~10 分钟，尤其适合不宜或不能接受有创检查的患者。近年来，TEB 被广泛应用于临床，国内外已有很多关于 TEB 的临床研究，研究结果均肯定了 TEB 的准确性，较以往传统的血流动力学监测法有无法比拟的优点。但随着患者年龄增高和动脉壁弹性降低，胸部电生物阻抗测量的准确性也会降低，而且，对于胸骨切开、活动过多、心率 >250 次 /min 以及主动脉瓣关闭不全的患者，准确性也是有限的。还不能反映高度浮肿或过度肥胖患者的血流动力学情况（可能因电阻抗信号太弱，干扰性的生物电过高所致）。在创伤 / 休克患者中运用 TEB 的准确性、可行性，以及对临床结果的影响仍需进一步研究。

5. 超声心动图显像 应用超声心动图显像可以对患者进行间歇性的血流动力学监测，广泛应用超声心动图显像技术有望减少有创监测技术包括肺动脉导管的应用，并成为危重病处理的一个可喜进展。超声心动图显像除了可以发现解剖学损伤（如心脏压塞、心包流出、室间隔缺损、心瓣膜病、主动脉夹层）之外，还可以直接测定心输出量、每搏输出量、前负荷（心室容积）、心脏收缩力（射血分数）、舒张功能、基础水平和应激条件下的局部运动异常，并可用于诊断血流动力学异常的肺栓塞。应用先进的软件分析数据，还发展出了新的高分辨的超声心动图显像技术，如经食管超声心动图检查（TEE）。

经食管超声心动图检查（TEE）是目前唯一能在术中对患者进行常规监测的影像诊断技术，通过测定降主动脉内血液流速的变化，计算出每搏量及心排血量（CO），测量结果与热稀释法相关性好（$r=0.74\sim0.98$），而且可清楚地观察到每次心搏时降主动脉的血流情况及心脏血管形态，对呼吸困难和引起急性左心衰的病因诊断和及时处理具有非常重要的意义。但是，TEE 技术操作费时，超声探头让清醒患者难以耐受，故仅适用于全麻状态下的患者，而且技术要求较高，还可能因探头位置不固定或获得信号不稳定而影响心输出量的测定，以及可能有心律失常、食管损伤或穿孔等并发症。

6. 近红外光谱（near-infrared spectros-copy，NIRS）分析　近红外光谱分析是一种测定局部组织血流、氧输送和氧利用的无创方法，可用来监测局部组织血液循环以及细胞水平的氧代谢，优点是无创、简易且数据连续。其原理是近红外区域光（700~1 000nm）在透射皮肤、骨骼和肌肉时很少发生衰减，血红蛋白、肌红蛋白、细胞色素 aa3 在不同氧合状态其吸收光谱也不同，利用氧合血红蛋白与去氧血红蛋白在吸收光谱上的差别，可以监测局部的氧输送（DO_2）和动脉血氧饱和度（SaO_2）。应用此方法可在休克患者复苏处理中实时监测组织灌注是否充分，如测量大脑氧合和灌注，Gopinath 等成功运用 NIRS 在头部创伤患者中定位急性和迟发性颅内血肿。但由于缺乏与一些已建立的组织灌注测定方法（如颈静脉血氧饱和度）的相关性，使 NIRS 的准确性和实用性受到质疑。不过作为测量局部灌注的方法，其测量结果与氧摄取的全身测量结果（如颈静脉血氧饱和度）有出入也可以接受。此外，尽管 NIRS 不能在头部创伤患者的初期评估中代替 CT，但由于 NIRS 在大脑灌注方面对细微病变的敏感性高于 CT，因此在确定是否有大的颅内损伤的后续监测中有重要作用，并被视为现行监测手段的一种替代或补充的方法。在休克后，用 NIRS 评估胃黏膜 pH 值与微电极方法测得的胃黏膜 pH 值有很好的相关性。尽管 NIRS 尚未在临床推广，但其易用性、连续性和无创性确实令人关注。

7. 电视显微镜（videomicroscopy）技术　电视显微镜技术的发展使休克微循环的床旁监测成为可能，包括甲皱电视显微镜、激光多普勒技术，以及最近的直角偏振光谱成像技术（orthogonal polarization spectral imaging，OPSI）。前两种方法由于血管收缩和血流异质性对数据解释时的不同影响而应用受限，最具希望的方法是 OPSI，其原理是用偏振光照射目标组织，由于偏振光被血红蛋白吸收而被背景组织反射，因此可以理想地将微循环成像，并准确测量血管直径、流速和血液体积，通常用来成像的组织有口腔黏膜、舌下区域、直肠和阴道黏膜。然而，目前大部分研究仍处于动物实验阶段，实现应用 OPSI 进行临床微循环的床旁监测还有待深入研究。

第四节　创伤休克早期救治

一、救治原则

1. 战现场　创伤所致大失血及休克占创伤早期死亡的 30%~40%，及时有效的现场止血、呼吸控制是提高创伤早期救治成功率的关键。因此创伤现场应积极控制四肢、体表或内脏的活动性出血；保持呼吸道通畅；采取有效措施保护膨出肠组织、封闭开放性气胸、处理张力性气胸和妥善固定骨折；积极镇痛、给口服补液盐等措施以预防休克发生。

2. 后送途中及急诊室　后送途中，应密切观察病情变化，新的救治原则是积极建立静脉或骨内输液通道，对出血已控制的休克患者可采用常规复苏；对有活动性出血的非控制性出血休克患者推荐采用允许性低压复苏，并尽可能早期给予器官功能保护措施，以延长黄金救治时间窗，为确定性治疗赢得时间。在急诊室，应快速检查迅速判定是否还存在活动性出血及休克程度，并尽快送手术室手术。

3. 手术室　手术过程中，活动性出血尚未完全控制前，建议液体复苏仍然采用允许性低压复苏，彻底止血后可采用常规复苏。

术后 24 小时内应积极恢复患者内环境稳定，恢复患者酸碱平衡及电解质平衡，积极预防和处理致死三联征的发生。

4. ICU　积极保护器官功能，给予心肺脑等功能支持，纠正内环境紊乱。

二、救治措施

1. 高效止血　在现场和后送途中应采用止血带（如旋压止血带）、止血绷带或止血敷料积极控制四肢、体表和机体结合部位出血。有条件时应积极采取措施控制或减少内出血。

2. 液体复苏

（1）复苏原则：对出血已控制者，在心肺功能耐受情况下进行确定性复苏，以恢复机体有效循环血量和血流动力学；对非控制性出血休克患者（有活动性出血患者）在手术彻底控制活动性出血之前（包括现场、后送途中、急诊室或手术过程中），建议使用允许性低压复苏，待手术彻底止血后行确定性复苏。

（2）复苏路径与液体：复苏路径首选表浅静脉通道，如休克程度重、外周静脉塌陷穿刺困难或大批量伤员人手有限可做骨髓腔穿刺输液。复苏液体目前比较一致的看法是晶体液与胶体液两者兼补为宜，一般先晶后胶，按晶胶比例2：1较好。

（3）目标复苏压力及维持时间：非控制性失血休克允许性低压复苏，目标复苏压力建议控制在收缩压80~90mmHg（平均动脉压在50~60mmHg）为宜，低压复苏时间不宜过长，最好不超过120分钟，若允许性低压复苏时间过长，可利用短时间低温（局部）辅助措施，以降低机体代谢，保护器官功能。对颅脑损伤和老年患者，允许低压复苏目标适当提高，建议收缩压控制在100~110mmHg；有肺脏爆震伤或挫裂伤，适当减慢输液速度和液体总量。

3. 血管活性药物早期应用　为配合允许性低压复苏，减少活动性出血量、维持更好的血流动力学参数，延长黄金救治时间窗，为确定性治疗赢得时间，在创伤现场或后送途中可小剂量应用缩血管药物如去甲肾上腺素。

4. 致死三联征防治

（1）低体温的处理：低体温对创伤患者的发生发展和预后影响巨大。创伤失血休克患者伴低体温在救治过程中注意保温复温。措施包括去除湿冷衣服、增加环境温度、覆盖身体防止体温散发、输注温热液体等。

（2）酸中毒处理：创伤失血休克早期救治过程中出现酸中毒应及时处理。通常情况推荐5%的碳酸氢钠，24小时用量：轻度酸中毒是300~400ml，重度酸中度是600ml。伴有心脏和肾脏功能不全或忌用钠者可用3.5%的氨基丁醇，轻症剂量为300~400ml，重症剂量为500~800ml。

（3）凝血功能障碍处理：凝血功能障碍是严重创伤休克患者的常见并发症，应及时纠正。根据实验室检查结果可选用新鲜全血、红细胞悬液（PRBC）、新鲜冰冻血浆（FFP）和血小板（PLT）及rhⅦa等防治凝血功能障碍。当Hb<7g/dl，建议输全血或PRBC；一般创伤当血小板<50 000/ml，或伴颅脑损伤者血小板低于<100 000/ml应输注PLT；当血浆纤维蛋白原水平低于1.5~2.0g/L或血栓弹力图显示有明显的纤维蛋白原缺乏时应给予补充，补充的起始浓度为3~4g的纤维蛋白原或50mg/kg冷沉淀，进一步的补充应根据实验室检测结果确定；血栓弹力图测定若纤溶<3%即应启动抗纤溶治疗。

凝血功能障碍伴受损组织弥漫性渗血，可用氨甲环酸和rhⅦa。氨甲环酸建议起始剂量为前10分钟用1g，随后8小时内再用1g。rhⅦa要配合PLT和PRBC使用。

5. 器官功能保护与支持　战创伤休克经液体复苏和适量血管活性药物后血流动力学血压仍不能得到改善，怀疑有心脏功能不全时可考虑使用心功能改善药物，常用的有：

（1）异丙肾上腺素：异丙肾上腺素是一种强大的肾上腺素能β受体激动剂，兴奋心脏β_1受体，引起心率显著加快，传导加速，收缩力加强，心排出量增多。异丙肾上腺素也可兴奋β_2受体，主要使骨骼肌和皮肤血管扩张，也可使心脏、肠系膜等内脏血管扩张，外周阻力下降。

（2）多巴胺：多巴胺又名儿茶酚乙胺，属儿茶酚胺类，能激动α和β肾上腺素能受体，还能激动多巴胺受体。多巴胺能增加心肌收缩力，增加心排出量，提高心肌耗氧量，扩张冠状动脉，扩张肾血管和肠系膜血管。多巴胺在扩张肾、肠系膜血管的同时，可使骨骼肌和皮肤血管收缩，使血液分配到生命攸关的器官中去，故使休克时血液分配比较合理。而异丙肾上腺素则使全身大部分血管扩张，使血液分配不合理。这就是多巴胺优于异丙肾上腺素而受到临床重视的重要原因。小剂量多巴胺减少外周阻力和降低血压的作用一般不显著，但对血容量不足患者可出现明显血压下降，所以多巴胺也要在补液基础上使用。

（3）多巴酚丁胺：多巴酚丁胺为多巴胺衍生物，主要通过作用于肾上腺素能β_1受体，增加心脏功能，舒张外周血管，增加组织氧供及氧摄取量，改善组织氧合功能而发挥抗休克作用。

6. 改善微循环　改善微循环在休克治疗中

非常重要,其主要措施包括:①适当应用血管扩张剂;②使用低分子右旋糖酐,可稀释血液,抗红细胞凝集及抗凝血,与血管扩张剂同时使用效果较好;③使用适宜剂量的肝素,有 DIC 倾向者,应及早启用肝素,过量应用有出血倾向时,可用鱼精蛋白中和。

7. 恢复休克血管低反应性新措施　如前所述,严重创伤、休克等临床重症存在血管低反应性,它严重影响创伤、休克的治疗。以往临床主要通过纠正酸中毒,使用糖皮质激素来纠正血管低反应性,但效果不好。针对休克血管低反应性的诱发因素和新的发生机制,目前正在寻找其有效的防治措施。有研究者近年发现小剂量的血管升压素(AVP)或特利加压素复合一定剂量的去甲肾上腺素可通过改善血管平滑肌细胞钙敏感性,改善创伤失血性休克和感染脓毒性休克血管低反应性,发挥抗休克作用。另有研究发现 NO 合酶的抑制剂 L-NAME,ET-1 的拮抗剂 PD142893,阿片受体的特异性拮抗剂 ICI174、864 和 Nor-BNI,K_{ATP} 通道的抑制剂格列本脲,以及蛋白质酪氨酸激酶抑制剂 Genistein 等也有较好的抗休克血管低反应性的作用,但这些药物的效果目前仅为实验室研究,能否用于临床尚需进一步研究。

8. 适时使用类固醇皮质激素　应用皮质类固醇,能增强心肌收缩力,保护肝肾功能。较大剂量应用可阻断 α 受体,使血管扩张,降低外周阻力,改善微循环。皮质类固醇可增加细胞内溶酶体膜的稳定性,防止蛋白水解酶的释放,减少心肌抑制因子产生。还可降低细胞膜的通透性,减少毒素进入细胞,并有中和毒素的作用。感染脓毒性休克时主张大剂量早期使用,休克严重者行静脉注射给药。类固醇皮质激素一般只用于补足血容量,纠正酸中毒伤员情况仍不见明显改善,或感染脓毒性休克血压急剧下降者。如见到皮肤转红,脉搏由细弱转为宏大,血压上升后即可停止。

（刘良明　李　涛）

参 考 文 献

［1］杨成民,刘进,赵桐茂 . 中华输血学［M］. 北京:人民卫生出版社,2017.

［2］姚咏明,刘良明,梁华平 . 中华创伤学 - 第一卷 战创伤学总论［M］. 郑州:郑州大学出版社,2016.

［3］李涛,胡平,胡弋,等 . 院前适度低压复苏对严重创伤出血患者器官功能保护作用观察［J］. 创伤外科杂志,2018,20(8):595-599.

［4］刘良明,白祥军,李涛,等 . 创伤失血休克早期救治规范［J］. 创伤外科杂志,2017(19):881-884.

［5］李涛 . 线粒体质量失衡在危重病多器官功能障碍中的作用［J］. 肠外与肠内营养,2017,24:321-324.

［6］Fu XB, Liu LM. Severe Trauma and Sepsis-organ damage and tissue repair［M］. Berlin:Springer, 2019.

［7］Fu XB, Liu LM. Advanced Trauma and Surgery［J］. Berlin:Springer, 2017.

［8］Zhang ZS, Chen W, Li T, et al. Organ-specific changes in vascular reactivity and roles of inducible nitric oxide synthase and endothelin-1 in a rabbit endotoxic shock model［J］. J Trauma and acute care surgery, 2018, 85(4):725-733.

［9］Zhang J, Yang G, Zhu Y, et al. Relationship of Cx43 regulation of vascular permeability to osteopontin-tight junction protein pathway after sepsis in rats［J］. Am J Physiol Regul Integr Comp Physiol, 2018, 314(1):R1-R11.

［10］Xiao X, Zhang J, Wang Y, et al. Effects of terlipressin on patients with sepsis via improving tissue blood flow［J］. The Journal of surgical research, 2016, 200(1):274-282.

［11］Duan C, Yang G, Li T, et al. Advances in vascular hyporeactivity after shock:the mechanisms and managements［J］. Shock, 2015, 44(6):524-534.

［12］Li T, Fang YQ, Yang GM, et al. Effects of the Balance in Activity of RhoA and Rac1 on the Shock-Induced Biphasic Change of Vascular Reactivity in Rats. Ann Surg, 2011, 253(1):185-193.

［13］Li T, Zhu Y, Hu Y. Ideal permissive hypotension to resuscitate uncontrolled hemorrhagic shock and the toler tolerance time in rats［J］. Anesthesiology, 2011, 114(1):111-119.

［14］Mohr J, Ruchholtz S, Hildebrand F, et al. Induced hypothermia does not impair coagulation system in a swine multiple trauma model［J］. J Trauma Acute Care Surg, 2013, 74(4):1014-1020.

第三章 多　发　伤

多发伤（polytrauma，multiple injury）是指累及身体多个部位或体腔的损伤，导致生理状态不稳定，并可导致未受直接伤的远隔脏器功能障碍。多发伤的死亡率和并发症发生率高于各脏器损伤叠加的预期水平。损伤严重度评分（ISS）大于 16 即为严重多发伤，其死亡率达 18.7%。自 20 世纪 80 年代以来，随着创伤救治体系、损害控制策略和技术等的发展，严重多发伤救治真正起步，基本特征是出现了由多学科外科团队负责多发伤的急诊复苏、紧急手术、ICU 治疗、稳定后的确定性手术等整体化救治模式。

第一节　多发伤概述

多发伤的定义长期以来争论不休，导致有关多发伤的多中心研究、学术交流、救治体系和技术水平评价等困难。2014 年，Pape 等发表了新的柏林定义，为多发伤划定了新的基线，对于创伤医学发展具有重大意义。本节介绍多发伤概念及其进展。

一、多发伤概念演变及严重度评估

多发伤一直是临床研究的热点，自 1975 年以来有近 50 篇文献试图定义多发伤概念，这些文献大致基于 8 个方面定义多发伤：创伤累及部位或脏器的数量、致伤机制、继发功能障碍、致命性创伤、损伤综合分级、ISS、致命性创伤结合 ISS、全身炎症反应综合征（SIRS）。合理的多发伤定义应是可重复的，兼具敏感性和特异性，能够在紧急救治阶段确定，兼顾原发的解剖损伤和继发的生理影响。

（一）多发伤概念发展简史

1. **国外多发伤概念发展**　Baker（1974 年）提出以 ISS 描述多发伤患者的严重度。北大西洋公约组织（1975 年）出版的《野战外科学》（*Emergency War Surgery*）将多发伤定义为多个脏器或多个部位损伤，并有多个脏器功能系统的病理生理紊乱，休克发生率高，程度严重，常有致死性后果。Border（1975 年）将多发伤定义为 2 个以上部位的创伤。Schweiberer（1978 年）提出多发伤分 3 级：Ⅰ级，中度损伤，需要住院，无休克，PaO_2 正常；Ⅱ级，重度损伤，休克，丢失约 25% 血容量，PaO_2 低于正常；Ⅲ级，紧急，威胁生命损伤，严重休克，丢失约 50% 血容量，PaO_2 低于 60mmHg。

以后的作者多强调多发伤是威胁生命的创伤，可以发生在创伤后即刻或短期内，可是某处为致命伤，也可多处创伤叠加致命。1994 年，Ertel 等认为多发伤是指 ISS≥16 的多处损伤及其继发的全身反应的临床综合征，可导致远隔脏器功能障碍。

Osterwalder 等（2002 年）提出了现代多发伤定义的基础，即 AIS（1985 年版）≥2 分的 ISS 6 分法的区域中≥2 个部位受伤。Keel 等（2005 年）提出多发伤是指 ISS>17 的创伤，合并全身炎症反应综合征（systemic inflammatory response syndrome，SIRS）至少 1 天，可导致无原发损伤的远处脏器和重要系统的功能障碍或衰竭。

2009 年，Butcher 等回顾了 68 篇文献，发表名为《多发伤定义：国际共识的需要》的文章，指出关于多发伤定义尚缺乏共识，尤其是为高级别证据所支持的共识。他倡导建立国际专家组达成可重复的、普遍适用的多发伤定义，以便于描述和比较不同救治中心的患者，促进多中心研究。他提出了 3 个相关的概念：

（1）单部位伤（monotrauma）：一个部位损伤，严重单部位伤是指 ISS>15，或 ISS<15 时伴明显急性生理功能恶化（心血管系统、呼吸系统或神经系统）。

（2）多部位伤（multitrauma）：一个以上部位损伤，AIS≥3的部位未超过2个，不伴SIRS。严重多部位伤是指ISS>15，或ISS<15时伴明显急性生理功能恶化（心血管系统、呼吸系统或神经系统）。

（3）多发伤（polytrauma）：AIS≥3的损伤超过2个部位，最初72小时内伴SIRS至少1天。

2. 国内多发伤概念发展 1985年，王正国、盛志勇及黎鳌3位院士在《中华创伤杂志》的前身《创伤杂志》上共同署名发表文章，提出了国内首个多发伤定义，指同一机械因素作用下，人体同时或相继遭受三处以上解剖部位或脏器等严重创伤，其中至少有一处损伤可危及生命，患者均有休克。

1994年，《中华创伤杂志》刊发了在郑州召开的全国首届多发伤学术会议纪要，重点介绍了国内首个多发伤共识，是指单一因素造成的AIS（1990年版）所指的9个部位中2个或2个以上解剖部位损伤。

2009年，中华医学会创伤学分会成立了创伤急救与多发伤学组，经过数次学组会议讨论，提出多发伤的国内定义：机体在单一机械致伤因素作用下，同时或相继遭受两个或两个以上解剖部位的损伤，其中一处损伤即使单独存在也可危及生命或肢体，并于2010年发布了《多发伤病历与诊断：专家共识意见》。此定义类似Butcher提出的多部位伤（multitrauma），而国内的多部位伤是指同一解剖部位或脏器有两处以上及同一致伤因素引起同一解剖部位两处以上的AIS<3的损伤，可以理解为国内多发伤和多部位伤均轻于国际标准。

（二）多发伤严重度评估

美国机动车医学促进会（Association for the Advancement of Automotive Medicine，AAAM）制定并不断更新了简明损伤定级（abbreviated injury scale，AIS）和以AIS为基础的损伤严重度评分（injury severity score，ISS）。

1. AIS的发展及我国应用情况 AIS最初是为了对机动车损伤的类型及严重度分类有一个量化的标准，设想依据某些参数（能量损耗、对生命的威胁、持久的损害、治疗周期、发生率）来编制一系列以解剖学为基础的损伤描述。1969年，

AAAM拟定了最初的AIS，1971年制定了原始的AIS。经不断发展，修改的版本曾在许多刊物发表，1975年发布了第一版由大约500条损伤条目及其严重度水平组成的损伤编码手册，其严重度水平范围从1（最轻）到6（最重），对颅脑损伤编码进行了重大修改。此后，AIS被美国运输部资助的机动车事故研究组织以及美国、欧洲和澳大利亚的许多大学和工业部门的研究单位作为研究损伤的一种标准而采用。后来AIS相继发布了1980年版、1985年版、1990年版、1998年版和2005年版。

中华医学会创伤学分会1987年成立了创伤评分学组。重庆市急救医疗中心于1989年12月首次在国内将AIS 1985年版翻译为中文本供创伤学界使用，1991年3月再次将AIS（1990年版）翻译为中文本。2002年3月，重庆出版社首次在国内出版了由重庆市急救医疗中心编译的AIS（1990年版）1998年修订本。2005年重庆市急救医疗中心获得了AIS（2005年版）在中国大陆的中文本编译出版发行权，由重庆出版社出版了AIS（2005年版）中文本。

2. 多发伤严重度评价方法 AIS对每一损伤条目有严格的定级标准，AIS 1~AIS 6分别代表轻度、中度、较重、重度、危重、极重度（目前不可救治）损伤。在AIS的基础上，可以作出以下创伤评分方法的计算。按照传统，AIS不对多发伤患者的综合影响进行评价。评价多发伤，使用得最多的仍然是损伤严重度评分（injury severity score，ISS）和最高AIS（maximal AIS，MAIS），MAIS是多发伤患者最高的一个AIS分值。ISS在临床上使用很广泛，并已成为归档损伤严重度评价工具中不可或缺的部分。ISS计算值是取身体3个最严重损伤区域的最高AIS值的平方和，是相对客观和容易计算的方法。但ISS不能反映患者的生理变化、年龄、伤前健康状况对损伤程度和预后的影响，并且对身体同一区域的严重多发伤权重不足。

（1）ISS的计算：ISS是3个不同身体区域中最高AIS分值的平方和，即在3个损伤最严重的ISS身体区域中各选出1个最高的AIS分值，将它们分别平方，然后将3个平方值相加即得ISS，即 $ISS=(AIS_1)^2+(AIS_2)^2+(AIS_3)^2$。

（2）ISS的解剖部位划分：计算ISS时所用的6个身体区域如下，①头部或颈部，包括脑或颈椎损伤、颅骨或颈椎骨折；②面部，包括累及口、耳、眼、鼻和面部骨骼的损伤；③胸部，包括胸腔内所有脏器损伤，及膈肌、胸廓和胸椎的损伤；④腹部或盆腔脏器，包括腹腔内所有脏器损伤及腰椎损伤；⑤四肢或骨盆，包括扭伤、骨折、脱位和肢体离断，应除外脊柱、颅骨和胸廓；⑥体表，包括任何部位体表的裂伤、挫伤、擦伤和烧伤。

ISS分值范围从1分至75分。分值75可见于两种损伤情况：①3个AIS分值都是5；②或者一个AIS分值为6。只要有一个AIS分值为6，不论其他的损伤情况如何，其ISS分值就自动确定为75。

（三）多发伤定义

多发伤的定义涉及损伤累及的部位界定、严重度、全身反应和救治难度等。以下主要阐述累及的部位及其严重度。

1. 多发伤定义要素

（1）两个或两个以上解剖部位受伤：多发伤至少累及两个部位，但"部位"的界定一直存在争议。Lorenz等（1980年）提出至少3处以上体腔（头、胸、腹），2处体腔+1处肢体骨折，1处体腔或2处肢体骨折或3处非常严重的骨折（指肱骨或股骨等长骨骨折）。Marx等（1986年）提出腹部、胸部或头部损伤并合并严重骨折；或如果没有内脏损伤，长骨≥2处骨折或1处长骨骨折合并骨盆骨折。Dick等（1999年）提出1处体腔（头、胸或腹）损伤外加2处长骨骨折和／或骨盆骨折或损伤涉及2处体腔。Pape等（2006年）提出至少2处长骨骨折，或1处威胁生命的损伤及至少1处其他损伤，或严重头部损伤并至少合并其他1处损伤。

AIS（2005年版）将人体分为头、面、颈、胸、腹和盆腔、脊柱脊髓、上肢、下肢、体表共9个部位，用于单或多部位伤，多数创伤专著中认为这9个部位中有两处损伤则为多发伤。ISS是1974年Baker在AIS基础上提出的多发伤损伤严重度评估方法。如前所述ISS将人体分为6个区域：头颈部（包括头皮、脑、颅骨和颈椎）、面部（包括五官和面部骨骼）、胸部（包括胸腔脏器、胸椎、膈肌和胸廓等）、腹部（包括腹腔及盆腔脏器、腰

椎）、四肢（包括四肢、骨盆或肩胛骨）和体表（包括机械损伤、烧伤、冷伤和电击损伤等导致的皮肤损伤）。通过多年的应用，ISS已经为国内外同道所公认。近年来，关于部位的争议逐渐集中在是AIS的9个部位还是ISS的6个部位上。

Greenspan等（1985年）进一步明确了多发伤6个解剖部位是指头颈部（包括头皮、脑、颅骨和颈椎）、面部（包括五官和面部骨骼）、胸部（包括胸腔脏器、胸椎、膈肌和胸廓等）、腹部（包括腹腔及盆腔脏器、腰椎）、四肢（包括四肢、骨盆或肩胛骨）和体表（包括机械损伤、烧伤、冷伤和电击损伤等导致的皮肤损伤）。2014年新的柏林定义仍然采用AIS的9分法。如果多发伤的部位界定采用9分法，如上肢和下肢算两个部位，但则无法计算ISS，故多发伤解剖部位的区分应统一为ISS的6分法。Osterwalder等（2002年）及中华医学会创伤学分会创伤急救与多发伤学组也赞同ISS的6分法作为多发伤的部位的界定标准。

（2）损伤严重度、全身反应及救治措施：早期的定义没有纳入创伤的严重度，如蔡汝宾（1994年）认为多发系针对单发而言，仅仅将严重者称为多发伤是不全面的，不应包括严重程度。2000年出版的《Dorland医学辞典》仅指多于1个系统的损伤。但以后多数专家强调创伤所致的继发性功能障碍及其对生命的威胁。多发伤除指损伤累及两处以上的部位外，更强调损伤的严重性和救治的困难性，如果是腹部皮肤擦伤、小腿闭合性骨折，虽然是两处伤，但不威胁生命或肢体，则不能称为多发伤。

多发伤的定义还涉及创伤所致的继发生理功能改变和救治措施的内容，如Lew等（2005年）认为多发伤特指脑损伤合并其他部位或系统损伤，并导致生理、认知、心理、社会心理损害和功能障碍。美国退伍军人事务部（2008年）将多发伤定义为≥2处身体部位或脏器损伤，其中1处为可能致命伤，并导致生理、认知、心理、社会心理损害和功能障碍。有作者提出3个以上脏器创伤并涉及剖腹探查，或头、胸、腹或四肢中有3处以上严重创伤并导致休克，或需要住院和积极救治，或需要入住创伤ICU。2014年柏林新定义的最大亮点是给出了明确的低血压、意识丧失、酸中毒、凝血障碍和年龄5个方面全身反应的量化

标准,符合现代医学精准化发展的趋势,更具操作性。

2. 多发伤的 3 个定义

(1)国内多发伤定义:至少累及 6 分法中的两个部位,至少一处为严重伤,可能威胁生命或肢体,即至少一处损伤 AIS≥3 分,故其 ISS 值至少在 10 分以上。

(2)国外多发伤定义:多发伤中至少累及 9 分法或 6 分法中的两个部位,且两个部位均为严重伤(AIS≥3 分),即强调了 ≥2 个的 AIS 不同解剖分区中存在 ≥3 处的明显创伤。故其 ISS 值至少在 18 分以上。

(3)柏林多发伤(2014 年)定义:2010 年开始,组建了包括欧洲创伤和急诊手术协会(European Society for Trauma and Emergency Surgery,ESTES)、美国创伤外科协会(American Association for the Surgery of Trauma,AAST)、德国创伤协会(German Trauma Society,DGU)和英国创伤协会(British Trauma Society,BTS)等的国际多发伤专家组,充分回顾复习了 2014 年 6 月 8 日前的原始文献,专家们同意多发伤诊断应由医疗专业人员作出,而不推荐警察或非医疗机构人员作出;推荐基于简明损伤定级(abbreviated injury scale,AIS)标准及其派生的损伤严重度评分(ISS)为多发伤严重度评估标准,因在急诊科难以准确记录 AIS-ISS,应在入院后第 1 天作出多发伤诊断。

基于德国创伤网(www.traumaregister.de)1993—2010 年间的 43 175 名多发伤登记病例,排除转运来的、AIS 评分 ≤2 的患者,共 28 211 名患者纳入研究。在这一人群中,损伤的部位相关死亡率为:至少两个 AIS 身体部位受累,至少两处 ≥3 分时,死亡率为 11.8%;至少 3 个部位受累时死亡率为 28.3%;至少 4 个部位受累时死亡率为 37.4%;至少 5 个部位受累时死亡率为 58.0%。故取死亡率 ≥30% 为致命性损伤的标准。

经过历时 4 年的 10 余次会议和邮件讨论等方式,于 2014 年提出新的多发伤柏林定义:≥2 个的 AIS 不同解剖分区中存在 ≥3 分的严重损伤,合并以下病理参数变化一个以上:收缩压 ≤90mmHg,GCS(格拉斯哥昏迷评分)≤8 分,碱剩余 ≤–6,INR≥1.4 或部分凝血活酶时间 ≥40s,年龄 ≥70 岁。

2014 年的柏林定义为多发伤国际交流奠定了新的基础。柏林定义体现了动态的理念,即多发伤强调的是救治难度,随着创伤救治体系建设和创伤救治技术进步等,多发伤的标准可以提高,以便聚焦更具挑战性的"多发伤",促进对此类危及生命损伤的救治水平的提升。但该定义在原发损伤累及部位、损伤严重度界定标准等方面还需要经过国际上多个创伤数据库的检验。我国也应该通过完善创伤数据库建设,验证多发伤的原发损伤累及部位和严重度等界定标准,尽快就多发伤的定义达成共识。

二、多发伤后致命性三联征

根据 2006 年世界卫生组织(WHO)一个创伤数据库的资料,多发伤占同期创伤患者的 16.3%(26 514 例多发伤 /162 662 例创伤),各部位损伤发生率从高到低依次为四肢和骨盆(49 200 例单部位伤 /18 904 例多发伤)、头颅(25 776 例单部位伤 /12 340 例多发伤)、胸部(11 730 例单部位伤 /13 625 例多发伤)、腹部(2 625 例单部位伤 /4 249 例多发伤)。可以看出,有近 1/5 的为多发伤,其中创伤急救面临的最主要伤类为四肢和骨盆损伤、头颅损伤。该数据库的资料进一步显示与同期单发伤比较分析,各部位单发伤和合并多发伤的骨关节损伤、颅脑损伤、胸部损伤和腹部损伤的死亡率分别为 2.1%/15.9%、15.3%/32.4%、7.0%/29.6% 和 5.3%/36.3%,说明一旦合并多发伤,可显著升高死亡率;另外,腹部损伤虽然相对少见,但死亡率最高,与其伤情危险、隐匿,伤情评估困难和救治难度大有关。

多发伤并发休克后,出现严重生理功能紊乱和机体代谢功能失调,患者出现低体温、凝血功能障碍和酸中毒,机体处于生理极限状态,患者面临着死亡和出现严重并发症的危险。针对严重多发伤救治中致命性三联征的严峻挑战,近年来提出了此类严重创伤救治中的革命性理念——损害控制(damage control,DC),可以有效降低严重多发伤患者的死亡率,故本节简要阐述致命性三联征。

(一)低体温

低体温(hypothermia)指机体中心温度低于 35℃。大多数创伤患者离开手术室均出现低体温，低于 32℃ 时死亡率接近 100%。温度控制依赖于产热中枢神经系统体温控制，以及传导、对流、蒸发和辐射等引起的体热丢失之间的平衡，热量丢失在创伤现场就开始发生。发生低体温的机制包括：①原发性低体温，指因环境导致的体热丧失超过体热产生所致的低体温，创伤后脱去衣物、打开体腔、输入大量液体，以及应用肌松药、镇静剂、麻醉剂和止痛剂等都可加重原发性低体温，其相关影响因素包括脱险时间、损伤严重度、出血量、年龄和是否饮酒等。儿童和老人尤其容易发生。②继发性低体温，指体热产生减少所致的低体温。正常体热是氧耗的结果，当严重创伤休克时，氧耗下降，机体产热明显减少。

（二）凝血病

凝血病（coagulopathy）的诊断标准包括：凝血酶原时间（PT）>1.5 倍正常水平，部分凝血酶原激活时间（APTT）>1.5 倍正常水平，纤维蛋白原浓度 <0.8g/L，凝血因子水平 <30% 正常水平，血小板计数 <50×10⁹/L。约 90% 的创伤患者处于高凝状态，仅 10%——主要是严重创伤者发生凝血病。创伤后早期凝血病是死亡的独立预测因子。

其发生机制包括：①消耗性凝血病，由于大量失血导致持续的血小板和凝血因子丢失所致；②稀释性凝血病，由于复苏所须输入大量晶体、胶体，包括不含血小板和凝血因子的浓缩红细胞，导致凝血因子和血小板稀释；③血小板功能障碍，在已经接受大量输血的患者血小板数量和功能间常缺乏关系，即使血小板计数正常仍需输入血小板；④低体温，低体温引起温度依赖性血栓素 B_2 产生障碍，延迟血小板聚集的启动和加速，导致尽管有足够数量的血小板但存在功能障碍；⑤酸中毒，许多凝血因子和酶反应是 pH 依赖性的，出现严重的代谢性酸中毒可直接导致凝血功能衰竭；⑥低钙血症，输血中的枸橼酸盐可降低钙浓度，快速给予血浆蛋白导致游离钙被结合也可降低血钙；⑦凝血因子合成减少，由于低氧、缺血等导致肝功能障碍所致；⑧纤维蛋白溶解，纤维蛋白溶解过度也见于广泛软组织损伤和低血压，尤其常见于头伤和肺损伤时，导致凝血时间延长、低纤维蛋白原和 D- 二聚体增加等；⑨药物使用，在创伤发生之前使用的非甾体抗炎药和阿司匹林也可损害血小板功能。

（三）代谢性酸中毒

代谢性酸中毒（metabolic acidosis）指血液 pH<7.25。多由于低血容量性休克引起的氧输送减少，细胞无氧酵解取代了有氧代谢，乳酸产生过多所致。乳酸清除率可预测严重创伤患者存活情况，24 小时内乳酸清除者存活率 100%，而 48 小时内清除者存活率仅为 14%。

第二节 多发伤伤情评估

创伤的伤情评估类似疾病的诊断，但更强调动态性。多发伤的伤情常随时间改变，受伤后以生理指标为基础的评分（GCS、院前指数等）、以解剖指标为基础的评分（如 AIS-ISS 等）、颅脑伤颅内出血量、胸部钝性伤所致的胸腔出血量等均可变化，这就要求多发伤伤情评估应有时间标准，描述或记录病史时以分钟或小时为单位。另一方面，与疾病诊断不同，严重多发伤救治争分夺秒，接触患者后首要的任务是紧急救治挽救生命，在控制气道、呼吸循环功能稳定后才涉及全面诊断问题，而这一过程可能耗时数分钟到数小时，甚至更长时间。执行与疾病一样的按医院等级制订的初步诊断与最后诊断符合率、3 日内确诊率等具体要求，显然不符合严重多发伤救治的具体情况。

如何定义多发伤漏诊尚无确切的标准，有的定义为在急诊科、ICU 或手术室检查或 / 和手术探查仍遗漏的所有创伤；或外科医师最初接触患者评估后又发现的创伤；或完成病历、首次病程记录或 / 和手术记录后又发现的创伤。鉴于多发伤伤情的复杂性、救治的紧急性和可能面对批量患者等情况，多发伤漏诊有两方面含义：①入院 24 小时后发现的损伤，不包括延迟性血肿（如颅内）和损伤并发症；②由于救治中未制定相应的措施，漏诊的损伤造成了一定的后果。如基层医院承担了相当多的胸腹伤急救任务，由于未行 CT 等检查，可能未诊断肺挫伤，但若未造成 ARDS 等，就可不视为漏诊。

一、多发伤伤情评估现状及影响因素

（一）多发伤伤情评估现状

由于定义不一致，多发伤漏诊率在 2%~40% 之间。以创伤登记为依据，漏诊率约 2%；回顾

性分析入院时漏诊或诊断延迟占 8%~10%，尤其是从急诊科直接送入 ICU 或手术室者高达 50%。多发伤死亡患者中常为漏诊严重出血所致；存活患者中平均每名漏诊 1.3 处损伤，其中骨关节损伤约占 75%，且如果先发现骨折则常增加其他损伤的漏诊率。

即使在影像学技术高度发达的今天，所有创伤中最难诊断的仍然是腹部脏器损伤，肠道、肝脾和血管损伤等漏诊并不少见。膈肌损伤漏诊报道较多，可能与其漏诊导致的严重后果有关，严重多发伤中 66% 的膈肌损伤不能及时诊断，其死亡率达 7%~40%。

漏诊可发生于多发伤救治的各个环节。约 15% 发生在急诊科、手术室或 ICU 紧急救治、初次评估时，25% 发生在紧急救治后 ICU 或外科病房行二次评估时，50% 是在外科病房进行第三次评估时。早期剖腹探查后仍有约 40% 患者发生漏诊，常导致严重后果，此类患者并发症发生率和死亡率分别达 80% 和 15%。

（二）影响多发伤伤情评估的因素

影响多发伤伤情评估的因素复杂，涉及急救体制、检查设备、医师水平、患者伤情等多方面，一般而言，钝性伤、严重伤、儿童和老年人、批量患者时漏诊率高于穿透伤、轻伤、成年人、单个患者。漏诊有关因素包括医师和患者两个方面。

二、多发伤伤情评估策略

在不影响紧急救治的前提下，尽早确诊是多发伤伤情评估的基本原则。标准化、高效率的评估策略是提高多发伤救治时效性的关键，超过 60% 的漏诊是能避免的，可以采取以下 4 种策略。

（一）根据致伤机制评估

多发伤是由能量损耗导致的人体的物理损伤，致伤机制是严重多发伤临床判断、评估伤情的重要依据。

1. 交通伤所致多发伤致伤机制特征 交通伤是人体与车体的某些部位或道路等结构间相互撞击引起的损伤。道路交通事故的发生受人、车、道路、环境等因素影响。交通伤类型主要包括机动车撞击、摩托车撞击和行人被机动车撞击等致伤。

2. 坠落伤所致多发伤致伤机制特征 坠落伤致伤机制包括着地时直接撞击引起的直接损伤（以骨折为主）和在撞击后减速力引起的减速损伤（脏器伤为主）。撞击时动能分散到伤者的骨骼和软组织。影响伤情的因素主要包括坠落高度、地面性质和着地部位。

3. 火器伤所致多发伤致伤机制特征 火器伤指火药燃烧、炸药爆炸等化学能迅速转变为机械能的过程中，将弹丸、弹片、弹珠等物体向外高速抛射，击中机体所造成的损伤。美国枪伤有关的死亡是所有年龄创伤死亡的第二位原因，占创伤死亡的 19%。

4. 砍刺伤所致多发伤致伤机制特征 冷兵器致伤，包括刀、剪刀、铁钉、竹片、针、冰锥和钢丝等。也见于坠落于竖立的钢筋上等意外事故时。

（二）CRASH PLAN 系统评估

及早准确地判断伤情是提高严重多发伤抢救成活率的关键，由于多发伤可能从头到脚，查体和辅助检查不可能面面俱到，应有的放矢、重点突出，首先是简明扼要的询问病史和重点查体，而系统的询问病史和体格检查应放缓。公认的系统检诊程序是 "CRASH PLAN"。

1. C（cardiac） 指心脏及循环系统，包括检查血压、脉搏、心率。注意有无心脏压塞的贝克三体征，即颈静脉怒张、心音遥远、血压下降。

2. R（respiration） 指胸部及呼吸系统，注意有无呼吸困难、气管偏移、胸部伤口、反常呼吸、皮下气肿及压痛，检查叩诊音和呼吸音，以及胸腔穿刺，必要时应行 X 线、心脏超声和 CT 等检查。

3. A（abdomen） 腹部是多发伤中最易发生漏诊的部位。肠道损伤仍是全身脏器中最易漏诊、误诊的，为避免漏诊肠道损伤，应重视伤后临床症状，如持续高热、肠道梗阻等症状。应注意伤口位置、腹部膨隆、腹膜刺激征，注意肝浊音区、肝脾肾区叩击痛和肠鸣音情况。腹部创伤后约 40% 的患者缺乏腹膜炎体征，且如果患者不清醒、中毒和高位脊髓损伤等均可缺乏腹部感觉。肠道损伤可出现穿刺液淀粉酶升高、为脓性或穿刺抽出气体。虽然随着多层螺旋 CT 的应用诊断性腹腔灌洗已很少应用，但在多发伤，尤其是合并颅脑损伤、其他伤情相对稳定时（如在创伤病房或 ICU 期间），诊断性腹腔灌洗仍是除外肠道损伤的有效方法,使用应注意诊断性腹腔灌洗敏感性高,特异性差,不能作为指导手术的唯一依据。对腹部而言没有哪一项辅助检查是完美的,对于伤后或手术后积极复苏仍无法稳定血流动力学,或持续发热的严重脓毒血症患者在用肺部等其他部位感染无法解释时,阴性的诊断性腹腔灌洗和腹部 CT 扫描都不应成为阻止外科医师进行剖腹探查术的依据。

4. S(spine)　指脊柱,注意有无脊柱畸形、压痛及叩击痛,是否存在四肢感觉、运动障碍,可行 X 线、CT 和 MRI 等检查。

5. H(head)　指头部,注意意识状况,检查有无伤口及血肿、凹陷,注意肢体肌力、肌张力、生理反射和病理反射的情况,检查 12 对脑神经和 GCS 评分,疑颅脑损伤应行头颅 CT 检查。

6. P(pelvis)　指骨盆,检查骨盆挤压分离试验,可行 X 线和 CT 检查。

7. L(limbs)　指肢体,常规行视、触、动、量检查,必要时 X 线等检查。

8. A(artery)　指动脉,主要是外周动脉搏动和损伤情况,可行超声多普勒、CT 血管造影或 DSA 等检查。

9. N(nerve)　指神经,注意检查四肢和躯干的感觉、运动情况。

应注意 CRASH PLAN 重在检查的系统性,实际应用时不必强求按 CRASH PLAN 的顺序,如头部伤常重于脊柱伤,可先于脊柱检查;存在大血管伤时应优先检查,之后才是四肢伤评估。

(三)影像学检查精确评估

多发伤影像学检查是明确诊断的重要方法,现代影像学的发展为多发伤救治奠定了坚实的基础,除腹部损伤外,影像学几乎可确诊所有损伤和损伤并发症。恰当地运用影像学技术能从根本上降低多发伤延迟和漏诊的风险,必要时应动态、重复检查。本章简要阐述创伤重点评估和 CT。

1. 创伤超声重点评估　由于超声检查突出的便携性和实时成像能力,超声常常被用于评估那些不适合做 CT 检查的创伤患者。超声能够快速地评估肝脏、脾脏、肾脏等实质脏器损伤。从 20 世纪 70 年代超声应用于腹部创伤诊断开始,超声检查在创伤急救领域得到不断应用和发展,创伤超声重点评估(focused assessment with sonography for trauma, FAST)已经成为血流动力学不稳定患者的首选影像学评估方法,是评估患者是否存在内出血的第一手段,主要是通过检测腹腔、心包和胸膜腔内是否存在积液来实现的。美国东部创伤外科学会 2002 年临床实践管理指南推荐将 FAST 作为排除腹腔积血的初步诊断方法。美国外科医师学会高级创伤生命支持指南和欧洲严重创伤出血的治疗指南均推荐将 FAST 应用于钝性腹部创伤血流动力学不稳定患者的病情评估。

超声检查诊断水平在较大程度上取决于检查者的技术和经验。在检查脑、胸腔和肠道等部位时,因为存在"组织—气体"和"组织—骨"界面几乎会使超声波完全反射进而阻碍超声波的穿透。肥胖患者由于皮下脂肪厚,超声波穿透困难,所获超声影像质量往往较差。超声波可能会受到来自斜散射和多次反射成像的影响而形成伪影。而且超声在显示内脏损伤方面缺乏敏感性,不能清晰地对腹膜后组织器官成像等,可能遗漏某些损伤,必要时应复查 CT。

2. 螺旋 CT 检查　螺旋 CT 是多发伤精确评估的革命性进步,能在极短时间内(亚毫米全身扫描 15 秒)、单一检查方法(不必再分别行超声检查、普通 X 线摄片)、单一检查体位完成多部位多系统检查,且其轴位、冠状位、矢状位或任意方位图像质量最为完善,影像直观准确,显著提高了肋骨、椎体、骨盆等骨折的诊断率,能显示 X 线平片或普通 CT 难以发现的内脏损伤和膈肌损伤,显著提高了骨折、腹腔和胸腔内脏器损伤的诊断水平。

(1)螺旋 CT 检查适应证:多发伤患者如血流动力学能基本保持稳定,即在严密监测下行螺旋 CT 检查。严重的多发伤应选择头颈胸腹的联合扫描,甚至全身扫描。各部位纳入 CT 检查的标准为:①头部,受伤后表现有意识障碍、精神症状、神经体征改变等;②颈部,有局部压痛、四肢阳性神经体征或是严重颅脑损伤昏迷者;③胸部,有多发肋骨骨折、呼吸功能受损或怀疑血气胸、肺挫伤、心脏大血管损伤可能者;④腹部,有腹痛、腹膜刺激征或腹穿可疑阳性。

(2)螺旋 CT 检查的方法:对于颅脑损伤者在头颅 CT 扫描的同时应常规行胸、腹、骨盆扫描,结果有 38% 患者能发现其他部位的损伤。全身CT检查虽然能快速高效地提供各部位损伤的信息,为挽救患者生命赢得时间,为防止危及生命损伤的漏诊,从尽可能抢救患者生命的角度,直接全身增强扫描,并基于此扫描数据在后处理工作站选择性地行血管重建值得推荐。

(四)多次动态检查全面评估

为了最大可能地避免误诊漏诊,提倡在多发伤救治过程中3个不同的时间点对患者进行反复检查。

1. 初次评估 重点是气道、呼吸和循环等威胁生命的损伤,重点在颅脑、颈、胸及腹部的检查。

2. 二次评估 在气道、呼吸及循环等情况处理后进行,每一处皮肤都应看到,每一主要骨骼都应摸到。通过检查表面伤口、触诊骨结构、检查骨盆稳定性和触诊脊柱,包括最初的放射检查和实验室检查,以明确身体各部位明显的、需要急诊手术的损伤。

3. 三次评估 多发伤到达外科病房时通常生命体征已经稳定,或已完成紧急外科手术,此时应从头顶到脚趾(head to toe)进行系统检查,避免遗漏微小损伤(有时是大的损伤)而导致长期的功能障碍。

第三节 多发伤紧急救治

现代创伤救治包括现场急救、院前转运、院内救治以及创伤救治信息管理系统等,多发伤救治涉及多个专业,成立专业的创伤救治中心是提高救治水平的基础,包括院外救治技术和先进的生命支持系统、快速转运、基础设施、运行机制和个人经验等是获得最佳结果的关键。多发伤救治可以分为院外救治和院内救治两个阶段。

不论是在院外还是在院内,首先接触患者的医师应按"ABC"原则快速评估伤情,即评价气道(和颈椎)(airway)、呼吸(breathing)、循环(circulation),一旦需要应立即行气管插管等挽救生命的措施。在救治过程中患者出现任何生理状态的恶化,都应再次立即评价ABC。

一、多发伤院前救治

多发伤现场救治主要包括现场患者伤情评估、有限生命拯救和快速安全后送。

(一)将患者转移到安全区域

通常需要搜救、消防或公共部门人员帮助,可能需专用器械、起重机或绞车等。在可燃物体现场应避免产生火花。当救助患者脱离现场困难时应考虑送急诊内科医师或外科医师到现场。存在余震、通电的电线、烟雾吸入或烧伤、爆炸、敌对的人群等危险状态时应注意确保救护人员的安全。

(二)创伤生命支持

创伤致死的原因主要包括窒息、挤压伤、颅脑伤、颈部伤、躯干伤及低血容量性休克。在现场首先应给予紧急救命处理,即ABC法则,保持气道通畅、维持呼吸和循环功能。

1. 保持呼吸道通畅(airway,A) 创伤后气道阻塞可于数分钟内因窒息而导致呼吸及心搏停止,保持气道通畅和防止误吸是创伤患者救治的首要措施,成功的气道处理是野外现场救治中最重要的技术,决定受伤者的预后。

2. 维持呼吸功能(breathing,B) 对有呼吸功能障碍的患者应及时寻找原因予以排除,条件许可经气囊活瓣面罩通气或行气管插管后机械通气。开放性气胸应密封包扎伤口。进行性呼吸困难、气管严重偏移、广泛皮下气肿等考虑张力性气胸时,应立即用粗针穿刺抽气。

3. 维持循环功能(circulation,C) 采用加压伤口包扎、指压止血、填塞止血、屈曲肢体加垫止血或止血带等方法控制外出血。建立静脉通道液体复苏、给予肾上腺素等复苏药物等。去除直接导致血液循环及呼吸衰竭的原因,待呼吸、心跳恢复后,迅速后送。对心跳停止、大动脉搏动消失、意识丧失等考虑心脏停搏者,先实施心前区叩击术(于胸骨中下1/3交界处用力叩击)。若连续叩击3~5次仍无效,应改行胸外心脏按压。

(三)其他处理

对于肢体长时间挤压,在解除压迫前应用止血带绑扎挤压处的近端,避免被压肢体或组织发生缺血再灌注,引起低血容量性休克、高钾血症、脓毒症或其他毒素快速入血而导致死亡。应严密观察有无脏器活动性出血;胸部伤后要严密观察有无心包或胸腔内积血,有条件时可行胸腔穿刺以明确诊断及伤情严重程度;腹部穿透伤后要特别注意有无腹部移动性浊音,有条件时可行腹腔穿刺以明确诊断及伤情严重程度。对有明显疼痛或烦躁不安者可适当应用镇静、止痛药物,使患者安静休息、避免躁动,从而防止伤部继续出血。注意保暖、防暑,以免诱发和加重休克的发生。注意患者的体位,对有效血容量不足的患者可采用平卧,下肢抬高15°~20°以促进静脉回流。应积极预防感染,除及时包扎伤口外,应及时后送迅速处理,有条件时应给予抗感染药物。

(四)快速转运

转运应遵循"安全、快速"的原则。

1. 转运次序　多数患者伤情严重,在保持呼吸道通畅情况、妥善止血,并在初步抗休克治疗后,应按以下顺序转运后送:①已经危及生命需要立即治疗的严重创伤者;②需要急诊救治有可能有生命危险的患者;③需要医学观察的非急性损伤;④不需要医疗帮助或现场已经死亡者。在整个搬运过程中,应继续观察伤情及生命体征变化,如神志、呼吸、脉搏等,并及时处理。

2. 转运方法　清醒、下肢无骨折、伤势不重、能自己行走的患者,采用扶行法。老幼、体轻、清醒的患者采用背负法。担架搬运省力、方便,适用于怀疑头部伤、四肢或骨盆或脊柱骨折等不宜徒手搬运的患者,或需要长途转运者。常用帆布折叠式担架、组合式(铲式)担架和自动简易担架,紧急时也可就地取材,用座椅、门板、毛毯、竹竿等制作临时担架。

我国长距离院前转运的主要方式是急救车、救护车等,未来的发展方向是救护直升机的空中转运。转运途中,应简要通知医院,包括致伤机制、生命体征、考虑的损伤和已给予的处置等,使医院有足够时间准备。如果患者量大,则只需告知需要紧急手术、监护或其他治疗的人数。

二、多发伤院内救治

随着医学发展,多数学科呈现出分科越来越细的趋势。半个世纪前只有内外科,现在内外科都发展成为7~10个专科,而且有的专科又有若干亚专科,甚至专病病房等。由于多发伤救治涉及多部位、多学科,这与现代医学的专科、专病化趋势产生了明显的矛盾。综合性医院大多采用分诊分科式,即分别由普通外科、骨科、神经外科等收治休克、腹部创伤、骨伤和颅脑损伤等,涉及其他学科损伤时,请相关学科会诊解决,专科救治水平较高,但存在救治时效性差、对非本科损伤重视不够、相互间推诿患者等弊端,尤其不能满足严重创伤救治的快速通过、"黄金一小时内给予确定性处理"等要求。

近20年来多发伤患者的院内救治发生了本质性的改变,由多学科外科医师组成的团队全程负责其急诊复苏、紧急手术、ICU复苏、稳定后的确定性手术的整体化救治逐渐成为新的标准模式,是"以疾病为中心"向"以患者为中心"治疗模式转变的结果,有利于提高救治的时效性,提高抢救的成功率,提高创伤治疗质量。

(一)多发伤院内整体化救治

多发伤整体化救治机制需要卫生主管部门、医院机关、相关临床和医技科室及所有参与人员共同努力构建形成。

1. 组建专业化的创伤救治中心　集急诊科、创伤专科和ICU为一体,集中收治多发伤,发挥中心的最大效应;培养专业化的创伤专科医疗队伍,医、技、护详细分工,责任明确,熟练掌握整个救治过程中的每个环节步骤;制定多发伤救治的规范流程;设立创伤复苏区,复苏区内仪器、药品和人员的位置标准化;构建多发伤院内紧急救治程序(绿色通道),具体明确开通标准,相关医疗文书标准化;医院整合其他科室力量,在人员和技术上向多发伤救治倾斜,保证相关工作在第一时间完成,达到无缝连接。

2. 多发伤院内紧急救治原则　应组建固定的创伤救治队伍,由有丰富创伤救治经验的创伤外科或普通外科医师指挥。强化多发伤紧急救治意识和提升急诊科救治水平,具备现场抢救能力,24小时有急诊医师值班;一旦接到创伤患者的院前通知,急诊科工作人员应立即准备;如果生命体征不稳定或需要紧急手术,应立即通知创伤队伍;通知可能需要的其他人员,如会诊人员、手术室人员、放射科人员等;全程陪同完成有关影像学检查。医护人员应做好必要的防护,如手套、眼罩、口罩、隔离衣等,才能接触患者的体液。

有紧急手术指征者直送手术室,尽量缩短院内术前时间;24小时有麻醉医师、普通外科医师值班;手术室设备及人员随时待命;实施损害控制简明手术,或必要时通知骨科、胸心外科、神经外科、泌尿外科和整形外科等外科专科医师行确定性专科手术。

（二）多发伤院内救治策略

严重多发伤的救治以提高生存率为目标，各类严重损伤救治技术取得了显著进展，其中最重要的是对濒死或即将面临严重解剖损伤和生理紊乱时采取简明外科策略的损害控制技术，以避免低体温、凝血功能障碍和代谢性酸中毒构成的致命性三联征（triad of death）。对于非高危的多发伤患者行早期整体救治、确定性手术是最佳的治疗方案；而对于濒危患者初次手术应遵循损害控制策略，以避免长时间、大创伤的手术导致的"二次打击"。

（三）多发伤手术救治

多发伤手术救治常常面临如何选择先后次序的问题，一般应遵循以下原则：①先治致命性损伤，后治其他伤；②先治内伤，后治表浅伤；③先治头胸腹伤，后治四肢脊柱伤；④先治软组织伤，后治骨骼伤（或同时进行）；⑤先多科联合抢救，后专科治疗。具体部位伤的手术也应根据对生命或肢体威胁的程度决定。

第四节　多发伤救治中
损害控制策略

对于非高危的多发伤患者行早期整体救治、确定性手术是最佳的治疗方案。而对于濒危患者初次手术应遵循损害控制策略。损害控制策略是20世纪90年代首先针对严重腹部创伤提出的，目的是避免低体温、凝血功能障碍和代谢性酸中毒构成的致命性三联征。

一、严重创伤损害控制基本概念

创伤尤其是严重多发伤并发休克后，出现严重生理功能紊乱和机体代谢功能失调，患者出现低体温、凝血功能障碍和酸中毒三联征，机体处于生理极限状态，患者面临着死亡和出现严重并发症的危险：①低体温（hypothermia），指机体中心温度低于35℃，大多数创伤患者离开手术室都有低体温，严重创伤患者低体温占66%；②凝血功能障碍（coagulopathy），约90%的创伤处于高凝状态，仅10%的创伤患者发生凝血功能障碍，主要

是严重创伤者发生凝血病，创伤后早期凝血病是死亡的独立预测因子；③代谢性酸中毒（metabolic acidosis），指严重创伤早期血液 pH<7.25，出现代谢性酸中毒和碱缺乏是创伤患者预后不良的预测指标。

（一）严重创伤损害控制定义

损害控制是针对严重创伤患者进行阶段性修复的外科策略，旨在避免由于体温不升、凝血病、酸中毒互相促进形成致命性三联征而引起的不可逆的生理损伤。创伤患者发生多器官功能障碍综合征（multiple organ dysfunction syndrome，MODS）的"二次打击"机制有助于了解损害控制的原理。"第一次打击"代表损伤的类型和严重度及生物学反应，第一次打击时诱导炎症反应。"第二次打击"代表治疗的类型和结果，依赖于第一次打击的严重度，第二次打击使患者向有害的结局发展。损害控制是通过减少由创伤导致的第一次打击和救治过程中的第二次打击的强度，调节创伤后炎症反应，选择最合适的患者进行最恰当的外科干预提高救治成功率。

经典的损害控制程序通常包括3个不同的阶段：①首次手术，包括判断损伤程度、控制出血和污染；②转运到ICU进行复苏、升温、纠正酸中毒和凝血功能障碍；③计划性再次手术，通常在24~48小时内再次回到手术室，给予损伤脏器以确定性的处理修复。

（二）严重创伤损害控制适应证

大多数严重创伤患者可按非损害控制方式处理，并不需要采取损害控制及计划再手术模式处理。只有那些少数生理潜能临近或已达极限患者，虽然技术上能达到创伤Ⅰ期修复和重建，但生理潜能临近耗竭，进行大而复杂的外科手术则超过患者生理潜能极限，必须采取损害控制处理模式。主要适用于高能量躯干钝性创伤或多发性躯干穿透伤，具体适应证包括：①严重脏器损伤伴大血管损伤，如胸部心脏血管伤、严重肝及肝周血管伤、骨盆血肿破裂和开放性骨盆骨折；②严重脏器损伤，如严重胰十二指肠伤等；③严重多发伤，损伤严重度计分（injury severity score，ISS）≥25；④严重失血，估计失血量>4L，收缩压<70mmHg等血流动力学不稳定，或输血量>10U，或手术室内血液置换大于4L，或所有手术室内液体置换大于10L；⑤出

现致命性三联征,体温 <34~35℃,pH<7.10~7.30,凝血功能障碍;⑥估计手术时间 >90 分钟。

二、多发伤损害控制方法

(一)损害控制性初次手术

初次手术是损害控制策略的首要关键技术,有时甚至是唯一的技术,如腹部创伤的损害控制多数仅与救治的初期有关,有时无确定性修复阶段。初次手术期间损害控制技术的常见错误包括延迟采用损害控制策略,与麻醉师、护士和重症监护队伍的沟通差,未监测术中温度,在急诊科或手术室未监测血气,液体复苏的容量监测不充分,外科医师过于自信等。在损害控制的初次手术前应通知手术室提前完成有关准备:①手术间加温到 27℃;②做好大量失血的救治准备,如复苏液体、血液回收机、启动特殊供血机制等;③在切开腹部之前准备好填塞纱布;④准备好两套吸引器,但在剖腹术的早期避免使用吸引器;⑤在手术控制出血前应限制性复苏。本章以腹部创伤为例介绍初次简明手术。

1. **控制出血** 控制活动性出血是损害控制性剖腹术的首要目标。通过正中切口或两侧肋缘下切口进腹。根据具体情况采取结扎、缝合、切除、固定、栓塞和填塞等方法控制出血。损伤血管结扎可能是唯一可选择的救命手术,但损伤动脉结扎可能带来缺血性损害。

如果出血量巨大,则用手移除较大血凝块后快速填塞全部四个象限,应配备血液回收机最大限度收集和回输自体血。在填塞的同时应判断最明显损伤的部位。腹膜一旦打开,可能导致急剧和严重的低血压;如果在填塞后患者仍有严重低血压,就应当着手控制主动脉血流,方法是快速在膈裂孔位置用拇指、示指压迫或用手直接压向脊柱阻断主动脉。在主动脉阻断和腹内填塞双重作用下,大多数明显出血可得到暂时的控制,然后从最不可能大出血的区域开始依次移除填塞物,确定并快速处理各种损伤导致的出血。具体方法包括:①肝损伤,控制肝出血的方法包括电凝、生物蛋白胶等局部应用、清创性肝部分切除、缝扎止血和肝动脉结扎等,对于严重肝损伤,尤其伴肝后腔静脉损伤等导致的严重出血应果断用大块无菌敷料或干净的织物填塞至创腔或创口内;②脾、肾损伤,应采用简捷的脾、肾切除术;③知名血管损伤可采用快速的动、静脉缝合。复杂动脉损伤的确定性修复应当延迟,仅在确信能快速完成修补,且确认无肠道损伤时。腹主动脉、肠系膜上动脉、髂总或髂外动脉可采用旁路手术方法;④非动脉源性出血,包括静脉渗出或凝血紊乱引起者首选填塞法。

2. **控制污染** 是损害控制性剖腹术的第二目标,但不包括胃肠道连续性的重建和修复。目的是控制消化道、泌尿道和开放伤导致的污染,通常采用夹闭、结扎、缝合、引流、修补或外置等方法。具体方法:①胃肠道损伤,胃及小肠损伤为防止内容物溢出到腹腔,可缝合、结扎或钳夹破裂处,放置于腹腔外或腹腔内,结直肠损伤为减少腹腔污染可行结肠外置或造口;②胆胰管损伤,可行外引流,或加填塞,胰管损伤可放置负压封闭引流,胆道损伤可造瘘引流;③泌尿道损伤,输尿管损伤应插管引流,膀胱损伤一般可经尿道或耻骨上造瘘,膀胱广泛损伤时可行双侧输尿管插管。

3. **暂时性腹部切口关闭** 为预防腹腔间室综合征和便于二期确定性手术,损害控制剖腹术时常规关腹既无必要,又浪费时间,通常采用简明方法暂时关闭腹部伤口(temporary abdominal closure,TAC),目的是限制和保护腹内脏器,腹腔扩容防治腹腔间室综合征,控制腹部分泌,保持填塞区域的压力,防止体液和体热丢失,并为最终关闭奠定基础。尚无公认的暂时性腹部关闭方法,多数推荐采用假体植入于腹壁筋膜间的方法。Fabian 提出了三阶段治疗技术:在初次手术时植入假体,14~21 天后植皮形成计划性腹疝,6~12 月后行确定性重建。缝合在筋膜层的假体材料分为不吸收和可吸收两种,前者包括橡胶、聚丙烯、聚四氟乙烯、Wittmann 补片等,也有波哥大袋、膀胱冲洗袋、X 线盒盖的报道;后者如聚羟基乙酸、聚乙醇 910 网。封闭负压引流技术(vacuum assisted closure,VAC)辅助的切口关闭方法是将无菌塑料膜衬于腹膜下、内脏表面,周围不与腹膜缝合(便于渗出引流),超出切口 5cm;根据切口大小将具有极强的吸附性和透水性的多聚乙烯醇明胶海绵泡沫材料置于塑料膜表面,四周与前鞘或白线缝合,包埋于海绵中的多侧孔引流管从切口上下方引出；清洁切口周围皮肤，擦干，用具有良好的透氧和透湿性的生物透性膜覆盖达到密封；引流管维持 60~80mmHg 的负压，持续 24 小时负压吸引。该法使用生物透性膜封闭，使腹腔与外界隔开，可防止细菌入侵，不需要常规换药；可维持有效引流 5~7 天，无须更换；持续负压有利于腹腔渗液的引流及炎症和水肿的消退；可使切口相互靠拢有利于伤口愈合。

其他方法包括单纯皮肤缝合法、单纯筋膜缝合法或纱布填塞法等，由于腹腔扩容不足够、不能防止体热丧失、不能有效保护腹腔脏器等，逐渐被废弃。

（二）损害控制性复苏

随着损害控制概念的推广，ICU 中进行复苏的严重创伤患者和不稳定患者增加。这些患者对 ICU 队伍是巨大挑战，从本质而言损害控制的重症监护与其他高质量的重症监护完全一致，强调多学科优化创伤患者处理，同时处理多种生理紊乱，争取在数十小时内达到最好的恢复，将可能的并发症控制到最小。ICU 复苏的根本原则是提供最佳恢复的生理支持，中心是逆转低血容量，确保足够的心输出量和氧输送以纠正代谢性酸中毒、凝血病和低体温。

1. 纠正低体温

（1）减少体热丢失：保持室温高于 28℃ 是升高体温的重要方法，在多床位的 ICU 病房实施困难，但在单床的 ICU 病房相对容易。遮盖或保护患者，减少对流、传导和辐射导致的热量丢失，并避免不必要的暴露。移去任何湿的床单和衣物，保持患者干燥，以减少蒸发的热量丢失。通气的患者应注意气体湿化和加温，这时加温的水浴增湿器比加热和湿气交换装置更有效。

（2）主动加热：采用强力空气加热设备、加温水毯或辐射加热器等外源性装置；使用预先加温的液体、高容量液体加温（如快速输液系统）、胃灌洗、膀胱灌洗、腹腔和胸腔灌洗等内源性复温方法。

（3）避免输入冷的液体：所有输入的液体都应加温，市场上有数种设备提供连续的液体加温，包括低的和高的流量，高流量液体加温器能够以 0.5~1.5L/min 的速度将液体从 4℃ 升至体温。

2. 纠正凝血功能障碍 应动态检查凝血象，血栓弹力描计仪评价从最初的血小板纤维蛋白结合到血凝块溶解全过程，大约 20 分钟，在 ICU 和手术室非常实用。活化凝血时间（activated coagulation time, ACT）被用于总体凝血状态的评价，升高的 ACT（检查仅需数分钟）是凝血系统功能储备接近耗尽的客观指标。没有适用于所有创伤患者的纠正凝血病的简单策略。除纠正低体温、维持有效的循环血量和组织氧合外，输新鲜冷冻血浆、血小板、凝血因子等是关键，应注意补充钙和维生素 K 等。

（1）建立特殊供血机制：长距离的来回运送血液制品不利于创伤患者救治。区域性的"创伤血液计划"有助于实施损害控制时和 ICU 救治中能及时获得所需血液制品，只需电话联系即可快速将血液和血液制品送到手术室。较大的创伤中心应储备有 10 单位的 O 型血、不需要交叉配血的 PRBC、6 单位的血小板和 4 单位的已溶解的新鲜冰冻血浆。

（2）应用最新鲜的血液制品：由于无偿献血和成分输血的增加，使全血的获得非常有限。但如果可能，损害控制患者应接受能获得的最新鲜的全血。

（3）输入血小板、新鲜冰冻血浆（fresh frozen plasma, FFP）和冷沉淀：在大量输血和损害控制策略时保持血小板大于 $100 \times 10^9/L$ 是安全的，输入 7 个单位浓缩红细胞后，应输入血小板和新鲜冰冻血浆，三者的输注比例是 1:1:1。血液制品应持续输入直到 PT 和 APTT 达到拟控制时间的 1.25 倍，血小板大于 $100 \times 10^9/L$，纤维蛋白原大于 1g/L。

3. 纠正酸中毒 低灌流状态代谢性酸中毒治疗的基本原则是扩容，提高血细胞比容和血红蛋白浓度，提高动脉氧分压和提高碱贮备。包括控制出血，有效的输血和输液，使心脏指数 >3.5L/min，血细胞比容 >0.35。提高吸入氧浓度，采用呼气末正压通气，减少肺内分流，使 SaO_2>0.94。尽量不用血管活性药物和碳酸氢钠。出现急性肾衰竭者早期应用血液净化可能有益于更快的纠正酸中毒，尤其是使用碳酸氢钠透析液时。

4. 循环和呼吸功能支持 通过生命体征、尿量、血乳酸、碱剩余、混合静脉血氧饱和度和胃黏膜 pH 等监测，尽快恢复血容量维持血流动力学稳定。对需要机械通气的患者，给予不引起进一步损伤的充分氧化的损害控制性机械通气。

（三）损害控制的再次手术

如果患者的代谢性酸中毒、低温、凝血功能障碍得到纠正，生命体征平稳，治疗进入第三阶段，对患者行确定性手术，包括针对出血、遗漏的损伤及各种创伤或手术后并发症的处理，以及有计划的分期手术，腹部手术多在 24~48 小时内进行，在 72 小时后再回手术室的患者会有更高发生率（脓肿率）和死亡率；骨关节损伤手术则可延至 10 天后。

1. **积极控制出血**　多发伤患者损害控制简明手术后在 ICU 期间出血的机制包括：①初次手术时因血管痉挛、低灌注等未发现的血管损伤，因复苏体温升高、再灌注而引起活动性出血；②初次手术未行确定性处理的部位出血；③由于大量失血导致持续的血小板和凝血因子丢失所致消耗性凝血功能障碍；④由于复苏所需输入大量晶体、胶体，包括不含血小板和凝血因子的浓缩红细胞，导致凝血因子和血小板稀释；⑤低体温、酸中毒、低钙血症、凝血因子合成减少等导致的凝血功能障碍。

早期诊断是救治的关键，应动态检查凝血象，血栓弹力描计仪可评价从最初的血小板纤维蛋白结合到血凝块溶解全过程，耗时大约 20 分钟，在 ICU 期间非常实用。应针对每名多发伤患者的具体情况制订纠正凝血病的策略，除纠正低温、维持有效的循环血量和组织氧合外，输新鲜冷冻血浆、血小板、凝血因子等是关键，应注意补充钙和维生素 K 等。在发生凝血功能障碍不能解释的出血时，应积极给予外科处理。

2. **遗漏损伤的处理**　多发伤致伤能量大，由于血流动力学不稳定需要紧急救命处理，在急诊科或手术室常发生检查不全面、遗漏损伤的情况，在 ICU 期间生命体征稳定后应行全面的体格检查和放射学检查等，避免遗漏损伤（有时甚至是严重的损伤），即使是小的骨折或韧带损伤也常导致长期功能障碍。常见的遗漏损伤包括肠道损伤、骨折、韧带损伤、胸腔出血等。

3. **创伤或手术并发症的外科处理**　多发伤紧急救治后常见腹腔间室综合征（abdominal compartment syndrome，ACS）、消化性溃疡、深静脉血栓、ARDS、医院内感染及胸腹部并发症等，应视情况决定外科处理策略。

4. **计划性分期手术实施**　多发伤患者损害控制简明手术、ICU 复苏后的计划性分期手术分两个阶段：①早期计划性手术，24~48 小时后实施，成功复苏、纠正凝血功能障碍、低体温和酸中毒后，包括再次探查、损伤脏器的确定性处理、骨牵引等；②后期计划性手术，7~14 天，生命体征稳定、SIRS 缓解、组织水肿减轻、开放伤口愈合后，包括骨折钢板或髓内钉内固定术、硬膜下积液颅骨钻孔引流、凝固性血胸清除等。

（张连阳）

参 考 文 献

［1］张连阳．多发伤的致伤机制与紧急救治原则［J］．中华创伤杂志，2009，25（2）：97-99.

［2］张连阳．努力提高多发伤救治速度［J］．中华创伤杂志 2007，23（4）：241-243.

［3］张连阳．创伤救治损害控制中应避免的错误［J］．创伤外科杂志．2011，13（2）：100-102.

［4］姚元章，张连阳，黄显凯．严重创伤院内早期救治中的损害控制外科［J］．创伤外科杂志，2009，11（2）：107-109.

［5］张连阳．骨盆骨折大出血救治到外科技术［J］．创伤外科杂志，2015，17（1）：1-4.

［6］张连阳．多发伤定义的演进［J］．中华创伤杂志，2015，31（9）：802-804.

［7］Blacker DJ, Wijdicks EF. Clinical characteristics and mechanisms of stroke after polytrauma［J］. Mayo Clinic Proceedings, 2004, 79（5）: 630-635.

［8］Lew HL. Rehabilitation needs of an increasing population of patients: Traumatic brain injury, polytrauma, and blastrelated injuries［J］. Journal of Rehabilitation Research & Development, 2005, 42（4）: XⅢ-XⅥ.

［9］Keel M, Eid K, Labler L, et al. Influence of injury pattern on incidence and severity of posttraumatic inflammatory complications in severely injured patients［J］. European Journal of Trauma, 2006, 32（4）: 387-395.

［10］Pape HC, Zelle B, Lohse R, et al. Evaluation and outcome of patients after polytrauma-can patients be recruited for long-term follow-up[J]. Injury, 2006, 37 (12): 1197-1203.

[11] Butcher N, Balogh Z. The definition of polytrauma: the need for international consensus[J]. Injury, Int J Care Injured, 2009, 40S4: s12-s22.

[12] Pape HC, Lefering R, Butcher N, et al. The definition of polytrauma revisited: An international consensus process and proposal of the new 'Berlin definition' [J]. J Trauma Acute Care Surg, 2014, 77(5): 780-786.

第四章 复 合 伤

第一节 复合伤与复合效应

一、复合伤

（一）复合伤的定义

复合伤（combined injury）是指两种或两种以上不同性质致伤因素同时或相继作用于机体所造成的复合性损伤。

不同性质致伤因素是指本身就能够独立引起特定的一类损伤的因素，如引致放射损伤的射线、引致烧伤的热能、引致创伤的多种机械力等；而特定性质的致伤因素可以表现出多种形式，如引致烧伤的热能源可包括火焰、沸水、蒸汽、光辐射等。

关于作用于机体的时间问题，所谓同时或相继作用，可以是不同因素同时作用，如核爆炸时产生的3种瞬时杀伤因素；但不少情况下是先后作用，其间相隔时间不等，有的"相继"，有的较久。一种伤害尚未痊愈或愈合而又复合另一种伤害者，也应视为复合伤。这种间隔时间的久暂和致伤的顺序，对整体伤情可有重要影响。

复合伤在概念上易与多发伤、多处伤（多部位伤）、联合伤、合并伤等概念混淆，相关概念的鉴别可参考第三章。

（二）复合伤的历史回顾

复合伤受到关注与核武器在战争中的应用和其杀伤效应研究的历程密切相关。1945年，美国先后在日本广岛、长崎两地使用了原子弹。据统计，核爆炸伤亡人数分别占到了全市人口的36.8%和22.4%，推测的各种类型复合伤的发生率达65%~85%，因复合伤造成的人员伤亡数以万计。后续的核武器杀伤效应的实验研究表明，核武器爆炸时的光辐射、冲击波和早期核辐射等三种瞬时杀伤因素可引起实验动物单一烧伤、冲击伤或放射损伤的同时，这些致伤因素复合所致的复合伤有很高比例。因此，自20世纪50年代起，美国、苏联、我国等国家开展了较多的核爆相关的放射性复合伤和非放射复合伤研究。

现代战争是在核武器威胁下的以高技术兵器为主的常规战争，导致战场环境下的各种危险致伤因素交错，极易发生复合伤。有资料显示，在伊拉克和阿富汗战争中，爆炸造成了约35 000名伤员，其中烧冲复合伤伤员占到35%以上。而平时，复合伤主要发生于多类自然灾害，如地震、海啸、泥石流等；也常见于各类事故，如工矿事故、化学事故、火药爆炸事故、恐怖袭击和严重核事故等。因此，随着所合并致伤因素的变化，对于复合伤的系统、深入研究具有重要的理论和应用价值。

（三）复合伤的命名与伤情分度

复合伤的命名通常将主要伤列于前，次要伤列于后，如放烧复合伤（radiation-burn combined injury），表明放射损伤是主要损伤，烧伤是次要损伤。核爆炸所致的复合伤通常分为两类。复合伤伤员中有放射损伤者称为放射复合伤，如放射损伤复合烧伤；无放射损伤者，称为非放射复合伤，如烧伤复合冲击伤。也可以把某种环境致伤因素放在前面，限制损伤条件，如高原颅脑创伤、海水浸泡股骨开放性骨折。

为了及时有效地进行急救、诊断、治疗和后送，必须对复合伤伤情进行分度。各类复合伤按伤情的严重程度可分为：轻度、中度、重度和极重度四级。复合伤的分度是以各单一伤的伤情为基础，以中等以上损伤复合后常出现复合效应（主要是相互加重）为依据而加以划分的（表1-4-1）。

表 1-4-1 复合伤伤情分度

复合伤	分度标准（具备下列条件之一者）
极重度	一种损伤达极重度；二种重度损伤；重度放射损伤加中度烧伤；一种重度损伤加二种中度损伤
重度	一种损伤达重度；三种中度损伤；中度放射损伤加中度烧伤
中度	一种损伤达中度
轻度	二种或三种损伤均为轻度

二、复合伤的基本特点

（一）复合效应

复合伤的基本特点是"一伤为主""复合效应"。"一伤为主"是指复合伤的主要致伤因素在伤病的发生、发展中起主导作用。而复合伤与单一伤最大的区别就在于发生了复合效应。遭受两种或两种以上不同性质致伤因素的作用后，机体所发生的不同因素之间和致伤因素与机体之间的综合性相互作用，称为复合伤的复合效应（combined effects）。这种相互作用不是简单相加，而存在着机体与不同致伤（病）因素之间，不同伤害相互之间的复杂反应过程；存在着损伤与抗损伤、协同叠加与拮抗消减等病理反应的重要理论问题；存在着比单一伤更为复杂的病理过程与发病机制；存在着可据以进行诊断和治疗的理论基础和技术途径。复合效应在很多情况下表现为"相互加重效应（aggravating effects）"（1+1>2），使原单伤的表现不完全相同于单一伤发生的效应，整体伤情变得更为复杂，救治更加困难；但还可以表现为不加重效应，甚至出现"减轻效应（alleviating effects）"（1+1<2、1+1<1 等）。复合效应是复合伤不同于单一伤的最重要的基本特点，也是复合伤研究的主要内容。

研究复合伤的复合效应，在理论上可阐明机体同时或相继受到两种或多种致伤因素作用后的反应特性，在实践上可指导诊断、治疗，特别可充分吸取各单一伤的诊治经验，能动地应用于复合伤。复合效应反映在整体、组织器官、细胞和超微结构以至分子的不同层次水平上，表现在重要的病理过程中。在病理发展的不同阶段，在不同脏器组织的改变，在轻重致伤因素作用先后及间

隔时间不同的时候，实际发生和表现的复合效应也不尽相同。"复合效应"看来似乎较为概括和笼统，应重点研究加重效应与减轻效应，以及这些不同效应转化的物质因素与分子调控，即发生加重或减轻效应的物质基础和调控机制。如这些重要问题得以阐明，就可深化对复合伤本质的理论认识，就可能动地扶持、利用减轻因素，拮抗、消减加重因素，从而为复合伤防治提出新的思路、途径和措施。

（二）复合效应的主要表现

1. 整体效应 主要反映在死亡率、平均活存时间和损伤因素的剂量效应等方面。死亡率是整体效应结果的直观集中表现，严重复合伤往往出现死亡率的显著增高。平均活存时间是机体受到伤害后，对其抗御、修复等一系列变化和转归的综合反应，能较客观地反映复合效应。损伤因素的剂量效应改变能够一定程度反映复合效应的严重程度。如放射性复合伤的研究表明：较单纯放射病和单纯烧伤或创伤，其死亡率通常增高，平均活存时间缩短，复合伤达到相应死亡率所需的射线剂量，较单纯放射损伤时为低。

2. 主要病理环节的复合效应 复合伤的复合效应可在休克、感染、组织修复等主要病理环节反映出来。

（1）休克的发生率增加：烧伤早期由于有效血容量降低，容易出现休克；冲击伤可直接损伤心肺组织结构和功能；创伤、烧伤后由于组织破坏、蛋白质分解、焦痂释放等产生多种毒性物质，均可抑制心脏功能，促进休克发生；窒息性毒剂所致的肺水肿和路易氏剂对微血管的严重损伤均可引起血容量降低；而单纯放射损伤时仅血管内皮通透性增高，早期休克很少见。然而这几种因素复合之后的复合伤的休克发生率和严重程度均较单一致伤因素明显加重，表现为休克发生率增加、程度加重。严重休克常是复合伤，尤其是放烧复合伤和烧冲复合伤早期死亡的主要原因。

（2）感染发生更早、更多、更重：放射损伤、烧伤、糜烂性毒剂损伤和冲击伤的感染都是比较突出的。复合伤时，机体代谢紊乱、休克等更为多见而且严重，全身抵抗力更为降低，易发生感染。在放射性复合伤时，感染发生更早、更多、更重。严重病例常在休克刚过感染即接踵而来，甚至休

克期和感染期重叠发生,引起早期败血症。放射性复合伤的局灶性感染多发生在正常时就有条件致病菌寄居的部位。重度以上烧冲复合伤,伤后均有持续性发热,全身感染严重,常出现继发性休克。肺部受冲击伤和中度以上窒息性毒剂中毒,血管通透性增加,所发生的肺出血、肺水肿较易并发肺部感染,出现严重支气管肺炎、肺炎,成为这类伤员的致死原因。烧伤创面、创伤伤口破坏了机体局部的屏障作用,坏死组织也成为利于细菌滋长繁殖的场所。放射损伤和糜烂性毒剂损伤造成的创面愈合明显延迟,容易并发感染,增加创面愈合难度。

(3)组织修复延迟:组织修复需在炎症反应清除坏死组织的基础上进行,并需要良好的局部和全身条件。放射性复合伤时,创面或伤口的炎症反应削弱,组织修复延缓;糜烂性毒剂损伤的创面也有类似表现。在复合中、重度放射损伤的情况下,延缓组织修复的主要因素是局部感染和出血;大剂量射线将直接抑制组织细胞的再生能力,如抑制表皮细胞、血管内皮细胞的增生,成纤维细胞的胶原合成等。组织修复延迟表现为表皮细胞生长停滞;肌肉组织的形成变得延缓、不完全;毛细血管和成纤维细胞或生长迟缓,或显得脆弱,肉芽组织形成迟缓以至难以形成。

3. 器官与组织效应 机体各种组织、器官的复合效应表现不尽相同,多数表现为复合后相互加重,其损伤程度大于各单伤之和,有些则较单伤为重,但小于单伤之和。这种差异与特定致伤因素在不同组织的反应特点有关。

(1)造血组织:造血功能障碍是放射损伤和某些化学毒物中毒的突出变化和全病程的首要问题之一,造血组织破坏和再生的情况能较好地反映损伤的严重程度。当放射损伤复合不同性质的损伤时,根据不同的照射剂量、损伤的严重程度,在不同的时间表现有所不同。复合烧伤、创伤时,产生包括广泛脂质过氧化物的毒性物质和并发感染等,进一步损伤造血组织。外周血白细胞和血小板大量地在烧伤面和创伤处消耗,并积聚于内脏血管床,也加速了白细胞下降。创面出血也加速贫血的发生。

(2)肠道组织:肠道组织对电离辐射、芥子气吸收入血、烧创伤等致伤因素敏感。肠黏膜更新速度快,放射损伤和芥子气抑制其隐窝干细胞,同时破坏其机械屏障和免疫屏障功能;烧伤、创伤及继发的休克增加其上皮通透性,引致内源性细菌移位感染。核试验动物效应资料显示,复合伤发生肠型放射病所需的剂量比单纯肠型放射病要小;放创复合伤动物实验研究发现,较相同剂量下的单纯放射损伤,复合伤小鼠脓毒症发生更早、更严重,小肠的通透性增加,屏障功能降低。

(3)肺:肺脏是冲击波损伤的重要靶器官,在解剖水平损伤肺脏和血管。肺脏是窒息性毒剂的最重要靶器官,肺水肿是直接的损伤后果。呼吸道烧伤和糜烂性毒剂的吸入会引起上呼吸道黏膜的广泛损伤,损伤黏膜的剥离还可能造成呼吸道阻塞。

(三)复合伤的临床表现特点

复合伤的临床特点主要表现在以下几个方面。

1. 常以一种损伤为主 复合伤中的两种或更多的致伤因素中,就伤情严重程度而言,常以一种损伤为主,其他为次要损伤。主要损伤常决定复合伤的基本性质、伤情特点、病程经过和救治重点。

2. 多有复合效应 不同的致伤因素损伤往往有其独特的病程发展、转归规律,并据此形成了系统的救治措施。放射导致骨髓造血和小肠屏障功能受损严重,烧伤导致体液丧失易发生休克,冲击波对心肺的损伤重要,特定的化学毒剂、生物战剂也有其特定的作用靶点、损伤基础。这些因素复合之后,由于复合效应的存在,主要矛盾可能会在不同的病程阶段发生改变,从而形成自身的病程发展、转归特点,因此需要在救治上抓住这些矛盾变化的关键环节进行调整。故而,关注复合伤的复合效应,明确其自身的病程特点,将为更好地指导复合伤救治提供依据。

3. 伤情可被掩盖 复合伤常伤及全身多个部位、多个脏器,可能同时存在内外伤,容易造成漏诊、误诊,严重者可造成致命的后果。因此,在急救时,必须对伤员进行全面、细致的检查,根据伤员的致伤情况,充分考虑到发生复合伤的可能,对主要损伤首先救治。一些致伤因素引起的损伤存在潜伏期,如电离辐射损伤、芥子气损伤、窒息性毒剂中毒、高能微波损伤等,要密切观察和预判相应损伤效应的出现。

4. 损伤的主次排序动态变化 复合伤中各损伤的主次排序随救治的阶段和结果而发生动态变化。复合伤现场抢救的主要任务是处置危及生命的损伤，挽救生命，保护肢体和器官。因此，重要器官的开放性损伤、严重出血、气胸、速杀性毒剂引起的惊厥与昏迷、严重的液体和液滴毒剂污染等优先得到处置。早期救治使伤员伤情平稳后，那些暂时不会危及生命的损伤就可能成为主要的医疗目标，例如开始急性放射病的序贯治疗、放射性落下灰和持久性毒剂的彻底洗消、肺水肿的预防和治疗等。

三、武器与环境致伤因素

（一）核武器的 4 种致伤因素

核武器爆炸时产生光辐射、冲击波、早期核辐射、放射性沾染等 4 种杀伤因素，发生的多种复合伤统称核爆炸复合伤。核爆炸复合伤发生率高、伤类杂、伤情重、发展快、诊治难，是核战争造成减员和伤亡的重要原因，是救治的主要对象。

光辐射（light radiation）是核爆炸瞬间产生的几千万摄氏度高温的火球，向四周辐射的光和热。光辐射作为核武器爆炸重要的瞬时杀伤因素可致烧伤，所致烧伤有朝向性、表浅性、特殊部位发生率高等特点。

核武器爆炸瞬间释放的巨大能量使爆心压力和温度急剧上升，并借助介质迅速向四周传播，形成一种高压、高速的波，即冲击波。普通炸弹、意外事故等非核爆的冲击波与此类似。冲击波的超压和负压主要引起含气脏器，如肺、胃肠道和听器的损伤。动压可使人员产生位移或抛掷，引起肝、脾等实质脏器破裂出血、肢体骨折、颅脑和脊柱等的损伤。

早期核辐射（initial nuclear radiation）是核爆炸特有的一种杀伤因素，是核爆炸后最初十几秒钟内产生的 γ 射线和中子流。当人体受到一定的剂量照射后，可能引起急性放射病（acute radiation sickness, ARS）。

核爆炸产生的大量放射性核素，经高温气化—冷却，与微尘凝结成放射性微粒，受重力作用向地面沉降，称放射性落下灰。由此造成空气、地面、水源、物体和人体的沾染称为放射性沾染（radioactive contamination）。落下灰主要发射 β、γ 射线，可通过外照射、内照射和 β 射线皮肤损伤等三种方式损伤机体。

（二）火器伤

火器是指以火药为动力的武器，如枪、炮、手榴弹、地雷、炸弹等。火器发射的投射物和/或爆炸破片击中机体所致损伤称为火器伤。高速的弹丸、弹片等投射物击中人体后，形成不同于一般创伤的"创伤弹道"，具有特殊性。

（三）化学战剂和化学毒物

化学性危害（chemical threats/hazard）的主要来源包括化学战、化学事故/事件/灾害、化学恐怖袭击。各类化学战剂和化学毒物的损伤机制不同，中毒途径多样，确诊难。表 1-4-2 为常见的化学战剂、化学毒物和化学毒素。

表 1-4-2 突发化学事件中的常见毒物和毒素

来源类型	品种
化学战剂	塔崩、沙林、梭曼、维埃克斯、氢氰酸、芥子气、光气、氯气、亚当氏剂
剧毒农药	甲胺磷、百草枯、氟乙酰胺、毒鼠碱、毒鼠强、白磷、磷化锌、杀鼠灵
工业毒物	氰化钠、氰化钾、氯化氢、氯气、砷、铅、汞、砷、铊、爆炸性氮/氧化物
剧毒药物	巴比妥类药物、洋地黄、箭毒
天然毒物	蓖麻毒素、河鲀毒素、蛇毒、肉毒杆菌毒素

（四）非电离辐射

此类辐射的能量不能破坏分子间的化学键，故被称为非电离辐射。电磁辐射又称电子烟雾，是由空间共同移送的电能量和磁能量所组成，而该能量是由电荷移动所产生。电磁辐射对人体的危害，表现为热效应和非热效应两大方面。

（五）贫铀武器

贫铀主要由铀-238 构成，密度大（19.1g/cm³）、硬度高。贫铀弹头具自发锐性，穿甲性能强；铀易氧化，撞击产生高温，引发铀燃烧，有纵火效应；铀燃烧时产生的氧化铀尘埃，可发射 α 射线形成放射性污染源；铀进入体内后有重金属毒性作用。

（六）高原低压缺氧

一般海拔 3 000m 以上的地区称为高原地区，氧分压低所致的缺氧是影响人体的主要因素。平原人进入高原，随着缺氧的加重，可产生意识模糊、血压下降、瞳孔散大、昏迷、呼吸困难、心跳停止、肺水肿、脑水肿、缺氧窒息而死亡,统称为高原病或者高山病。

(七)高寒

寒冷低温环境可引起全身性损伤(包括冻僵与冻亡)和局部性损伤(包括冻伤、冻疮、战壕足、浸泡足/手等)。寒冷低温环境下发生战创伤时,往往呈现寒冷低温与致伤因素间的复合效应,表现出各种形式的冻伤复合伤。

(八)海水浸泡

海水具有低温、高渗、高钠、高氯、偏碱性以及含菌量高等极特殊的理化特性。海水浸泡可使落水伤员伤情更加复杂,不但直接影响创伤局部,长时间浸泡对伤员全身都会带来极大危害。

第二节　放射性复合伤

放射性复合伤(radiation combined injury, RCI)是指人员同时或相继受到电离辐射的放射损伤与其他性质致伤因素所导致的复合伤。目前报道较多的为电离辐射复合烧伤、创伤、冲击波、感染等形式的放射性复合伤。

一、放射性复合伤的发生特点

(一)发生情况

战时核武器袭击时,复合伤的发生率很高。在核事故中亦会有放射性复合伤的发生,如1986年,苏联切尔诺贝利核电站事故伤员中,重度以上放射病患者多合并有热烧伤,部分同时有β辐射、γ辐射皮肤损伤。

(二)发生类型

核武器的当量和爆炸方式以及人员的防护情况对各类复合伤的发生率有不同程度的影响。核爆炸时暴露人员主要发生放烧冲、烧冲和烧放冲三类复合伤。小当量时主要发生放烧复合伤,大当量时主要发生烧冲复合伤。人员在工事、建筑物或大型兵器内,由于屏蔽了光辐射的作用,主要发生放冲复合伤。

二、放射性复合伤的临床表现

(一)伤情严重程度主要取决于核辐射剂量

放射性复合伤死亡率和活存时间虽然也受烧、创伤伤情程度的影响,但主要取决于核辐射的剂量。随受照射剂量增大,伤情严重,死亡率升高,活存时间缩短。

(二)病程经过具有放射病特征

以放射损伤为主的复合伤,其临床经过及转归以放射损伤起主导作用,具有明显的放射病特征。一般说来,具有初期、假愈期、极期和恢复期的病程阶段性,但放射性复合伤的极期提前、延长,假愈期缩短;造血功能障碍、感染、出血等极期典型临床表现更加凶险、突出。

(三)休克的发生率更高、程度更重

除外很大剂量照射,单纯放射损伤时,早期休克是比较少见的。而在放射性复合伤时,休克发生率增加,程度加重。日本广岛、长崎伤员的复合伤休克发生率为20%左右。小鼠单纯12Gy放射损伤几乎不发生休克,15%Ⅲ度单纯烧伤休克发生率为20%,而两者复合损伤后休克的发生率为50%。严重的休克常是放射性复合伤早期死亡的重要原因之一。

(四)感染发生率高,出现早,程度重

感染在单纯放射病、烧伤和冲击伤中都比较突出,但复合伤时感染发生更早、更多、更重。放射性复合伤时,发热和感染灶出现时间均早于单纯放射病。从感染在死亡原因中的地位看,骨髓型放射病约有75%的动物主要死于感染,而相应剂量的放射性复合伤,则约有90%主要死于感染。需强调指出,在实战条件下,放射性复合伤并发厌氧菌感染机会增多,伤情明显加重,预后严重。

(五)造血功能障碍加重,重建缓慢,出血明显

放射性复合伤到达一定严重程度,可使造血组织损伤明显加重加快。骨髓全系血细胞和骨髓基质祖细胞的减少出现早、恢复慢。重度以上复合伤时,白细胞数下降比单纯放射病提早达最低值,谷底水平更低、更持久。红系呈大细胞低色素性贫血。外周血象血小板数下降更快、更低,同时可见毛细血管脆性增加和凝血障碍逐渐明显。放射性复合伤时,胃肠出血严重,胃肠黏膜常发生斑片状出血。临床出血综合征一般也比单纯放射病提早出现,且更为严重。

(六)创伤愈合延缓

放射性复合伤时创面或伤口的组织愈合修复延缓。放射损伤导致创伤难愈的机制主要包括:

①造血功能障碍；②炎症细胞对修复细胞反应的驱动作用减弱；③射线对修复细胞的直接损害作用；④细胞外基质和生长因子对细胞的正向反馈作用减弱，概括为"以细胞损害为关键环节的愈合诸因素失调"。因此，复合伤创面促愈的原则是，在促进造血恢复的基础上，调节各种细胞因子的水平与平衡，增加创伤修复细胞的数量。

三、放射性复合伤的救治

可参照急性放射病的治疗原则，积极地进行有计划的、序贯的综合治疗。

（一）防治休克

原则和措施与一般战创伤相同。

（二）尽早使用抗放药

对急性放射病有效的抗放药对放射性复合伤也基本有效，伤后应尽早给予。氨磷汀（WR2721）是目前最有效的辐射防护剂。

（三）防治感染

经验性地早期、适量和交替使用抗生素，积极防治感染。除全身用药外，应加强对创面局部感染的控制。当存在严重感染时，可少量多次输注新鲜全血。应注意对厌氧菌感染的防治，如注射破伤风抗毒素、配合使用抗生素、早期扩创等。应注意对真菌感染的防治。

（四）促进造血恢复

细胞因子治疗放射病主要有多种细胞因子联合应用和细胞因子联合造血干细胞移植（HSCT），以及应用新型重组多功能细胞因子。角质细胞生长因子（KGF）能促进辐射所致肺、胃肠道组织损伤的修复及免疫重建，有望成为治疗 ARS 的新制剂。

辐射剂量超过 6Gy 的极重度复合伤，最好在照射后数日内实施骨髓等来源的造血干细胞移植。目前，非血缘的 HLA 半相合的骨髓移植已在临床得到普遍应用。移植间充质干细胞（MSC）不仅可以促进移植造血干细胞的归巢和残存造血祖细胞的增殖分化，改善造血微环境，而且可被定向趋化到受损伤的组织器官，参与多种组织的修复。基因修饰的 MSC 联合 HSCT 可能成为将来的发展方向之一。

（五）防治出血，纠正水电解质紊乱

应放宽输血的指征，对外周血白细胞数和血小板数降低显著，贫血发生早者，应输注全血及有形成分。一般在假愈期开始少量输注全血，适当增加血液有形成分的输注次数和输注细胞量，必要时每 1~2 天输注粒细胞或血小板悬液 1 次。提早应用抗出血药物。根据血生化检查结果，输注电解质溶液和碱性注射液。

（六）手术处理

要积极争取创伤在极期前愈合，或尽量使沾染的创伤转为清洁的创伤，多处伤转为少处伤，开放伤转为闭合伤，重伤转为轻伤。

1. **手术时机** 一切必要的手术应及早在初期和假愈期内进行，争取极期愈合；极期时，除紧急情况外（如血管结扎术和穿孔修补术等），原则上禁止施行手术。

2. **麻醉选择** 针麻、局部和硬膜外麻醉都可应用。初期和假愈期可使用乙醚麻醉和硫喷妥钠麻醉。有严重肺冲击伤者，不用乙醚麻醉，防止加重肺部症状。

3. **手术原则** 尽量缩短麻醉和手术时间。清创应彻底，但注意保护健康组织。严密止血，伤口一般延期缝合。骨折固定时间应适当延长。

四、放射性复合伤的研究进展

（一）放射性复合伤药物防治进展

陆军军医大学（第三军医大学）全军复合伤研究所（Institute of Combined Injury, ICI）和美军放射生物研究所（Armed Forces Radiobiology Research Institute, AFRRI）针对放射性复合伤的药物防治都进行了较为深入的系列研究。

基于放射损伤是放射性复合伤的主要矛盾这一重要特点，ICI 进行了对比研究。研究发现，预防使用对单纯放射病有效的抗放药物对放烧复合伤也基本有效，但作为治疗用药无显效。WR2721、盐酸胱胺、雌三醇、"523""408"等药物中，WR2721 预防效果较好，但其有效剂量范围缩小，有效时间缩短，给药当天死亡率增加。近年来，ICI 自主研发生产了串联 TPO（促血小板生成素）模拟肽 - 生长激素融合蛋白生物制药，可显著提高放烧复合伤小鼠存活率，促进造血恢复重建，加速创面愈合，改善肠黏膜损伤。

AFRRI 证实很多对放射损伤防治有效的措施，对放射性复合伤无效，甚至有些还会降低放射性复合伤的存活率。如聚乙二醇化的粒细胞集落

刺激因子（G-CSF）显示出对于单放和放创复合伤的较好效果，但对于放烧复合伤的救治无效；而卡托普利能够提高单放的存活率，但显著降低放烧复合伤动物存活率。对于放射性复合伤，环丙沙星和胃饥饿素可作为治疗用药，维生素 E 衍生物 tocols 为预防用药。

（二）复合放射损伤的难愈创面的促愈研究进展

放射性复合伤的创面具有难愈性特征，病理学表现为炎症反应削弱、修复细胞缺乏等特点。目前针对性的促愈措施主要有药物干预和干细胞治疗等两类。

1. **创面促愈的药物干预** ICI 较早对粉防己碱、苯妥英钠、W_{11}-a_{12}（由美洲大蠊提取的多元醇类化合物）和神经生长因子（NGF）等几种药物进行促愈研究，发现粉防己碱仅能促进单纯创伤的愈合，对合并放射损伤的创伤无效；而苯妥英钠、W_{11}-a_{12} 和 NGF 局部用药可吸引中性粒细胞和巨噬细胞向伤部趋化，从而发挥促愈作用。国外有使用 PPAR 抑制剂 3- 氨基苯甲酰胺软膏促愈放创复合伤创面的报道。亦有国外学者在局部大剂量照射后制备皮肤创面，并使用合成的超氧化物歧化酶 / 过氧化氢酶模拟物 EUK-207、bFGF、照前 / 照后吸入氢气等治疗措施，能够显著促进难愈放射性创面的愈合。

2. **干细胞治疗** 除外单纯的细胞移植策略，还可对移植干细胞进行基因修饰从而增强其特定的功能促进放射性复合伤难愈创面的愈合。有研究采用转染人 PDGF-A 和人防御素 2（hBD2）双基因的骨髓间充质干细胞移植到大鼠放创复合伤创面，显示较单纯干细胞移植在血管生成、抗感染、胶原沉积与重塑等方面有促愈优势。类似地，也有采用 VEGF-A/hBD2 双基因修饰骨髓间充质干细胞促愈的报道。新近，使用新型近红外小分子不仅能够用于细胞示踪，还使细胞具有更强的减轻急性氧化应激损伤的特性，移植用于治疗放创复合伤创面促进愈合的同时还可削弱瘢痕组织的形成。结合干细胞的组织工程产品将是未来放射性复合伤创面促愈的研究方向，并具有良好应用前景。

（三）放射性复合伤减轻效应的研究进展

放射性复合伤的复合效应最主要表现为"加重效应"，但有时也可表现为减轻效应，明确减轻效应的物质基础对于复合伤的救治意义重要。

1. **整体减轻效应** 从整体效应上看，绝大多数放射性复合伤表现为加重效应。但有学者发现，C57 小鼠在全身 6.9Gy 的 X 射线照射损伤后 30 天存活率低至 50%，而如果在照后 20 分钟在后背部皮肤制备长度 6mm 的切口，则小鼠的存活率可提高至 90%，造血恢复较单纯照射小鼠显著加快，并发现其血清 G-CSF、IL-9、MCP-1、IL-13、KC 等因子在复合伤组显著升高。

2. **重要病理环节的减轻效应** ICI 的研究表明，放射性复合伤后在骨髓和肠道损伤修复的某些环节均存在一定程度的减轻效应。

针对骨髓造血的放射性复合伤研究证实，小鼠经 5Gy 照射复合 4% 或 12%Ⅲ度烧伤，在一定时间内放烧复合伤后造血功能的恢复较单纯放射损伤快，烧伤血清促进 CFU-GM（粒细胞单核细胞集落生成单位）、CFU-E（红细胞集落生成单位）生长。

轻型肠型急性放射病合并 15%Ⅲ度烧伤以后虽然早期死亡率提高，肠道损伤更重；但动物存活到肠道修复期（72~96 小时）时，小肠上皮再生修复反而较单纯放射损伤好，烧伤血清中的特定组分具有促进肠上皮再生修复的作用。

第三节 烧冲复合伤

烧冲复合伤（burn-blast combined injury）是热能所致烧伤和冲击波所致冲击伤导致的复合伤。如以烧伤为主则称为烧冲复合伤，以冲击伤为主则称为冲烧复合伤，但通常都统称为烧冲复合伤。

一、烧冲复合伤的发生特点

（一）烧冲复合伤的发生率

百万吨级核武器空爆时，突出问题是烧伤，主要发生烧冲复合伤。导弹、燃料空气炸弹、联合攻击弹药等爆炸性武器的爆炸致伤，高能投射物击中飞机、舰艇、潜艇、装甲车和密闭工事时致伤，武器发射时的致伤等均可导致烧冲复合伤。

烧冲复合伤常见于化工厂、爆竹工厂、弹药库和地下矿井等爆炸事故；运载火箭、导弹和航天飞行器研制、试验和使用过程中发生意外爆炸；自杀式恐怖爆炸，如汽车炸弹。爆炸致烧冲复合伤事故突发性强、累及范围大、组织指挥困难。

（二）爆炸致烧冲复合伤的基本特点

爆炸是引致烧冲复合伤的重要原因，其往往具有以下特点：①烧冲复合伤的发生率与离爆心远近有关；②致伤因素多，伤情伤类复杂；③内伤和外伤同时存在，外伤掩盖内脏损伤，易漏诊误诊；④复合效应明显，伤情互相加重；⑤肺损伤是烧冲复合伤救治的难点和重点；⑥伤情发展迅速；⑦治疗矛盾突出。

二、烧冲复合伤的临床表现

烧冲复合伤主要表现为烧伤的病程特征，即经历休克期、感染期和恢复期。其临床表现既具有烧伤和冲击伤的基本特点，同时因两者互相影响使伤情和病程更为复杂和严重。在有明显烧伤临床表现的同时，常伴有听力损失和听器损害，并有明显肺损伤的临床表现，甚至出现呼吸功能障碍；常出现与烧伤的伤势不相符的休克、局部疼痛和功能障碍。

（一）烧伤常在整体伤情中起主导作用

以烧伤为主的复合伤，冲击伤一般为轻度或中度。所以，此类复合伤的临床经过和转归主要取决于烧伤的严重程度。

（二）休克发生率高

重度以上烧冲复合伤伤员，在烧伤引起液体丧失和疼痛的基础上，又附加了冲击伤所致的出血和疼痛，将使休克更容易发生，比单纯烧伤时发生得早、且程度重，复苏过程复杂，全身状态无法用体表烧伤的伤情程度解释。极重度伤员可以立即出现严重的早期休克，尤其是合并颅脑损伤和重要脏器出血时，休克更加严重。中度以下烧冲复合伤一般无明显休克。

（三）感染发生早、程度重

重度以上烧冲复合伤，伤后均有持续性发热，全身感染严重，常出现继发性休克。肺部受冲击伤后，血管通透性增加，所发生的肺出血、肺水肿较易并发肺部感染，出现严重支气管肺炎，成为这类伤员的致死原因。

（四）心肺功能障碍

烧冲复合伤时，心肺损伤的发生率较高，较重伤情常伴有不同程度的心肺功能障碍，有不同程度肺爆震伤和闭合性气胸。早期有肺出血、肺水肿及呼吸困难进行性加重等肺冲击伤表现。

（五）肾功能障碍

严重烧冲复合伤时，伴有广泛软组织挫伤、持续血尿、肾叩击痛明显等肾挫伤表现。肾功能不全十分突出，常出现少尿、血尿、无尿、血中非蛋白氮增高，发生肾衰。

（六）造血功能变化

外周血白细胞变化因伤情而异。中、重度烧冲复合伤常先升高、后下降，尔后再升高。但在伤情严重时，伤后白细胞可一直处于低下状态。烧冲复合伤时，血红蛋白在休克期一般均有所升高，而且比单伤更为显著，随后持续下降。

烧冲复合伤时，可见骨髓幼稚细胞肿胀、局灶性溶解。伤后 3 天有核细胞减少，变得稀疏。骨髓巨噬细胞退变，中性粒细胞进入巨核细胞胞质进行噬食，即巨核细胞被噬现象（megakaryocytophagia）。该现象是严重创伤时血小板数量减少、功能降低的主要原因之一，也说明中性粒细胞可参与吞噬自身细胞反应。

三、烧冲复合伤的治疗

（一）烧冲复合伤的综合治疗原则

烧冲复合伤早期救治的关键在于及时准确的诊断，处理好复合伤和多发伤中各种伤类伤情间的救治矛盾。肺是冲击波作用的靶器官，应重视以呼吸道维持和呼吸支持为主的脏器保护，尽早进行气管切开和呼吸支持是救治的关键。液体复苏和肺的保护存在矛盾，应严密观察肺出血、肺水肿和循环状态，抗休克输液尽量多采用胶体，严禁过量输液。同时重视 ARDS、DIC 等内脏并发症的预防与治疗。其他救治原则与单纯冲击伤和烧伤者类似。

（二）烧冲复合伤的主要救治措施

1. 立即阻断致伤因素，迅速脱离爆炸现场。

2. **早期治疗** 爆炸所致的烧冲复合伤病情发展迅猛，死亡率极高，需综合治疗，包括心肺复苏、消泡剂应用、超声雾化吸入、抗休克、抗过敏、抗中毒或碱性中和剂的应用、消除高铁血红蛋白血症、适当的体位、高流量吸氧、保证组织细胞供氧、维护重要脏器功能、纠正电解质紊乱、酸碱失衡等,积极促进机体的修复和愈合等。

3. **手术治疗的顺序** 应遵循"优先控制对生命威胁最大的创伤"的原则来决定手术的先后。对于严重复合伤患者来说时间就是生命,提倡急诊室内手术。手术要求迅速有效,首先抢救生命,其次是保护功能。

4. **对症治疗和支持疗法** 对症和支持治疗是烧冲复合伤救治的一个重要方面,其基本的原则包括:①密切观察伤情变化,特别是冲击伤引起的动脉气体栓塞、迟发性胃肠道穿孔等;②维持水、电解质及酸碱平衡,及时纠正低氧血症;③脏器功能支持,预防器官功能障碍的发生;④适时适量补充血浆或白蛋白等,积极纠正贫血;⑤有效控制抽搐与惊厥;⑥应用抗氧化剂;⑦免疫调理,以增强机体的免疫功能。

四、烧冲复合伤的研究进展

近年来,研究者们就烧冲复合伤的细胞、分子机制进行了有益探索,为新的治疗策略提供了实验基础。

烧冲复合伤后肺组织可出现大量中性粒细胞浸润,并释放弹性蛋白酶,是引起或加重急性肺损伤的关键因子。在大鼠和犬的烧冲复合伤模型,早期该酶的含量显著上调并伴有促炎因子 TNF-α、IL-8 等水平的升高;而采用其抑制剂西维来司他钠则显著下调其水平并改善心肺功能和下调炎症因子,提示其或可成为潜在治疗靶点。乌司他丁同样对烧冲复合伤救治作用显著,可以减轻早期肺组织水肿和病理损害,改善烧冲复合伤造成的凝血、纤溶功能紊乱,降低血清中促炎细胞因子水平,抑制血管内皮细胞活化和通透性增加。目前,乌司他丁已作为烧冲复合伤救治的重要药物在临床上推广应用。补充外源性肺泡表面活性物质治疗重度烧冲复合伤大鼠,能够改善氧合,减轻肺水肿及肺毛细血管膜的通透性。还有研究采用特异性的 α7nAChR 激动剂兴奋胆碱能抗炎通路来治疗烧冲复合伤的肺损伤,能够降低血管通透性,提高血容量,减轻肺水肿,改善肺的通气换气功能,有较好的效果。

大鼠烧冲复合伤心肌病理损伤显著,心肌功能受损明显,同时发现心肌钙蛋白酶活性表达升高、活性增强;而以钙蛋白酶抑制剂治疗后可显著抑制烧冲复合伤心肌细胞的凋亡,改善受损心功能。

总体而言,虽然烧冲复合伤发生率相对较高,但模型制备要求高。然而,无论从军事医学还是灾害医学的视角,都应该为其长远发展提供充足的空间。

第四节 化学复合伤

化学复合伤(chemical combined injury)是化学毒物或毒素复合创伤、烧伤等其他不同性质致伤因素所引起的各类形式多样的复合伤的总称。

一、化学复合伤的发生特点

(一)化学毒剂的种类

化学战剂种类繁多,根据化学战剂毒理作用可将其分成 6 大类(表 1-4-3)。其中,全身中毒性毒剂和窒息性毒剂是重要的工业原料,刺激剂是警用抗暴剂。这三类化学毒剂在平时有大量储存和使用。近年,包括生物毒素和生物调节剂在内的中间谱系战剂也被作为一类独立的化学战剂。

表 1-4-3 外军装备的化学战剂

类别	名称 / 军事代码
神经性毒剂	塔崩 /GA 沙林 /GB 梭曼 /GD 维艾克斯 /VX 环沙林 /GF
糜烂性毒剂	芥子气 /H/HD 路易氏剂 /L/L1 芥-路混合剂 /HL 氮芥 /HN
全身中毒性毒剂	氢氰酸 /AC 氯化氰 /CK
窒息性毒剂	光气 /CG 双光气 /DP 氯气 /CL
失能性毒剂	毕兹 /BZ 麦角酰二乙胺 /LSD 芬太尼类
刺激性毒剂	苯氯乙酮 /CN 亚当氏剂 /DM 西埃斯 /CS 西阿尔 /CR 辣椒素

(二)引致化学复合伤的原因

化学复合伤可发生在战争时期,也多见于工农业生产的事故。

1. **化学战** 化学武器和核武器一样,属于大规模杀伤性武器。战场环境中,人员遭受化学武器袭击中毒前后,受到枪弹、炮弹、炸弹等战伤,建筑物倒塌所致创伤,或特殊环境因素导致的诸如冻伤、烧伤、窒息等复合性损伤,均可导致各种类型的化学复合伤。

2. 化学事故 现代工农业生产活动中,化学事故越来越频繁,并常在短时间内造成大批人员中毒,且多数伤员除中毒外并发有其他类型的损伤,如烧伤、创伤等。常见化学事故有爆炸事故、火灾、化学泄漏等。

二、化学复合伤的临床表现

化学武器袭击、化学事件造成化学毒剂中毒,并可复合有创伤、烧伤、海水浸泡、放射损伤等。各损伤因素可使伤员的临床病程和表现复杂得多,也给诊断和治疗带来一定困难和干扰。考虑不同化学毒剂的自身特性,结合文献报道,此处在常见化学战剂中选择神经性毒剂、糜烂性毒剂,在常见军事毒物中选择化学推进剂,在常见工业毒物中选择氰化物,对其中毒复合伤情况进行简介。

(一)临床表现特点

发生化学毒剂中毒复合伤时,往往临床表现有如下特点。

1. 中毒与其复合伤相互影响、相互加重 速杀性化学袭击常在短时间内导致严重中毒。化学弹弹片可以造成各种类型的开放性炸伤、撕裂伤、骨折、出血等。中毒伤员强直性惊厥的肌肉牵拉作用加剧伤口撕裂程度,加剧伤口出血,加重骨折程度。毒剂中毒合并创伤时,即使伤口未直接染毒,但由于中毒及创伤两种因素相互加重,较小的剂量即可引起严重的中毒。据报道,外伤甚至可使毒剂的致死量减少为未受外伤的1/10。

中重度中毒的伤员,不仅影响整体功能,削弱抵抗力,而且也严重影响创伤愈合的过程。其表现特点是:容易发生休克(中毒性或创伤性休克);创伤部位容易出血;修复再生过程延缓,伤口愈合慢;容易继发感染(局部或全身性)和各种并发症(如骨折不易愈合或形成假关节等)。因此,在医学处理上也比较复杂,如由于中毒出现惊厥、肺水肿、呼吸循环功能不佳或造血抑制等严重症状,使手术时机不易掌握,创伤不易得到及时处理。

2. 复合伤使毒剂反应进程加快 机体对创伤的全身和局部反应使呼吸和循环系统兴奋,促进机体对毒剂的吸收和分布,并加重机体对毒剂的反应性。在复合伤情况下,神经性毒剂的毒性提高,胆碱能危象发生早而严重,常因来不及抢救很快死亡。

开放性创伤伤口暴露在毒剂蒸汽和液滴中,毒剂可以不经过皮肤的屏障作用而直接吸收进入血液循环。伤口染毒时,伤口周围最先出现症状。如神经性毒剂主要表现为伤口周围的局部肌颤、皮肤出汗等。

(二)神经性毒剂中毒复合伤

神经性毒剂(nerve agents)中毒按照中毒程度可依次出现 M 样胆碱能受体症状、N 样胆碱能受体症状和 CNS 症状。神经性毒剂中毒复合不同的致伤因素会表现出复杂的复合效应。

高原环境下,神经性毒剂毒性较平原明显升高,抗毒剂用量较平原大,同时需加抗氧剂提高疗效。采用临床症状积分法比较常氧和缺氧环境下梭曼中毒动物临床特点差异发现,模拟 4 000 米高原梭曼中毒动物的临床症状发生早,中毒程度严重,持续时间延长;并且大鼠皮下注射梭曼的 LD_{50} 降到了平原常氧的 74%。救治药物"复方 85"联合红景天对高原缺氧复合梭曼中毒效果较好。单纯缺氧对心脏舒张功能影响较为严重,而梭曼中毒对心脏收缩功能抑制严重,二者复合致伤对心肌功能产生明显的复合损伤效应,表现出相互加重。

美军 AFRRI 研究表明,大鼠给予 0.7Gy 的 γ 射线/中子混合照射后数分钟就观察到大脑纹状体长达 48 小时的 AChE 活性下降,γ 射线照射复合神经性毒剂中毒会出现协同加重效应。射线能够削弱血脑屏障的作用,可能更利于 AChE 抑制剂吡斯的明类药物透过血脑屏障。

使用沙林复合火器伤造成兔股骨骨折、腹部贯通伤、落海溺水等伤情,研究舰船上沙林中毒复合伤的症状特点及其对中毒救治的影响,发现所复合的严重创伤是抗毒急救后的死因。中毒对照组和中毒溺海水组动物中毒后惊厥症状强烈,但中毒复合火器伤并溺海水后,表现为症状出现时间虽提前,但惊厥的程度反而减弱。沙林中毒复合伤应实施"首先进行致死性毒剂中毒的急救,同时尽快处理火器伤情"的救治策略。

对于神经性毒剂中毒复合伤的救治，仍然要遵循急救的三个原则，即注射包括抗胆碱药、AChE 重活化剂和抗惊厥药在内的抗毒药物，迅速脱离染毒环境和及时洗消以防止继续中毒，以及维持呼吸和循环功能。在此前提下要积极处理威胁生命的复合伤，根据病情进行后续的综合对症治疗。

（三）糜烂性毒剂中毒复合伤

糜烂性毒剂（vesicants）被叫作"毒剂之王"，其中毒后的致伤率高、致死率低。糜烂性毒剂沾染可以引起皮肤、呼吸道和眼睛等类似于烧伤的局部损伤，也可以在大剂量吸收入血后造成类似于急性放射病的全身性损伤。芥子气中毒-创伤复合伤的形式多种多样，取决于创伤本身。当非致死剂量芥子气中毒合并穿透性腹部枪弹伤时，24 小时死亡率骤升为 100%；仅进行抗毒治疗对死亡率无明显影响；联合创伤急救，可使死亡率降低 25%，说明早期对创伤的处理十分重要。

芥子气中毒-烧伤复合伤的研究表明，大鼠芥子气中毒（皮下注射）复合烧伤较单纯芥子气中毒死亡率明显增高，其 LD_{50} 降至单纯中毒的 50% 以下，肠道损害作用加重，给予 N-乙酰半胱氨酸能够有效减轻肠道损害。

美军 AFRRI 研究了芥子气中毒-放射性复合伤的损伤效应。由于两者有共同的致病机制，即导致 DNA 损伤，使用了包括自由基清除剂、抗炎药物等在内的多种措施救治，但研究者并没有足够的信息来评估这种复合致伤对救治模式的影响。

芥子气中毒没有有效抗毒剂，其复合伤的救治首先仍要遵循单纯芥子气中毒的救治原则，即"防护为主、洗消为先"的防护原则，"靶组织和器官导向的对症治疗与全身综合治疗相结合"的救治原则。在此前提下要积极处理复合伤，根据病情进行后续的综合对症治疗。

（四）化学推进剂中毒复合伤

液体化学推进剂（chemical propellants）的主要代表有肼类化合物和氮氧化物等，最易引起复合伤。在火箭或导弹的实验现场或发射现场会有爆炸事故，导致火灾和推进剂泄漏。火箭推进剂事故中复合伤发病率高，以冲烧毒复合伤和冲毒复合伤为主，死亡率高。在生物激波管冲击伤

和火箭推进剂四氧化二氮中毒建立的大鼠和家兔冲毒复合伤模型中，发现冲毒复合伤动物主要脏器病理损伤加重，肺脏尤重症状持续时间长，恢复慢，提示此种混合染毒的冲毒复合伤救治更难。

对于此类复合伤应当结合单纯中毒伤员的救治原则，充分重视早期现场的急救，尽快脱离染毒区，及时进行洗消处理，快速应用大剂量维生素 B_6 和抗惊厥药等进行特效抗毒治疗，重视肺水肿的预防救治，保证呼吸道通畅，并适时针对性进行手术治疗。

（五）氰化物中毒复合伤

氰化物类（cyanides）在工业生产中用量大，装饰材料在高温下会释放高浓度的氢氰酸，极易导致氰化物中毒合并烧伤的复合伤。

高原缺氧复合氰化物中毒目前研究较为系统。小鼠模拟高原缺氧复合氰化钠中毒，缺氧使氰化钠的 LD_{50} 由 7.71mg/kg 下降到 5.22mg/kg。高原低氧环境下，氰化钠对细胞色素氧化酶的抑制能力显著增强，同时伴有增强的肝脏损害。复合致伤后，动物血液心肌酶升高迅速，心脏的心律、舒缩功能和射血功能受到影响；肺含水量、血管通透性增加；脑能量代谢显著降低。抗氰药物 4-DMAP 在缺氧环境下形成高铁血红蛋白的能力增强，最适量约为 2mg/kg，相当于常氧剂量的 68%~80%。

失血性休克复合氰化钠中毒对兔的心肌功能产生加重损害的效应，表现为心肌复极过程紊乱，心肌酶显著增高。已有湿热环境下氰化钠毒性增加的报道。

氰化物中毒复合伤的救治，应当重视现场急救，脱离中毒环境，尽早使用解毒药物，并抢救严重的复合伤，综合对症处理。高原氰化物复合伤的救治应首选不影响血红蛋白携氧功能的钴类螯合剂或联合硫代硫酸钠等供硫药物，配合给氧、给葡萄糖、冬眠等治疗措施。

三、化学复合伤的防治

（一）化学复合伤的诊断原则

1. **受伤史和中毒史** 创伤、烧伤等体表伤情容易发现，应着重了解伤员的完整受伤史，特别要详细询问伤员受伤当时现场或染毒区的特征、当时伤员的防护状态、有无相同症状中毒人员出现、

早期中毒症状和救治情况以及化学侦察结果等。

2. **临床特点** 要仔细观察伤员中毒以及复合伤两方面的临床表现。不同类型化学毒剂中毒的表现各有特点，而这些临床特点是战时最主要的诊断依据。如神经性毒剂中毒可表现为"三流一小"等症状。

3. **毒剂侦检结果** 及时向防化分队或侦检人员了解侦检结果，必要时从伤员体表、服装、呕吐物、水及食物等采集样品进行毒剂鉴定。

4. **化验检查** 不同的化学复合伤也有其特异性实验室检查指标。通常血、尿等化验检查对确定诊断和判断预后有一定帮助。神经性毒剂中毒血液胆碱酯酶活力下降；路易氏剂中毒，尿中可检测出砷；芥子气吸收中毒，外周血白细胞显著减少；光气中毒红细胞、白细胞和血红蛋白的动态变化对判断中毒程度和病程的发展均有一定意义。辅助性物理检查有助于对复合性损伤伤情的判定，如胸部 X 线检查可以判断肺水肿的发展，血气分析可以反映气体交换和氧利用情况。

（二）化学复合伤的处理原则

化学复合伤伤员伤情表现各异，或以特定毒剂中毒为主，如果处理不及时就会危及生命；或以复合伤（如脑外伤、内脏破裂大出血等）为主，同时存在中毒。化学复合伤伤员的现场急救首先应对救援人员和伤员进行恰当防护。尽快明确毒剂类型并尽早给予抗毒处理，实施快速而有效的局部洗消。其他救治措施与一般战伤基本相同，对化学复合伤伤员的医学处理，要在综合分析的基础上，抓住主要矛盾，采取综合救治方案。

1. **化学毒剂中毒的急救处理** 对于毒剂伤员的救治，应当争分夺秒进行。复苏和稳定伤情是现场抢救首要的、有限的救治目标。在统一指挥下组织抢救分队开展染毒区伤员抢救工作，按照先重伤员后轻伤员，先严重污染区后轻污染区的原则组织现场抢救。主要通过防止伤员继续中毒、防护、洗消局部、注射急救针或特效抗毒药物、抢救危及生命的症状和体征等措施，确保伤员能够撤离染毒区进行后续的洗消与救治。

2. **危重伤情的处理再处理** 化学复合伤时，要抓住伤情各阶段的主要矛盾，优先解决危及生命的问题。原则上，速杀性战剂中毒以抗毒救治为先，持久性毒剂或液滴染毒应迅速洗消，危及生命的创伤应优先处置或与抗毒和洗消同时进行。

3. **各种对症处理** 合并有严重创伤、烧伤的患者要积极抗休克，保护心肺功能。肺部损伤的伤员控制输液速度和总量。复合有开放性伤口的患者抗感染要及早实施。同时加强创面处理，改善营养，增强机体抵抗力。

（三）化学复合伤伤员分类救治

化学复合伤伤类复杂，伤员的伤情判断、救治处置难度大，主要的分类简述如下：

1. **非持久性神经性毒剂** 神经性毒剂与麻醉剂作用，可造成更严重的呼吸抑制和胆碱酯酶活力下降。失血复合呼吸衰竭的伤员需要给氧或正压通气复苏。抗胆碱酯酶药物可增强或延长去极化肌松药的作用；对抗非去极化肌松药作用。阿片制剂及其类似药抑制呼吸动力，在神经性毒剂中毒时需谨慎使用。

2. **持久性神经性毒剂（VX）** 伤口周围皮肤必须洗消，再用防护套包扎。对于表浅伤口，整个皮肤均需洗消。对被污染的伤口进行手术时，戴丁基橡胶手套或两层胶乳橡胶手套，次氯酸盐溶液中清洗并勤换。如果伤员中毒体征持续或恶化，要持续抗毒治疗。如果沾染在皮肤上的液态毒剂没有直接污染伤口，但是伤口周围皮肤已经受累，伤员需洗消并给予适当的治疗。

3. **糜烂性毒剂** 此类毒剂可抑制免疫系统，伤口愈合延迟。救援人员需对伤口周围进行洗消，用保护性材料覆盖以避免进一步沾染。增稠的糜烂性毒剂可通过弹片和碎屑进入常规伤口，这些伤口需用非接触的方法仔细探查。伤口需用含 3 000~5 000ppm 游离氯的溶液冲洗约 2 分钟，之后用生理盐水冲洗。此法不适用于胸腔、腹腔及颅内损伤。

4. **窒息性毒剂/肺损伤剂** 肺损伤剂中毒的常规伤可并发肺水肿。伤员需卧床休息。必要时，及早使用糖皮质激素治疗。可使用阿片或其他全身麻醉药治疗常规伤所致的疼痛或休克。需氧疗，应谨慎补液，以避免诱发或加重肺水肿。

5. **氰化物** 常规伤复合氰化物中毒会造成呼吸抑制及血氧携带能力下降，需立即使用抗氰药。如常规伤有明显出血，则需应用氧疗及正压复苏。极谨慎使用阿片及其他降低呼吸动力的药物。

第五节 复合伤的研究策略与实验研究模型

复合伤的发病机制,特别是不同损伤之间的相互关系复杂,伤情及其发展转归受到多因素的影响,如何从中找出规律性,并进行有效救治是困难的。我军唯一的复合伤研究机构ICI及其所在的陆军军医大学相关教研单位,在研究放射性复合伤等武器复合伤的过程中,总结了复合伤研究的一些策略,值得借鉴。

与研究单一伤相比,复合伤的研究更为困难。在建立单一致伤因素的损伤模型的基础上,制成不同复合伤的实验模型,而且还要考虑致伤顺序和间隔时间。实验的分组较单一损伤成倍增加。现场研究对于损伤因素的控制困难,不易进行严格量化比较的综合研究,而且有些复合伤在平时很少见到,如放射性复合伤,难以进行临床病例的实际研究和积累,实验研究的重要性显而易见。

一、复合伤的研究策略

(一)加强对研究复合伤必要性、重要性的认识

引致复合伤的各种单一性质致伤因素广泛存在于生产、生活、军事应用等领域,如核能、化学毒物等。由于不同致伤因素之间存在复合效应,单一损伤的研究结果并不能完全代替复合伤的情况。复合伤的"难"表明其有许多问题尚未解决,既具有研究的客观需求,又存在深入探索和创新的空间和前景。因此,复合伤的研究具有明显的军事价值和重要的社会效益。

(二)抓住核心科学问题,深入研究

复合伤以"相互加重"为主要表现,但也可不加重,以至减轻,用"复合效应"来概括复合伤不同于单一伤的最基本特征是恰当的。复合效应的规律与机制,应是重点研究的复合伤的核心科学问题。复合效应可以体现在整体、器官、组织、细胞、分子等不同层面上;可以反映在病理生理、生化、免疫、神经内分泌等多个方面,复合效应的研究应据此找到有生物学、生命科学和医学意义的恰当切入点。

(三)抓住发病关键环节深入研究

复合伤发病过程复杂,涉及许多方面,需寻找和抓住其中的关键环节,深入研究其规律与机制,及其在整个发病过程中的作用;研究不同环节之间的相互影响与作用,各环节上的复合效应,各环节的治疗和多环节的综合治疗,以形成整体治疗原则和方案。这样就能切实地、深入地认识和解决复合伤的问题。

(四)能动地应用单一伤的理论、知识、技能和经验

复合伤具有单一伤的病理基础。在研究复合伤时,应该吸取单一伤的研究成果,能动地用于复合伤。在这方面有两个问题需特别注意,一是掌握单一伤的研究成果;二是不能机械照搬,而要结合复合伤的特点,能动地、辩证地加以运用。烧伤复合放射损伤后,利用放射损伤抑制免疫排斥反应,将移植异体皮能动地用于复合伤的烧伤创面,取得成功。既以科学途径找到复合伤创伤的促愈措施,又结合复合伤特点,阐明了促愈机制。

(五)吸取新知识、新技术,拓展和深化研究

复合伤机制复杂、救治困难,只有不断吸取新知识、新技术,拓展和深化研究领域,与时俱进,才能使复合伤研究实现可持续发展。随着研究的深入,会不断出现、发现新的问题,需要用更多的新的理论知识和技术手段进行研究,也就必然要拓展和深化研究领域,进而提高科研水平和效益。现阶段复合伤的研究中,已经引入了纳米材料、合成生物、基因编辑、基因工程、表观遗传、组学研究与大数据分析等前沿科学技术,这必将提升研究的水平。

(六)将理论研究转化为救治

对复合伤这样复杂损伤的救治,有赖于发病理论机制的研究进展,理论研究是为了解决救治实际问题,救治本身也有理论机制问题。复合伤研究要实现理论与实践相结合,单一伤与复合伤对比,发病环节和整体效应相联系,宏观与微观相补充。对解决复合伤的救治,单关注某一方面,单使用一种措施是不可能奏效的;必须在分别研究的基础上进行科学地有机结合,并努力寻求使不同的治疗措施相互协同促进,使一种措施具有双重或多重治疗效应的策略,从而形成综合治疗原则与方案。

二、复合伤的实验研究模型

（一）实验研究模型的决定因素

在制作复合伤的实验模型时，首先需要考虑不同致伤因素的致伤顺序和每种致伤因素致伤的伤情程度。

1. 致伤顺序 复合伤的命名是将主要伤列于前，这并不意味着复制复合伤时，也根据这一原则按此先后次序致伤。一般来说，首先复制轻度损伤抑或是病情发展缓慢、早期死亡率不高的伤类，然后再复制损伤重或病情发展快、早期死亡率高的损伤，依此先轻后重的原则复制损伤，较易成功地观察到复合伤的整个发生发展过程。否则，伤情重的伤类易掩盖轻伤或次要伤的临床过程或者伤后动物过早死亡而不能满足实验需要。试验核爆炸情况下，造成复合伤的杀伤因素均是瞬间作用于机体，作用时序的差异是非常小的，模拟损伤实验条件下工作，不易造成这种瞬时的多致伤因素杀伤作用，因而致伤顺序有先后之分，但间隔时间需尽量缩短，一般在30~60分钟以内。

2. 伤情分度 在模拟复合伤时，应注意两伤复合后的伤情变化。复合伤具有复合效应的基本特点，整体伤情也变得更为复杂。两伤相互加重的协同作用是复合效应的重要表现之一，但复合伤在有些情况下也可不加重，甚至减轻。在制备复合伤模型时，应充分注意复合伤的这些特点，模拟不同程度的复合伤，对伤情的判断掌握，可参照复合伤伤情分度标准。以下列举了复合伤常见致伤因素的实验模型。

（二）电离辐射致伤

致伤可采用 ^{60}Co、^{137}Cs 作为 γ 射线放射源，采用小动物辐照仪、直线加速器发生 X 射线。照射时常用吸收剂量（戈瑞，Gy）、剂量率（Gy/min）等参数来衡量。照射方式可分为全身或局部、一次或分次照射。局部照射时，需对动物进行麻醉，对受照部位以外用模具屏蔽。主要观察指标包括动物死亡率、剂量曲线、半数致死量和平均活存时间等。

（三）创伤

1. 烧伤 对于皮肤的烧伤和创伤，无毛的动物，如猪、无毛豚鼠能比较接近人的皮肤反应，模拟显示在人体上观察到的损伤和修复机制。经过去毛处理的动物也可作为候选模型。烧伤模型的复制方法很多，都比较成熟（表1-4-4）。

表 1-4-4　不同烧伤致伤方法及动物模型

	溴钨灯	凝固汽油	热水烫伤		蒸汽
致伤设备	5kW 溴钨灯	凝固汽油粉 15g+95 号汽油 500ml	浴缸	恒温水浴锅	压力锅
致伤条件	170J/（cm²·min）照射大鼠	1ml/20cm² 涂后点燃	90℃热水浴，犬	90℃热水浴，家兔	100kPa 的蒸汽喷射
I 度	3~5s	4~5s			
浅 II 度	5~7s	7~14s	10~20s	10s	
深 II 度	10~14s	15~18s	21~30s	11~18s	
III 度	15~30s	19~30s	31~40s	19~20s	10s
呼吸道烧伤					>90℃，3s

2. **皮肤切割伤** 致伤前脱毛或剃毛处理。用打孔器、剪刀造成不同形状和大小的伤口，深至皮肤全层，充分止血，防止感染。皮肤切除可分为全层和半厚切除。用庆大霉素纱布条覆盖切口，敷料包扎。动态测定创面可用透明薄膜覆盖创面并描绘创缘。

3. **骨折** 可做骨折模型的动物较多。大鼠骨代谢与人接近，也有增龄性骨丢失，某些部位也有骨重建，对各种致病因素和治疗药物的反应性与人类基本一致，故使用最多。

（1）闭合骨折模型：利用三点受力原理模拟长骨干骨折。动物麻醉后固定，用带有重物的钝性锎刀落体,造成骨折。也可以用棍棒直接击打或徒手掰断长骨。

（2）开放骨折模型:可提高造模的可控性和一致性,对骨干周围的组织、神经、血管等损伤较小。动物在麻醉等准备后,手术进入,用线锯或摆锯行截骨。复位固定用克氏针。开放截骨影响愈合有夹杂因素,不适合近中期愈合的研究;断端平整易滑动,改变愈合反应。

（四）冲击伤

1. 致伤方式

（1）激波管:激波管能产生冲击波的超压、负压和动压,与压力参数和其他医学指标（如心电、脑电等）测试仪相连。模拟激波管是在一定长度钢管的盲端放置 TNT,管口放置实验动物,电雷管点爆 TNT 后形成的压力能定向冲击作用于实验动物而致伤。

（2）爆炸:爆炸源一般为炸药爆炸球,电雷管引爆,其球形冲击波可模拟爆炸性武器产生的冲击波,致伤仿真性较好。无弹片,致伤因素唯一,能量稳定,可控性强、重复性好。

2. 致伤条件的定量

要精确监测冲击波的主要物理参数,包括压力峰值、压力作用时间、压力上升时间等。建模时,用变动暴露距离来改变致伤参数的作用强度,暴露距离增加,压力峰值下降,压力作用时间有所延长。

3. 伤情评定

进行冲击伤实验时,观察听器损伤,最轻的是鼓膜出血或轻微裂伤,该冲击波压力值即为致伤阈值。有的采用动物肺脏开始出现轻微出血（点状或小片状）作为确定脏器阈值的指标。冲击伤常是全身性损伤,如何评定整体伤情,缺乏统一标准。报道的方法主要包括 LD_{50}、主观评分法、肺损伤指数、肺表面出血面积与单位体重出血面积等几种方法。

（五）化学染毒

1. 皮肤染毒

有些化学战剂（如糜烂性毒剂芥子气、路易氏剂、神经毒 VX、胶粘梭曼等）和化学毒物对人体的伤害形式主要是经皮肤染毒吸收。经皮肤、黏膜染毒实验的主要目的是鉴定毒剂的吸收作用、局部刺激作用、致敏作用等。经皮肤染毒最常用的实验动物是家兔及豚鼠。染毒的部位一般取脊柱两侧、躯干中部的去毛皮肤。急性实验中有时也使用大鼠和小鼠浸尾染毒,则不须做去毛准备。

2. 呼吸道

经呼吸道染毒实验要求将动物放入含有一定浓度毒剂的空气环境中,使动物吸入一定浓度的毒气。在实验期间,染毒容器中的毒剂浓度要相对稳定,分布均匀,取放动物方便,有足够的容积,便于观察动物的反应,易于清除毒剂,保持清洁等。气态及蒸汽态毒剂染毒有静式和动式两种。

3. 消化道

经消化道染毒可以用灌胃法或将毒剂掺入食物或饮水中喂饲动物,依实验目的而选用。如模拟污染食物或饮水对动物的损害时,应以掺入饮水或食物喂调动物为宜。

（1）灌胃法:灌胃法染毒剂量准确,多用于急性、亚急性实验。灌胃法应在动物空腹时进行,灌入毒液的速度不可过快,以防引起呕吐。一次灌入量不应超过动物体重的 2%~3%。

（2）喂饲法:将毒剂掺入动物饲料或饮水中供实验动物自己食入或饮用,方法简便易行。如用于急性实验中测定经口半数致死剂量时,可将一定量毒剂按一定比例掺入食物中,且保证毒饵全部被动物吃掉。模拟污染的饮水中毒,可将毒剂混入饮水中喂饲,尤其适于小鼠及大鼠。

（邹仲敏　王　涛　史春梦）

参 考 文 献

[1] 邹仲敏. 化学武器医学防护学[M]. 北京:军事科学出版社,2020.

[2] 曹佳,曹务春,粟永萍. 程天民军事预防医学[M]. 北京:人民军医出版社,2014.

[3] 罗成基,粟永萍. 复合伤[M]. 北京:军事医学科学出版社,2006.

[4] 黄跃生,粟永萍,周继红. 中华战创伤:第8卷特殊致伤原因战创伤[M]. 郑州:郑州大学出版社,2016.

[5] 徐卸古. 反恐处突核化生医学救援方法[M]. 北京:军事医学科学出版社,2015.

[6] 周继红,王正国,朱佩芳,等. 烧冲复合伤诊疗规范[J]. 中华创伤杂志,2013,29（9）:809-812.

[7] 岳茂兴. 烧冲复合伤的急救[J]. 继续医学教育,2006,20（14）:42-46.

［8］董兆君,邹仲敏,蔡颖. 高原化学毒剂伤的伤情特点和机制研究［J］. 军事医学, 2012, 36（6）: 411-415.

［9］US department of homeland security, Department of Health & human Service USA. Patient decontamination in a mass chemical exposure incident: national planning guidance for communities［M］. Washington DC, 2014.

［10］Zou ZM, Sun HQ, Su YP, et al. Progress in research on radiation combined injury in China［J］. Radiat Res, 2008, 169（6）: 722-729.

［11］Ran XZ, Shi CM, Zheng HE, et al. Experimental research on the management of combined radiation-burn injury in China［J］. Radiat Res, 2011, 175（3）: 382-389.

［12］Kiang JG and Olabisi AO. Radiation: a poly-traumatic hit leading to multi-organ injury［J］. Cell Biosci, 2019, 9: 25.

［13］Long S, Wang GJ, Shen MQ, et al. dTMP-GH fusion protein therapy improves survival after radiation injury combined with skin-burn trauma in mice［J］. Radiat Res, 2019, 191（4）: 360-368.

［14］Hao L, Wang JP, Zou ZM, et al. Transplantation of BMSCs expressing hPDGF-A/hBD2 promotes wound healing in rats with combined radiation-wound injury［J］. Gene Ther, 2009, 16（1）: 34-42.

［15］Wang X, Chen ZL, Luo SL, et al. Development of therapeutic small-molecule fluorophore for cell transplantation［J］. Adv Funct Mater, 2016, 26（46）: 8397-8407.

［16］Dynlacht JR, Garrett J, Joel R, et al. Further Characterization of the mitigation of radiation lethality by protective wounding［J］. Radiat Res, 2017, 187（6）: 732-742.

［17］Graham JS, Gerlach TW, Logan TP, et al. Methods of advanced wound management for care of combined traumatic and chemical warfare injuries［J］. Eplasty, 2008, 8: e34.

［18］NATO. Commander's guide on medical support to chemical, biological, radiological, and nuclear（CBRN）defensive operation. 2018, NATO Standardization Office.

第五章 创伤分类与伤情评估

第一节 创伤分类

一、概述

相对于其他临床专业学科，创伤具有一些特点：

（1）首先是发生突然、诊治紧急：创伤的发生突然，大多在意料之外，发生时间、地点、原因、伤部、伤情、救治条件等都无法预料，应急性强、紧急救治要求高；高效地诊断、急救与治疗是成功救治的核心和关键，救治的效率和救治能力水平常常决定了伤员是生还是死、是康复是残疾。

（2）涉及部位和器官多而复杂：不同于一般专科，创伤可涉及身体的任何部位和器官，损伤形式与病理多种多样，因此常常是以复杂的多发伤、多部位伤的形式出现。所以在创伤救治中，常涉及多个专科，需要多学科的知识和能力，需要复合团队人员的通力合作。

（3）创伤的伤类和伤情等均具有多样性和多变性：即使是同一个部位或器官的创伤，因不同的致伤原因、机制和形态，可出现各种不同的损伤表现和结果，即没有完全相同的两创伤；救治过程中，伤员的伤情可能出现各种各样的变化；相似的损伤，因个体与诊治等的原因，都可能产生不同的伤情变化过程与结局。

面对紧急、复杂和多变的创伤，在其急救治疗过程中如何科学、快速、准确地判断创伤的类别、伤情程度、可能后果与结局，确定科学高效的救治方法与顺序，是实施科学、高效、精确救治，获得最佳救治结局的关键和基础之一。需要有科学高效的创伤分类和评估体系作为支撑。

由于战伤与平时创伤在致伤原因和机制、损伤特点与救治等方面均存在显著的差异，因此在分类的需求、判断方法等方面既存在相似性，同时还具有特殊性，需要战伤所特有的分类方法与标准。

二、创伤分类

创伤分类（classification of trauma）是按照一定的原则和标准，将创伤分为有规律的、具有不同特点的类别，以体现创伤的某些特点和规律。创伤分类的目的是准确地了解创伤的部位、性质和严重程度等特性，给创伤做出正确的描述，以便有助于对创伤伤员进行及时、科学而有序的救治，同时也有利于日后创伤资料的分析和经验的总结，使创伤的基础理论研究和救治水平能得到不断提高与发展，是对创伤进行科学高效诊治与研究的重要基础。

由于创伤具有显著的复杂性，从发生原因和机制，到损伤类型和结局等具有众多的特点和规律，因此创伤的分类方法较多而复杂。常见的创伤分类方法主要有：按致伤原因分类、按致伤意图分类、按受伤部位分类、按伤口是否开放分类、按体腔是否开放分类、按组织损伤类型分类、按伤情严重程度分类、按照功能状态分类、按创伤结局分类等等。以上各种分类方法中，可能因采用的指标和标准差异，还可能有多种更细的分类方法和标准。因而，根据所关注和采用分类依据的不同，还可以有很多的方法，如：按照所受作用外力种类进行的分类、按骨折线类型进行的分类、按关节面损伤情况进行的分类等等。

好的创伤分类方法应具有统一而准确的分类要素和标准，并有明确的应用价值和意义，对创伤的临床和科研有良好价值和实用性。在创伤救治和总结研究中，需要根据不同的需要，选择具体的分类方法，从不同角度对创伤进行分类。常常还需要同时采用多种分类方法对同一创伤进行描

述,如"严重胸部穿透性刀拉伤"描述中包括了:

"严重"——严重程度分类;

"胸部"——受伤部位分类;

"穿透性"——体腔是否开放分类;

"刀拉伤"——伤因分类。

目前常用的创伤分类主要有以下几类。

(一)按致伤原因分类

指根据导致创伤的原因对创伤进行的分类方法,也称为伤因分类。由于创伤的原因多而复杂,通常不可能一一列尽,故常将一些相关的因素进行了归类。如在战伤的伤因分类中,将伤因归纳成十四类(具体参见战伤分类部分)。

在伤因分类中,因很多伤因中还包括有多种物理、化学或其他致伤因素,使其存在一定的交叉和重叠现象,在具体应用中应注意。

伤因分类对研究创伤的预防与控制,以及损伤机制等方面都有重要的意义。

(二)按致伤意图分类

根据创伤致伤的意图,创伤可分为:意外伤、故意(自己)伤和故意(他人攻击)伤。致伤意图分类对创伤的预防与控制有重要意义。

(三)按受伤部位分类

是根据受伤的身体部分进行的分类,也称为伤部分类。目前被广泛采用的是分为9个部位的方法,分别为:头部伤、面部伤、颈部伤、胸部伤、腹部伤、脊柱伤、上肢伤、下肢伤和体表及其他伤等。我国的《战伤分类及判断准则》国家军用标准,以及简明创伤评分等均采用此分类方法。详细内容请参见本节战伤分类部分。

(四)按伤口是否开放分类

依体表结构的完整性是否受到破坏,可将创伤分为开放性和闭合性两大类。一般地说,开放性创伤易发生伤口污染,进而可引起感染;闭合性创伤感染的概率和程度相对较小。但某些闭合性创伤,如肠破裂,也可能发生严重的腹腔污染,引起严重的感染;而胆囊破裂等可导致严重的无菌性炎症。

开放性创伤(open wound)指体表结构的完整性受到破坏的创伤。主要包括以下几种损伤:擦伤(abrasion)、撕裂伤(laceration)、切伤(incised wound)和砍伤(cut wound)和刺伤(puncturewound)。

(1)擦伤(abrasion):因粗糙的伤物与皮肤表面发生切线方向运动,与皮肤摩擦后而产生的浅表损伤。通常仅有表皮剥脱、少许出血点和渗血、继而可出现轻度炎症。

(2)撕裂伤(laceration):由于钝性暴力作用于体表,造成皮肤和皮下组织撕开和断裂,如行驶的车辆和开动的机器撞击人体时易产生撕裂伤。此类伤口形态各异,斜行牵拉者多呈瓣状,平行牵拉者多呈线状,多方向牵拉者多呈星状。撕裂伤伤口常见有特征性的细丝状物,状似"藕断丝连"。撕裂伤的伤口污染通常比较严重。

(3)切伤(incised wound)和砍伤(cut wound):切伤为锐利物体(如刀刃)切开体表所致,其创缘较整齐,伤口大小及深浅不一,严重者其深部血管、神经或肌肉可被切断。因利器对伤口周围组织无明显刺激,故切断的血管多无明显收缩,出血常较多。砍伤作用机制与过程和切伤相似,但刃器较重(如斧)、刃稍钝,或作用力较大,故伤口多较深,并常伤及骨组织,伤后的炎症反应较明显。

(4)刺伤(puncture wound):通常为刺刀、竹竿、铁钉等尖细物体猛力插入软组织所致的损伤。刺伤的伤口多较小,但较深,有时会伤及内脏,伤腔易被血凝块堵塞,从而为细菌(特别是厌氧菌)滋生繁殖提供了有利的环境。

闭合性创伤(closed wound)指体表结构的完整性未受到破坏的创伤。主要包括以下几种:挫伤(contusion)、挤压伤(crush injury)、扭伤(sprain)、震荡伤(concussion)、关节脱位(joint dislocation)、闭合性骨折(closed fracture)和闭合性内脏伤(closed internal injuries)。

(1)挫伤(contusion):通常是受到钝性暴力(如棍棒、石块)或重物打击所致的皮下软组织损伤。主要表现为伤部肿胀、皮下淤血,有压痛,严重者可有肌纤维撕裂和深部血肿。如致伤力为螺旋方向,形成的挫伤称为捻挫,其损伤更为严重。

(2)挤压伤(crush injury):肌肉丰富的肢体或躯干在受到外部重物(如倒塌的工事或房屋)数小时的挤压或固定体位的自压(如全麻手术患者)而造成的肌肉组织创伤。伤部受压后可出现严重缺血,解除挤压后因液体从血管内外渗而出现局部严重肿胀,致使血管外间质压力增高,反转来又进一步阻碍伤部的血液循环。大量的细胞崩解产物,如血红蛋白、肌红蛋白等,被吸收后可引起急性肾衰,即挤压综合征。挤压伤与挫伤相似,但受力更大,致伤物与体表接触面积也更大,压迫的时间较长,故损伤常较挫伤更重。

(3)扭伤(sprain):由于关节部位一侧受到过大的牵张力,相关的韧带超过其正常活动范围和承受能力而造成的损伤,此时关节可能会出现一过性半脱位和韧带纤维部分撕裂,并有出血,局部明显肿胀、青紫和活动障碍等症状。严重的扭伤可伤及肌肉及肌腱,以致发生关节软骨损伤和骨撕脱等,治愈后可因韧带或关节囊薄弱而复发。

(4)震荡伤(concussion):头部受钝力打击所致的暂时性意识丧失,但无明显或仅有很轻微的脑组织形态学变化。

(5)关节脱位(joint dislocation):由于关节部位受到不匀称的暴力作用后所引起关节各骨的关节面失去正常对应关系的损伤。脱位的关节囊会受到牵拉,较严重者可使关节囊变薄,复位后亦易复发。

(6)闭合性骨折(closed fracture):强暴力作用于骨组织所产生的骨断裂。因致伤力和受力骨组织局部特性不同,骨折可表现出不同的形态和性质,如横断形、斜形或螺旋形;粉碎性、压缩性或嵌入性;完全性或不完全性;一处或多处等。骨折断端受肌肉牵拉后可发生位移,并可伤及神经血管。

(7)闭合性内脏伤(closed internal injuries):强暴力传入体内后所造成的内脏损伤。如头部受撞击后,能量传入颅内,形成应力波,迫使脑组织产生短暂的压缩、变位,在这一过程中可发生神经元的不同程度损伤,严重者可发生出血和脑组织挫裂,形成脑挫伤。胸腹部受到撞击时,体表可能完好无损,而心、肺、大血管可发生挫伤和破裂,肝脾等实质脏器或充盈的膀胱等也可发生撕裂或破裂性损伤。

(五)伤情分类

科学的伤情分类是对伤员进行伤情判断、分拣、急救、后送、治疗和结局的基础。由于临床上这些伤情分类没有明确规范的定义和标准,有人将创伤伤情分为轻伤、重伤和危重伤,也有分为轻度伤、中度伤、重度伤、极重度伤的。一般将皮肤的小擦伤和轻微挫伤等定为轻微伤;而造成一定程度的软组织损伤、脱位者为轻伤;造成严重大面积的撕脱伤、骨折、视力和听力丧失、内脏破裂、内出血等损伤者为重伤;而直接导致死亡的损伤为致命伤。因此,不同医院和医务人员的创伤伤情判断结果往往有较大差异。

我国《战伤分类及判断准则》国家军用标准第一次为伤情(国家军用标准中称之为"伤势")及其分类给出了明确的定义。确定伤势(severity of wound)(伤情)分类应准确反映损伤对人体组织器官损伤程度、生命危险程度和预后影响的严重程度,以伤员组织器官损伤的病理解剖损害程度、损伤对生命的危险程度,以及愈后对人体健康影响程度。标准将伤情分成四类,即轻伤、中度伤、重伤和危重伤。

随着创伤评分的出现和发展,越来越多的创伤评分被用于对创伤伤情的分类和评估。如对于单一损伤,可采用简明创伤评分对伤情程度进行分类,其分类标准为:1分为轻度伤、2分为中度伤、3分为较重损伤、4分为严重损伤、5分为危重损伤、6分为濒死的损伤(存活可能性极小)。对于多发伤,多采用损伤严重度评分(injury severity score,ISS)或新损伤严重度评分等进行评估。在采用ISS评分时,通常将ISS<16分者定为轻伤,ISS在17~24分者为重伤,ISS≥25分者为严重损伤。

(六)结局分类

结局分类是依据创伤患者治疗的结局进行分类的方法。目前临床上将创伤患者救治结局主要分为:痊愈、好转、未愈、死亡。在此结局分类方法中,好转与未愈的变化幅度极大,因此常难以对伤员间的结局细节进行有效的分析和比较。

伤残评定的等级分类是一种规范的结局分类方法,如《劳动能力鉴定 职工工伤与职业病致残等级》(GB/T 16180—2014),依据工伤致残者于评定伤残等级技术鉴定时的器官损伤、功能障碍及其对医疗与日常生活护理的依赖程度,适当考虑由于伤残引起的社会心理因素影响,将残情级别由重到轻分为一至十级;最高人民法院、最高人民检察院、公安部、国家安全部、司法部联合发布的《人体损伤致残程度分级》标准也是根据道路交通事故受伤人员的伤残状况,将受伤人员伤残程度由重到轻划分为10级。

随着创伤评分的发展,出现了一些从不同的角度对治疗结局进行定量化描述和分类的评分方法,这将是创伤结局分类的重要发展方向。例如,功能独立评测通过对患者就餐功能、运动功能和表达功能的独立性进行评分,进行定量化评估分类;格拉斯哥结局评分则是通过面对面的交流评估颅脑损伤后患者伤残的程度,将颅脑损伤患者的结局分为以下5类:死亡、稳定的植物生存状态、严重的残疾、中度残疾、恢复良好。

三、战伤分类

(一)概述

目前的战伤分类方法是依据中华人民共和国国家军用标准《战伤分类及判断准则》(GJB 6032—2007)在执行。此标准不仅要求用于战伤的分类与救治指导,同时也可用于平时创伤的分类与救治。

战伤(war wound)的定义为:"在战斗环境中,由武器直接或间接造成的损伤;以及战场环境因素直接造成的损伤"。战伤的分类方法考虑到战伤分类既要能较全面地反映战伤的性质、状况与特点,又要能满足战伤早期诊断、急救、后送和治疗的需要。战伤分类突出了科学、简明、实用的原则。分别依据受伤部位(伤部,location of injury)、致伤原因(伤因,cause of injury)、伤型(type of injury)和伤势(severity of wound)四个方面对战伤进行分类。其中"伤势"类似于通常临床所指的"伤情"。通过这4个方面的分类,就基本能实现对战伤受伤部位、损伤性质、特点与程度等特点和状况进行较为全面的描述;同时,医护人员在伤员的"伤势 + 伤部 + 伤因 + 伤型"基本框架的基础上,稍加以具体的描述即可形成较为完整的战伤临床诊断。

从上面对战伤分类的例子我们可以看出:创伤分类即是按照与创伤发生、损伤及结局等不同内容的属性、特点或程度对创伤进行分类的过程,科学规范的创伤分类方法对创伤诊治有着重要的意义。

(二)伤部分类

考虑到机体功能及区域特点的区分、战伤的救治与研究和长期发展,以及与国际的接轨和交流等因素,战伤分类将伤部分为:头部伤、面部伤、颈部伤、胸(背)部伤、腹(腰)部及骨盆(会阴)伤、脊柱脊髓伤、上肢伤、下肢伤、其他及多发伤。

(1)头部伤:发生在以眶上缘、颧弓上缘、外耳门上缘、乳突尖端、上顶线和枕外隆凸连线上后放区域的损伤。

(2)面部伤:发生在以眶上缘、颧弓上缘、外耳门上缘、乳突尖端、下颌角和下颌骨下缘连线前方区域的损伤。

(3)颈部伤:发生在以下颌骨下缘、下颌角、乳突尖端、上顶线和枕外隆凸连线为上界,胸骨颈静脉切迹、胸锁关节、锁骨上缘和肩峰至第7颈棘突连线为下界区域(不包括颈段脊柱脊髓)的损伤。

(4)胸(背)部伤:发生在以胸骨颈静脉切迹、胸锁关节、锁骨上缘和肩峰至第7颈棘突连线为上界,剑胸结合向两侧沿肋弓、第11肋前端、第12肋下缘至第12胸椎棘突的连线为下界区域(不包括胸段脊柱脊髓)的损伤。

(5)腹(腰)部及骨盆(会阴)伤:发生在以剑胸结合向两侧沿肋弓、第11肋前端、第12肋下缘至第12胸椎棘突的连线为上界,会阴外侧、腹股沟和髂嵴的连线为下界区域(不包括腰段脊柱脊髓)。

(6)脊柱脊髓伤:发生在脊柱、脊髓及椎管内脊神经的损伤。

(7)上肢伤:发生在以锁骨上缘的外1/3段、肩峰至第7颈棘突连线外1/3、三角肌前缘和后缘、腋前襞和后襞下缘中点连线以远区域肩臂手的损伤。

(8)下肢伤:发生在以会阴外侧、腹股沟和髂嵴的连线以下的区域。

(9)其他:难以确定具体损伤部位的损伤。

(10)多发伤:在同一致伤因素作用下,机体同时或相继发生两个或两个以上解剖部位的损伤。机体同一解剖部位内发生两处或两处以上的损伤(习惯上称为多处伤)者不属于多发伤。

其中,头部伤包括颅脑的损伤;面部伤包括颌部损伤;脊柱脊髓伤包括颈椎、胸椎、腰椎以及相应的脊髓和椎管内脊神经与骶丛的损伤;而颈、胸(背)、腹(腰)部伤则不包括相应部位的脊柱和其脊髓、神经的损伤;其他主要包括电击伤、体温过低、电离辐射伤、微波损伤等难以确定具体损伤部位的损伤。

但在多发伤的伤部分类中,是将人体损伤解

剖部位分为六部分:头或颈部、面部、胸部、腹部与盆腔、四肢或骨盆、体表,当机体同时或相继发生两个或两个以上解剖部位的损伤时被称为多发伤。

头或颈部——包括脑或颈椎损伤、颅骨或颈椎骨折;

面部——包括口、耳、眼、鼻和颌面骨骼;

胸部——包括胸腔的所有脏器、膈肌、肋骨架、胸椎和腰椎;

腹部与盆腔——包括腹腔和盆腔的所有脏器伤;

四肢或骨盆——包括四肢、骨盆,以及肩胛带的损伤;

体表——包括发生于体表任何部位的软组织撕裂伤、挫伤、擦伤和烧伤。

(三)伤因分类

战伤分类方法以武器的致伤因素为分类基础,将其分为:炸伤、枪弹伤、刃器伤、挤压伤、冲击伤、撞击伤、烧伤、冻伤、毒剂伤、电离辐射损伤、生物武器伤、激光损伤、微波损伤、其他和复合伤。

(1)炸伤:各种爆炸性武器,如导弹、炸弹、炮弹、水雷、地雷、手榴弹等爆炸对机体所造成的损伤。

(2)枪弹伤:用火药作动力的枪械发射的枪弹或破片击中机体所致的损伤。

(3)刃器伤:刀、剑等有锋刃的冷兵器所致的损伤。

(4)挤压伤:机体肌肉丰富部位,在受重物挤压一段时间后,筋膜间隙内的肌肉缺血、变性、坏死,组织间隙出血、水肿,筋膜腔内压力升高,而造成的以肌肉为主的软组织损伤。

(5)冲击伤:冲击波直接作用于机体引起的损伤。

(6)撞击伤:机体与物体相互碰撞所致机体的损伤。

(7)烧伤:由热力所造成的皮肤及其他组织损伤;也包括一些化学和物理因素所致的组织病理变化和临床过程与热力烧伤相似的皮肤和其他组织损伤。

(8)冻伤:机体组织因受寒冷而引起的损伤。

(9)毒剂伤:机体受化学毒剂作用而引起的损伤。

(10)电离辐射损伤:机体受电离辐射而引起的损伤。

(11)生物武器伤:机体受生物武器作用而引起的损伤和伤害。

(12)激光损伤:激光武器发射的激光作用于机体引起的损伤。

(13)微波损伤:微波武器发射的微波作用于机体引起的损伤和伤害。

(14)其他:不能归于上述伤因的致伤因素引起的机体损伤。

(15)复合伤:人员同时或相继受到不同性质的两种或两种以上的致伤因素的作用而发生的损伤。

海水浸泡、高原环境等因素,因为他们只是一些环境因素,虽可以明显影响战伤的病程和后果,但都不属于"伤",至多对严重者可说是"病"。因此,他们不能独立分类列入战伤伤因。对于尚未武器化、对人员致伤作用尚不明确的新概念武器损伤因素也暂未列入战伤伤因之中,可将之列入其他。

另外,复合伤是人员同时或相继受到不同性质的两种或两种以上致伤因素的作用而发生的损伤。它是发生于各单一致伤因素基础之上,反映两种以上致伤因素共同作用的特点,在战伤分类与救治过程有着特殊的地位和意义。

(四)伤型分类

它是根据受伤部位组织损伤特点的不同进行的分类,能较明确地反映组织局部损伤的性质与特点,有助于伤势的判断和救治措施的选择。

战伤分类国军标中,以最大程度反映战伤组织损伤特点、尽可能减少不同伤型之间的交叉为宗旨,将战伤伤型分为:贯通伤、穿透伤、盲管伤、切线伤、皮肤及软组织伤(擦伤、挫伤、撕裂伤、撕脱伤)、骨折、断肢和断指(趾)、其他。

(1)贯通伤:致伤物体造成机体既有入口又有出口的损伤。

(2)穿透伤:致伤物体穿透体腔(颅膜腔、脊髓膜腔、胸膜腔、腹膜腔、关节腔等)而造成的损伤。

(3)盲管伤:致伤物体造成机体只有入口,没有出口的损伤。

(4)切线伤:致伤物从切线方向击中体表组

织所引起的损伤。

（5）皮肤及软组织伤：致伤因素引起的皮肤及软组织的损伤，主要包括：擦伤、挫伤、撕裂伤、撕脱伤等。

1）擦伤：致伤物与体表发生摩擦所造成的以表皮剥脱为主要改变的损伤。

2）挫伤：钝性暴力作用下，未能造成明显皮肤破损，但引起皮下软组织、肌肉和小血管等的闭合性损伤。

3）撕裂伤：暴力牵拉和 / 或扭转造成皮肤和 / 或软组织撕破或裂开。

4）撕脱伤：暴力牵拉和 / 或扭转造成皮肤和软组织与其附着组织脱离。

（6）骨折：骨的连续性或完整性中断。

（7）断肢和断指（趾）：肢体和指（趾）因遭受外力的严重破坏而发生完全或不完全断离。

（8）其他：其他难以确定组织损伤类型的损伤。

（五）伤势分类

战伤的伤势分类旨在准确反映损伤对人体组织器官损伤程度、生命危险程度和预后影响的严重程度，以伤员组织器官损伤的病理解剖损害程度、损伤对生命的危险程度，以及愈后对人体健康影响程度为基础进行判断；同时适应我军战伤救治卫勤需要，指导伤员的急救、后送与治疗。

战伤的伤势被分为四类，即轻伤、中度伤、重伤和危重伤。分类标准如下：

1. **轻伤**　组织器官结构受到轻度损伤或部分功能障碍，无生命危险；愈后对人体健康无明显影响。

2. **中度伤**　组织器官结构受到较重损伤或较严重功能障碍，有一定生命危险；愈后对人体健康有一定伤害。

3. **重伤**　组织器官结构严重损害致肢体残废、丧失听觉、丧失视觉，以及其他器官功能障碍，有明显的内环境紊乱，有生命危险；愈后对人体健康有重大伤害。

4. **危重伤**　组织器官结构严重损害，有严重的器官功能障碍及内环境紊乱，且严重危及生命；愈后生活完全不能自理或需要随时有人帮助。

战伤伤员的伤势是处于不断变化状态中的，它不仅决定于战伤的伤因、伤部、伤型，同时还与受伤后时间、个体的素质与对战伤的反应性、急救处理等密切相关。例如，一个肢体小动脉损伤的伤员，如得到及时处理而止住出血，可以仅仅为轻伤，但长时间出血则可出现休克而危及生命；一个急性出血性休克，可危及生命，但如得到及时止血和充足血容量的补充，其预后通常较好。因此，对同一个伤员，在不同的时期，伤势完全可能是不一样的。

第二节　伤情（势）评估

一、根据伤情（势）定义原则与评估

对于创伤严重程度，目前我国总体上将之分为轻微伤、轻伤、重伤和致死性伤。但不同系统和部门所采用的标准略有差异，如我国交通管理部门对交通伤的伤情判断标准与工伤管理部门的创伤程度判定标准有一定差异。各国的判断准则也不尽相同。

一般而言，在临床上将皮肤的小擦伤和轻微挫伤等定为轻微伤，而造成一定程度的软组织损伤、脱位者为轻伤，造成严重大面积的撕脱伤、骨折、视力和听力丧失、内脏破裂、内出血等损伤者为重伤，而直接导致死亡的损伤为致命伤。由于评估者采用的伤情判定方法和标准的不同，以及评估者经验和对标准掌握尺度的把握差异，其评估结果往往有一定的差异。

例如，我国交通管理部门和法医鉴定对交通伤的判定是以最高人民法院、最高人民检察院、公安部、国家安全部、司法部联合发布的《人体损伤程度鉴定标准》等为标准，根据人体的受伤部位、损伤程度及治愈时间将交通伤员的伤情分为轻伤、重伤、死亡。

1. **轻伤（slight injuries）**　在外力的作用下使人体组织或器官受到损害，但后果轻微的损伤。一般是指造成表皮挫裂伤、皮下溢血、轻微脑震荡，经医生诊断需休息三天以上者为轻伤。

2. **重伤（severe injuries）**　在强大外力作用下使人体组织或器官受到结构上的破坏，并引起机体组织或器官一系列生理功能的障碍、紊乱、甚至危及生命的严重损伤。通常下列情况之一者为重伤：①经医生诊断已成为残疾者，或可能成为

残疾者。②伤势严重,需要进行较大手术方能挽救生命者。③人身体的要害部位严重烧伤、烫伤,或非要害部位烧伤、烫伤面积达全身体表面积的1/3者。④严重骨折,如胸骨、肋骨、脊椎骨、锁骨、肩胛骨、腕骨、腿骨和脚骨等骨折,或严重脑震荡等。⑤眼部严重受伤,有失明可能者。⑥手部受伤,如大拇指折断一节;中指、示指、环指、小指任何一指折断两节或任何两指各折断一节;局部肌腱受伤,引起功能障碍,有不能自由伸屈的残疾可能者。⑦腿部受伤,如脚趾断3支以上;局部肌腱受伤甚剧,引起功能障碍,有不能行走自如的残疾可能者。⑧内部伤害,内脏损伤,或内出血、腹膜伤害。⑨不属上述范围内的伤害,但经医生诊断为受伤较重的,可根据实际情况,参考上述各条进行确定。

3. **死亡(death)** 我国公安部规定:交通事故所致死亡是指发生交通事故后当场死亡或伤后7天内抢救无效死亡者。

二、依据创伤评分对伤情(势)进行评估

随创伤评分学的出现与发展,创伤评分越来越多地被用于创伤伤情和结局的数字化评估。由于不同创伤评分所采用的指标参数、使用目的和条件的差异等,表现出评分方法较多和复杂、精准性还需要不断完善等问题,同时创伤评分对伤情进行评估时的伤情划分标准尚存在一些不同看法,需要进行深入的研究。虽有这些明显不足,但毫无疑问,采用数字化伤情定量判断评估的创伤评分必将是创伤伤情评估的重要发展方向和趋势。

目前经常用于创伤伤情评估的评分方法和标准如下:

创伤指数:多用于院前。当总分≤9分时为轻伤或中度伤,总分在10~16分者为重度伤,当总分≥17分时属危重伤。

院前指数:多用于院前。总分为0~3分为轻伤,总分在4~20分为重伤。

CRAMS评分:多用于院前。通常将CRAMS≤6分者定为重度损伤。

简明创伤评分:创伤病理损伤程度评估的金标准。1分为轻度伤,2分为中度伤,3分为较重损伤,4分为严重损伤,5分为危重损伤,6分为最危重的损伤(存活可能性极小)。

损伤严重度评分:用于多发伤伤情评估。通常,<16分者为轻伤,16~24分者为重伤,≥25分者为严重损伤。

三、战伤伤势(情)评估

与平时的创伤相比较,战伤在多个方面有着其鲜明的特点:首先,其特殊的致伤因素多,复合伤发生率高;其次,战伤有不少特殊的伤型,如贯通伤、穿透伤、盲管伤、切线伤,以及电离辐射损伤,等等。因此,平时创伤的描述方式很难满足对战伤描述的要求;在对战伤的伤情等的描述中也会产生一定的差异。

另外,战时对战伤的救治组织与技术要求也与平时创伤的救治有很大的差别,因而导致战伤的检伤分类、伤情判断、急救治疗、后送与康复等的需求也有显著的不同。战伤救治组织与平时创伤救治相比较,其最大的特点是:要求采用分级救治、时效救治、治送结合的方式。分级救治是指在批量伤员出现和救治环境不稳定时,将伤员救治活动过程采用:分工、分阶段、连续实施的组织形式与工作方法,也就是指伤员救治由抢救组、营救护所、团救护所、师医院、战役后方医院、战略后方医院等分级进行救治与后送的救治过程。时效救治是指按照战伤救治的时效原理,在最佳救治时机采取最适宜的救治措施,以达到最佳救治效果的救治原则和工作方式。

因此,对于战伤救治而言,无论是在战场的现场急救,还是在之后的各级分级急救治疗的阶梯,都要求对战伤进行快速科学的检伤分类、伤情判断和战伤特征的描述,以保障战伤救治中时效救治的实现。除了传统定性的战伤伤势评估方法,近年来战伤评分也逐渐发展起来,成为高效、科学、准确的定量评估和描述战伤方法的发展方向。目前与战伤评估有关的评分方法主要有:红十字会创伤分类、南非伤员检伤分类评分、简易战伤计分法、军队战伤评分和军人失能评分等。

(一)战伤伤势快速简易评估法

国军标《战伤分类及判断准则》指出:伤员的伤势可采用快速简易评估法进行评估,即通过参考已知公认战伤的伤势可实现对战伤伤势的

快速粗略评估。例如,"上肢骨折"有较重的组织结构损害和功能障碍,一般无生命危险,但在某些情况下仍有一定的生命危险,因此一般可直接将之定为中等伤。但是对于很多同样的战伤,由于损伤程度的不同、受伤时间的长短、个体差异、救治能力的差别,有的可能很快恢复而不留下明显后遗症,但有的却可能有严重的并发症,并可能死亡。因此,此方法具有简单、快速的特点,但也存在对伤势判定的准确性相对差的弱点。

战伤伤势快速评估参照标准:

1. **轻伤** 组织器官结构受到轻度损伤或部分功能障碍,无生命危险;预后对人体健康无明显影响。一般包括以下一些情况:

A. 局部皮肤与软组织挫伤、撕裂伤,失血量≤20%。

B. 心脏、气管、单侧肺轻度挫伤。

C. 肝脏、脾脏、肾脏、胰腺、肾上腺、肠系膜、卵巢挫伤(血肿),或轻度表浅裂伤。

D. 食管、胃、肠道、胆囊、膀胱、尿道、子宫等挫伤,或轻度撕裂伤,未穿孔。

E. 关节扭伤;关节脱位;肌腱-韧带撕裂伤;单纯肋骨骨折;椎体轻度压缩。

F. Ⅱ度烧伤面积<10%。

G. 1~2Gy辐射剂量的电离辐射损伤。

H. 简易战伤计分为12分。

2. **中度伤** 组织器官结构受到较重损伤或较严重功能障碍,有一定生命危险;预后对人体健康有一定伤害。一般包括以下一些情况:

A. 广泛皮肤与软组织挫伤、撕裂伤,失血量20%~40%。

B. 脑神经损伤;颅骨骨折,硬膜完好,凹陷≤1cm;小脑小范围挫伤,出血≤10ml;大脑小范围挫伤,出血≤30ml,中线移位≤5mm;中度弥漫性轴索损伤。

C. 单眼眼球撕裂伤,累及眼球(包括眼球破裂、剜出);单眼视网膜撕裂伤,伴视网膜脱离。

D. 伴腺管损伤的唾液腺损伤;双侧声带损伤。

E. 心脏严重挫伤;气管支气管裂伤,裂口<1cm;单侧肺挫裂伤。

F. 肝脏、脾脏、肾脏、胰腺、肠系膜、卵巢等组织器官广泛挫伤,或撕裂伤,失血量>20%。

G. 食管黏膜撕裂伤;胃撕裂伤伴穿孔,未完全横断;胆囊撕裂伤伴穿孔;膀胱撕裂伤伴穿孔;输尿管广泛撕裂伤,或横断;尿道广泛撕裂伤;子宫撕裂伤或子宫破裂。

H. 关节和软骨广泛损伤;多根肋骨骨折,胸廓稳定,伴血/气胸;单侧连枷胸,无肺挫伤;四肢骨折,不伴主要血管损伤或严重组织缺损;稳定的骨盆骨折;肢体挤压伤。

I. 椎体压缩>20%;椎间盘突出,伴神经根损害;脊髓损伤,伴一过性神经体征;神经根损伤。

J. Ⅱ度烧伤面积为10%~30%或Ⅲ度烧伤面积<10%。

K. 中度休克。

L. 2~4Gy辐射剂量的电离辐射损伤。

M. 简易战伤计分为10~11分。

3. **重伤** 组织器官结构严重损害致肢体残疾、丧失听觉、丧失视觉,以及其他器官功能障碍,有明显的内环境紊乱,有生命危险;预后对人体健康有重大伤害。一般包括以下一些情况:

A. 广泛皮肤与软组织毁损,失血量>40%。

B. 颅脑穿透伤;脑干损伤;幕上大于30ml的颅内血肿;幕下大于10ml的颅内血肿;严重脑挫裂伤,伴颅内出血,中线移位>5mm;重度弥漫性轴索损伤。

C. 双眼眼球撕裂伤,累及眼球(包括眼球破裂、剜出);双眼视网膜撕裂伤,伴视网膜脱离。

D. 严重机械性呼吸道阻塞。

E. 心脏重度撕裂伤,伴穿孔;心内瓣膜破裂;心室间隔或房间隔破裂;心脏压塞。

F. 主支气管重度撕裂伤、横断;单侧肺挫伤,伴张力性气胸/肺实质裂伤,或大量漏气/体循环空气栓塞;双侧肺撕裂伤。

G. 肝脏严重撕裂伤;脾脏严重撕裂伤,脾门或脾段血管受累;肾脏严重撕裂伤伴尿液外渗;肾蒂撕脱伤;胰腺严重撕裂伤;肠系膜广泛撕裂伤。

H. 食管穿孔;胃破裂;肠道广泛撕裂、横断;胆总管或肝管裂伤或横断;膀胱破裂。

I. 多根肋骨骨折,胸廓不稳定,伴血/气胸;单侧连枷胸,伴肺挫伤;双侧连枷胸;肢体广泛毁损;肢体离断,不稳定的骨盆骨折伴严重休克。

J. 脊柱不稳定性骨折；不全性或完全性脊髓损伤；完全性马尾损伤。

K. 重度休克，失血量 >40%。

L. Ⅱ度烧伤面积为 30%~50% 或Ⅲ度烧伤面积为 10%~20%。

M. 4~6Gy 辐射剂量的电离辐射损伤。

N. 严重多发伤；严重复合伤。

O. 简易战伤计分为 6~9 分。

4. **危重伤** 组织器官结构严重损害，有严重的器官功能障碍及内环境紊乱，且严重危及生命；预后生活完全不能自理或需要随时有人帮助。一般包括以下一些情况：

A. 严重脑干损伤，或颅脑的广泛毁损，深昏迷。

B. 颈动脉、锁骨下动脉、胸主动脉、腹主动脉、腔静脉等大血管的破裂，伴严重休克。

C. 胸、腹腔脏器广泛毁损。

D. 呼吸循环功能严重障碍，呼吸停止或脉搏消失。

E. C_3 以上完全性脊髓损伤。

F. Ⅱ度烧伤面积 >50% 或Ⅲ度烧伤面积 >20%。

G. 高于 6Gy 辐射剂量的电离辐射损伤。

H. 简易战伤计分 ≤5 分。

（二）军队战伤评分

军队战伤评分（military combat injury scale，MCIS）是由美国的一个专家组研发，是以 AIS 评分和 ICD 编码为基础，以更精确地描述战伤特点、满足军队创伤数据库的需要的方法。MCIS 作为一种创伤严重程度评分，基本实现了对战争中遇到的特殊损伤特征进行明确的描述，特别是对爆炸导致的损伤，以及爆炸继发引起的损伤的描述。其主要方法内容如下：

1. **战伤身体区域定义** MCIS 将身体分为 5 个区域，即四个解剖区域和一个多发区域，具体为：

（1）头部和颈部：头部、面部和颈部的损伤；

（2）躯干：胸部和腹部的损伤，包括骨盆带和躯干的连接区域，如腋窝和腹股沟；

（3）上肢：上肢的损伤；

（4）下肢：下肢的损伤；

（5）多处：损伤不局限于一个特定的身体区域。

2. **战伤严重度定义、描述和编码方案**

MCIS 采用 5 分制来区分损伤严重度的等级。在区分损伤严重程度等级时，考虑了随着时间死亡率增加的程度，以及损伤严重度所需的医疗资源和医学救治水平等因素。战伤的损伤严重度等级分为以下五级：

（1）轻伤（minor）：指小的或浅表的损伤，可以在战场危险条件下治疗、伤员可以在 72 小时内回到战斗岗位。

（2）中度伤（moderate）：指不需要立即治疗的损伤，可以延迟到战术环境许可时再治疗而不会导致死亡率和伤残率增加的损伤。

（3）重度伤（serious）：指不会导致休克或气道狭窄，但原则上应在 6 小时内在具有医疗设施（medical treatment facility，MTF）的条件下进行治疗，以避免死亡或增加伤残的严重损伤。

（4）极重度伤（severe）：指可能导致休克或气道狭窄，如果在 6 小时内没有在具有医疗设施（MTF）的条件下进行治疗，部分伤员死亡率和伤残率将增加的损伤。

（5）可能致命伤（likely lethal）：指在军事环境下很可能不能存活的损伤，包括毁损性损伤和受伤后在几分钟内可能死亡的损伤。

MCIS 采用五位数字的编码方案（表 1-5-1）：第 1 和 2 位数字分别表示损伤严重程度和身体区域；第 3 位数字表示所涉及的组织类型；第 4 和 5 位数字与第 1、2 和 3 位数字一起表示特定的伤害。

MCIS 身体区域和严重程度定义、编码方案，及其相关战伤描述的示例见表 1-5-2。

MCIS 是一种创伤严重程度评分，基本实现了对战争中遇到的特殊损伤特征进行明确的描述，特别是实现对爆炸导致的以及爆炸继发引起的损伤的描述。MCIS 能更好适应战伤的损伤严重程度评分的需要，并能与民用评分方法相链接和比较；因为 MCIS 设计上在考虑战伤严重程度的同时，也考虑到功能丧失的因素，能较好地识别战伤中失能性损伤，可与军人失能评分相关联。

（三）军人失能评分

军队功能障碍评分（military functional incapacity scale，MFIS）是美国的一个专家组在研发 MCIS

表 1-5-1 MCIS 编码方案

第 1 位数字	第 2 位数字	第 3 位数字	第 4、5 位数字
损伤严重程度	身体区域	组织类型	特定损伤
1：轻伤 2：中度伤 3：重度伤 4：极重度伤 5：可能致命伤	1：头部和颈部 2：躯干 3：上肢 4：下肢 5：多处	1：全域性 2：皮肤 3：肌肉、肌腱、韧带和关节 4：神经和脊髓 5：骨 6：血管 7：头、面、颈和胸的器官 8：腹部器官 9：盆腔器官 10：其他	当与第1、2和3位数字在一起时，表示与身体区域和组织相关的特定损伤

表 1-5-2 MCIS 严重程度和身体区域的描述示例

MCIS	头和颈	躯干	上肢	下肢
1	脑震荡，未指明的，无 LOC 或短暂 LOC（<5min，完全恢复之前的认知状态）	肋骨骨折，1根或未指明	开放性上肢伤，较小，表浅，单侧或双侧	开放性下肢伤，较小，表浅，单侧，或双侧
2	脑震荡伴有 LOC（≥5min 或 <1h 和 / 或不完全恢复之前的认知状态）	锁骨或肩胛骨骨折，单侧	Ⅱ度或Ⅲ度烧伤，单侧手、手腕、肘或肩	开放性下肢伤，深，广泛，深入肌肉，软组织丢失 < 单侧腿的 25%，单侧
3	上颌骨骨折（除双侧上颌骨或联合部骨折或下颌骨撕裂之外）	开放性损伤伴躯干、臀部或骨盆带肌肉丢失 <10%	手截肢或压榨伤，双侧肩以下血管损伤，能放置止血带	开放性损伤，软组织丢失 ≥单侧腿 25%、但 <50%，一处或多处损伤
4	下颌骨撕裂（包括复杂的、粉碎性下颌骨骨折和 / 或有部分骨缺失）	开放性损伤伴躯干、臀部或骨盆带肌肉丢失 >10% 髂动脉撕裂或横断	肩以下、肘（含）以上的截肢或压榨伤，能放置止血带、或能压迫止血肩部血管损伤（腋动脉），不能放置止血带	腹股沟以下的血管损伤，能放置止血带 腹股沟的血管损伤，不能放置止血带
5	穿透伤或冲击伤伴有骨、口腔和面部软组织的毁损，危及呼吸道	肺冲击伤（超压），严重或多肺叶或双侧	肩部截肢或压榨伤（锁骨下远端腋动脉），不能放置止血带或压迫止血	保留臀部的截肢或压榨伤，不能放置止血带或压迫止血

LOC：意识丧失（loss of consciousness）

评分的同时所提出，以期反映战伤所导致的战斗人员即刻的、战术相关的、功能性的损害。要求 MFIS 评分要能满足帮助 MCIS 在评估战伤的损伤严重程度时，最大程度地与即刻的功能损害相关联，要求 MFIS 可广泛应用于所有陆军职业专业军人的失能评价。

美国战术战斗伤员救治委员会成员确定了军人失能评价应与战斗人员的即刻的、战术相关的、功能性的损害水平相关，并给予了明确的定义。其即刻功能损害 / 失能被定义为受伤者射击（对武器系统的负荷、瞄准、开火）、移动（走、跑、爬、进入 / 退出 / 驾驶车辆）和沟通交流（理解、接收或发送语言或非语言指令）的能力的损害。这些都是与军事行动相关的、必不可少的功能，决定了伤员是否具有能够坚持继续执行任务的能力。

MFIS 根据战伤所导致的伤员是否具有能够坚持继续执行任务的能力的程度,即伤员在此即刻的、战术相关的、功能性的损害程度,将战伤伤员的 MFIS 分为 4 级（4 分）：

MFIS1：能够继续执行任务。

MFIS2：能为支持执行任务出力。

MFIS3：丧失执行任务的能力。

MFIS4：丧失作战能力。

MFIS 设计出来是为了能反映战伤所导致的战斗人员的即刻的、战术相关的、功能性的损害程度,其应用着重于对军人遭受战伤后是否具有继续执行任务能力的评估。

第三节　创伤评分

一、概述

创伤评分（trauma score）是通过记分的方法对创伤患者损伤的程度、特征、结局等属性进行定量记录,对创伤的某些特征进行定量或半定量分类和／或评估的方法。

创伤评分学（trauma scoreology）是研究和评价创伤评分方法及其应用的方法学学科,即是研究采用记分的方法对创伤患者损伤的程度、特征、结局等属性进行定量记录和描述,对创伤进行定量或半定量分类和／或评估,评价各创伤评分方法的优劣,并发展和完善创伤评分方法。创伤评分学研究各创伤评分的适用对象、条件和时机等,使创伤评分成为创伤防、诊、治与康复等的工具和平台。

创伤评分的实质就是以定量、半定量的方式,用数值来描述创伤的某些特征。这些被描述的创伤特征可以是损伤的严重程度,也可以是损伤的类型、病理生理状态、生理功能、心理状态、生存概率、创伤结局、生存品质等等。

创伤评分通过忽略一些复杂的创伤细节,对创伤的特定属性（如损伤病理严重程度、生理状态、心理状态、或结局等）依据其程度与类型的特点,将不同的损伤属性赋予一定的分数值,通过这种一维的数值描述方法简化和改善创伤病例比较和沟通标准和工具,使之成为创伤救治、研究和管理过程中的一种共同语言。例如,当你介绍一组

病例时,如你采用创伤评分时,仅需要通过简单的列示创伤评分值、评分值的分布特点等,就可以清楚说明这组创伤患者的损伤严重程度,而就不需要通过一个详细的表格来列示所有创伤患者的有关损伤细节了。

创伤评分的出现,促进了对创伤的描述和评估由定性向定量或半定量发展的道路,利于创伤信息化的发展与进步,已广泛用于创伤患者的检伤分类、损伤程度评估、功能状况和预后判断等,成为创伤流行病学研究、评价不同医疗机构对创伤的救治水平、确定优化的创伤救治手段、判断公共卫生资源分配合理性、创伤评估赔偿等的工具与手段。

在对创伤评分进行分类的过程中,由于采用的分类标准不同,也就有不同的分类方法,形成不同的创伤评分分类体系。各种分类方法也不是绝对的,有一定的交叉与重合。目前常采用的创伤评分的分类方法主要有以下几种。

（一）根据应用专科和功能分类

依据创伤评分的功能和应用的专科进行区分,可将创伤评分分为：通用创伤评分和专科创伤评分。

1. 通用创伤评分　也称为传统创伤评分,是传统的定量描述和评估创伤患者的损伤严重程度和结局的创伤评分方法,常共同运用于各个与创伤救治相关的专科的评分方法,如格拉斯哥昏迷评分、创伤指数、修正的创伤评分、简明创伤评分等。

2. 专科创伤评分　主要适用于特定专科需要,针对创伤患者专科损伤、功能与结局情况进行评估判断的创伤评分方法,如慢性脑损伤分级评分、胸部穿透伤指数、脊柱独立性测量评分、颌面损伤严重度评分、视觉模拟评分等。

（二）根据使用的时间阶段和场所分类

在创伤救治的不同阶段和场所,对患者创伤的评估内容、精度和效率的需求有所不同,对创伤评分的需求有明显的区别。依照创伤评分所使用的时间阶段和场所不同,可将创伤评分方法分为：院前创伤评分（院前评分）、院内创伤评分（院内评分）和院后创伤评分（院后评分）。

1. 院前评分　是患者从受伤现场到医院确定性诊断治疗前这段时间内,医护人员为定量判

断患者伤情所采用的创伤评分方法。院前评分的目的是使患者在受伤现场、转运和急诊室等有限的环境条件下，能获得快速高效的伤情判断、准确的分类急救，最终使患者能尽快得到合理的分诊和及时的救治。

2. 院内评分　主要应用于创伤患者到达医院后，对患者创伤的损伤类型、严重程度、功能和预后等进行定量评估的评分方法。由于患者在医院内能获得详细的体检和大量准确的各种辅助检查数据，因而院内评分往往具有更高的准确性和指导性，能更有助于精确的医疗救治和救治质量评估等，同时其计算方法往往也更为复杂、要求更高。

3. 院后评分　主要应用于创伤患者出院后，对其创伤救治后治疗结局、生活能力与质量等进行定量评估的方法。因此，此类评分主要包括一些功能评分、精神心理评分、结局评分等。

（三）根据评分指标类别分类

依据创伤评分所采用的评分指标的类别不同，创伤评分可被分为：生理学评分、解剖学评分、功能学评分，以及复合评分等。这种分类方法对理解各创伤评分方法的特点及适用范围和对象等有帮助。

1. 生理学评分　是采用生理学指标计算获得评分分值的创伤评分方法。单纯的生理学评分主要用于院前患者的分类和重症监护病房，一般用于创伤的损伤程度评估、治疗效果的评价、患者转归预测等。常用的生理学评分方法主要有：格拉斯哥昏迷评分、院前指数、创伤指数、修正的创伤评分、急性生理学和慢性健康状况评价等。

2. 解剖学评分　是采用解剖学指标计算获得评分分值的创伤评分方法。基于损伤的解剖部位及解剖学损伤程度进行的创伤评分多用于院内评分过程，主要有：简明损伤评分、损伤严重度评分、新的损伤严重度评分等。

3. 功能学评分　是对患者的某些功能状态进行定量计分的创伤评分方法，如功能性独立评分等。

4. 复合评分　是综合采用生理学指标、解剖学指标和/或功能指标等对创伤进行定量计分评估的创伤评分方法。其较单纯的解剖学评分或生理学评分有更高的准确性，被广泛用于创伤严重程度、创伤患者结局、救治质量等方面的评估和研究，如创伤和损伤严重程度评分（TRISS）等。

二、通用创伤评分

（一）院前评分

院前（创伤）评分主要运用在患者从受伤现场到进入医院获得确定性治疗之前，重点对患者进行检伤分类和严重程度评估的创伤评分方法。院前评分使用的流程和地点包括：受伤现场、现场分拣、转送途中、急诊室、急诊分拣等。

应用院前评分是为了实现在时间紧迫、条件相对简陋、诊断不是非常准确的条件下，将患者的损伤严重程度转化为定量数字，迅速而相对准确地对伤情进行等级判断，从而指导患者的后送、分诊，最终得到及时合理的救治。故院前评分采用的指标通常简单、易获取，评分方法简便、易操作，具有一定的敏感性和特异度，在不遗漏应该送往创伤中心或专科医院救治的重症患者的情况下，尽量不因扩大重伤患者范围而造成医疗资源的浪费。

能用于院前的创伤评分方法数量较多，每种评分都有相应的优点和不足，有一定的最佳适用条件或损伤种类。院前评分主要有：CRAMS 评分、格拉斯哥昏迷评分、院前指数、创伤指数、创伤评分、修正的创伤评分、改良早期预警评分、南非检伤分类评分、MGAP 评分等。这里我们重点简要介绍一些目前使用较为广泛的院前评分方法，具体可参见《创伤评分学》一书。

1. CRAMS 评分　CRAMS 评分即是以循环、呼吸、腹部、运动和语言 5 个项目建立的一种院前创伤评分方法，并以其各项指标英文单词的首字母组合对其进行命名，即循环（circulation）、呼吸（respiration）、腹部（abdomen）、运动（motor）和语言（speech）5 个英文单词的第一个字母组合形成其称谓。

CRAMS 评分是分别对创伤患者的循环、呼吸、腹部、运动和语言 5 个项目进行记分，将此 5 个项目的得分相加所得的和即为 CRAMS 分值。CRAMS = 循环分值 + 呼吸分值 + 腹部分值 + 运动分值 + 语言分值。具体记分的的指标与方法参见表 1-5-3。

表 1-5-3　CRAMS 评分的项目指标与记分标准

项目指标	记分
循环	
正常毛细血管充盈或收缩压 >100mmHg	2
延迟毛细血管充盈延迟或 85mmHg< 收缩压 <100mmHg	1
无毛细血管充盈或收缩压 <85mmHg	0
呼吸	
正常	2
异常	1
无呼吸	0
腹部	
腹部和胸部无触痛	2
腹部或胸部触痛	1
腹部紧张或连枷胸	0
运动	
正常	2
只对疼痛反应（非去脑强直）	1
无反应	0
语言	
正常	2
混乱	1
语言不能理解	0

周继红.创伤评分学［M］.北京:科学技术出版社,2018.

通常 CRAMS 总分越小,伤情越重。CRAMS 总分≤8 分者为重伤,分值大于 8 分者为轻伤。CRAMS 定义为轻伤的患者,经过急诊处理后一般可以回家,而重伤患者则多需要急诊手术或住院。

2. 格拉斯哥昏迷评分　格拉斯哥昏迷评分（Glasgow coma score, GCS）被广泛应用于临床颅脑损伤的伤情评估、临床分型,以及颅脑伤的预后判断之中,并被吸纳进众多的创伤评分计算方法中,成为多种创伤评分的重要组成部分之一。

GCS 评分方法是通过对伤病员的运动反应、言语反应和睁眼反应分别记分,GCS 的总分值为运动反应、言语反应和睁眼反应三项评分值之总和。具体记分的指标与方法参见表 1-5-4。

表 1-5-4　GCS 的计分方法

运动反应	言语反应	睁眼反应	计分
遵命动作			6
定位动作	回答正确		5
肢体回缩	回答错误	自动睁眼	4
肢体屈曲	含混不清	呼唤睁眼	3
肢体过伸	唯有声叹	刺痛睁眼	2
无反应	无反应	无反应	1

周继红.创伤评分学［M］.北京:科学技术出版社,2018.

GCS 的最高总分为 15 分,最低分为 3 分。GCS 分值在 13~15 分为轻度脑损伤、9~12 分为中度脑损伤,小于或等于 8 分为重度脑损伤;而当 GCS 等于或小于 8 分时,患者的呼吸道通畅往往得不到保障,就需要进行气管内插管。

3. 院前指数　院前指数（prehospital index, PHI）主要应用于:①现场明确患者的伤情,以指导转送伤病员到具有相应救治能力的创伤救治机构;②通过现场对伤情的评估,客观反映创伤患者伤情的危重程度,促使创伤救治机构启动创伤团队救治机制,并为院内创伤救治进行相应准备。

PHI 的指标由四部分组成,包括收缩压、脉搏、呼吸状态和意识状态,四项指标记分值的总和即为 PHI 的总分,但当有胸或腹部穿透伤时,在 PHI 分值上另加 4 分。具体记分的指标与方法参见表 1-5-5。

表 1-5-5　PHI 评分指标与记分方法

指标	分级	记分
血压 /mmHg	>100	0
	86~100	1
	75~85	2
	0~74	5
脉搏 /（次 /min）	≥120	3
	51~119	0
	<50	5
呼吸	正常	0
	用力或浅	3
	<10 次 /min 或需要插管	5
意识	正常	0
	混乱或烦躁	3
	语言不能理解	5

周继红.创伤评分学［M］.北京:科学技术出版社,2018.

PHI总分越大,伤情越重。PHI总分0~3分为轻伤,4~20分为重伤(伤后72小时内死亡或者24小时内需要外科手术干预)。PHI在预测创伤患者急诊手术率和死亡率上都具有较高的准确性。

4. 创伤指数 创伤指数(trauma index,TI)主要应用于事故现场对创伤患者进行简单快速的伤情分类,非医疗人员可以获取其指标参数,不需要使用复杂的设备测量。

TI评分包括5个变量指标:伤部、损伤类型、心血管状态、中枢神经状态和呼吸状态,每一变量根据其具体情况被赋予分值。5项指标得分相加之和为TI的评分值。具体记分的指标与方法参见表1-5-6。

TI分值范围为0~30分,分值越大,伤情越重。TI分值在0~7为轻微伤,8~18为中度伤,大于18为重度伤。中度伤患者通常需要住院治疗,但很少引起死亡,但重度伤的死亡率接近50%。

TI对小分值患者的差异评估敏感性不高。

5. 创伤评分 创伤评分(trauma score,TS)作为现场分拣、伤员救护评估的工具得到广泛的认可。TS所涉及的评分指标包含:呼吸频率、呼吸动度、收缩压、毛细血管充盈、格拉斯哥昏迷评分等。具体分值计算是针对上述各指标检测值进行评分赋值,然后各指标赋值相加,即得TS的总分值。各指标检测值与记分的方法参见表1-5-7。

TS总分为16分,分值越低表示损伤越严重。TS>12分时伤员死亡率为0;TS≤12分,伤员死亡率可达61.50%。因此,通常TS小于或等于12分的伤员需要送到创伤中心进行救治。

6. 修正的创伤评分 修正的创伤评分(revised trauma score,RTS)简化了TS评分指标的选取,增加了GCS在伤情评价中的比重,解决了TS对头部损伤评价较低的不足,已成为创伤人群损伤严重程度评价中应用最广泛的生理学损伤严重度评价方法。

表1-5-6 创伤指数(TI)的指标与其记分标准

指标	记分			
	1	3	4	6
伤部	皮肤或四肢	背部	胸腹部	头颈部
损伤类型	裂伤或挫伤	刀刺伤	钝性伤	枪弹伤
心血管状态	体表出血	收缩压<100 或脉搏>100	收缩压<80 或脉搏>140	无脉搏
中枢神经系统状态	嗜睡	昏睡	运动或感觉缺失	昏迷
呼吸状态	胸痛	呼吸困难或咯血	误吸	窒息或发绀

周继红.创伤评分学[M].北京:科学技术出版社,2018.

表1-5-7 创伤评分各指标和其记分标准

项目	分值					
	5	4	3	2	1	0
呼吸频率	…	10~24	25~35	>35	<10	无
呼吸动度	…	…	…	…	正常	浅或困难
收缩压/mmHg	…	>90	70~90	50~69	<50	0
毛细血管充盈	…	…	…	正常*	迟缓△	不充盈
GCS	14~15	11~13	8~10	5~7	3~4	…

资料来源:周继红.创伤评分学[M].北京:科学技术出版社,2018.

*正常:前额、口唇及甲床再充盈时间≤2s

△迟缓:前额、口唇及甲床再充盈时间>2s

根据评分的目的和用途不同,有两个版本的评分方法,一个是主要用于院前伤员分拣的分拣-修正的创伤评分(triage-revised trauma score,T-RTS),另一个是用于创伤救治结局评估和损伤严重度控制的修正的创伤评分,为了与 T-RTS 相区别,将之命名为 RTS。

RTS 评分和 T-RTS 评分的指标均为伤员的格拉斯哥昏迷评分(GCS)、收缩压(SBP)和呼吸频率(RR)共 3 个项目,GCS、SBP 和 RR 分别依据其临床检测结果分别被赋予不同的编码值(记分),编码值范围为 0~4 分,分别代表各自实测值的 5 个区间。具体的指标及其记分方法参见表 1-5-8。

表 1-5-8 修正的创伤评分的指标和记分标准

GCS	SBP	RR	编码值
13~15	>89	10~29	4
9~12	76~89	>29	3
6~8	50~75	6~9	2
4~5	1~49	1~5	1
3	0	0	0

(1)T-RTS 计算方法:T-RTS 的总分值为 GCS、SBP 和 RR 编码值直接相加所得的和,即 T-RTS=GCSc+SBPc+RRc。

GCSc、SBPc 和 RRc 分别为 GCS、SBP 和 RR 的编码值。

(2)RTS 计算方法:在 RTS 的计算中 GCS、SBP、RR 编码值分别被进行加权处理,各参数的权重为在 MTOS 中各指标对伤员死亡率影响的逻辑回归分析所得系数,并通过人群适应性校正而得。GCS、SBP、RR 的权重分别为 0.936 8、0.732 6 和 0.290 8,RTS 计算公式为:

RTS=0.936 8×GCSc+0.732 6×SBPc+0.290 8×RRc

资料来源:周继红.创伤评分学[M].北京:科学技术出版社,2018.

T-RTS 分值最小为 0 分,最大为 12 分,分值越小代表伤情越严重。在实际现场分拣中将 T-RTS≤11 分的患者转送到创伤中心进行救治。

RTS 的分值范围为 0~7.84,分值越小,其伤情越重。在结局预测中 RTS 的分值越小,则伤员的生存概率越低。

(二)院内评分

院内(创伤)评分是指主要应用于创伤患者入住医院后的创伤评分方法。院内评分使用的流程和地点是从入住医院后至出院的各救治过程和相关的科室。当创伤患者入住医院后,损伤诊断逐渐明确,各种检查化验也相对完善,并可能获得确定性治疗,此时医护人员对患者创伤损伤严重程度、伤情发展变化以及转归的评估需要更为精细、准确和更有指导价值。院内评分也就是为了适应这类需要而产生的。相对于院前评分系统,院内评分采用的指标相对复杂、检测指标相对准确,具有更好的敏感性和特异度,其计算方法相对复杂、但精度较高。

院内评分的实施多是在创伤的诊断基本明确、可进行确定性治疗的条件下进行的。院内评分将创伤所致的患者损伤特点、损伤严重程度、功能和结局转归等特点转化为定量化的数字,以通用标准的语言形式(评分数值)帮助科学、准确、便捷地描述创伤的损伤特点、伤情程度和结局转归等等,进而指导患者后续精确治疗、疗效判断、救治质量评估等。

院内创伤评分方法较多,还应包括一些专科评分和结局评分,主要包括:休克指数、简明损伤评分、国际疾病诊断编码基础上的损伤严重程度评分、损伤严重度评分、新损伤严重度评分、对数损伤严重度评分、创伤和损伤严重程度评分等等。在这里仅就一些通用的院内创伤评分方法做简单介绍。

1. 休克指数 休克指数(shock index,SI)被定义为心率除以收缩压,即:

$$SI=心率(次/分)/收缩压(mmHg)$$

SI 的正常值范围为 0.5~0.7。当患者 SI>0.9 时,提示其存在失血性休克。SI 对急性失血敏感,血流动力学稳定性的预测明显优于单独使用心率或收缩压,可以用于院前对患者大量输血(massive transfusion,MT)风险的预测。除了创伤失血,在急性低血容量状态时 SI 也会升高,所以还被用于肺炎、急性肺栓塞、卒中、心肌梗死或脓毒症等时对循环状态的评估。

2. 简明损伤评分 简明损伤评分(the abbreviated injury scale,AIS)是目前世界医学界公认的标准化的损伤严重程度分类与评估的通用工具,是全球创伤医学领域损伤数据收集的首选工具。

AIS 评分以解剖损伤为基础,它只评定伤情本身而不评定损伤造成的后果。AIS 为每个损伤都设计了一个特定的 6 位数的编码,并加一个 AIS 严重度评分(共 7 位数),用 6 分制按顺序对损伤进行定级评价。具体评分编码规则方法:

简明损伤评分（AIS）的评分方法

AIS 为每个损伤都设计了一个特定的 6 位数的编码，并加一个 AIS 严重度评分（共 7 位数），用 6 分制按顺序对损伤进行定级评价。具体评分编码规则如下：

编码规则格式：①②③④⑤⑥·⑦

第 1 位数表示身体区域，即 AIS 将身体损伤部位分为九个解剖区域："1"为头部（颅和脑）；"2"为面部，包括眼和耳；"3"为颈部；"4"为胸部；"5"为腹部及盆腔脏器；"6"为脊柱（颈椎、胸椎、腰椎）；"7"为上肢；"8"为下肢，骨盆和臀部；"9"为体表（皮肤）和热损伤，以及其他损伤。

第 2 位数表示解剖结构的类别："1"为全区域；"2"为血管；"3"为神经；"4"为器官（包括肌肉/韧带）；"5"为骨骼（包括关节）；"6"为头—LOC（意识丧失）。

第 3、4 位数表示具体的解剖结构或在体表损伤时表示具体的损伤性质，具体编码与意义见表 1-5-9。

第 5、6 位数表示具体部位和解剖结构的损伤程度。

第 7 位数，即小数点后的数字，是 AIS 评分值，表示组织损伤的严重程度："1"为轻度；"2"为中度；"3"为较重；"4"为重度；"5"为危重；"6"为极重度（目前不可救治的损伤）。在已知有损伤发生，但不知是哪个器官或部位的损伤时，定义 AIS 分值为"9"，但"9"不代表损伤的严重程度。

在已知损伤发生在某一器官或部位，但损伤的准确类型不清，即缺乏损伤详细的资料时，编码为 NFS。

AIS 是以解剖损伤为基础进行编码和分级评分，每一种损伤有 1 个、也只有 1 个 AIS 记分；但一位患者可以同时有多种损伤存在，故可能拥有多个 AIS 编码和记分。

表 1-5-9　AIS 编码前 6 位数的具体内容

第 1 位数：身体区域	第 3、4 位数：特定的解剖结构或损伤性质		第 5、6 位数：损伤程度
1. 头部	全区域		从 02 开始，用两位数字顺序编排，以表示具体的损伤。00 表示严重度未指明的损伤（NFS），或表示该解剖结构在本手册中只有一项条目的损伤。99 表示损伤性质或严重程度都不明者
2. 面部	02	皮肤—擦伤	
3. 颈部	04	—挫伤	
4. 胸部	06	—裂伤	
5. 腹部及骨盆	08	—撕脱伤	
6. 脊柱	10	断肢	
7. 上肢	20	烧伤	
8. 下肢	30	挤压伤	
9. 皮肤和未特定指明的部位	40	脱套伤	
	50	损伤—NFS	
第 2 位数：解剖结构的类别	60	穿透伤	
	90	非机械性损伤	
1. 全区域	头部—LOC		
2. 血管	02	意识丧失的时间	
3. 神经	04,06,08	意识水平	
4. 器官（包括肌肉/韧带）	10	脑震荡	
5. 骨骼（包括关节）	脊柱		
6. 头—LOC	02	颈椎	
	04	胸椎	
	06	腰椎	
	血管，神经，器官，骨，关节都从 02 开始用两位数字顺序编排		

例如：青年男性，37岁，乘坐小轿车时与货车碰撞发生交通事故致严重多发伤，入院完善各项检查后明确具体损伤，其各个损伤相应的AIS编码和评分为：

（1）开放性胫骨骨折：AIS编码为854001.3，损伤程度为3分（较重）；

（2）开放性腓骨骨折：AIS编码为854442.2，损伤程度为2分（中度）；

（3）开放性骨盆骨折：AIS编码为856152.3，损伤程度为3分（较重）；

（4）股骨颈骨折：AIS编码为853161.3，损伤程度为3分（较重）；

（5）开放性髋关节脱位：AIS编码为873033.2，损伤程度为2分（中度）；

（6）脾破裂：AIS编码为544226.4，损伤程度为4分（重度）；

（7）股动脉损伤：AIS编码为820202.3，损伤程度为3分（较重）。

AIS是解剖性质的评分系统，以数字评分的形式来分类和比较组织解剖学损伤严重程度、以标准化的术语描述损伤程度与分级，是ISS和NISS等评分计算的基础。由于使用AIS时需要人为的给多发伤患者的每个具体损伤分配AIS编码，所以仍存在着一定程度的定级者主观性，但是以之为基础计算的ISS却有非常好的评级者间可信度。

3. 基于国际疾病诊断编码（ICD）的损伤严重程度评分　基于国际疾病诊断编码的损伤严重程度评分（international classification based injury severity score，ICISS）是基于北卡医院出院数据库创伤患者信息，通过针对ICD-9编码的创伤病种，计算各创伤相关编码所对应的生存危险比（survival risk ratio，SRR）而创建。每个损伤的ICISS值即为通过大样本的创伤数据库计算每个创伤相关ICD编码所对应的SRR。每个ICD-9编码的SRR计算公式如下：

$$SRRICD(i)=\frac{ICD(i)\text{对应损伤患者生存的数量}}{ICD(i)\text{对应损伤患者的总量}}$$

其中，i为对应的损伤ICD编码，$ICD(i)$损伤患者生存的数量和$ICD(i)$损伤患者的总量是指某一时间段、特定范围创伤患者数据库中患者救治存活的数量和该类患者的总数量。$SRRICD(i)$代表受到ICD-9编码相应损伤的创伤患者可能的生存概率，即为该ICD-9编码所对应的ICISS。

每个创伤患者的ICISS为该患者所有损伤的SRR的乘积，可以为单一伤，也可以为最多10个损伤，其公式为：

$$ICISS=SRRinj(1)\times SRRinj(2)\times\cdots\times SRRinj(10)$$

$SRRinj(1\sim10)$为每个患者各个具体损伤的SRR。

ICISS的值为特定患者的生存概率，其值介于0和1之间。

ICISS的特点：一是损伤越重（SRR越小）ICISS分值越低；二是患者所受到的损伤越多，ICISS分值越低，因此除了增加轻微伤（SRR=1）外，每增加一个损伤，ICISS分值总会越低；三是ICISS的计算只涉及乘法运算。这些特点均不同于计算每个患者的ISS分值后再计算TRISS生存概率的传统创伤评分方法。有研究表明，ICISS预测创伤结局的性能优于ISS，如果结合年龄、损伤机制和RTS形成生存概率模型，其性能也优于基于ISS的TRISS。

应注意：计算每个ICD编码对应的SRR必须基于大样本的创伤数据库，基于不同的样本数据库计算出来的SRR值是不同的。

4. 损伤严重度评分　损伤严重度评分（injury severity score，ISS）的主要用途是对严重损伤（特别是多发伤）严重度进行比较，使研究者能够控制创伤严重度的变化以评价创伤结局，有助于准确判断创伤患者治疗效果。

ISS评分将身体分为六个区域：头和颈部、面部、胸部、腹部和盆腔、四肢和骨盆、体表，具体的分区和内容参见表1-5-10，将身体3个最严重损伤区域的最高AIS值的平方相加即为ISS分值，即：$ISS=A^2+B^2+C^2$。

其中，A、B、C分别是伤员身体3个最严重损伤区域中各自的最高AIS评分的分值。

ISS分值范围为1~75。同时，在ISS评分中规定在以下两种情况时其ISS的分值为75分：①有3个AIS为5的损伤或至少有1个AIS为6的损伤；②任何1个损伤AIS为6时，ISS就自动确定为75分。

表 1-5-10 ISS 身体区域的 6 个分区

分区	内容
1. 头和颈部	脑或颈椎损伤、颅骨或颈椎骨折
2. 面部	口、耳、眼、鼻和颌面骨骼损伤
3. 胸部	膈肌、肋骨架、胸椎损伤和胸腔内的所有脏器损伤
4. 腹部和盆腔	腹部和盆腔内所有脏器损伤和腰椎损伤
5. 四肢和骨盆	四肢、骨盆和肩胛带损伤（扭伤、骨折、脱位和断肢均计入内）
6. 体表	身体任何部位的体表损伤，包括擦伤、撕裂伤、挫伤和烧伤

通常以 ISS≥16 为严重多发伤的标准，当 ISS≥16 时伤者应该被送入创伤医院（中心）接受治疗。也有学者认为以 ISS≥20 为严重多发伤较为合理。ISS 是一个重要的损伤严重程度和死亡率的预报器，已经成为损伤严重程度评估的国际标准和通用工具，被广泛用于回顾性地分析创伤救治的质量和效率，以及评估检伤分类的准确性等。

5. 新损伤严重度评分 新损伤严重度评分（new injury severity score, NISS）方法的提出是为了弥补 ISS 评分时忽略了身体同一部位多处伤的综合效应，即 ISS 忽略了每个损伤部位最重伤以外的其他损伤。

NISS 评分方法是把创伤患者 3 个最严重损伤的 AIS 值的平方相加，而不考虑损伤的具体部位。即：

$$NISS=A^2+B^2+C^2$$

其中，A、B、C 分别是伤员所有损伤中 3 个最高 AIS 评分的分值。

NISS 较之 ISS 更容易计算，更好地反映同一部位多处和多器官损伤的伤情程度，且有更好的生存率预测能力，并且 NISS 对创伤后多器官功能衰竭有更好的预测能力。

（三）结局评分

严格意义上来说结局评分属于院内评分，其也是在诊断明确、可能获得确定性救治基础上对患者损伤严重程度进行科学评估，并以此对患者可能的预后进行预测。

结局评分通常建立在单因素或多因素相关统计学分析的基础上，采用与患者结局（死亡）相关的生理、解剖，或患者年龄及健康状况等指标，在大样本量研究基础上建立逻辑回归方程，并确定各指标的评分参数。将评分分值带入回归方程，计算患者存活的可能百分比。百分比越高则患者存活可能性越大，相反百分比越低则患者存活可能性越小。

相对于现有的院前和院内评分方法，结局评分采用的评价指标更复杂、也更准确，通常需要建立科学的数学模型，结合特殊的算法和公式，对患者结局进行定量化的预测，以指导精确的救治，实现救治质量的评估和改进。目前广泛使用的有创伤和损伤严重程度评分和创伤严重程度描述评分等。

1. 创伤和损伤严重程度评分 创伤和损伤严重程度评分（trauma and injury severity score, TRISS）是通过建立回归函数的方式，将代表解剖标准的 ISS 和代表生理标准的 RTS 相结合，加入患者的年龄和损伤性质，为临床医生提供一个识别严重创伤患者非预期结局和控制损伤严重度后比较不同医疗机构间患者结局的方法。

TRISS 评分的计算方程为：$Ps_{(TRISS)}=1/(1+e^{-b})$。其中，e 为常数，其值为 2.718 282；$b=b_0+b_1(RTS)+b_2(ISS)+b_3(Age)$。

b_0 为常数，b_{1-3} 是不同变量的权重值。在进行预后评估时，其权重值主要来源于标准的数据库，比如基于 MTOS 数据库所获得的 b_{0-3} 值（表 1-5-11）。RTS 是患者进入急诊室时对患者生理状况的评估。年龄≥55 岁时，Age 取值为 1；年龄 <55 岁时，Age 取值为 0。

表 1-5-11 TRISS 系数

损伤类型	b_0	b_1	b_2	b_3
钝器伤	−1.247 0	0.954 4	−0.076 8	−1.905 2
穿透伤	−0.602 9	1.143 0	−0.151 6	−2.667 6

TRISS 已被国内外广泛用于对严重创伤的结局、救治品质等的预测和评估。应注意，因为上述 TRISS 参数是来自美国的 MTOS 数据库的回归分析，由于各国公共卫生机制、水平及人群种属的差异，特别是在发展中国家，用这组 TRISS 系数评价创伤情况及生存率时可能会有一定的偏差。

2. 创伤严重程度描述评分 创伤严重程度描述评分（a severity characterization of trauma,

ASCOT）是针对 TRISS 法中 ISS 方案只计算同一部位伤中最重者和年龄只分两个档次的缺陷改进而来的,它是以 AIS 评分、损伤类型、GCS（格拉斯哥昏迷评分）、收缩压、呼吸频率和年龄为基础,采用解剖学评分（AP）分区法代替 TRISS 法中的 ISS 评分,通过计算创伤患者的生存概率来评估其创伤的严重程度。

创伤严重程度描述评分采用解剖学评分（AP）分区法代替 TRISS 法中的 ISS 评分。AP 分区是把身体为 A、B、C 和 D 四个区:

（1）A 区:头、脑、脊柱（伴脊髓）等部位的 AIS≥3 的各种损伤;其计分值为该区所有 AIS 分值平方和的平方根。

（2）B 区:胸和前颈部 AIS≥3 的各种损伤;其计分值为该区所有 AIS 分值平方和的平方根。

（3）C 区:其余部位的重伤,即其余部位各种 AIS≥3 的损伤（腹、骨盆、无脊髓伤的脊柱伤、四肢伤等）;其计分值为该区所有 AIS 分值平方和的平方根。

（4）D 区:其余部位的轻伤,即全身任何 AIS≤2 的损伤。

对 GCS、收缩压、呼吸频率,以及年龄分别赋以相应的计分值,参见表 1-5-12 和表 1-5-13。

表 1-5-12　GCS、收缩压和呼吸频率的计分值

变量指标			计分值
GCS 分值	SBP/mmHg	RR/（次/min）	
13~15	>109	10~29	4
9~12	80~109	>29	3
6~8	70~79	6~9	2
4~5	12~70	1~5	1
3	0	0	0

表 1-5-13　不同年龄段的计分值

年龄段/岁	计分值
0~54	0
55~64	1
65~74	2
75~84	3
>84	4

ASCOT 评分是以生存概率的形式表现,其计算公式如下:

$$Ps_{(ASCOT)}=1/(1+e^{-b})$$

其中, $b=b_0+b_1(G)+b_2(S)+b_3(R)+b_4(A)+b_5(B)+b_6(C)+b_7(Y)$

e 为常数,其值为 2.718 282;G、S 和 R 分别为患者的 GCS、收缩压和呼吸频率的计分值（表 1-5-12）;A、B 和 C 分别为 AP 分区中 A、B 和 C 区各自的计分值,即各自分区所有 AIS 分值平方和的平方根;Y 为患者所在年龄段的计分值（表 1-5-13）;b_0 为常数,b_1~b_7 为不同变量的权重系数。为不同伤类的权重系数值不同（钝器伤和穿透伤各不相同）;来自不同群体伤员数据的权重系数值也有所差别,如来自北美 MTOS 数据库中钝伤和 3 006 例穿透伤经多元回归算出的国外权重系数与华西医科大学创伤数据库计算的权重系数就有所差别（表 1-5-14）。

在计算 ASCOT 时需要排除的 2 种情况:①当 RTS=0 时;②当最大 AIS=1 或 2。

ASCOT 评分采用 AP 分区法取代 ISS,使同一区域内的多发伤得到相应的体现,加大了患者所有损伤的权重系数;年龄分段也比 TRISS 评分更细。这些改进提升了对严重创伤结局评估的准确性和敏感性,使 ASCOT 评分更为准确地描述了解

表 1-5-14　ASCOT 评分常数和权重系数取值表

来源	伤类	b_0	b_1	b_2	b_3	b_4	b_5	b_6	b_7
		常数	GCS 权重	SBP 权重	R 权重	A 区权重	B 区权重	C 区权重	年龄权重
北美	钝性伤	-1.157 0	0.770 5	0.658 3	0.281 0	-0.300 2	-0.196 1	-0.208 6	-0.635 5
	穿透伤	-1.135 0	1.062 6	0.363 8	0.333 2	-0.370 2	-0.205 3	-0.318 8	-0.836 5
中国	钝性伤	-2.135 9	1.120 2	0.084 7	0.432 7	-0.305 8	-0.142 5	-1.611 3	-0.534 6
	穿透伤	-1.530 8	1.170 7	0.282 3	0.339 0	-0.405 6	-0.245 7	-0.305 7	-0.817 6

剖损伤、有更高的灵敏度和准确性,当前普遍被认为是创伤结局预测的标准方法。

三、专科创伤评分简述

(一)颅脑创伤评分简述

颅脑创伤评分是采用数字定量评分的方法对颅脑创伤的程度、特征、结局等属性进行记录,对其进行定量或半定量评估的方法。目前的颅脑创伤评分主要涉及对颅脑创伤严重程度评估和对颅脑创伤后结局及脑功能状况进行评价的评分。

在颅脑创伤严重程度评分中最为常用的是格拉斯哥评分体系。除了广泛使用的格拉斯哥昏迷评分外,还衍生了系列改良的格拉斯哥评分方法:儿童格拉斯哥昏迷评分、婴幼儿神经创伤评分、ECS 评分(Eppendorf-Cologne scale, ECS)、简化运动评分、反应水平分级评分和脑外伤 CT 评分等。

在颅脑创伤结局与功能评分中,较为常见的是格拉斯哥预后评分,它将颅脑损伤后的结局分为恢复良好、中度残疾、重度残疾、持续性植物状态和死亡等五类;在此基础上,还发展了结构化 GOS(格拉斯哥预后评分)评分问卷调查评分、格拉斯哥预后评分等。其他还有修正昏迷康复评分、创伤性脑损伤神经学结局评分、儿童头部损伤的金氏结局评分等。

在颅脑创伤的结局中,神经功能、心理和精神状态、生活质量等占据着重要的地位,如创伤后应激障碍筛查量表、90 项症状自评量表、健康调查量表 36(SF-36),以及更为倾向于心理评估的焦虑自评量表和抑郁自评量表等心理相关量表对伤员生活质量及精神心理状况评估有重要的价值;而脊髓损伤步行指数、伤残评定、生活质量测定量表、功能独立性评分等对康复结局的评估,对治疗效果和结局评价有重要的意义。

(二)胸部创伤评分简述

在通用创伤评分方法中,有很多评分方法特别考虑了胸部创伤的因素,如 CRAMS 评分;解剖学创伤评分中,均为胸部创伤设有专门的条目和规定,如 AIS 评分系统、解剖要点评分、脏器损伤定级等。这些评分方法对胸部创伤严重程度和结局评估均有重要意义。

与此同时,不少研究员提出了专门用于评估胸部创伤的评分方法,如胸部穿透伤进程评分、穿透伤指数、胸部创伤严重度评分;而针对特殊的冲击伤肺损伤评估,则专门建立了系列肺冲击伤严重度评分。

(三)腹部创伤评分简述

目前腹部器官损伤分级评分主要是依据美国创伤外科学会的脏器损伤分级(organ injury scaling, OIS)委员会所制定出的各主要脏器的损伤分级评分标准(AAST-OIS)。AAST-OIS 分级评分是基于对腹部脏器损伤的解剖学描述,将器官损伤严重程度由轻到重分为 3~6 级(不同的脏器有所不同)。

对于腹部脏器损伤程度的评估与分级,AAST-OIS 评分比 AIS 更适用于临床;而且它可与 AIS 进行快速转换,对诊断的标准化、治疗方案评价、预后评估均有指导意义。最新版的 AIS 也吸收了很多 AAST-OIS 的分级优点与内容。

与此同时,国内外不少学者也针对不同的腹部器官损伤特点,制定了一些相关的腹部脏器评分标准,如脾脏损伤 CT 分级评分、肝脏损伤 CT 分级评分、肝创伤严重度评分、Flint 结肠创伤程度分级评分、死亡率和发病率生理学和手术严重程度评分、穿透性腹部创伤指数评分等。

(四)脊柱创伤评分简述

目前的脊柱脊髓创伤评分主要是对脊柱脊髓损伤的严重程度、脊髓功能和残疾程度分级的评分,这些评分为定序型评分。对于这类分级评分,单个病例的评分不能直接进行加减乘除等数学计算,但群体间进行的统计分析仍是具有意义的。

脊柱脊髓损伤的严重程度、脊髓功能和残疾程度分级评分主要有:胸腰段损伤分型及评分系统、挥鞭性损伤脊髓伤情程度临床分级、脊髓独立性测量评分、Frankel 脊髓功能分级、ASIA 脊髓功能分级、美国脊柱损伤协会分级评分、Botsford 脊髓功能评分、Bracken 脊髓损伤评分、颈脊髓功能状态评分法、下颈椎损伤分型评分、Oswestry 失能指数和颈部残疾(失能)指数等。

(五)四肢骨盆创伤评分简述

针对四肢骨盆创伤方面,大多数评分都集中在功能评估,尤其是关节功能上。期望随着大数据时代的发展,由繁化简、由泛至精,能归纳总结在开放性骨折治疗中使用的创伤评分。

四肢创伤伤情的早期评估中,不同阶段配合

使用不同的评分。例如，Mangled 肢体严重损伤评分（MESS）对是否保肢做出评价，然后结合四肢骨折及软组织损伤的部位类型（AO 骨折分类）做出手术指导，最后通过各个肢体各个关节的功能评分对功能康复结局做出评价。

在上肢的创伤，由于人的上肢功能的特殊性，其评分主要是针对上肢功能与疗效的评分，且大多集中在腕部周围和手部，这与其精细的功能和巨大的重要性有关。例如：中华医学会手外科学会上肢断肢再植功能评分、PRWE 腕关节评分、惠灵顿腕关节功能评分、Lovetti 手肌力评价标准、Sarmiento Colles 骨折疗效评分、Jiranek 腕舟骨骨折疗效评分、Cano 手 - 前臂手术疗效评分和 LMS 屈指肌腱修复评分等等。

目前的髋部骨折评分主要集中于关节功能、并发症（关节炎）和康复评估，如：髋部骨折的总体功能评分、髋部骨折后功能独立评分、HSS 髋关节评分、髋关节伤残和骨关节炎评分、Keene 髋部骨折后康复能力的预测性评分、Neer 股骨髁上骨折疗效评分等等。

针对膝关节功能的评分系统仍主要集中于功能、疗效与康复的评估，如：改良 Insall 膝关节评分、Feller 髌股关节评分、Bristol 膝关节置换术功能评分、Oxford 膝关节功能评分、Irrgang 膝关节日常活动能力评分、ACL 重建的 HSS 放射学评分、Honkonen-Jarvinen 胫骨平台骨折评分、Levack 髌骨骨折疗效评分、前十字韧带重建 Noyes 评分、JOA 半月板损伤疗效评分、Lowa 胫骨骨折的疗效评分等等。

同样，胫骨远端骨折和足踝部损伤评分方法主要为功能与疗效的评价评分，多数用于治疗后的疗效评估，也有部分评分方法是用于伤后和治疗后一些功能的评价。例如，Pilon 骨折的疗效评价手术疗效评分、Termann 跟腱损伤疗效评分、Cedell 踝关节骨折疗效评分、Rudert 踝关节外侧副韧带重建评分、AOFAS 踝 - 后足功能评分、Iowa 踝关节评分、Olerud-Molander 踝关节骨折评分等等。

（六）ICU 创伤评分简述

ICU 内创伤患者人群需要使用多种评分系统及方法，用于评估其伤情及病情的严重程度、治疗效果、可能预后及各种并发症发生风险等等。这些评分系统及方法不但涵盖创伤领域，也包括 ICU 内对重症患者的病情评估。

在创伤伤情评估方面，AIS-ISS 评分系统同样适用于 ICU 内严重创伤患者。

对于严重创伤患者，创伤后失血、休克、炎症、应激以及创伤后并发的感染、脓毒症或其他并发症等多种因素常导致患者容易出现急性生理功能紊乱，继发一个或多个器官功能不全。这与患者病情严重程度及预后密切相关。为此，ICU 患者通常需要进行疾病严重程度评分，即根据疾病的一些重要症状、体征和生理参数等进行加权或赋值，从而量化评价疾病严重程度。例如，APACHE（急性生理学和慢性健康状况评价）、序贯器官功能衰竭评分、多器官功能衰竭评分、器官功能障碍逻辑性评价系统、早期预警评分、改良早期预警评分、全身炎症反应综合征等。

由于创伤的特殊性，伤后住院患者容易出现与损伤相关的并发症。因此需要针对多个器官和系统并发症的严重程度和发生风险的评估，以及相应的诊断和评分等。例如，肺部相关的评分系统有肺部器官衰竭评分、临床肺感染评分；胰腺损伤后相关的评分系统有 Ranson 评分及改良 Ranson 评分、Balthazar CT 严重度指数等；血栓栓塞相关的评分系统有创伤栓塞评分系统、血栓风险评分等。

（七）创伤疼痛评分

目前最常用的疼痛评估方法为单维度评估，包括疼痛视觉模拟评分、疼痛数字评估量表，以及脸谱疼痛量表等。这些方法简单快捷、直观且易于理解，适用于儿童及文化程度低的患者。但是这些方法可能将患者的疼痛过分简单化。

多维度评估法更偏重疼痛的动因和情感因素，有助于区分疼痛是属于躯体或内脏性疼痛，还是神经病理性疼痛。最受推崇的评估方法是麦吉尔疼痛问卷。有些方法被设计为重点用于评估慢性疼痛的，另外一些疼痛评估方法被设计为专门用于特殊的疼痛综合征的评估，包括简明疼痛量表、Dartmouth 疼痛问卷、West Haven-Yale 多元疼痛量表和背痛残疾量表等等。

应根据不同的目的选择恰当的疼痛评估方法，通常单维度评估量表可用于急性疼痛初诊及治疗后随访的评估，而对慢性疼痛进行诊断时则应综合应用单维度测评、多维度测评、心理学及行为学评估方法。

（八）创伤心理评分

创伤心理评分主要包括三个方面：急性应激障碍评分、创伤后应激障碍评分和创伤经验症状评分。

急性应激障碍是指个体暴露于某创伤事件后的2天到4周内所表现的应激症状。常用的评分工具有急性应激障碍量表、斯坦福急性应激反应问卷。

创伤后应激障碍诊断和评估的评分主要有：临床用创伤后应激障碍诊断量表、创伤后应激障碍自评量表和创伤后应激障碍筛查量表。

创伤经验症状评分就是帮助了解和探索创伤患者在经历创伤应激后的负性情感侵袭状态和程度，以帮助患者寻找解决相应心理问题的途径和策略。目前有代表性的是创伤经验症状量表和90项症状自评量表等。

（九）创伤康复评分

创伤康复评分主要可分为：运动功能评分、伤残等级评定和生存质量评分。

目前较为广泛采用的运动功能评分主要包括：①改良阿什沃思量表（modified Ashworth scale）；②徒手肌力检查；③关节活动范围；④Berg（伯格）平衡量表；⑤Fugl-Meyer运动功能评分平衡量表；⑥脊髓损伤步行指数；⑦"起立 - 行走"计时测试。其中，第1~3种评定分别为肌张力、肌力和关节活动度评定 / 评分；第4~5种评定为平衡功能评定 / 评分；第6~7种评定为步行功能评定 / 评分，但第7种评定不是单纯的步行能力评定，而是反映步行能力、平衡功能以及运动控制能力的综合评定 / 评分。

伤残等级评估可分为两种，一种是国际功能、残疾与健康分类，它按患者实际的功能状态，在强调功能为基础的情况下，同时关注环境和内因的影响。另外一种是按常见创伤致伤原因分类的，主要包括工伤伤残等级评定和交通伤伤残等级评定两类评定系统，其分别的标准为《劳动能力鉴定 职工工伤与职业病致残等级》和《人体损伤致残程度分级》。临床应用中，第一种评分可全面评估患者功能状态，而第二种评估则多用于工伤、交通伤定级赔付及法律诉讼中。

与健康相关的生存质量主要分为两大类，即普适性量表和特异性量表。普适性量表用于一般人群的生存质量测定，应用较广的有WHOQOL-100（世界卫生组织生活质量 -100 量表）、WHOQOL-BREF、SF-36（健康调查量表36）等。而特异性量表主要用于特定人群评定，它不能用于不同疾病的对比研究，如脑卒中专表 SIS、SSQOLS 等。特异性量表有其自身的适用范围，而且这些量表产生时间较短，相关资料研究少，仍需不断完善修订。

目前在创伤康复结局中最常用的评分是功能独立性评分。

（周继红　邱　俊　袁丹凤　朱　捷）

参 考 文 献

［1］黄跃生，粟永萍，周继红．中华战创伤学：第八卷 特殊致伤原因战创伤［M］．郑州：郑州大学出版社，2016．

［2］王正国，周继红，尹志勇．现代交通医学．重庆：重庆出版社，2011．

［3］中华人民共和国国家军用标准．《战伤分类及判断准则》GJB6032-2007．

［4］周继红．创伤评分学［M］．北京：科学技术出版社，2018．

［5］周继红．创伤数据库与临床研究［M］．重庆：重庆出版社，2012．

［6］周继红．量化评估创伤严重程度的标尺：创伤评分［J］．伤害医学，2014，3（4）：1-2．

［7］周卫红，邱俊，袁丹凤，等．AIS 最新进展［J］．中华创伤杂志，2014，30（5）：480．

［8］Ahmad HN. Evaluation of revised trauma score in polytraumatized patients［J］. J Coll Physicians Surg Pak, 2004, 14（5）: 286-289.

［9］West TA, Rivara FP, Cummings P, et al. Harborview assessment for risk of mortality: animprovedmeasure of injury severity on the basis of ICD-9-CM［J］. Journal of Trauma, 2000, 49（3）: 530-540.

［10］Association for the Advancement of Automotive Medicine. Abbreviated Injury Scale（AIS）2005-update 2013. Barrington, IL: Association for the Advancement of

Automotive Medicine, 2013.

[11] Barlow P. A practical review of the Glasgow Coma Scale and Score [J]. Surgeon, 2012, 10 (2): 114-119.

[12] Finlay GD, Rothman MJ, Smith RA. Measuring the modified early warning score and the Rothman index: advantages of utilizing the electronic medical record in an early warning system [J]. J Hosp Med 2014, 9: 116-119.

[13] Glance LG, Osler TM, Mukamel DB, et al. A trauma mortality prediction model based on ICD-9-CM codes [J]. Annals of Surgery, 2009, 249: 1032-1039.

[14] Kondo Y, Abe T, Kohshi K, et al. Revised trauma scoring system to predict in-hospital mortality in the emergency department: Glasgow Coma Scale, Age, and Systolic Blood Pressure score [J]. Critical Care, 2011, 15 (4): R191.

[15] Nogueira Lde S, Domingues Cde A, Campos Mde A, et al. Ten years of new injury severity score (NISS): is it a possible change ? [J] Rev Lat Am Enfermagem, 2008, 16 (2): 314-319.

[16] Rosedale K, Smith ZA, Davies H, et al. The effectiveness of the South African Triage Score (SATS) in a rural emergency department [J]. S Afr Med J, 2011, 101 (8): 537-540.

[17] Selim MA, Marei AG, Farghaly NF, et al. Accuracy of mechanism, glasgow coma scale, age and arterial pressure (MGAP) score in predicting mortality in Polytrauma patients [J]. Biolife. 2015, 3 (2): 489-495.

[18] Torabi M, Moeinaddini S, Mirafzal A, et al. Shock index, modified shock index, and age shock index for prediction of mortality in Emergency Severity Index level 3 [J]. Am J Emerg Med, 2016, 34 (11): 2079-2083.

第六章 创伤流行病学

第一节 概　述

一、创伤流行病学的发展概况

创伤是一个全球性的重大公共卫生问题，是45岁以下人群第一位致死原因，全球每年因交通碰撞、跌倒或烧伤造成的创伤，以及攻击、自残暴力或战争行为造成500多万人死亡，占全球死亡人数的9%；还有上千万人受到伤害需要治疗。世界卫生组织于2018年12月发布的《2018年道路安全全球现状报告》强调，每年道路交通死亡人数已达135万人。《2018年世界卫生统计》显示在2012—2016年间，全球每年大约有11 000例因自然灾难而受创伤死亡者，相当于每10万人口中有0.15人死亡；2016年全球估计有47.7万谋杀案，其中谋杀案受害者中五分之四是男性，有18万人死于战争和冲突，2012—2016年因冲突导致的平均死亡率为每10万人中有2.5人死亡，是2007—2011年平均死亡率的两倍多。《中国伤害预防报告》显示，我国每年因创伤就医高达6 200万人次，每年因创伤致死人数达70万~75万人，其中交通事故发生率高，多为严重创伤，致死致残率高。创伤患者不仅数量有增无减，且后续救治难度大。据估计，每死亡一人，就有数十人住院治疗，数百人急诊，数千人预约医生。很大一部分在受伤后幸存的人会有暂时或永久性的残疾。因此，创伤不仅威胁人类生命与健康，且带来沉重的社会与经济负担。

创伤研究始于20世纪中叶。Cairns等人与1941—1943年期间的研究证实佩戴头盔可以降低摩托车士兵的头部伤害发生率。20世纪40年代，Gordon采用流行病学方法评价创伤，指出创伤与其他疾病类似，可以用确定的模式表述创伤

发生在一定的时间和居民中的特点；提出创伤是受伤者、致病因子和环境相互作用的结果。美国前国家公路交通安全局负责人Haddon将流行病学原理和方法系统地应用于创伤/伤害的研究和干预。在20世纪80年代，美国就开始了严重创伤结局研究（MTOS），纳入的病历从最开始的8万多人到如今超过700万人，为创伤的预防、政府决策的制定提供了重要的依据，也推动了创伤医学的发展。

创伤的发生有一定的流行病学规律可循，用大数据的观点和方法，收集、统计和分析这些数据，就有可能揭示不同创伤在不同年龄、不同职业、不同气候、不同地域等环境下的发生规律，并基于对事故原因科学探讨后提出合理防治策略。以交通事故创伤研究为例，有研究资料表明，1年中以9—12月交通事故发生最多，2、3月交通事故发生最少；在一天中，交通事故发生的高峰时间分别是10:00—12:00、14:00—17:00和夜间0:00—1:00，7:00—9:00和17:00—19:00这两个上下班高峰期交通事故发生相对较少，这可能与上下班高峰期车流量大，车速较慢有关；而当车流量少，车速快时易发生交通事故。夜间易发生重大交通事故，多与能见度差、车速快和酒后驾车等因素有关。据此，可以采取相应的预防和处理措施，从而大大减少交通伤的发生和伤亡。

二、创伤流行病学的定义

创伤的狭义概念是指机械力能量传递给人体后所造成的机体结构完整性的破坏；广义的创伤概念是指人们常说的伤害，是指由于运动、热量、化学、电或放射线的能量交换超过机体组织的耐受水平而造成的组织损伤。

创伤流行病学（trauma epidemiology）是指运用流行病学原理和方法描述创伤的发生频率及其

分布,分析创伤及其后果(包括并发症、残疾等)发生的原因及危险因素,提出干预和预防措施,并对措施效果作出评价的一门流行病学分支学科。创伤流行病学研究的主要目的是确定创伤的重点种类、阐明分布、探讨因果关系、制订防制策略,并评价其效果。创伤流行病学研究不仅可用于创伤预防与控制,也可广泛用于创伤临床诊治的研究。

三、挑战与展望

虽然目前国内外对创伤医学的研究发展较为迅速,但对创伤流行病学研究资料并不多,尤其在我国,更是缺乏相关的专业研究,再加上社会的不断进步,城市化、工业化及机动化的快速发展,以及人口数量的增加和年龄结构的改变,使得创伤流行病学特点有其新的趋势。创伤临床医学的快速发展、现代信息与大数据的暴发、数据统计与分析理论和方法的飞速进步,为创伤流行病学研究提供了崭新的平台和广阔的应用天地。

因此,在创伤流行病学的理论方法和应用研究领域有巨大的需求和空间,在创伤数据的积累和利用、创伤流行病学研究方法、创伤的预防与控制政策和措施、高效规范的创伤救治、严重创伤结局的预测和防控等方向都亟待进行深入细致的研究和探索。

第二节 创伤的流行病学特征

一、全球流行概况

全球每天有 1 万 4 000 多人因为创伤而寿命缩短,每年因交通碰撞、跌倒、烧伤、攻击、自残暴力或战争行为造成 500 多万人死于创伤,占到全球死亡者的 9%,同时还有上千万人受到伤害。它威胁着世界上每一个人和每一个家庭。

(一)总流行特征

根据 WHO 2014 年的报告,全球创伤的流行特征主要表现为:

1. 全球死亡总人数的 9% 是创伤所致。这个数值是全球因 HIV/AIDS、结核和疟疾而死亡人数的 1.7 倍。在许多低收入和中等收入国家,创伤死亡人数一直在稳步上升。

2. 创伤死亡的高发年龄为 15~49 岁。在这个年龄段中,交通事故、自杀、他杀、跌落、火灾和烧伤与战伤均进入年龄别死亡率全死因顺位的前十位。

3. 创伤死亡中男性占 2/3。创伤在男性和女性之间的分布不均匀,每年因创伤而死亡的男性几乎是女性的两倍。

4. 创伤致死的主要原因是交通事故、跌落、自杀、他杀、火灾与烧伤、战争和其他意外创伤。

(二)地区分布

低收入国家和发展中国家的创伤死亡率高于发达国家,大约 90% 与创伤有关的死亡发生在低收入和中等收入国家。创伤在所有国家都是造成死亡和健康不良的重要原因,但它们在世界各地或国家内部分布不均,有些人群比其他人更容易受到创伤。创伤的性质因年龄、性别、区域和收入群体而有很大差异。例如,在西太平洋低收入和中等收入国家,与创伤有关的死亡的主要原因是道路交通伤害、自杀和跌倒,而在美洲低收入和中等收入国家,主要原因是凶杀和道路交通伤害。高收入国家伤害死亡的主要原因是自杀,道路交通伤害和跌倒分别位居第二和第三。

(三)人群分布

1. 年龄分布 创伤是年轻人的头号杀手。所有年龄均有遭受创伤的风险,但年轻人和最佳工作年龄者危险性最高。在 15 岁至 29 岁的人群中,与创伤相关的三种原因是导致死亡的五大原因之一。道路交通伤害是这 15~29 岁年龄段死亡的主要原因,自杀和他杀分别是这年龄段死亡的第二大原因和第四大原因,分别占其死亡人数的四分之一以上。在老年人中,跌倒是受伤死亡的最常见原因,参见表 1-6-1。

2. 性别分布 创伤在男性和女性之间的分布不均匀,每年因创伤而死亡的男性几乎是女性的两倍。男性约占到全球道路交通伤死亡的 3/4、凶杀死亡的 4/5、战争死亡的 9/10(图 1-6-1)。

然而,某些形式创伤的分布因年龄和/或地区而异。例如,在东地中海区域和东南亚区域,15~29 岁妇女与火灾有关的死亡率分别是男子的 1.5 倍和 2 倍左右。全球 70 岁以上的女性跌倒死亡率高于男性,这可能与骨质疏松症和其他潜在慢性病有关。男性伤害死亡的三大主要原因是道路交通伤害、自杀和他杀,而女性伤害相关死亡的主要原因是道路交通伤害、跌倒和自杀。

表 1-6-1 按年龄组别、性别的主要死亡原因（2012，世界）

排名	0~4	5~14	15~29	30~49	50~69	70+	所有年龄
1	早产并发症，死亡人数 1 134 930	腹泻，死亡人数 142 045	车祸，死亡人数 325 736	HIV/AIDS，死亡人数 882 141	缺血性心脏疾病，死亡人数 2 087 015	缺血性心脏疾病，死亡人数 4 751 019	缺血性心脏疾病，死亡人数 7 352 704
2	下呼吸道感染，死亡人数 994 613	下呼吸道感染，死亡人数 122 043	自杀，死亡人数 242 903	缺血性心脏疾病，死亡人数 430 499	脑卒中，死亡人数 1 807 858	脑卒中，死亡人数 4 500 209	脑卒中，死亡人数 6 669 383
3	出生窒息和出生创伤，死亡人数 743 767	HIV/AIDS，死亡人数 96 276	HIV/AIDS，死亡人数 239 228	车祸，死亡人数 354 462	慢性阻塞性肺病，死亡人数 830 169	慢性阻塞性肺病，死亡人数 2 164 025	慢性阻塞性肺病，死亡人数 3 102 604
4	腹泻，死亡人数 622 164	交通事故，死亡人数 83 604	他杀，死亡人数 211 519	脑卒中，死亡人数 293 770	气管、支气管肺癌，死亡人数 671 878	下呼吸道感染，死亡人数 1 271 202	下呼吸道感染，死亡人数 30 051 319
5	疟疾，死亡人数 476 192	溺水，死亡人数 74 212	产妇条件，死亡人数 150 983	自杀，死亡人数 243 971	糖尿病，死亡人数 552 704	气管、支气管肺癌，死亡人数 830 746	气管、支气管肺癌，死亡人数 1 599 313
6	先天性异常，死亡人数 450 050	脑膜炎，死亡人数 73 745	下呼吸道感染，死亡人数 103 006	肺结核，死亡人数 231 652	肝硬化，死亡人数 492 154	糖尿病，死亡人数 804 342	HIV/AIDS，死亡人数 1 533 757
7	新生儿败血症和感染，死亡人数 430 853	蛋白质-能量营养不良，死亡人数 52 545	腹泻，死亡人数 85 338	肝硬化，死亡人数 226 173	下呼吸道感染，死亡人数 405 912	高血压心脏病，死亡人数 778 827	腹泻，死亡人数 1 497 672
8	蛋白质-能量营养不良，死亡人数 148 358	内分泌、血液免疫失调，死亡人数 42 837	溺水，死亡人数 75 833	他杀，死亡人数 175 089	肺结核，死亡人数 341 116	阿尔茨海默病和其他痴呆，死亡人数 659 195	糖尿病，死亡人数 1 496 806

年龄组

续表

排名	年龄组						所有年龄
	0~4	5~14	15~29	30~49	50~69	70+	
9	脑膜炎,死亡人数 143 835	烧伤,死亡人数 41 575	缺血性心脏疾病,死亡人数 67 686	下呼吸道感染,死亡人数 154 542	肝癌,死亡人数 319 173	肾脏疾病,死亡人数 416 586	车祸,死亡人数 1 254 434
10	HIV/AIDS,死亡人数 102 796	先天性异常,死亡人数 33 061	脑膜炎,死亡人数 56 700	产妇条件,死亡人数 144 900	高血压心脏病,死亡人数 292 343	结直肠癌,死亡人数 411 108	高血压心脏病,死亡人数 1 140 303
11	麻疹,死亡人数 100 698	疟疾,死亡人数 32 260	肺结核,死亡人数 55 832	乳腺癌,死亡人数 123 727	胃癌,死亡人数 288 877	胃癌,死亡人数 375 256	早产并发症,死亡人数 1 134 954
12	梅毒,死亡人数 67 490	癫痫,死亡人数 32 095	战争,死亡人数 54 972	腹泻,死亡人数 111 685	车祸,死亡人数 280 568	跌落,死亡人数 355 231	肝硬化,死亡人数 1 020 807
13	溺水,死亡人数 66 006	跌落,死亡人数 30 798	脑卒中,死亡人数 53 499	肝癌,死亡人数 108 526	肾脏疾病,死亡人数 266 682	腹泻,死亡人数 326 499	肺结核,死亡人数 934 838
14	百日咳,死亡人数 62 677	麻疹,死亡人数 25 115	癫痫,死亡人数 50 359	糖尿病,死亡人数 106 001	结直肠癌,死亡人数 247 696	肝癌,死亡人数 299 075	肾脏疾病,死亡人数 863 810
15	烧伤,死亡人数 62 655	他杀,死亡人数 21 813	烧伤,死亡人数 49 067	肾脏疾病,死亡人数 100 648	乳腺癌,死亡人数 229 381	前列腺癌,死亡人数 261 207	自杀,死亡人数 803 893

数据来源:WHO,2012年世界卫生健康报告

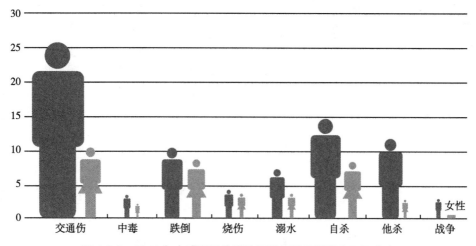

图 1-6-1 2012 年全球不同性别的不同伤因的百万人口死亡率

（四）时间分布

由于危险职业从业人员的减少和自动化程度的提高，以及交通工具和道路等的安全性能的提高等，高收入国家在最近几十年创伤人数下降显著。例如，在过去几十年里，瑞典成功地将儿童受伤率降低了约 80%，男孩减少了约 75%，女孩减少了约 75%。美国等几个国家在最近几十年道路交通死亡率得到大大降低（文末彩图 1-6-2）。

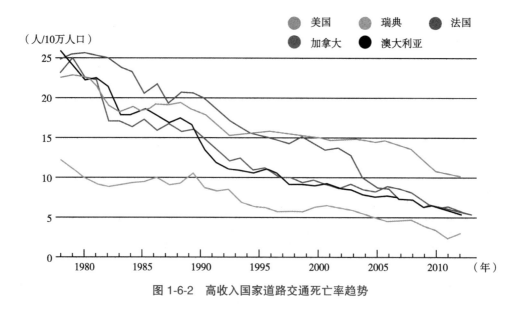

图 1-6-2 高收入国家道路交通死亡率趋势

二、中国的流行概况

20 世纪 50 年代，创伤在我国居民死因中排第 9 位，70 年代居第 7 位，90 年代以后居第 5 位。近年来，创伤发生率不断增高，死亡人数在逐年上升，年创伤致死人数超过 70 万人，约占到全球创伤死亡人数的 1/7。

（一）地区分布

我国目前缺乏完整的各省、市和自治区的全人群创伤流行病学资料。在区域性调查和抽样调查资料中显示：2017 年城市与农村的创伤死亡均排在死因顺位的第 5 位。城市人群创伤死亡原因依次为：交通事故、意外跌落、自杀、触电、砸死、他杀、火灾和烧伤；农村人群创伤死亡的原因依次为：交通事故、意外跌落、自杀、火灾和烧伤、他杀、砸死和触电（表 1-6-2）。

（二）人群分布

不同年龄人群发生创伤的风险不同，中青年是创伤人群的主体（表 1-6-3）。江捍平等在深圳的调查分析显示 20~30 岁、30~40 岁创伤的发生率分别为 43.48%、20.08%，占 60% 以上，这主要与中青年参与社会活动、户外活动较多有关。严重创伤患者主要集中在 20~49 岁这个年龄段。因此，中青年是创伤防治的高危人群，应加强安全教育与相关法律、法规的普及。儿童创伤发生的高峰年龄段则为 1~3 岁。

表 1-6-2 2017 年中国城乡人群创伤的
主要死因和死亡率

死因	城市死亡率（1/10 万）			农村死亡率（1/10 万）		
	男	女	合计	男	女	合计
交通事故	17.01	6.78	11.97	27.12	9.74	18.58
意外跌落	11.19	8.53	9.88	13.75	9.43	11.62
火灾	0.52	0.27	0.4	0.91	0.41	0.66
砸死	0.69	0.1	0.4	1.23	0.18	0.71
触电	0.87	0.1	0.49	1.54	0.15	0.86
自杀	5.04	3.56	4.31	8.91	6.36	7.66
他杀	0.39	0.25	0.32	0.56	0.33	0.45

在不同的年龄阶段，不同性别的创伤风险不同。中青年的男性创伤的发病率明显高于女性，男性的严重创伤发生率也显著高于女性。在所有创伤死亡原因中，城市和农村均是男性高于女性，其中以交通事故致死的差别最大；男性创伤死亡率以交通事故为首位，女性则以意外跌落为首位。不同年龄段，其创伤致死原因各不相同（表 1-6-3）。

（三）时间分布

不同地区、不同医院，创伤发生的时间分布也有差异，这主要与当地的气候条件、生活习惯及社会因素等有关。如杭州 1、2、7、8、9、12 月份较其他月份创伤发生较多，而天津的创伤则主要集中在 4、5、9、10 月份。在每天的时间段分布中，10：01—12：00 和 16：01—22：00 是高发时段；而 22：01—2：00 的创伤发生则主要集中在 21~30 岁年龄段男性。创伤死亡的时间变化趋势主要表现在交通事故持续上升。国家有关部门公布数据显示：2000 年以前道路交通伤害的伤亡人数以每

表 1-6-3 2017 年中国城市和农村居民不同性别、年龄人群的创伤死亡率（1/10 万）

死因	0~ 岁		1~ 岁		5~ 岁		15~ 岁		60~ 岁		合计	
	男	女	男	女	男	女	男	女	男	女	男	女
城市												
交通事故	2.59	2.51	5.84	4.87	3.81	2.30	11.90	3.40	54.01	21.43	27.12	9.74
意外跌落	2.02	1.35	2.25	1.55	1.10	0.53	1.58	0.62	20.95	6.51	13.75	9.43
火灾	0.16	0.10	0.24	0.22	0.12	0.05	0.11	0.15	1.30	0.23	0.91	0.41
意外机械性窒息	13.03	12.76	0.78	0.41	0.39	0.13	0.21	0.02	1.32	0.42	1.12	0.40
砸死	0.08	0.19	0.20	0.17	0.08	0.04	0.13		2.34	0.29	1.23	0.18
触电			0.20	0.07	0.15	0.05	0.76		1.81	0.25	1.54	0.15
自杀					0.03		2.73	2.21	18.30	12.65	8.91	6.36
他杀	0.65	0.48	0.20	0.22	0.10	0.05	0.55	0.43	0.63	0.34	0.56	0.33
农村												
交通事故	3.44	3.13	3.95	3.31	2.78	1.70	6.54	2.37	34.00	16.37	17.01	6.78
意外跌落	1.72	0.57	2.32	1.79	1.17	0.78	1.14	0.69	16.59	5.38	11.19	8.53
火灾			0.17		0.09	0.10	0.07	0.11	0.65	0.36	0.52	0.27
意外机械性窒息	12.04	11.68	0.56	0.33	0.35	0.19	0.14		0.74	0.18	0.64	0.26
砸死	0.25		0.23	0.13	0.13	0.05	0.11	0.04	0.96	0.22	0.69	0.10
触电			0.11		0.09		0.43		1.13	0.22	0.87	0.10
自杀			0.17		1.81	0.96	9.78	8.43	5.04	3.56		
他杀	0.49		0.23	0.26	0.22	0.05	0.50	0.08	0.39	0.13	0.39	0.25

10年翻一番的速度上升,21世纪以来每年车祸死亡人数在10万左右,受伤人数达50万,直接财产损失近30亿元。我国道路交通伤害人口死亡率经历了1970—2002年的快速上升、2003—2004年呈现稳中有降的迹象、2005—2009年明显下降的三个阶段。2009年人口死亡率比2004年下降38.35%;道路交通伤害里程死亡率在2000年达到高峰之后,2009年回落到20世纪70年代水平。

第三节 创伤流行病学研究方法

一、创伤流行病学指标

(一)发生频率的测量指标

在创伤流行病学研究中,常采用的频率指标主要有两类:分别是率(rate)和构成比(proportion)。

率是说明某事件在总体中发生的概率或强度的频率指标,它是指某事件实际发生数与可能发生事件总数之比,一般可用百分率、千分率或十万分率等来表示。其计算公式为:

$$率 = \frac{某事件实际发生的频数}{可能发生该事件的总书数} \times K$$

$$(K=100\% 或 1\,000‰……)$$

在率的对比过程中应注意:资料是否存在偏性,客观条件是否发生了变化,对比资料内部的构成是否相同,观察数量是否足够等多种因素的影响。

只有通过频率指标才能确切地评价创伤发生的强度、水平及其变化趋势。比如,创伤发生率、创伤死亡率、创伤残疾率等。

$$创伤发生率 = \frac{某人群发生创伤的人数(或人次)}{同期该人群的平均人口数} \times 1\,000‰$$

创伤发生率指单位时间内(通常是年)创伤发生的人数与同期人口数之比,是进行创伤研究与监测常用的指标。在计算创伤发生率时会出现很多情况。例如机动车车祸创伤发生率,既可以有机动车驾驶员创伤发生率,也可以有一般人群的机动车创伤发生率。

$$创伤死亡率 = \frac{某人群因创伤死亡的人数}{同期该人群的平均人口数} \times 100\,000/10\,万$$

创伤死亡率指创伤致死的频率。可以计算创伤总死亡率,也可以按照创伤的发生类型计算分年龄别、性别等人群特征的死亡率。

在率的计算中,可以采用年、月等为时间单位,也可以根据研究需要另行规定时间单位。计算频率指标分子应有确切的定义或标准。研究过程中还应注意只有在同质的基础上才能进行相互对比。

构成比也是创伤流行病学研究中常用的指标之一。构成比是以说明某一事物内部各组成部分所占的比重,它是事物内部某一组成部分的个体与同一事物各个组成部分的个体总数之比,常以百分数表示,故通称之为百分比,如创伤的性别构成比、年龄构成比等。它能清楚显示某成分在其总体内所占的份额比例,但不能说明其发生的频率和强度。

另外采用相对比,如相对危险度可用来表示某种因素导致创伤发生的危险性大小;采用平均数,如每年的日均创伤发生数、月均伤亡人数等,可用来表示创伤危害的严重程度。

(二)损伤程度的测量指标

对于创伤损伤程度的测量常采用创伤评分的方法进行测量。在创伤流行病学研究中,常采用的损伤程度测量指标中,主要反映生理损伤程度的评分有:格拉斯哥昏迷评分、院前指数、创伤指数、修正的创伤评分、急性生理学和慢性健康状况评价等;反映解剖损伤程度的评分有:简明损伤评分、损伤严重度评分、新的损伤严重度评分等;综合反应生理学和解剖学损伤程度的主要是:创伤和损伤严重程度评分和创伤严重程度描述评分;创伤康复程度的评估主要包括:运动功能评分、伤残等级评定和生存质量评分等;创伤心理损害的评估主要包括3个方面:急性应激障碍评分、创伤后应激障碍评分和创伤经验症状评分。

具体可参照本篇第五章第三节的创伤评分和"创伤评分学"内容。

(三)损失程度的测量指标

创伤导致的经济损失包括直接经济损失和间接经济损失两大部分。直接经济损失包括在创伤救治过程中用于人员救治的费用和公共建筑物损毁的物质价值等;间接经济损失是指创伤导致因短期或永久性伤残乃至死亡等所致的收入减少等。前者常用货币数量来表示。后者的计算是非常复杂的,且不同国家和地区计算方法及标准均有一定的差异。

随着创伤流行病学研究的发展,对创伤致人群生命质量损失的评估出现了一系列新的评价指标。这些指标主要有:

1. 潜在减寿年数(potential years of life lost, PYLL) 又被称为剩余寿命(余命)或剩余年龄(余年)的总和,是指死亡时的实际年龄与期望寿命之差的总和,即某交通事故伤害致使人群中未到预期寿命而死亡所损失的寿命年数。该指标可以直观地反映交通事故危害的严重程度,是衡量健康水平的重要指标之一。

PYLL = 期望寿命 – 死亡时的实际年龄

在对人口构成比不同的地区进行比较分析时,应在比较前对其进行标准化。其计算和标准化方法如下:

(1)某病例创伤死亡的潜在寿命损失年数(PYLLa)

PYLLa = 期望寿命 – 死亡时的实际年龄

例如,某人因创伤死亡时是 30 岁,而社会期望寿命是 80 岁,那么他的 PYLLa 为 50 年。

对不同地区的 PYLL 进行比较时可以采用 PYLL 率(PYLLR),即每 1 000 人口的 PYLL。两个地区的人口构成如果不同,比较前需要作率的标化,计算标化 PYLL 率(standardized PYLL rate, SPYLLR)。

$$PYLLR = \frac{PYLL}{N} \times 1\,000‰$$

$$SPYLLR = \frac{SPYLL_i}{N} \times 1\,000‰ = \sum (PYLL_i \times$$ 校正系数)$/N \times 1\,000‰$

i:年龄组(通常计算其年龄组中值)

(2)某年龄组创伤死亡的潜在寿命损失年数(PYLL$_i$)及标准化(SPYLL$_i$):

$SPYLL_i = PYLL_i \times$ 校正系数。

$$校正系数 = \frac{P_{ir}/N_r}{P_i/N}$$

其中,P_{ir}/N_r 表示标准人口各年龄组人口构成;P_i/N 表示观察人群各年龄组人口构成;N 表示某人群总人口数。

(3)平均潜在寿命损失年数 =$\sum$PYLL/ 同期

创伤死亡人数(人年)

2. 潜在工作损失年数(potential working years of life lost, PWYLL) 是指一个人应该工作的年限与其死亡时实际已经工作的年数之差,即相当于在其应该退休之前死亡所损失的工作年限。

PWYLL= 应该工作年数 – 实际已工作年数
= 退休年龄 – 实际年龄

3. 潜在价值损失年数(potential valued years of life lost, PVYLL) 是指一个人在其有生之年的社会价值损失的大小,即是通过以死亡为终点比较社会所给予他及他对社会的贡献,来评价死亡时所损失的价值年数。生命的不同阶段的价值是不同,因此可将人的一生分为 3 部分:①投资阶段(0~20 岁)包括未投资年数 I_0 和已投资年数 I_1;②生产阶段(21~60 岁)包括未生产年数 P_0 和已生产年数 P_1;③消费阶段(61 岁 ~ 预期寿命)包括未消费年数 C_0 和已消费年数 C_1。故而:

$$PVYLL = (I_1 + C_1 - P_1) + (P_0 - I_0 - C_0)$$
$$= (P_0 - P_1) - (I_0 - I_1) - (C_0 - C_1)$$

PVYLL 值越大,表示死亡所造成的价值损失越大;值越小,则说明该死亡所造成的价值损失越小。

4. 伤残调整生命年(disability adjusted life year, DALY) 指从发生创伤到死亡所损失的全部健康寿命年,包括因早死所致的寿命损失年和创伤后残疾所致的健康寿命损失年两部分。DALY 是定量计算因各种创伤造成的早死与残疾对健康寿命年损失的综合指标,可以反映创伤危害健康的严重程度。

评价创伤损失程度的指标还有潜在工作损失年数、潜在价值损失年数、限制活动天数、卧床残疾天数、缺勤天数、ICU 住院天数等。

二、创伤流行病学研究方法

(一)创伤流行病学科研设计原则

1. 生命伦理学原则 创伤流行病学研究中,研究对象是创伤患者,特别在临床救治研究过程不少研究涉及新药物、新治疗手段的有效性和安全性的系统性医学科学研究,这些研究是推动创伤医学的发展、增加积累相关科学知识的基础,将有利于创伤预防和诊治,以及身心健康的服务等。但在涉及流行病学和临床救治的研究中,受试者可能要接受有效性和安全性尚待证明的新措施、新方法,以及新药物的干预,或使用没有效果的方法措施或没有效果的药理作用之安慰剂的治疗等。因此参加研究的受试者可能不仅是受益者,还可能遭受到风险和不便,他们是在为医学科学事业做贡献。

生命伦理学是解决或解答生命科学、生物技术和卫生保健领域问题的学科,即是要弄清楚应该做什么和如何来做,以保护人类的利益、权利、尊严和生态环境。生命伦理学的原则是实验与理论相结合的产物,是在了解和解决实践中的问题或教训的过程中产生的,它的产生有其理论来源。伦理学会随着社会经济、科学文化、价值的改变而发展,但它的一些基本价值不会改变。为此,在交通伤流行病学研究过程中我们必须遵守伦理学的三大基本原则:尊重、慈善和公正。

2. 随机化原则 随机化是创伤流行病学研究的重要方法和基本原则之一,其主要有随机抽样和随机分组两种形式。实施随机化的原则中,最重要的是防止对研究对象的选择或分组分配时人为主观因素的干扰,其干扰来自研究者和被研究者两个方面。不要使随机化成为"随意",更不能成为"随便"。

常用的随机化方法主要有:

(1)简单随机法:包括抛硬币法、抽签法、掷骰子法、查随机数字法等。

(2)电子计算机随机分配法:利用计算机或计算器的随机分配系统进行随机编号进行随机分组。如设 0.500 以下的编号为对照组(编号为 0.001~0.500),则大于 0.500 的就属于对照组(0.501~0.999)。

(3)分层随机分配法:主要用于中小样本量的试验,是在设计中将相关因素作为分层因素,将研究对象先作分层,然后将其分别进行随机分组。此方法具有既保证试验组间样本在数量上力求一致,又能够消除干预后影响结局的试验外因素的干扰,增强组间基线可比性的作用特点。

(4)系统随机抽样法:是面对大量的研究个体或组群单位,需要抽样调查总体量的一部分(如 10% 或 30%),以抽样样本量的情况作为总体有关状况的代表。

(5)多级随机抽样法:多用于大范围的调查,以反映该范围的总体状态和问题,可为创伤防治决策提供良好的信息。它是将调查的单位和地区按所属建制体系从上到下的单位进行分级,逐级地按设计要求进行随机抽样,直至最终的独立调查单位为止。

(6)半随机法:按入组研究对象生日的奇数或偶数,或按照住院号或门诊号的奇数或偶数,分别纳入试验组或对照组。此法虽然有随机的意思,但并不完全随机,所以被称为半随机法。

3. 对照原则 在创伤流行病学研究设计中,要依据课题的研究性质设计好对照组。只有科学地设计好了对照组,才能客观准确地比较各种条件因素、预防与救治措施干预结果的效果与差别,才能排除相应的一些干扰因素与条件的影响。

常采用的对照组设置主要有:同期随机对照、前后对照与交叉对照、配对对照、非随机对照、历史对照等。

4. 盲法原则 盲法的主要目的是使研究的观察执行者和受试者均不知其接受干预试验的组别和干预措施的具体内容,使他(她)所反映和观察记录的相关现象和资料,以及分析的结果都不受主观意愿所左右,能实实在在地记录下客观而真实的状况,保障研究结果的真实性。常用的盲法主要有:随机三盲法、双盲法、单盲法。

(二)创伤流行病学常用研究方法

传统的流行病学将其研究设计分为试验性研究与观察性研究(非试验性研究)。试验性研究的论证强度(设计的科学性和结果的可靠性)较高,但是其实施条件要求高、难度大,研究费时间、费人力、花费高,而且常会存在医德问题等。观察性研究容易实施,条件要求较低,但是存在很多难以控制的偏倚,影响研究结果的真实性和可靠性,故其论证强度相对较低。常用的流行病学研究方法与其论证强度见表 1-6-4。

如果依照流行病学研究设计的科学论证强度和研究者是否能主动控制试验因素为标准,可将其分为四个级别,每一级别中的各种设计方案间的论证强度仍有一定的差异。

一级设计方案:为前瞻性随机研究设计方案,具有对照组。研究者通过设计可以主动控制可能影响研究结果的有关因素,论证强度高。主要包括有:随机对照试验、半随机对照试验、组群随机对照试验、交叉试验、单个体的随机对照组试验等。

表 1-6-4　常见的流行病学设计方案及论证强度

设计方案的类型	论证强度
试验性研究	强
随机对照试验	
半随机对照试验	
交叉试验	
自身前后对照试验	
非随机对照试验	
序贯试验	
非试验（观察）性研究	中
分析性研究	
队列研究	
病例对照研究	
描述性研究	
现况研究	
综述或专家评论	
病例报告	低

二级设计方案：属前瞻性研究方案，有对照组。研究者不能主动控制试验干预措施，亦不能有效地控制若干偏倚因素对研究观测结果的影响。主要包括队列研究设计和前后对照试验。

三级设计方案：多设有对照组，研究者是不可能主动控制试验干预或影响因果效应的因素的。主要包括：横断面研究、病例-对照研究、非传统的病例-对照研究、非随机同期对照试验。

四级设计方案：为叙述性研究，含临床系列病例分析、个案总结，以及专家评述等。这些均为非严格科研设计的产物，而系观察性的经验描述或评述。所以科学论证强度通常弱。

目前常用的创伤流行病学研究方法有病例对照研究、队列研究、类试验研究及抽样调查，其中抽样调查为较常用的研究方法。在以往创伤流行病学研究中，80%是描述性研究和回顾性研究，只有约20%为前瞻性研究，而病例对照、队列研究、试验研究、流行病学评价性研究则几乎见不到。相比于国外较为全面的流行病学资料，我国缺乏大宗的地域性研究，覆盖全省乃至全国的资料很少，且多为伤害监测，采用的是基于医院的哨点监测，比较粗糙，使用的数据是日常工作数据，研究比较局限。

1. **创伤流行病学主要研究方法**　创伤流行病学的研究方法可分为：试验性研究（包括随机对照试验、半随机对照试验和综合治疗干预方案

研究）、分析性研究（包括队列研究、前-后对照研究和病例-对照研究）和描述性研究（包括横断面调查研究、从果到因的描述性研究、从因到果的描述性研究和专家评述）三大类。

（1）随机对照试验：是采用随机的方法将符合要求的研究对象分别分配到试验组或对照组，然后分别给予试验措施，在一致的条件下和一致的环境下同步进行观察和研究试验效应，并用客观的效应指标对试验结果进行测量和评价的一组试验设计方案。

随机对照试验方法的精髓在于它尽可能地避免和消除了一些人为的、已知的或未知的偏差因素的影响，使研究的结果具有良好的真实性，使有效的、可信的防治措施可应用于临床试验，为伤员带来真正的好处，减少对伤员的伤害。

（2）半随机对照试验：除其研究对象分配方式采用半随机的方式以外，其他设计模式与随机对照试验设计一样。半随机分配方式即是按被研究对象的生日、住院日期或住院号尾数的奇数/偶数等，将研究对象分别分配到对照组和试验组，然后分别实施相应的试验措施、进行观察研究。

由于分配关系的缘由，各组的患者数量不一定相同，其基线情况也很难平衡，受人为选择的偏倚影响机会较大；虽然其主要的设计内容和模式与随机对照试验相似，但其研究结果的可靠性却较完全的随机对照试验逊色。而半随机对照研究所花费的精力并不亚于随机对照试验，因此与其做半随机对照试验，不如做完全的随机对照试验。

（3）综合治疗干预方案研究：是采用多种干预措施或药物对交通伤进行预防、治疗的研究，这些干预措施的共同组合就被称为"综合干预性方案"。在综合性干预方案设计中，一定要有非综合干预或者单一干预措施相比较，而且要有其显著优势水平（疗效差异的显著水平）的科学假设。

综合性干预方案最大的优点是适合于复杂因素的伤病救治研究，这是单一性干预研究所不能解决的问题，它可发挥多种有效综合干预的优势，同时在这个基础上又增加创新干预措施，这既可保证研究对象的安全，也可促进创新性进步，同时它在研究实践中也有良好的可行性。

（4）队列研究：是经典的前瞻性研究，是从因到果的研究。其目的是验证某种暴露因素对某

种伤病的发病率或死亡率的影响。被观察的人群按其是否暴露于可能的致病因素或危险因素，自然形成暴露组与非暴露组，经一段时期的随访后，分别确定两个群体中发生目标疾病的病例数或某种不良反应的例数，并对其差别进行比较分析。此过程中，研究者对观察人群既不能随机分配暴露因素，也不能加以控制。

队列研究在临床研究中属二级设计方案。在其研究开始时，正确掌握作为分母的被观察群体的确切数据非常重要，特别是从过去时间点开始的回顾性队列研究。

队列研究的方法又可分为：①前瞻性队列研究：从现在时间点开始，随访一定的时期，比较两队列间对目标伤病的发生率或死亡率的差异，以明确该暴露因素与目标伤病之间的关系。随访过程可同期进行并可选用最佳的检测方法，按时记录，采用统一的判断标准，使两队列间具有很好的可比性。同时还可以观察其他次要因素对被观察对象伤病发生和过程的影响。②回顾性队列研究：又称历史性队列研究，是从现在开始回顾性地追踪到过去某个时间作为研究起始点，对研究对象进行的队列研究；研究对象的分组是依据当时在群体中是否暴露于致病因素而确定；研究的结局在目前开始研究时已经发生，从而探讨过去的暴露因素与目前发生某种伤病之间的因果关系。由于现在所观察的目标伤病已经发生，对过去的检查诊断方法或暴露因素的强度等都没有选择的余地，因此本研究结论的准确性会受到一定的影响。③回顾-前瞻性队列研究，是从过去时间点开始直到现在，又从现在时间点开始继续做，同期随访到将来某个时期为止。这种方法在人力、财力和时间方面都可节约很多，且具有观察时间很长的优点。

（5）前-后对照研究：是一种前瞻性研究，属于二级设计方案。它是将两种不同的处理措施或两种治疗方法，在前、后两个阶段分别应用于被观察对象，然后对其结果进行比较，而不是同一措施的重复应用。

前-后对照研究多应用于治疗性研究，比较两种不同治疗效果，其中还可对同一方案使用前后的差别进行比较。观察对象可以是同病例（自身前-后对照研究），是对受试者自身在前、后两

个阶段暴露于不同条件下的结果或接受不同处理措施的效果进行比较；也可以是不同的病例（不同病例前-后对照研究）。

（6）病例-对照研究：是一种具有对照的回顾性调查研究方法，是分析性研究中常用的一种设计方案，属于三级设计方案。

本研究调查是在患有某种伤病的病例组和未患有该伤病的对照组，或在具有某项特征的病例与不具有某项特征的病例中进行，调查过去或最近有无暴露于某疑为和该伤病的发生有联系的因素；或调查是否存在某疑为与伤病某项特征有联系的因素。然后比较两组的暴露情况或具有某因素的情况，验证某因素与伤病是否确实存在联系、联系的性质和强度，是否存在统计学显著性差异，以确定暴露因素与伤病之间的联系因果关系，同时还要考虑偏倚的影响。

病例-对照研究是一种从果至因的回顾性调查研究，可用于伤病的致病因素或危险因素的调查、药物或措施作用的研究、对伤病预后的影响因素的探讨，为病因学研究、防治研究和预后研究提供重要信息。如果要确切地论证其病因学的因-果联系，还需要进一步做前瞻性研究。

（7）横断面调查：是在某个时间点或较短时间内调查和收集一个特定人群中伤病和健康状况，及其与一些因素的相关关系，可以得到伤病的患病率，又被称为现况研究或患病率调查，依据调查所需的时间不同，分为时点患病率和时期患病率。

横断面调查是一种疾病防治研究设计的常用方法，也是流行病学研究的基础方法。它可以将伤病或健康情况以地区间、时间、人群间通称"三间"的情况展现出来，又可以取得"三间"分布与哪些因素存在相关关系的信息。由于疾病或健康状况与相关因素是在一次调查中得到的，不存在先后的时间顺序。

横断面调查可用于：①了解伤病的现况和描述伤病的分布；②了解影响伤病分布和健康状况的相关因素；③衡量人群患病程度和健康水平，可得到某种伤病的患病率和发生率，可早期发现患者或可疑病例，包括临床前期者，为早期治疗、改善疾病预后、保障人群提供了条件；④了解伤病和人群健康水平的变动趋势，并可就致病因素

对人群的危害做出估计；⑤评价伤病防治和有害健康行为干预措施的效果；⑥为卫生决策的制定和卫生资源的合理利用提供依据。

横断面研究主要研究方法包括：①普查，指为了早期发现伤员或某些因素，于一定时间内对一定范围的人群中每一个成员所做的调查。它强调对限定人群中每一个成员均要做调查；一定时间是指在较短时间内，可以是某个时点或数日内完成，大规模的普查也应以 2~3 个月为限，否则就失去横断面调查的原本意义。普查的优点是某一个人群的所有成员均得到检查，确定调查对象非常简单，而且可以免去只调查部分人而必须做的解释工作和可能产生的负面影响。但是普查的检查对象多，调查的时限又短，易发生漏查；参与调查的人员多、技术与能力参差不齐等会影响其调查结果的精确度。②抽样调查：指为了对人群某种伤病的患病率、特征等作出估计，提示伤病的分布规律，只对一部分有代表性的人群（即样本人群）进行的调查，根据调查的结果估计该人群的患病率水平和伤病的分布特征。它是以小窥大，以局部估计总体的调查方法。抽样调查首先必须采用随机抽样的方法，使目标人群中的每一个单元（个体、集合体等）都以同等机会和概率被选作样本，以取得有代表性的样本人群；其次，是要按照计算样本大小所规定的条件确定能够保证调查研究精确度的最小样本含量，即是要保证有足够的样本含量。抽样调查的优点是既节省人力、物力和财力，又能在较短的时间内取得精确度较高的研究结果。

（8）从果到因的描述性研究：属于回顾性的研究，常用于交通伤的后果、临床特殊症状和体征等的观察，分析可能的发生原因、防治措施效果和不良反应，或总结防诊治经验等。由于本研究为收集和整理的现存临床资料，难免残缺与受偏倚的影响，故质量难以保证，以致研究结论的论证力较差。

（9）从因到果的描述性研究：可以是回顾性研究，也可是前瞻性研究。如观察某一人群接触了某种交通事故危险因素，观察引起的交通伤的结果和伤害程度等。由于在其设计中，没有对照组，更没有随机分配患者，仅是单纯观察某种措施的结果，研究结果缺乏可比性，故结论的论证力较差。

亦差。

（10）专家评述：专家们在医学期刊中，针对某种或某些公众关心的热门问题，各抒己见、详述各自观点，以综述有关研究的新进展、新方法，或者对某种有争议性问题开展讨论与辩论。这些内容尽管不是作者自我研究的结果和发现，但往往给读者带来启迪，对人们思想创新或思维方向往往有着重要影响。

随着方法学的发展，近年来一些新的流行病学方法也开始被运用于创伤研究领域，如病例交叉设计、Meta 分析、巢式病例对照研究等。除了传统的研究方法之外，目前由于现代创伤诊疗技术手段的快速发展，以及计算机技术、网络技术等信息技术在创伤各个方面的广泛运用，使创伤救治过程中产生的信息爆炸式地增长、迫使医院创伤信息管理模式和工作流程发生变革，以适应信息时代的变化与发展，更对创伤的预防、抢救、诊疗、康复以及研究水平的促进和提高起到了巨大的推动作用。因此建立创伤数据库也成为了创伤流行病学研究的新趋势。通过建立创伤数据库，我们可以标准化录入患者的基本信息、损伤原因、严重程度、救治过程及预后情况，通过统一的信息平台，将多中心的资料整合一起，实现信息的共享，并同时结合人工智能技术推进其诊疗救治智能化。

2. 创伤流行病学研究中应注意的一些问题 队列研究是由因及果的研究，其研究具有一些自身的特点。绝对数间难于相互进行比较，相对指标的基数如选择不当也将直接影响分析结果。通过选择适当的基数等进行处理可使各研究数据间具有良好的可比性。并可进行统计学分析。如：

（1）暴露人年数：如计算创伤发生频率（伤亡率、伤残率等）的分母都可采用暴露（观察）人年数。

（2）直接法标准化率及相关指标：①直接法计算标准化率，如选用标准化人口、公里数或车辆数等作分母进行标准化；②累积率，某年龄范围内发生某事件的累积频率或概率；③累积危险度，指假定在没有其他疾病或死因的条件下，一个人在指定的年龄范围内受到某种创伤伤害或因此而死亡的概率；④比较死亡率值，是一种概括研究人群与标准人群间发病率比（或死亡率比等）的指标，是一种排除年龄或其他因素可能混杂效应的影响而对发病率（死亡率比等）作研究的指标。可通过比较死亡率值的标准误进行统计学检验。

（3）间接标准化率：标准化死亡比，即实际死亡数和期望死亡数之比。可对标准化死亡率比进行统计意义检验。

（4）危险度分析：①相对危险度，是指暴露于某因素的发病率与非暴露者的发病率之比；②归因危险度，表示由某种原因所致的发病率增加部分，常用的指标有超额发病率（$\Delta\pi$）、归因危险度（ARP）、人群归因危险度（PARP）等。

3. 创伤流行病学研究中偏倚的控制

（1）在研究设计时：①研究对象的选择要有代表性；②严格遵循随机原则分配观察与对照组等；③诊断、疗效等的判断都应有明确的客观指标为依据；④治疗与对照组应具有均衡性。

（2）在研究过程中：①采用盲法；②执行者应经过统一培训，使研究方法、资料记录等达到一致水平；③选用质量好的仪器。做好仪器的检测与校准；④提高应答率，尽量减少失访；⑤随时检查研究进度与质量，及时查漏补缺。

（3）在统计过程中：①统计前对全部资料进行检查与核实，保证资料完整性和准确性；②率的比较前，应作标准化；③应用分层分析、多因素分析和因素调整等方法来减少偏倚。

三、创伤的临床流行病学研究

创伤临床流行病学是指应用流行病学的原理和方法，从群体的角度来研究临床创伤患者的结局、危险因素及其病情变化规律，同时为临床治疗和诊断提供最佳的诊疗和保健对策。

创伤临床流行病学研究目前多采用回顾性方法，如病例对照研究，同时抽样调查也是临床上研究创伤较为常用的方法。而队列研究、试验研究、流行病学评价性研究方法也有相应的研究，但多为单个医院或城市的数据，且多为简单的描述性研究，对于其他医院或地区参考意义不大。

创伤临床流行病学研究主要考虑以下几个方面。

（一）研究设计

1. 确定目的 创伤临床研究目的比较广泛，有病因学研究、诊治方法学研究和预后评价研究等。研究者的研究目的需要根据创伤有关问题开

展相应的研究，寻找创新性的防治理论和方法。

2. 确定对象与数量 要根据课题本身的性质与具体的选择标准、选择符合要求的临床研究对象。研究群体的数量大小应根据临床研究拟采取的干预措施之效能以及研究设计的假设要求，科学地计算研究的样本量。研究对象数量太少，不能反映研究对象总体的规律。一般而言，在相同条件下，调查对象越多，则所获结论越可靠。但也不是越多越好。对象太多，耗时耗力，还可能影响工作质量。可通过统计学的方法来确定最少需要多少研究对象。如抽样调查的样本大小可通过平均数对估计，或通过率、样本均数与总体均数的差别作统计意义检验、病例 - 对照研究等进行估计。

3. 临床科研伦理 在进行创伤临床流行病学研究时因涉及的对象是患者，所以务必要充分地保障被研究对象的安全，充分尊重与保护人权。

4. 确定好研究内容（指标）、制订好调查登记表 确定用什么指标来反映研究内容，实现研究目的，制定出简便易行的登记表格。研究中应尽量采用客观指标。

5. 设立适当的对照、做好随机化分组

6. 考虑好统计分析的方法

（二）创伤临床诊断和治疗的研究及性能评价

1. 诊断 对诊断方法的价值和其准确性的评价，是将其与常规公认的可靠诊断方法相比较，比较时要遵循盲法原则。主要的评价指标有：灵敏度 = 真阳性 /（真阳性 + 假阴性）×100%；特异度 = 真阴性 /（假阳性 + 真阴性）×100%；阳性预测值 = 真阳性 /（真阳性 + 假阳性）×100%、阴性预测值 = 真阴性 /（真阴性 + 假阴性）×100%、准确度 =（真阳性 + 真阴性）/ 病例总合 ×100% 等。

2. 治疗 首先应遵循三个原则：设立对照、随机抽样、盲法。疗效评价原则：要有均衡性、足够的应答率（一般不能低于 95%）、盲法、明确的疗效判断标准、要有统计学显著性检验依据、方法要有实用性。

3. 预后评价 评价指标主要有：病死率、治愈率、缓解率、复发率、生存率等。

四、创伤的监测和干预效果研究

目前对于创伤的监测亟需一套完整的监测

系统,它不同于常规监测,还应具备相应的资料收集、分析和反馈同公共卫生项目连接起来的功能,即在国家统一领导下,分布在全国各省、市、区或县的医院、交通部门、公安部门、社区、保险业、学校、厂矿、医疗事故管理部门等多个部门建立创伤监测点,在监测点内建立起综合搜集各种来源资料的各类创伤基本数据的网络组织,以便可以精修长期连续的收集、计算机录入、分析、结果解释、反馈并对干预效果评价的系统。例如,采用规范的创伤数据库进行广泛的全国创伤中心的创伤诊治信息收集,合理的规范、优秀的软件、统一培训指导,可保证高效、准确、完整的信息采集,整合不同医院之间的信息,进行创伤临床救治规范研究,提高救治质量。

长期以来,创伤被认为是"现代社会中被忽视的疾病",是意外事件和不可预测的,直到最近才将科技方法应用于预防。

早年预防只对不小心或有了事故倾向性者提出忠告,而今则是基于对事故原因科学探讨后提出合理预防策略。20 世纪 40 年代,Gordon 采用流行病学方法评价创伤,指出创伤与其他疾病类似,可以用确定的模式表述创伤发生在一定的时间和居民中。他还指出创伤是受伤者、致病因子和环境相互作用的结果(表 1-6-5)。首任美国国家公路交通安全管理局的执行官 William Haddon 是早期创伤预防工作的先驱,他总结了各家早年的工作,提出了一个系统评估创伤预防的方法。依据自己的研究,他认为创伤实际上是能量快速转移到人体的结果,而这种能量转移是可以了解和预测的,因而也是可防的。Gordon 发展了他的预防理念,即关于人、致病因子(碰撞)和环境相互作用的三要素,最终形成著名的 Haddon's 矩阵表。Haddon 为现代损伤控制提供了坚实理论基础,他建立的"矩阵"已成为损伤预防的指南。

创伤与其他任何疾病一样,应从科学的角度来处理,包括致伤因素的描述和针对这些因素的预防对策。创伤死亡率的分布形式已经说明了预防措施的重要性。大约 1/3~1/2 的创伤发生在现场,甚至最先进的创伤救治体系也没有任何抢救的机会,这些死亡只能通过预防措施来减少。甚至那些送到医院时仍存活的创伤患者,尽管可以施以现今最好的治疗,但相当一部分的院内死亡

表 1-6-5 Haddon 创伤预防模型简表

创伤发生时间阶段	创伤发生条件	创伤预防主要内容
发生之前	宿主	遴选合格司机
	致病因子	上路前车辆安全检查,特别是车闸、轮胎、灯光
	环境	公路的状况及维修
发生之中	宿主	司机的应变能力和乘车者的自我保护意识
	致病因子	车辆内部装备(尤其是轮胎)性能
	环境	路面状况与路边障碍物
发生之后	宿主	防止失血过多,妥善处理骨折
	致病因子	油箱质地的改善与防止漏油
	环境	车祸急救、消防、应急系统与措施
结局	宿主	伤害严重程度制定和预防死亡
	致病因子	车辆损坏度评价及修复
	环境	公路整治与社会、家庭经济负担

与损伤存在直接关系。因此,创伤预防对进一步降低创伤所致的死亡率和残疾率十分关键。有必要开展创伤原因及相关机制的研究,进而研究其预防策略。

当前国内外针对创伤预防采取了不少干预措施,如为了降低交通事故的发生率和致死率所采用的从制度、技术、舆论等多方面进行监管和制约,汽车需佩戴头盔、推广儿童座椅和安全带等;因挤压伤、高处坠落伤、爆炸伤的发病主要集中在工作期间,且此类疾病的发生原因主要与工作制度不健全、安全意识差、防范措施不到位等因素有密切关系,所以此类疾病的预防措施主要从社会舆论宣传、企业管理、个人防护意识等方面加强管理,以避免和降低工作中严重创伤的发生;提高严重创伤时的现场急救效率、确保急救措施到位、减少院外救治时间、改进院前救治管理模式等从

而减少患者死亡率。2018年6月后，国家卫生健康委员会已要求全国开展创伤中心建设，加强创伤（特别是多发伤）的救治，以有效地降低创伤的伤死率。

针对创伤的高致残率和高死亡率，需要加强创伤流行病学的调查，了解创伤的损伤机制、发生原因及高危人群对创伤预防措施的认知、态度和行为、有效地指导预防创伤发生的措施，减少意外伤害的发生，降低医疗负担，减少参加，节省医疗资源，并为制定健康教育策略提供数据支持。

第四节 交通伤流行病学指标与研究方法

交通伤流行病学（epidemiology of traffic injuries）是流行病学的一个分支，它是应用流行病学的原理和研究方法，从群体的角度来研究交通事故及交通伤的分布规律及其决定因素的一门交叉学科。交通伤流行病学将交通伤看作一种"社会疾病"对象进行研究，通过对交通事故和交通伤发生的规律和特点、危险因素、危害程度、伤害救治以及其预防等方面的分析研究，深入认识和阐明交通伤的发生规律，探讨其社会原因、生态环境、自然环境，以及管理等在事故发生及救治过程中的作用及关系，提出合理的防范对策与措施，为交通安全管理、预防和减少交通伤的发生，以及交通伤的救治和康复提供科学的依据。

一、交通伤流行病学主要统计学指标

政府部门常用道路交通事故的发生数、死亡人数、受伤人数和直接经济损失这四个绝对数指标来描述交通事故的严重程度。由于各地区的人口、车辆、道路、交通流量等的基数各异，使得这些绝对数不能正确反映交通事故发生的强度，更不能反映不同地区之间或同一地区不同时期道路交通事故与交通伤的情况与差异。只有通过相关的率及相对比值的比较，才能有效地反映交通事故和交通伤的人群、地区和时间分布特点与变化规律。

因此，在交通伤流行病学研究过程中，通常将有关的绝对数据转换为率和比的指标，如死亡率、

伤残率等，以更好地反映交通伤流行病学特征。

1. **交通事故及交通伤频率指标** 交通事故及交通伤流行病学研究中常用的频率指标主要有：

（1）机动车车辆密度：主要有人口车辆密度和公里车辆密度，是用来衡量一个国家或地区机动化程度的指标。

人口车辆密度指一个国家或一个地区人均机动车辆拥有量，通常以每千人机动车拥有数量来表示。

$$人口车辆密度 = \frac{某地某时期内机动车辆拥有数}{该地同期平均人口数} \times 1\,000‰$$

公里车辆密度指一个国家或一个地区每公里公路里程的机动车辆拥有量。

$$公里车辆密度 = \frac{某地某时期内机动车辆拥有数}{该地同期公路里程数}$$

（2）道路交通事故发生率：可用来描述交通事故的分布，探索交通事故的成因，评价交通事故预防措施的效果等。是一定时期内发生的事故次数与同期机动车辆数量或该时期平均人口数、机动车总行驶公里数之间关系的相对数指标。

$$车辆交通事故发生率 = \frac{某地全年交通事故发生次数}{该地同期机动车拥有量} \times K$$
$$（通常\ K=10^4/万辆）$$

$$人口交通事故发生率 = \frac{某地全年交通事故发生次数}{该地同期年平均人口数} \times K$$
$$（通常\ K=10^4/万人）$$

$$行驶里程交通事故发生率 = \frac{某地交通事故发生次数}{该地同期机动车行驶里程} \times K$$
$$（通常\ K=10^8/亿公里）$$

上述各指标还可按不同特征（如性别、年龄、民族、职业等）分别计算其率的指标。

（3）道路交通事故死亡率：用来衡量某时期某地区人群因交通事故致死的危险性（机会）大小的指标，主要包括人口死亡率、车辆死亡率、行程死亡率等。它们分别指某一地区的人群在某一时期内因交通事故死亡人数与该地区同期平均人口数、机动车拥有数，或机动车行驶公里数之间的比例。

$$人口死亡率 = \frac{某地交通事故致死亡人数}{该地同期平均人口数} \times K$$

$$（通常 K=10^5/10 万）$$

$$车辆死亡率 = \frac{某地交通事故致死亡人数}{该地同期机动车辆数} \times K$$

$$（通常 K=10^4/万）$$

$$行程死亡率 = \frac{某地交通事故致死亡人数}{该地同期机动车行驶里程} \times K$$

$$（通常 K=10^8/亿公里）$$

上述三个指标中,人口死亡率是以人口数量为基数,多以 10 万人死亡率表示,死亡率越高,说明人身安全性越差;车辆死亡率是以机动车拥有量为基数,常以万车死亡率表示,其死亡率越高,表明交通安全的水平越低;行程死亡率是以机动车全年行驶的公里总数为基数,通常以每亿公里死亡率表示,反映一个地区机动车在行驶过程中发生交通事故的频率。

（4）道路交通事故致伤率:综合反映一个国家或地区交通事故对人群健康状况损伤的严重程度、道路交通管理状况和医疗急救水平等的指标。它是指某一地区的人群在某一时期内因交通事故受伤人数与该地区同期平均人口数、机动车拥有数、或机动车行驶公里数之间的比例。

$$人口致伤率 = \frac{某地因交通事故受伤人数}{该地同期平均人口数} \times K$$

$$（通常 K=10^5/10 万）$$

$$车辆致伤率 = \frac{某地因交通事故受伤人数}{该地同期机动车辆数} \times K$$

$$（通常 K=10^4/万）$$

$$行程致伤率 = \frac{某地因交通事故受伤人数}{该地同期机动车行驶里程} \times K$$

$$（通常 K=10^8/亿公里）$$

（5）交通伤致残率和致死率:反映道路交通事故对人群健康及生命威胁的严重程度,同时也反映该地区的医疗技术水平及交通伤的急救治疗水平的指标。

$$交通伤致残率 = \frac{交通伤致残疾人数}{同期交通伤人数} \times 100\%$$

$$交通伤致死率 = \frac{交通伤致死人数}{同期交通伤人数} \times 100\%$$

（6）标准化死亡率和标准化死亡比:标准化方法是在一个指定的标准构成条件下进行率的对比的方法。当两个或数个内部构成存在差别的主体进行频率指标的比较时,通过率的标准化可消除两组（或两组以上）对象内部构成存在的差别对结论的影响。率标准化的计算方法有直接标准化法和间接标准化法两种方法。如标准化死亡率、标准化伤亡率、标准化致残率等。

标准化死亡率也叫调整死亡率,就是利用某一指定的标准人口构成,消除不同地区在人口构成指标（如年龄、性别等）方面的差别,即计算按标准人口构成校正之后的率,以消除人口年龄、性别等构成的差别对死亡率的影响。

标准化死亡比是一种计算死亡比值的方法,是一种替代率的办法。如研究某特殊人群交通伤流行病学特点时,先列出该观察人群各年龄组的人数,然后以该地某年全部人口同年龄组交通伤死亡率作为标准,算出该观察人群各年龄组的理论交通伤死亡人数,即预期死亡人数,用观察人群中实际交通伤死亡人数除以预期死亡人数就是标准化死亡比。

$$标准化死亡化 = \frac{观察交通伤死亡人数}{同期预期交通伤死亡人数} \times 100\%$$

2. 交通伤的伤害程度测量指标 交通事故对人员伤害程度的测量通常采用创伤评分及伤残评定方式进行评估。在交通伤流行病学研究中,常采用的交通伤害程度测量指标同创伤的损伤程度测量指标。

3. 交通事故造成损失的测量指标 交通事故导致的经济损失包括直接经济损失和间接经济损失两大部分。直接经济损失包括在交通事故中用于人员伤害救治的费用和车辆及公共建筑物损毁的物质价值等;间接经济损失是指交通事故伤害导致因短期或永久性伤残乃至死亡等所致的收入减少等。

4. 交通事故危害程度的安全评价指标 通常所采用的交通事故危害程度的安全评价统计学指标有:

（1）年发生率和日均发生数:指某地在一年中交通事故的发生数和其平均每天的交通事故发生数。

（2）交通事故死亡率、致伤率和日均死（伤）人数。

（3）交通事故的年龄死亡专率和交通事故的潜在寿命损失年数（YPLL）。

（4）死亡指数:"死亡数/所有伤亡数 ×100%",

可反映交通伤亡的严重程度、医疗救治水平等。

（5）交通事故的经济损失：包括直接经济损失和间接经济损失。

（6）交通安全和人身安全：人身安全（死亡人数/10万人）＝交通安全（死亡人数/万辆车）×机动化程度（车辆数/千人）×100%。

虽然通过上述一系列指标可对交通安全情况进行多方面的评价，但要确切地比较不同国家和地区的交通事故危害程度仍是很困难的，这是因为还有很多因素会对这些指标产生影响。例如：很多国家对交通伤死亡的定义有所不同，有的是指在交通事故发生后1天内死亡者为交通伤死亡，而有的是7天内、有的是30天内等；机动车的定义也有区别，如有的国家将摩托车划归机动车，而有的国家则定义为非机动车；各地区的人口年龄、性别、营养健康状况等构成不同；各国交通事故相关数据统计的方法及准确性差异较大等。因此，在实际交通安全评价中，要注意到各相关因素的影响，通过各指标的标准化等手段，使数据之间更具可比性。

二、交通伤流行病学研究方法与主要内容

1. **交通伤流行病学科研设计原则** 要遵循生命伦理学原则、随机化原则、对照原则和盲法原则。

2. **交通伤流行病学常用研究方法** 交通伤流行病学研究质量与水平，除了与正确地选题和立题的科学基础有关外，选择与课题性质相适应的、科学性强和可行性好的设计方案，是保证高质量成功完成研究目标的重要关键因素。

交通伤流行病学科研常用的几种研究方法与创伤流行病学科研研究方法相同（参见本章第三节内容）。

3. **交通伤流行病学研究关注的主要内容** 道路交通伤流行病学研究首选要抓住交通事故流行病学的特征，它是交通伤流行病学研究的起始点和研究关注的焦点。交通伤流行病学特征主要指道路交通事故和交通伤的群体现象和特征，包括：不同地域、时间、人群、伤害类型及医疗救治的频率和特征等的描述等。通过这些群体特征的研究，可以揭示引起道路交通伤的人、车、环境、社会因素、医疗救治之间的相互关系及其产生的影响和作用。

因此，在道路交通伤流行病学研究中常关注道路交通伤的时间分布特征、地区分布特征、道路分布特征、人群分布特征、伤情特点、医疗救治与结局等。具体可参见《现代交通医学》。

（周继红 杨傲）

参 考 文 献

［1］国家卫生计生委统计信息中心，中国疾病预防控制中心慢性非传染性疾病预防控制中心．中国死因监测数据集2017［M］．北京：中国科学技术出版社，2018．

［2］国家卫生健康委员会．2018中国卫生健康统计年鉴［M］．北京：中国协和医科大学出版社，2018．

［3］黄跃生，粟永萍，周继红．中华战创伤学［M］// 特殊致伤原因战创伤．郑州：郑州大学出版社，2016．

［4］姜钰，吴新宝．我国创伤流行病学的现状与未来［J］．中华创伤骨科杂志，2014，16（2）：165-168．

［5］王家良．临床流行病学：临床科研设计、测量与评价［M］．上海：上海科学技术出版社，2009．

［6］王正国，周继红，尹志勇．现代交通医学［M］．重庆：重庆出版社，2011．

［7］王正国．创伤医学发展的思路［J］．中华神经创伤外科电子杂志，2015，1（1）：2-3．

［8］熊鸿燕，易东．医学科研方法：设计、测量与评价［M］．重庆：西南师范大学出版社，2005．

［9］周继红．创伤评分学［M］．北京：科学技术出版社，2018．

［10］Schnyder, Ulrich Cloitre, Marylène. Evidence Based Treatments for Trauma-Related Psychological Disorders//Trauma and Substance Abuse: A Clinician's Guide to Treatment［M］. Switzerland: Springer International Publishing, 2015.

［11］WHO. Global status report on road safety-Time for action. Switzerland: World Health Organization, 2009.

［12］WHO. Injurys and violence the facts 2014［J］. Geneva: World Health Organization, 2014.

［13］WHO. World health statistics 2018: monitoring health for the SDGs, sustainable development goals［M］. Geneva: World Health Organization, 2018.

第七章 创伤救治中的损伤控制性技术

"损伤控制性外科（damage control surgery, DCS）"理念从 20 世纪 90 年代开始逐渐在文献中出现,应用越来越广。凡以手术作为治疗手段之一的专科,都引入了这一理念,且将范围由创伤处理扩展至非创伤疾患的处理。可见这一理念有着重要的理论价值,也有着重要的实用价值。

DCS 主要是指针对那些严重创伤患者,改变以往在一开始就进行复杂、完整手术的策略;而采用分期手术的方法,首先以快捷、简单的操作,维护患者的生理机制,控制伤情的进一步恶化,使遭受严重创伤的患者获得复苏的时间和机会,然后再进行完整、合理的手术或分期手术。

第一节 DCS 的理念

一、DCS 理念的形成

第二次世界大战至越南战争期间,由于受战争环境和条件的限制,分级救治和Ⅱ期手术的概念在战伤救治中得到充分发展,并成为创伤救治的标准程序。其实这就是损伤控制理念的雏形。但 20 世纪 50—70 年代,随着麻醉学的发展、重症监护的出现及外科手术水平的提高,使得创伤Ⅰ期确定性治疗的概念风靡一时,多数学者主张当患者生命体征稳定或趋向稳定时,对多部位创伤同时或先后进行确定性手术治疗,以期在最短的时间内修复所有创伤。在此期间,以肝叶切除止血为代表的大量高难度、复杂、耗时的手术应用于多发伤的救治。然而回顾性研究却发现救治技术的提高没有伴随患者死亡率的明显降低,即复杂的高难度手术并没有取得良好的疗效。相反复杂的高风险手术、长时间的麻醉进一步加重患者内环境的紊乱,而引发患者术后的多器官功能衰竭（multiple organ failure, MOF）等严重并发症是导致患者死亡的主要原因。

1983 年,Stone 等回顾总结了严重创伤并发凝血障碍患者的救治经验,发现在创伤早期若施行简单的外科手术控制损伤,可挽救原来认为不可挽救的危重患者。由于严重创伤患者初始手术期间经常会发生体温不升、代谢性酸中毒和凝血障碍,如果不采取简单有效的方法结束手术并纠正上述异常,患者的围术期死亡率可达 90% 以上。1993 年,Rotondo 和 Brenneman 等分别报告了应用 DCS 救治严重多发伤患者的成功经验,DCS 理论基础初步形成。在阿富汗、伊拉克战争中,这一理念得到了进一步深化。Gawande 于 2004 年在《新英格兰医学杂志》上著文描述 DCS 在战伤中的实际应用。此后随着更多学者的临床实践与研究,DCS 理论不断成熟完善。

DCS 是指针对严重创伤患者进行阶段性修复的外科策略,旨在避免由于严重创伤患者生理潜能的耗竭、避免"死亡三联征（lethal triad）"出现,损伤的因素相互促进,而成为不可逆的病理过程,其目的在于有效降低严重创伤患者的死亡率。

二、DCS 的理论基础

严重多发伤对全身各系统功能产生严重损害,特别对生命支持系统构成巨大威胁。当患者送到急诊时其生理功能几乎耗竭,由于存在严重的内环境紊乱,多表现为"死亡三联征",包括:

（1）体温不升:由于失血、大量液体复苏,体腔暴露使热量丢失增加,加之产热功能损害,严重创伤患者中心温度明显降低。低体温会导致心律失常、心搏出量减少、外周血管阻力增加、血红蛋白氧离曲线左移、氧释放减少;并且抑制凝血激活途径导致凝血障碍;低温还可抑制免疫监视系统功能。

（2）凝血机制紊乱:低体温引起凝血酶、血小板量减少和功能损害,凝血因子V、VIII合成减少;纤溶系统激活,纤维蛋白原裂解产物大量增加;大量液体复苏引起的血液稀释又进一步加重了凝血障碍。

（3）代谢性酸中毒:持续低灌注状态下细胞能量代谢由需氧代谢转换为乏氧代谢,导致体内乳酸堆积;升压药物及低温所致心功能不全进一步加重酸中毒;而酸中毒又进而损害凝血功能。

因此,三者互为因果,恶性循环,而长时间的复杂外科手术及麻醉进一步引起失血、热量丢失、酸中毒、全身炎症反应综合征(systemic inflammatory response syndrome, SIRS)和免疫系统损害,使患者自身创伤修复能力严重受损。

另外,腹腔间室综合征(abdominal compartment syndrome, ACS)也是严重创伤的并发症,发生率为25%~100%。腹腔内或腹膜后严重出血或感染、内脏器官水肿、肠系膜静脉阻塞、腹膜炎或胰腺炎引起大量渗液、胃肠严重扩张、复苏时大量输液、腹腔填塞及张力状态下关腹都是危险因素。当腹内压超过25cmH$_2$O时可使下腔静脉受压、回心血量减少、心排血量下降、周围血管阻力增加、静脉回流受阻,导致心、肾、脑等重要脏器血液供应障碍;膈肌运动受限可致呼吸障碍;胃肠道黏膜受损导致菌群易位。以上变化进而引起循环、呼吸、泌尿、消化和中枢神经系统的功能障碍,导致MOF的发生。

如果外科医师对这类患者的生理潜能耗竭状态的严重性缺乏充分认识,进行I期确定性手术,无疑给患者残存的生理潜能"雪上加霜";即使没有发生术中死亡,最终患者仍将死于脏器功能障碍。因此,严重多发伤患者的救治成功与否并不依赖手术恢复解剖关系,而取决于对严重内环境紊乱的全面快速纠正。DCS理念是将外科手术看作复苏过程整体的一个部分,而不是治疗的终结。通过简单有效的外科操作控制致命性的活动性大出血和腹腔污染,避免严重腹腔感染的发生,进一步通过重症监护复苏终止"死亡三联征"的恶性循环,恢复患者创伤应激储备,提高再手术的耐受力。DCS理念更加符合多发伤患者的病理生理,既把创伤对患者的损害降到最低程度,又最大限度地保存机体生理功能,是兼顾整体和局部逻辑思维的充分体现。

三、DCS 的实施和基本原则

（一）适应证的选择

大多数多发伤都可以通过I期确定性手术治愈,不需要采取损伤控制手术 - 重症监护复苏 - 计划性再手术模式处理。适应证的确定要求手术医师能尽快判断患者的损伤及生理状况,预先做出判断而不是在患者生理耗竭时才被迫实施。因此,准确把握手术适应证意义很大,但也非常困难。

公认的适应证是"死亡三联征"。凝血功能障碍表现为进行性非机械性出血,体温不升为中心温度(T)<34℃,代谢性酸中毒为pH≤7.2~7.5。"死亡三联征"虽然意义重大,但临床决策过程却要复杂得多,还要考虑诸多因素。当出现三联征的某一、二项,同时存在下列情况之一者,宜考虑施行DCS。

（1）多发伤,损伤严重度评分 >35。

（2）血流动力学极不稳定。

（3）躯干高能量钝性伤。

（4）躯干多发性穿透伤。

（5）并发多脏器伤的严重腹部血管伤。

（6）严重战伤。

（7）多体腔出血。

（8）多发伤且均较严重,难以确定优先处理顺序。

（9）胰十二指肠严重损伤。

（10）肝损伤伴肝后段下腔静脉或肝静脉主干破裂。

（11）严重腹部伤合并颅脑损伤。

（12）骨盆骨折血肿破裂或开放性骨盆骨折。

（13）腹腔内脏器水肿严重,无法常规关闭腹腔。

（14）伤情严重且估计手术时间≥90分钟。

（15）复苏输液量≥12 000ml 及或输血量≥5 000ml。

DCS适应证的把握,重要的是,手术医师应有全局观点,审时度势、果断决策,切不可强求"毕其功于一役",直到"死亡三联征"全部出现,已是无力回天。

（二）基本原则和内容

经过认真选择确定为必须按DCS处理程序的伤员,可按程序迅速加以处理,一般DCS处理可以简单地分为四个阶段,或进一步分为五个阶段。

伤员经初步复苏后即进入手术室,亦即第一阶段处理,主要是快速止血,可采用填塞、结扎、侧壁修补、血管腔外气囊压迫、血管栓塞、暂时性腔内转流等简单有效的方法,不做复杂的血管重建手术。对腹部实质器官损伤亦可采用一些简捷的方法处理,如生物胶、凝血酶、气囊导管等止血,避免行分离、切除和网兜修复,脾、肾破裂可迅速切除。损伤面积大或结扎、缝合不能止血的组织,可用纱布垫填塞。腹腔填塞时,宜紧但不宜过多,以免引发 ACS。若有腹腔内空腔脏器损伤时,可行结扎,或行肠外置或造口、肠钳夹闭等,不宜行确定性的消化道重建。腹腔关闭有困难时,可仅缝合皮肤,甚至是敞开、覆盖纱垫或塑料膜,以保护肠袢(腹腔开放疗法)。不论是何部位损伤,原则上是以快速的方法控制出血,控制污染,手术宜在0.5 小时或 1 小时内完成。当然,在第一阶段处理时,即应同时开始行复苏、保温、抗酸等处理。

值得注意的是,这一阶段处理的目的是控制原发伤,使机体不再遭受更多的损伤。

第一阶段处理后,伤员转入重症监护,继续进行复苏与生命器官的维护,阻断"死亡三联征"的恶性循环,保温、纠酸与改善凝血机制。在补充血液时,应考虑血液成分的不足,应将红细胞、冰冻血浆与血小板混合起来输入,其比例为 3∶2∶1 或是 2∶1∶1、1∶1∶1,需要限制晶体液的输入,过量的晶体液会稀释血液,影响凝血机制,降低胶体渗透浓度而引起组织水肿。重症监护病房的温度应保持在 30℃,输入的液体应加温至 40℃,患者的体温应维持在 37℃。改善循环与氧供是纠正酸中毒的重要措施,如血 pH<7.2 时,可给予碳酸氢钠治疗。

第二阶段的处理是一个关键性处理过程,是使伤员的生理状态迅速恢复,并能耐受下一阶段对损伤组织、器官的确定性处理或重建。同时第一阶段是快速、暂时的处理,如止血是采用填塞的方法,需检查是否有效,有无遗漏。在这一阶段,当伤员情况有所恢复,能接受进一步检查时,可行选择性血管造影,有利于判断出血部位是否有继续出血。第二阶段的处理重点,不单是纠正创伤给伤员带来的生理紊乱,还应进一步对伤员的整体情况做出判断,补充某些必要的检查。对伤情

做出进一步诊断,决定第三阶段处理的时机与方法、范围,第二阶段一般需要 24~48 小时。文献报道的平均时间为 36 小时。

第三阶段是经过治疗后,紊乱的生理状态逐渐得到纠正,生命体征获得稳定,再送患者进入手术室,进行后续处理,包括去除或更换第一次填塞的纱布,进行有效的处理,行确定性的止血术,如仍有出血,需更换填塞的纱布,在此填塞,对损伤的血管进行修复或吻合。但在损伤情况复杂、多处损伤都需要处理时,应按损伤的程度与器官的特点进行处理,如肠系膜上动脉断裂,经支持管桥接,应在患者得到初步确定性处理的第一时间内进行修补或吻合,恢复肠袢的血运,以防止肠袢缺血时间过长而失去活力。如果器官与组织的损伤过多、过广,一次手术不能处理所有的损伤时,还应考虑到初次手术的范围、时间,避免时间过长,范围过广的手术,给机体造成剧烈应激,形成医源性打击,不利于机体的康复。可依器官、组织的损伤程度与生理需要,有计划地进行处理。确定性手术若一次不能完成,可分次进行。始终应考虑机体的耐受性与手术给予机体的应激强度,不应因过多、过繁杂的手术,使机体再次陷入紊乱状态。

某些伤员经一次确定性处理后,可进入平稳的康复期。但有许多伤员因伤情重或生理状态不够稳定,须再次进入重症监护病房。重症伤病员的康复期较长,且有一些后遗症需要处理,如腹腔开放后的患者,可能需要行腹疝修补术,断肢术后的患者需要行断端修整等都是康复阶段需要处理的问题,可能要多次手术,多次进入重症监护病房。

其中关于救命手术的时间和计划性再手术时机的把握是 DCS 成功的关键。为了明确损伤控制剖腹手术合理的窗口时间,Hirshberg 等通过计算机动态模拟技术测量剖腹期间热量丢失情况,并计算从手术开始到中心体温下降到 32℃(通常认为此温度为创伤患者发生不可逆生理损伤的标志)所需的时间间隔。实验表明,暴露的腹腔是导致体热丢失的主要因素,出血速度对之影响不大,提升周围空间温度与尽快关闭腹腔是纠正体热丢失的有效干预手段。在对活动性出血的创伤患者行 DCS 期间,从有机会获救到不可逆生理损伤发生之前的窗口时间不超过 60~90 分钟。计

划性再手术时机同样非常重要,在重症监护纠正代谢紊乱和患者病情再次恶化直至 MOF 出现之间同样存在着一个时间窗。Johnson 等认为,在第一次救命手术后 24~48 小时是实施第二次计划性手术的最佳时机。虽然此时患者情况未达到最佳并且脏器水肿严重,但创伤后 SIRS 程度尚轻,一旦拖延到循环、呼吸或肾衰竭出现,手术风险将更大;其次,暂时性腔内转流所用血管插管的拔除和人造血管植入应尽可能早地进行,因为一旦患者凝血障碍纠正,这些暂时性管道就将堵塞;再者,腹腔填塞物最好在 72 小时内移除,否则严重感染发生的机会明显增多。

对 ACS 的早期诊断困难,目前,多采用膀胱内压或胃内压测定间接了解腹内压,当压力超过 30cmH_2O 可确诊。

治疗方面,剖腹减压是治疗 ACS 的有效和首选方法。然而,对于术后 ACS 再次剖腹减压必须慎重,可采用腹腔穿刺置管引流或持续腹腔灌洗负压吸引逐步减压,因为快速减压将导致心脏前负荷急剧下降,大量乳酸和钾等乏氧代谢产物突然进入血液引起再灌注损伤。术后 ACS 治疗困难,死亡率极高,因此预防重于治疗。研究表明,腹腔关闭技术对 ACS 的发生有影响,放弃初始剖腹术时的筋膜缝合或采用无菌静脉输液袋、聚四氟乙烯、聚丙烯等人工材料暂时修补腹壁缺损或应用负压真空包裹技术,可明显降低腹壁张力和腹内压,降低 ACS 的发生风险。

综上所述,DCS 实质上是外科医师与手术室、重症监护医师紧密配合,以简短、有效的方法,控制原发性损伤对机体的继续损害;积极恢复伤病员稳定的生理状态;分段有序地按微创的原则处理伤员致命性的创伤,而绝非仅对原发创伤进行简短的控制性手术处理。

由于这一理念与治疗程序的提出,并在临床得到应用,使治疗策略有了很大的改变。无疑,随之出现的将是很多基础理念与实用技术,需要进一步去研究解决。

第二节 损伤控制性复苏

“损伤控制性复苏”(damage control resuscitation,DCR)概念与方法的提出是 DCS 策略的一部分。

这一理论解释了临床严重创伤患者早期抢救复苏失败的原因,同时也给临床其他类型休克患者早期复苏,提供了新思路。

一、复苏的基本原则

对于创伤患者,虽然损伤控制手术要求控制出血与清除污染,但同时进行的传统液体复苏计划,仅集中于酸中毒的迅速纠正与低体温的预防,完全忽略了对凝血机制异常的防治。并错误地认为凝血机制的异常可能是液体复苏、血液稀释和低体温的结果,而烦琐的血库输血规则进一步加重了这一异常。针对这一发现,DCR 应运而生,这一概念强调:创伤患者在入野战医院时,立即同时处理凝血机制异常、代谢性酸中毒和低体温。

传统的液体复苏目标是维持血压和保证尿量,并纠正由组织缺氧导致的代谢紊乱,故常以大量晶体和人工胶体作为复苏液体,并未将凝血机制障碍的防治与液体治疗相结合。对于具有高度凝血机制障碍风险的严重创伤性出血患者,应遵循 DCR 的原则,迅速识别这类患者,并通过液体复苏纠正凝血异常、低体温和酸中毒。

DCR 的提出是基于一个重要发现:创伤患者的凝血指标异常和大量输血与病死率相关。Como 等收治创伤患者时发现,接受 10U 以上红细胞悬液(packed red blood cells,PRBC),病死率高达 39%;而接受 PRBC 0~4U 的创伤患者,病死率仅为 0.6%。美军在伊拉克提克里特的野战医院收治的 743 例创伤患者,接受了 0~4U 的 PRBC,入院时国标标准化比值(international normalized ratio,INR)均正常,病死率仅为 0.6%。美军巴格达的野战医院收治的 243 例创伤患者(占总病例 514%)接受了大量输血(>10U),其中入院时 INR 升高或血小板减少的,病死率高达 30%。而那些虽然大量输血但 INR 正常的病死率仅为 5%。这些发现肯定了 MacLeod 等对民间创伤患者的研究结果。

部分严重创伤患者的凝血机制异常在入院前或没有进行液体复苏时就已存在,这可能与大量失去全血、创伤引起的凝血因子消耗有关;代谢性酸中毒也可导致凝血因子的异常;低体温还可引起血小板激活功能的障碍。还有部分患者的凝血机制异常是继发于传统的液体复苏,在院前急救时,这些患者可能就输注了大量的晶体液如生理盐水、林格液。入院后也仅仅输注 PRBC、少量的血浆,极少输注血小板与凝血因子,因此就导致了血液中凝血因子的稀释与缺乏,最终导致凝血机制的异常。造成前述创伤患者凝血机制异常还与临床观念和措施有关。传统的液体复苏强调维持血压尿量及纠正代谢异常;创伤患者在经历院前急救、急诊室、手术室和重症监护的液体治疗时,没有将凝血机制异常的防治与液体治疗相结合;新一代临床医生接受的教育是不要使用血浆作为复苏液体。不可否认,传统的液体复苏计划对大部分没有休克与凝血机制异常的患者仍是有效的,但对约占创伤患者 10% 的严重创伤患者、伴休克或凝血机制异常的患者,血浆可能是当前最理想的复苏液体。

如前所述,DCR 的基本原则是迅速识别具有凝血机制异常风险的患者,通过液体复苏纠正凝血异常、低体温和代谢性酸中毒。低体温是导致创伤患者死亡的独立因素,近年来是创伤患者早期救治的重点。无论是平时急救还是野战环境,均有大量的保温器械与措施。酸中毒可影响纤维蛋白原的生成率,应积极将血乳酸浓度、碱剩余或 pH 值维持在正常范围。DCR 的原则应贯穿于创伤患者院前急救、急诊、手术室的整个过程,争取在进入重症监护前完成复苏任务。如能在手术室内就早早地达到 DCR 的目的,甚至可使外科医生将原来只能进行的损伤控制性手术转为成功的确定性手术,从而改善治疗效果。

二、DCR 的具体步骤

DCR 实则是 DCS 在复苏期的拓展,主要包括两个部分:允许性低血压复苏和止血复苏(haemostatic resuscitation)。后者是强调在复苏早期合理应用全血或血制品,以达到恢复正常组织灌注和凝血机制的双重目的,尽可能减少晶体的应用,防止稀释性凝血机制障碍的发生。

DCR 的具体步骤一般为两步:首先,以维持收缩压在 90mmHg 左右为目的,防止血压过高,引起再次出血。其次,DCR 强调以血浆作为创伤失血性休克最主要的复苏液体,甚至有时可以采用新鲜全血。以血浆为主要复苏液体恢复血管内容量,至少按与 PRBC 1:1 或 1:2 的比例给予血浆。在同等创伤患者,这一比例较传统复苏方法能显著降低病死率。必要时还可给予重组Ⅶa。对于需要持续复苏的重症患者,可通知血库启动"大量输血程序"。即按血浆、PRBC、血小板各 6U 和冷沉淀 10U 配血送至手术室进行液体复苏。更严重的病例还可将温暖的全血作为复苏液体。最大程度减少晶体液的输入,仅使用晶体液配制必要的急救药物或将其作为输血液制品期间保持管道通畅的过渡液。

全血复苏是对创伤患者传统的液体复苏理念与方法的颠覆。在南非爆炸伤与弹道伤会议上,一位美军野战外科军医在报告其在伊拉克救治创伤患者的情况时,被问及何种液体是最佳的复苏液体时,他明确而简短地回答"whole blood(全血)"。他的回答引起了与会代表的广泛争论。一些代表用过去由全血转为成分输血的证据反驳他。一位红十字会与红星月会的外科顾问甚至责问他,美国人是否在向世界传输一个错误的观点。他的回答也非常简单"这是我的体会!"。从损伤控制的角度来分析,这一经验在严重创伤患者是非常正确的。

美军在伊拉克的研究也证实了这一经验的合理性。在需要大量液体复苏(10~40U 的血液制品)的战伤患者,在第一个 24 小时仅输晶体液 5~8L。与当前标准的液体复苏方法相比,减少了 50% 的晶体液输注。直接的好处是,术中因凝血异常导致的出血明显减少。使得外科医生能集中精力处理外科出血。接受这一处理的患者在抵达重症监护时,全身温暖,凝血指标正常,无酸中毒,INR 正常,几无水肿。大多数患者无前述的"死亡三联征"。与接受标准晶体液复苏和成分输血的创伤患者相比,此组患者机械通气条件要求低,拔管较早。这一研究结果已使人们开始质疑传统的过度使用晶体液复苏的观点,也进一步支持 DCR 的理念。近来,美军首次使用了"手术室创伤联合注册系统"并派出了一个战地研究小组进行研究,相信不久将会有更有力的数据支持这一观点。从 DCR 概念的提出,我们也获得了一个重要启示,这就是在脓毒症的复苏过程中,也应重视损伤控制的概念。

全血不可获得的情况下,严重创伤患者也可

采用成分输血,以缓解并发症。美军于伊拉克战争期间的救治经验表明,在创伤后 24 小时内,按新鲜冰冻血浆(fresh-frozen plasma, FFP)、PRBC、血小板的 1:1:1 固定比例输注血液制品,提高了救治成功率。有报道,FFP、PRBC 按 1:2 到 1:3 范围内输注,可达到最高存活率。对于需要大量输血的患者,可启动大量输血程序,将 FFP、PRBC、血小板各 6U 和冷沉淀 10U 的比例配给。必要时,还可使用 rFⅦa。但需注意,酸中毒(pH<7.1)和低体温可以降低 rFⅦa 的活性,削弱其临床效果,故在补充前应先纠正上述异常。有学者发现伤后早期(数小时内)应用止血复苏能够明显提高创伤致凝血障碍患者的存活率,并缩短重症监护住院日。据统计,DCR 已使美军战场上重伤员的病死率从原来的 65% 骤降至 17%。

同 FFP 一样,创伤患者早期亦建议输注血小板作为常规治疗。有关凝血因子和血小板数量的早期研究发现,血小板计数低于 100×10^9/L 即可发生弥漫性出血,而低于 15~20U 的输血不易发生血小板减少症。血小板计数大于 50×10^9/L 的患者仅有 4% 的弥漫性出血风险概率。在创伤患者中,有关血小板计数与凝血障碍之间的关系尚未明了。不考虑血小板数目的前提下,其功能尤显重要。

国内多项研究亦表明,对于创伤休克患者,在输注红细胞后紧接着等比例输注血浆,可以改善凝血障碍,提高救治率。大量输血时,血小板计数低于 50×10^9/L 时,需要另外输注血小板。

输血过程中,对血液成分比例的过度关注,很大程度上源于越来越多的输血不良反应证据。如大量输注 PRBC 与院内获得性感染肺炎、急性肺损伤以及急性呼吸窘迫症之间的相关性。这些因素提示,实时监测凝血功能,及时调整急性创伤患者输血策略,可以提高成分血液治疗效果。

DCR 的理论之所以引起广泛的兴趣,其最大的原因就是独立于传统的条条框框,实事求是地面对创伤复苏过程中出现的新问题,即凝血机制的异常,并对其原因进行分析,提出着眼于问题的原则与具体方法。它给我们的启示就是在患者的复苏过程中,也应重视防治凝血机制的异常。

第三节 各部位损伤控制性处理技术

一、颅脑损伤处理

(一)头皮撕脱伤

1. 压迫止血。
2. 防治休克。
3. 清创、防治感染。

(二)颅骨骨折

1. 凹陷性骨折

(1)合并脑损伤或大面积的骨折片陷入颅腔,导致颅内压增高,CT 示中线结构移位,有脑疝可能者,应行急诊开颅去骨瓣减压术。

(2)因骨折片压迫脑重要部位引起神经功能障碍,如偏瘫、癫痫等,应行骨折片复位或去除手术。

(3)在非功能部位的小面积凹陷骨折,无颅内压增高,深度超过 1cm 者,为相对适应证,可考虑择期手术。

(4)位于大静脉窦处的凹陷性骨折,如未引起神经体征或颅内压增高,即使陷入较深,也不宜手术;必须手术时,术前和术中都需做好处理大出血的准备。

2. 开放性骨折

(1)开放性骨折的碎骨片易致感染,须尽快取出。

(2)硬脑膜窦若有破裂,应予一期缝合或修补,将颅腔内外隔开。

3. 颅底骨折

(1)合并脑脊液漏时,须预防颅内感染,不可堵塞或冲洗。

(2)取头高位卧床休息,不做腰穿,避免用力咳嗽、打喷嚏和擤鼻涕,给予抗菌药物。

(3)对伤后视力减退,疑为碎骨片挫伤或血肿压迫视神经者,应争取在 12 小时内行视神经探查减压术,并在伤后尽早使用激素冲击疗法,最大限度挽救视力。

(三)急性闭合性脑损伤

1. 一般控制性处理

(1)重型脑损伤首先应保持呼吸道通畅,及时清除口腔和吸除呼吸道内分泌物及异物,给氧,对昏迷深、时间长、呼吸道分泌物多难以吸除者,应及时行气管内置管或气管切开。

（2）严密观察神志、瞳孔、生命体征的变化。

（3）及时纠正休克和处理其他合并多发性损伤（如血气胸、内脏出血、骨折等）。

（4）保持头位抬高15°~30°。

（5）脑细胞脱水治疗:可用20%甘露醇加地塞米松快速静脉滴注,亦可合并采用呋塞米、甘油、果糖、人体白蛋白等。

2. **控制性手术干预** 若患者出现频繁呕吐、昏迷、瞳孔散大和呼吸血压改变,提示颅内压很高,经一般处理不能缓解,须行损伤控制处理干预,快速降低颅内压,以赢得宝贵的确定性手术机会。

（四）急性开放性颅脑损伤

1. 简单清创,硬脑膜不强求严密缝合,宜包扎后送。复苏后再行彻底清创,行确定性手术处理硬脑膜内外损伤。

2. 早期从静脉给予大剂量抗生素,积极预防感染。

（五）颅脑火器伤的控制性救治要点

1. 保持呼吸道通畅。必要时,紧急行气管内置管或气管切开。

2. 止血及伤口清洁、包扎。

3. 遇有脑膨出时,禁止强行还纳,要采用大小、厚度合适的纱布圈或其他物品如饭碗对膨出的脑组织进行保护。

4. 抢救高颅压危象,当患者发生脑疝时,应立即从静脉给予脱水药、利尿药和糖皮质激素,同时做紧急术前准备。

5. 应早期从静脉给予大剂量抗生素,积极预防感染。

二、颌面部损伤处理

（一）解除窒息

发现伤员有呼吸困难,应迅速查明原因,进行紧急抢救。可酌情采用下列处理措施:清除口、鼻腔和咽喉部异物;向前牵拉后坠的舌体;悬吊下坠的上颌骨骨块;对于口底、舌根和口咽部肿胀压迫呼吸道的伤员,可经口或鼻进行气管内置管以解除窒息;无法施行气管内置管时,可行气管切开术;情况紧急时,先行环甲膜穿刺或切开,再行气管切开术。

（二）控制出血

根据出血部位或情况,采取相应措施:①软组织内可见的血管（颈总动脉或颈内动脉除外）损伤出血,可行钳夹或结扎止血,创面渗血可缝合止血或电凝止血,也可压迫止血（如指压止血、包扎止血或填塞止血）。②颈总动脉或颈内动脉损伤出血,可采用血管缝合修补术;对于血管缺损较多者,可采用自体大隐静脉或人造血管修补。颈内动脉撕裂难以修补者,可结扎其近心端,切除其破碎段,将颈外动脉切断,结扎其远心端,再将其近心端与颈内动脉远心端行端端吻合术。在颈内、外动脉吻合过程中,为避免大脑缺血过久,可先安置血液分流器,再吻合血管。③下颌骨骨折缝内出血,应将移位的骨折段复位后,用牙弓夹板固位、牙间栓结固定或内固定止血。④上颌骨骨折后的口、鼻腔流血,可将移位的上颌骨复位后,悬吊于头部绷带上,或进行内固定止血;若仍然不能止血,可行经鼻孔和/或鼻后孔填塞止血。

（三）减少污染

清除伤口内较大的碎骨片、碎牙片、弹片或沙石等异物后,将软组织伤口简单地拉拢缝合固定,或用大块纱布覆盖后包扎,减少创面暴露。

（四）制动

在未排除颈椎损伤之前,应颈部制动。

三、眼部损伤处理

（一）眼球破裂伤

眼球壁有全层较大伤口的损伤,统称为眼球破裂伤。这类眼伤的正确处理与否,对伤眼的预后极为重要。目前,眼科一般的处理方法是:一期手术缝合伤口,同时应用药物抗感染和止血等治疗,在两周左右行玻璃体手术,清除眼内积血,并修复可能受损的视网膜。有些病例还需要三期手术如植入人工晶状体等。在现场急救的情况下,由于一期手术缝合,也需要在手术显微镜下由专业医师精心操作,常常不能及时进行,伤眼处于开放状态。此时应在避免对伤眼施加任何压力的情况下,局部清创后采用眼罩或清洁敷料覆盖保护伤眼,给予止血、抗感染等药物,迅速后送至有显微手术条件的医院,行一期手术缝合伤口。

对于伤口长度 <5mm 的角膜全层穿通伤,在无显微缝合条件的基层医院,可考虑使用生物胶进行一期黏合。首先在对眼球不施加压力的情况下,进行伤口冲洗,清除异物,少量脱出的虹膜组织予以回复,将伤口两侧对齐,拭干创面,用适量的生物胶将伤口黏合,尽快转上级医院处理。必要时,可清除胶膜后行二期显微缝合伤口。

(二)严重球后出血

大量的球后出血,会使眶压急剧升高。当眶内压超过视网膜(中央)动脉的灌注压时,会造成视网膜缺血,若持续时间过长,将造成永久的视力丧失。如能及时发现,行外眦角剪开,可部分降低眼压,往往可挽救此类患者的视力。

(三)视神经损伤

视神经管骨折、视神经挫伤可导致水肿、出血,均使视神经受压迫而造成失明。如有条件行视神经管减压术,则有可能显著改善预后。如无手术条件,早期采用甲泼尼龙冲击治疗是目前通常采用的方法。首剂用甲泼尼龙 30mg/kg,2 小时后改用 15mg/kg,维持剂量为 15mg/kg,每 6 小时 1 次。如 48~72 小时视力有改善,可连用 5 天,然后快速减量。如无改善,仍可试行视神经管减压术。

(四)损伤控制性处理原则

1. 先全身后局部。
2. 准确评估伤情,必要的现场救治措施。
3. 保护伤眼,尽早实施一期手术。
4. 分期手术,达到最佳救治效果。

在保全伤员生命的前提下,及早采取恰当的手段抢救伤员,对保存伤者的视功能,减轻致残率有重要意义。治疗的目的是恢复视力,或至少能保住眼球。通常早期手术仅限于清创缝合,广泛的手术重建则在伤后 7~10 天进行。及时恰当的药物治疗,在眼外伤的救治中也有重要作用。

四、颈部损伤处理

(一)原则

1. **立即建立有效的呼吸通道** 颈部外伤时,喉软骨骨折、喉黏膜水肿、血肿,甚至喉气管离断;或颈部血肿、气肿,颈部软组织从伤口坠入喉、气管;或伤及颈部大血管、血凝块或分泌物进入喉、气管内,均可导致呼吸困难甚至窒息。因此,及时建立安全、有效的呼吸通道,是颈部外伤抢救成功的关键。

2. **及时有效控制出血** 颈部外伤时,往往损伤颈前、颈侧血管和甲状腺等,引发大出血,其危险性在于出血急而多,造成血容量骤减或血液入喉、气管内引起窒息。

(1)直接压迫出血区是临时控制出血的最佳方法。可手持纱布压迫伤口或直接填塞伤口。在无止血及输血条件下,不要随便将其用于止血的填塞物取出。盲目钳夹止血或用器械探查出血部位,很有可能造成更严重的出血。

(2)颈静脉破裂者,及时用纱布压迫封闭静脉裂口,防止空气栓塞。条件允许时,应同时向下扩大皮肤切口,在近心端将静脉结扎。

(3)颈总动脉或颈内、外动脉受损的喉外伤患者,应立即用手指压迫大血管出血处,同时迅速输血、输液,争取机会进行颈总动脉或颈内动脉、外动脉结扎、修补或重建等专科处理,减少病死率和偏瘫的发生。

(4)单纯的甲状腺损伤出血,按常规步骤分离缝扎。

3. **颈部创面紧急处理** 颈部创面在紧急损伤控制处理时宜予以包扎,不做缝合。

(二)保持呼吸道通畅的紧急措施

1. 气管插管

2. **环甲膜穿刺或切开** 在情况特别紧急,或上述两项措施不见效而又有一定抢救设备时(急诊室或车),可用粗针头作环甲膜穿刺,对不能满足通气需要者,可用尖刀片作环甲膜切开,然后放入导管,吸出气道内血液和分泌物。作环甲膜穿刺或切开时,注意勿用力过猛,防止损伤食管等其他组织。

3. **气管切开** 可彻底解除上呼吸道阻塞和清除下呼吸道分泌物。

五、胸部损伤处理

(一)气道梗阻

1. 口对口人工呼吸、加压面罩通气,充分供氧,快速气管置管。

2. 只要怀疑气道阻塞或换气无力,都是早期气管置管的充分指征。

3. 急救过程中尽量保持颈椎主轴对位固定。

4. 气道置管应尽早实施,尤其是颈部有血肿或可能有气道水肿的情况下,更应及时置管。因为血肿或水肿往往表现为进展性,可能加剧气道的梗阻,而使延期置管更加困难。

5. 如果置管失败,必须迅速行环甲膜切开或气管切开。

（二）张力性气胸

1. 入院前或院内急救需迅速使用粗针头穿刺胸膜腔减压,并外接单向活瓣装置;在紧急时可在针柄部外接剪有小口的柔软塑料袋、气球或避孕套等,使胸腔内高压气体易于排出,而外界空气不能进入胸腔。

2. 进一步处理应安置闭式胸腔引流,使用抗生素预防感染。

3. 闭式引流装置与外界相通的排气孔连接可适当调节恒定负压的吸引装置,以加快气体排除,促使肺膨胀。

4. 待漏气停止24小时后,X线检查证实肺已膨胀,方可拔除插管。

5. 持续漏气而肺难以膨胀时需考虑开胸探查手术或电视胸腔镜手术探查。

（三）开放性气胸

1. 将开放性气胸立即变为闭合性气胸,赢得挽救生命的时间,并迅速转送至医院。

2. 使用无菌敷料,如凡士林纱布、纱布、棉垫;或清洁器材如塑料袋、衣物、碗杯等制作不透气敷料和压迫物,在伤员用力呼气末封盖吸吮伤口,并加压包扎。

3. 转运途中如伤员呼吸困难加重或有张力性气胸表现,应在伤员呼气时开放密闭敷料,排出高压气体。

4. 给氧,补充血容量,纠正休克;清创、缝合胸壁伤口,并作闭式胸腔引流。

5. 给予抗生素,鼓励患者咳嗽排痰,预防感染。

6. 如疑有胸腔内脏器损伤或进行性出血,则需行开胸探查手术。

（四）大量血胸

1. 休克或有任何呼吸困难的患者,立即气管内置管。

2. 在胸前减压之前,留置大口径静脉针,做好输血准备。

3. 在第5肋间腋中线安置大口径胸管行闭式引流。有时可能需要安置2根胸管进行充分引流。胸管用粗丝线缝合固定。

4. 初始引流量若大于500ml,必须警惕是否存在进行性出血。若怀疑胸内大出血应尽早剖胸探查。

（五）连枷胸

1. 休克或呼吸窘迫者必须立刻行气管内置管。

2. 对于有血流动力学不稳定史者,应行气管内置管。

3. 控制疼痛。

4. 暂时予以局部加垫加压包扎,尽快消除反常呼吸运动。

5. 肋骨牵引固定或专用肋骨固定器固定。

6. 积极翻身、拍背,鼓励咳嗽排痰,及时给予雾化吸入。

（六）膈肌损伤

1. 穿透性膈肌损伤应急诊手术治疗。首先处理胸部吸吮伤口和张力性气胸,输血补液纠正休克,并迅速手术。根据伤情与临床表现选择经胸或经腹切口,控制胸腹腔内出血,仔细探查胸腹腔器官,并对损伤的器官与膈肌予以修补。

2. 疝入胸腔的腹内脏器不多见,不影响功能时,初期可不做特殊处理。大的缺损,可用粗丝线做间断水平褥式缝合或垫以敷料或织物,暂时关闭,以保持胸腔的密闭性。

六、腹部损伤处理

腹部损伤在平时和战时都较多见,可分为开放性和闭合性两大类。开放性损伤常由刀刺、枪弹、弹片所引起,闭合性损伤常系坠落、碰撞、冲击、挤压、拳打脚踢等钝性暴力所致。无论开放或闭合,都可导致腹部内脏损伤。在开放性损伤中常见受损内脏依次是肝、小肠、胃、结肠、大血管等;在闭合性损伤中依次是脾、肾、小肠、肝、肠系膜等。胰、十二指肠、膈、直肠等由于解剖位置较深,故损伤发生率较低。

由于致伤原因及伤情的不同,腹部损伤后的临床表现可有很大差异,从无明显症状体征到出现重度休克甚至处于濒死状态。一般单纯腹壁损伤的症状和体征较轻,可表现为受伤部位疼痛,局限性腹壁肿胀、压痛,或有时可见皮下瘀斑。内脏如为挫伤,可有腹痛或无明显临床表现。严重者主要病理变化是腹腔内出血和腹膜炎。

肝、脾、胰、肾等实质器官或大血管损伤主要临床表现为腹腔内(或腹膜后)出血,包括面色苍白、脉率加快,严重时脉搏微弱,血压不稳,甚至休克。腹痛呈持续性,一般并不很剧烈,腹膜刺激征也并不严重。但肝破裂伴有较大肝内胆管断裂时,因有胆汁沾染腹膜;胰腺损伤若伴有胰管断裂,胰液溢入腹腔,可出现明显的腹痛和腹膜刺激征。体征最明显处一般即是损伤所在。肩部放射痛提示肝或脾的损伤。肝、脾包膜下破裂或肠系膜、网膜内出血可表现为腹部包块。移动性浊音虽然是内出血的有力证据,但已是晚期体征,对早期诊断帮助不大。肾脏损伤时可出现血尿。

胃肠道、胆道、膀胱等空腔脏器破裂的主要临床表现是弥漫性腹膜炎。除胃肠道症状(恶心、呕吐、便血、呕血等)及稍后出现的全身性感染的表现外,最为突出的是腹膜刺激征,其程度因空腔器官内容物不同而异。通常是胃液、胆汁、胰液刺激最强,肠液次之,血液最轻。伤者有时可有气腹征,尔后可因肠麻痹而出现腹胀,严重时可发生感染性休克。腹膜后十二指肠破裂的患者有时可出现睾丸疼痛、阴囊血肿和阴茎异常勃起等症状和体征。空腔脏器破裂处也可有某种程度的出血,但出血量一般不大,除非邻近大血管有合并损伤。如果两类脏器同时破裂,则出血性表现和腹膜炎显然可以同时存在。

穿透性开放损伤和闭合性腹内损伤多需手术。穿透性损伤如伴腹内脏器或组织自腹壁伤口突出,可用消毒碗覆盖保护,勿予强行回纳,以免加重腹腔污染。回纳应在手术室经麻醉后进行。

对于已确诊或高度怀疑腹内脏器损伤者的处理原则是做好紧急术前准备,力争早期手术。如腹部以外另有伴发损伤,应全面权衡轻重缓急,首先处理对生命威胁最大的损伤。在最危急的病例,心肺复苏是压倒一切的任务,其中解除气道梗阻是首要一环。其次要迅速控制明显的外出血,处理开放性气胸或张力性气胸,尽快恢复循环血容量,控制休克和进展迅速的颅脑外伤。如无上述情况,腹部创伤的救治就应当放在优先的地位。对于腹内脏器损伤本身,实质性脏器损伤常可发

生威胁生命的大出血,故比空腔脏器损伤更为紧急,而腹膜炎尚不致在同样的短时间内发生生命危险。

内脏损伤的伤者很容易发生休克,故防治休克是治疗中的重要环节。诊断已明确者,可给予镇静剂或止痛药。已发生休克的内出血伤者要积极抢救,力争在收缩压回升至 90mmHg 以上后进行手术。但若在积极的抗休克治疗下,仍未能纠正,提示腹内有进行性大出血,则应当机立断,在抗休克的同时,迅速剖腹止血。空腔脏器穿破者,休克发生较晚,多数属失液引起的低血容量性休克,一般应在纠正休克的前提下进行手术。少数因同时伴有感染性休克因素而不易纠正者,也可在抗休克的同时进行手术治疗。应用足量抗生素对于空腔脏器破裂者当属必要。

麻醉选择以气管内麻醉比较理想,既能保证麻醉效果,又能根据需要供氧,并防止手术中发生误吸。胸部有穿透伤者,无论是否有血胸或气胸,麻醉前都应先做患侧胸腔闭式引流,以免在正压呼吸时发生危险的张力性气胸。

切口选择常用正中切口,进腹迅速,创伤和出血较少,能满足彻底探查腹腔内所有部位的需要,还可根据需要向上下延长或向侧方添加切口甚至联合开胸。腹部有开放伤时,不可通过扩大伤口去探查腹腔,以免伤口愈合不良。

有腹腔内出血时,开腹后应立即吸出积血,清除凝血块,迅速查明来源,加以控制。肝、脾、肠系膜和腹膜后的胰、肾是常见的出血来源。决定探查顺序时可参考两点:①根据术前的诊断或判断,首先探查受伤的脏器;②凝血块集中处一般是出血部位。若出血猛烈,危及生命,又一时无法判明其来源时,可用手指压迫主动脉穿过膈肌处,暂时控制出血,争得时间补充血容量,查明原因再作处理。

如果没有腹腔内大出血,则应对腹腔脏器进行系统、有序的探查。做到既不遗漏伤情,也不作多余、重复的翻动。探查次序原则上应先探查肝、脾等实质性器官,同时探查膈肌有无破损。接着从胃开始,逐段探查十二指肠第一段、空肠、回肠、大肠以及其系膜。然后探查盆腔脏器,再后则切开胃结肠韧带显露网膜囊,检查胃后壁和胰腺。如必要,最后还应切开后腹膜探查十二指肠二、三、四段。在探查过程中发现的出血性损伤或脏

器破裂,应随时进行止血或夹住破口。也可根据切开腹膜时所见决定探查顺序,如有气体逸出,提示胃肠道破裂,如见到食物残渣应先探查上消化道,见到粪便先探查下消化道,见到胆汁先探查肝外胆道及十二指肠等。纤维蛋白沉积最多或网膜包裹处往往是穿孔所在部位。待探查结束,对探查所得伤情作一全面估计,然后按轻重缓急逐一予以处理。原则上是先处理出血性损伤,后处理穿破性损伤;对于穿破性损伤,应先处理污染重的损伤,后处理污染轻的损伤。

关腹前应彻底清除腹内残留的液体和异物,如遗留的纱布等,恢复腹内脏器的正常解剖关系。用生理盐水冲洗腹腔,污染严重的部位应反复冲洗。根据需要选用放置烟卷引流、乳胶管引流,或双套管进行负压吸引。腹壁切口污染不重者,可以分层缝合,污染较重者,皮下可放置乳胶片引流,或暂不缝合皮肤和皮下组织,留作延期处理。

七、泌尿系统损伤处理

(一)肾损伤

1. **肾实质损伤** 如严重的挫裂伤、粉碎伤或弹道伤等,可在后腹膜内用纱布或纱垫填塞止血,弹道伤还可在弹道内填塞纱布。填塞的同时还必须注意积极引流,以减少感染机会。有条件者可选择负压引流。

2. **肾血管损伤** ①肾静脉损伤,可先简单缝合裂口,然后行肾周填塞。条件不允许者直接行肾周填塞。②肾动脉损伤,尝试缝合破裂口。如果未能止血或离断伤,可选择血管套管或输液管作套管,暂时连接肾动脉两断端。③肾静脉或动脉离断时,暂时用血管套管或输液管连接断端恢复血管连续性。如果情况不允许,直接夹闭肾蒂后行肾切除。

(二)输尿管损伤

1. 一般输尿管损伤可暂时(24 小时内)不做处理,待患者情况稳定后再手术。

2. 明显的输尿管穿孔或裂孔,甚至离断,可仅置入输尿管支架管。大段输尿管缺损者,可将支架管上段插至肾盂,下端引出固定于腹壁作临时性尿流改道。

3. 以上措施均遇困难时,可直接结扎近端输尿管,行经皮肾造瘘。一般不应结扎输尿管远端,

经皮肾造口可于以后再进行。

(三)膀胱损伤

1. 膀胱挫伤或小的裂伤,可先留置导尿,充分引流尿液。

2. 导尿困难时,行膀胱造瘘。

3. 膀胱大范围裂伤,或同时损伤输尿管,或膀胱粉碎伤时,上述方法可能效果欠佳,可行双侧输尿管置管并外置。

4. 当膀胱严重受损,一般处理止血困难或无效时,可考虑伤口周围(如膀胱颈)广泛纱布填塞。必要时使用止血纱或生物蛋白胶。

八、四肢、脊柱和骨盆损伤处理

损伤控制骨科主张采取控制肢体出血、稳定骨折、包扎创面、截肢或建立临时血管畅通的处理。重点是迅速纠正休克、平衡内环境,纠正酸中毒、低温及凝血机制紊乱状况,优先保证患者生命,使其度过创伤的第一次打击,待血流动力学、体温等内环境恢复平稳后再实施确定性手术。

早期迅速判断伤情,评估全身情况。根据外伤史、疼痛、压痛、肿胀、畸形、功能障碍、异常活动、骨擦音或骨擦感、纵向叩痛、骨传导音低或消失,可诊断四肢骨折。根据脉搏消失、感觉异常、瘫痪、苍白、疼痛等"5P"征来判断肢体血管有无损伤;当肢体肿胀明显、间隙张力增高、活动障碍、压痛明显和被动牵拉痛时,可诊断筋膜间隔综合征(fascial compartment syndrome, FCS);皮下出血、呼吸系统症状、无颅脑外伤的神经症状出现时,应警惕脂肪栓塞综合征的出现。脊柱、脊髓损伤后,可伴有神经症状,脊髓休克现象。

(一)创伤部位出血

1. **包扎止血** 以止血粉、纱布、绷带和相对清洁的编织物加压包扎创面、伤口,甚至用军用气压止血作战服充气止血。壳聚糖明胶止血粉、止血纱布,对损伤创面既能止血又有抗菌、促进创面愈合的功效。

2. **应用止血带** 带下放好衬垫物;常用橡皮止血带分别环扎在上臂的上 1/3,下肢的中下 1/3;必要时使用,应避免长期使用;压力得当(上肢250~300mmHg,下肢 400~500mmHg);需记录时间。

(二)骨折固定

1. **骨折临时固定** 可以利用任何简易的器

材对肢体进行固定,长度应包括上、下两个关节。救治现场可利用木板、硬纸板、泡沫夹板、液体石膏、下肢用长夹板临时固定。

2. 单侧外固定支架系统　单侧外固定支架系统装备简单,器械易于携带,固定过程迅速简单,固定可靠,便于调节,创面包扎简单,有利于创面的换药处理。主要适用于四肢长骨的开放性或闭合性骨折,伴或不伴血管、神经的损伤。骨折类型包括横形、斜形、螺旋形或粉碎性骨折。安装支架时,应该在条件允许的情况下无菌操作,并避免对正常血管、神经造成损伤。

在骨折断端两侧分别拧入 2~3 枚自攻式螺钉,尽量避开肌肉、血管走行位置,需穿过对侧骨皮质,也可跨越关节固定。用手法大体达到骨折复位,通过连接杆、固定夹固定螺钉,稳定骨折断端。

（三）FCS

筋膜切开减压应用于肢体明显肿胀、血管临时再通、FCS 或挤压综合征出现的情况下。切开筋膜减压应及早进行,切开长度须足够,切口达肿胀肌肉组织全长,减压需彻底。常用的切口选择:前臂掌侧作长 S 形长切口切开减压;小腿双切口筋膜切开减压（小腿前外侧切口、胫骨内缘后侧切口）。切开创面用大量无菌网眼纱布覆盖包扎。FCS 早期药物治疗可采用 20% 甘露醇注射液 250ml 快速输入,2 小时后再输入一次。

（四）后腹膜出血

后腹膜填塞技术经补液、抗休克、骨盆骨折外固定后,患者血液流变学仍不稳定,临床评估后腹膜血肿仍持续增加时,应积极采用后腹膜填塞压迫止血的方法。该技术操作简单、实施方便,从脐下至耻骨联合做正中切口,暴露出后腹膜,用手将腹膜和小肠袢等脏器向上、向内拉开,暴露后腹膜间隙,吸除血块后填入纱布压迫止血。以同样方式在对侧后腹膜间隙填入,填塞物在术后 3~5 天取出。运用该技术时应注意:①判断伤情后,果断实施,避免因犹豫而错失填塞的最佳时机,导致持续出血,血肿向上腹部后壁积聚,腹内压增加,凝血功能障碍;②若怀疑后腹膜血肿持续增大时,应谨慎或避免行腹腔诊断性穿刺检查,防止血肿进入腹腔;③填塞应快速进行,无须探查出血点,将纱布包裹止血材料后填入后腹膜间隙压迫即

可,一般不主张行双侧髂内动脉结扎,以免增加暴露和手术时间。

（五）大血管损伤

血管临时再通技术称为血管临时桥接,是挽救肢体、控制损伤的有效措施。该技术保证了肢体远端的血液供应,避免了较长时间使用止血带,能减少肢体长期缺血后产生的坏死、有毒物质。在开放性伤口内可直接用硅胶管连接肢体主要动脉断端的两侧,恢复下肢血供,当血管损伤发生时,探查血管,可分别在肢体远、近端,主要动脉走行表浅的位置切开,硅胶管插入动脉内,临时恢复血供。

（六）截肢

创伤性截肢是指当坏死组织及创面感染加重机体损伤,所采取的断然措施。因此,果断地截除坏死或失去活力的肢体,是挽救生命的重要措施。对于下肢严重挤压伤及其他高能创伤的患者,除应尽早清创、筋膜间隔切开减压、骨折固定及覆盖创面外,判断软组织尤其是皮肤、肌肉的活力非常重要。若丧失时机,肢体则无法挽救。肢体远端无感觉和无血供,是截肢术的重要指征。危重患者早期截肢后,创面应开放,控制污染,再进行创面覆盖、植皮或皮瓣转移手术。

（七）脊髓损伤

1. 脊髓损伤早期治疗

（1）脱水:20% 甘露醇按 2g/kg 分 2~4 次快速滴入,一般使用不超过 3 天,并注意防止电解质紊乱。

（2）激素冲击疗法:甲泼尼龙 30mg/kg,15 分钟内滴完,休息 45 分钟后,再以 5.4mg/（kg·h）的速度维持 23 小时,越早应用效果越理想,使用冲击疗法时,常应用抑酸制剂,如雷尼替丁、奥美拉唑等。

（3）阿片受体拮抗药:纳洛酮 2mg/（kg·h）。

（4）加压氧治疗。

（5）应用神经营养因子。

DCS 既是一种理念,更是一种救治技术,它不仅包含骨创伤患者的全部救治过程,还强调早期正确恰当的处置、分级救治。

2. 颈椎损伤　用颈托、充气托固定,或用小沙袋固定在头颈部的两侧,密切观察呼吸、循环功能,配备供氧系统。

开放伤或穿透伤：去除坏死的软组织及椎管内碎骨片，结扎出血的血管，止血敷料包扎伤口，颈托固定，维持呼吸、循环稳定。穿透伤按顺序救治，先控制出血，减少污染，二期手术时再修复气管、食管破口。

3. 胸、腰椎损伤

（1）控制出血。

（2）清除污染、异物、修补脑脊液漏。

（3）清除致压物。

（4）包扎伤口。

（5）维持循环呼吸稳定。

4. 骨盆损伤

不稳定骨盆骨折开放伤或非开放伤常合并腹部或盆腔脏器损伤，如直肠、膀胱破裂，存在断端处的骨松质出血、盆腔静脉刺破出血，甚至髂内动脉分支出血，出血量大，积聚于后腹膜间隙。应尽早做出正确诊断，积极处理，减少并发症，挽救生命。

5. 四肢损伤

（1）使用简单器材临时固定骨折，包扎。

（2）用止血带控制出血。

（3）评估伤情，是否需要截肢。

（4）清创，单边外固定支架固定骨折。

（5）肢体肿胀明显时，行筋膜间隔切开减压。

（6）创面包扎。

（7）术后需观察肢体远端血供和感觉。

6. 周围血管损伤

（1）采用简单易行的方法控制出血，维持肢体血运。使用填塞、结扎、钳闭、气囊止血、大血管破裂处分流等方法，还可配合介入治疗，如血管造影栓塞或在大血管腔内放置支架，以控制致命性大出血。

（2）在止血带结扎后，清洗创面，肢体非主要血管结扎，主要动脉以同口径无菌硅胶管行血液分流。

（3）在具有血管修复技术的单位，进行彻底清创，血管修复。

（4）术后处理，包括制动、正确的体位、抗凝、抗痉挛、抗感染、肢体远端筋膜切开减压。

（5）严密观察，注意保暖。

7. 挤压综合征

（1）针对急性肾衰竭及高钾血症，进行全身性治疗。

（2）不论有无骨折均临时固定肢体，减少活动。

（3）密切观察有无 FCS 发生。

（4）针对性地进行筋膜间隔减压。

（任建安）

参 考 文 献

［1］黎介寿. 损伤控制性外科技术手册［M］. 北京：人民军医出版社，2009.

［2］任建安，赵允召. 腹腔开放疗法［M］. 北京：科学出版社，2017.

［3］Ball CG. Damage control surgery［J］. Curr Opin Crit Care，2015，21（6）：538-543.

［4］Benz D，Balogh ZJ. Damage control surgery：current state and future directions［J］. Curr Opin Crit Care，2017，23（6）：491-497.

第八章　创伤急救的技术与管理

第一节　院前急救的开展

一、创伤急救体系概述

（一）创伤救治的两个环节

1. 创伤救治体系的发展历程　完整的创伤急救体系是一个庞大而复杂的系统,包括创伤预防、院前急救、院内救治、康复等创伤医疗的全部环节,涉及立法、质量控制、基金保障、教育培训、信息管理、基础研究及灾害预防等各个方面,目的是有组织地为所在区域创伤患者提供快速和高效的救治服务。其主要任务有三个方面:一是对公民进行教育、宣传和培训,识别导致创伤的危险因素,降低创伤发生率,培训公民在创伤意外发生时的自救与互救能力;二是在创伤发生后,能够提供最佳、快速、有效的服务,直至康复,恢复工作或生活,从而降低病死率、伤残率和生命损失年数;三是通过建立完善的创伤救治体系,为自然灾害、人为灾难或恐怖袭击以及发生战争时提供便捷的服务和系统的服务保障。

美国创伤体系的发展历程从设立创伤救治中心(20世纪60年代),到制订“创伤体系标准,开设高级创伤生命支持课程(ATLS),提出黄金一小时标准”(20世纪70年代),再到发展美国创伤数据库、建立创伤中心审核流程、承认创伤中心的法律地位(20世纪80年代),直至近年的军民共建国家创伤救治体系,都支持以创伤中心为核心的创伤救治体系,可以降低伤死率和并发症发生率,有助于实现可预防性零死亡。在德国,近20年主要建设以Ⅰ、Ⅱ级为主的区域性创伤救治网络,交通事故死亡率从约2万人/年下降到4 000人/年。

2. 院前急救和院内创伤中心　创伤救治主要包含院前急救和院内创伤中心两个环节。

（1）院前急救:院前急救主要现场环境评估,检伤分类,伤情评估与处置这三方面等内容。各国的创伤院前救治模式不尽相同,还没有统一的救治模式。美国和多数欧洲国家模式是“scoop and run”,即把伤员送给医生,要求严重创伤患者在数分钟内就能到达专业的创伤中心,认为现场救治对改善预后可能是有害的,所以强调“抢了就走”,不在现场耽误较多时间;“stay and play”是以法德为代表的西欧模式,即把医生送给患者,重视现场救治,这要求医师要有一定的专业急救技术支撑,边抢救边转运。采用哪种方法应根据现场对患者创伤类型及严重程度的判断等具体情况来决定,权衡实施高级创伤急救技术和延长院前时间的利弊,考虑所在地的急救体系的反应时间及转运距离。

（2）院内创伤中心:1941年,全球第一家创伤中心于在英国伯明翰建立;1968年,Cowley在马里兰大学建立了美国的第一个创伤中心;1971年,美国伊利诺伊州率先成立了区域创伤救治体系;之后,德国、法国、澳大利亚也纷纷建立了各自的创伤中心救治体系。截至2015年,全美有Ⅰ级创伤中心237家,Ⅱ级259家,Ⅲ级166家,Ⅳ级23家。德国创伤救治体系也非常完善,根据人口的分布与人口的数量来设置创伤中心,创伤救治医疗资源丰富。

20世纪80年代,由于国内经济的发展,建筑业、汽车工业的快速进步,医院创伤患者越来越多,伤情复杂,病情危重,尤其是多发伤、复合伤的救治涉及多学科,多专业,传统的急诊就诊分流、多学科会诊的救治模式已经不能满足快速高效的需求。因而许多医院开始筹建急诊外科或创伤外科,为创伤急救和多发伤、复合伤提供了专业化、系统性的救治,大大提升了救治成功率。1985

年,第三军医大学大坪医院创伤科建立。1987年10月,重庆市急救医疗中心创伤科成立,1988年3月北京急救中心创伤科成立,1990年华中科技大学同济医学院附属同济医院创伤外科成立,2006年北京大学交通医学中心成立。

国家卫生健康委员会办公厅于2018年6月21日发布了《关于进一步提升创伤救治能力的通知》(国卫办医函〔2018〕477号),就提升创伤救治能力提出了加强以创伤中心为核心的区域创伤救治体系建设,提升创伤救治相关专科医疗服务能力等方面的要求。我国创伤中心建设迎来了新的发展机遇。

3. 空地一体化急救体系　空地一体化急救体系是指多维的陆、空一体的医疗集群、救护技术、方法和手段,应用于危重患者的抢救和灾难事件危重患者的快速救治、途中监护、转送等。开展空中急救服务,实现陆空救护对接,是满足院前急救事业发展和突发事件应急救援的需要。

世界各国和各地区空中急救体系发展不平衡,一些发达国家和地区形成较早、发展较快,并逐步完善,成为具有广泛需求的空中急救体系,其特点和优势显著,值得我们借鉴。美国的航空医疗服务非常发达,医疗运输公司(AIRM)目前是美国最大的空中医疗救护服务提供商,在美国40个州拥有237个基地,运行急救直升机和固定翼急救飞机320架,每年运送各类危重病患者超过10万人次。德国建立了覆盖全国的航空紧急救援体系,由联邦政府国防部、军队、德国汽车协会和德国航空救援等组织共同组成。整个德国都具备了航空医疗服务能力,国土内任何一点在15分钟内都可以得到航空救援服务,救援用直升机服务于其基点医院50千米半径的范围。

我国空中急救体系运行现状:空中急救在我国发展较慢,仍处于起步阶段,与发达国家相比差距较大。全国各地急救中心空中急救体系建设发展不平衡,运行模式不一,承担的急救医疗服务方式不同。

(二)创伤救治体系介绍

1. 美国创伤救治体系　美国院前急救由专门的现代急救医疗系统(EMSS)负责。院前EMSS信息来自紧急电话911,由警察局接警并转接相应创伤中心,而消防员、警察、医疗急救人员必须一起到达事故现场施救,并迅速将伤员转运至创伤中心。与大多数欧洲国家由医生参加急救的模式不同,美国急救人员由医助人员和护士组成。他们按照创伤急救指南与急诊主任制定的处理方案进行院前急救处理,急诊室医生负责对现场和转运途中提供指导。院前急救人员会向接受医院通报患者情况,以明确是否具有必需资源,同时接受医院通知创伤小组成员准备到位。EMSS的首要任务是在最短时间内对患者施救并快速将患者转运到医院进行救治。

创伤小组使用ATLS方案开展院内救治。创伤小组由创伤外科和急诊的主治医师、住院医师,急诊护士、ICU护士、麻醉师、放射与实验室技术员、手术护士、安保人员、牧师和/或社会工作者组成。组长由创伤外科医师担任,他们熟悉创伤急救,具备指导诊断和治疗的能力,包括邀请相关专科会诊,选择手术时机和决定是否将患者送手术室、ICU或普通创伤病房,以及解释并协调各创伤小组成员提出的会诊意见。

2. 德国创伤救治体系　现在德国全国各地区基本上形成了以急救中心和消防队、急救医院、医院急诊科为主体的急诊医疗网。整个德国都具备了航空医疗服务能力。此外,全国已设立了近800多个急救车工作站,工作半径为10千米。相关法律对EMSS的行动时间进行了明确规定,比如接警反应时间、现场处理时间和转运时间均必须控制在15分钟内。无论是救护车还是直升机,都配备了完善的医疗设备,可以保证各类急救操作的进行,使其不仅仅是一个运输工具,更是一个"移动的抢救单元"。德国的院前急救人员是专业的创伤外科医师和护士,甚至包含麻醉师,强调在现场对伤员进行复苏,以使其血流动力学和通气指标稳定后再转运到最适合伤员病情的创伤中心。

在德国,较大的综合性医院都设有创伤外科,根据急救协调中心提供的信息进行准备。创伤小组包括1名高级创伤外科医生,2~3名初级创伤外科医生以及数名护士。院内急救按德国创伤学会颁布的急救制度进行。创伤外科医生负责安排伤员急救先后时间、是否手术、完善各项检查及其他急救行动。一般情况下,院内急救在"休克抢救室"进行,抗休克的同时进行各项诊断检查及治疗。专业创伤外科医生保证了伤员能得到有效的急救。"创伤医师"对创伤治疗全程跟踪负责，他们可以从事身体多部位的急诊和确定性手术及创伤后重症监护，与之对应的创伤外科已经是独立的专科而非仅是外科学的一个分支。

3. **中国创伤救治体系** 我国幅员辽阔，地域面积大，目前尚无统一的创伤院前急救模式。大中城市包括行政指挥型、依托型、指挥协作型等模式。而小城市和农村则多依托地方医院和卫生所。

目前我国主要存在三类院内救治模式，一是以浙江大学医学院附属第二医院为代表的急危重症科牵头、手术科室参与的模式；二是以华中科技大学同济医学院附属同济医院为代表的一体化模式；三是最为普遍的临时专科会诊模式。对于多发伤患者，专科会诊制存在先天不足：等待专科到场及商议，延误了急救的最佳时间窗；无团队概念，缺乏领导决策者，救治流程混乱；专科医生各自为政，容易相互推诿或争抢患者；片面注重本学科问题，整体意识弱，病情的轻重缓急和救治的先后次序把握不准确。欧美国家完善的急救体系一定程度上弥补了上述问题。因此，在现阶段我国创伤救治体系尚存缺陷的情况下，有学者认为一体化救治模式最适合多发伤患者，即将院前、急诊科、手术室、TICU、普通病房、康复中心有机结合在一起，由一支构成稳定的专业化创伤团队负责伤员救治的每一个环节。

（三）国家及区域性创伤中心的建设要求

1. **医疗硬件设施**

（1）通用急救设施：气道控制与通气设备、多功能心电监测仪、吸引设备、心脏除颤仪、大口径静脉导管、输液全套管道与设备等。

（2）紧急操作设备：环甲膜切开器械、紧急开胸与胸腔闭式引流设备、动脉/中心静脉置管与静脉切开器械、颈椎保护装置、超声机与X光机、紧邻的CT机房、腹腔灌洗、体温控制设备等。

（3）手术室设备：心肺循环机与快速输液设备、手术显微镜、C臂机、温控设备、开颅开胸剖腹血管吻合器械、骨折（内外）固定、杂交手术室（一级中心）等。

（4）麻醉复苏室或ICU：生命监测设备（含颅内压监测）、呼吸机、纤支镜、胃镜、血液净化设备、床旁快速血液检测设备等。

2. **专业化创伤团队与人员** 在创伤救治医院中建立"创伤救治团队"，这是目前在专业化创伤救治中心未普及的情况下，最合理可行的方法。科室主任必须是外科全科医师，对创伤患者实施整体性救治，包括各个专科之间的整合，以保持整体性、时效性、持续性，能够规划创伤中心的发展，具有人事、绩效、协调医院各个部门和科室的职权等。

创伤团队包括：

（1）医师：培训合格的创伤外科医生或者普通外科、神经外科、骨科和心胸外科各个专科派出医生，人员固定或轮转。

（2）护士：急诊急救复苏重症监护和创伤规范化培训的护士。

（3）医技人员：麻醉师、手术室护士、检验和放射人员（可以不属于创伤科）、创伤研究人员（在一级创伤中心必备）。

创伤救治团队成员必须经常接受专业化、规范化的创伤培训，其培训内容包括：严重创伤的救治理念、关键诊断技术、核心救治方法、诊治流程及创伤救治的评估及管理。

3. **运行机制** 创伤中心的运行需要多部门参与，更需要从事创伤医学工作的医师和行业协会来推动。按照企业管理的"人机料法环原则"，创伤中心的建立也离不开这五个方面。人——具备全面创伤急救知识的医护人员，而不是临时性的、会诊的医生。机——要有完善的急救场所、功能分区和必需的医疗设备，患者到达创伤中心后，不需要离开此区域就能获得所有的医疗服务。料——患者的来源，创伤中心必须具备一定的工作量，要根据人口的分布和发生创伤事故的概率来布局创伤中心。法——规章制度，需要建立各类创伤救治规范，同时要开展创伤质量控制，建立数据库，分析救治环节的某些问题，以达到持续改进。环——创伤救治的环境（交通、通信、网络等）和每一个环节，从院前到急诊复苏室，从复苏室到手术，从手术到重症监护，从恢复到康复，都是一个环环相扣的过程。

4. **医疗质量的控制** 过程质量评价指标包括：救治的及时性、效率及恰当性，创伤相关并发症、医疗相关并发症及其治疗等。具体内容：对指南或共识、准则的依从性；院前与急诊检伤的合适性；伤情评估、诊断或治疗的延误；判断、沟通或治疗上的错误；病历记录的可靠性、真实性；检验或放射的及时性及可获得性；亚专科医生参与会诊治疗的时间性；手术室的获得性和手术的及时性；康复的时间性等。

结局质量评价指标包括：死亡率、致残率、并发症发生率、医疗资源占用情况、患者满意度、生存质量和康复的容易度等。

（四）创伤中心的组织与管理

1. 创伤学科的设立 创伤医学专业教育在国内尚处于空白，目前我国的医学院校尚未开设创伤医学专业课程，与创伤医学联系紧密的急诊医学课程也只是作为七年制和本专科生的选修课程。创伤医学课程设置上应与临床专业有所区别，重点应将各科知识横向结合，应特别要重视外科基本技能训练。创伤课程应包括院前急救、危重病症监护、心肺脑复苏、多发性创伤及复合伤、康复等学科。创伤学科的设立能更好地指导创伤人才的培养，创伤中心的建立同样亟须设立创伤学科。

2. 创伤救治人才培养 创伤学科和医师的发展面临诸多困难，比如学科定位尴尬、人才流失严重、培养周期长且难度大等。有专家建议：①明确创伤专业学科地位，为人才培养提供平台。医院管理层应出台相关政策给予扶持，完善激励机制，稳定学科队伍。②规范创伤救治体系，有利于创伤学人才的系统化、规范化培养。依据地区创伤救治需求和医院软硬件条件建立分级救治制度，使人才培养更具针对性。③建立培训和考核机制，提高创伤救治人员的专业能力，制定我国创伤救治指南，推行类似美国高级生命支持训练课程（ATLS）的培训项目，设立创伤救治技术等级考试等评价体系。

2010年，卫生部以南宁等若干国家级基地为依托，引进和推广国际初级创伤救治培训项目（Primary Trauma Care，PTC）。中国医师协会于2015年成立了"中国创伤救治培训"（China Trauma Care Training，CTCT），组建了"全国严重创伤规范化救治专家委员会"，该培训项目2016年7月在西宁启动，至2018年底已在全国二十余个省市成功举办了八十余期，培训学员5 000余名，成为具有中国特色和自主知识产权的创伤救治精品培训项目。国家创伤医学中心"全国严重创伤规范化救治培训基地"近10年来在各省市举办"严重创伤规范化救治培训班"五十余期，培养了一批业务骨干，切实提高了试点区域严重创伤救治能力。

3. 创伤信息化建设 创伤救治信息是指与创伤的发生、急救、治疗和康复过程中有关人员、损伤、医疗诊治与结局等相关的信息。创伤救治的信息平台是储存、管理、分析创伤患者信息及其救治信息的数据系统。基本内容应包括：个人健康信息、创伤发生成因、院前和院内急救、院内诊治、损伤程度与结局评估、康复，以及管理和经济学信息。通过规范的国内创伤救治信息的广泛采集和累积，可准确揭示我国严重创伤急救与治疗的现状，科学客观地比较和分析创伤防治的效果、救治流程与技术规范执行的效能，总结和分析成功的经验和问题，为严重创伤救治规范、路径的研究提供平台和数据支撑。

4. 创伤分级救治体系 如何来规范化建设，并有效地利用医疗资源非常重要，同一个区域建立多家创伤中心，将会面临病源不足，导致医院投入过多而造成浪费；而没有规范化的建设，医院不具备创伤救治能力，就不能保障患者利益。因此，根据国情，我们应该学习先进经验，建立创伤分级救治体系。

（五）展望

1. 当前创伤救治体系所存在的问题

（1）院前急救：①组织性质不明，缺乏统一管理和指挥调度。②院前急救模式混乱，而急救模式直接决定了机构设置与资质要求、人员类型与标准、管理体制与运行机制等，没有统一的急救模式，也就没有急救体系的规范化。③院前急救网络缺乏规划，急救资源分布不合理，致使服务半径过大甚至存在服务盲区，错过最佳救治时间窗，医院在急救站点的规划上必然考虑自身的利益，很难做到客观、科学，这也是产生"舍近求远"现象的重要原因之一。④对院前急救机构和急救人员没有强制性的资质标准与准入规定，各地院前急救机构水平参差不齐。且对急救对象缺乏分类管理，缺少专门针对创伤患者的专业急救人员。

⑤院前与院内的衔接机制尚未建立。空中救援落后,费用昂贵,停机条件欠缺。

(2)院内救治:①人——在我国广大基层医院,急诊科医生往往仅扮演通知人的角色,各专科医生到场后临时组建队伍,缺少领导者的指挥和协调,没有流程和规范,救治效率和效果均无法保证。②时——欧美急诊科有专人对各专科医生从接到通知和到达急救地的时间进行详细记录,如有延误,当事者必须做出解释,从而保证了救治团队的迅速集结。而我国医院虽然对会诊时间特别是急会诊时间有着明确规定,但实际落实情况却缺少监管。③地——休克急救室是欧美创伤中心的标配,空间大,可允许5~10人的创伤团队活动;设备齐,可满足复苏、基本影像学检查(如 DR)、紧急外科手术(如骨折固定,胸腔闭式引流等)需求;距离近,方便进入放射科、ICU 和手术室行进一步的检查(如 CT 和血管造影)、监测和手术,缩短了转运时间并降低了反复搬动伤员所致的二次损伤概率。而我国尚未建立规范的"shock room",各专科所需的评估和处理措施难以快速开展。④学科越分越细,易出现"头伤医头,脚伤医脚"的情况,而忽略对全身病理生理变化的监测。康复意识薄弱,康复治疗介入时间晚且缺乏系统计划,各类近期和远期并发症多,患者生存质量差。

2. 未来理想的创伤救治体系 创伤一体化已是发展的主流趋势,但全国普及创伤一体化救治模式也不现实。因为创伤一体化救治需要大规模的场地、设备和高水平的人员和技术,让所有基层医院承受如此大的投入有实际困难也是对医疗资源的浪费;另外还需要协调创伤外科与各专科间的专业配合和利益矛盾,特别是创伤作为基层医院外科住院患者的主要病种,该问题可能更为严峻,有影响医院正常运作的风险。一个创伤中心水平再高,也不足以提升整个区域的救治能力,创伤中心应该是系统性统筹建设,实现区域性分级救治,形成一个覆盖大中城市和乡镇各级医疗机构的救治网络,上下级协作、转诊与指导达成协议。

3. 创伤救治链 创伤救治是一个完整的创伤救治链,患者从受伤、急救、手术、重症监护、功能创建、机体和心理的康复都应紧密相连,不可分割(图 1-8-1)。目前创伤救治是分阶段、分学科救治,这不利于患者全面、及时有效救治。

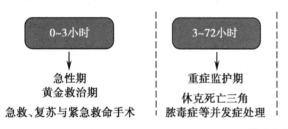

图 1-8-1 创伤救治链

二、院前急救的组织与实施

(一)急救体系的分类

1. 独立型 急救体系中的指挥机构和救援机构合一且独立建制的模式,以北京急救中心为代表,又称"北京模式"。该类型中心内设有完善的院前院内急救系统,其特点是:设备齐全,通信先进,经验丰富,科研领先,后勤有保障,但耗资大,人才需求量大,对于医护人员的职称评定也较为困难。

2. 指挥型 急救体系中的指挥机构和救援机构"分散设置,分别建制"的模式。指挥机构隶属于卫生行政部门,救援机构隶属于所在的医院,政府予以一定的培训、车辆、设备、物资支持。指挥机构的主要职能是受理呼救信息、组织指挥院前医疗急救和社会急救培训,救援机构执行院前医疗急救任务。指挥机构的设置又有几种不同的隶属关系:

1)独立型指挥模式:如广州市、成都市、珠海市,以及 2003 年以后建立的许多地级市急救中心。这种模式的指挥机构有独立的 120 指挥调度信息系统,指挥机构隶属于卫生行政管理机构。

2)附属型指挥模式:120 指挥中心附设在城

市综合指挥中心或公安、消防等指挥中心,120指挥调度信息系统也与城市综合指挥系统或公安、消防指挥系统共享资源。

3. **依托型** 1988年3月,新建的重庆市急救医疗中心依托于重庆市第四人民医院,急救中心的人、财、物隶属于医院,同时构建了由市区的44家网络医院和各郊区、县、市分中心的急救站组成的急救体系。120指挥中心集中受理市区120呼救,直接指挥城区的急救资源,郊区呼救转移到当地急救分中心受理,并调度当地的急救资源,事件处理情况由120指挥中心实时监控。这种模式实现了院前医疗急救、院内救治的有机结合,可以保证日常急救的及时处理,同时在政府的主导下,具有迅捷、高效的处理突发公共卫生事件的能力;依托于医院实体的专科急救医务人员,有效提高了伤病员的抢救成功率,医院内部的人才、技术、培训等条件可以满足急救医护人员的轮转、培训,运行机制更灵活。

4. **一体型** 既有院前急救又有院内救治的职能。120指挥中心集中受理市区的呼救电话,直接指挥城区的急救资源,对来自郊区的呼救则转移到当地区、县120分中心受理,并调度当地的急救资源。

(二)院前急救管理制度

1. **EMSS** 急诊医疗体系(emergency medical service system, EMSS)是集院前急救机构、院内急诊科以及急诊重症监护病房(EICU)或各专科病房三个基本机构在内的有机联系起来的完整的现代化医疗系统。包括完善的通信指挥系统、现场急救组织、有监护和急救装置的运输工具以及高水平的医院急诊服务机构、重症监护病房(图1-8-2)。

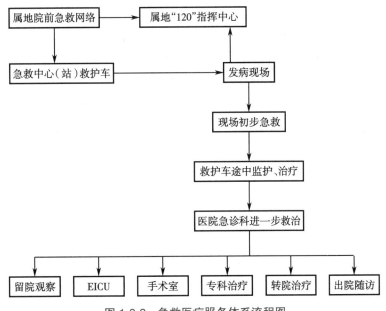

图 1-8-2 急救医疗服务体系流程图

急救医疗服务体系已被实践证明是有效的、先进的急诊医疗服务结构,在抢救伤病员的生命方面发挥着越来越大的作用,它把急救医疗措施迅速地送到危重患者身边、送到发病现场,经过初步诊治处理,维护其基本生命,然后将患者安全转送到医院,为抢救生命和改善预后,争取了时间,极大程度地保证了患者的生命安全。

2. **创伤分级诊疗制度** 目前我国未建立创伤患者分级救治制度,不同级别医院创伤诊治范围不明确,不同级别医院就创伤患者的转诊未形成制度,转诊往往建立在医生个人之间联系的基础上或由家属自行抉择,致使常常丧失最佳抢救时机,影响了创伤救治效果的提高。

理想的创伤救治的分级制度化明确了各类医院的收治范围,在政府主导下避免无序化竞争,为患者在最短时间内得到确定性救治指明了方向,避免了转诊后再转诊的时间浪费,这就要求院前、院内各医疗单位之间达成合作与资源信息共享。

3. **创伤规范化诊疗标准** 规范化救治是创

伤学发展的基本途径。规范化有两方面含义，一是创伤救治模式和理念的规范化；二是创伤救治流程和具体救治方法的规范化。目前，因为创伤救治模式的不同，在不同模式之间，同一类型的创伤的伤情评估和处置也各不相同，创伤救治从业人员的技术能力和专长更是良莠不齐，上述问题已经成为限制创伤学发展的一个重要阻碍因素。只有及时建立创伤救治团队，在创伤救治过程中各个环节逐步统一认识，实现伤情评估和创伤患者处理的规范化，才能不断促进先进的救治模式并为同行学习和借鉴。更重要的是，应逐步建立起创伤从业人员的准入制度和行业标准，促进创伤救治团队救治水平的提高，并积极开展规范化培训和资质鉴定。同时，可以根据各个等级医院规模大小和救治能力的差异，建立相应的创伤救治部门的建设标准，以推动创伤救治硬件和软件相配合的规范化建设。

（三）院前急救的步骤

1. 启动和调度 指挥调度系统的反应速度决定应急机制的运行效率。指挥调度系统是急救网络中枢，它是急救工作的联络、协调、指挥、调度、传达、应召的枢纽，使医院急救和院前急救工作的各个环节能得到紧密结合，反应迅速，安排合理，运行无阻，使现场患者被准确无误地运送到医院，也保证医院在患者未到达医院前就做出充分准备，以节省各种准备时间，较快投入抢救。

2. 现场评估、急救与批量伤员检伤分类 对现场环境的评估包括：①接到指令前往事发现场途中应通过电话了解现场情况，包括事件性质、大致的伤员数量和事故严重程度、相关协作部门（如公安、消防）是否已经到达现场等，并根据了解到的情况指导现场人员进行自救互救。②到现场后迅速观察现场环境，准备好必要的防护措施（口罩、手套、防护服、护目镜、防毒面具等）。选择合适的泊车位置，救护车车头尽量远离事故现场方向停放。③明确警戒线、警戒标志是否齐备，观察现场是否仍有不确定的危险因素（明火、塌方、滚石滑坡、高压电线、燃气燃油泄漏、高速行驶的机动车等），要确保现场环境的安全，这样才能保证急救人员自身、患者以及旁观者的安全。如果现场环境不安全，要去除危险因素，并迅速将所有患者转移至安全区。

为了有效地对伤员实施救治，必须首先对患者的病情做出正确判断。这一流程可简单归纳为"DRCAB"评估流程。在这一流程中，强调只进行必要的基本检查，只对可能立即危及生命的情况给予最简单有效的处置，旨在保证伤员的基本生命安全。

D——Danger，现场评估。

R——Response，意识状态。

C——Circulation，循环状态。

A——Airway，气道。

B——Breathing，呼吸。

现场检伤分类的目的是合理利用事件现场有限的医疗救援人力、物力，对大量伤病者进行及时有效地检查、处置，挽救尽可能多的生命，最大限度减轻伤残程度，以及安全、迅速将全部患者转运到有条件进一步治疗的医院。检伤分类由医务人员或经专门训练的急救员进行，通过视、问、听及简单的体格检查将危重伤员筛选出来。伤员的分类以标志醒目的卡片表示，多数国家采用红、黄、绿、黑四色系统。红色表示立即优先，伤员有生命危险，需要立即进行紧急处理；黄色表示紧急优先，伤情严重但相对稳定，允许在一定时间内进行处理；绿色表示延期优先，指轻伤员，不需要紧急处理；黑色表示无救治希望者或死亡者。

3. 转运和生命支持 经现场急救后的伤员，应尽快转送有条件的医院进一步处理。多发伤患者病情变化快，随时存在生命危险，在转运过程中做好必要的呼吸循环功能监测是安全转运的必要条件，包括心电监护、血压监测、血氧监测等。

转送前要与相关医院联系。告知病情及院前急救情况，以便接收医院做相应的安排。转运途中要密切注意病情变化，若病情突然恶化，应立即停车做相应的抢救。转送伤员搬运要轻快，方法要正确，尽量不要加重伤员的痛苦，防止增加医源性损伤。

4. 院前资料采集和院内交接 在现场和救护车上的医护人员要快速评估患者的情况，根据医院与事故现场的距离、医疗资源、医疗水平、医疗特点等综合因素选择适当的转送医院。通过信息传送系统尽快将转送患者的数量、伤情、救治需求、预计到达时间等信息提前通知拟接收医院。接诊医院要及时从现场了解患者伤情,实现远程监控诊断,为患者到达医院后尽快开展有针对性专业化的抢救赢得宝贵时间。

院前急救人员将伤病者送达目标医院后,需要向院内急救人员移交伤病人员及相关信息。交接的重点内容可归纳为"ATMIST"。

A(年龄):患者年龄,性别,基本信息;

T(致伤时间):记录到达、离开现场、到达医院时间,争取缩短院前时间;

M(致伤机制):判断伤情,做好抢救室准备;

I(损伤部位):便于院内做好相关专科人员的准备;

S(症状和体征):了解患者具体病情和生命体征,方便院内做好准备工作;

T(处理):已经给予的处置和效果。

(四)空中急救管理

1. **启动条件**　空中转运条件一般包括:①地面运输到创伤中心 >15 分钟;②局部无可用的救护车;③接送患者有困难;④野外救援;⑤批量伤员;⑥其他原因。

安全原则:天气、地理、后勤和其他因素决定飞行的稳定性,接受任务的最终决定应由飞行员作出,机组人员安全是第一位的。

2. **设备维护**　2018 年中国航空医学救援医疗装备专家共识组制定了中国航空医疗装备配置标准,按照搬运、诊断、监测、抢救、外伤处置和传染病防护等不同功能进行分类,并按照直升机航空医学救援(HEMS)和固定翼航空医学救援(FWAA)分类配置。配置清单对必备装备给出建议配置的最低数量,"选装"表示因时因地按需决定。所有装备应适用于所有年龄组的病伤员。

3. **人员培训**　从事空中急救与紧急医疗救援的医务人员应当按照有关法律法规取得执业资格证书,参与急救工作 3 年以上,上岗前需进行相应培训。培训内容应包括以下 3 个方面:①医疗专业培训,包括各类疾病急救课程、患者模拟训练、跨学科重症监护和重症患者转院等;②直升机相关知识培训,包括直升机仪表识别、无线电的使用、直升机空中救援的安全防护、医务与机组间的分工与配合等;③综合性训练,包括机组人员

团队的资源管理、机上物资供应、医疗基本设施使用、紧急情况下的应变、如何避免患者二次伤害等。

目前,我国已经开展直升机医疗救援的城市中,医学救援人员一般是由急救中心经验较丰富的医务人员或由各大型医院临时抽调的专家、医务人员组成,临床经验比较丰富,但存在航空医学知识和空中急救经验缺乏及相关培训较少等一些问题。

第二节　创伤急救常用技术介绍

一、现场急救技术

(一)包扎

1. **三角巾**　主要用于头部包扎:先将三角巾底边折叠约两横指宽,把底边的中部放在前额,两底角接到头的后方相互交叉,打平结,再绕至前额打结。

2. **绷带**

(1)环形包扎法:将绷带作环形重叠缠绕,最后用胶布将绷带尾部固定,也可将绷带尾部剪成两头并打结。

(2)旋形包扎法:先将绷带按环形法缠绕数圈,随后上缠的每圈均盖住其前圈的 1/3 或 2/3,即螺旋形上缠。

(3)"8"字形包扎法:此法用于关节部位先将绷带由下而上缠绕,再由上而下成"8"字形来回绕。

(二)止血

1. **压迫**

(1)指压法:用于较为表浅动脉的出血,将伤口附近的动脉压闭临时止血。抢救者用手指把出血部位近端的动脉血管压在骨骼上,使血管闭塞,血流中断而达到止血目的。

(2)加压包扎法:伤口覆盖无菌敷料后,再用纱布、棉花,或毛巾、衣服等代用品折叠成相应大小的垫,置于无菌敷料上面,然后再用绷带、三角巾等紧紧包扎,以停止出血为度。

2. **填塞**　用无菌的棉垫、纱布等,紧紧填塞

在伤口内,再用绷带或三角巾等进行加压包扎。适用于中小动脉及大中静脉出血,伤口较深、出血严重时,常用于不能采用指压止血法或止血带止血法的出血部位。

3. **止血带** 适用于四肢动脉大出血的临时止血,注意记录止血带使用时间。

（1）充气止血带:如血压计袖带,其压迫面积大,对受压迫的组织损伤较小,并容易控制压力,放松也方便。

（2）橡皮止血带:先在伤口的上方,欲束止血带的部位用纱布、棉花或衣服垫好,拉紧止血带缠绕肢体两圈后拉紧固定。

（三）固定

1. **支具固定**

（1）四肢骨折固定:伤侧上肢呈屈肘位,伤侧下肢呈伸直位,支具或者夹板内外侧夹持固定,注意固定范围包括骨折处的远近端两个关节。用绷带或三角巾缠绕固定两夹板,上肢另用三角巾悬吊。

（2）脊柱骨折固定:在保证脊柱稳定的情况下,平稳地将患者俯伏移至硬板的担架或脊柱板上,再用绷带或三角巾固定。严禁扶持伤员走动、仰卧抬起或让患者躺在软担架上。

2. **自体固定** 适用于上臂骨折、单侧下肢骨折。将患肢与健肢平行摆放。取两条毛巾,分别垫前后关节接触处。拿四根宽布带,在前后两个关节处及骨折处前后分别打结固定。再用一根宽布带以"8"字方法固定双脚至脚踝处。

（四）搬运

1. **平托法** 适用于脊柱损伤者。两名搬运者站在患者一侧,单膝跪在其腰部、膝部,第三名救护者位于伤者另一侧,单膝跪在臀部,两臂伸向伤员臀下、膝部,同时站立,抬起伤者。若有颈椎骨折,第四名救护者牵引患者头部。

2. **担架** 担架搬运一般由 3~4 人合成一组,患者头部向后,足部向前,这样后面抬担架的人可以随时观察患者的变化。抬担架人脚步、行动要一致,平稳前进。向高处抬时,前面的人要放低,后面的人要抬高,以使患者保持在水平状态;下台阶时相反。

（五）转运

1. **陆地** 救护车运送伤员的身体方位应与汽车前进方向一致,患者床位应做相应的安放并固定;在转送过程中,应密切关注患者的意识状况及其呼吸、心搏,并做好心肺复苏的准备;输液和/或输氧的器材要固定好;防止患者在运送途中摔伤。如有病情变化,应立即停下抢救。

2. **空中** 飞行高度不宜过高。伤员一般可采取仰卧位,如全身情况允许时可采用坐位/半坐位。四肢不应靠在担架边缘,以免中途撞击。边转运边观察伤员的生命体征。

（六）心肺脑复苏

1. **心肺复苏（CPR）** 首先评估现场环境是否安全,患者是否昏迷,是否有呼吸？确定无呼吸立即呼救,开始"CAB"心肺复苏流程。

胸外按压（C）要点:胸骨的乳头连线水平（胸骨中下 1/3 处）,100~120 次/min,下压深度 5~6cm,每次按压之后应让胸廓完全恢复。在整个复苏过程中,都应该尽量减少延迟和中断胸外按压。新指南提到在有条件的情况下,如院内 CPR,可通过呼气末 CO_2 和有创动脉压等协助评估按压的效果。

开放气道（A）要点:去枕平卧头偏向一侧,清理口腔异物或呕吐物。有两种方法可以开放气道提供人工呼吸:仰头抬颏法和推举下颌法。

人工呼吸（B）要点:按压与人工呼吸比例为30∶2,持续进行 5 个周期 2 分钟 CPR 后再判断效果,时间不超过 10 秒。

判断复苏是否有效:可扪及颈动脉搏动;收缩压 60mmHg 以上;瞳孔由大缩小;对光反射恢复;口唇指甲由发绀变红润;自主呼吸恢复。

2. **人工呼吸**

（1）呼吸判定:保持气道开放的同时将耳朵贴紧患者的口和鼻,注意胸、腹部的起伏,聆听排气声以及感觉气体的流动。此判断过程只能耗费 3~5 秒,若无呼吸,应立即进行人工呼吸。

（2）口对口人工呼吸:抢救者一面用仰头抬颏法保持气道通畅同时用放在前额上的拇指和示指夹住患者鼻翼使其紧闭,作一深吸气,并用自己的双唇包绕封住患者的嘴外部,形成不透气的密闭状态,再用力吹气。

3. **电复律** 对于需要心肺复苏的患者,其心律无非两种情况——室颤/无脉室速和心脏停搏。前者为可除颤心律,后者则是不可除颤心律。

电击除颤是终止心室颤动的最有效方法,应早期除颤。

要点:选择能量(单相 360J,双向 120~200J),确定电极位置(胸骨右缘 2~3 肋间和左腋前线第 4~5 肋间),确定无周围人员直接或间接和患者接触。

给予一次电击后不要马上检查心跳或脉搏,而应该重新进行胸外按压,循环评估应在实施 5 个周期 CPR(约 2 分钟)后进行。因为大部分除颤器可一次终止室颤,况且室颤终止后数分钟内,心脏并不能有效泵血,立即实施 CPR 十分必要。

目前已出现电脑语音提示指导操作的自动体外除颤器(automated external defibrillator, AED),大大方便了非专业急救医务人员的操作,为抢救争取了宝贵的时间。

4. 脑保护

(1)维持血压:心搏恢复后,应尽快将平均动脉压(MAP)维持在 90~100mmHg,保证脑灌流;要防止突然发生高血压。

(2)维持良好的肺通气:对意识模糊的患者应使用呼吸机正压通气,尽量提高 PaO_2,保证脑能得到尽可能多的氧供。并保持适当过度通气,使 $PaCO_2$ 维持在 25~35mmHg,有利于脑循环自主调节,降低颅内压,防治脑水肿。

(3)控制体温:体温过高会增加脑代谢率,增加氧耗,加重水肿。可物理降温和药物降温联合使用。

(4)控制抽搐:严重抽搐可由脑水肿引起,反过来又可加重脑水肿和能量消耗,因此要积极处理。可用地西泮、巴比妥类等镇静剂。

(5)维持水、电解质及酸碱平衡。

(6)脑功能的监测:严密监测和控制颅内压,监测脑血流、脑电图、昏迷程度以及意识瞳孔变化。

二、紧急急救技术

(一)气管插管

创伤后紧急气管插管的适应证主要包括:上呼吸道梗阻徒手开放或维持气道困难;气道保护机制受损,如伤员意识昏迷防止反流误吸;气道分泌物潴留;需行有创机械通气。

1. 患者仰卧,去除口腔内出血、异物、呕吐物,取出活动的义齿,抬颏推颌法开放气道,口腔、喉部和气管接近一条直线,加压给氧。颈部损伤时注意颈髓保护。

2. 选择合适气管导管并检查套囊有无漏气,导管内放入导丝塑形,气管导管前端和套囊涂抹润滑油。一般成年男性导管内径 7.5~8.0mm、女性 7.0~7.5mm,对于两岁以上的儿童,气管插管管径 =(年龄 /4+4)mm。

3. 操作者右手拇指、示指拨开患者上下口唇及牙齿,左手将喉镜送入口腔的右侧并向左推开舌体;缓慢将镜片沿中线向前推进,镜片在会厌和舌根之间挑起会厌暴露声门。

4. 从患者右口角将导管沿着镜片插入口腔,通过声门送入气管内,助手帮助拔导丝后继续将导管向前送入一定深度,注意气管导管不可过深以免进入单侧主支气管造成单肺通气。插管深度(距门齿)成人男性 22~24cm,女性 20~22cm,2~12 岁儿童插入深度即唇—管端(cm)= 年龄(y)/2+12。

5. 确认导管插入气管 ①按压胸部,导管口能感觉到气流;②简易呼吸器通气,观察双侧胸廓有无对称起伏,并用听诊器听诊剑突下、双肺底、双肺尖以及双肺呼吸音是否对称;③听气管插管头端有无规律气体流出,插管内壁可见规律白色雾状结晶;④通过呼吸机流速波形判断导管是否位于气管内;检测呼出二氧化碳浓度。

6. 插管成功,套囊打气,放置牙垫后取出喉镜,胶布蝶形将牙垫与气管导管固定于面颊。

(二)环甲膜穿刺

创伤后环甲膜穿刺 / 切开术的适应证:①急性上呼吸道梗阻;②头面部严重外伤;③气管插管有禁忌或病情紧急而需快速开放气道时。

环甲膜穿刺术要点:伤员取仰卧位,头后仰,术者用示指、中指固定环状软骨两侧,以一粗注射针垂直刺入环甲膜,有落空感后回抽如有空气抽出,则穿刺成功。环甲膜切开时,于甲状软骨和环状软骨间做一长约 2~4cm 横行皮肤切口,于接近环状软骨处切开环甲膜,以弯血管钳扩大切口,插入气管套管或橡胶管或塑料管,并妥善固定。手术时应避免损伤环状软骨,以免术后引起气管狭窄。环甲膜切开术后的套管保留时间一般不应超过24小时。

（三）气管切开术

创伤后气管切开适应证：

（1）喉阻塞：喉部外伤、异物等引起的严重喉阻塞；

（2）下呼吸道分泌物潴留：各种原因（颅脑外伤，胸外伤等）所致下呼吸道分泌物潴留，为了吸痰和保持气道通畅，可考虑气管切开；

（3）预防性气管切开。

常规气管切开术：伤员取仰卧位，肩下垫一小枕使头稍后仰，充分暴露气管并保持气管于正中位，沿颈前正中甲状软骨下缘与胸骨上窝间作一长约3cm横行切口，切开皮肤与皮下组织，钝性分离气管前胸骨舌骨肌及胸骨甲状肌，暴露甲状腺峡部，若峡部过宽可在其下缘稍加分离，用小甲钩将峡部向上牵引，于第2~4气管环处用弯刀自下向上挑开1~2个气管环作一倒"T"形切口，以弯钳或气管切开扩张器撑开气管切口，置入带有管芯的气管套管并立即拔出管芯，吸净分泌物，气囊打气使套管与气管壁间密闭，确实止血，将气管套管上的带子系于颈部固定牢靠，切口一般不予缝合以免引起皮下气肿，在伤口与套管之间放置一块剪口纱布垫。

经皮气管切开术：患者体位、皮肤消毒与传统气管切开相同，于环状软骨下一横指处作长约1cm横行切口，左手固定气管于正中位，将气管穿刺针以45°角向尾端倾斜刺入气管前壁，直到可抽出大量气体，把尖端呈"J"形的导丝自穿刺针尾端插入气管，拔除穿刺针，扩皮，以特制弯钳分次撑开气管前肌层及气管开口，顺着导丝置入带有管芯的气管套管并立即拔出管芯和导丝，后续操作同常规气切。

（四）胸腔闭式引流术

创伤后胸腔闭式引流适应证：

（1）气胸：中等量气胸或张力性气胸；

（2）中等量以上血胸；

（3）持续渗出的胸腔积液；

（4）支气管胸膜瘘或食管瘘。

通常，体位以半卧位为主，伤情不允许时也可取仰卧位，切口部位若气胸可在锁骨中线第2肋间，若血胸则在腋中线或腋后线6~7肋间，沿下位肋骨上缘顺肋间隙方向做一约2cm切口，逐

层分离肌肉组织到胸膜腔，胸管头端剪侧孔并标记深度后将胸管置入胸腔，末端连接水封瓶，查看水封瓶内液柱波动或有大量气泡逸出，确认置管成功后将胸管固定于胸壁，并预留缝线。术后观察伤侧呼吸改善情况，首次引流量一般不超过700ml，以后每天不超过1 000ml，避免发生复张性肺水肿。

（五）心包穿刺

一旦确定心脏压塞应紧急做心包穿刺，排血减压缓解填塞，改善血流动力学，争取抢救时间。

伤员取斜坡卧位，嘱术中勿咳嗽或深呼吸，必要时术前可给予适量镇静剂，以左侧胸骨旁穿刺点为例，选剑突与左侧肋弓缘夹角处，穿刺针与腹壁皮肤呈30°~45°，紧贴胸骨后方进针，指向左肩部，保持负压状态，进针深度为4~8cm。当针的阻力增加，接着有明显的突破感或落空感，提示穿入了心包，一旦液体很容易被吸出就停止进针。缓慢抽液并密切观察生命体征变化。

（六）海姆立克急救法（腹部冲击法）

适应证：①呼吸道异物，用于呼吸道异物的排除，主要用于呼吸道完全堵塞或严重堵塞的患者；②溺水患者，用于抢救溺水患者，以排除其呼吸道的液体。

急救者首先以前腿弓、后腿登的姿势站稳，使患者坐在自己弓起的大腿上。急救者从后环抱患者，左手握拳、右手从前方握住左手手腕，使左拳虎口贴在患者胸部下方、肚脐上方的上腹部中央形成"合围"之势，然后突然用力收紧双臂，用左拳虎口向患者上腹部内上方猛烈施压迫使其上腹部下陷，这样由于腹部下陷、腹腔内容上移迫使膈肌上升而挤压肺及支气管，这样每次冲击可以为气道提供一定的气量，从而将异物从气管内冲出。施压完毕后立即放松手臂，然后再重复操作，直到异物被排出。患者若是3岁以下的孩子，救护人应该马上把孩子抱起来，一只手捏住孩子颧骨两侧，手臂贴着孩子的前胸，另一只手托住孩子后颈部，让其脸朝下趴在救护人膝盖上，在孩子背上拍1~5次，并观察孩子是否将异物吐出，如果异物还没出来，可以把孩子翻过来面对救护者，将手指并拢在孩子胸部下半段按压1~5次，随时观察孩子嘴里有无东西出来，如果有东西，救护人员应该用手指将异物勾取出来。

（七）中心静脉置管术

中心静脉置管可通过上、下腔静脉的多个分支插入，导管尖端可达上、下腔静脉根部，可实现快速补液扩容、同时也可监测中心静脉压等重要的血流动力学参数。

1. **颈内静脉穿刺置管**　穿刺点通常选择胸锁乳突肌胸骨头、锁骨头与锁骨构成的颈动脉三角顶点，伤员平卧位头偏向对侧，进针角度一般取 30°~45°，方向对着同侧乳头，穿刺深度约 2~3cm。穿刺针带负压进针，抽到暗红色回血固定穿刺针后置入导丝，退出穿刺针，扩皮，置入中心静脉导管到预定深度（12~15cm），拔除导丝，回抽通畅后肝素盐水封管备用。

2. **锁骨下静脉穿刺置管**　通常选锁骨中点下方 1.5cm、稍偏外侧 0.5cm 左右为穿刺点。穿刺针与皮肤间约 35°~40° 进针，针尖指向第 1 气管环与锁骨上窝之间，穿刺针遇到锁骨后从其下方划过，保持负压进针，余操作步骤同颈内静脉置管。

3. **股静脉穿刺置管**　通常选腹股沟韧带中点下方股动脉搏动最明显偏内侧 0.5cm 处。操作者左手触摸股动脉搏动确定穿刺点，穿刺针与皮肤成 30°~40° 带负压进针，深度约 3~4cm，余操作步骤同颈内静脉置管。

（八）骨髓腔输液

一些危重伤员因各种原因建立静脉通路比较困难，此时骨髓腔穿刺输液是重要的替代输液途径之一。由于骨髓腔被骨性结构所包围，不会因为血容量不足而萎陷，骨髓腔给药后可通过髓静脉系统、滋养静脉与穿支静脉迅速进入全身循环。

骨髓输液使用专用骨髓穿刺针进行穿刺，最常用的穿刺部位为胫骨近端胫骨粗隆下 1~3cm，胫骨远端、股骨远端和肱骨远端也可作为输液部位。美国心脏学会规定静脉穿刺失败 3 次，或时间超过 90 秒即为建立骨髓通路的指征。骨髓腔穿刺输液的优点是可以迅速安全地建立输液通道，提高抢救的成功率；解剖标志易于骨髓腔内建立常规血管通路后就停止骨髓腔输液，以免增加骨髓感染的机会，留置时间最多不超过 24 小时。

（九）盆外固定术

适应证：①盆骨环前联合损伤，骨折移位，盆骨变形者；②开放性盆骨骨折，骨折端外露及移位的骨折。伤者取仰卧位，C 臂机透视下骨折复位，经皮沿髂骨外侧壁打入斯氏针，连接组装外固定支架行梯形固定，实现损伤控制，对于有骨盆骨折合并症患者积极行手术治疗。术后并发症：①盆腔内脏器损伤；②针道感染；③骨折移位；④骨折不愈合。

三、常用急救药物

（一）抢救药物

1. 升压药物

（1）肾上腺素

适应证：室颤、室速、电机械分离、心室停搏、对阿托品或起搏无反应的严重心动过缓等。

用法用量：通常将肾上腺素 1mg 生理盐水稀释至 10ml 静脉注射。给药后若心脏无反应，每 3~5 分钟重复用药 1 次，确保心、脑的血流灌注。

（2）去甲肾上腺素

适应证：去甲肾上腺素能够减少肾脏或肠系膜血管阻力，在脓毒血症时能提高肾血流和尿量，可用于对多巴胺、去氧肾上腺素等药物治疗无效的严重低血压和低外周血管阻力合并明显低血压患者的治疗。

用法用量：去甲肾上腺素用量开始以 0.04μg/（kg·min）的速度静脉输注，以提高外周血管阻力和提高动脉压、并根据血压高低来调节。

（3）阿托品

适应证：有严重窦性心动过缓合并低血压、低组织灌注或合并频发室性期前收缩者。

用法用量：心动过缓时，阿托品首次用量为 0.5~1.0mg，每隔 3~5min 可重复注射，直到心率恢复达每分钟 60 次以上，最大剂量可用到成人 3mg。

（4）多巴胺

适应证：在用于对阿托品治疗无效的心动过缓时，可替代异丙肾上腺素。主要适用于心动过缓引起的低血压，自主循环恢复后或容量补充后低血压仍然改善不明显等状况。

用法用量：多巴胺剂量为每分钟 2~4μg/kg 时，以多巴胺受体激动剂作用为主，表现为轻度正性肌力作用和肾血管扩张作用；用量为每分钟 5~10μg/kg 时，以 β 受体正性肌力激动作用为主，表现为心排血量增加，冠状动脉扩张，心肌血灌流增加,包括肾在内的重要脏器血流灌注增加;剂量为每分钟 5~10μg/kg 时,α 受体激动效应成为主要作用,可造成全身体循环和内脏血管收缩,包括冠状动脉收缩而引起心肌灌注降低。因此当使用剂量较大时,应改用去甲肾上腺素。

2. 抗心律失常药物

(1)胺碘酮

适应证:持续性室颤的首选药物,也适用于室上性心动过速、房性心动过速、房扑伴充血性心力衰竭等心律失常。

用法用量:初始用量为 150mg,静脉给药(10 分钟),然后另 150mg 以 1mg/kg 维持 6 小时,再逐渐减量,必要时剂量可达 2g。

(2)利多卡因

适应证:新指南中将利多卡因也加入到心搏骤停心肺复苏流程图中。适用于对除颤没有反应的室速、室性期前收缩。

用法用量:常用剂量为 1~1.5mg/kg,缓慢静脉注射,必要时每 5~10min 可重复应用一次 0.5~1.5mg/kg 的剂量,总剂量可达 3mg/kg。

(3)镁剂

适应证:新指南中对于心肺复苏后常规补充镁剂是不推荐的。然而,在特殊情况下,如证实恶性心律失常事件为尖端扭转性室速,补充镁剂还是建议的。

用法用量:常用剂量为 1~2g 镁稀释至 50ml后 5~20 分钟内缓慢静脉注射;必要时可以 0.5~1g/h 持续输注。

3. 碱性药物 碳酸氢钠为复苏时纠正急性代谢性酸中毒的主要药物。心搏呼吸骤停后可引起呼吸性及代谢性酸中毒,当 pH 值低于 7.20 时,容易发生顽固性室颤。心搏骤停后,经过心肺复苏初步处理后若仍无反应,应及时判断是否存在严重的代谢性酸中毒或高血钾等。但碳酸氢钠不应当作为心搏骤停后救治的常规治疗。只有经血气分析结果证实存在严重代谢性酸中毒的患者,可以给予碳酸氢钠治疗。但仍应遵循"宁酸勿碱"原则,补碱应慎重,以免导致医源性碱血症,对机体危害更大。

(二)血管活性药物

1. 缩血管药物 创伤性休克患者因体内交感神经兴奋性增强,外周血管已明显收缩,此时应用缩血管药物虽然可以提高血压,维持心、脑等重要脏器的血流灌注,但实际对多数组织器官的灌注是弊多利少。应严格掌握适应证,通常仅限于血压急剧下降,容量复苏治疗尚无条件展开或尚不充分的情况,为保证生命器官供血,为后续治疗争取时间而采取的临时措施。常用药物前有描述。

2. 扩血管药物 创伤性休克患者因血容量严重不足,应用血管扩张药可能造成回心电量减少,血压下降而加重组织灌流不足,因此应在容量复苏的基础上使用扩血管药物。通常用于以下情况:①患者已经给予一定程度的容量复苏,中心静脉压升高,但休克无好转;②容量补充治疗充分,仍存在交感神经活动亢进的临床征象(皮肤苍白、肢体厥冷、脉压较小、毛细血管充盈不足等);③外周血管阻力增加明显并影响心搏出量的增加;④休克后期,心功能不全,心搏出量下降同时伴有总外周阻力增加和中心静脉压增高;⑤休克伴有肺动脉高压及左心功能不全的表现。常用药物有硝普钠、硝酸甘油、酚妥拉明、钙通道阻滞剂等。

3. 正性肌力药 能改善心功能,增强心肌收缩力和心搏出量。适用于严重休克导致心功能不全的患者。创伤患者应用洋地黄类药物较少,当心肌缺血时对洋地黄类药物较敏感,容易诱发心律失常。

(三)液体复苏

1. 晶体溶液 晶体溶液是创伤失血和失血性休克复苏的基石。

(1)生理盐水:其作为创伤失血性休克伤员的初始复苏溶液,已经证明是安全而有效的。但是,大量生理盐水输注时,容易引起肺水肿和脑水肿,并可导致高钠血症和高氯性酸中毒,恶化本已存在的乳酸性酸中毒。

(2)乳酸林格液:乳酸林格液通常称为"平衡盐"溶液,其电解质浓度、酸碱度、渗透压以及缓冲碱均与细胞外液相近,较少引起电解质紊乱。另外,乳酸经过肝脏代谢生成碳酸,能够减轻乳酸性酸中毒。"平衡盐"溶液与生理盐水在复苏效果上类似,但在大量补液的情况下,引起的并发症相对较少。

2. 胶体溶液 从理论上讲,胶体溶液复苏有扩容效能强、维持时间久、所需溶液量少和组织水肿轻等优点。但是,对创伤失血性休克伤员的荟萃分析显示,胶体溶液与晶体溶液比较,并不能显著降低死亡率。

(1)右旋糖酐溶液:有较强的扩充血容量维持血压和抗血栓作用,但可致过敏反应、干扰交叉验血、损害肾脏功能,因此在创伤失血性休克复苏中的使用受到限制,临床应用逐年减少。

(2)羟乙基淀粉溶液:第一代羟乙基淀粉溶液主要含有高分子量的化合物,可以迅速恢复血容量,已经被推荐用于战创伤急救达二十余年。第二代羟乙基淀粉溶液主要含有中分子量的化合物,以 6% HES 200/0.5(贺斯)为代表,扩容效果可以持续 5~6 小时。新一代羟乙基淀粉溶液为 6% HES 130/0.4 或 130/0.42(万汶),扩容效果较理想,对凝血机制影响小,是目前欧洲使用最广泛的人工合成胶体。羟乙基淀粉溶液的副作用主要是对凝血和肾脏功能的影响。

(3)白蛋白溶液:人白蛋白是一种天然胶体,占血浆胶体渗透压接近 80%。白蛋白不仅维持血浆胶体渗透压,还是一种天然的抗氧化剂和转运子,在药物运输中也发挥重要作用。人白蛋白溶液用于脑创伤伤员有严重的副作用,可以增加死亡率,因此很少用于院前急救。

3. **高渗溶液** 小容量高渗盐水(7.5% NaCl,HTS)静脉注射可以迅速扩充血容量,升高血压,增加心排血量。对于存在闭合性颅脑损伤的创伤失血性休克伤员,高渗盐水复苏可以减轻脑水肿、降低颅内压。其不足之处在于升压作用持续时间短可以引起高钠血症、高氯性酸中毒和肾脏功能损害。

第三节 创伤急救后管理

(一)创伤中心一体化救治

1. **一体化救治的目的和优势** 一体化救治模式是指"院前急救 - 急诊室急救 - 急诊手术室行损伤控制性手术 -ICU-创伤外科治疗 - 确定性手术 - 康复"。该模式对于提高严重多发伤救治成功率发挥着重要作用,有效地保证严重多发伤救治的连续性和整体性,缩短了救治的时间和空间,从而确保患者得到专业化的救治,最终降低病死率和致残率。

2. **一体化救治流程**

(1)院前 - 院内一体化:院内外远程信息联动与预警呼叫系统将院前急救 120 救护车与医院急诊室、院内专科及重症监护病房之间实现紧密联动,将救治前移。车载端装备院前急救车,可以记录发车、到达现场、离开现场、预计到达救治医院的时间,院前救护人员对伤员进行基本伤情评估,根据事发地点及伤情严重程度选择救治医院,车载端会将以上数据连同患者实时监护信息传送到救治医院的医院端。医院端则可以实时显示即将到来的患者伤情及监护信息,值班护士查看信息后,根据患者的情况再点电脑内点击相关专科医生,相关医生的呼叫器会发出信号提醒其做好迎接伤员的准备。当伤员到达医院的时候,相关专科医生已经到位,立即进入院内救治流程。

(2)院内急救一体化:一旦接到创伤患者的院前通知,急诊创伤中心的工作人员应立即准备。对于严重创伤患者,应提前通知相关科室人员提前组成有针对性的创伤救治团队,在急诊室等候。有急诊手术指征者直接送入手术室,尽量缩短院内术前时间,实施损伤控制性手术,或必要时可联系其他专科行确定性专科手术。医院急救绿色通道的创建是整个院内救治护理流程的第一步。其由经过培训的高素质急救医护人员、预检分诊人员组成,路径迅捷无障碍,标识明晰,急救室装备齐全,先抢救后付费,尽可能简化流程,使患者在第一时间得到有效的救治。对于急危重患者或急诊手术术后患者,应尽快将患者送至 ICU 行进一步复苏。危重患者在重症监护室治疗后生命体征相对稳定后可转入监护后病房进一步治疗。康复工作是帮患者尽可能地独立生活,维持相当程度的生活品质,尽早回归社会与家庭,应尽早地开始。从急诊科急救到院内确定性治疗,再到最后的康复训练这整个过程都由同一个救治团队负责。

(二)急救效果评估

1. **生命体征评估** 观察双侧瞳孔大小、对光反射等,根据格拉斯哥(Glasgow)昏迷量表评判意识水平。

给予心电监护,监测血压、脉搏、呼吸频率、血氧饱和度、体温、有创动脉压与中心静脉压

（CVP）；应用呼吸机患者应注意监测吸入氧浓度、通气量、通气道阻力等指标。中重度创伤患者应留置导尿管以便监测尿量。

2. 体格检查评估

头与颌面部的评估：视诊、触诊检查整个头面部有无撕裂伤、挫伤、骨折；评估有无眼出血、穿透性损伤；检查脑神经功能；检查耳、鼻、口腔有无出血、脑脊液漏出，口腔有无软组织撕裂、牙齿松动。

颈部与颈椎的评估：视诊检查颈部有无钝性与穿透性损伤；触诊有无压痛、畸形、肿胀、皮下气肿、气管移位；听诊颈动脉有无杂音。

胸部的评估：视诊前、侧、后胸有无钝性与穿透性损伤；听诊两侧前、后胸壁呼吸音及心音；触诊皮下气肿、压痛、捻发音；叩诊检查有无过清音或浊音。怀疑液气胸者行胸腔诊断性穿刺。

腹部的评估：视诊腹部有无钝性与穿透性损伤；听诊有无肠鸣音；叩诊有无移动性浊音；触诊检查有无压痛、腹肌紧张、反跳痛、妊娠子宫。怀疑腹腔脏器损伤者行腹腔诊断学穿刺。

会阴部与阴道的评估：评估会阴部有无挫伤、血肿、撕裂、尿道出血；对部分可疑直肠损伤者，评估有无直肠出血、肛门括约肌张力、肠壁完整性、直肠有无骨折碎片、前列腺解剖学位置；对部分可疑阴道损伤者，评估阴道内有无出血、阴道撕裂。

肌肉骨骼系统的评估：视诊上下肢有无钝性与穿透性损伤，包括挫伤、撕裂、畸形；触诊上下肢有无压痛、骨擦感、活动异常、肢体感觉；触诊所有外周脉搏，检查脉搏有无消失，脉搏是否左右均等；评估有无骨盆区域皮肤淤青。

神经系统的评估：重新评估瞳孔与意识水平；确定格拉斯哥昏迷评分；评估上下肢运动与感觉功能；观察神经定位体征。

3. 辅助检验检查结果评估

（1）检验

血型、交叉配血、输血前检查；为输血做准备。

血气：了解氧分压/二氧化碳分析、血色素水平、酸碱平衡、乳酸水平、电解质平衡等信息。

血生化：评价肝、肾功能、电解质平衡和胰腺损伤。

多次复查血常规，评估出血及感染情况。

（2）检查

1）创伤超声重点评估（focused assessment with sonography for trauma）：急诊临床医师应用超声快速检查创伤患者的胸腹腔和心包腔有无积液存在。四个经典部位：肝周、脾周、心包、盆腔。E-FAST（extended FAST）在原有的4个检查部位上增加了对双肺的探查。该概念指出对于创伤患者不仅需要快速评估腹腔和心包腔游离液体，而且还需评估胸腔以快速识别胸膜腔积液和气胸。标准流程：患者平卧位，按顺序探查：剑突下、右肋膈角、肝周、左肋膈角、脾周、左结肠旁沟、盆腔和右结肠旁沟是否存在无回声的液性暗区，及右胸腔和左胸腔是否存在条码征和肺点等气胸特异性征象。检查时间一般不超过5分钟。

2）X线：如果患者病情危重且紧急，目前仅推荐行胸部和骨盆正位片摄像。

3）CT：CT几乎是全身所有部位创伤检查的"金标准"，全身CT适合于严重多发性创伤患者的早期快速、全面、准确的评估。强调增强CT对诊断脏器出血的敏感性要高于普通CT。

（三）创伤 ICU 与多发伤集中收治

1. 多发伤的规范化治疗　区别于传统先诊断后治疗的疾病诊疗思维，多发伤的诊疗强调边诊断边治疗。优先紧急评估患者的生命是否处于需要紧急处理的状况，如有，先进行紧急生命支持，然后再诊断再救治。这也是创伤外科医生与专科医生思维模式的根本区别。

初次紧急伤情评估与处理仍遵循 ABCDE 原则：

A. 气道通畅与颈椎保护（airway）；

B. 呼吸：通气与氧合（breathing）；

C. 循环：控制出血与稳定循环（circulation）；

D. 残疾与神经功能评估（disability）；

E. 暴露于环境控制（exposure）与保温。

新的"黄金时间"是严重多发伤救治强调的新理念，它不仅指重度创伤患者从院外转运至急诊科，更强调"在手术室或 ICU 的创伤患者出现生理极限之前的一段时间"，其目的是缩短创伤至手术的时间或被送到 ICU 的时间，以便能进行"早期确定性治疗"。

多发伤救治过程中另一个重要理论是损伤控制理论（damage control theory，DCT）。DCT 的三大核心步骤为一期简略手术、控制性复苏以及择期确定性手术。

2. 创伤 ICU 重点关注问题

（1）感染：严重创伤引起的全身性感染是发生脓毒症、脓毒性休克及多器官功能衰竭的重要因素，也是创伤患者后期死亡的主要原因。多发伤患者本身存在糖尿病、营养不良、尿毒症或长期应用糖皮质激素等，伤后易导致全身性感染。另外，严重创伤的患者在应激状态下，肠黏膜的屏障功能受损或衰竭，肠内致病菌移位而易导致肠源性感染。

（2）心肌梗死：心肌梗死并不是创伤后常见的并发症，但是对于中老年伤员，由于他们可能存在冠状动脉疾病，在受到创伤应激，特别是休克的低组织灌注及缺氧打击时，有可能诱发冠状动脉痉挛和缺血，从而导致急性心肌缺血甚至梗死，因此，对于老年或存在冠状动脉疾病危险因素的伤员，应在初步判别和稳定生命体征后，尽早辅以心电图检查，必要时还应监测心肌酶学指标的动态变化。

（3）肺动脉栓塞：肺动脉栓塞同样不是创伤后早期的常见并发症，但却可能是致命的。创伤后的肺动脉栓塞除了最常见的骨与脊髓损伤导致的深静脉血栓脱落所致外，还应警惕大静脉损伤的空气栓塞以及脂肪栓塞。需要强调的是，伤前长期服用抗凝或抗血小板药物的患者，由于被迫暂停药物而大大增加了深静脉血栓和肺动脉栓塞的危险，尤其需要密切监测，因此，当创伤患者进入 ICU 后，若突然出现呼吸急促和 / 或血压下降、心率加快等征象，应警惕肺动脉栓塞的可能。

（4）重要器官的低灌注损伤：肾是人体内脏器官灌注压最低的器官，也是人体毛细血管最密集、血流最丰富的器官，因此，往往被作为临床了解组织器官灌注的窗口。

创伤引起的肾功能异常大多是肾前性的，初期肾本身尚无损害，属于功能性不全，但肾血流量进行性减少出现休克时，肾内血流量重新分布并转向髓质，造成肾皮质肾小管发生缺血坏死，引起急性肾衰竭。因此，应及时纠正低灌注，防止发生肾实质损害。

（四）创伤快速康复

创伤快速康复（ERAS）的概念由丹麦的 H. Kehlet 教授于 1997 年首先提出，而今已和损伤控制外科、微创外科并成为外科学三大新理念。其核心原则为减少创伤及应激，以期减少术后并发症，促进患者康复，缩短住院时间，节省医疗费用。ERAS 理念广泛适用于成人及老年急性手术患者的护理，尤其对胃肠道手术患者的术后恢复有明显改善，但目前对于创伤患者的效果证据尚有限。其内容包括：

术前患者宣教，打消患者对于环境和手术等治疗的陌生和恐惧。

不常规进行肠道准备，缩短术前禁食时间，不常规放置各种导管，减少术后相关并发症。

术中优化麻醉方式，术中保温，减少术中应激，减少术中输血，限制性输液。

术后合理使用引流管，优化液体治疗，术后镇痛。

早期恢复正常饮食及下床活动。

应当注意到，此技术的应用需要临床医师、麻醉医师、护理等多方面的协作。在实际应用中，应根据患者手术类型、全身状况而有所选择。

参 考 文 献

［1］王艳华，张亚军，姜保国，等. 创伤救治体系服务流程专家共识［J］. 中国急救复苏与灾害医学杂志，2018，13（6）：501-503.

［2］姜保国. 我国严重创伤救治的现状和救治规范的建立［J］. 中华外科杂志，2012，50（7）：577-578.

［3］中华医学会创伤学分会. 中国区域性创伤救治体系建设的专家建议［J］. 中华外科杂志，2015，53（8）：571-573.

［4］白祥军，张连阳，赵小纲. 推进区域性创伤中心建设与分级认证［J］. 中华急诊医学杂志，2016，25（5）：557-559.

［5］白祥军，刘涛. 创伤救治体系建设的问题与对策［J］. 中华急诊医学杂志，2015，24（5）：467-470.

［6］中国创伤救治联盟. 中国城市创伤救治体系建设专家共识［J］. 中华外科杂志，2017，55（11）：830-833.

［7］张玲，张进军，王天兵，等. 严重创伤院前救治流程：

专家共识［J］.创伤外科杂志,2012,14（4）:379-381.

［8］高伟,白祥军.中国创伤中心现状与展望［J］.创伤外科杂志,2018,20（4）:241-244.

［9］白祥军,高伟,李占飞,等.推进创伤中心建设与分级救治提升创伤救治水平［J］.中华急诊医学杂志,2013,22（6）:567-569.

［10］简立建,张连阳.创伤中心评审及指标体系［J］.创伤外科杂志,2017,19（10）:721-724.

［11］王天兵,李明,杜哲,等.创伤中心建设中的医疗质量控制［J］.中华创伤杂志,2019,35（3）:212-215.

［12］张连阳.提升创伤中心救治能力的关键途径［J］.中华外科杂志,2018,34（10）:869-871.

［13］吕瑞,巴衣尔策策克,彭明强.国内外空中医学救援发展及现状［J］.中国急救复苏与灾害医学杂志,2017,12（6）:567-573.

［14］张亚丽.美国空中医疗救援的发展与现状［J］.中国应急救援,2015（3）:52-54.

［15］航空医学救援医疗装备专家共识组.航空医学救援医疗装备的专家共识［J］.中华急诊医学杂志,2018,27（2）:141-144.

［16］陈飞,钟竑.欧美创伤急救体系的发展与现状［J］.创伤外科杂志,2014,16（2）:170-172.

［17］都定元,王建柏.中国创伤外科发展现状与展望［J］.创伤外科杂志,2018,20（3）:161-165.

［18］吕传柱,彭磊,安涛,等.创伤专业人才培养体系的建设［J］.中华急诊医学杂志,2014,23（5）:485-486.

［19］江利冰,张茂.创伤数据库在创伤救治中的应用价值［J］.创伤外科杂志,2017,19（3）:231-234.

［20］张连阳,白祥军,张茂."中国创伤救治培训"回顾与展望［J］.创伤外科杂志,2019,21（1）:1-4.

［21］李博,李莉,白冰,等.基于流程重组建立一体化创伤急救流程［J］.中华急诊医学杂志,2015,24（1）:105-107.

［22］张思森,岳茂兴,王立祥.2019创伤性休克急救复苏创新技术临床应用中国专家共识［J］.中华危重病急救医学,2019,31（3）:257-263.

［23］栾樱译,姚咏明.创伤失血性休克诊治中的病理生理机制［J］.中华急诊医学杂志,2018,27（11）:1189-1191.

［24］中国医师协会急诊分会.创伤失血性休克诊治中国急诊专家共识［J］.中华急诊医学杂志,2017,26（12）:1358-1365.

［25］中国急诊气道管理协作组.急诊气道管理共识［J］.中华急诊医学杂志,2016,36（6）:481-485.

［26］中华医学会急诊医学分会复苏学组.成人体外心肺复苏专家共识［J］.中华急诊医学杂志,2018,27（1）:22-29.

［27］中华医学会创伤学分会交通伤与创伤数据库学组.严重胸部创伤救治规范［J］.中华急诊医学杂志,2013,29（5）:385-390.

［28］Celso B, Tepas J, Langland-Orban B, et al. A systematic review and meta-analysis comparing outcome of severely injured patients treated in trauma centers following the establishment of trauma systerns［J］. J Trauma, 2006, 60（2）:371-378.

［29］Alston G. Closing the gaps in the nation's trauma system［J］. Hospital & Health Network, 2012, 86（10）:49-52, 54.

［30］Liu T, Bai XJ. Trauma care system in China［J］. Chin J Traumatol, 2018, 21（2）:80-83.

［31］Westhoff J, Hildebrand F, Grotz M, et al. Trauma care in Germany［J］. Injury. 2003, 34（9）:674-683.

［32］Andruszkow H, Frink M, Zeckey C, et a1. Merits and capabilities of helicopter mergency medical service（HEMS）in traumatized patients［J］. Technol Health Care, 2012, 20（5）:435-444.

第九章　创伤应激与严重创伤的营养治疗

创伤（包括烧伤）是临床常见急危重症，也是中青年患者的首要死亡原因。创伤后机体常常出现强烈的应激反应与代谢应答，表现为高分解代谢、高血糖、低蛋白血症等一系列代谢改变，这些代谢紊乱进一步加重了器官功能损害，是导致多器官功能衰竭的重要原因之一。不适当的营养治疗常常加重代谢紊乱和器官功能损害，如何纠正创伤患者的代谢紊乱，并给予适当数量和配比的营养底物，对创伤患者的恢复至关重要。营养治疗已经成为创伤救治的重要组成部分，发挥关键的作用。

第一节　创伤后机体应激反应与代谢应答

一、应激概念的发展历史

机体在各种内外环境因素及社会、心理因素刺激时所出现的全身性非特异性适应反应，称为应激反应（stress response）。应激作为一种防御适应反应，是机体生存的行为保护模式，多数情况下对生存是有益的，称之为良性应激（eustress）；但一旦应激反应过于强烈，超出机体的承受能力，那就成为了劣性应激（distress），往往加重对机体的损伤，严重的还会导致器官功能衰竭的发生乃至死亡。而应激概念的提出和内容的不断丰富，也经历了一段较长的研究过程。

（一）Cannon 学说

早在 1911 年，Walter Bradford Cannon 就提出"应急"的概念，认为在疼痛、寒冷、情绪紧张、窒息或创伤等紧急状态下，机体肾上腺髓质分泌增加。随后经过了长达 10 余年的研究，1925 年 Cannon 首先使用"应激"一词来描述个体在实验条件下

暴露于寒冷、缺氧和失血中出现的"或战或逃反应（fight or flight response）"，其是机体生存的行为保护模式，两种反应都包括交感-肾上腺髓质轴的激活，是自主神经调节机体内环境，保持"内稳态"的过程。面对应激源时，血流进入心、肺、脑、骨骼肌，而肠等次要器官的血流灌注减少。Cannon 于 1926 年提出了我们现在熟知的"内稳态（homeostasis）"概念，他认为机体内存在着明显的、复杂的缓冲系统和反馈机制，在面对环境变化时保持内环境稳定的过程称为"内稳态"或"自稳态"。

（二）David Cuthbertson 学说

1942 年 David Cuthbertson 首次描述了应激状态下的代谢改变，并用消落（ebb）和起涨（flow）来表示创伤后的代谢抑制与亢进两个阶段。机体遭遇应激后，第一时间就会进入消落期，这也是一种机体的自我保护机制。此时机体代谢下降、氧耗减少、血糖升高、血管收缩，持续时间大约 12~24 小时。此时有效的治疗可以防止机体进入起涨期。随后 3~5 天内，机体代谢反应进入起涨期。这个阶段机体以高分解代谢和高合成代谢并存为特征，分解代谢大于合成代谢，这是机体遭遇应激后的主要损伤机制。儿茶酚胺、糖皮质激素、胰高血糖素等大量分泌，导致机体肝糖原消耗殆尽。此时机体所需的能量主要由游离脂肪酸提供，同时蛋白质大量分解，提供氨基酸进入糖异生途径。若不加以纠正，机体有可能不断耗竭最终进入恶性循环。

（三）Selye 学说

加拿大心理学家 Hans Selye 于 1930 年代提出了一般适应综合征（general adaptation syndrome, GAS）的概念，是人体对压力源的全身性、紧张性、非特异性反应，涉及身体的各个系统，主要是神经内分泌系统的反应并最终导致内环境紊乱和

疾病。Selye 认为，GAS 与刺激的类型无关，而是机体通过兴奋腺垂体 - 肾上腺皮质轴（后来发展为下丘脑 - 垂体 - 肾上腺轴）所引起的生理变化，是机体对有害刺激所做出防御反应的普遍形式。Selye 认为，GAS 的核心是垂体—肾上腺皮质轴的激活，主要可分为以下三个阶段：

1. 警觉阶段（alarm） 这一阶段出现迅速，以交感 - 肾上腺髓质兴奋为主，唤醒机体，为应激做好准备，如果应激源仍然保持，机体则会进入抵抗期。

2. 抵抗阶段（resistance） 交感 - 肾上腺髓质反应逐渐减弱，肾上腺皮质激素分泌逐渐增多，机体的抵抗能力上升，但是机体的防御储备能力逐渐被消耗。

3. 疲惫阶段（exhaustion） 若应激源持续时间长或持续强度大，机体则因资源耗竭而进入疲惫期。

（四）Lazarus 学说

Richard S. Lazarus 认为心理应激是个体对外界环境有害物、威胁、挑战经认知、评价后所产生的生理、心理和行为反应。提出认知评价（cognition）和应对方式（coping）在应激中的重要性。该学说的核心观点认为，应激是人对情境和事件评价的产物，而事件本身不具有应激性。

虽然在应激概念不断演变的历史过程中，各个模型的关注点不同，比如 Cannon 学说和 Selye 学说主要关注应激过程中的病理生理变化，而 Lazarus 学说更为关注的是心理和行为的反应。而前者中也存在较大的差别，Cannon 学说的核心是交感 - 肾上腺髓质轴，Selye 学说的核心是垂体 - 肾上腺皮质轴的激活。在创伤后机体应激反应的研究中，过去通常认为，创伤后应激是自主神经调节机体内环境，保持"内稳态"的过程。近年越来越多的证据表明，机体神经、内分泌和免疫系统是有机联系的整体，能通过神经递质、细胞因子和内分泌激素以及它们的受体相互联系，相互调节，形成"神经 - 内分泌 - 细胞因子网络"，共同参与创伤后机体的应激反应。

二、创伤后机体的应激反应

（一）创伤后自主神经介质的变化

创伤时自主神经系统的激活与内分泌轴的激活是平行的，其神经生理反射过程主要包括信息的输入、脉冲沿神经通路上传到中枢、再沿神经内分泌通路输出。自主神经包括交感和副交感系统，交感部分是主要的执行者，交感神经末梢释放大量的儿茶酚胺（去甲肾上腺素）；另外，交感神经还会激活肾上腺髓质产生另一种儿茶酚胺（肾上腺素），血中儿茶酚胺水平明显增高。儿茶酚胺对多个内分泌和代谢径路都会产生直接或间接的作用。直接作用是通过刺激肝脏糖原分解和糖异生，刺激肌肉糖原分解；刺激脂肪细胞分解，刺激肝脏酮体生成。间接作用是通过影响其他激素来实现的，包括：抑制胰岛素分泌、促进胰高血糖素分泌；通过调节血压和心率的变化，增加机体的代谢率等。

（二）创伤后内分泌激素的变化

创伤后机体出现的典型内分泌激素改变为胰岛素抵抗（insulin resistance，IR），IR 是指各种原因使胰岛素促进葡萄糖摄取和利用的效率下降，机体代偿性地分泌过多的胰岛素而产生高胰岛素血症，以维持血糖的稳定。流行病学数据显示，严重创伤后应激性高血糖的发生率为 40%~50%，其中 IR 占 85%。多项研究表明，短暂的 IR 是创伤后应激反应患者的保护性状态，而持续进展的 IR 则会导致患者出现严重后果，成为创伤危重患者的重要死亡原因之一。

创伤应激性 IR 的主要益处在于，早期的高血糖状态可为病变部位炎症组织修复提供能量底物，促进机体抗感染和病变的愈合，随着应激因素的解除，血糖降至正常状态。而持续存在的严重 IR 则会影响机体代谢，加重组织蛋白分解，使机体抗感染、抗休克能力下降，从而影响组织的修复能力和伤口愈合。高血糖状态也会对机体产生严重影响，比如游离脂肪酸等非糖物质增加，可引起乳酸性酸中毒；影响细胞膜的离子交换，引起电解质代谢紊乱；促进机体氧自由基大量产生，直接损害细胞；影响患者免疫功能，导致感染率增加；导致脑细胞水肿与颅内压增高，严重状态下可危及生命。

糖皮质激素、胰高血糖素和肾上腺素的调节作用与胰岛素相反，并被认为与高血糖、高代谢以及脂肪和蛋白分解等代谢改变有关。在正常人中输注这些激素也发现能产生高代谢率、高蛋白分解、高脂肪分解、负氮平衡和高血糖的变化。因此，早年通常认为创伤、感染以及大手术后的代谢应答都是由这些激素的变化来共同介导的。创伤应激时，多种激素发生改变（表 1-9-1），但有些改变的意义不明：

表 1-9-1　创伤应激时激素水平的变化

下丘脑（神经调节）	促肾上腺皮质素释放因子（CRF）↑；促甲状腺素释放素（TRH）↑；生长抑素↑；肾上腺素肾上腺髓质分泌↑↑；去甲肾上腺素交感神经末梢分泌↑
脑垂体（神经和激素调节）	促肾上腺皮质激素↑；内啡肽↑；生长激素↑；促甲状腺素（TSH）不变或下降；精氨酸升压素↑
肾上腺	糖皮质素↑↑；盐皮质素↑；肾上腺雄激素、雌激素不变或↑
髓质	儿茶酚胺↑
胰腺	胰高血糖素↑；胰岛素↑
肾脏	促红细胞生成素↑

（三）创伤后细胞因子的释放

创伤后体内产生一系列的致炎细胞因子[如肿瘤坏死因子（tumor necrosis factor, TNF）、白介素 -1（interleukin-1, IL-1）、白介素 -6（interleukin-6, IL-6）]和抗炎细胞因子[如白介素 -4（interleukin-4, IL-4）、白介素 -10（interleukin-10, IL-10）等]，它们共同介导机体的炎症反应，同时也对代谢产生显著的影响。有多项研究表明，部分炎症因子的释放促进 IR 的产生。比如，TNF-α 可对胰岛细胞产生直接的细胞毒性作用；TNF-α 可介导胰岛素受体底物蛋白磷酸化，从而影响胰岛素的信息传递；TNF-α 可下调脂肪细胞和肌肉细胞的葡萄糖转运因子水平，影响组织的葡萄糖摄取等。

（四）创伤应激与热休克蛋白

热休克蛋白（heat shock protein, HSP）是一类广泛存在于所有真核和原核细胞内，具有高度保守性的蛋白家族。其中 HSP70 家族是 HSP 中最保守的一类，在大多数生物细胞中含量最多，多在细胞应激和损伤后大量产生，提高细胞对应激原的耐受性，从而对机体发挥一定的保护作用。比如，应激可使海马神经元内质网的 78kDa 葡萄糖调节蛋白（GRP78）增加，GRP78 可通过抑制氧化应激和稳定钙平衡，对神经细胞损伤起到保护作用。另有研究表明，应激可促进海马和纹状体 HSP70 的表达显著增强，HSP70 有利于脑组织细胞发挥抗脂质过氧化效应，从而保护脑组织。

三、创伤后的机体代谢变化

创伤患者往往存在一系列的异常代谢：包括高代谢、高蛋白分解、营养物和激素的代谢异常等。同时，机体对外源性营养物质表现为耐受不良。这些变化严重影响了机体的内稳态和细胞能量代谢。

（一）创伤代谢反应的基本过程

早在 1942 年，Cuthbertson 就观察到机体休克后会发生一系列代谢变化，并将这一过程分为消落期、起涨期以及恢复期。之后的研究证实，机体休克后的这种代谢反应是机体遭遇创伤应激后的一个共同特征性反应。

第 1 期，即消落期，以低合成代谢、低分解代谢为主要特征，合成代谢约等于分解代谢，机体创伤后即刻进入该期，大约持续 12~24 小时。其本质为条件反射性避让反应，其能量来源主要为肝糖原分解。此期的工作核心是复苏，而不是营养支持。但近年来"生命体征不稳定时不能进行营养支持"的传统观念正在改变。

第 2 期，即起涨期，以高合成代谢、高分解代谢并存为主要特征，分解代谢大于合成代谢，一般于创伤后 12~24 小时进入该期，持续 3~5 天。本期是并发症多发期，发生并发症时，此期时间延长。本质为机体对抗创伤打击的反击性反应，能量来源为蛋白质分解（糖异生）及脂肪氧化（酮体合成），且以后者为主。此期进行营养支持恰逢其时，需同时强调代谢调节。处于起涨期的机体，一方面炎症反应过激，另一方面免疫反应过抑。此时，营养素的选择要围绕抑制过激的炎症反应、刺激过低的免疫反应进行，免疫调理及代谢调节同时发挥重要作用。

第 3 期，即恢复期，以高合成代谢、低分解代谢为主要特征，合成代谢大于分解代谢，若无并发症发生，一般于创伤后 3~5 天进入该期，持续 1~2 周。机体进入恢复期，蛋白质合成增加，此时营养支持的原则应该是高蛋白质供给，提高氮/热量比值，为创伤修复提供底物。

（二）创伤后的能量代谢变化

创伤后往往都存在能量消耗增加。有学者应用间接能量测定仪，对创伤、手术后和脓毒症患者的静息能量消耗（resting energy expenditure, REE）进行 24 小时实时连续测定，并用 Harris-Benedict 公式（哈里斯 - 本尼迪克特公式）的测算值进行对照。结果表明，非应激患者，预计值高于实际测量值的 10%；创伤和大手术后患者一般增高 20%~50%；烧伤患者 REE 的增高较为突出，严重者增高可达 100% 甚至更高。总而言之，外科患者高代谢状态下 REE 是增高的。多数研究认为，严重创伤患者，其 REE 值比非应激患者高 30% 左右，比按 Harris-Benedict 公式测算的值高出 20% 左右。

（三）创伤后的蛋白质和氨基酸代谢变化

创伤后机体蛋白质代谢有"四个特异性"。①细胞特异性：肝细胞合成蛋白质增加，为净合成代谢；骨骼肌细胞合成蛋白质减少，分解代谢大于合成代谢。②蛋白质特异性：急性期蛋白如 C 反应蛋白（C-reactive protein, CRP）及创伤修复蛋白质如纤维连接蛋白、纤维蛋白原大量合成，而其他细胞相关蛋白，如白蛋白的合成受到抑制。③应激特异性：创伤应激越重，代谢变化越显著，蛋白质分解越多。严重烧伤的蛋白质分解远比一般机械性损伤要多。④部位特异性：人体近心部位尤其是重要生命器官创伤后，机体的代谢变化比远隔部位创伤严重。同样的腹部创伤，上腹部创伤的代谢变化比下腹部创伤显著。

从创伤早期开始，骨骼肌被大量分解，释放出大量的氨基酸，一部分输送到肝脏用于糖异生。另外，支链氨基酸（branched chain amino acid, BCAA）可直接被肌肉组织摄取、氧化供能，从肌肉释放出来的大量芳香族氨基酸和含硫氨基酸使其血浆浓度明显升高，BCAA 因不断被外周组织摄取利用，其血浆浓度正常或降低，BCAA 与芳香族氨基酸的比值明显下降。由于蛋白质分解代谢的增加，肝脏尿素合成增加，血中尿素水平增高，尿中排出大量的尿素氮，形成明显的负氮平衡，每日排出尿氮可达 15~20g，相当于 450~600g 的肌肉组织。

（四）创伤后的碳水化合物代谢改变

1. 糖异生的增加 创伤后肝糖原分解加快，肝脏糖异生路径异常活跃是创伤后高血糖的重要原因。创伤后患者肝脏的葡萄糖生成速度是正常状态下的两倍，输注外源葡萄糖不能阻止糖异生，且外源胰岛素的作用明显下降。在创伤后早期，血糖升高可能是有利于生存的应激反应，但过高的血糖又成为机体的应激因素，形成恶性循环。糖异生的增加，可能与丙氨酸、甘油等糖异生前体物质增加、胰高血糖素等激素以及炎性介质释放增加有关。

2. 无氧糖酵解的增加 机体葡萄糖完全氧化分解可产生 38 分子的 ATP，但无氧酵解时仅产生 4~6 分子的 ATP。创伤应激患者，由于组织低灌注、组织细胞缺氧等原因，丙酮酸不能进入三羧酸循环，血中乳酸和丙酮酸同步升高，患者高度依赖葡萄糖无氧代谢供能，生成的乳酸则由肝脏重新摄取再生成葡萄糖，但这个过程需要消耗能量，从而形成"能量陷阱"，是机体高代谢的重要原因之一。

3. 葡萄糖的氧化利用能力 关于严重创伤感染后葡萄糖的氧化利用能力方面的文献较多，颇有争议。利用间接能量测定仪测定患者的呼吸商（respiratory quotient, RQ），可推算出糖的氧化率和患者利用碳水化合物供能的比例。应用这种方法常常发现应激患者 RQ 较低，提示碳水化合物氧化率下降，机体利用糖供能障碍。利用 ^{13}C 或 ^{14}C 标记的葡萄糖进行进一步的研究却发现，创伤感染患者的葡萄糖氧化率比正常对照增加 18.8%，提示创伤感染患者葡萄糖的利用能力并没有受到损害，高血糖反映的是糖异生径路的异常活跃。

（五）创伤后脂类代谢的变化

创伤后脂肪代谢的总体特征为脂肪的肠道吸收途径障碍，脂肪动员、肝外组织摄取、氧化产能增加，甘油三酯水解 - 再酯化循环增加，并取代葡萄糖成为除中枢神经系统和红细胞以外组织的主要能源物质。其主要发生机制为：机体交感神经兴奋、胰岛素抵抗以及炎症反应。对腹部手术和腹部外伤的临床研究发现，在禁食状态下创伤后第三天，脂肪的氧化提供了机体 81% 的能量需求；接受葡萄糖 - 脂肪乳混合全肠外营养时，该比例降至 41%；接受单纯葡萄糖全肠外营养时，降至 15%。补充葡萄糖可以抑制脂肪氧化但不能抑制脂肪水解及再酯化，因此临床上应避免过度补糖，以免肝脏发生脂肪变性。

（六）创伤后维生素和微量元素代谢的变化

临床研究发现，创伤患者抗氧化维生素 A、C、E 含量明显下降，并且与病情严重度有关。动物研究证实，创伤动物抗氧化维生素 A、C、E 含量明显下降，并且与抗氧化能力下降密切相关。有研究表明，大剂量维生素 C 能显著提高机体的抗氧化能力。

第二节　重症创伤患者的营养治疗策略

一、概述

（一）营养治疗的重要性与必要性

创伤患者存在高分解高代谢，早年以改善患者营养状况为目标给予营养支持，往往都是高氮、高热卡的策略，结果患者非但没有受益，反而加重了其器官功能的损害。因此，针对创伤患者应以保护脏器功能，降低病死率为营养治疗的根本目的，实施以纠正代谢功能紊乱、提供合理营养底物、调节炎症免疫反应和促进创伤愈合为目标的综合营养支持措施。其重要性主要在于以下几点：

1. **提供适当营养能预防急性蛋白质营养不良**　创伤后，患者往往会出现全身炎症反应综合征（systemic inflammatory response syndrome, SIRS），机体呈现明显的高分解代谢状态，继而导致急性蛋白质营养不良和继发的免疫系统损害。如果不及时补充外源性氨基酸，很快就会出现内脏蛋白以及循环蛋白的耗竭，出现急性蛋白质营养不良。急性蛋白质营养不良与亚临床的多器官功能障碍综合征（multiple organ dysfunction syndrome, MODS）相关，"二次打击"更进一步加重了这种高分解代谢状态，最终会发展为多器官功能衰竭（multiple organ failure, MOF），因此，为创伤患者提供适当的营养底物十分必要。

2. **营养物对机体炎症免疫反应调节**　SIRS 是伴随创伤而来的一种急性状态，以局部和全身各种促炎介质的大量释放为特征。然而，创伤打击在促进 SIRS 发生的同时，也会相对的促进抗炎介质的大量释放，就是我们所谓的代偿性抗炎症反应综合征（compensatory anti-inflammatory response syndrome, CARS）。过度剧烈的 CARS 似乎是患者创伤后出现免疫抑制的主要原因，CARS 会导致机体对感染、脓毒症和 MOF 的敏感性明显增加。尽管现有的营养策略尚不能消除这一过程，但添加特殊的免疫营养成分的肠内营养（enteral nutrition, EN）配方对此可能有益。

3. **EN 能有助于胃肠道恢复和肠屏障功能的维护**　创伤后发生胃肠功能障碍的原因有很多：①创伤本身会引起神经内分泌反射的抑制和缺血/再灌注损伤，这些变化都会导致早期肠梗阻的发生。②随后的急诊剖腹术和其他急救措施中使用的麻醉剂以及对肠管的各种操作损伤都会进一步加重肠麻痹的发生。有关治疗（例如：H_2 受体拮抗剂、麻醉剂和广谱抗生素等），都会促进肠道功能障碍进一步恶化，出现进行性肠梗阻、上消化道菌群定植、肠壁通透性增加以及肠道相关淋巴组织功能的下降。③最后，功能障碍的肠道会成为各种病原菌的蓄积库，局部和全身防御机制受损，最终发展为感染、脓毒症甚至 MOF。一些随机对照研究表明，早期使用 EN 有助于恢复肠黏膜屏障功能，预防肠源性感染。

（二）营养治疗的现状

尽管营养治疗是危重症患者治疗的重要组成部分，在多年的临床实践中，也积累了较为丰富的营养实施经验，但当前危重症患者，仍有较多的营养问题存在。前人研究结果表明，30%~50% 的急症患者在住院期间发展为营养不良，重症患者可高达 88%；营养不良可显著增加重症患者并发症、增加住院费用；调查数据显示，50% 以上的 ICU 患者存在喂养不足；重症患者进入 ICU 前两周的平均营养摄入量不足喂养目标的 50%。

除此之外，在 ICU 的营养实践中，理想与现实之间也存在较大的差距。比如，当前指南共识与实践经验均表明：首选肠内营养，必要时肠内与肠外营养（parenteral nutrition, PN）联合应用。两项研究关注了 ICU 停留时间 >3 天的患者营养方式的对比，2009 年全球 167 个 ICU 调查报告显示，69% 的患者使用单纯 EN，8% 的患者使用单纯 PN，18% 的患者使用 EN 联合 PN。相比较之下，2015年中国150家教学医院ICU调查结果显示，38%的患者使用单纯EN，38%的患者使用单纯PN，19%的患者使用EN联合PN。

为了进一步关注国内营养治疗的现状，全军重症医学专业委员会牵头实施了2017年大陆地区116家ICU营养实施现状断面调查，最终共有1940例患者纳入分析。调查结果显示：入住ICU 3~30天的患者1220名，接受EN的比例为76%；48小时内EN启动率41%，72小时内EN启动率52%，肠内营养平均启动天数2.45天；接受PN的比例为38%；48小时内PN启动率25%，肠外营养平均启动天数2.40天；在EN达标率方面，实施EN后3天达标率约为40%，5~7天约为60%；幽门后喂养比例较低，仅有14%。因此，总体而言，大陆地区ICU营养实践尚存在较大的提高空间，在营养启动方面，48小时内EN启动率较低，48小时内PN启动率较高，PN实施过早；在营养途径方面，胃内喂养为主，幽门后营养比例较低；肠内营养7天达标率较低，可能与未能有效处理胃潴留、腹胀、腹泻等不良反应有关。

（三）当前营养治疗的基本共识

在创伤患者中实施EN，营养物质系经肠道和门静脉吸收，能很好地被机体利用；可以维持肠黏膜细胞的正常结构、细胞间连接和绒毛高度，保持黏膜的机械屏障；保持肠道固有菌群的正常生长，维护黏膜的生物屏障；有利于肠道细胞正常分泌IgA，保持黏膜的免疫屏障；刺激胃酸及胃蛋白酶的分泌，保持肠黏膜的化学屏障。另外，EN刺激消化液和胃肠道激素的分泌，促进胆囊收缩、胃肠道蠕动，增加内脏血流，使代谢更符合生理过程，减少了肝胆并发症的发生率。腹内压（intra-abdominal pressure，IAP）<15mmHg的腹部创伤患者，早期实施EN不会导致IAP升高，相反地，可以预防腹腔高压（intra-abdominal hypertension，IAH）或腹腔间室综合征（abdominal compartment syndrome，ACS）的发生。此外，创伤后患者处于应激状态，易合并代谢受损，全肠外营养（total parenteral nutrition，TPN）易使机体代谢偏离生理过程，增加代谢并发症的发生率，此时EN显得尤为重要，故临床医师在患者肠道功能允许的条件下应首选EN。同时EN对技术和设备的要求较低，临床更易于管理，费用低廉。EN可单独实施，亦可与经周围静脉或中心静脉的PN联合应用，以减少静脉营养的用量，减少并发症。

因此，目前全球关于重症患者（包括创伤患者、烧伤患者在内）的营养支持策略已达成以下共识，主要来自2016年美国肠外肠内营养学会（ASPEN）美国成人危重症患者营养指南推荐意见：

1. 对于需要营养支持治疗的危重病患者，建议首选EN而非PN的营养供给方式。

2. 对于低营养风险（如：NRS-2002≤3或NUTRIC评分≤5）、不适宜早期肠内营养、且入ICU 7天仍不能保证经口摄食量的患者7天后给予PN支持。

3. 根据专家共识，确定存在高营养风险（如：NRS-2002≥5或NUTRIC评分≥6）或严重营养不良的患者，如果EN不可行，我们建议入ICU后尽早开始PN。

4. 无论低或高营养风险患者，接受EN 7~10天，如果经EN摄入能量与蛋白质量仍不足目标的60%，我们推荐应考虑给予补充型PN。在开始EN 7天内给予补充型PN，不仅不能改善预后，甚至可能有害。停用PN的指征是EN达到目标能量的60%以上。须注意的是，相较于APSEN指南，2018年欧洲临床营养和代谢学会（ESPEN）重症患者营养指南对于添加补充性PN更为积极，对危重患者EN实施2天后仍未达到目标量时，即应联合使用PN。

二、重症创伤患者的营养实施

（一）营养风险的评估

严重创伤患者，常伴有明显的代谢改变，机体处于高分解代谢状态，合成代谢受限，免疫功能低下，加上热量及蛋白质摄入不足，易导致营养不良。因此对于创伤患者，应早期进行营养风险筛查。

临床中，营养评定是发现和诊断疾病相关营养不良的最终评判工具，也是整个临床营养治疗流程的第一步。全面的营养评定包括完整的病史采集和详细的体格检查。一般分为主观和客观两方面指标，主观指标主要包括与患者/家属问诊所获取的主观信息，如进食习惯及能力、近期体重变化、近期饮食形态及数量变化等；客观指标一般指有准确来源的内容，如病历、人体测量、生化检测以及综合评估量表等。目前临床上应用的营养评定工具有10余种之多，包括体重指数（body mass index, BMI)、血清白蛋白(albumin, Alb)等单一的指标和营养风险指数(nutritional risk index, NRI)、微型营养评定(mini-nutritional assessment, MNA)、主观全面评定(subjective global assessment, SGA)、营养不良通用筛查工具(malnutrition universal screening tool, MUST)、营养风险筛查 2002(nutritional risk screening 2002, NRS 2002)、危重症营养风险评分(NUTRIC)等复合指标两种。前者有一定的局限性,后者采用多参数综合评定,提高了筛查的敏感性和特异性。

NRS 2002 是 ESPEN 于 2002 年提出,并推荐使用的营养筛查工具。该工具是迄今为止唯一以 128 个随机对照研究作为循证基础的营养筛查工具,信度和效度在欧洲已得到验证。NRS 2002 主要关注以下四个方面内容:①人体测量;②近期体重变化;③膳食摄入情况;④疾病严重程度。NRS 2002 有以下优点:能预测营养不良的风险,并能前瞻性地动态判断患者营养状态变化,便于及时反馈患者的营养状况,并为调整营养支持方案提供证据;简便易行,能通过问诊的简便测量在 3 分钟内迅速完成;因无创、无医疗耗费,故患者易于接受。NRS 2002 评分主要内容见表 1-9-2。

表 1-9-2 NRS 2002 评分

1. 疾病严重程度评分

  评 1 分:□一般恶性肿瘤;□髋部骨折;□长期血液透析;□糖尿病;□慢性疾病(如:肝硬化,COPD 等)

  评 2 分:□血液恶性肿瘤;□重度肺炎;□腹部大手术;□脑卒中

  评 3 分:□颅脑损伤;□骨髓移植;□重症监护患者(APACHE>10)

2. 营养受损状况评分

  评 1 分:□近 3 个月体重下降 >5%,或近 1 周进食减少 1/4~1/2

  评 2 分:□近 2 个月体重下降 >5%,或近 1 周进食减少 1/2~3/4,或 18.5<BMI<20.5 或白蛋白小于 35g/L

  评 3 分:□近 1 个月体重下降 >5%,或近 1 周进食减少 3/4 以上,或 BMI<18.5 或白蛋白小于 30g/L

3. 年龄评分

  评 0 分:□年龄≤70 岁

  评 1 分:□年龄 >70 岁

  NRS 2002 评分总分≥3 分被认为存在高营养风险

NUTRIC 评分是 2011 年由加拿大的 Daren K. Heyland 教授提出,研究方法是对一项纳入 598 例患者的脓毒症前瞻性研究的数据进行二次分析,旨在识别可能从积极的营养治疗中获益的危重患者。年龄、急性生理和慢性健康状况 II 评分(APACHE-II score)和脓毒症相关性器官功能衰竭评价(SOFA)等代表基本结果的预测因子,它们可以被急性炎症反应(IL-6、前降钙素和 C 反应蛋白)、慢性炎症反应(伴随疾病)、急性饥饿(前一周内的口服摄入量减少和入住 ICU 前的住院时间)及慢性饥饿(BMI<20,前 6 个月内有体重下降)等修正。运用多变量回归分析识别与死亡率相关的变量。在最终的模型中,仅有 6 个变量(年龄、APACHE-II 评分、SOFA 评分、并发症的数量、入住 ICU 前的住院时间和 IL-6)与患者的生存显著相关。与其他评分系统主要适用于住院患者,NUTRIC 评分不同的地方在于,其更为适用于重症患者。NUTRIC 评分主要内容见表 1-9-3。

表 1-9-3 NUTRIC 营养评分

变量	NUTRIC 得分			
	0	1	2	3
年龄 / 岁	<50	50~74	≥75	—
APACHE-II 评分	<15	15~19	20~27	≥28
SOFA 评分	<6	6~9	≥10	—
合并症数量	0~1	≥2		
入住 ICU 前住院时间 /d	0	≥1		
IL-6/(pg/ml)	0~399	≥400		

  总分 = 各项得分之和。NUTRIC 评分≥6 分(纳入 IL-6 指标)或≥5 分(不纳入 IL-6 指标)被认为存在高营养风险

综上所述,对于创伤患者,及早进行营养风险评估,可提示患者在住院期间可能存在的营养不良风险。指南推荐重症患者入院 48 小时内使用 NRS 2002 或者 NUTRIC 评分进行营养风险评估,以判断其是否可获益于积极的营养支持治疗。对于高风险患者,及早干预,可以促进康复,减少并发症,减少住院时间。同时,也需要认识到,创伤患者致伤机制复杂,早期病情存在不确定性,因此要做到个体化、动态的营养风险评估。

(二)实施 EN 的时机

如前所述,创伤患者呈现一个持续的分解代谢状态,如果不补充外源性营养,就会导致内脏蛋白以及循环蛋白的耗竭,可导致急性蛋白质营养不良和继发的免疫系统损害。

20 世纪 80 年代,研究首次验证了早期 EN 对烧伤患者有益。1986 年,Moore 和 Jones 进行了一个随机对照研究来验证早期 EN 在创伤人群中的作用,这些创伤患者是腹部创伤指数(abdominal trauma index,ATI)>15 的严重创伤患者。患者被随机分为两组,对照组(术后前 5 天不给予 EN)和早期 EN 组(术后 18 小时即经空肠造口给予 EN)。早期 EN 组患者的氮平衡明显改善,此外,感染相关并发症的发生率也显著降低。因此,及时给予早期 EN 是可行的,并且能降低感染相关的并发症。

因此,2016 年 ASPEN 美国成人重症营养指南作出以下推荐意见:对于不能维持自主进食的危重病患者,推荐在 24~48 小时内通过早期 EN 开始营养支持治疗;根据专家共识,建议在血流动力学不稳定时,应当暂停 EN 直至患者接受了充分的复苏治疗和 / 或病情稳定;对于正在撤除升压药物的患者,可以考虑谨慎开始或重新开始 EN;根据专家共识,建议烧伤患者尽早开始 EN(如果可能,应在损伤后 4~6 小时内开始),因为延迟营养(>18 小时)可导致胃轻瘫的风险增高,从而导致 EN 的实施难度增加。

结合前人研究结果与多中心 ICU 临床营养实践经验,我们认为危重症患者开始 EN 的时机存在以下两点参考标准:

1. **血流动力学稳定** MAP>65mmHg,且血管活性药物在减量或撤除过程中,血乳酸 <4mmol/L。

2. **胃肠功能评估** 胃肠道功能正常或轻 -

中度损害[急性胃肠损伤(acute gastrointestinal injury,AGI)≤Ⅲ级],可初始给予少量 EN 滋养喂养;若胃肠功能重度损害(如 AGI Ⅳ级),则暂缓给予 EN。

虽然开展早期 EN 非常重要,且对重症患者产生较多的益处,但值得注意的是,多项重症患者营养指南均推荐以下情况要适当延迟肠内营养:

1. 未控制的休克患者 / 血流动力学不稳定,MAP<65mmHg。

2. 难以控制的威胁生命的低氧血症、高碳酸血症或酸中毒。

3. 未控制的上消化道出血。

4. 明显的肠缺血(闭塞性或者非闭塞性)。

5. 肠梗阻(机械性肠梗阻)。

6. 腹腔间室综合征。

7. 胃内残留量 >500ml/6h。

8. 高排性肠瘘:如果无法获得可靠的远端喂养输入途径。

(三)EN 途径的建立

关于 EN 的给予途径目前还存在一定的争议。目前的研究发现在良好的监测前提下,经胃营养和经空肠营养之间在并发症发生、营养不良发生率及肠内营养耐受性等方面并无显著差异。经胃喂养存在以下优势:可快速开始、喂养方式多样化、符合机体生理、可更好地进行血糖调控;经空肠营养存在以下优势:可进行连续喂养、更易达到足量喂养、耐受性更好、误吸风险低。

但是值得注意的一点是,大多数 ICU 重症患者,尤其是合并机械通气的患者,存在胃肠动力不足、胃排空障碍现象非常普遍,相当一部分患者难以长期耐受经鼻胃管给予营养。Ritz 等研究表明,45% 的机械通气患者存在胃排空延迟,从而阻碍经胃管 EN 的输送。为了避免这种情况,许多临床医生提倡幽门后进食。将营养管尖端通过幽门置入十二指肠远端或空肠近端能显著减少反流和误吸的风险。有研究评估了 11 个 2 级研究,比较经小肠途径和经胃途径的 EN,发现经小肠途径进食,营养液的传输速度更快,且成功率更高。

而对于需要数月甚至一年肠内营养支持的患者,经皮内镜下胃造口术 / 经皮内镜下空肠造口术(PEG/PEJ)具有明显的优点,其可显著减少经鼻饲管进行营养支持造成的鼻咽部并发症的发生,更加有效减少堵管、反流的发生,并且其创伤较小,在有效的护理条件下可以持久使用。

因此,2016 年 ASPEN 美国成人重症营养指南推荐:

1. 基于专家的共识,建议经胃开始喂养是多数危重病患者可接受的 EN 方式;对于误吸风险高的患者,推荐改变喂养途径,建立幽门后喂养通路。

2. 以下情况考虑误吸高风险:无法保护的气道;机械通气;年龄 >70 岁;意识水平下降;神经功能缺损;俯卧位;胃食管反流;搬运出 ICU;间歇推注给予肠内营养;口腔护理不佳;护士/患者比例不足等;

3. 对于存在误吸高风险的患者,指南建议一旦临床情况允许,即给予药物促进胃肠蠕动,如促动力药物(甲氧氯普胺或红霉素)。

(四)热卡需求量与营养底物的确定

健康人的能量消耗变化因素较少,因此可根据身高、体重、年龄、性别等较易获得的数据推算出基础能量消耗(basal energy expenditure, BEE),成年人每日所需的热量与能量也可根据体重粗略地计算出来。正常状态下所需的热量为 25~30kcal/kg(1kcal=4.186 8kJ),蛋白质为 1.0~1.5g/kg,热氮比为 125~150kcal:1g。另外,较为常用的有 Harris-Benedict 公式(表 1-9-4)。

表 1-9-4 计算正常人 BEE 的常用公式

Harris-Benedict 公式
男性 BEE=66.47+13.75W+5.0 033H−6.755A
女性 BEE=655.1+9.563W+1.85H−4.676A

W:体重(kg);H:身高(cm);A:年龄(岁)

健康人可根据公式计算获得的 BEE 受影响因素小,但将这些公式用于创伤和术后的患者时,计算结果与实测结果有很大的差异,最主要的原因是创伤后应激患者的病理生理变化完全不同于健康人,其能量代谢与正常人也完全不同,预测方法也有所差异。创伤患者的能量利用率的预测取决于入院前的营养状况、类型和创伤的严重程度、术后状态(如手术)以及预计住院时间。

间接测热法作为评估机体能量代谢的"金标准",因此指南推荐,如果有条件且不存在影响测量准确性的因素时,建议应用间接能量测定(间接测热法, indirect calorimetry, IC)确定能量需求;根据专家共识,当没有 IC 时,建议使用已发表的预测公式或基于体重的简化公式确定能量需求。

关于重症创伤患者热卡需求量的确定与营养底物的供给,美国东部创伤协会(Eastern Association for the Surgery of Trauma, EAST)提出以下推荐意见:

1. 中到重度创伤患者(25<ISS<30)应提供 25~30kcal/(kg·d)热量或 120%~140% BEE(根据 Harris-Benedict 公式预测);

2. 脊髓损伤后两周内,四肢瘫痪的患者应提供 20~22kcal/(kg·d)热量(55%~90% BEE),双下肢瘫痪的患者应提供 22~24kcal/(kg·d)热量(80%~90% BEE);

3. 1.25g/(kg·d)蛋白质应足以满足大多数受伤患者的需求,而 2g/(kg·d)蛋白质则适用于严重烧伤患者;

4. 烧伤患者的碳水化合物给予量不应超过 5mg/(kg·min)[25kcal/(kg·d)],而非烧伤创伤患者的碳水化合物给予量则应更低,超过限制可能会使患者易患与过度喂养有关的代谢综合征;

5. 应监测静脉注射的脂质或脂肪输入量,并保持在总热量的 30% 以下。

对于蛋白量的供给,2016 年 ASPEN 美国成人重症患者营养指南则建议更为充分的(大剂量)蛋白质供给。蛋白质需求预计为 1.2~2.0g/(kg·d),烧伤或多发伤患者对蛋白质的需求量可能更高;基于专家共识,建议开放腹腔患者按照 15~30g/L 渗液丢失量额外增加蛋白质补充;建议烧伤患者蛋白质补充量为 1.5~2.0g/(kg·d)。

一般情况下,上述建议的能量标准足以满足大多数创伤人群。但对危重患者,人们仍然倾向于热能供给偏高一些,原因之一是这些人群的代谢消耗较高。在急性期,营养支持的目标是尽可能将蛋白质的丢失减少到合理水平,既不因为营养物不足造成机体额外的分解,也不因为不合理的营养支持,给呼吸循环系统和肝脏增加不适当的负荷。在这种情况下,营养供给应当增加氮量,减少热量,降低热氮比,如营养支持与器官功能保护出现矛盾时,应暂时限制营养的摄入,所谓"允许性低摄入(permissive underfeeding)"。当重症患者进入恢复期,其各器官系统功能的恢复与其营养状况的恢复息息相关,而在恢复营养状况的过程中,所提供的营养物质必须超过机体所消耗的营养物质,才能获得能量和氮量的正平衡,而此时由于肺部病变的好转和呼吸功能的恢复,呼吸系统对提高营养所增加的通气需求也能逐渐耐受。因此,在恢复期要增加营养摄入。

(五)营养实施的监测与 EN 不耐受

喂养不耐受(feeding intolerance)是 EN 过程中最常见的问题之一。临床约 38.3% 的患者不能耐受 EN,表现为腹痛、腹胀、反流和误吸等症状,导致患者营养摄取不足,机械通气时间、入住ICU 时间和病死率增加。严重创伤后,患者普遍存在急性胃肠黏膜损伤、肠屏障受损、胃肠动力不足和肠道吸收功能障碍等症状,进一步增加了喂养不耐受的发生率。

1. 喂养不耐受的判断标准和评分 喂养不耐受是指各种原因,如呕吐、胃潴留、腹泻、胃肠道出血、肠外瘘等导致的对 EN 不耐受。该术语

虽被广泛运用,但至今国内外学者仍未就其判断标准达成共识。国内有研究提出,若患者出现呕吐、腹胀、腹痛、腹泻或胃残余量(gastric residual volume,GRV)>1 200ml/12h 则为不耐受。同时患者出现胃肠症状,经减慢营养液滴注速度及治疗后仍有严重腹胀、腹痛或恶心、呕吐等症状。耐受性评分主要包括腹痛、腹泻、恶心或呕吐、肠鸣音、腹内压、误吸和血流动力学等方面。

为了进一步优化重症患者的营养实践,同时为了评估肠内营养实施过程中患者的耐受情况,全军重症医学专业委员会牵头制定了重症患者早期肠内营养的实施流程,结合了当前的临床研究证据、循证医学指南和中国的实际情况,经过三年多的临床应用,对改善包括严重创伤在内的重症患者的肠内营养实施起到重要的作用。该流程采用三个指标进行肠内营养耐受性评分,根据患者耐受性评分调整肠内营养的输注(表 1-9-5)。

表 1-9-5 EN 耐受性评分表

评价内容	计 分 内 容			
	0分	1分	2分	5分
腹胀/腹痛	无	轻度腹胀无腹痛	明显腹胀或腹痛自行缓解或腹内压 15~20mmHg	严重腹胀或腹痛不能自行缓解或腹内压 >20mmHg
恶心/呕吐	无或持续胃肠减压无症状	恶心但无呕吐	恶心呕吐(不需胃肠减压)或GRV>250ml/L	呕吐且需胃肠减压或 GRV>500ml/L
腹泻	无	稀便 3~5 次/d 且量 <500ml	稀便≥5 次/d 且量 500~1 500ml	稀便≥5 次/d 且量≥1 500ml

三个项目总分:0~2 分——继续肠内营养,增加或维持原速度,对症治疗;3~4 分——继续肠内营养,减慢速度,2 小时后重新评估;≥5 分——暂停肠内营养,重新评估或者更换输注途径。

2. 严重创伤患者喂养不耐受的影响因素

(1)病情:患者的病情会直接影响其对 EN 的耐受性。格拉斯哥昏迷指数(Glasgow coma scale,GCS)常用于评估患者的昏迷程度,能反映出患者的意识状态。患者颅脑损伤后,由于创伤应激和中枢神经的受损,导致肠道出现胃肠动力不足及肠道吸收功能障碍。GCS 分值越低,应激反应和中枢受损越严重,耐受 EN 所需时间越长,而GCS≤8 是影响患者发生喂养不耐受的危险因素。有研究显示,APACHE Ⅱ评分≥20 为喂养不耐受的独立危险因素,评分越高,患者的应激反应越强,胃肠损伤越严重,耐受性越差。因此,推断不

同程度的创伤对患者 EN 的耐受性影响不同。

(2)腹内压:腹内压(IAP)的升高会直接抑制胃肠排空和蠕动功能。严重创伤患者早期血管通透性增高、炎性递质释放以及大量的液体复苏,均可导致 IAP 升高。近年来有研究发现,IAP 水平能反映患者的肠道功能和胃肠黏膜受损情况。但两者之间是否存在关联,还有待临床试验和基础研究证实。因此,监测 IAP 的数值变化可能会帮助减少肠道并发症的发生,但仍需进一步研究探讨其影响患者耐受性的临界值。

(3)EN 开始时间:欧洲肠外肠内营养学会推荐,血流动力学稳定且具有肠道功能的患者可

尽早（入院 24 小时内）给予适量的 EN，以及所有3 天内不能经口饮食满足机体需求的患者均应接受 EN 治疗。患者长期禁食或全肠外营养，会导致肠道处于无负荷的"休眠"状态，肠黏膜缺乏食物的刺激，可使肠绒毛逐渐萎缩变薄以及肠黏膜更新和修复功能降低。同时，胃酸、胆汁等分泌减少还可促使肠道致病菌繁殖。已有研究证实，超过 72 小时行 EN 的患者喂养不耐受的发生率会明显增高，提示应早期、合理地进行 EN 支持，以增加患者的耐受性。

（4）药物因素：①长期应用广谱抗生素会导致肠道菌群失调，破坏由正常菌群构成的肠道生物屏障。已有研究证实，广谱抗生素是导致腹泻的重要因素之一。②抑酸药物通过中和胃酸，降低胃酸浓度，从而预防应激性上消化道出血和反流性食管炎，但也因此导致胃内 pH 值增高，改变了消化环境，使细菌增殖，造成肠源性感染而发生腹泻。③麻醉药物可使神经肌肉的兴奋性降低，导致胃肠道平滑肌松弛，肠蠕动减弱或消失。有临床数据显示，手术后患者肠道功能需 2~3 天方可恢复，20% 的患者因此发生便秘。

（5）营养液相关因素：营养液的温度、速度和浓度是影响 EN 耐受性的重要因素。温度过低、速度过快、剂量过大均可能造成胃内容物潴留、呕吐或腹泻。国内有学者推荐，EN 宜从小剂量、低速度和低浓度开始，遵循剂量由少到多、速度由慢至快，浓度由低到高的原则，并采用恒温器维持于 37~40℃。而对高渗型营养液则需稀释至低浓度后使用。因为营养液渗透浓度 >330mmol/L，易导致患者出现腹泻等不耐受症状。

3. **严重创伤患者喂养不耐受的处理原则** 结合指南推荐意见，喂养不耐受的主要处理原则如下：

（1）在 ICU 中，无需根据肠道运动的证据（临床肠麻痹缓解）开始实施 EN。

（2）应当监测患者对 EN 的耐受性，应当避免不恰当终止 EN，胃残余量 <500ml 时，若没有不耐受的其他表现，不应终止 EN，在诊断检查或操作前后，应尽量缩短禁食的时间以避免营养供应不足及肠麻痹时间延长，禁食可能会加重肠麻痹。

（3）应当评估 EN 患者的误吸风险，并采取措施降低误吸风险：对于所有接受 EN 的气管插管患者，床头应抬高至 30°~45°；对于有临床适应

证的患者应使用促进胃肠运动的药物，如促动力药（胃复安和红霉素）。

（4）对于肠内管饲并发的腹泻，应当进一步寻找病因。建议在持续性腹泻、对纤维制剂无反应、怀疑吸收不良的患者使用短肽制剂。肠道缺血或肠道动力严重障碍的高危患者应避免使用可溶性纤维及不可溶纤维。当患者出现严重的 EN 不耐受，但又不能停止营养补充时，宜改用 PN。

为了进一步提高 EN 的耐受性并优化临床实践，全军重症医学专业委员会同时也制定了肠内营养不耐受处理流程，具体见图 1-9-1。

（六）EN 的并发症及防治

EN 的广泛使用，给患者带来了许多益处，同时也带来了一定的风险。EN 使用时营养管道相关的并发症并不少见，但大多数是可以通过密切监测来预防的。早期 EN 最严重的并发症是肠坏死，发生率为 0.15%。此外，报道的并发症主要包括肠穿孔、气管内误吸、恶心、呕吐、痉挛、腹胀和腹泻等。Montejo 的一个多中心前瞻性队列研究观察了实施 EN 的重症患者发生胃肠道并发症的比例，研究结果表明，63% 的患者（约四分之一的创伤患者）至少出现一个以上的胃肠道并发症。EN 的主要并发症包括：

1. **误吸** 呕吐导致的误吸常见于虚弱、昏迷的患者，有食管反流者尤易发生。由于 EN 液中的氨基酸 pH 较低，对支气管黏膜的刺激性较强，一旦发生吸入性肺炎，后果比较严重。所以应注意喂养管的位置及灌注速率，采取床头抬高 30°、避免夜间灌注、检查胃充盈程度及胃内残余量等措施，均有助于防止误吸。若胃内残余量超过 100~150ml，应减慢或停止 EN 输入。

2. **腹泻** 为 EN 最常见的并发症，少数患者因腹泻而被迫停用 EN，严重者可有脱水、肾前性功能损害，应引起高度重视。腹泻的原因有：①肠腔内渗透负荷过重；②小肠对脂肪不耐受；③饮食通过肠腔时间缩短，胆盐不能再吸收；④饮食中葡萄糖被肠内细菌转变为乳酸；⑤饮食被细菌或真菌污染致细菌性或真菌性肠炎；⑥营养液温度太低；⑦低白蛋白血症等。腹泻通常发生于开始实施 EN 及使用高渗饮食时，临床上应该对腹泻的原因进行全面评估，以避免遗漏潜在的胃肠道疾病。腹泻通常易于纠正，输注的饮食应新鲜

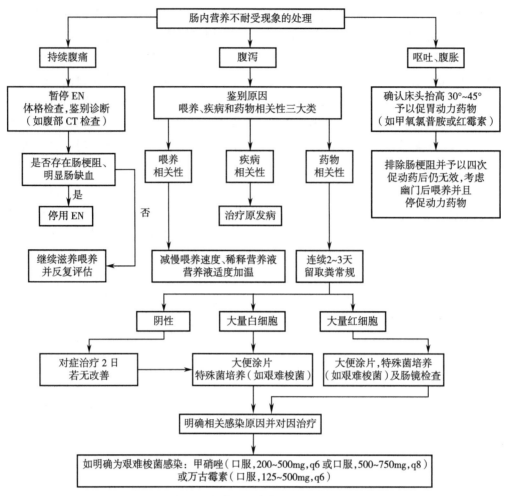

图 1-9-1　重症患者肠内营养不耐受的处理流程

配制并低温保存,降低饮食浓度或放慢输注速度以及在饮食中加入抗痉挛或收敛药物即可控制腹泻。血清白蛋白有助于维持胶体渗透压,增加肠绒毛毛细血管吸收能力,血清白蛋白水平降低,可使绒毛吸收能力下降,引起吸收障碍和腹泻,可在使用 EN 的同时经静脉补充血清白蛋白。处理无效的严重腹泻患者应停止 EN。

3. 水、电解质失衡　脱水、高钠血症、高氯血症和氮质血症发生的原因主要是水的供应不足,也有因为摄入高钠饮食而肾的排钠功能不全所引起。高渗营养液引起腹泻后会加重脱水、高钠血症,严重者可有发热、昏迷,甚至造成死亡。多数患者的高钠血症系缺水而非钠过多引起,防治方法为供给无溶质水,加强患者的监护,观察电解质的变化及尿素氮的水平,严格记录患者的出入量。

4. 血糖紊乱　低血糖多发生于长期应用肠内营养液而突然停止者。此类患者的肠道已经适应吸收大量高浓度的糖,突然停止后,再加上其他

形式的补充糖不够充分时,容易发生低血糖。缓慢停止肠内营养液或停用后以其他形式补充适量的糖,即可避免低血糖的发生。高糖血症主要发生于老年人或胰腺疾病患者的治疗过程中,偶尔可发生高渗性非酮性昏迷。对不能耐受高糖的患者,应改用低糖饮食或给予胰岛素或口服降糖药物加以控制,并加强监测。

三、创伤患者 PN 的实施

(一)启动 PN 的时机

如果患者无法使用 EN,应评估 PN 治疗的必要性,并确定何时开始 PN,对此,欧美重症营养指南达成一致:提倡晚期 PN,反对早期 PN 或早期联合 PN。

2016 年 ASPEN 美国成人重症营养指南推荐:在严重全身性感染或感染性休克的急性期,无论营养风险程度如何,不建议给予 TPN,或在早期 EN 的同时添加补充性 PN;对于上消化道大手术且不能接受 EN 的患者,仅在预计需要 PN 治疗

7 天以上时才给予 PN；关于 PN 的启动时机，如果能够启动 EN：无论 EN 是否达标，均应该在 7~10 天后启动 PN；如果不能启动 EN：低营养风险者，7~10 天后启动 PN；高营养风险或者严重营养不良者，应尽快给予 PN。

2016 年脓毒症与脓毒性休克国际指南推荐：对于脓毒症和脓毒性休克患者，在能够接受 EN 情况下，反对早期单独 PN 或者早期联合 PN；如果不耐受早期 EN，推荐在最初 7 天内静脉注射葡萄糖，或者联合可耐受的肠内营养。

2018 ESPEN 欧洲重症营养指南推荐：对于 ICU 第一周内不能耐受全剂量 EN 的患者，应根据具体情况权衡启动 PN 的安全性和益处；在最大化 EN 耐受性的所有策略被尝试之前，不应开始 PN；关于 PN 的启动时机，如果存在经口进食或 EN 的禁忌证，应在 3~7 天内进行 PN；对于重度营养不良，且存在 EN 禁忌证的重症患者，需要进行早期、逐步增加的 PN，而不是不给予营养。

（二）PN 的实施

关于 PN 的实施，欧美指南达成一致，认为如果需要给予 PN，应该从小剂量开始。2016 ASPEN 美国重症营养指南推荐：对于高营养风险或严重营养不良、需要 PN 支持的患者，我们建议住 ICU 第一周内给予低热卡 PN［≤20kcal/（kg·day）或能量需要目标的 80%］，以及充分的蛋白质补充［≥1.2g/（kg·d）］。2018 年 ESPEN 欧洲重症营养指南推荐：为了避免过度喂养，重症患者不能进行早期的足量 EN 和 PN，而是必须要在 3~7 天内逐步给予。

在 PN 制剂的选择上，复方氨基酸溶液是提供生理性氮源的制剂。其营养价值在于供给机体合成蛋白质及其他生物活性物质的氮源，而不是供给机体能量之用。直接输注完整的蛋白质来供给患者营养支持的氮源是不可取的。在选择氨基酸制剂时，应考虑氨基酸溶液所提供的总氮量必须充分满足患者的需要，混合液中必须含有 8 种必需氨基酸和 2 种半必需氨基酸，同时制剂中应提供多种非必需氨基酸。混合液组成模式必须合理，经临床验证具有较高的生物值，输入机体后很少干扰正常血浆氨基酸谱，在尿中丢失量小。平衡氨基酸制剂中 BCAA 的含量较高，约为 23%，这种高含量 BCAA 的复方氨基酸制剂对创伤后

应激患者具有下述优点：①补充外源性 BCAA，减少肌肉的分解；②促进肝脏与其他器官蛋白质的合成，有利于机体从创伤中恢复；③BCAA 能在肝外组织中代谢供能，不增加肝脏的负担。此外，对于合并有肝功能不全的创伤患者，应适当增加 BCAA 的比例。

葡萄糖是 PN 主要的能量来源。葡萄糖最符合人体生理上的要求，输注入血后，在酶和内分泌激素（如胰岛素）的作用下，很快被代谢为 CO_2 和 H_2O，释放出能量，剩余的以糖原形式贮存在肝或肌肉细胞内。有些器官和组织（如中枢神经细胞、红细胞等）必须依赖葡萄糖供能，每日需 100~150g。但对严重应激状态下的患者，特别是合并多器官功能障碍或衰竭者，使用大量高渗葡萄糖作为单一的能源会产生某些有害的结果，包括：BEE 产生增加、CO_2 产生过多、脂肪肝综合征、高血糖及高渗性并发症等。因此，对高代谢器官衰竭者，葡萄糖的输注速度不应超过 4mg/（kg·min）。

脂肪乳剂被认为是一种提供能量、生物合成碳原子及必需氨基酸的较理想的静脉制剂，其作用特点有：①所含热量高，氧化 1g 脂肪提供 37.62kJ，因此在输入较少水分的情况下脂肪乳剂可供给较多的热量，对液体摄取量受限的患者尤为适用；②可提供机体必需脂肪酸和甘油三酯，维持机体脂肪组织的恒定，防止单用糖类进行 PN 引起的必需脂肪酸缺乏症；③脂肪乳剂的分子浓度与血液类似，对静脉壁无刺激，可经周围静脉输入，极少发生高渗综合征和血栓性静脉炎等副作用；④脂肪作为脂溶性维生素的载体，有利于人体吸收和利用脂溶性维生素，并可减少脂溶性维生素的氧化；⑤脂肪乳剂无利尿作用，亦不自尿和粪中失去。由于脂肪乳剂具有许多其他非蛋白能源所不及的优点，已在 PN 中广为应用，成为不可缺少的非蛋白能源之一。

脂肪乳剂在血液中水解为脂肪酸和甘油，脂肪酸因碳链的长度而有所区别。目前临床上普遍应用的是以长链甘油三酯（long-chain triglyceride，LCT）为主的乳剂，肉毒碱是 LCT 进入线粒体氧化的辅助因子。而创伤患者高代谢状态下肉毒碱的内源性合成不足以补偿尿中排泄量，引起血浆和组织的肉毒碱水平下降，导致 LCT 的代谢和利用障碍。而中链甘油三酯（medium-chain triglyceride, MCT)进入线粒体无需肉毒碱,因此易于被全身大多数组织摄取和氧化,不会在血液和肝内蓄积,是创伤患者更理想的脂肪乳剂。但MCT不含必需脂肪酸(亚油酸、亚麻酸),故临床上提倡使用1:1的LCT/MCT混合液。

(三)创伤患者PN的优化

如果患者确实需要使用PN,则应采取有关措施优化PN的效果(包括剂量、监测及添加剂的选择),2016 ASPEN美国成人重症营养指南推荐:

1. 如前所述,建议在最初ICU住院的第一周,需要PN的患者中考虑使用适当低热卡以及蛋白质PN配方。

2. 根据专家的共识,在ICU患者中使用标准化市售PN,相比于复合PN配方在临床结局方面没有优势。

3. 应当制订治疗方案,以便在营养支持治疗时进行血糖控制,目标血糖范围在140/(150~180)mg/dl内较为适宜。

4. 应用PN的稳定患者,应当定期尝试开始EN。随着患者耐受性的改善以及提供的EN热卡逐渐增加,可以逐渐降低PN提供的热卡量,直至经肠内途径提供热卡≥60%目标能量需求时,可以终止PN。

(四)PN的并发症及防治

1. **导管性并发症** 随着经静脉营养支持的开展,以及腔静脉置管拔管技术的规范化和日趋成熟,腔静脉置管并发症,如气胸、神经血管损伤、导管栓子、静脉栓塞、空气栓塞等现象已很少发生。而由导管引起的感染或败血症仍是当前PN治疗过程中值得重视的并发症,患者常因此而中断PN支持,严重者可危及生命。

导管性败血症有其特有的临床表现:①突发寒战、高热;②拔管前畏寒与发热呈持续性间歇发作;③导管拔除后8~12小时发热渐退;④导管尖与周围静脉血的细菌培养相一致。临床诊断一经确立,应立即拔除静脉导管并给予相应处理。确立导管感染前应除外其他原因引起的寒战、高热,高度怀疑有导管感染时应及时拔除导管,观察等待有时可使感染加重,导致严重后果。一般情况下导管拔除后12小时左右症状逐步缓解,症状持续3~5天以上则病情危重。

2. **代谢并发症** 包括水电解质紊乱、酸碱平衡失调、氮质血症等。其中最常见的是糖代谢紊乱,严重者可发生非酮症高渗高糖性昏迷,其发生原因包括:①输入的总糖量或单位时间内的糖量过多;②患者原有糖尿病或隐性糖尿病,胰岛素分泌减少;③应激状态下体内糖原异生增加,并出现胰岛素抵抗现象;④应用肾上腺皮质激素,促进糖异生;⑤患者有肝脏疾病或肝功能障碍,体内糖的利用受限。高糖渗透性利尿将导致或加剧患者的内稳态失调,细胞内脱水是非酮症高渗高糖性昏迷的主要病理生理改变。因此,患者接受PN支持治疗时,特别是在手术、创伤后,应注意:①逐步调节输入液中葡萄糖的浓度和输入速度,检测血糖水平在4.4~6.7mmol/L;②改变能源的结构,以脂肪乳剂提供30%左右的非蛋白能量;③加强临床监测,观察水、电解质的出入平衡状态,特别注意水、钠、钾的补充,及时纠正酸中毒;④按适当的比例补充外源性胰岛素,促进葡萄糖的利用和转化;⑤若发现高糖渗透性利尿作用明显而采取相应的措施不能逆转时,应停止输入高糖溶液。

3. **肝损害和胆汁淤积** 使用TPN支持使肝脏所处的环境及功能状态与正常进食时有明显的不同:营养物质进入肝脏的形式、比例、在门静脉与肝动脉血流中的比例、淋巴系统(如乳糜管)的分流以及随营养物质进入肝脏的激素浓度等,在TPN支持时均不可能达到正常进食时的状态,因此就可能造成肝脏损害和胆汁淤积。特别是长期接受TPN支持的患者,20%~44%可出现肝酶谱异常,多在TPN支持2周后出现。同时胆囊呈弛缓状态,直径增加。肝组织病理检查表现为中央静脉周围肝窦扩张,汇管区纤维组织增加;小胆管增生、内有胆栓。在单纯用糖供给热量或非蛋白能量供给过多时,还可见到肝细胞的脂肪性变。由于对TPN导致肝胆系统损害的原因及机制尚未完全了解,因此,目前还没有确切的预防和治疗方法。

四、免疫营养在创伤治疗中的应用

免疫增强营养或称免疫营养是指使用特定的营养物质来帮助调节人体的免疫系统。免疫营养这一概念从产生至今尚不足20年,在过去的20年中,随着免疫学领域的发展,人们对营养在创伤患者的免疫状态中所扮演的角色有了进一步的理解。一些特定的营养素能发挥药理学上的免疫增强作用、调节机体的炎症反应、改善营养状态以及防止急性蛋白质营养不良。这些增强免疫的营养素主要包括：谷氨酰胺、ω-3 多不饱和脂肪酸和抗氧化剂等。

（一）谷氨酰胺

谷氨酰胺能被小肠上皮细胞很快地吸收，然后在小肠内进行代谢（变成氨、瓜氨酸、丙氨酸以及脯氨酸），从而作为肠上皮细胞的能量来源。谷氨酰胺是肠上皮细胞等消化道黏膜细胞的一种很好的营养来源，能为细胞的快速复制提供氧化燃料。谷氨酰胺还能刺激淋巴细胞和单核细胞的功能，促进蛋白质合成，并且作为核苷酸和谷胱甘肽的前体，在维持胃肠道结构和功能方面起着重要的作用。在应激状态下，机体对谷氨酰胺的需求明显增加，外源性的谷氨酰胺能避免代谢和肌肉中谷氨酰胺的耗竭。因此，对于创伤患者来说，额外的补充谷氨酰胺是有必要的。在多发创伤患者中研究发现，补充谷氨酰胺可以显著降低患者感染发生率。但也有一些研究认为，补充外源性谷氨酰胺可导致机体氨基酸组成的失衡，是导致危重症患者病死率增加的重要原因。此外，还有研究认为，在危重症早期并未发现明显的谷氨酰胺缺乏，过早开始补充谷氨酰胺可能并不会发挥其优势作用。由于这些多中心研究往往纳入的是不同类型的 ICU 危重症患者，因此，谷氨酰胺对哪一类危重症患者的预后具有相对较好的影响，还需要更加深入的研究。此外，在谷氨酰胺补充之前检测血清浓度，对个体化治疗有着重要的意义。

（二）ω-3 多不饱和脂肪酸

标准的 EN 配方通常含有高比例的 ω-6 多不饱和脂肪酸（polyunsaturated fatty acid，PUFA），这可能会对创伤后患者的免疫应答产生一个不利影响。ω-3 PUFA 能与 ω-6 PUFA（尤其是花生四烯酸）竞争参与细胞膜的环氧合酶代谢，促进前列腺素 -3（prostaglandin 3，PG3）和白三烯 -5（leukotriene 5，LT5）的产生。与花生四烯酸产生前列腺素 -2（prostaglandin 2，PG2）和白三烯 -4（leukotriene 4，LT4）相比，PG3 和 LT5 能大大减轻炎症反应和减少具有免疫抑制作用的类花生酸类物质的产生。因此，含低比例 ω-6 PUFA 和高比例 ω-3 PUFA 的 EN 能通过改变膜磷脂的成分来减轻炎症反应，

降低感染相关并发症的发生率。此外，ω-3 PUFA 还可通过降低 IL-6 等细胞因子的产生来减轻患者的炎症反应。二十碳五烯酸（eicosapentaenoic acid，EPA），一种来源于鱼油的 ω-3 PUFA，能迅速与细胞膜的磷脂相结合，取代花生四烯酸，使之向 PG3 和 LT5 转化，从而抑制炎症反应和减少细胞因子的产生。EPA 还可降低机体内 IL-6 和 IL-8、TNF 和细菌内毒素水平。但大量研究均显示，与标准化 EN 配方相比，在 EN 中添加 ω-3 PUFA 并不会显著减少 ICU 住院时间，机械通气时间，器官衰竭或院内病死率等。因此，目前指南不推荐 ARDS/ALI 患者在 EN 中常规使用具有抗炎作用的脂肪，而对于严重创伤或危重症的患者，指南推荐使用鱼油。

（三）抗氧化剂

抗氧化剂，如锌、铜、硒、维生素 E、维生素 C 和 N- 乙酰半胱氨酸是机体复杂的内源性防御系统的一部分，旨在保护组织免受氧化应激造成的损害，尤其是在器官功能衰竭的患者中。有研究报道，抗氧化剂可以降低烧伤患者感染的发生率，并能促进伤口愈合和降低重植率。另一个入组了 249 名 SIRS、脓毒症和脓毒性休克患者的多中心随机对照研究显示，具有高硒水平的患者比正常硒水平的患者死亡率明显降低，表明硒除了补充不足之外更具有改善患者预后的作用。

综上所述，添加免疫增强配方的 EN 能降低感染并发症的发生。但是添加免疫增强配方的 EN 的治疗效果似乎依赖于不同的免疫增强剂配方、患者人群以及研究的质量。因此，关于重症患者添加免疫调节剂的 EN，2016 年 ASPEN 美国成人重症患者营养指南推荐：

1. 对于严重创伤患者和需要 EN 治疗的 SICU 术后患者，建议给予富含精氨酸和鱼油（ω-3 PUFA）的免疫调节配方 EN。

2. 所有使用特殊营养治疗的重症患者均应联合使用具有抗氧化作用的维生素和微量元素。

3. 不再推荐重症患者 EN 配方内常规添加补充性谷氨酰胺制剂。

五、创伤患者的营养治疗策略与流程

ICU 内的创伤患者出现营养不良的概率很高，必须通过正确的营养支持来解决。制订一

个正确有效的营养策略不仅是对重症医师的一个挑战,也是对营养医师的一个考验。面对各种各样的先进治疗方法,ICU 医师们有时会将重点放在营养评估和干预上,而忽略了制订一个有效的营养策略。越来越多的证据表明,早期实施 EN 对患者是有利的,在入院后 24~48 小时内给予 EN 能明显改善患者的预后,包括降低感染相关并发症的发生率、缩短住院时间并可能会降低死亡率。此外,延迟的营养支持可能会造成患者的能量损失,并且在后期的康复过程中也难以恢复。

我们现阶段提倡的营养支持达标,不仅仅指在恰当的时机供给适量的营养底物,而是包括营养相关的诊断、干预、评估和管理的全方位达标。在具体的临床实践过程中,就是根据患者个体情况,采取合理地营养状况评估方法、选取恰当营养干预时机、实施高效的监测管理等多种手段,发挥临床营养支持的最大作用。为此,全军重症医学专业委员会牵头制定了重症患者早期肠内营养的实施流程,以期进一步优化包括创伤在内的重症患者的肠内营养实践,最终改善患者的预后。流程如图 1-9-2 示。

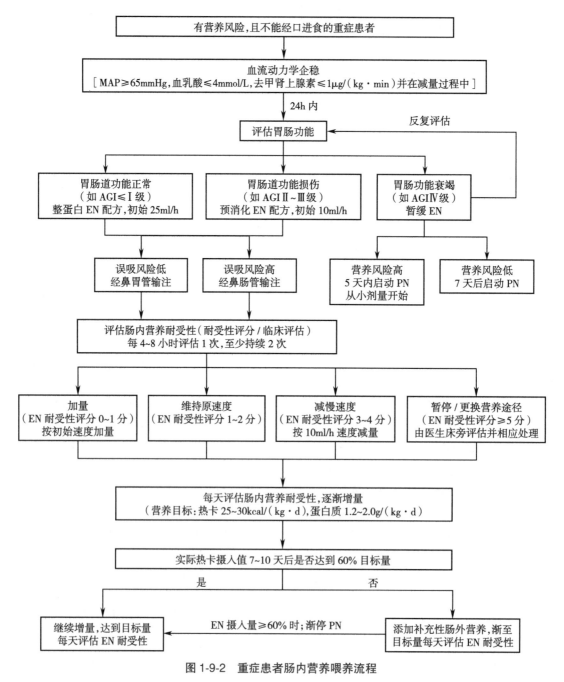

图 1-9-2　重症患者肠内营养喂养流程

参 考 文 献

[1] Weimann A, The surgical/trauma patient[J]. World Rev Nutr Diet, 2013, 105: 106-115.

[2] Todd SR, Kozar RA. Nutrition support in adult trauma patients[J]. Nutr Clin Pract, 2006, 21: 421-429.

[3] Biffl WL, Moore EE , Haenel JB. Nutrition support of the trauma patient[J]. Nutrition, 2002 (11-12), 18: 960-965.

[4] Orr PA, Case KO. Metabolic response and parenteral nutrition in trauma, sepsis, and burns[J]. J Infus Nurs, 2002, 25: 45-53.

[5] Rollins C, Huettner F, Neumeister MW. Clinician's Guide to Nutritional Therapy Following Major Burn Injury [J]. Clin Plast Surg, 2017, 44(3): 555-566.

[6] Sigalet DL, Mackenzie SL. Enteral nutrition and mucosal immunity: implications for feeding strategies in surgery and trauma[J]. Can J Surg, 2004, 47(2): 109-116.

[7] Wischmeyer PE. Tailoring nutrition therapy to illness and recovery. Crit Care, 2017, 21(Suppl 3): 316.

[8] Blesa Malpica AL, García de Lorenzo y Mateos A, Robles González A. Guidelines for specialized nutritional and metabolic support in the critically-ill patient: update. Consensus SEMICYUC-SENPE: multiple trauma patient [J]. Nutr Hosp, 2011, 26(Suppl 2): 63-66.

[9] Haltmeier T, Inaba K, Schnüriger B, et al. Factors affecting the caloric and protein intake over time in critically ill trauma patients[J]. J Surg Res, 2018, 226: 64-71.

[10] Reintam Blaser A, Starkopf J, Alhazzani W, et al. Early enteral nutrition in critically ill patients: ESICM clinical practice guidelines[J]. Intensive Care Med, 2017, 43 (3): 380-398.

[11] McClave SA, Taylor BE, Martindale RG, et a1. Guidelines for the provision and assessment of nutrition support therapy in the adult critically ill patient: Society of Critical Care Medicine (SCCM) and American Society for Parenteral and Enteral Nutrition (ASPEN)[J]. JPEN, 2016, 40(2): 159-211.

[12] McClave SA, Martindale RG, Vanek Vw, et al. Guidelines for the provision and assessment of nutrition support therapy in the adult critically ill patient: Society of Critical Care Medicine (SCCM) and American Society for Parenteral and Enteral Nutrition (ASPEN)[J]. JPEN, 2009, 33(3): 277-316.

[13] Grintescu IM, Luca Vasiliu I, Cucereanu Badica I, et al. The influence of parenteral glutamine supplementation on glucose homeostasis in critically ill polytrauma patients——A randomized-controlled clinical study[J]. Clin Nutr, 2015, 34(3): 377-382.

[14] Van Zanten AR, Sztark F, Kaisers UX, et al. High-protein enteral nutrition enriched with immune-modulating nutrients vs standard high-protein enteral nutrition and nosocomial infections in the ICU: a randomized clinical trial[J]. JAMA, 2014, 312(5): 514-524.

[15] Soguel L, Chioléro RL, Ruffieux C. Monitoring the clinical introduction of a glutamine and antioxidant solution in critically ill trauma and burn patients[J]. Nutrition, 2008, 24(11-12): 1123-1132.

[16] Singer P, Blaser AR, Berger MM, et al. ESPEN guideline on clinical nutrition in the intensive care unit[J]. Clin Nutr, 2019, 38(1): 48-79.

[17] Jacobs DG, Jacobs DO, Kudsk KA, et al. Practice management guidelines for nutritional support of the trauma patient[J]. J Trauma, 2004, 57(3): 660-679.

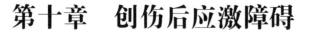

第十章 创伤后应激障碍

第一节 创伤后应激障碍 国内外研究现状

一、创伤后应激障碍概述

创伤后应激障碍(post-traumatic stress disorder, PTSD)是经历异乎寻常的灾难性创伤事件所造成,以延迟出现和持续存在为特点的身心障碍,曾称为延迟性心理反应,应与急性应激障碍(acute stress disorder, ASD)相区别。在百年前即有着源于战争后相应精神和行为障碍的相关记载,但是直至20世纪70年代的美国,大量参加过美越战争的老兵在战后爆发了各式各样的精神症状才使该疾病引起瞩目,其主要症状以不断重现的战争相关痛苦记忆为主,可以持续数月至数年不等。与此同时,类似的症状也出现在那些非战斗人员身上,例如战地的文职人员和医生,当时这种疾病由美国精神科学学会统称为"越战综合征",直至1980年制定的美国《精神疾病诊断和统计手册》(Diagnostic and Statistical Manual of Mental Disorders, DSM)第3版才将其正式命名为PTSD,并确定其核心症状为:①警觉性增高——持续的焦虑、易激惹、失眠、注意力下降;②闯入——难以随意回忆应激事件,闪回、反复的噩梦;③回避——回避应激事件的相关物,与人疏远,没有情绪体验,对活动的兴趣减退。历年来,经过精神疾病专家不断地修整及扩充,《国际疾病分类》第10版(International Classification of Diseases, ICD-10)在1993年正式纳入PTSD,我国在《中国精神障碍分类与诊断标准》第三版(CCMD-3)中,首次使用了PTSD这一疾病名称并纳入应激相关障碍。在最新出版的DSM-5中将核心症状修改为:

与创伤事件有关的创伤性体验重现、持续性回避与创伤事件有关的刺激、认知与心境方面消极改变和警觉性增高或反应性明显改变,在创伤后开始出现或加重。

创伤对人体生理上的损害可能会在一定时间内痊愈,但是其对人们造成严重而持久的心理损害,不仅影响患者的人际交往、工作与生活,而且还同药物滥用、抑郁、焦虑、恐惧症等共存,导致生活质量明显下降。因此,PTSD越来越成为社会关注的重点,此类患者也成为精神病学、心身医学和临床心理学的研究对象。

1. **概念的起源和定义** 对PTSD的研究还要追溯到100多年前,当时人们用"赔偿性神经症""铁路脊椎"和"神经性休克"等概念来描述不同事故后人们所出现的各类精神症状。此外,战争也是影响PTSD概念发展的另一个重要因素,例如"战争疲劳""炸弹休克"和"精神崩溃"的概念均产生于第一次世界大战期间。随着对该疾病的进一步认识,发现经历恐怖袭击、暴力犯罪、虐待、军事战斗、自然灾害和严重事故等威胁个体生命安全的事件后,均会出现类似症状。与此同时,PTSD的诊断标准也在不断修订和扩充。

美国精神病协会在1980年制订的DSM-3中最早确立了PTSD概念和诊断标准,DSM后续版本中PTSD的内容也得到不断修正和更新。1994年的DSM-4将PTSD正式定义为在强烈的精神创伤后发生的心理、生理的应激反应所表现出的一系列临床综合征。在2013年DSM-5版本中,PTSD已不在附属于"焦虑症"这个章节,而是单独成为"创伤、压力相关疾病与急性应激障碍"一章。不同的国家PTSD各有相应的定义,但本质上并无大的差异,如世界卫生组织的ICD-10、美国的DSM-6和中国的CCMD-3等。

2. **研究的发展历程和分类** PTSD这一诊断

最早出现在 1980 年的 DSM-3,这是首次将其列入焦虑的范畴。1994 年的 DSM-4 将其归为反应性精神障碍的一种类型。2013 年,DSM-5 对 PTSD 诊断进行了大幅修改,将其单独列为一类精神疾病,并命名为"创伤、压力相关的障碍"(trauma and stress related disorders),将其从焦虑范畴转到创伤和压力相关性障碍范畴并且独立存在。虽然躲避反应仍作为其核心症状,但是 DSM-5 强调 PTSD 所引起的认知改变、自我诋毁以及负面的世界观,并建议将这些因素作为评估、干预的结局指标,同时不再强调当事人在刚经历创伤事件后的应激反应。在 ICD-11 修订后,保留了 6 种 PTSD 特异性症状,即经历创伤性事件、反复重现创伤性体验、持续回避、持续警觉水平增高、症状持续数周、症状引起社交及工作生活障碍,同时删除了与其他疾病共有的症状表现(例如伴发自主神经系统障碍等)。我国 CCMD-3 首次将 PTSD 纳入反应性精神障碍以替换 CCMD-2-R 的延迟性应激障碍Ⅲ。随着诊断指南的不断修订,不同版本的诊断评判标准也不尽相同,经过比对发现符合 DSM-4 的 PTSD 患者和符合 DSM-5 的 PTSD 患者只有 55% 的评判标准是完全符合的,而 DSM-4、DSM-5、ICD-11 对于 PTSD 的诊断标准只有 30% 是完全一致的,这些指南的修订对于临床工作有非常重要的意义,各个指南对于 PTSD 定义的差异性也说明了 PTSD 引起症状的广泛性。

3. **研究的多学科交叉** 全世界范围内灾难性事件的频发使得 PTSD 已经成为一个重要的公共卫生问题。作为一种与应激有关的精神性疾病,PTSD 是基因和环境(尤其是早期负性经历)共同作用的结果,引起了社会的关注和重视,已成为临床医学、创伤学、心理学、社会医学等多个学科的研究热点。

二、创伤后应激障碍的流行病学特点

创伤事件性质、文化和社会结构、危机应对方式、调查工具和方法等各尽不同,不同国家不同人群的发病率差别很大,全面阐明疾病分布及相关机制任重而道远。

1. **发病率**

(1)国外研究:1987 年研究发现,美国的越南战争退伍老兵中,PTSD 终生患病率男性为 31%,女性为 27%,男性和女性的时点患病率分别为 15.2% 和 8.5%,Madakasia 等人对自然灾害后的 PTSD 进行了研究,结果发现不同灾害后的 PTSD 的患病率均超过 30%,美国 Kessler 的研究表明,社区中有 36.7%~81.3% 的人有过暴露于创伤性事件的经历,PTSD 的终生患病率男性为 5%,女性为 10.4%,总体为 7.8%。Blanchard 的研究发现,交通事故与 PTSD 密切相关,46% 的交通意外受害者符合急性应激障碍的诊断条件。20% 的交通意外受害者会有 PTSD 的症状,但没有达到诊断标准。11.6% 因为交通意外受害的年轻人会患上 PTSD。

(2)国内研究:目前无全国性普查,仅有部分社区性调查研究,张氏等调查了唐山大地震所致孤儿,23% 出现 PTSD,30 年后的现患率仍为 12%;经历过唐山大地震的 1 813 人,现患率为 9.4‰;刘氏等调查了车祸事件后的人群,结果发现 38.3% 符合 PTSD 的诊断;汪氏等调查了张北地震受灾人群,3 个月和 9 个月后的发病率分别为 18.8% 和 24.4%。江琴普对河北省 18 岁以上人员进行流行病学调查发现,PTSD 的终生患病率为 8.53‰。刘爱忠等研究发现遭受洪灾后的青少年中 PTSD 检出率为 17.7%,徐唯等的研究发现特大爆炸事故后 PTSD 的发生率高达 78.6%。王焕林等在 1996 年的中国军人 PTSD 流行病学调查结果显示军人 PTSD 患病率为 4.85‰;空军最高,为 8.84‰,其次为海军、陆军和学员。

2. **地域和人群分布** 美国于 1998 年开展"越战经历研究"项目的提示战区退役军人中精神疾病的发生率较非战区军人明显增高,如严重抑郁在战区发生率为 4.5%,而非战区仅为 2.3%,相差近 1 倍。PTSD 在不同兵种中患病率不尽相同,参战士兵患病率显著上升。在伊拉克和阿富汗战争中,经历过 5 次及以上战斗的士兵 PTSD 发生率较部署前升高 19.3%,若合并躯体损伤,则达到 PTSD 筛选标准的比率会大大增加。Hoge 等发现,在伊拉克服役的 2 863 名陆军士兵中,PTSD 的发生率为 16.6%,而同一人群在战争刚刚发生的时候发生率仅有 5%,这进一步表明,心理健康问题可能会随着时间的推移持续存在甚至增加。

3. **时间分布** 不同创伤性事件后 PTSD 的时间分布如下:

（1）飓风：Andrew 飓风后 3 个月、7 个月、10个月儿童 PTSD 的发病率分别为 86%、76% 和 69%。

（2）恐怖袭击：Jehel 等在对法国巴黎发生的炸弹袭击号件后的研究中发现，爆炸后 6 个月和 18个月后的 PTSD 的患病率分别为 41% 和 34.4%。美国"9·11"事件后 1 个月和 6 个月的 PTSD 发生率分别为 7.5% 和 0.6%。

（3）洪灾，North 等报告圣路易斯地区洪灾 4个月和 6 个月后，洪灾受害者中 PTSD 的发病率分别为 22% 和 16%。

（4）癌症，癌症患者 PTSD 现患病率为 3%~19%，终生患病率则为 10%~22%。

三、创伤后应激障碍的发病机制

（一）神经生物学说

PTSD 的神经生物学研究揭示，去甲肾上腺素（norepinephrine）、5- 羟色胺（5-hydroxytryptamine）、谷氨酸（glutamic acid），以及下丘脑 - 垂体 - 肾上腺轴（hypothalamic-pituitary-adrenal axis，HPA）等神经内分泌系统调节的紊乱与 PTSD 的发生密切相关。

1. 下丘脑 - 垂体 - 肾上腺轴（HPA）和糖皮质激素

（1）HPA：下丘脑 - 垂体 - 肾上腺轴（HPA）是机体一个重要的神经内分泌应激反应系统。目前认为，PTSD 的发生与 HPA 的负反馈增强密切相关。下丘脑侧脑室旁核的神经元分泌的促肾上腺皮质素释放因子（corticotropin releasing factor，CRF）从正中隆起到下丘脑 - 垂体门脉循环，并被运输到垂体前叶，刺激产生和释放促肾上腺皮质激素（adrenocorticotropic hormone，ACTH）。ACTH再刺激肾上腺糖皮质激素的释放以影响新陈代谢和免疫功能，调节大脑对紧张性刺激的生理反应和行为。

（2）皮质醇：即氢化可的松，它是 HPA 肾上腺分泌的一种糖皮质激素，也是反映 HPA 功能的重要生物指标。创伤事件发生后，创伤非 PTSD人群的皮质醇水平变化可能经历了一个从激活上升、水平维持、再次下调和最后恢复到正常水平的四阶段变化过程。而 PTSD 患者的皮质醇水平由于受到 HPA 的异常负反馈，导致过度下调至低于正常值。这可能是大量 PTSD 研究结果呈现出患者皮质醇水平低于对照组的原因之一。PTSD

患者暴露于应激源后，机体 HPA 的敏感性增强。PTSD 的这些神经内分泌方面的改变不同于抑郁等其他精神障碍。中枢神经系统 CRF 活动增强可能导致 PTSD 的一些关键症状，例如，条件性恐惧反应，惊跳反应增强，暴露于应激源的敏感性增强及易激惹。

2. 茶酚胺类 儿茶酚胺（catecholamine，CA）包含由酪氨酸衍生的一系列神经递质，NE、肾上腺素、多巴胺及其衍生物都属于儿茶酚胺类神经递质，该类神经递质也被认为在 PTSD 的发病过程中具有重要作用。PTSD 患者的一个重要特征是自主神经系统的交感支过度活动，患者心率增快、血压升高。中枢神经系统中 NE 水平增高似乎对 PTSD 的症状，包括高警觉、增加惊恐发作及编码恐惧记忆有促进作用。

（1）多巴胺（DA）：DA 是与记忆密切相关的一种神经递质，研究发现 PTSD 患者尿液与血浆中 DA 水平与 PTSD 的严重程度成正相关。在中枢神经系统，中脑边缘系统的多巴胺在机体奖赏机制中起着重要的作用。DA 也有可能与条件性恐惧有关。研究显示，机体暴露于应激源后，中脑边缘 DA 释放增多，这一变化继而影响到 HPA 的反应。也有研究发现 PTSD 患者尿中 DA 及其代谢产物水平升高。尽管遗传研究认为 DA 系统的基因变异可能是 PTSD 发病的危险因素，但 PTSD 患者中枢神经 DA 系统生化研究仍较少，其功能是否发生特异性改变目前还不清楚。

（2）去甲肾上腺素（NE）：去甲肾上腺素（NE）具有调控激惹性和自主应激反应以及促使情感记忆的编码等作用，因此已经成为 PTSD 病理生理学研究的一个关键因素。NE 是中枢神经系统和自发性应激反应的主要调节剂。一半以上的中枢神经系统去甲肾上腺素能神经元来源于蓝斑核，中枢去甲肾上腺素能神经元胞体在蓝斑聚集，可发出神经纤维投射到与应激反应有关的各个脑区域，包括前额叶皮质、杏仁核、下丘脑、海马、脉管周围灰质及丘脑等。有研究表明机体内存在一个正反馈通路，该通路将杏仁核、下丘脑和蓝斑核联系起来，使 CRF 和 NE 相互作用进而增强条件性恐惧和情感性记忆的编码，增高激惹性和警惕性并将内分泌系统和自主应激反应融为一体。脑脊液中 NE 的活动增强似乎在很大程度上导致了

PTSD 激惹性增高、惊跳反应增强、恐惧记忆等症状的发生。

周围神经系统 PTSD 患者一个重要的特征便是自主神经系统的交感神经活动性持续增高，表现在心率、血压、皮肤传导水平及其他心理生理测量方面。许多研究发现患 PTSD 的退伍军人、受虐妇女儿童尿中 NE 其代谢产物水平升高。此外，当创伤相关情景暴露时，PTSD 患者也可能心跳加快、血压升高、NE 对应激的反应增强。

（3）肾上腺素：一项有关儿童 PTSD 患者的生化研究发现，儿童尤其是男孩受创伤后尿中皮质醇和肾上腺素水平升高，可能会增加 PTSD 发生的风险。一些前瞻性研究表明机体暴露于心理创伤后心率增加和周围神经系统肾上腺素分泌增加是 PTSD 的预测因子。更有研究表明，住院 PTSD 患者尿中肾上腺素平均水平明显高于抑郁症患者、偏执性精神分裂症患者、未分化型精神分裂症患者，但是并不高于双相躁狂患者。

3. 单胺递质类

5- 羟色胺（5-hydroxytryptamine, 5-HT）：5-HT 又名血清素，是由色氨酸合成的一种抑制性单胺类神经递质。在刺激因素的作用下，5-HT 从颗粒内释放、弥散到血液，并被血小板摄取和储存。现在研究认为，5-HT 的释放可引起患者的焦虑效应，5-HT 受体拮抗剂对于 PTSD 者具有明显的改善作用。表明 5-HT 系统似乎与 PTSD 症状的急性调节、PTSD 风险有关。5-HT 对情绪反应和应激反应的直接调节作用取决于应激强度、脑区部位和受体类型。5-HT 中缝背核神经元发出的纤维通过 5-HT 受体调节由应激所致的焦虑；而 5-HT 的中央上核神经元通过 5-HT 受体起抗焦虑和抑制习得性关联记忆编码的作用。研究认为 5-HT 与 PTSD 患者的冲动性、敌对性、攻击性、抑郁及自杀等症状相关。PTSD 患者血浆 5-HT 浓度降低、血小板 5-HT 摄取位点减少及机体对中枢神经系统 5-HT 的反应性改变均提示 5-HT 系统的异常与 PTSD 发病相关。

4. γ- 氨基丁酸（GABA）系统 GABA 是中枢神经系统主要的抑制性神经递质，存在于大脑的所有区域。GABA 在控制神经兴奋性与信息加工，神经可塑性与网络同步化等方面起着相当重要的作用。在 PTSD 中，GABA 可部分抑制 CRF/

NE 通路调节恐惧和应激反应，起到抗焦虑、抑制暴露于应激后的行为和心理反应的作用。GABA 可作用于 GABA 受体及部分 GABA/ 苯二氮䓬类（BZ）受体复合体。BZ、GABA 拮抗剂或 GABA 再摄取抑制剂可减少 PTSD 的焦虑症状，这提示 PTSD 的病理生理学机制可能涉及 GABAA/BZ 受体复合体。

5. 谷氨酸 /N- 甲基 -D- 天冬氨酸受体系统 谷氨酸是中枢神经系统重要的兴奋型神经递质，谷氨酸水平的变化对于 HPA 的启动和维持发挥重要的作用。因此，谷氨酸对于 PTSD 发生过程中记忆的形成作用重大，可以导致创伤记忆的编码和巩固。谷氨酸是中枢神经系统中主要的兴奋性神经递质，与神经的可塑性密切相关，是学习和记忆形成的重要基础。机体暴露于应激源、糖皮质激素的释放或向机体注入糖皮质激素均会增加脑内谷氨酸的释放。谷氨酸可以与为 N- 甲基 -D- 天冬氨酸（NMDA）受体结合，NMDA 受体活化可引起功能持久的突触可塑性改变，其中就有海马 CA。因此，谷氨酸 /NMDA 受体系统可能在一定程度上为 PTSD 中的条件性恐惧反应和记忆的加强奠定了部分基础。

6. p11 蛋白 PTSD 患者死后大脑前额叶皮质 p11 蛋白过表达，且与 5-HT 之间的相互作用可能与疾病的发生密切相关。临床研究发现非 PTSD 患者 p11 mRNA 水平降低，在 PTSD 患者中 p11 蛋白表达却上调。

7. 一氧化氮合酶（nitric oxide synthase, NOS） NOS 是由 L- 精氨酸和氧，经 NOS 催化而生成的气体分子，性质活泼易扩散，因此常用 NOS 的表达水平间接反映 NO 的量。大量的证据表明，NO 过度释放与应激相关性疾病（包括焦虑、PTSD 等）密切相关。增强 NO- 环磷酸鸟苷（cyclic guanosine monophosphate, cGMP）信号通路可以导致小鼠出现焦虑样行为。

8. 神经肽 Y（neuropeptide Y, NPY） NPY 是一个具有抗焦虑作用和压力缓冲性能的神经肽，由 36 个氨基酸组成的多肽，进化保守，脑内含量丰富，在蓝斑、下丘脑、隔膜、导水管周围灰质高度表达，在与唤醒、情绪、记忆密切相关的海马、杏仁核和脑干中度表达。NYP 的受体有 5 种亚型，其中 NPY-Y1 受体与应激和焦虑障碍关系最为紧密,被认为与恐惧记忆的巩固密切相关。外源性给予 NPY 可以损坏创伤后记忆的巩固,在应激过程中降低焦虑,增强恐惧性惊吓的消退,而 PTSD 发生时血浆 NPY 水平降低,但是恢复时水平升高。NPY 已被证明可抑制 CRF/NE 通路从而参与应激和恐惧反应的调节,NPY 可使突触神经细胞释放 NE 减少。NPY 相对减少可能会促使非适应性应激反应以及 PTSD 的发生。

9. 胆囊收缩素(cholecystokinin,CCK) 尽管 CCK 拮抗剂并非经典的抗焦虑药物,但却具有明显的抗焦虑作用。脑室注射非选择性 CCK 激动剂可以增强小鼠的听觉惊吓反应并至少持续 7 天。在大鼠 PTSD 模型中,焦虑样行为与其前额皮质的 CCK 活性的增强密切相关。

10. 内源性阿片类物质 内源性阿片类物质主要包括内啡肽、脑啡肽、强啡肽三大族,通过与阿片受体结合产生作用,也可被合成的阿片或天然的阿片刺激而发挥作用。内源性阿片样肽的作用极其广泛,可对机体各个系统的功能进行调节,主要以强大的镇痛作用、情绪效应和成瘾性为特点。因此,PTSD 中内源性阿片类物质的改变被认为可能与 PTSD 的情感麻木、应激所致痛觉缺失、情感分离等症状有关。内源性阿片样肽还可进一步抑制 HPA。纳洛酮等阿片受体拮抗剂可通过阻碍阿片类物质对下丘脑 CRF 分泌的抑制作用来增加 HPA 的活性。据报道,PTSD 患者 HPA 对纳洛酮的反应性急剧增强;而当创伤相关情景暴露时,纳洛酮可以促使 PTSD 患者产生痛觉。

11. 脑源性神经营养因子(BDNF) BDNF 是神经生长因子家族的重要一员,可促进中枢及外周神经细胞的存活并调节其繁殖与分化,同时它对 5-HT、谷氨酸等神经递质系统均有重要的调节作用。相关研究已证明外周 BDNF 水平可以反映中枢水平。

(二)脑结构

PTSD 属于精神疾病的范畴,其发生、发展与脑部器官的变化密切相关。在目前行为学研究盛行之际,影像学的研究也逐步受到青睐。影像学的研究主要基于磁共振成像以及其他已经成熟的影像学技术的应用,来研究脑部各个组织器官的微妙变化,从而为 PTSD 的诊疗提供一个新的标准及靶点。

1. 海马 海马,又名海马回、大脑海马。海马主要负责记忆和学习,短时记忆都被储存在海马中,如果一个记忆片段在短时间内被重复提及,那么海马就会将其转存入大脑皮质,成为永久记忆。早期的 MRI 研究表明,与没有 PTSD 的患者相比,PTSD 患者的海马体积明显较小。有研究表明,海马神经细胞凋亡可能是导致海马萎缩、体积减小的细胞学原因之一。而且,神经元的自噬参与了神经及突触再生的过程。在增加神经可塑性的抗抑郁治疗中,大鼠海马自噬信号增加。因此,个体受到创伤后海马自噬信号过强导致的异常自噬可能是海马体积减小的另一原因。

2. 杏仁核 杏仁核是指大脑颞叶内侧左右对称分布的两个形似杏仁的神经元聚集组织,它属于大脑边缘系统的皮质下中枢,具有调节内脏活动和产生情绪的功能。杏仁核是人类在进化中保留下来与动物比较相近的结构之一,在人的各种情绪反应中,充当指挥官的角色,同时杏仁核活动增强是条件性恐惧记忆获得、保持和表达的关键性神经基础。杏仁核过度敏感、对各种刺激尤其是恐惧刺激反应过激、体积变小,以及与其他脑区连接异常,可能是 PTSD 患者杏仁核功能异变的神经基础。

3. 前额皮质 前额皮质(PFC)指初级运动皮质和次级运动皮质以外的全部额叶皮质。前额皮质包括 3 个子区:背侧 PFC、腹内侧 PFC 和眶额皮质,且其功能具有不对称性,左侧 PFC 与积极情绪有关,右侧 PFC 与消极情绪有关。无论是否发展为 PTSD,创伤事件均会导致额叶皮质灰质减少、敏感性降低,灰质减少越多,患者出现的 PTSD 症状越多。

4. 前扣带回皮质(ACC) ACC 属于大脑边缘系统,位于大脑额叶内侧。ACC 在认知过程中起着重要作用,其联合周围脑区完成不同的信息加工过程,显示背侧 ACC 的唤醒增强,是反映个体创伤后发展成 PTSD 的遗传性风险的生物标志。背侧 ACC 唤醒程度高于健康者是创伤前遗传风险因素,即创伤后更容易发展为 PTSD;而受到创伤刺激后,则可能出现 ACC 体积变小的生物性损伤,出现 PTSD 症状。

(三)基因学说

1. 基因遗传性 通过对家族研究、孪生子研究及分子遗传学研究已证实,PTSD 存在基因遗传性。1995 年,Sack 等研究发现,父母均存在 PTSD 的儿童比父母无 PTSD 的儿童患 PTSD 的风险增高 5 倍。对孪生子的研究从 3 个方面进一步证实 PTSD 的基因遗传性:

(1)人格特征:基因因素可以影响人们对于潜在创伤性事件的暴露,如战争的暴露、攻击性暴力事件的暴露等。人格特征呈中等度遗传,并可以直接影响个体对于进入潜在危险环境的选择。

(2)易感性:研究证实,基因因素起着重要的作用,在排除战争暴露因素后,近 30% 的 PTSD 症状差异仍是由基因因素所致,而且这种影响同样存在于当时不在东南亚服役的孪生子中,这说明 PTSD 的遗传作用对于不同创伤事件来说是具有普遍性的。

(3)重叠性:主要影响 PTSD 的基因同样影响着其他精神疾病,反之亦然。家庭研究及孪生子研究虽然可以表明基因遗传在 PTSD 中起着重要的作用,但不能确定具体的遗传基因。

2. PTSD 相关基因

(1)5-羟色胺转运体(5-HTT)编码基因:5-HT 是体内一种重要的神经递质,其在哺乳动物运动、摄食、生殖及情感等许多生理功能的调节中起重要作用。5-HTT 编码基因已被证实与多种精神疾病相关,对于 PTSD 而言,5-HT 功能紊乱可显著增强 PTSD 患者的易激惹性、兴奋性与好斗性,导致其环境适应能力明显下降,注射 5-HT 激动剂可促使患者惊恐发作和幻觉重现,而 5-HT 再摄取抑制剂则可有效缓解其临床表现。

(2)多巴胺受体 D_2 编码基因:边缘系统中杏仁核等区域的多巴胺能神经元对创伤应激高度敏感。在中枢应用多巴胺受体激动剂阿扑吗啡可以降低白鼠实验性创伤应激后的死亡率,而多巴胺受体拮抗剂舒必利则有相反的效果。临床研究显示,PTSD 患者的尿中多巴胺及其代谢产物高香草醛浓度增高,其水平与症状严重程度相关。因此,PTSD 患者中枢神经多巴胺系统可能存在缺陷,而无法适宜地应对创伤应激,导致暂时或持续性的精神异常症状。

四、创伤后应激障碍的影响因素

PTSD 的影响因素根据一般创伤时间可分为三类:

(1)创伤前因素:主要是社会人口学因素和个人素质因素,包括遗传因素、个性特征、既往创伤史、既往行为和精神问题等。

(2)围创伤期因素:包括事件本身的性质和严重程度,社会、文化对创伤事件的态度、即时反应以及干预措施和遭受创伤事件的人的反应倾向性等方面。

(3)创伤后因素:包括事后干预、社会支持、事件后遭受的生活事件等。其中,创伤性事件是影响 PTSD 发生的最重要因素,其次是创伤后因素和创伤前因素。

(一)创伤前因素

PTSD 作为一组有特征和持续存在的症状群,有着异常复杂的引发因素。由于个体特异性,患者的易感程度存在着显著差异,造成对 PTSD 的反应性不尽相同。同时社会每时每刻都在影响着个体的发展,其中也包括患者院前、住院期间以及院外的思想和行为,直接影响着 PTSD 患者的诊疗和预后。主要包括人口学因素、个人特质、家族史等与个人相关的因素。

1. **性别** 据统计,尽管男性暴露于创伤事件的机会大于女性,但女性 PTSD 的发病率约为男性的两倍,特别是遭受强奸事件的女性 PTSD 患病率最高。原因在于伤害女性的暴力袭击事件发生更为普遍。女性不仅对 PTSD 患病率高,病程也趋于慢性化。这种性别差异不仅与男女生物学方面的差异有关,而且跟男女在社会、家庭中所扮演的角色等不同有关。因此对于女性更应注重预防 PTSD 的发生。但也有研究显示在老年群体中,男性 PTSD 发生率高于女性,这可能与他们年龄大、承受能力差、老年丧亲等有关。

2. **年龄** 众多研究表明,在同一创伤事件中,年龄较大者更可能患 PTSD,这可能与年龄大反而承受能力下降有关。也有报道显示中年人 PTSD 发生率高,这可能与中年人所担负家庭与社会的角色有关,创伤事件前已具有了一定的事业与社会地位,创伤事件带给他们的损失相对来说更大。

3. **种族** Norris 和 Carrison 发现,由于宗教、信仰、社会压力程度、经济状况、生活环境的不同,白人女性对创伤性事件的易感性最高,其次是白人男性、黑人男性和黑人女性。Galea 等研究"9·11"恐怖事件后发现 PTSD 发生率有显著的种族差异,波多黎各裔和多米尼加居民更容易出现 PTSD。汶川地震后羌族 PTSD 发生率高于汉族。研究人员认为,就客观上而言,处于同一地区的两个不同民族,所目睹的场景和亲身经历应该无显著差异,但从不同民族的个体对创伤源的主观体验上看,羌族受灾人群的主观体验更多、心理冲击更大。这种创伤源的主观体验差异,可能是造成羌族 PTSD 更明显的原因之一。国际上也有研究认为,不同民族间的文化差异,使得不同民族即使面对同一创伤事件也会产生不同的认知、反应和应对方式。

4. **生理应激** 研究表明严重创伤后可引起机体广泛的应激反应,下丘脑-垂体-肾上腺轴(HPA)功能紊乱,持续低水平皮质和 HPA 的负反馈抑制作用削弱了机体对创伤反应的适应能力。交感神经兴奋,儿茶酚胺释放增多,患者出现明显的高警觉症状如失眠,容易受到惊吓。另外,伤后的干预、处理方法、手术治疗的痛苦体验,对自身疾病信息的了解,理解程度等也与 PTSD 的发生有关。

5. **遗传** 研究表明,存在不同程度精神障碍,如抑郁症、焦虑障碍、酒和物质依赖性的患者 PTSD 发病率明显增高,具有遗传易感素质的个体即使遇到较低强度的应激事件也可能导致 PTSD,并有家族聚集发病的趋势,患者下一代的发病危险较一般人群高 50%,甚至有人提出"共享易感性"的假说,即 PTSD 与其他精神疾病有共同的遗传背景,因此对有家族遗传病史的患者,应密切观察病情变化。

6. **个性特征** 社会特征表现为情绪倾向不稳定、高掩饰性的个体更易患 PTSD,特别是性格内向具有神经质倾向,儿童时期遭受心理创伤者,性格内向,情绪不稳,感情受挫的人群,受教育程度低的个体在创伤后患应激障碍的可能性大。研究发现情商高的个体很少表现出与创伤体验相关的症状,同时发现情商的高低与个体的应对策略相关,高情商的个体倾向使用监控策略,低情商的个体倾向使用迟钝策略。因此培养高情商监控策略对降低个体易感性有着重要意义。

7. **社会历史文化** 不同社会历史文化环境中,其个体认知模式是不同的。中华传统文化中,赞扬坚忍、内敛的品质,忌讳精神疾病,再加上国内 PTSD 开展得较晚,相关知识匮乏,致使患者更重视肉体上的痛苦。忽视、隐瞒更不愿承认自己的心理问题,任其发展,致使 PTSD 隐匿和加重。

8. **社会支持** 相同社会历史文化中,其个体的认知模式是不同的。研究结果表明,良好的社会支持系统能明显减少 PTSD 的发生,国家、社会关心及关爱受灾人群,提供必要的物资和医疗救治,重建家园,积极有效的心理危机干预等对降低 PTSD 发生起到举足轻重的作用。另一方面,在家庭生活中起支撑作用的人一旦遭遇意外,则家庭的其他成员所面临的社会压力和心理负担将加重,发生 PTSD 的概率也增加。

9. **婚姻** 曾结过婚,但现离异者发病率高于现仍保持良好婚姻关系者,这一点在女性中尤为明显(分别为 18.9%、9.6%)。而男性中明显的是已婚者比未婚者发生率要高(分别为 6.1%、1.9%)。丧偶、离异和分居者较易发生 PTSD,提示良好、和谐、幸福的家庭系统是调节 PTSD 的"缓冲垫"。

10. **文化程度** 受教育水平高者往往有更多有效的应对突发事件的策略和方法,沉着冷静应对,所以 PTSD 发生率低。低教育水平者对突发事件更易出现负性认知,所以 PTSD 发生率高。

11. **宗教**

12. **其他** 有资料表明,儿童时期有受虐的历史,既往有创伤暴露史、创伤性事件前后有其他负性生活事件、家境不好、身体健康状态欠佳者易发;社会职位低及大龄未婚青年易发;配偶有酗酒史和虐妻史,且患者自身处妊娠心理脆弱期者易发;低智商和长期逆境的生活环境,5 岁时低智商、11 岁前有反社会行为、家境贫穷者预示 26~32 岁之间在遭受创伤性事件后易发 PTSD;Rajendra 等对 39 名退伍老兵的研究表明,大脑不同部位对 PTSD 发病起着截然相反的作用:额前皮质、额下回、带状前回腹侧增大者易发;额中回、带状前回背侧、顶下小叶增大者反之。

(二)围创伤期因素

主要包括事件本身的性质和严重程度、即时反映和社会、文化对创伤事件的态度等。围创伤期因素中被研究最多的因素是创伤事件的性质和严重程度与 PTSD 发生密切相关。

1. 事件类别 创伤性因素（impact event）是指威胁到个体的生命、身体或是精神世界的完整，带来异乎寻常痛苦的人生遭遇，事件的性质主要是天灾人祸，是 PTSD 最主要的影响因素之一。无论伤前是否存在易感因素，只要创伤强度达到一定水平，均能导致 PTSD 的发生。创伤性事件在日常生活中并不少见，研究资料显示，普通人群中有 36.7%~81.3% 的人一生中至少有一次曾暴露于创伤性事件，遭遇创伤性事件者 PTSD 的发生率为 10%~20%，终身患病率为 8%，其中男性为 5.0%，女性为 10.4%。大约 50% 患者为慢性病程，1/3 患者病程超过 10 年。严重创伤患者不仅亲身经历创伤性事件，而且更有病痛在身，遭受到身心创伤的双重折磨，PTSD 病情程度更重。

2. 严重程度 经历创伤性应激事件是 PTSD 的直接原因和诊断的必要条件，也是诊断 PTSD 的首要步骤，但其不是 PTSD 发生的充分条件。不同创伤事件所致 PTSD 发生率的差异很大，创伤性事件的类型及应激强度与 PTSD 正相关。在同一类型的事件中，受害者所受到的应激强度不同，其 PTSD 的发生率也不同。暴力性攻击 PTSD 发生率明显高于非攻击性 PTSD；意外事故、自然灾害 PTSD 患病率明显高于交通意外。所以说创伤性事件的应激强度、患者的暴露程度、对生命构成威胁的程度和创伤持续时间等均影响 PTSD 的发生率，存在剂量反应关系，是 PTSD 最重要的影响因素之一。一般来说，躯体损伤越严重，自理能力越差，创伤事件对心理创伤越严重，PTSD 发病率越高。

3. 其他因素 据报道，PTSD 的发生率与亲人伤亡情况呈正相关，面对突发创伤性事件，身边亲人伤亡人数越多、伤亡越惨重，PTSD 发生率也就越高。

（三）创伤后因素

包括社会支持、事后干预和事后遭受的生活事件等。社会支持因素在创伤后因素中研究最多，多项研究表明，社会支持对应激状态下的个体提供保护，可以减少 PTSD 的发生；反之，则发生概率增加。

1. 一般性因素 一般性因素包括有：①患者是否具备足够的安全感；②是否脱离创伤源和情境；③干预治疗措施是否及时、有效；④是否有足够的家庭和社会支持；⑤是否具备有效的应对策略；⑥对善后处理的满意程度等。充分满足上述要求对 PTSD 的治疗和预后起到积极作用。

2. 医源性创伤 医源性创伤对患者的打击不亚于创伤性事件，包括生理和心理两方面：①救治过程中不可避免的痛楚，如查体、搬运过程中造成的疼痛，因观察病情不能及时镇痛，术后换药、拆线动作粗暴造成的伤口疼痛等；②某些并发症，如锁骨下静脉穿刺造成气胸，截肢后患肢神经痛等；③误诊、漏诊造成的病情加重或多次手术；④缺乏医患交流，或交流时态度冷漠、过度夸大病情危重程度；⑤缺乏人性化操作，如对清醒患者手脚的束缚固定，频繁更换管床医生，查房时在同一患者面前频繁向实习学生授课或者评估预后等。这些因素都会加大患者心理压力，产生对医疗的恐惧心理，不利于创伤及 PTSD 的诊疗。

五、创伤后应激障碍的危害

（一）个人危害

PTSD 的认知理论认为个体头脑中存在关于世界的信念和模型，而创伤经验所提供的信息与预存的信念和模型不一致，于是个体试图同化这些新的信息，如果新的信息能够融入预存模型，则信息加工顺利完成。如果个体不能使新的与创伤有关的信息与其现存模型整合，则信息加工难以完成，从而导致诸如 PTSD 等创伤后反应。近年来，PTSD 的认知异常得到关注。研究表明 PTSD 患者在记忆、注意以及执行能力等方面存在认知异常。

1. 记忆异常 PTSD 患者在记忆方面主要存在自传体记忆组织提取困难，比普通人的记忆包含了更多知觉特征，即"旁观者体验"。PTSD 老兵更难去检索特定的自传体记忆，这种不足是患者受到战争录像的刺激造成的。研究 PTSD 患者的自传体记忆与非自传体记忆如何进行组织提取时发现，PTSD 患者在组织有关创伤事件的记忆时表现得更加混乱，但对非自传体记忆的组织与正常人比较无明显差异。PTSD 患者在记忆的前后叙述方面也存在不同，不像常人一样能自我保护式地保留良性记忆。

2. 注意异常 研究还发现 PTSD 患者对于

创伤性刺激存在注意偏向,认知过程易受到干扰,忽视分散注意力信息的困难程度与闯入性创伤回忆的自我报告严重程度呈正相关。

3. 智力异常 PTSD 患者在日常生活中难以集中注意力或保持记忆,表现出智力落后,存在执行能力、言语流畅性方面的障碍。PTSD 患者的智商缺陷主要表现在言语智商方面。

(二)社会危害

PTSD 多表现为慢性进展,病程迁延,常与如抑郁和物质滥用等其他精神障碍共病,严重影响患者生存质量,给本人及家庭乃至整个社会带来重大经济负担,有报道称当前社会公众的 PTSD 被列为第五位高发心理疾病,其潜在社会资源浪费和治疗产生的经济损失巨大。

第二节 创伤后应激障碍的诊断

一、临床表现和分型

人们对应激事件出现"惊吓 - 否认 - 侵入 - 不断修正 - 结束"的心理变化是正常反应,只有当这种心理反应过程强烈时才属于病理性的。对 PTSD 既要防止过度诊断,也要为治疗拓展跨诊断思维。DSM-5 中有关 PTSD 的诊断方面,尽可能地消除了过度诊断的可能性:将创伤和应激性疾病独立出来作为一个疾病类别,有关 PTSD 的诊断准则中,对暴露的"灾难"有更清楚的定义;去除 3 个月作为急性或慢性的区别;将 PTSD 从焦虑性疾病分离出来。

(一)临床特点

(1)反复发生闯入性的创伤性体验的病理性重现、梦境,或者因面临与创伤刺激相似或有关的刺激而感到痛苦和不由自主地反复回想;

(2)持续的警觉性增高;

(3)持续地回避;

(4)对创伤经历的选择性遗忘;

(5)对未来失去信心等。

(二)临床分期

(1)紧急期或爆发期:受害者处在危险境地时,会作出高度的"战或逃"的反应。这种状态会持续到幸存者认为危险已经过去为止。脉搏、血压、心跳、肌肉活动都会加速,并伴随明显的恐惧和无助感。

(2)情感麻木与否认期:受害者把心理创伤压抑至无意识中来保护自己不受伤害。通过这种回避,受害者暂时减轻了焦虑和紧张。

(3)反复侵入期:幸存者会有梦魇、不稳定的情绪波动,侵入性意象以及惊跳反应。并可能采取一些病理性的防御机制或反社会性的行为方式来重新掩埋创伤。

(4)反思转变期:幸存者采取一些健康的、开放性的、面向现实和面向未来的态度来看待创伤问题,说明他们至少已经承认现实、接受了创伤这一事实;并愿意从创伤中走出来。

(5)整合期:幸存者成功将创伤经历整合进自己的经验世界中,恢复了生活的现实感,真正走出创伤,开始了新的生活。

二、筛查和诊断工具

目前国际上用于 PTSD 的测量工具主要分为筛查量表和诊断量表两大类,量表形式主要包括自评量表、半结构式和结构式访谈表等三类。近年来的多项研究表明,大多数量表信、效度较好,准确率也较为理想。但是,国外量表的中文版本较为匮乏,严重影响了在国内的推广使用,由于文化的差异性导致国外量表在国内应用的价值也有待实际临床进一步验证。以下所列量表都是当前国际上比较适用的心理创伤及 PTSD 的主流量表:

1. 事件影响量表(Impact of Event Scale, IES) 由 Horowitz 等编制,是一个标准化的自我报告评定量表,由 15 个项目组成,包括回避症状(8 项)和入侵症状(7 项)两个亚症状群,采用 0 分、1 分、3 分、5 分进行评分,用以对特定的创伤性事件进行评估,总分 0~75 分,得分高于 26 分评定为 PTSD。此量表在国内测评中显示具有良好的信度和效度。

2. PTSD 检查量表平民版(the PTSD Checklist-Civilian Version, PCL-C) 由 PTSD 研究中心行为科学分部于 1994 年根据 DSM-4 制定有关 PTSD 症状的调查表,包括 17 个条目,分为再体验、回避、麻木和高警觉 3 个维度,采用利克特(Likert)5 级评分法。总分 17~85 分,17~37 分表示无明显 PTSD 症状;38~49 分表示有一定程度的 PTSD

症状;总分≥50 分为有较明显的 PTSD 症状,可能被诊断为 PTSD。

3. **临床用创伤后应激障碍诊断量表**(Clinician-Administered PTSD Scale,CAPS) 由 Blake 等于 1995 年设计完成,并于 2013 年进行了修订,是用来评估 PTSD 症状严重性和诊断状态的一种工具,也是目前应用范围最广泛的标准化诊断测量工具。CAPS 包括 DSM-4 完整的 17 项 PTSD 诊断标准及其他 5 项专门用来评估其他对诊断有帮助的因素的条目。CAPS 量表的总分范围为 0~136 分,以评分≥50 分为诊断标准。此量表在国内应用具有良好的信度和效度。

4. **创伤后诊断量表**(Posttraumatic Diagnostic Scale,PDS) 由 Foa 等编制,是诊断和测量创伤后应激症状严重程度的自陈式量表。诊断标准完全对应 DSM-4。PDS 由 49 个项目组成,分为 4 个部分,第 1 部分包含一个创伤事件列表;第 2 部分要求受访者描述他们最严重的创伤事件,这些问题对应 DSM-4 中 PTSD 的诊断标准;第 3 部分是评估过去 30 天的 17 项 PTSD 症状;第 4 部分是评估对 PTSD 症状的干预。作为一种自陈式量表,PDS 是一种实用性较高的评估工具,适用于普通人群创伤以及 PTSD 的评估。

5. **创伤应激评估表**(Traumatic Stress Schedule,TSS) TSS 是由 Norris 于 1990 年依据 DSM-3-R 开发的最早出版的自陈式测量工具之一。量表当前版本为 10 个条目,从 6 个维度评估每一个应激源:丧失、范围、生命威胁、身体完整性、责难、熟悉。通过 4 个检查评估创伤后应激反应,该维度将创伤后应激的关注焦点从评估应激源的特质转移到评估对该应激源的反应上来。该量表具有良好的信效度,但该量表并不能用来作为 PTSD 的诊断工具。

6. **创伤性事件问卷**(Traumatic Events Questionnaire,TEQ) Scott Vrana 和 Dean Lauterbach 于 1994 年开发的 TEQ 量表,由评估 11 种具体的创伤性事件,以及两个非特定性问题"其他事件"和"无法告知"组成。要求回答者提供有关事件发生时的年龄、受伤程度、事件带来的创伤化程度等,采用 7 点式计分(1~7 代表"一点也不"~"极度")。

7. **创伤史问卷**(Trauma History Questionnaire,THQ) 1996 年 Bonnie Green 及同事一起开发出

THQ 量表。该量表有 24 个条目,通过"是"与"不是"评估诸如犯罪、一般性自然灾害、性和身体攻击等潜在创伤性事件,对于发生的事件要求回答者提供事件发生的频率以及发生时回答者的年龄。

8. **生活应激源检查表-修订版**(Life Stressor Checklist-Revised,LSC-R) 这一自陈式问卷是由 Wolfe 等于 1996 年设计用来筛查符合 DSM-4 标准 A 的事件,也包括一些不太可能成为创伤,但却是应激性的事件。该量表包括 30 个生活事件,对于确认的事件,要求受试者提供:事件发生时的年龄;事件结束时的年龄;相信自己处于危险之中("是"或"不是");是否感到无助("是"或"不是")。另外对事件的影响程度及带来的苦恼程度进行 5 点式评分(1="完全没有"~5="极度地")。

9. **创伤性生活事件问卷**(Traumatic Life Events Questionnaire,TLEQ) Edward Kubany 和他的同事在 2000 年以临床和研究为目的设计出 TLEQ 量表,对 23 件典型的潜在创伤性事件进行评估。

10. **生活事件量表**(Life Events Scale,LES) LES 是由 Gray 等在 2004 年开发的一种自陈式问卷,要求受试者用"是"与"不是"来回答 17 项潜在创伤性事件。虽然 LES 在评估创伤性暴露,尤其是在受试者身上实际发生事件的一致性评估方面具有足够的心理测量特性,但是它并没有确立受试者对于创伤暴露符合 DSM-4 诊断标准的严重程度,也没有评估围创伤期的情感体验。

11. **PTSD 症状访谈量表**(The PTSD Symptom Scale-Interview,PSS-I) PSS-I 是由 Foa 等在 1993 年设计的一种 17 个条目的半结构化访谈问卷,用以评估与个体已知的创伤史中被单独确认的创伤性事件有关的 DSM-Ⅳ 中 PTSD 症状的存在和严重程度。该量表由受训过的专业访谈者用 20 分钟对受试者进行访谈,从而在遭受创伤的人群中识别出 PTSD 患者。

12. **精神障碍诊断与统计手册定式临床检查-PTSD 模块**(Structured Clinical Interview for DSM-IV,SCID:PTSD module) SCID 是使用最为广泛的评估 PTSD 的量表之一,为半结构化访谈问卷。该量表的主要目的在于对阳性症状做出

评估,而无频率和严重程度的评估。量表由经验丰富的临床医生或受过专业培训的心理健康专家实施,对于那些缺乏临床经验的访谈者来说,必须接受更多的专业化训练后方可实施该量表。

13. PTSD 结构化访谈(Structured Interview for PTSD,SI-PTSD) SI-PTSD 由 Davidson 于 1989 年设计,1997 年 Davidson 等又依据 DSM-4 标准更新该量表,简称为 SIP。该量表的最新版本不仅包括 PTSD 的 17 条核心症状的评估。同时也包含对幸存和行为的内疚评估。受试者完成该量表需要 20~30 分钟,可以由心理健康专业人员或受过相关培训的非专业人员来实施。

14. PTSD 量表成人版(The PTSD Checklist,Civilian Version,PCLC) 该量表由美国 PTSD 国家中心的 Frank Weathers 和他的同事于 1993 年开发设计。包括对应于 DSM-4 的 17 个问题,要求受试者对前 1 个月干扰自身的每一个症状进行 5 点式严重程度评分。大量研究证实 PCLC 具有良好的信效度。

15. 大卫德森创伤量表(Davidson Trauma Scale,DTS) Jonathan Davidson 和他的同事于 1997 设计开发出 DTS,量表通过 17 个条目来评估 DSM-IV 中 17 条核心症状。要求受试者确认过去 1 周影响自己最严重的创伤,并且对其影响程度进行评价。量表具有良好的一致性和稳定性,可用于 PTSD 症状的早期诊断。

16. 创伤症状问卷(Trauma Symptom Inventory,TSI) TSI 是一种全面的创伤后遗症测量量表,由 Briere 于 1995 年开发设计。量表为创伤后应激和创伤事件的其他心理后遗症的自陈式问卷,共计 100 个条目。TSI 包括 10 个临床标尺,用以评估创伤相关的多种症状;同时还包括 3 个效度标尺,用以评估受试者的回答是否有效。

17. Penn 量表(Penn Inventory) 该量表由 Melvyn Hammarberg 于 1992 年设计完成,共计 26 个条目,每个条目由 4 个句子组成,分别为 0~3 分。该量表拥有良好的稳定性($r=0.96$)和内部一致性,它可运用于多种创伤性经历的患者人群,其总分反映出 PTSD 的严重程度。

18. 事件影响量表修订版(Impact of Event Scale Revised,IES-R) Weiss 和 Marmar 于 1997 年依据 DSM-IV 诊断标准在 Horowitz 的事件影响量表(Impact of Event Scale,IES)的基础上修订完成。该量表用于评估创伤性事件所造成的主观痛苦,共计 22 个条目。要求受试者确认 1 件特殊的应激性生活事件,然后阐述在过去的 7 天内,其受这一事件的影响程度,采用 5 点式计分,从 0 "完全没有" 到 4 "极度",包括闯入、回避、过度警觉 3 个维度。

三、鉴别诊断

急性应激障碍(acute stress disorder,ASD)类似于创伤后应激障碍,是一种建立在分离症状基础上的诊断,该障碍患者具有下列独立的症状中的三项以上的症状:感觉麻木、感觉分离或缺乏情感反应;对环境的知觉减弱;感到事物不真实;感到自己不真实;对创伤的一个重要的部分遗忘。ASD 与 PTSD 的区别在于创伤事件后发病的时间以及病程持续时间,急性应激障碍发生在创伤事件后 4 周内,至少持续 2 天,持续少于 3 个周。个体脱离创伤性情境后便能得到康复,迁延不愈则转成 PTSD。

第三节 创伤后应激障碍的干预和治疗

一、创伤后应激障碍的干预

有关 PTSD 的治疗已取得明显进展,而有关 PTSD 预防方面却进展缓慢且存在较大争议。一方面认为对经历创伤者给予心理和药物干预,可以减少以后患 PTSD 的可能;另有学者认为多数经历创伤人群的应激症状能自然恢复或缓和,对所有经历创伤的人给予心理和药物干预并无必要,并且过早的心理和药物干预有可能抑制机体适应创伤的过程,不利于患者的恢复,有时甚至是有害的。关于创伤后何时及如何干预才能减少以后 PTSD 的发生,亦存在争议。

(一)早期评估

1. 病情观察和诊断 患者创伤后及时进行机体应激反应试验,通过观察生命体征的变化,例如脉搏、呼吸、血压、体温以及面色、四肢末梢循环等可以初步判定机体是否处于应激状态。在全面对应激反应评估的基础上,重点观察伤后患者情绪、表情、言语、行为、睡眠的改变,对上述异常表现进行可靠分析。根据PTSD三大核心症状结合相关PTSD检查诊断量表做出初步诊断,通过测定肾上腺素、去甲肾上腺素、糖皮质激素水平变化进一步了解机体应激反应的程度,也有学者认为大多数PTSD患者的海马都有损害,体积缩小,且缩小程度与PTSD的严重程度呈正相关,海马萎缩可能为PTSD的一个特异性诊断指标。给予正确的伤后处理,尽快恢复神经-内分泌-免疫系统网络调节功能的平衡,减弱应激反应的程度,避免PTSD的发生。

2. 事件评估和制订干预计划 创伤性事件发生后,就应该及时根据事件类型,应激强度、暴露程度结合PTSD易感因素对患者的生理、心理、社会状态以及应对方式进行全面评估。评估过程中可以使用相关量表进行筛查,早期发现PTSD的易感者,结合其个体制订相应的干预计划。

(二)早期干预

1. 医患关系 良好的医患关系是PTSD干预的基础,重点是做好情感疏通支持、心理安慰和帮助患者找到正确的应对方式:①尽早了解患者现病史及伤前的思想和性格,细致地观察患者的心理状态变化,根据具体情况进行解释工作,建立患者与医护人员强有力的信任关系;②创造良好的人文环境,应尊重患者的人格,对患者和正常人一视同仁,不让患者感觉特殊性和孤立化;③可根据治疗、护理的具体情况改善探视条件,让家属、亲友多亲近患者,给予心理上的支持和安慰,重视和鼓励患者发展自身潜能;④在征得家属同意的情况下,向患者善意隐瞒病情危重程度,增强其与病魔斗争的信心;⑤在进行各种操作时应动作轻柔、认真仔细,尽量减少患者身体的暴露。

2. 舒适干预 疼痛是引起应激反应的重要因素之一,既可成为一个强烈而持久的应激源,引起器官、脏器功能代谢的变化,又可导致患者恐惧、焦虑、抑郁等不良心理反应发生,因此镇痛治疗是预防PTSD的有效措施之一。在病情允许的情况下,安排亲友陪伴,进行适当的娱乐活动,分散注意力,给患者以亲情关怀,使其获得精神支持,有利于PTSD的治疗。

3. 心理干预 早期有效的心理干预在PTSD的治疗和康复过程中起着重要的作用,同时也要求医务人员熟练掌握科学的专业的心理知识,能够及时发现患者情绪和心理的变化,进行心理上的支持、理解和同情,提高患者对应激反应的应对和适应能力。①充分发挥患者的内在应对能力,及时通过语言交流解释疏导和情感支持减少患者的恐惧心理,鼓励患者正确面对伤痛,及时调整好自己的心态,接受伤病的现实。帮助患者顺利度过伤后应激阶段。②用暗示和鼓励性语言,使患者振作精神,充满信心,积极乐观面对伤病。③及时发现患者的情绪变化及心理变化,鼓励患者说出内心的感受,认真倾听。④尽可能改善和促进患者与周围环境的关系,激发患者对良好预后的期望及自我控制能力,指导患者运用有效的应对方式。

4. 其他措施 不将患者与症状较多的其他患者安排在同一病室,以免增加新症状或使原有症状加重;加强不安全因素和危险物品的管理,预见性地采取一切措施,及时发现自杀、自残或冲动行为的发生,等等。

二、创伤后应激障碍的治疗

DSM-5提出注重PTSD治疗的"黄金窗口期",创伤性事件发生后到PTSD显症的这段时间的治疗,可事半功倍(表1-10-1)。又因个体特质性,治疗措施和效果也有较大的差异性。但大多数学者认为,根据年龄和发病严重程度,其防治在多个学科和多种方式的共同参与下可能效果更好(表1-10-2)。治疗主要包括心理治疗和药物治疗,心理治疗有:认知行为治疗、暴露疗法、精神动力治疗。目前认为心理治疗是PTSD的有效手段,其中最常见的是认知行为治疗,它通过矫正患者错误的思维模式来进行认知重建,是一种非常有效的治疗方法。

1. ASD 主要采用危机干预的原则与技术,这是一种短程或紧急性的治疗。危机形成之后的时期是最适于立刻进行心理干预的时期,它是为解决或改善个体当时的困境而发展起来的。以解决问题为主,不涉及当事人的人格塑造,能够有助于帮助受创伤者摆脱危机,避免产生PTSD。

表 1-10-1 PTSD 的预防策略

	预防 PTSD	预防 PTSD 慢性化
推荐	心理教育	心理教育,认知疗法,暴露疗法
参考	认知疗法	药物治疗

表 1-10-2 PTSD 的预防策略

年龄	严重程度	急性 PTSD	慢性 PTSD
儿童和少年	轻度	心理治疗	心理治疗
	中度以上	心理治疗、药物治疗	心理治疗、药物治疗
青少年和成人	轻度	心理治疗	心理治疗、药物治疗
	中度以上	心理治疗、药物治疗	心理治疗、药物治疗
老年人	轻度	心理治疗	心理治疗
	中度以上	心理治疗、药物治疗	心理治疗、药物治疗

2. 慢性和迟发性 PTSD 除采用特殊的心理治疗技术外,为患者及其亲友提供有关 PTSD 及其治疗的知识也很重要,还需要注意动员患者家属及其他社会关系的力量,强化社会支持。

(一)心理治疗

心理治疗的重点是了解患者的教育程度、安全感和忍受力,侧重于提供支持,帮助患者接受所面临的不幸与自身反应,鼓励患者面对事件,表达、宣泄与创伤性事件相伴随的情感,避免形成压抑。治疗中不仅要注意 PTSD 的症状,还要识别与处理好其他并存的情绪。

1. 认知行为疗法(CBT) 心理治疗中尤以认知行为疗法(cognitive behavior therapy, CBT)最为有效,其是认知技术和行为技术的心理治疗方法的总称,是使用最广泛的以证据为基础的改善心理健康的干预疗法。

(1)心理卫生教育:心理卫生教育是教导患者及其家人关于 PTSD 的症状表现和他们可以得到的帮助与治疗。提供应激反应的正确知识,使他们明白自己的症状是突发事件下的正常反应。让他们了解到经过一定的治疗程序和时间是可以克服这些症状的,同时告知可能采用的治疗方法及其治疗原理。

(2)暴露疗法:让患者面对令人害怕的情境,然后通过放松方法,使患者逐渐适应这种情境。情境可以是想象的,也可以是真实的。暴露疗法能够减少创伤性应激障碍患者的复发,有助于 PTSD 患者的心理康复。暴露疗法方案包括传统暴露、延时暴露、虚拟显示暴露:①传统暴露疗法(exposure therapy, ET)基于二因素理论,传统 ET 是通过现实面对或想象对抗病态性恐惧治疗 PTSD 最常用的 CBT 技术,患者对引起回避行为和过度情绪反应的创伤相关刺激与情境进行习惯化的过程。②延时暴露疗法是目前治疗 PTSD 最有效的方法之一。以激活恐惧创伤记忆的图式并再加工为主要工作内容,结构清晰。主要治疗内容还包括呼吸训练、现实暴露和想象暴露,重新审视个体为避免创伤再次发生所恐惧的思维、记忆、场所与活动等采取的安全性反应,强调安全环境中习惯于暴露激活的病理性恐惧和创伤记忆的心理机制,通过证伪实现情绪处理和创伤记忆的再加工,从而有效降低临床症状的严重程度,是 PTSD 治疗的"金标准"。③虚拟现实暴露疗法是以虚拟现实为辅助的暴露疗法(VR-ET)是一种结合计算机图形、躯体监测仪器、视觉和其他感觉信息输入设备,模拟创伤场景,让个体置身于建构自然灾难和战争等虚拟场景而进行的暴露疗法,在虚拟现实设备的帮助下逐渐消退焦虑、恐惧和创伤记忆等症状。能够有效控制刺激的强度、频率、持续暴露的时间和质量,是一种治疗 PTSD 的新方法。

(3)认知重建:认知重建法注重对患者的思维、推理和信念以及在认知中包含的态度等进行矫正。尽管各种认知重建法都关心患者的认知,但不同的认知疗法学派在治疗技术上各有差异:①认知疗法,主要基于认知模型,聚焦于创伤性记忆,帮助患者认识与阻断歪曲的认知和思维方式,以便更好地适应和改变问题行为,具有短程、目标明确、设置清晰等特点。研究显示其有助于降低 PTSD 患者的抑郁、罪恶、羞耻感以及对未来的焦虑。②认知加工治疗,针对性侵犯受害者的 PTSD 患者发展出的认知加工理论模型认为,PTSD 患者具有同化和过度顺应两个认知加工机制,患者试图将创伤性事件同化到关于安全、信任、控制力量和亲密关系等的核心信念并加以评价。此理论认为引起 PTSD 的原因是对创伤事件的不合理解释,而非事件本身引起了个体不适当的情感反应。以同化和过度顺应的认知加工为治疗目标,通过心理教育、书面材料等要求患者充分想象和回忆以识别创伤事件的负性认知及其意义并进行认知再加工,减少患者的抑郁、焦虑和悲痛等情绪症状,对慢性创伤具有很好的临床疗效。

(4)焦虑管理训练:焦虑管理训练通过为患者提供应对技术,帮助他们获得对恐惧的掌控感,降低其唤醒水平。包括放松训练、积极的自我陈述、呼吸训练、生物反馈、社会技能训练等。最常用的焦虑管理训练是应激预防训练(stress inoculation training)。

(5)创伤聚焦的 CBT:一种整合性 CBT 治疗方案,主要应用于经历创伤生活事件的儿童和青少年,可单独针对孩子或父母或亲子联合,主要整合了心理教育、焦虑管理、暴露疗法、认知重组和支持参与等 CBT 技术,能够有效减少 PTSD 的症状及伴发的抑郁焦虑等,有效解决一般问题或性行为问题,广泛应用于自然灾难、儿童虐待、家庭社会暴力、交通事故、战争等创伤或以创伤性丧失等为主要内容的认知、情绪和行为调节。

(6)压力接种技术:主要通过有效的压力训练和学习生理驱动调节,预防和缓解 PTSD 的创伤再现和回避等症状,提高个体对创伤事件的应对能力。

(7)叙事暴露疗法:患者采用连贯叙事的方法详细描述生命中多起创伤性记忆,以生命线的方式串成完整的叙述或书面记录,在叙事过程中进行针对性的认知重评和创伤干预,是一种标准化的短程暴露疗法。在心理教育的基础上对来访者进行干预,促使来访者将当下无法言表的认知过程和情绪反应转移至文字,感受不同时间和空间的体验。

(8)正念治疗:发源于佛教,通过一系列技术,帮助患者以正确的态度练习觉察当下的身心状况,从而达到对机体注意力和记忆的调节,强调自我管理、自我控制和自我完善。对 PTSD 的治疗目标是减少患者回避、冲动、情绪麻木和羞耻内疚的消极情绪等核心症状,培养注意和调控能力。

2. 眼动脱敏与再加工疗法(eye movement desen-sitization and reprocessing,EMDR) 又称"快速动眼疗法",由 Shapiro 于 1987 年创立,是一种治疗 PTSD 的有效方法。该疗法融合了眼动暴露和认知加工两个过程,先通过眼动脱敏,降低创伤焦虑,减少伤害,然后通过认知重建,给患者以积极正能量的认知和信念。其目标是通过参与大脑的自然适应处理机制来减少痛苦记忆的长期影响,从而缓解目前症状。在该疗法中,患者首先通过眼动脱敏以降低创伤焦急从而减少创伤伤害,然后通过对患者认知进行重建,植入积极正性的认知信念,从而使其恢复到常人状态。

3. 叙事疗法 叙事疗法是一种基于认知疗法和证言疗法的短期治疗方法,该疗法认为心理疾病源于生活叙事出现了错误和歪曲,而心理治疗则是修正生活叙事的疗法,通过流动的叙事过程可以整合分裂的经验,促进自我康复,重新找回生活意义。咨询者通过倾听他人的故事,运用适当方法帮助患者找出遗漏片段,使问题外化,从而引导患者重新构建积极故事,以唤起其发生改变的力量。

(二)药物治疗

目前应用于临床及研究较多的主要为抗抑郁药、抗焦虑药、非典型抗精神病药、抗惊厥药等。各类抗抑郁药的报告最为多见,除改善睡眠、抑郁、焦虑症状外,抗抑郁药能减轻侵入和回避症状。随机临床试验结果证实,药物如选择性 5-羟色胺再摄取抑制药、三环抗抑郁药、单氨氧化酶抑制药能减轻 PTSD 的症状,并且与所有上述症状的改善有关。药物治疗是心理干预的辅助工具,躯体症状的改善可以影响到个体情绪的改变,因此创伤事件发生后,应针对个体的躯体症状及时给予药物对症治疗。

1. 选择性 5-羟色胺重摄取抑制药(selective serotonin reuptake inhibitor,SSRI) SSRI 是治疗的常用药物,疗效和安全性较好的 SSRI 类抗抑郁药氟西汀、帕罗西汀、舍曲林等,能够较好地改善 PTSD 的闪回、回避、警觉性增高症状。有研究证明达 30% 以上的 PTSD 患者在服用 SSRI 3 个月后可达到完全缓解,55% 的患者在服用更长的疗程(9 个月)能达到完全缓解。

2. 非典型抗精神病药（atypical antipsychotic drug，AAP） 有一些研究显示 AAP 也可以治疗 PTSD。利培酮可减少 PTSD 患者伴发的精神症状，它常作为舍曲林治疗抵抗性 PTSD 的辅助用药，改善所有的症状群和睡眠，减少烦躁和侵入性想法。但是，尚未观察到利培酮改善麻木或回避症状，由于 AAP 有促进代谢综合征的倾向，到目前为止，人们对利培酮的使用还是持谨慎态度的。

3. 抗惊厥药（anticonvulsants）和心境稳定剂（mood stabilizer） 抗惊厥药和心境稳定剂被建议用于治疗 PTSD，卡马西平减少发作和情绪障碍，成功地减少创伤幸存者的侵入症状、冲动、烦躁不安和暴力行为，另一种抗惊厥药托吡酯也用于 PTSD 的治疗，研究表明可以改善 PTSD 的所有症状、减少噩梦和减少作战相关的 PTSD 退伍军人乙醇的消费。

4. 选择性 5- 羟色胺与去甲肾上腺素再摄取抑制（SNRIs） 具有调控激惹性和自主应激反应以及促进情感记忆的编码等作用，被认为在 PTSD 发病中具有重要作用。该类药物可同时抑制 5-HT 和 NE 突触前再摄取，理论上比 SSRI 类药物治疗 PTSD 具有更多优势。该类药物包括文拉法辛、度洛西汀和米那普仑。

5. 三环类抗抑郁药（TCA）和单胺氧化酶抑制剂（MAO） 主要机制也是抑制 5-HT 和 NE 的再摄取，但缺乏对特定受体的选择性。而 MAO 是通过抑制单胺氧化酶的活性发挥作用，通常影响 5-HT 和 NE 的代谢。但这两类药物的副反应较多，仅作二线用药。

6. 其他抗抑郁药 米氮平是一种同时增强 5-HT 和 NE 系统功能的药物，随机双盲安慰剂对照研究结果显示其治疗 PTSD 安全有效，且耐受性良好。瑞波西汀是一种选择性 NE 再摄取抑制剂，对交通事故导致的 PTSD 患者进行随机双盲对照研究，结果显示其对 PTSD 的症状改善效果良好，但副反应导致的脱落率稍高。

7. 抗肾上腺素能药物 由于 PTSD 患者去甲肾上腺素能系统可能异常，因此调节该系统的药物被认为可能对 PTSD 有效。有关选择性受体拮抗剂哌唑嗪治疗 PTSD 的对照研究均显示，该药能有效改善 PTSD 与睡眠相关的症状，患者与创伤相关的噩梦在用该药治疗后变为较中性无明显痛苦的梦，另外睡眠总时间也显著增加。

8. 癫痫药物 拉莫三嗪是一种具有抗抑郁功效的抗癫痫药，通过抑制 Ca^{2+} 通道和电压依赖型 Na^{+} 通道限制谷氨酸的释放。

9. 苯二氮䓬类（BZs）药物 主要作用于 GABA 受体，通过受体上的苯二氮䓬结合位点增强 GABA 的作用，从而产生抗焦虑、镇静、肌松和抗惊厥等作用。

（三）中医治疗

四川"5·12"大地震后，对 PTSD 人群及震后救援军人使用白龙解郁颗粒有一定的疗效，特别是对躯体症状及抑郁、焦虑、恐惧等不良情绪有一定程度改善。也有研究指出芍药苷具有显著的抗抑郁、抗焦虑以及神经保护作用，在治疗 PTSD 方面有应用前景。在针灸方面，通过对汶川"5·12"大地震后 PTSD 患者采取不同针灸方法治疗，发现电针头穴组治疗 PTSD 的疗效优于帕罗西汀组，且安全有效，可作为针灸治疗 PTSD 的优势方案。中医心理学治疗的获益大小对文化背景的依赖程度高，中医传统医学在我国有广泛的群众基础，运用中医心理学治疗可能会得到意外的惊喜。得益于中医学的鲜明东方文化特点和优势，尤其是对中医有较高的认同度的患者，遵循中医学的"同病异治，异病同治"指导原则，充分考虑个体特质性，选择性使用行为疗法。

（四）综合治疗

1. 适应性应对技能训练 适应性应对技能训练是针对非 ICU 人群的焦虑和 PTSD 的以证据为基础的减轻症状的方法，该项干预同样适用于 ICU 患者的评估。在一项前瞻性试验研究中，评估了急性呼吸窘迫综合征幸存者基于电话随访的应对技能干预和精神健康状况之间的联系，结果为临床 PTSD 患者数量减少，同时干预后患者抑郁和焦虑症状有所减轻。

2. 社会支持 良好的家庭和社会支持是 PTSD 发生的保护因素。医护人员及患者家属在患者出院前，帮助其建立起良好的家庭社会支持系统，消除患者担心自己的伤病会增加社会和家庭成员负担的不良情绪。建立良好的医患关系，积极进行沟通和交流，以取得家属的积极配合，同时还要加强患者和家属心理行为的健康促进，重视患者家属的心理干预。

第四节 创伤后应激障碍临床研究新进展

一、创伤后应激障碍的临床干预

现在有学者开始尝试一些新的疗法,比如神经反馈训练,将患者暴露于脑电图反馈图像中,通过各种诱发刺激来引导患者进行神经反馈的可视化训练;研究显示,基于功能性磁共振成像的神经反馈训练能够有效减少 PTSD 的症状。经颅磁刺激是一项无创的脑刺激操作,它通过磁脉冲刺激特定的区域,研究显示对于右背外侧前额叶皮质的刺激能够取得比较好的疗效。环丝氨酸(cycloserine),一种 N-甲基-D-天冬氨酸(NMDA)受体部分激动剂,在 CBT 治疗过程中被用于提高 PTSD 患者的消退学习能力,但是结果仍有争议性。有学者对内源性大麻素(endocannabinoid)进行初步研究,结果显示,大麻素能够减少 PTSD 相关的失眠症状以及高唤醒状态,但是该药物有潜在的成瘾性,需要引起医师的关注。此外,有试验性的研究显示静脉滴注 NMDA 受体的完全激动剂氯胺酮(ketamine)能够快速减少 PTSD 的症状,但是仍需要大样本的 RCT 进行验证。

二、创伤后应激障碍的药物治疗

作为丝裂原激活的蛋白激酶(mitogen activation protein kinase, MAPK)信号转导通路上的一环,胞外信号调节激酶 5(extracellular signal-regulated kinase 5, ERK5)介导了抑郁模型大鼠的学习记忆能力修复,而阿戈美拉汀(agomelatine)作为首个褪黑素受体激动剂,被证实可有效减轻慢性应激小鼠的认知功能损害。阿戈美拉汀可能是通过调节大鼠海马神经元的可塑性来修复其学习记忆能力。

三、创伤后应激障碍的心理治疗

(一)暴露疗法

研究发现,暴露疗法对不同性质创伤导致的 PTSD 均有较好的治疗效果,可以在一定程度上缓解症状、阻止迁延,其中适应性暴露疗法还可以促进创伤后成长。然而,随着 PTSD 暴露疗法的逐步推广也引发了一些争议,例如 PTSD 暴露疗法是否违背了心理治疗师的职业伦理道德,PTSD 暴露疗法是否存在较大的安全风险和技术操作隐患,PTSD 暴露疗法是否有违人文关怀,PTSD 暴露疗法是否违背了人类的自然天性。

(二)暴露和叙事疗法

这两种治疗方法的基本原理都是情绪加工理论,都强调通过对刺激的重复暴露导致恐惧反应的消失。虽然实证研究证实了两种干预方法可以有效降低 PTSD 的症状,但是仍然有相当一部分的来访者并未出现好转和复发。所以研究者对普遍接受的情绪加工理论,以及暴露的作用机制提出了质疑。Craske 首次指出暴露并不能改变在创伤事件中建立的刺激-恐惧之间的固定联结,而是记忆系统建立起了新的非恐惧的联结,和原有的联结进行竞争,也就是说暴露可能通过其他机制改变焦虑,而不是习惯机制,这可能改变 PTSD 治疗的概念化;Abramowitz 指出心理干预的目标不应该是恐惧反应的消失,而是使个体能够学会如何去面对和处理恐惧情绪。这些新观点虽然并没有被广泛接受,但对 PTSD 的心理干预提供了新的视角,也是对传统的情绪加工理论的挑战。

(三)虚拟现实渐进暴露疗法

传统药物及心理干预方式对 PTSD 的疗效仍存在瓶颈。目前新型治疗方案为 PTSD 治疗提供了更多选择。虚拟现实渐进暴露疗法比传统的成像暴露疗法更有效,并且具有与活体暴露疗法相当的疗效,可以用于治疗特定的恐惧症、广场恐惧症、惊恐性障碍和 PTSD。随着互联网技术的不断发展,基于互联网的 PTSD 治疗方案也被逐渐应用,患者可通过电话、电子邮件及网络摄像头与治疗师定期联系。

四、PTSD 和衰老

(一)PTSD 与端粒长度

端粒是位于染色体末端的一段非编码性的六聚体重复序列(TTAGGG),由端粒 DNA 和端粒蛋白质组成,会随着每一次细胞分裂而变短,对维持染色体的稳定和功能有重要作用。在不同的体细胞,端粒长度各不相同,但均随着年龄的增加而逐渐缩短。以往的实验和纵向研究已经表明,较短的端粒长度与疾病的易感性、年龄相关疾病、早期死亡的高风险具有相关性。在慢性应激的个体,反复和长时间的应激反应对于白细胞端粒缩短的速度加快是一个潜在的重要因素,特别是在经历过童年创伤的受试者,其端粒长度更短。Drury 等的研究第一次将人们早年的苦难对端粒长度的直接影响进行量化。一项研究发现,童年时经历过严重创伤的成年人要比没有此遭遇的人们,更容易拥有较短的端粒。PTSD 患者比对照组有更短的端粒长度,并且发现童年创伤与 PTSD 患者端粒长度缩短相关。拥有更高水平的应激激素皮质醇和儿茶酚胺的个人展示出更短的端粒长度。因此,我们认为持续的精神应激可以促进年龄相关疾病的进程及过早死亡的发生,端粒的加速缩短是生活方式和 PTSD 的直接反应。

(二)PTSD 与细胞衰老

PTSD 的应激作用以一种累积增加的方式出现,典型的表现是,创伤后应激障碍患者将在病程中持久性的通过闪回重新体验他们的创伤性生活事件。端粒长度显著缩短需要一个长的时间周期,或者调节剂量反应关系产生实质性的影响来加速端粒长度的损耗。事实上,随时间接触到多个或重复的应激会导致神经、内分泌及免疫介导的一系列改变,导致产生一系列的不良健康失衡,这个过程被称为“适应负荷”。适应负荷越高则生理失调越广泛,疾病和过早死亡的风险越大。研究发现,PTSD 与身体系统的调节异常相关,而这种调节异常与生物学衰老相关。PTSD 患者端粒长度缩短的可能机制是 PTSD 伴随 HPA 功能失调所致的炎症活动和增加交感神经系统的激活有关。

五、PTSD 和睡眠障碍

PTSD 后主观睡眠紊乱是创伤后急性期内最常见症状之一。PTSD 患者 60%~70% 至少有一种类型睡眠障碍,可表现为持续警觉性增高、失眠或易惊醒、梦魇、创伤有关的噩梦惊醒、睡眠潜伏期延长、睡眠中尖叫和早醒、睡眠结构变化等症状。PTSD 患者还可合并睡眠呼吸障碍,进而恶化 PTSD 睡眠紊乱。药物治疗是目前改善此类 PTSD 的重要手段。

当前世界范围内公共安全事件、自然灾害和局部冲突的频发,以及对于创伤后个体的恢复重视度加大,医学界对创伤后应激障碍研究趋势是上升的。目前,我国 PTSD 干预和治疗处于起步阶段,仍缺乏足够的社会支持,在实际干预的实施中又缺乏经验,导致对不同的创伤选择的干预措施不恰当,往往错过了最佳时机,甚至有时干预措施不当、干预不力反而会降低 PTSD 发生的阈值,增加其发生率。所以应该不断加强全民健康教育,提高人群对突发创伤事件的应对和适应能力,其中对医务人员的健康教育应优先进行。Mickaels 报道,由于医务人员不能早期认识到创伤个体的应激反应,给予及时的评估和适当的处理,致使患者不能恢复理想的功能,严重影响其远期生活质量。所以医务人员应当及时、正确的筛选伤前、伤后的易感因素,早期发现 PTSD 的早期症状,及时提供临床干预治疗,帮助患者采取正确的应对措施,从而避免 PTSD 的发生。在 PTSD 发生过程中,流行病学的方法、应激源、遗传和文化背景元素各自均起着不同的作用。新版 DSM-5 中有关 PTSD 内容的变化、跨诊断思维和生物标记物的研究和治疗中药物疗效评价、心理治疗评价,以及中国的传统医学在 PSTD 治疗的独特作用都值得我们去关注。

参 考 文 献

[1] 苲圆圆,常运立,程祺.创伤后应激障碍暴露疗法的争议[J].中国医学伦理学,2018,31(2):174-176.

[2] 焦凯丽,王纯,张宁.创伤后应激障碍的认知行为治疗[J].四川精神卫生,2018,31(2):97-100.

[3] 胡婷,刘伟志.创伤后应激障碍的认知异常及神经机制[J].解放军医学杂志,2017,42(9):826-832.

[4] 支愧云,熊紫玉,张雪,等.创伤后应激障碍的神经生物学基础研究进展[J].中华创伤杂志,2017,33

（12）: 1137-1143.

[5] 高标,许悦,陆小新 . 创伤后应激障碍的研究进展 [J]. 中华卫生应急电子杂志, 2017, 3（5）: 290-294.

[6] 杨颖,徐齐兵,赛晓勇 . 创伤后应激障碍流行现状的国内外研究进展[J]. 中国急救复苏与灾害医学杂志, 2017, 12（1）: 76-80.

[7] 张赛,程世翔 . 创伤后应激障碍临床治疗的探索与思考[J]. 中华创伤杂志, 2018, 34（11）: 988-990.

[8] 袁红,陈金宏,刘惠亮,等 . 创伤后应激障碍的治疗策略[J]. 中华灾害救援医学, 2014, 2（1）: 53-57.

[9] 闫雪 . 创伤后应激障碍与睡眠障碍的相关性分析[J]. 世界睡眠医学杂志, 2016, 3（6）: 326-329.

[10] 董原君,张桂青 . 创伤后应激障碍与衰老[J]. 中国健康心理学杂志, 2015, 23（8）: 1256-1260.

[11] 韩梦霏,郑希耕,刘正奎 . 社会网络对创伤后应激障碍的影响及其机制[J]. 中华行为医学与脑科学杂志, 2018, 27（6）: 571-576.

[12] 董婷婷,张成帅,张志强,等 . 正念减压法对创伤后应激障碍患者干预效果的 meta 分析[J]. 中国心理卫生杂志, 2018, 32（1）: 7-14.

[13] 李斯琦,宁维卫,何亚男,等 . 虚拟现实暴露疗法治疗创伤后应激障碍:科技新未来[J]. 中华灾害救援医学, 2019, 7（2）: 103-109.

[14] Benner P, Halpern J, Gordon DR, et al. Beyond Pathologizing Harm: Understanding PTSD in the Context of War Experience[J]. J Med Humanit, 2018, 39（1）: 45-72.

[15] Banerjee SB, Morrison FG, Ressler KJ. Genetic approaches for the study of PTSD: Advances and challenges[J]. Neurosci Lett, 2017, 649: 139-146.

[16] Jackson T, Provencio A, Bentley-Kumar K, et al. PTSD and surgical residents: Everybody hurts sometimes[J]. Am J Surg, 2017, 214（6）: 1118-1124.

[17] Lipinska G, Baldwin DS, Thomas KG. Pharmacology for sleep disturbance in PTSD[J]. Hum Psychopharmacol, 2016, 31（2）: 156-63.

[18] Boals A, Ruggero C. Event centrality prospectively predicts PTSD symptoms[J].Anxiety Stress Coping, 2016, 29（5）: 533-41.

[19] Oppizzi LM, Umberger R. The Effect of Physical Activity on PTSD[J]. Issues Ment Health Nurs, 2018, 39（2）: 179-187.

[20] Yildiz PD, Ayers S, Phillips L. The prevalence of posttraumatic stress disorder in pregnancy and after birth: A systematic review and meta-analysis[J]. J Affect Disord, 2017, 208: 634-645.

[21] Rosen GM. Has DSM-5 saved PTSD from itself?[J]. Br J Psychiatry, 2016, 209（4）: 275-276.

[22] Kirkpatrick HA, Heller GM. Post-traumatic stress disorder: theory and treatment update[J]. Int J Psychiatry Med, 2014, 47（4）: 337-446.

[23] Smothers ZPW, Koenig HG. Spiritual Interventions in Veterans with PTSD: A Systematic Review[J]. J Relig Health, 2018, 57（5）: 2033-2048.

[24] Pitman RK, Rasmusson AM, Koenen KC, et al. Biological studies of post-traumatic stress disorder[J]. Nat Rev Neurosci, 2012, 13（11）: 769-87.

[25] Management of adults with PTSD part Ⅰ: background, diagnosis and psychological therapies[J]. Drug Ther Bull, 2014, 52（3）: 33-36.

[26] Management of adults with PTSD part Ⅱ: drugs and other interventions[J]. Drug Ther Bull, 2014, 52（4）: 44-48.

[27] Glaspey LJ, Roberts MB, Mazzarelli A, et al. Early interventions for the prevention of post-traumatic stress symptoms in survivors of critical illness: protocol for a systematic review[J]. BMJ Open, 2017, 7（9）: e018270.

[28] Husky MM, Mazure CM, Kovess-Masfety V. Gender differences in psychiatric and medical comorbidity with post-traumatic stress disorde[J]r. Compr Psychiatry. 2018, 84: 75-81.

[29] Block SR, Liberzon I. Attentional processes in posttraumatic stress disorder and the associated changes in neural functioning[J]. Exp Neurol. 2016, 284（PtB）: 153-167.

[30] Bisson JI, Roberts NP, Andrew M, et al. Psychological therapies for chronic post-traumatic stress disorder（PTSD）in adults[J]. Cochrane Database Syst Rev, 2013,（12）: CD003388.

[31] Yehuda R, Hoge CW, McFarlane AC, et al. Post-traumatic stress disorder[J]. Nat Rev Dis Primers, 2015, 1: 15057.

[32] Stein DJ, Ipser JC, Seedat S. Pharmacotherapy for post traumatic stress disorder（PTSD）. Cochrane Database Syst Rev, 2006,（1）: CD002795.

[33] Javidi H, Yadollahie M. Post-traumatic Stress Disorder [J]. Int J Occup Environ Med, 2012, 3（1）: 2-9.

[34] Qi W, Gevonden M, Shalev A. Prevention of Post-Traumatic Stress Disorder After Trauma: Current Evidence and Future Directions[J]. Curr Psychiatry Rep, 2016, 18（2）: 20.

[35] Gonçalves R, Pedrozo AL, Coutinho ES, et al. Efficacy of virtual reality exposure therapy in the treatment of PTSD: a systematic review[J]. PLoS One, 2012, 7（12）: e48469.

[36] Lapp LK, Agbokou C, Ferreri F. PTSD in the elderly: the interaction between trauma and aging[J]. Int Psychogeriatr, 2011, 23（6）: 858-868.

[37] Bisson J, Andrew M. Psychological treatment of post-traumatic stress disorder (PTSD) [J]. Cochrane Database Syst Rev, 2007, (3): CD003388.

[38] Wade D, Hardy R, Howell D, et al. Identifying clinical and acute psychological risk factors for PTSD after critical care: a systematic review [J]. Minerva Anestesiol, 2013, 79 (8): 944-963.

[39] Neria Y, Nandi A, Galea S. Post-traumatic stress disorder following disasters: a systematic review [J]. Psychol Med, 2008, 38 (4): 467-480.

[40] Moyer A. Post-traumatic Stress Disorder and Magnetic Resonance Imaging [J]. Radiol Technol, 2016, 87 (6): 649-667.

[41] Wimalawansa SJ. Mechanisms of developing post-traumatic stress disorder: new targets for drug development and other potential interventions [J]. CNS Neurol Disord Drug Targets, 2014, 13 (5): 807-16.

[42] Mehta D, Binder EB. Gene × environment vulnerability factors for PTSD: the HPA-axis [J]. Neuropharmacology, 2012, 62 (2): 654-662.

[43] Krysinska K, Lester D. Post-traumatic stress disorder and suicide risk: a systematic review [J]. Arch Suicide Res, 2010, 14 (1): 1-23.

[44] Greenberg N, Brooks S, Dunn R. Latest developments in post-traumatic stress disorder: diagnosis and treatment [J]. Br Med Bull, 2015, 114 (1): 147-155.

第十一章 老年性创伤修复特点与思考

随着社会的发展,医疗保健水平的不断提高,全球人均寿命与之前相较明显延长。目前,已有很多国家进入老龄社会。联合国将"60岁及以上人口"界定为老年人,1996年又进一步将年龄在60~79岁的老年人称为"年轻老人",年龄在80岁及以上的称为"高龄老人"。中国老年学和老年医学学会将60岁作为老年人口的界定年龄。截至2010年,全世界65岁以上的老年人有5.23亿。预计到2050年,65岁以上老年人的数量将达到15亿。此年龄段人群的器官出现衰老和功能减退,代偿和修复能力下降,意外伤害一旦发生,病情常偏复杂且进展迅速,并发症、药物不良事件发生率及病死率高——Demaria等人在调查老年创伤患者预后及功能恢复情况时发现,与幸存者相较,死亡患者的年龄往往偏大且整体损伤严重(常伴有严重的头、颈部创伤),心血管、呼吸机依赖(>5天)等并发症的发生率明显升高。与65~79岁年龄段的患者相较,80岁以上患者的死亡率显著增加(46% vs. 10%,P<0.01)。即使损伤严重度相似,老年组也更容易出现并发症——包括长期机械通气(36% vs. 12%,P<0.025)、心脏并发症(54% vs. 10%,P<0.01)和肺炎(36% vs. 16%,P<0.06)等,这使该人群的死亡率明显增加。当患者损伤严重度评分(ISS)≥25时,80岁以上患者的的死亡率高达80%,即便幸存也多须在养老院内接受永久护理。

鉴于此,如何正确认识老年人的生理及创伤特点、如何评估和正确管理老年创伤患者已成为当前热点问题。

一、老年人的身心特点

1. 心理健康状态 据报道,60岁以上人群中约有20%的人患有精神或神经系统疾病,而6.6%的伤残调整生命年(disability adjusted life years,DALY)与精神或神经系统疾病有关。老年人群中常见的精神/神经系统疾病是痴呆(5%)和抑郁(7%),其他还有焦虑(3.8%)和药物滥用(1%)。在自杀死亡者中,约有25%是60岁以上的老人。由于医护人员和老年人对精神、神经系统疾病的认识不足,还有疾病本身对患者带来的耻辱感,很多老年患者不愿意/不会去寻求帮助。

引起心理健康问题的因素可能有很多。除了一般的生活压力之外,老年人还会因行动能力下降、慢性疼痛、疾病、自理能力丧失、经济、社会压力、生活照料等问题出现孤独、抑郁等心理健康问题。

2. 营养状态 随着年龄的增加,老年人的生理-心理状态出现快速变化,他们的活动强度逐渐减小、代谢率和代谢活性细胞的总量降低,这虽使其机体对热量的总需求逐渐减低,但并未影响老年人对矿物质、维生素和蛋白质的需求——尤其是在应激状态下。因此,老年人出现摄入量和消耗量不平衡(缺乏/过量)、营养不良的风险极高。老年人营养不良的发生与年龄、地域、婚姻状况、受教育程度、经济状况、自理能力、生活质量和社会保障水平等因素相关。其中,自理能力是影响老年人营养状况的主要危险因素——在自理能力障碍者中营养不良的发生率高达97.8%。目前,我国约有48.4%的非住院老年人处于营养状况不佳状态。而在住院人群中,约有65%的老年人有营养不良风险或已处于营养不良状态——即便在经济发达的欧美国家,营养不良在老年住院患者中的发生率也高达35%~65%。估算目前我国老年营养不良疾病经济负担总额已有841.4亿元。

营养不良与老年人整体状态的下降、骨质流失、免疫障碍、术后延迟恢复、高住院率及再住院率、死亡率及护理成本增加等问题相关。因此,及时发现及纠正营养不良在老年创伤患者的治疗之中非常重要。

3. 中枢神经系统 40 岁以后，大脑的体积和重量将以 5%/10 年的速度下降，这种大脑的衰老，还伴随着结构、认知等功能和新陈代谢的改变。大脑衰老的原因，一方面与神经细胞的逐渐死亡有关——Small SA 和 Peters 等人的研究显示，衰老过程中前额叶皮质是神经细胞死亡的主要受累区域，其他还包括内侧颞叶、小脑蚓部、半球和海马；一方面，也与血脑屏障的通透性增加、血浆中不良介质进入相关——这些介质引发的炎症反应对大脑造成损伤，影响神经元分泌神经递质及神经递质受体表达的改变。上述大脑的改变会使老年患者急性损伤后谵妄和长期术后认知障碍的发生率上升。

4. 心血管系统 与青壮年相比，老年人群的平均血压偏高，左心室舒张末期容量、每搏输出量和心输出量偏低。

这些与衰老相关的心血管变化主要由弹性蛋白的逐渐破坏及胶原蛋白的不断累积引起，表现为动脉、静脉和心肌的结缔组织硬度增高、顺应性降低。动脉的硬化导致收缩期血压增高、阻抗匹配受损、心肌肥大和舒张压降低，而这会进一步的影响冠状动脉血流量。心室肌的硬化和肥大会使心脏对心房充盈压的依赖性增高且有出现舒张性心力衰竭的可能。

衰老还会导致交感神经系统活动增加和循环中去甲肾上腺素水平的升高，使小动脉收缩进而导致全身血管阻力增加；降低心肌 β 受体对刺激的反应，导致心率和对低血压、运动和儿茶酚胺的收缩反应能力下降。报道显示，随着年龄的增长，心血管系统内活性氧含量增加，内皮细胞的一氧化氮释放量减少，引起微血管内血流不畅并增加器官功能障碍的风险。

上述老年患者心血管系统的变化使老年人创伤失血后容易出现血容量急剧下降、机体代偿不足导致重要脏器缺血、功能障碍甚至衰竭死亡。此外，部分老年患者有长期使用 β 受体阻滞剂、钙通道阻滞剂或者洋地黄类制剂等心血管药物的情况，在发生创伤失血甚至休克时心率有可能无法反射性增快，甚至会出现心律失常。而对于需要进行手术治疗的老年创伤患者，麻醉期间发生低血压及血压不稳的概率增高，达到需要的麻醉

深度的难度大，对失血耐受差，容易发生猝死。

5. 呼吸系统 随着年龄的增长，老年人胸壁和肺组织弹性因弹性蛋白的丢失而不断降低，表现为肺泡扩张，肺组织硬度增加，肺顺应性降低。此时，肺力学变化显著：功能性余气量每 10 年增加 1%~3%，余气量每 10 年增加 5%~10%，由于肺总容量保持不变，肺活量将会减少，导致老年人对感染和损伤的易感性增加。

衰老也会影响肺的气体交换能力。由于肺泡表面积减少和小气道闭合，通气 / 灌注异质性增加，肺的动脉氧合作用逐渐下降。评估年龄（40~75 岁）对肺动脉氧合作用的影响可采用 PaO_2（mmHg）= $143.6-(0.39 \times 年龄)-(0.56 \times BMI)-(0.57 \times PaCO_2)$ 公式（对于超过 75 岁的老年人，他们的动脉血氧张力常稳定于 83mmHg，与 BMI 和 PaO_2 无关）。报道显示，老年人对缺氧代谢的分解能力下降，氧气利用能力不及青壮年人的 50%，创伤发生后容易出现缺氧的情况。

老年人的上呼吸道与年轻人相较也有很大不同，咽部肌肉的支撑力下降会使他们更容易发生上呼吸道阻塞，随着中枢神经系统反射活动的减少，他们的咳嗽和吞咽保护也会下降。这些变化导致麻醉后老年患者肺部并发症发生率增高，预后不良。

6. 消化系统 衰老造成的影响几乎波及全消化道：①食管收缩幅度降低，吞咽时蠕动波数量减少，食管体部紊乱收缩增加。②胃排空时间延长（有报道显示老年人进食后胃排空时间较年轻受试者延长 2 倍），麻醉诱导或术后发生误吸的概率增大；由于萎缩性胃炎的存在，胃酸的分泌随着年龄的增长而下降，有可能造成维生素 B_{12} 吸收不良、恶性贫血并影响钙的生物利用度。③肝脏体积及血流量逐渐降低。随着年龄的增长，肝细胞内质网面积变小对肝微粒体 I 期药物代谢能力造成影响，肝药物代谢药物能力下降。

7. 泌尿系统 目前已证实，肾功能的降低与年龄和性别相关。随着年龄的增长，终末期肾病患者数量呈上升趋势，以男性多见。随着年龄的增长，肾脏的结构出现一系列变化，肾皮质明显变薄、髓质纤维化显著甚至出现瘢痕样结构，肾内血管弯曲并缩短，血管壁透明样变性。功能上，老年人的肌酐清除率和肾小球滤过率下降，对肾素 -

血管紧张素 - 醛固酮轴以及抗利尿激素的反应减弱。这些改变不仅会对机体水电解质平衡产生影响,还会造成药物代谢和排泄的变化,导致急性损伤期和围手术期急性肾损伤的患病率上升。

8. **内分泌系统**　内分泌功能随着年龄的增长呈下降趋势,具体表现为组织反应性降低和内分泌腺体激素的分泌量减少。超过 50% 的 80 岁以上人群会有糖耐量减低的问题。β 细胞的胰岛素产生量减少、不良饮食习惯相关的胰岛素抵抗增加、腹部脂肪增加、体重减少都会导致葡萄糖代谢的恶化并显著增加老年患者围手术期血糖控制风险。

对于老年女性来说,体内雌二醇和促卵泡素水平的变化不仅会导致雌激素靶器官的萎缩,还增加了其发生心血管意外的风险和骨质流失的速度。老年男性虽然体内游离睾酮浓度也出现了显著下降,但其影响尚未明确。

9. **骨质变化**　由于衰老和 / 或雌激素缺乏,骨质随着年龄的增长而逐年减少。具体表现为骨皮质变薄,松质骨中骨小梁数量减少和孔隙增大。老年人肢体运动协调性降低,户外运动减少或卧床会导致肌肉萎缩及骨量丢失显著加快,最终加速骨质疏松进程。

世界卫生组织调查显示,人的骨量在中年时达到最高峰,40 岁起逐渐降低,即便加强营养,每年骨质丢失速度也有 1%。性别不同的人骨质丢失速度也不同:女性围绝经期和绝经后 10 年内,骨代谢处于高转换状态,特别是绝经后,每年平均骨质丢失量可达到 5%,发生骨质疏松的概率和严重程度远大于同龄男性。男性骨量峰值大于女性而出现骨丢失的年龄较晚,加上男性雄激素水平的下降是"渐进式",而非"断崖式",故老年男性骨丢失的量、速度都低于老年女性,骨质疏松的程度较轻。

令人担忧的是,老年人对骨质疏松治疗的依从性较差。研究指出,在有骨质疏松风险的老年人中,坚持治疗超过 1 年以上的人仅占 30%。

10. **整体功能变化**　了解和评估老年人整体功能状态是非常重要的。目前有多个可供老年人身体依赖性评估使用的量表,如日常生活能力评定量表(activity of daily living scale, ADL)(表 1-11-1)和工具性日常生活活动量表(instrumental activities of daily living scale, IADL)(表 1-11-2)。目前,在临床实践中经常使用的是简化版的 IADL。

表 1-11-1　日常生活能力评定量表

项目	评分标准		入院时	出院时
吃饭	0	依赖		
	5	需部分帮助		
	10	自理		
洗澡	0	依赖		
	5	自理		
修饰(洗脸、梳头、刷牙、剃须)	0	需帮助		
	5	自理		
穿衣(解系纽扣、拉链、穿鞋等)	0	依赖		
	5	需部分帮助		
	10	自理		
大便	0	失禁或需灌肠		
	5	偶有失禁		
	10	能控制		
小便	0	失禁或插尿管和不能自理		
	5	偶有失禁		
	10	能控制		

项目	评分标准	入院时	出院时
用厕（包括拭净、整理衣裤、冲水）	0 依赖		
	5 需部分帮助		
	10 自理		
床←→椅转移	0 完全依赖，不能坐		
	5 需大量帮助（2人），能坐		
	10 需少量帮助（1人）或指导		
	15 自理		
平地移动	0 不能移动，或移动少于45米		
	5 独自操纵轮椅移动超过45米，包括转弯		
	10 需1人帮助步行超过45米（体力或言语指导）		
	15 独立步行超过45米（可用辅助器）		
上楼梯	0 不能		
	5 需帮助（体力、言语指导、辅助器）		
	10 自理		
合计总分			

表 1-11-2　工具性日常生活活动量表

上街购物【□不适用（勾选"不适用"者，此项分数视为满分）】 □ 3. 独立完成所有购物需求 □ 2. 独立购买日常生活用品 □ 1. 每一次上街购物都需要有人陪 □ 0. 完全不会上街购物	勾选 1. 或 0. 者，列为失能项目
外出活动【□不适用（勾选"不适用"者，此项分数视为满分）】 □ 4. 能够自己开车、骑车 □ 3. 能够自己搭乘大众运输工具 □ 2. 能够自己搭乘出租车但不会搭乘大众运输工具 □ 1. 当有人陪同可搭出租车或大众运输工具 □ 0. 完全不能出门	勾选 1. 或 0. 者，列为失能项目
食物烹调【□不适用（勾选"不适用"者，此项分数视为满分）】 □ 3. 能独立计划、烹煮和摆设一顿适当的饭菜 □ 2. 如果准备好一切佐料，会做一顿适当的饭菜 □ 1. 会将已做好的饭菜加热 □ 0. 需要别人把饭菜煮好、摆好	勾选 0. 者，列为失能项目
家务维持【□不适用（勾选"不适用"者，此项分数视为满分）】 □ 4. 能做较繁重的家事或需偶尔家事协助（如搬动沙发、擦地板、洗窗户） □ 3. 能做较简单的家事，如洗碗、铺床、叠被 □ 2. 能做家事，但不能达到可被接受的整洁程度 □ 1. 所有的家事都需要别人协助 □ 0. 完全不会做家事	勾选 1. 或 0. 者，列为失能项目

续表

洗衣服【□不适用（勾选"不适用"者,此项分数视为满分）】 □ 2. 自己清洗所有衣物 □ 1. 只清洗小件衣物 □ 0. 完全依赖他人	勾选 0. 者,列为失能项目
使用电话的能力【□不适用（勾选"不适用"者,此项分数视为满分）】 □ 3. 独立使用电话,含查电话簿、拨号等 □ 2. 仅可拨熟悉的电话号码 □ 1. 仅会接电话,不会拨电话 □ 0. 完全不会使用电话	勾选 1. 或 0. 者,列为失能项目
服用药物【□不适用（勾选"不适用"者,此项分数视为满分）】 □ 3. 能自己负责在正确的时间用正确的药物 □ 2. 需要提醒或少许协助 □ 1. 如果事先准备好服用的药物分量,可自行服用 □ 0. 不能自己服用药物	勾选 1. 或 0. 者,列为失能项目
处理财务能力【□不适用（勾选"不适用"者,此项分数视为满分）】 □ 2. 可以独立处理财务 □ 1. 可以处理日常的购买,但需要别人协助与银行往来或大宗买卖 □ 0. 不能处理钱财	勾选 0. 者,列为失能项目

（注:上街购物、外出活动、食物烹调、家务维持、洗衣服等五项中有三项以上需要协助者即为轻度失能）

"衰弱综合征"被定义为一种与年龄相关的、对环境因素易损性增加的老年综合征,其特征是生理储备减少,健康缺陷累积,导致机体维持稳态的能力减退,对应激的易感性增加。该综合征可对神经肌肉系统、代谢及免疫等多种器官系统产生影响,较小的刺激（如新药、较轻的感染、较小的手术等）即可导致显著的、不成比例的健康状况改变甚至引起负性临床事件的发生——例如生活从自理到依赖他人,从能动到不能动,从姿态稳定到倾向于跌倒,或者从头脑清楚到精神错乱、社会适应困难等。

目前,衰弱的筛查和评估工具常有混用（筛查工具和评估工具的要求不同:筛查工具要求简洁且敏感性较高,筛查结果为阳性时,临床人员可以对其进行干预或者将患者推荐给老年专科医生。衰弱的评估工具则要求较高的准确度、并具有实用性、有合理生物学理论支持、能够准确识别衰弱状态、准确预测老人对治疗的反应和临床负性事件的发生）。现有的衰弱评估工具包括:Fried 衰弱综合征标准、Rockwood 衰弱指数、FRAIL 量表、SOF 指数、Kihon 检查列表（Kihon Check-list, KCL）等。2008 年提出的临床衰弱量表（clinical frailty scale, CFS）（表 1-11-3）将患者分为"非常健康"至"终末期"9 个等级。CFS 等级越高者死亡风险越大。最近的一项 Meta 分析提示,入住 ICU 的衰弱患者长期住院和死亡风险较高。而一项针对高龄重症监护患者（very old Intensive care patients, VIP1）的临床研究显示,在来自欧洲 311 个 ICU 的 5 132 名≥80 岁的重症患者之中,CFS 等级≥5 者所占比高达 43.1%。正确评估老年人的"衰弱综合征"不仅有助于跌倒发生的预测,住院时间、次数和死亡率衡量;还可作为老年人术前评估的依据——判断老年患者器官功能状态,预测其对手术的耐受性及术后并发症的发生风险。

二、老年创伤的致伤因素分析

跌倒和车祸是老年人最常见的致伤原因,其他还有烧烫伤、吞入异物、机械性窒息、中毒等。不管什么致伤原因,一旦发生,老年创伤患者的死亡率都明显高于年轻患者（统计显示,损伤严重度评分大于 15 分的老年患者中约有 33% 可能会死亡）。

跌倒占老年创伤患者致伤因素的四分之三,其中,老年女性跌倒的发生率和损伤严重程度显

表 1-11-3 临床衰弱量表

1. 非常健康（等级1）	身体强壮、积极活跃、精力充沛、充满活力,定期进行体育锻炼,处于所在年龄段最健康的状态
2. 健康（等级2）	无明显的疾病症状,但不如等级1健康,经常进行体育锻炼,偶尔非常活跃,如季节性地
3. 维持健康（等级3）	存在的健康缺陷能被控制,除了常规行走外,无定期的体育锻炼
4. 脆弱易损伤（等级4）	日常生活不需要他人帮助,但身体的某症状会限制日常活动,常见的主诉为白天"行动缓慢"和感到疲乏
5. 轻度衰弱（等级5）	明显的动作缓慢,高级的工具性日常生活活动需要帮助,轻度衰弱会进一步削弱患者独自在外购物、行走、备餐及干家务活的能力
6. 中度衰弱（等级6）	所有的室外活动均需要帮助,在室内上下楼梯、洗澡需要帮助,可能穿衣服也会需要辅助
7. 严重衰弱（等级7）	个人生活完全不能自理,但身体状态较稳定,一段时间内不会有死亡的危险（6个月）
8. 非常严重的衰弱（等级8）	生活完全不能自理,接近生命的终点,已不能从任何疾病中恢复
9. 终末期（等级9）	接近生命终点,生存期 <6 个月的垂危患者,除此之外不明显衰弱

著高于男性。跌倒的发生概率与老年人感官、活动和协调能力下降相关。血管病变引起的体位性低血压和突发晕厥,药物、酒精过度摄入或代谢障碍,不稳定型心绞痛,骨关节病变等是老年人易发生跌倒的常见原因。老年人的跌倒最常发生于水平地面,跌倒后四肢长骨和髋骨容易受累,治疗时间长,出现肺部感染、压疮、营养不良及深静脉血栓的概率高,有可能造成患者及家属严重的心理和经济负担。

交通事故在老年创伤患者的致伤因素之中虽位居第二,但确是造成老年创伤性死亡的最常见原因。这可能与老年人在衰老过程中机体的病理生理变化有关——老年人步伐稳定性差,速度缓慢,视觉、反应、平衡、认知、判断和自我保护能力下降,在行人被机动车碰撞事故中占比较高且伤情严重。另外,交通事故造成的损伤常常累及胸部、头部及大血管,这也会导致患者原有心肺疾病加重,肺部感染、呼吸循环障碍甚至衰竭的发生率增高,容易当场或在抢救过程中死亡。即便住院治疗,死于并发症的可能性也明显高于年轻人。

烧伤对老年人造成的打击较为明显。在各种因素导致的烧伤之中,热液烧伤是老年烧伤的主要原因。老年人皮肤感觉敏锐度及运动能力下降,血管弹性、各重要脏器功能衰退,烧伤程度往往较深,烧伤急性期及后续治疗过程中容易出现心功能衰竭、肺水肿、肺部感染、内分泌紊乱、消化道溃疡出血、肠源性感染等并发症。与青壮年烧伤患者相比,老年烧伤患者的死亡率明显高于青壮年,一项针对老年烧伤患者预后的回顾性研究显示,60~70 岁、70~80 岁和 80 岁以上烧伤患者的半数致死烧伤面积分别为 43.1%、25.9% 和 13.1% 总体表面积(total body surface area, TBSA)。

与青壮年创伤患者不同,医务人员在分析老年患者的致伤原因时还需将虐待致伤和自杀纳入考虑范围。

三、老年性创伤特点

老年性创伤总体来说具有以下特点:①漏诊或误诊率偏高——老年人身体机能下降,反应和抵御损伤的能力差,损伤发生后常会出现多处组织创伤,但这些患者在就诊时不一定有明显体征。另外,老年患者记忆力减退,常有语言或听力障碍的问题,因此而他们对致伤原因、细节、致伤后的症状等重要信息的描述常不清楚,这些都会造成漏诊或误诊的发生。②合并伤多——老年人对创伤的缓冲能力差、单一外力即可引局部较重的软组织挫伤、多处骨折甚至深部脏器损伤问题,预后较差,死亡率高。③急性期并发症多,多脏器功能障碍甚至衰竭高发——老年人常见的基础疾病有动脉粥样硬化、冠心病、糖尿病等,损伤后低血容量休克出现早且进展快,储备能力已经减弱/受损的重要脏器在缺血时容易出现明显功能障碍甚至衰竭,治疗难度大,死亡率较青壮年明显增高。④急性期后并发症不容忽,老年人修复能力下降,损伤后修复所需的时间往往较长,容易出现多种并发症——长期卧床者容易出现营养不良、压疮、肺部感染、肌肉萎缩、深静脉血栓等问题;伤者免疫力减弱,有创操作(气管插管、留置尿管、深静脉置管等)容易引发院内感染。⑤心理健康影响大——创伤发生后,老年患者由于对疾病和治疗操作本身的恐慌、对治疗费用的担忧等因素精神负担增大,容易出现或加重原有焦虑、抑郁等心理疾病,除了会对创伤后的救治效果产生不良影响之外,还有导致自残甚至自杀的可能。

1. 头部损伤　无论损伤程度轻重,年龄都是头部创伤发生率及患者死亡率的独立危险因素,因此,头部创伤在老年患者中高发。大型回顾性研究显示,患有严重创伤性脑损伤[格拉斯哥昏迷评分(GCS)<9]的老年人约有80%可能出现严重残疾或死亡。大部分老年人的头部损伤是由摔倒所致,其受伤后发生硬膜下血肿的概率是普通成年人的3倍,脑实质血肿也常见,但硬膜外血肿却少见。

值得注意的是,GCS用于老年患者颅脑损伤程度时可能并不准确。研究显示,与年轻患者相较,同等损伤程度的老年患者GCS往往偏高。比较GCS在15~14和14~13的老年与年轻患者,发现老年患者的死亡率是年轻患者的1.4倍至2.3倍。在正常或GCS相对较高的情况下,老年患者也有存在明显颅脑损伤的可能性。此外,神经系统体格检查对于颅内损伤及出血的检测也并不可靠。研究显示,损伤轻微且神经系统体格检查并无异常的患者可能仍有明显的硬膜下或硬膜外出血。因此,在明确或怀疑有头部损伤时,应做予患者安排CT检查。

在头部损伤的老年患者之中约有10%有服用华法林的历史,此外,还有部分人长期使用其他抗凝血或抗血小板药物。在服用华法林的老年患者中,无明显损伤症状但有颅内出血的占比约为15%。由于出血量和速度是决定颅内出血发病及死亡率最重要因素,因此一旦确认需要,应立即对这些患者进行抗凝逆转治疗。目前可使用的抗凝逆转方案有使用新鲜冰冻血浆(fresh frozen plasma,FFP)、维生素K、冷沉淀、凝血酶原复合物(prothrombin precipitate complex,PCC)和重组人因子Ⅶ(recombinant human factor Ⅶa,rFⅦa)等。除了华法林的抗凝效果和国际标准化比值(international normalized ratio,INR)基本平行之外,其他药物的抗凝血效果都很难通过实验室检查结果来反应、评估。因此,在处理老年创伤患者时,我们需要注意:INR正常时,可以基本排除高水平的达比加群酯或者其他新型抗凝药。达比加群酯治疗剂量可能会引起INR轻度增加。利伐沙班治疗剂量增加INR水平,但是这一效应和华法林的目标水平是不同的。由于仪器和试剂的差别,达比加群酯可能会引起活化部分凝血活酶时间轻微延长,利伐沙班治疗剂量会导致活化部分凝血活酶时间轻度延长。另外,血栓弹力图可能也是目前比较好的实验室选择之一,因为它对识别达比加群酯和利伐沙班的效应是有帮助的,同时有助于识别抗血小板制剂(如氯吡格雷)的效应。这些信息有助于制订下一步的治疗和随访计划。

2. 颈椎损伤　由于老年人群中颈椎椎管狭窄、退行性骨关节炎、类风湿性关节炎多发,颈椎损伤在该年龄阶段的发生率很高,在一些看似轻微的外力/损伤下即可发生颈椎骨折,其中,高位(如齿状突)骨折多见。此类患者的病史和体格检查结果常无明显异常,故而对有损伤风险的患者评估时常需借助计算机断层扫描等先进的成像技术。

脊髓中央损伤综合征主要见于过伸性损伤的老年颈椎病患者,表现为上肢神经功能性损伤重于下肢,有时伴有括约肌功能丧失。

3. 胸部创伤　老年人的胸壁弹性较差,损伤后常会出现肋骨或胸骨骨折。与青壮年不同,胸部创伤后,即使只有三个或更少的非移位性肋骨骨折,老年患者出现肺炎、肺挫伤的风险也会明显增高。除骨折之外,这些患者常合并有软组织和深部脏器损伤。肺挫伤是最常见的钝性胸部创伤,发生率高达75%,严重胸部骨创伤(比如连枷胸)几乎都伴有肺挫伤。考虑到老年人础疾病多而复杂,对呼吸功能损伤耐受差,应对其应常规行前后位胸部 X 线检查及动脉血气分析,以便早期判断呼吸受损情况并进行相应治疗。

4. **腹部创伤** 虽然老年人和青壮年腹部创伤的模式相似,但由于老年人疼痛感减弱、腹壁肌肉松弛的缘故,其腹部体格检查的结果并不可靠。腹部创伤容易累及肝、脾、膀胱、肾脏等重要脏器,老年人上述器官功能减退,对损伤、低血容量的代偿性差,感染控制难度高,故利用超声等手段对可疑患者进行早期评估具有必要性。如情况允许,则推荐为稳定性腹部损伤患者进行 CT 扫描。但是老年患者在损伤后进行 CT 增强检查时使用造影剂的风险较高(肾损害),应注意采取必要措施来避免此类并发症的发生。

腹部损伤后如遇以下情况应立即进行手术探查:无明显腹腔外或腹膜后间隙进行性失血却有血容量下降表现;有明显的腹膜刺激征;骨盆、髋部骨折和/或胸廓下部骨折;穿透伤患者有明显和/或进行性出血、脏器脱出等。

5. **骨创伤** 随着年龄的增长,骨质疏松症和骨质疏松性骨折发病率不断上升,研究表明,2010年,我国骨质疏松性骨折患者数量有 233 万,其中髋部骨折 36 万,椎体骨折 111 万,其他骨质疏松性骨折 86 万,相应的医疗支出高达 649 亿元。据预测,至 2050 年,我国骨质疏松性骨折患病人数将达 599 万,相应的医疗支出将高达 1 745 亿元。此类损伤与该人群的死亡率密切相关,规范和提高老年骨创伤的预防和临床诊疗水平对于保障中老年人群的健康意义重大。

髋部骨折在活动能力下降的老年患者中常见,虽然普通 X 线检查可以识别出大部分髋部骨折,但隐匿性骨折常需要依靠磁共振检查才能明确,为了降低并发症及死亡的发生率,此类骨折一旦诊断即需住院治疗。

与青壮年人相较,老年骨盆骨折多为压缩性骨折。其中,较轻的致伤力常引发耻骨或骶骨骨折。报道显示,老年患者由骨盆骨折的急性/延迟并发症引发死亡的概率高达 30%,年龄超过 55 岁的患者因并发症而导致的死亡人数甚至是年轻人的 4 倍,提示老年患者的骨盆骨折、大出血和死亡率的增高密切相关,建议除非有明确的证据,否则每个患有骨盆骨折的老年人都应被当作血流

动力学不稳定的患者而行积极的检查和密切的观察。

髋部和骨盆骨折之外,其他常见的骨折发生部位还包括桡骨远端和尺骨、肱骨近端以及锁骨。由于这些肢体损伤也与老年患者骨折并发症发生率、死亡率增加有关,临床医生在接诊时应予特别注意以避免漏诊。

6. **皮肤创伤** 伤口延迟愈合、慢性溃疡在老年人群中多发,这种现象除与其伴随的慢性疾病有关之外,还与老年人皮肤解剖学结构与生理功能的改变联系紧密,具体表现为:①表皮内角质细胞的数量逐渐减小,体积不均匀性增加,细胞增殖活力降低,细胞间桥粒逐渐消失;②皮肤表皮乳头逐渐变平且与真皮的连接松弛,屏障、水合能力降低;③真皮内成纤维细胞、肥大细胞、朗格汉斯细胞与黑素细胞的数量逐渐下降,导致细胞外基质及细胞因子分泌量减少、损伤后皮肤炎症反应减弱;④毛细血管和神经发生退行性改变,皮肤附属器萎缩,弹力纤维和胶原纤维数量减少、排列紊乱,导致真皮厚度变薄、感觉减退、对各种刺激的反应能力降低、损伤修复能力受损。

四、老年性创伤修复特点

1. **头部创伤修复** 对于仅有头部软组织损伤,或软组织损伤伴有单纯性颅骨骨折的老年患者,其处理方案与成年人类似。应注意的是,老年患者在损伤后皮下血肿、出血和感染的发生率偏高,容易出现损伤组织延迟修复或不愈合的情况。

对于存在脑组织损伤的老年患者,除了按规范进行血肿清除、控制颅压、防止并发症之外,可选用的修复策略有:①中和外源性的抑制分子如 NOGO、髓鞘相关糖蛋白(myelin-associated glycoprotein, MAG)、软骨素酶 ABC(chondroitinase ABC),免疫调节等改善轴突生长的外部环境;②通过基因相关的技术调控对神经元存活、轴突生长有促进作用的信号通路来增强中枢神经生长能力;③移植神经细胞,改善中枢神经再生的微环境,满足受损神经元修复再生长的环境条件。但截至目前,能在临床上实际应用的修复方法并不多。且由于神经元无再生修复能力、神经营养因子生成不足、损伤局部纤维化影响轴突生长、轴突

与靶细胞连接重建难度大等问题,其修复效果往往不尽如人意。

2. **颈椎损伤** 对于骨质损伤,常采用的手术方案为:

(1)枕颈融合固定技术:适用于创伤性寰枕部不稳、Ⅲ型 Anderson-Montesano 枕骨髁骨折,该手术可重建枕颈部的正常曲度,防止头枕部下沉和颅底凹陷。

(2)寰枢椎融合固定技术:寰枢椎脱位是引起高位颈髓损伤的原因之一,易造成四肢瘫痪并危及生命。寰枢椎融合固定技术可以纠正脱位、解除脊髓压迫、稳定 C_1、C_2。

(3)齿状突骨折内固定技术:Ⅰ、Ⅲ型齿状突骨折一般能通过非手术方法达到治愈。而对于Ⅱ型齿状突骨折,特别是对老年性齿状突骨折患者,手术治疗的必要性仍存争议。

以减压为目标的外科手术对脊髓损伤有止损作用。而对于脊髓损伤的修复,常用药物有甲泼尼龙及神经节苷脂,目前,甲泼尼龙对脊髓损伤的修复作用仍存较多争议——Coleman 等人重新分析了美国国家急性脊髓损伤研究所(National Acute Spinal Cord Injury Study,NASCIS)的研究资料,发现甲泼尼龙对脊髓损伤修复的作用微乎其微。Hugenholtz 也提出,甲泼尼龙并不是急性脊髓损伤的标准治疗方案。相反,神经节苷脂对脊髓损伤后神经功能恢复的促进作用已被系列临床双盲对照试验证实。

脊髓损伤的生物学修复尚处于基础研究阶段,主要包括:改善神经生长的微环境、引导轴突再生,细胞移植、建立神经连接,基因治疗等。20 世纪 90 年代,研究者围绕神经生长微环境这一方向展开了广泛研究,Grill 等的研究表明,生长因子能够上调相关基因的表达,促进轴突再生;Schnell 等在细胞培养中发现一些抑制性分子会导致轴突再生失败,提出联合使用具促进生长和减少抑制作用的因子可以改善神经生长的微环境,为脊髓损伤修复治疗提供了一种新的思路。2000 年后,组织、细胞移植和基因治疗在脊髓损伤修复中的基础研究进展较快,具体有:①分化完全的组织(如周围神经)移植——Cheng 等人将肋间神经移植于大鼠脊髓横断模型中,结果显示移植的肋间神经能有效促进皮质脊髓束的再

生,是周围神经移植治疗脊髓损伤的标志性研究之一。此后,Levi 等将自体肋间神经和带有酸性成纤维细胞生长因子的纤维蛋白胶植入猕猴半横断模型中,发现损伤脊髓有大量髓鞘化的轴突长入移植物中,再次证明周围神经移植有助于脊髓损伤后神经功能的恢复。②细胞(施万细胞、干细胞、嗅鞘细胞)移植——施万细胞能够分泌神经生长因子,对轴突生长、髓鞘修复和脊髓损伤修复都有很好的促进作用,对脊髓损伤的修复有极大的促进作用等。干细胞可经诱导分化为少突胶质细胞包裹再生轴突形成髓鞘,也可分化为有功能的脊髓神经元直接替代受损神经元,在脊髓损伤修复中应用前景广泛。嗅鞘细胞亦具较好的治疗潜能,移植后可促进损伤脊髓轴突再生和功能恢复。与施万细胞联合后,能有效促进脊髓损伤的修复。③基因治疗是现代医学和分子生物学相结合而诞生的技术。目前,已有大量针对不同目的基因、基因载体及受体细胞进行的基础实验,其研究结果可为脊髓损伤修复提供新的思路和切入点。对脊髓损伤,单一的修复方法效果有限,联合治疗是将来脊髓损伤治疗的基础和临床发展方向。

3. **胸部创伤的修复** 总体而言,大部分(85%)胸部创伤是不需要手术的。目前,常用的非手术治疗方案包括有止痛、呼吸道管理与胸部呼吸物理治疗(以尽量减少呼吸衰竭的发生和避免使用呼吸机辅助呼吸的可能)、气管插管、胸腔闭式引流等。仅约 10%~15% 胸部损伤需要剖胸探查。而穿透性胸部创伤剖胸探查率显著高于非穿透性胸部创伤。有部分损伤如严重的心脏和主动脉伤在伤后数秒钟内致命,而其他很多严重胸部损伤(气胸、血胸、心脏压塞等)常可通过采用合理、简捷的方法进行初期快速处理,达到稳定呼吸循环、挽救患者生命的目的。

4. **腹部创伤的修复** 对血流动力学稳定的腹部损伤患者,医生多倾向于选择保守治疗,但对老年患者来说,他们的情况具有以下特殊性:老年患者对急性失血的代偿能力较差,脾脏损伤时保守治疗容易失败。来自南加州大学的研究人员发现,在老年穿透性腹部创伤的病例中有 50% 的死亡患者在去世前生命体征是正常的。由于常规的生命体征检测并不能准确反映老年患者的实际

病情严重程度,而一旦发生危急情况,老年患者的抢救失败率又非常高,因此在决定保守治疗前对老年患者进行谨慎的病情评估非常重要。

5. **骨组织相关创伤的修复** 老年人的骨折多与骨质疏松伴发,这样的"骨质疏松骨折"主要存在以下问题:①卧床休息会加速骨量的丢失,抑制骨的重建,导致骨折段愈合延迟甚至不愈合;②因骨强度低下而常出现粉碎性骨折,复位效果差,患肢功能受到影响;③骨量丢失过多,内固定抗拔出力效果差,容易松动甚至脱出。

(1)手术治疗方案:老年骨折发生后,可采用的手术修复方案按部位归类有以下几种。

1)脊柱骨折:

①经皮穿刺椎体成形术(percutaneous vertebroplasty,PVP)和经皮椎体后凸成形术(percutaneous kyphoplasty,PKP),临床应用最广泛。其适用范围为:保守治疗后疼痛无缓解者;不稳定的椎体压缩性骨折;合并症较多不能长期卧床;一般情况稳定并能耐受手术者等。通常高龄老年患者一般宜早期手术,减少长期卧床并发症的发生。

②开放性手术:适用于明显神经受压表现、严重后凸畸形需行截骨矫形以维持活动、不适合行微创手术的不稳定椎体骨折患者。术中多采用骨水泥椎弓根螺钉、加长和加粗椎弓根钉或恰当延长手术节段来加强内固定的安全及稳定。

各种手术方案治疗脊柱骨折虽然能缓解患者疼痛、提高患者生活质量,减少骨折后并发症及患者病死率,但相关研究表明手术治疗骨折椎体可导致邻近椎体退变加重,邻近椎体骨质疏松发生率升高,发生再骨折风险增大,因此术后应正规抗骨质疏松治疗。

2)髋部骨折:

①股骨颈骨折:老年患者股骨颈骨折发生后常需尽早手术治疗,手术方式包括包闭合或切开复位内固定术、人工关节置换术等。对于骨折端位置较好的稳定性骨折或合并症多无法耐受手术的患者,可以酌情采取单纯外固定或保守治疗(牵引)。对高龄、全身情况较差、预期寿命不长、不能耐受人工关节置换术者,可考虑行人工股骨头置换,以缩短手术时间,降低手术风险,早期恢复日常生活要求;其他情况多行人工全髋关节置换术。

②股骨转子间骨折:该类型的骨折是老年人致残及致死的重要因素之一,临床上常称之为"临终骨折"。老年患者一旦发生此骨折,一般情况许可,临床医生均建议尽早手术,一般不建议保守治疗。多采用闭合或切开复位内固定。对老年患者,髓内固定对老年患者创伤小、手术打击小、手术时间短,更利于患者早日康复,减少并发症的发生。人工髋关节置换不作为该类骨折的常规治疗方式,仅当作一种后续治疗手段。

3)桡骨远端骨折:患者如有以下情况可考虑手术治疗:不稳定性骨折、骨折端达关节面并关节面粉碎性骨折、手法复位失败并关节功能差者。目的是恢复关节面的平整及骨折端的立线对位关系,使腕关节稳定并促进腕关节功能康复。根据骨折类型及患者可选择的手术方法有:经皮撬拨复位克氏针内固定、外固定支架固定、切开复位钢板内固定、桡骨远端髓内钉固定等。

4)肱骨近端骨折:有明显移位的老年骨质疏松患者,可根据骨折类型采用闭合或切开复位内固定。内固定可选择肱骨近端锁定及解剖型钢板、肱骨近端髓内钉等;对严重肱骨近端粉碎性骨折患者,肱骨头缺血坏死可能性极大地患者,可考虑人工肱骨头置换术。

(2)非手术治疗方案:手术之外,还有其他一些可促进老年骨创伤修复的新技术,其目标主要是降低延迟愈合和不愈合的风险。

1)超声:低强度脉冲是一种安全,非侵入性的治疗方案,可用于骨折愈合治疗。Harrison等人对超声加速骨折愈合的机制进行了探究,发现超声波可使骨折部位产生纳米运动,其频率和幅度与超声波有关。在这种机械刺激下,各种信号通路被激活,环加氧酶和促炎前列腺素分泌水平上调,可促进骨折部位的矿化和稳定性增强。超声对骨创伤修复的作用也已被临床研究证实:Cook等人的研究发现,超声治疗对吸烟及非吸烟者的骨折愈合产生促进作用,其中吸烟者的骨折愈合时间较前缩短了41%,非吸烟者的骨折愈合时间较前缩短了26%。Liu等人对桡骨远端骨折患者使用了超声治疗,发现其愈合时间为32周,较安慰剂治疗组明显缩短(40周)。

2)骨形态生成蛋白:骨形态生成蛋白(bone morphogenetic protein,BMP)与间充质细胞向骨折部位聚集和向成骨细胞方向分化有关,是骨折后骨生成与骨修复的关键调控因子。一项针对开放性胫骨骨折的研究显示,与单独使用髓内钉治疗的受试者相较,髓内钉联合重组人 BMP 实验(recombinant human BMP, rhBMP)组的骨折愈合速度明显加快,不愈合风险降低 44% 且并发症发生率明显减少。

考虑到 BMP 的治疗成本较高,因此建议仅在骨折不愈合高风险患者或严重骨折患者的治疗中使用。

3)特立帕肽:特立帕肽是一种重组人甲状旁腺激素,对骨有合成代谢作用,与成骨细胞活性和骨量增加相关。Huang 等人开展了股骨转子间骨折术后使用特立帕肽的作用的研究,发现治疗组骨折愈合时间缩短,功能愈合评分较对照组明显改善。但在将特立帕肽作为促骨折修复药物广泛推荐应用之前,还须进行大型临床实验明确其治疗效用。

4)维生素 D 和钙:通常认为,维生素 D 和钙可缓解骨质疏松症并降低后续骨折的风险。Tang 等人的结果发现,接受维生素 D 和钙剂治疗的受试者骨密度显著增加,骨折风险降低 12%。然而也有研究显示,虽然治疗组的骨密度(bone mineral density, BMD)略有增加,但其骨折风险并未降低且有较大的罹患肾结石的风险。因此,由中国老年学和老年医学学会骨质疏松分会等编写的《中国老年骨质疏松症诊疗指南(2018)》建议:对于老年骨质疏松症患者或老年低骨量,伴有骨折高风险的人群,建议补充钙剂和 / 或维生素 D 作为基础措施之一,与抗骨质疏松药物联合应用(证据质量分级:2B)。对于老年骨质疏松症患者,不建议只通过补充钙剂和 / 或维生素 D 降低老年骨质疏松症患者骨折风险(证据质量分级:2B)。对于肝肾疾病导致维生素 D 羟化受阻的老年骨质疏松症患者,建议首选活性维生素 D(证据质量分级:2B)。对于需要补充维生素 D 者,不建议单次大剂量补充(证据质量分级:2C)。建议用药期间定期监测血清 25(OH)D 水平,以评估维生素 D 补充效果(证据质量分级:2C)。

5)干细胞:大量研究证明,间充质干细胞及其外泌体对骨折愈合有促进作用,与传统自体骨移植相较,优势明显。但值得注意的是,干细胞及

其外泌体在骨折愈合上的临床应用会受下列问题的限制:①如何高效、高质量的扩增细胞,分离提纯外泌体及储存是其临床应用前需要解决的首要问题;②干细胞及其外泌体与基质材料结合可为其临床应用创造有利条件,但如何保证干细胞及其外泌体在材料中的长期稳定存在、发挥治疗效能是限制其临床应用的另一大难题;③如何保证干细胞、外泌体的生物安全性是其临床应用面临的实质性难题;④如何限制干细胞、外泌体治疗时的潜在致瘤作用是其进入临床前必须要解决的问题。

6)生长因子:骨折后多种生长因子在局部的表达上调对愈合有重要的促进作用。Geiger 等人研究了血管内皮生长因子(vascular endothelial growth factor, VEGF)基因活化基质对家兔骨缺损的修复作用,发现该实验组骨质沉积效果显著。研究者还利用成纤维细胞生长因子、胰岛素样生长因子复合转化生长因子 β 进行了实验,其结果也与前述团队的类似。

尽管各种生长因子已显示出良好的促骨损伤修复作用,但仍应开展临床实验以对其安全性、有效性进行评估。

老年骨创伤中粉碎性骨折者常见,受伤后牢固固定较难实现。尽管手术为主要治疗方式,但对老年患者而言,更倾向于采用非手术治疗的方法,即使手术治疗,也宜选择手术损伤及影响较小的方案。患者入院后应作详细检查和全面的病情评估,尽量减少手术本身和围手术期风险,确保手术安全。围手术期应注意预防跌倒及避免使用影响骨代谢的药物如糖皮质激素、过量的甲状腺激素等。注意定期监测及随访,了解患者的生活方式,明确骨质疏松危险因素是否消除,钙和维生素 D 的摄入是否足够,有无规则的运动和服药;定期评估老年人骨质疏松症及相关骨折的危害及风险;定期测定骨质密度及骨转换生化指标。另外,老年创伤患者体力有限,精神状况不佳,更容易在康复过程中缺乏自信和耐心。所以,耐心的劝导和鼓励,加以善意的督促和检查是取得良好康复效果的必要条件。

6. 皮肤创伤的修复　慢性、难愈性皮肤创面多发于老年人,其病程迁延,治疗困难程度大,费用高,也给患者及其家属带来较重的心理负担,已

成为全球性的公共健康问题。采用综合性治疗手段、积极治疗合并疾病、改善营养、加快创面修复速度、促进皮肤附件再生和抑制皮肤增生性瘢痕形成等是老年严重皮肤创伤后修复过程中亟待解决的一些关键问题。目前慢性创面治疗技术除了传统的保守换药、手术清创外,还有水刀及超声清创、创面负压辅助愈合治疗、渐进式无创型可调节柔性皮肤牵张吻合器、富血小板血浆及细胞移植等,整体治疗效果较前明显改进。

7. 针对"衰弱"的干预 在创伤治疗之外,还需对老年患者整体机能的衰弱进行干预和治疗。中度衰弱的老年人对干预反应良好,而重度衰弱患者的干预效果不佳。根据衰弱的病因和病理、生理变化,结合现有证据,中华医学会老年医学分会在 2017 年发布的《老年患者衰弱评估与干预中国专家共识》中提出以下"衰弱"干预方案。

(1)运动锻炼:运动锻炼是提高老年人生活质量和功能的最有效方法。阻抗运动与有氧耐力运动是预防及治疗衰弱状态的有效措施。值得注意的是,在老年衰弱人群中,即使最衰弱的老年人也可以从任何可耐受的体力活动中获益。衰弱老人运动量的细化、风险评估、运动限制和保护以及主动运动和被动运动的选择可参考中华医学会老年医学分会《高龄稳定性冠心病患者运动康复中国专家共识》提出的运动康复的原则,即使老年人运动具有安全性、科学性、有效性、个体化等特点。其中,安全是基石,科学和有效是核心、个体化是关键。运动应在做好安全风险评估和对保护老人的前提下进行,并根据患者的个人兴趣、训练条件和目的选择运动方式,确定运动强度、频率和运动时间。重度衰弱患者可采取被动运动方案。

(2)营养干预:营养干预能改善营养不良衰弱老人的体重下降、降低病死率,但在非营养不良的衰弱人群中尚缺乏足够证据支持。

1)补充能量或蛋白质:补充蛋白质特别是富含亮氨酸的必需氨基酸混合物可以增加肌容量进而改善衰弱状态。老年人日常所需要蛋白质为 0.89g/(kg·d),略高于年轻人,衰弱患者合并肌少症时需要 1.20g/(kg·d),应激状态时则需要 1.30g/(kg·d)。

2)补充维生素 D 和钙(详见本节:"骨组织相关创伤的修复")。

(3)共病和多重用药管理:老年人常存在的共病(如抑郁、心力衰竭、肾衰竭、认知功能受损、糖尿病、视力及听力问题等)是衰弱的潜在因素,可促进衰弱的发生与发展。衰弱的预防和治疗应包括积极管理老年人现患共病,尤其重视处理可逆转疾病。评估衰弱老人用药合理性并及时纠正不恰当用药(建议临床上根据 Beers、STOPP 及 START 标准评估衰弱老人的用药情况)对改善衰弱具有一定效果。

(4)多学科团队合作的医疗护理模式:老年综合评估(comprehensive geriatric assessment,CGA)是对老年人医学、心理和功能等多项目、多维度进行鉴定的诊断过程,已经成为老年医学实践中不可缺少的工具之一,据此提出维持或改善功能状态的处理方法,最大限度地提高或维持老年人的生活质量。CGA 在国外已得到广泛应用,但是在国内无论是医务工作者还是患者及家属群体中,CGA 的知晓率还不普及,熟练应用更较少。

CGA 评估对衰弱老人非常重要并可使其最大程度获益。以患者为中心的衰弱护理强调在多学科团队合作下对衰弱老人行 CGA 评估和管理。其团队成员应包括老年科医生、护理人员、临床药师、康复治疗师、营养师、专科医师和社会工作者。老年长期照护和老年住院患者的急性照护均应以提高功能为目标,使衰弱老人从中受益。同时医疗护理模式必须个体化,强调尊重老年人意愿、保持老年人自己的价值观。

不同群体衰弱老人的干预模式侧重点不同。①社区老人:可进行基于 CGA 的综合干预,通过减少护理需求及跌倒来降低入住医疗机构的风险及其他负性临床事件发生。②入住护理机构或住院老人:采用针对性康复训练可改善患者的步行能力,减少活动受限。衰弱的住院患者应入住老年专科病房,由老年专科医生对其进行 CGA 及综合干预。与入住普通病房的患者相比,其功能更易恢复,认知及其他功能继续下降的可能性减小,院内病死率降低。③CGA 管理单元和老年人急性期快速恢复病房:包含 CGA 和针对性综合干预措施,如个体化护理、营养支持、康复及出院计划等。该方案可降低衰弱老人再次入住医疗机构的概率,减少住院费用、降低出院及 1 年后功能下降程度。

(5)减少医疗伤害:衰弱老人在接受有创检查和治疗的时候容易出现并发症,这会增加患者的负担并损害其生活质量。因此,对中、重度衰弱老人应该仔细评估患者情况。

(6)药物治疗:目前尚无可靠证据,是未来研究重点,可能涉及抗炎药物、激素类似物、性激素受体调节剂、血管紧张素转化酶抑制剂等。目前使用这些药物时,需根据患者的具体情况权衡利弊,避免过度医疗行为。

8. 损伤治疗之外——过渡期护理 与青壮年相比较,老年患者急性创伤 / 手术后康复所需的时间更长。为保证治疗质量、患者安全,降低出院后不良事件的发生率和再入院率,提高老年患者的长期生存率和生活质量,过渡期护理(transition of care)的概念和模式应运而生——美国老年医学学会对过渡期护理服务的定义是指为确保老年人在不同地点转移或同一地点不同等级护理服务转换期间获得协调、连续的卫生保健服务而采取的一系列措施。转移地点包括医院、亚急性或急性期后护理机构、专科护理机构、长期护理机构、家庭等。美国老年人过渡期护理服务已施行多年,积累了丰富的经验。刘腊梅等人将美国老年人过渡期护理服务进行梳理,总结其有效实施的基础是:①训练有素的卫生保健从业者,能为患有各种复杂的急、慢性病老年人提供护理服务;②过渡期,转出和接收机构及家庭相关人员应做好沟通,充分了解患者的治疗目标,兴趣爱好,当前存在的健康问题,身体和认知功能状况,用药史与过敏史,临床状况的最新信息,并制订全面的护理计划,知道老年人主要护理者及相关专业人员的联系信息;③制订的护理计划应充分考虑老年人及护理者的需求及健康期望;④对原有的药物处方与过渡期后的治疗方案进行协调,并明确告知患者如何管理药物;⑤确保患者完成后续的相关辅助检查;⑥叮嘱老年人及护理者对病情进行监测,告知其出现哪些症状或体征时提示病情加重,应紧急联系哪位负责人及联系电话。这为我国老年人创伤后过渡期护理服务的建设、发展提供了新思路。

五、其他建议

1. 对于老年创伤患者,对治疗效果的合理期望是恢复其基线功能状态。

2. 随着衰老而出现的解剖、生理变化削弱了老年创伤患者对应激的反应能力。加上共病、药物等因素的干扰,建议临床医生即使在"轻微"损伤、生命体征"正常"的情况下也必须保持警惕。

3. 对老年创伤患者病情严重程度的误判有可能导致患者死亡。UpToDate 临床决策系统建议:①无论致伤机制如何,70 岁以上创伤患者的评估应尽可能地在创伤中心进行;②收缩压 <110mmHg 的 65 岁或以上患者心动过速阈值应设为 90 次 /min,且应被直接运送到创伤中心进行评估。

4. 除了标准的创伤病史之外,以下信息的采集对老年创伤救治也非常重要:

(1)在创伤之前,发生了什么事情(如意识改变、呼吸困难、视力改变)?

(2)患者服用什么药物(如抗凝血剂、抗血小板、β 受体阻滞剂、钙通道阻滞剂)?

(3)患者有哪些潜在的疾病(如高血压、心血管或肾脏疾病、糖尿病)?

(4)创伤事件发生前患者运动和认知功能的基线水平为何?

(5)患者是否有书面声明或医疗保健代理?这将有助于确定治疗目标。

六、结语

老年创伤的发病率和死亡率呈上升趋势(创伤是 65 岁以上人群的第七大死亡原因!)。目前对此类患的治疗应采用多学科、多手段的综合诊疗策略,强调准确评估患者局部伤情和全身状态、早期干预并注重沟通及心理支持。对治疗无反应或治疗无效的患者,应考虑实施限制性照护(limitation of care)和姑息性治疗。

(陈 蕾 谢举临 祁少海)

参 考 文 献

[1] 程飚,姜玉峰,付小兵.老年创伤救治与康复不容忽视[J].创伤外科杂志,2017,8(1):561-565.

[2] 陆慧芳,金国英,陈丽丽,等.全程系统干预对康复期精神分裂症患者生活质量及社会功能的影响[J].护理管理杂志,2014,14(7):506-508.

[3]《中国老年骨质疏松症诊疗指南》(2018)工作组,中国老年学和老年医学学会骨质疏松分会,马远征,等.中国老年骨质疏松症诊疗指南(2018)[J].中国骨质疏松杂志,2018,24(12):1541-1567.

[4] 中华医学会骨科学分会骨质疏松学组中华医学会骨质疏松和骨矿盐疾病分会.骨质疏松性骨折患者抗骨质疏松治疗与管理专家共识[J].中华骨质疏松和骨矿盐疾病杂志,2015(3):189-195.

[5] Lochs H, Allison SP, Meier R, et al. Introductory to the ESPEN Guidelines on Enteral Nutrition: Terminology, definitions and general topics[J]. Clin Nutr, 2006, 25 (2): 180-186.

[6] Favaro-Moreira N C, Krausch-Hofmann S, Matthys C, et al. Risk Factors for Malnutrition in Older Adults: A Systematic Review of the Literature Based on Longitudinal Data[J]. Adv Nutr, 2016, 7(3): 507-522.

[7] Brown EN, Purdon PL. The aging brain and anesthesia [J]. CurrOpin Anaesthesiol, 2013, 26(4): 414-419.

[8] Vaz FC, Gill TM. Respiratory impairment and the aging lung: a novel paradigm for assessing pulmonary function [J]. J GerontolABiol Sci Med Sci, 2012, 67(3): 264-275.

[9] Chahal HS, Drake WM. The endocrine system and ageing [J]. J Pathol, 2007, 211(2): 173-180.

[10] Wibbenmeyer LA, Amelon MJ, Morgan LJ, et al. Predicting survival in an elderly burn patient population[J]. Burns, 2001, 27(6): 583-590.

[11] Toscan J, Mairs K, Hinton S, et al. Integrated transitional care: patient, informal caregiver and health care provider perspectives on care transitions for older persons with hip fracture[J]. Int J Integr Care, 2012, 12: e13.

[12] Hugenholtz H. Methylprednisolone for acute spinal cord injury: not a standard of care[J]. CMAJ, 2003, 168 (9): 1145-1146.

[13] Roth BJ, Velmahos GC, Oder DB, et al. Penetrating trauma in patients older than 55 years: a case-control study[J]. Injury, 2001, 32(7): 551-554.

[14] Huang T, Chuang P, Lin S, et al. Teriparatide Improves Fracture Healing and Early Functional Recovery in Treatment of Osteoporotic Intertrochanteric Fractures [J]. Medicine, 2016, 95(19): e3626.

[15] Tang BM, Eslick GD, Nowson C, et al. Use of calcium or calcium in combination with vitamin D supplementation to prevent fractures and bone loss in people aged 50 years and older: a meta-analysis[J]. The Lancet, 2007, 370(9588): 657-666.

第十二章 严重肢体创伤后保肢的策略

第一节 严重肢体创伤的评估

一、严重肢体创伤的基本概念

（一）严重肢体创伤的诊断及分类

由于机械性因素导致人体组织结构完整性破坏或器官功能障碍称之为创伤。创伤可发生于人体任何部位和器官，严重程度也轻重不一，严重的创伤可导致器官永久性功能丧失、肢体重大残疾，甚至患者死亡。

应用损伤严重度评分（injury severity score）进行评估，通常创伤严重评分大于 15 分称之为严重创伤。严重肢体创伤是指由于高能量的机械性因素作用于四肢，同时累及肢体皮肤、肌肉、骨骼和血管神经等重要组织结构，导致肢体功能严重障碍或肢体丧失的一类创伤的总称。通常将同一肢体的皮肤、肌肉、血管、神经和骨骼主要组织中有三种或三种以上的严重肢体损伤定义为肢体损伤综合征（mangled extremity syndrome，MES）。

严重肢体创伤的主要临床表现：①四肢开放性严重骨折或脱位；②伴有广泛性的皮肤软组织损伤、缺失、大出血或挤压综合征；③主干神经高位损伤；④主干血管栓塞或断裂。有以上两项或两项以上临床表现的肢体创伤可诊断为严重肢体创伤。严重肢体创伤在临床上最多见的病例就是伴有广泛软组织损伤的开放性四肢粉碎性骨折。

临床上，最常用的开放性骨折分型系统是由 Gustilo 和 Anderson 提出的，根据皮肤伤口大小、软组织损伤范围和骨折类型将开放性骨折分为三型。尽管它在观察者之间只有低到中等的可靠性（60%的一致性），但它仍然是目前应用最广泛的分类方案。1984 年，Gustilo 等人根据骨质血运和有无主干血管损伤将Ⅲ型损伤又分为三个亚型（表 1-12-1）。

表 1-12-1 开放性骨折的 Gustilo 分型

类型	特点
Ⅰ	皮肤伤口≤1cm，非常清洁，肌肉轻度挫伤；伤口多为骨折块由内向外刺伤所致；骨折为简单的横形或短斜形
Ⅱ	皮肤伤口 1~10cm，软组织广泛损伤，有皮肤撕脱，可有轻度的污染；有轻度到中度范围的挤压伤；骨折为简单的横形或短斜形，但有小粉碎性骨折块
Ⅲ	伤口长度 >10cm，广泛性软组织损伤撕脱，累及肌肉、皮肤和神经血管结构；有严重的挤压伤；常有复杂的粉碎性骨折；多为高能量损失所致
ⅢA	广泛性软组织挫裂伤，但骨组织表面有软组织覆盖；多段骨折；枪弹伤
ⅢB	广泛性软组织挫裂伤，伴有骨膜剥离和骨质外露；通常伴有严重的污染
ⅢC	有主干血管损伤需要修复；农业性损伤

实际上，并不是所有暴力都会造成开放性骨折或脱位，在很多闭合性骨折或脱位中，软组织损伤程度比想象的更为广泛，更为严重。在闭合性损伤中，可能出现大面积皮肤挫伤、广泛的肌肉组织毁损、主干血管栓塞或断裂、长段神经损伤、骨筋膜室综合征等。根据损伤的严重程度，Tscheme 等人将伴有软组织损伤的闭合性骨折分为四类（表 1-12-2）。尽管这种分类尚不具备十分的有效

表 1-12-2 Tscheme 分类

类型	特点
0	间接暴力所致，软组织轻微损伤，横形或短斜形简单骨折或脱位
Ⅰ	由于软组织内部压力导致浅表擦伤或挫伤，轻度到中度骨折或脱位
Ⅱ	局部皮肤或肌肉有重度的挫伤，即将出现骨筋膜室综合征，严重骨折
Ⅲ	广泛皮肤挫伤或挤压伤，皮下组织撕脱，深部肌肉组织严重损伤，骨筋膜室综合征，严重或粉碎性骨折，可有肢体主干血管损伤

性,但可提高医生对这类损伤严重程度的认识,为制订治疗措施提供一定的指导作用。

根据皮肤的完整性,严重肢体创伤可分为两类:①开放性创伤,即皮肤软组织损伤,肢体深部组织骨骼、肌肉等损伤外露,污染明显。临床上绝大数严重肢体创伤为开放性损伤;Ⅲ型开放性四肢骨折多为严重肢体创伤,特别是ⅢB型和ⅢC型(文末彩图1-12-1)。②闭合性创伤,皮肤完整

性尚未破坏,深部组织暂未与外界相通,但皮肤软组织有大面积的潜行剥脱,主干血管栓塞或断裂,远端肢体血液循环障碍,常见的此类创伤有膝关节脱位伴腘动脉损伤和肘关节脱位伴肱动脉损伤(文末彩图1-12-2)。根据肢体有无缺血,严重肢体创伤可分为两类:①血液循环障碍伤(文末彩图1-12-3):肢体完全离断没有任何组织相连,或不完全离断伤仅少量组织相连,或肢体大部分组

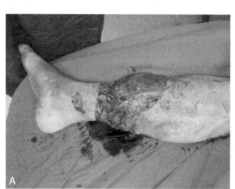
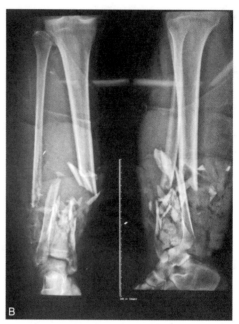

图 1-12-1 开放性严重肢体创伤

A. 小腿软组织损伤情况;B. X线显示粉碎性胫腓骨骨折

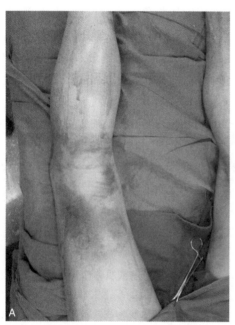
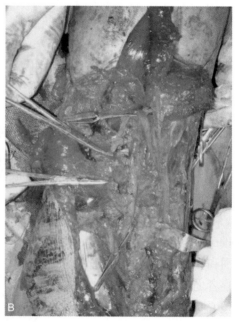

图 1-12-2 闭合性严重肢体创伤

A. 闭合性胫腓骨近端骨折伴广泛皮肤软组织损伤;B. 术中显示腘动脉损伤

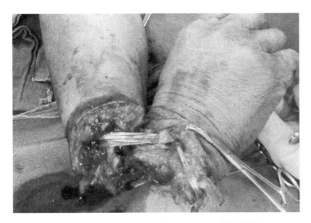

图 1-12-3 血液循环障碍的严重肢体创伤

织相连但主干血管损伤,断端以远肢体完全缺血,必须修复损伤的血管才能重建肢体血运;②非血液循环障碍伤(文末彩图 1-12-4):肢体有 1/3 以上的组织结构连续性存在,损伤肢体的远端血液循环存在,不需要手术重建肢体血运。

(二)严重肢体创伤的病因

严重肢体创伤经常由高能量的损伤所致,比如火器伤、机动车事故伤、高处坠落伤、机械损伤、重大自然灾害等。从传统意义上来讲,严重肢体创伤多为战争中的枪弹伤和自然灾害损伤。随着现代社会工业化程度的不断发展、交通工具不断更新,高能量损伤的模式发生了明显改变,病例越来越多,损伤也越来越严重。自 20 世纪后期以来,创伤中心中约 2/3 的开放性骨折是由摩托车、汽车交通事故中的巨大能量撞击所致(表 1-12-3)。具有缓冲装置的以 20mile/h(1mile/h= 0.44 704m/s)行驶的汽车撞击所产生的能量比高速子弹的能量还要大 50 倍。在现代交通事故伤中,司机、乘客或行人的身体成为一个高质量、高速度的抛射体,承受多种撞击,造成患者四肢严重创伤,并同时伴有身体其他部位的严重损伤。

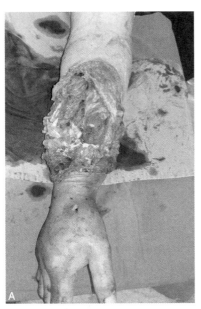
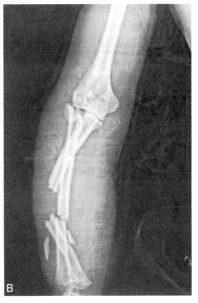

图 1-12-4 非血液循环障碍的严重肢体创伤
A. 右前臂ⅢC 型损伤,肢体血液灌注良好;B. X 线显示尺桡骨严重骨折

表 1-12-3 开放性骨折的原因

创伤的原因	百分比 /%
摩托车事故	28
机动车事故	24
行人被机动车撞伤	12
高处坠落伤	13
机械挤压伤	8
枪弹伤	2
其他损伤	13

二、严重肢体创伤的术前评估

高能量损伤不仅可以造成肢体严重创伤,同时也造成身体其他部位的严重创伤,最常见的有颅脑外损伤和胸部损伤,其次是脊柱损伤、腹部损伤和泌尿系统的损伤。这些严重的多发性损伤常常会导致患者死亡。此外,有慢性基础疾病的一些患者,比如糖尿病、高血压、心脏病、肺气肿等,再加上严重的肢体创伤或多发伤,伤后患者的死

亡率会更高。2002年，美国疾病预防和控制中心的数据显示，非故意伤害是第五大最常见的致死疾病。因此，对于严重肢体创伤的患者，首先要对其全身情况进行评估，排除和治疗其他部位危及生命的损伤和疾病，在生命体征平稳后再来治疗肢体创伤。严重肢体创伤的术前评估包括患者全身情况评估、创伤肢体严重性程度评估和患者社会经济状况评估三个方面，这些方面是医生制订诊疗计划的依据，也是决定保肢还是截肢的依据。

（一）全身情况评估

尽可能地采集患者完整的病史，主要包括患者年龄、损伤原因、时间、部位和损伤的具体过程等。一些重要的既往史，比如手术史、过敏史、家族史和基础疾病史（糖尿病、HIV感染、出血性疾病、心脑血管病等）；吸烟、酗酒、药物使用情况也需要记录。这些都是影响治疗方式的选择和预后的重要因素。

对于严重肢体创伤的患者，术前评估应该首先评估和处理立即可能会危及患者生命的状况；然后再系统而有序地进行全身的体格检查和辅助检查，以避免遗漏其他部位或器官的损伤。

1. 呼吸和循环 对于严重肢体创伤的患者，首先要检查患者的呼吸是否通畅，循环是否稳定，意识是否存在。呼吸的评估包括患者的气道有无损伤，是否有误吸和阻塞；有误吸和阻塞时要及时清除气道残余物；要优先建立可靠的气道，必要时可进行气管插管或气管切开术；密切观察呼吸频率和血氧饱和度，保证充分的通气和氧合作用。循环不稳定表现为休克，严重肢体创伤的患者常伴有休克；休克可导致机体组织灌注不足和缺氧，及时识别和治疗休克对挽救严重创伤患者的生命和肢体是非常重要的；在创伤患者，休克可分为出血性休克和非出血性休克，出血性休克在严重创伤患者较为常见，主要由于急性大量出血或体液补充不足引起的低血容量休克，但心源性或神经源性非出血性休克也不能忽视。

2. 系统性检查评估

（1）头颈部损伤：首先评估患者意识水平，临床上一般采用格拉斯哥昏迷评分（GCS）表来评估有脑外伤患者的意识状况（表1-12-4）。GCS是一个简单的评分系统，分别针对睁眼、最佳的运动反应和振动反应进行评分。一般指南建议

GCS<13分的患者应该被送往创伤中心，≤8的患者会有严重的颅脑损伤，应该进行气管插管来保护气道。检查眼、耳、鼻、口腔和颈部的损伤，注意异物、出血和脑脊液漏；对颈动脉、颈椎和气管进行触诊，确定颈动脉是否搏动，颈椎有无压痛、气管是否居中，注意观察颈部肿胀、皮下气肿和血肿；尽可能完成脑神经的检查；常规辅助检查（X线和CT）可以帮助确定骨折和颅内损伤情况。

表 1-12-4 格拉斯哥昏迷评分表

反应	分数
1. 睁眼反应	
能自行睁眼	4
呼之能睁眼	3
刺痛能睁眼	2
不能睁眼	1
2. 言语反应	
正确回答	5
答非所问	4
胡言乱语，不能对答	3
仅能发音，不能言语	2
不能发音	1
3. 运动反应	
能按吩咐完成动作	6
刺痛能定位，手指向疼痛部位	5
刺痛时肢体能回缩	4
刺痛时肢体能屈曲	3
刺痛时肢体能伸展	2
刺痛时肢体松弛，无动作	1

（2）胸部损伤：观察胸部是否有塌陷等畸形，压痛的部位，双侧肺部和心脏听诊检查呼吸音和心音；X线、CT和B超等常规辅助检查可以帮助评估胸部骨折、胸腰椎骨折、（血）气胸、肺损伤和心包积液等情况。

（3）腹部损伤：询问腹痛情况，观察腹部有无开放性伤口、皮肤挫伤和膨隆，有无压痛、反跳痛、肌紧张和移动性浊音；诊断性腹部穿刺、B超、X线和CT可以评估是否有腹部实质性脏器破裂出血、空腔脏器穿孔或梗阻等急性严重损伤。

（4）骨盆损伤：通过询问病史、体格检查和辅助检查评估骨盆骨折及其稳定性，有无大量盆

腔内出血,直肠和生殖泌尿系统的损伤情况。

(二)肢体情况评估

严重肢体创伤术前肢体损伤状况的评估是决定保肢或截肢的主要依据。在过去40年中,先后多种评分系统用于评估肢体损伤的严重程度,包括严重肢体损伤综合征指数(mangled extremity syndrome index, MESI),预测保肢指数(predictive salvage index, PSI),汉诺威骨折量表(the Hannover fracture scale, HFS),损伤肢体严重程度评分(mangled extremity severity score, MESS),保肢指数(limb salvage index, LSI)和NISSSA分数(nerve, ischemia, soft tissue, skeletal, shock, and age)等,以帮助医生选择截肢或保肢。这些评分系统的核心组成元素不尽相同,但一般都有一个基准分数点,超过这个分数点,保肢风险高,有截肢适应证。一般说来,评分系统使截肢手术的适应证增宽。而且,这些评分系统的重复性不高,仅供临床参考。目前,临床上最常用的肢体创伤评估系统是损伤肢体严重程度评分(MESS)(表1-12-5)。MESS从年龄、休克、损伤的能量和缺血时间来评估肢体损伤的严重程度,评分>7分的患者被认为适合截肢。

表 1-12-5 损伤肢体严重程度评分表

内容	分数
1. 导致骨和软组织损伤的能量	
低能量伤(简单或稳定骨折;普通枪伤)	1
中等能量伤(开放性或复杂性骨折或脱位)	2
高能量伤(近距离猎枪或军事枪伤,挤压伤)	3
非常高能量伤(上述损伤加严重污染,软组织撕裂)	4
2. 肢体缺血(缺血超过6小时评分加倍)	
脉搏搏动减弱或消失,但血流灌注正常	1
无脉搏,感觉异常,毛细血管反应减慢	2
皮温冷,麻痹,麻木无感觉	3
3. 休克	
收缩压 >90mmHg	0
一过性低血压	1
持续性低血压	2
4. 年龄	
<30	0
30~50	1
>50	2

(三)社会经济条件评估

对于严重肢体创伤的患者,除了伤情评估外,还需要对患者的社会经济和社会关系情况有所了解,比如工作情况、家庭情况、治疗费用来源和医疗保险状况等。患者的社会关系和经济条件对治疗的选择和预后也有一定的影响。

第二节 保肢与截肢

一、保肢

(一)保肢的意义

四肢的功能和外观是人类在生活和劳动中长期进化的结果,是人类所特有的,满足人类正常的生活和工作必不可少的。上肢的主要功能首先是要完成日常生活活动,比如进食、洗漱等个人卫生、穿脱衣物、家务活动和基本的交流活动等。其次是要完成特定的工作和运动。上肢的功能主要是通过手来完成,手能灵巧的完成精细动作,同时也是最灵敏的感觉器官。腕关节近端截肢将导致上肢大部分功能丧失。下肢的主要功能是负重和行走,其次是下蹲和坐位,再次是运动功能。健全的四肢还能保持人的身体平衡和正常的外观,继而维系良好的心理状态。

(二)保肢的代价

自古以来,对于严重肢体创伤,不管是为了挽救生命,还是因为医学技术的限制,几乎都选择了截肢。自20世纪初起,由于无菌术、抗生素和血管吻合技术些出现,保肢才逐渐成为可能。随着医疗技术的飞速发展,保肢成功率越来越高,保肢的适应证也更广。时至今日,面对严重肢体创伤的患者,是保肢还是截肢,仍有较大争议,因为保肢的风险高,费用大,时间长。

1. **保肢需要多科室多部门密切合作** 创伤显微骨科医生的工作是早期保肢成败的关键,但成功保肢是系统工程,需要多个相关科室的大力合作。术前患者的转运、创伤评估和急救、严重多发伤的处理,术后病情监护和治疗、病情沟通和后期肢体功能康复治疗等也都至关重要。任何一个环节没做好,都会影响到最终结果。

2. **保肢手术过程复杂,早期容易出现严重的并发症** 严重肢体创伤的保肢治疗,需要一个在治疗四肢严重创伤方面有丰富经验的医疗团队。主治医生需要有大局观,术前能正确评估伤情,特别是全身情况,挽救患者生命是首要任务;其次是对肢体创伤严重程度的评估能力。保肢治疗团队需要熟练掌握血管吻合、血管移植、神经修复、骨折内、外固定、筋膜室减压、植皮、皮瓣移植等骨科和显微外科的各种技术;需要重视术后全身和肢体情况的密切观察,及时发现可能出现的并发症,并有相应的处理方案。保肢手术的早期严重的并发症发生率较高,比如休克、败血症、肺水肿、肺栓塞、呼吸衰竭、急性肝/肾功能衰竭等。对于多发性损伤或全身情况欠佳的患者,勉强保肢可能会危及患者生命。

3. 保肢疗程长,远期疗效不肯定,精神和经济负担重 保肢手术后期面临的问题更多,更复杂。主要包括慢性骨髓炎、骨不连、慢性难愈性创面,其次是关节畸形和僵硬、肢体顽固性疼痛等。所以,保肢常常需要分期、多次手术治疗,疗程一般可持续1~2年。临床上,患者历经多次手术,费用高昂,医生也历尽心血,而最后出现了骨髓炎和骨折不愈合等并发症,或保留肢体严重畸形,功能不佳和严重疼痛,甚至最后还是不得不截肢,这样的病例并非少见。有时为了挽救一个肢体,可能会毁掉一个家庭,给患者带来残疾、赤贫和绝望等其他问题。有多篇临床研究报道,对于严重的肢体创伤,从肢体功能恢复和患者生活质量方面来讲,截肢和保肢治疗的远期治疗结果并无差异。不过,也有作者提出治疗2年以后,保肢的效果比截肢后佩戴假肢差。

二、截肢

(一)截肢的意义

高能量事故导致的严重肢体创伤通常伴有身体其他部位的严重损伤,或者患者基础疾病多而重,或保肢后早期严重的并发症等均可能危及患者的生命。因此,严重肢体创伤治疗的最基本原则是首先挽救患者生命,在生命有保证的前提下才有可能挽救肢体。即使在生命没有危险的情况下,严重肢体创伤是保肢还是截肢仍然存在争论,不能一概而论。

截肢的意义在于:①截肢可以挽救患者生命;②截肢手术简单,并发症少;③截肢治疗时间短,患者返回社会快;④截肢治疗费用低,经济压力小。

(二)截肢对患者的影响

截肢是指通过手术切除失去生存能力、没有生理功能但危害人体生命的部分或全部肢体,以挽救患者生命。截肢使患者工作、生活能力下降甚至丧失,给患者造成严重的心理负担。

1. 截肢后对患者生理的影响 肢体截除后即丧失了其功能,上肢和下肢截肢对患者的影响不同,截肢平面的不同对患者的影响也不一样。

上肢截肢会导致日常生活障碍,无法胜任原有的工作,甚至完全丧失劳动能力。拇指截肢会损害50%的手功能,其他手指截肢则对手功能的影响较小。腕关节及其近端的截肢导致患者完全丧失手的功能,上肢主要功能受损。患者无法完成日常生活动作,主要表现为不能握勺、端碗,进食障碍;不能拧毛巾、拿牙刷和梳子、拿毛巾搓后背、不能完成穿脱衣服,整容、洗澡和上卫生间等个人卫生行为;不能洗衣、拖地和做饭等日常家务活动障碍;无法握笔、拿电话等日常交流也受影响。肘关节截肢则导致上肢的提物功能也丧失,再近端的截肢则影响身体平衡,导致身体姿势和重心的异常。

相对于上肢来说,下肢截肢对患者日常生活和工作的影响较小。下肢截肢对患者生活最大的影响是负重和行走障碍,对日常生活动作影响不大,大部分人可以返回原有工作或改换工作;但对患者的业余爱好,比如体育活动、旅游等有严重的影响。

2. 截肢后对患者心理的影响 截肢后所存在的不同程度的躯体缺陷,不仅导致肢体功能丧失,而且还对患者心理产生严重的负面影响,患者容易出现恐惧、焦虑、抑郁等负面情绪。有研究显示上肢截肢对大部分患者都产生心理不良应激,有2.6%的患者出现创伤后精神紧张性精神障碍,34.5%的患者出现抑郁症,20.8%的患者同时有创伤后精神紧张性精神障碍和抑郁症。截肢后整体形象被破坏,患者容易出现自我形象紊乱,从而产生自卑感,自尊下降,社会活动减少,社会交往能力退缩。上下肢截肢患者比较,下肢截肢患者社会交往能力优于上肢截肢患者。上肢截肢患者不愿参加社交活动的主要原因是在社交活动时害怕伸手暴露残肢。而下肢截肢患者则可通过穿着长裤遮盖假肢，以维护自身的形象。女性和少数民族患者最难适应失去肢体所带来一系列的变化，截肢后出现抑郁症和创伤后精神紧张性精神障碍的概率更高。

三、假肢的发展现状

假肢主要是为了恢复患者正常四肢的形态及功能。安装假肢在一定程度上能够补偿其残缺肢体的外形和功能，进而减轻其功能障碍，提高其生活质量及生活独立性。一个良好的假肢必须具备功能好、穿用舒适方便、轻便耐用和外观近似健肢等条件。最初，上肢假肢主要是起装饰性作用，下肢假肢主要是帮助患者负重站立和辅助行走。随着患者要求的不断提高和假肢工艺技术的不断进步，假肢的功能性得到了大幅度提高。在不同的场合，可以使用不同的性能优良的假肢。有专门为社交制作的假肢，皮肤、毛发甚至皮下血管都栩栩如生；也有为运动设计的假肢，佩戴后可以进行跑步、爬山甚至攀岩。不同的假肢价格差别很大，普通装饰性假肢价格较为便宜，但没有任何功能；具有运动功能的机电假肢则价格昂贵。在未来相当长的一段时间里，一般患者只能佩戴得起的假肢还是价格低廉的产品，仅能改善肢体外观或满足其最基本的功能。

一般说来，下肢假肢的功能更优于上肢假肢。还有需要强调一点是，下肢假肢功能好是指保留膝关节的低位截肢，对于超膝关节近端水平的高位截肢来讲，其假肢的效果要大打折扣。此外，佩戴假肢之前要进行训练，包括全身体能的运动训练和穿戴假肢的训练。以同样的速度在平地行走，一般小腿截肢要比正常人多消耗 10%~40% 的能量，大腿截肢者更要多消耗 65%~100% 的能量。这样大的能量消耗，就要求下肢截肢者有比较强壮的身体。患者要想熟练地使用假肢，首先要熟悉假肢和假肢控制系统，再经过长期的训练才能够自如控制假肢。

（一）上肢假肢

1. 装饰性假肢　这种假肢没有从事工作和生活自理的功能，主要作用是弥补肢体外观和维持肢体的平衡，主要用于上臂高位截肢和肩关节离断、肩胛带离断者。

2. 功能性假肢　目前，普通截肢患者使用的假肢多为功能性假肢，可在一定程度上恢复患者的工作能力和生活自理能力。

（1）工具手：专为上肢截肢患者设计制作的，即在残肢上安装臂筒，臂筒的末端有工具衔接器。通过衔接器，可以根据需要随时更换各种工具，比如锤子、螺丝刀、锉刀、多用途钩子等劳动工具，牙刷、匙子等生活用具；但是工具手没有人的正常肢体外形，使用范围也很受限制。

（2）牵引式机械假肢：这种假肢是靠使用者自身残肢和健肢的协调动作，带动牵引索，操纵并控制假肢关节的活动，实现抓握和提取物件等动作。

（3）电动假肢：外动力式假肢，它靠小型机电驱动系统来完成假手各关节预定的动作，使伤残者基本上能满足生活自理，以致参加适当的工作。

（4）声控假肢：一种由语言作为控制信号的外动力型假肢。由于人类语言信号多，所以它产生的动作也多，比较容易满足患者生活自理的要求。但是由于要发出声音控制假肢，容易受到环境因素和他人语言的干扰。

（5）肌电假肢（图 1-12-5）：一种由大脑神经直接支配的外动力型假肢，由大脑神经支配肢体肌肉收缩产生运动时发出肌电信号，传达到皮肤表面，控制系统接受信号后驱动微型电动机产生动作。一般可以完成手指伸屈、手腕伸屈、手腕内外旋转三组动作。它具有直感性强，仿生效果好，是现代假肢的发展方向。

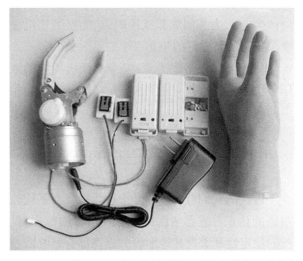

图 1-12-5　前臂双通道肌电控制假手（国内某公司产品）

（二）下肢假肢

人体下肢的主要功能是站立和行走,其次是跑和跳。目前,市场上多数下肢假肢都能代偿下肢的主要功能。下肢假肢按结构分为两类:

1. **壳式假肢** 也称为外骨骼式假肢,用壳体来负重。传统的壳式假肢的制作材料主要有木头、铝合金、皮革等,外壳可制成人体肢体的外形。由于现代制作工艺的进步和新型材料学的发展,出现了一些具有特殊运动功能的假肢,专门为残疾运动员和运动业余爱好者使用,如采用碳纤维制成的刀片型义肢。

2. **骨骼式假肢** 这种假肢的结构与人体下肢结构相同,其承重部分为位于假肢中心轴的支撑管,支撑管多为金属材料,外部由塑料泡沫制成的腿形装饰包裹。目前,普通患者多使用这种假肢。由于骨骼式假肢的大量应用,在功能上已经实现了单元化,在连结部位上具有互换性的部件,患者可以根据自身需要组装假肢。膝关节是下肢中最复杂的关节,对人体步态有着直接的影响。为了模仿人体膝关节的生理性运动,人们对膝关节做了大量的仿生学研究和设计。几种常用膝关节假肢为:

（1）带锁定器膝关节:步行时膝关节闭锁无摆动,坐位时打开锁可屈膝。

（2）承重自锁膝关节:站立中期承重时,膝关节锁定以稳定膝关节,摆动期可自由摆动。

（3）瞬时转动中心可变的多轴关节:可模仿人体膝关节屈伸运动中既有转动又有滑动的过程。

（4）流体控制式膝关节:介质为硅沫和空气,可产生与肌力相似的非线性阻力,能得到比机械摩擦控制装置要好的步态。

（5）电脑控制膝关节:完全由微机控制的液压膝关节系统,是目前步态与人自然行走最为相似的假肢。

第三节 保肢治疗的方法

古代的人们对严重的开放性骨折就有了比较明确的认识。古希腊医师意识到伤口的范围、骨折的稳定性和邻近神经血管的损伤都会影响四肢严重创伤治疗的最终结果。他们强调:要迅速摘除外露的骨片、伤口用无菌敷料(葡萄酒内浸泡过)包扎、肢体无张力情况下复位稳定骨折、每隔一天更换无菌敷料、脓液要充分引流。他们认为这种损伤预后很差,风险性较大,应该回避这种病例。在随后几个世纪,四肢严重创伤通常意味着患者会在一个月内因败血症而死亡。挽救患者生命成为治疗的主要目标,火疗似乎成为一种有效的手段,以期来清洁伤口、破坏失活的组织、预防伤口感染和脓毒血症的发生。

尽管四肢严重创伤早期行截肢手术是一种比较安全的治疗方法,但患者的死亡率仍然很高。十七世纪中期,所有截肢手术患者的死亡率是30%,大型截肢手术的死亡率为52%,而大腿截肢手术的死亡率为60%。

其实,现代清创术的概念在18世纪就出现了,直到第一次世界大战时,此方法才被零星采用,因为当时多数医师对四肢严重战伤都倾向于截肢手术。19世纪,Lister提出的灭菌法是肢体保留治疗方法发展历程上的另一个里程碑。直到19世纪后期,一名德国外科医生将灭菌法和早期清创术相结合应用于开放性骨折,才发现患者的死亡率明显降低。20世纪初,血管吻合技术的出现,使伴有血管损伤的四肢严重创伤的保肢才逐渐成为可能。后来,随着创伤综合救治理念的完善、骨折处理技术的进步(包括骨折固定及骨缺损骨髓炎治疗等)以及游离皮瓣等显微外科技术的发展,成功保肢的病例越来越多,适应证也更广。

严重肢体创伤的保肢治疗是一个复杂的过程,需要一个具有丰富经验的显微创伤骨科团队来进行。而且,治疗过程很可能是有计划的分阶段进行,往往需要多期手术和长期的康复治疗。

一、清创

清创是指从伤口中完全彻底地清除所有的外来物质和切除坏死组织,使污染伤口变成清洁伤口。清创虽然不能清除所有细菌,但可以大量减少细菌的数量和细菌赖以生存的失活组织,大大降低感染的发生率。因此,充分清创是成功地挽救严重创伤的肢体,甚至患者生命的关键。

1. **伤口冲洗** 严重创伤的肢体往往有明显的伤口污染,异物存留。麻醉完成后,用气压止血带控制出血,用肥皂水刷洗肢体,清除表面明显的污染物和异物;再用过氧化氢和无菌的生理盐水反复冲洗创面。

2. **充分清创** 常规消毒和铺无菌巾后有顺序地进行清创。清创一般从浅面到深面,从外周到中间。首先清除伤口周围污染和失活的皮肤和皮下组织,伤口浅面的异物和污染物;对于暂时难以判断死活的皮肤组织可以予以留存,24~48小时后皮肤的存活情况可明确判断;注意皮肤的损伤范围,不能忽略皮肤的潜行撕脱和挤压伤,此时往往需要扩大伤口;扩创时,注意切口的方向和长度,不能对皮肤存活造成致命的损伤,同时不能在扩大的切口内暴露深部重要的骨、神经血管和肌腱组织。坏死的肌肉组织是细菌良好的培养基,因此,对于无血运和坏死的肌肉组织要彻底的清除,即使整个肌群或整段肌肉无血运也必须完整地切除。一般根据肌肉的颜色、连续性、收缩性和血供能力来判断肌肉存活能力,但不总是可靠;用有齿镊夹持肌肉组织的断端后观察其收缩能力和肌肉断端动脉出血的情况来判断肌肉存活能力会更可靠。伤口范围内每一块肌肉组织都必须分别仔细检查,而且对有潜在挤压损伤的部分尽管没有伤口也要检查,肌肉的挤压伤比想象中的要严重得多。污染的肌腱组织应仔细清洁,尽可能保留肌腱组织。仔细辨认和游离肢体主要的神经和大血管,清除周围的污染物、异物和坏死组织,判断其连续性和完整性;如果神经断裂,血管断裂或栓塞,则需清除断端损伤或坏死的神经纤维和血管壁,使两断端的神经束和血管内膜正常,以便修复。骨髓腔内所有的污染物和异物要彻底清除,骨干的完全游离失活的皮质骨块要清除,不要随意剥离骨膜;关节腔有外露,也要仔细检查清除异物和污染物,并进行反复冲洗;对于没有完全游离的骨块,特别是关节内的骨块,清创时要谨慎仔细,尽可能保留其血液供应。

一次清创后,创面已经比较干净了,再用过氧化氢和稀释的活力碘盐水反复冲洗创面。仔细止血,再次清创(如已使用气压止血带,则可在松止血带后再次清创)和冲洗伤口。

二、骨与关节的修复

严重肢体创伤的骨折是极其严重的,常伴骨缺损。骨缺损的治疗在保肢的早期一般是被暂时忽略,待创面闭合稳定后再来考虑。骨缺损的治疗方法主要有自体骨移植、异体骨移植、带血管的游离骨移植、骨膜诱导技术和骨延长技术。

对于严重创伤的肢体,其骨折通常是粉碎性且不稳定的,需要内固定或外固定。早期良好的骨折固定是软组织和骨组织愈合的关键。骨骼的稳定可以防止其对周围组织进一步损伤,减轻疼痛,限制炎症反应的强度和持续时间,减少细菌播散和促进组织灌注,有利于骨折和伤口修复。后期骨折良好的愈合是最后肢体是否能被保留的关键,特别是负重的下肢。

1. **钢丝、螺钉和克氏针** 钢丝、螺钉和克氏针单独提供的力量不足以稳定四肢长骨骨干的骨折,一般多用于手足部短骨的骨折,也可以与外固定支架联用以稳定长骨骨干骨折和关节内骨折。

2. **钢板** 对于严重的肢体创伤,钢板螺钉内固定的应用有一定的限制性。首先,钢板螺钉内固定治疗对骨折的暴露范围较大,可加重组织的损伤;其次,钢板螺钉内固定后需要有良好的软组织来覆盖骨折和钢板内植物。因此,对伴有严重污染的骨折、ⅢB型和ⅢC型开放性骨折、无良好软组织覆盖的骨折,一般不推荐应用钢板螺钉内固定治疗。对于污染轻和有可靠的软组织覆盖的骨折,比如上肢ⅢA型开放性骨折,下肢邻近关节或关节内的ⅢA型开放性骨折,部分Ⅲ型闭合性骨折,整齐的肢体离断伤等,钢板螺钉内固定治疗骨折也是比较适合的方法。

钢板螺钉内固定也可以在二期手术时应用。严重创伤的肢体经过急诊手术处理,骨折用外固定支架临时固定,软组织经彻底清创和修复,创面炎症反应轻,骨折处有良好的软组织覆盖,可将外固定支架拆除,采用钢板螺钉内固定骨折,并覆盖创面(文末彩图1-12-6)。

3. **髓内钉** 对于下肢严重创伤,比如ⅢA型开放性下肢股骨干和胫骨干骨折,髓内钉内固定是一种比较安全和稳定的内固定方式。对于ⅢB型开放性股骨干和胫骨干骨折,建议先行短暂的外固定支架治疗,待肢体组织损伤稳定后可行髓内钉固定治疗。

4. **外固定器** 外固定器治疗可在离伤口一

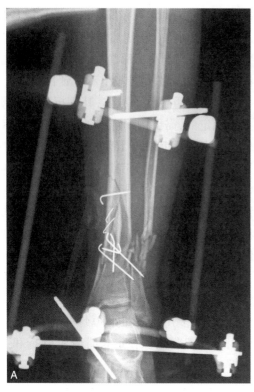
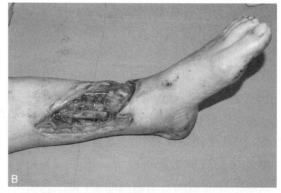
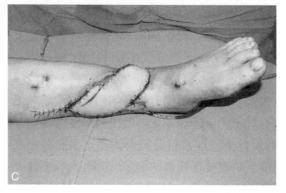

图 1-12-6 小腿开放性骨折的固定

A. 小腿开放性ⅢC型骨折,外固定器固定;B. 清创,去除外固定器改为钢板螺钉内固定;C. 游离背阔肌皮瓣覆盖创面

段距离处固定骨折,而不会将外植物置于伤口内,降低了内植物引起的感染。应用外固定器时不会加重伤口内软组织和骨组织损伤;与其他骨折的固定方法相比,外固定器更具有多样性和可塑性,可轻易通过改变它们的构型和坚强度来适应许多不同的和新出现的情况。外固定器拆除简单,可与其他固定方式相结合。

Ⅲ型开放性骨折和脱位,特别是ⅢB型和ⅢC型开放性骨折,有严重软组织损伤的许多闭合性骨折或脱位是使用外固定器治疗的指征(文末彩

图 1-12-7)。环形外固定器提高了骨折的稳定性,更适用于开放性关节周围骨折。

在所有应用外固定器治疗的患者中,30%的患者可出现固定针周围渗液,但这种针道的感染一般只需要进行局部治疗,很少需要其他进一步治疗。外固定器治疗骨折的稳定性稍差,容易出现骨折畸形愈合和不愈合,而且术后护理不方便。如果可能,外固定器很多情况下在早期用来短暂固定骨折,后期可能被钢板螺钉或髓内钉取代。

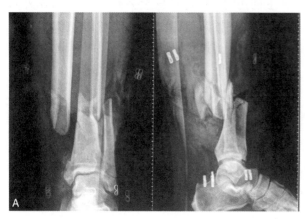
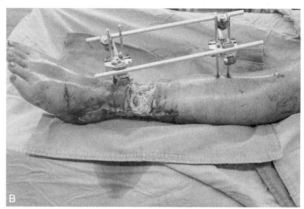

图 1-12-7 小腿开放性ⅢC型骨折外固定器固定

A. 小腿开放性ⅢC型骨折;B. 外固定器固定骨折

三、血管的修复

严重的肢体创伤常伴有大血管的损伤，特别是膝关节周围的严重骨折脱位和肢体离断伤，远端肢体出现血液循环障碍。首先要判断是血管痉挛或受压，还是血管的栓塞和断裂。对于前者，先解除受压和痉挛的因素，再观察血管通畅性和肢体血液循环情况。若短时间能恢复血管搏动和肢体血运，则不需要手术治疗，术后密切观察血管通畅性和肢体血液循环情况。若不能恢复血管搏动和肢体血运，多为血管内膜的损伤，有血栓形成，需要手术治疗。血管栓塞和断裂需要及时的手术修复。而且，血管损伤修复的黄金时间是肢体缺血损伤6小时之内。一般说来，对于严重创伤伴有血管损伤的肢体，首先恢复骨折的稳定性，再修复血管，以避免骨折对血管的二次损伤，但有时肢体缺血时间较长，则需先修复血管或暂时恢复肢体血液供应，再来处理骨折。动脉损伤后需要修复是无可置疑的，其伴行静脉是否需要修复还有一定争议。腕关节和踝关节以近的肢体肌肉丰富，静脉回流主要靠深静脉系统。而且，严重创伤的肢体软组织损伤广泛，浅静脉系统往往也损伤严重。再者，有文献报道腹股沟平面的深静脉栓塞或结扎会影响股动脉对肢体的血流

灌注，影响小腿的存活。因此，现代创伤学主张尽量修复肱动脉、股动脉和腘动脉，甚至胫前动脉伴行的深静脉。伴有大血管损伤的肢体在修复血管后要注意肢体组织的缺血再灌注损伤，其表现之一是骨筋膜室综合征；一般情况下，大血管损伤修复后都要行损伤远端肢体骨筋膜室切开术。

充分暴露血管断端，清除损伤的血管壁直至正常血管组织。缝合前，近端动脉要有正常喷血压力，远端静脉有正常的回流，用适当粗细的聚丙烯缝线间断缝合血管两断端，要形成外翻缝合，降低血管再栓塞可能。血管应该在无张力下吻合，否则会容易形成血栓。如果血管不能在无张力下缝合，则需要行血管移植（文末彩图1-12-8），首先是自体静脉移植，在正常肢体上选择合适管径和长度的浅静脉。静脉移植修复动脉时，需将静脉倒置，将静脉的远端与动脉的近端吻合，静脉的近端与动脉的远端吻合；修复静脉时则不需要倒置。当无自体静脉可用时，可行人造血管移植，但术后栓塞率高，且需要较长时间服用抗凝药物。

四、肌肉与肌腱的修复

肌肉和肌腱组织经过彻底清创后，用适当粗细的可吸收线缝合肌肉的两断端，需要特别注意

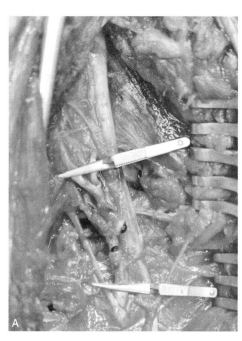
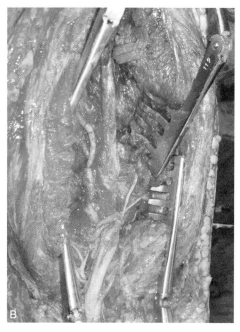

图 1-12-8　右下肢腘动脉损伤后自体静脉移植修复

A. 腘动脉栓塞；B. 自体大隐静脉移植修复腘动脉

的是肌肉组织内的腱性部分一定要缝合,否则可能出现术后肌力传导障碍,关节活动范围减小。对于无条件修复的肌肉,可将其覆盖深部重要的组织。失去肌肉组织的肌腱可予以保留,以便于后期肌肉移植和肌腱转位时所用。对于肌腱的缺损,可行肌腱延长或移植。如果创面有良好的软组织覆盖,可行一期肌腱延长或移植;如果创面污染重或没有软组织覆盖,可二期行肌腱修复。肌腱移植可使用自体肌腱,常用的供体肌腱有掌长肌腱、跖肌腱、阔筋膜和趾长伸肌腱等;目前也有异体肌腱供临床医生选择。

五、神经的修复

严重创伤后保留的肢体是否有良好功能的决定因素之一是神经功能及其支配肌肉的功能是否恢复。对于神经损伤,首先要判断损伤的类型,是缺血和挤压伤导致的暂时的神经麻痹,还是神经完全断裂。对于前者,只需将神经置于有良好血运的软组织内,避免卡压,术后观察神经功能恢复情况;对于后者,需要尽可能一期修复断裂的神经,断端无张力缝合是修复神经的首选方法。若有神经缺损,可适当游离神经两断端和屈伸关节来弥补神经缺损;神经缺损较长者可行神经移植、神经转位或与邻近正常神经行端侧吻合。

六、皮肤软组织的覆盖

当首次面对严重创伤的肢体,要对伤口的覆盖时间和方法进行仔细评估。伤口闭合的基本原则是:①经过彻底的清创,伤口内所有组织都要有血运,不能有坏死或可能坏死的组织或异物;②伤口须是清洁创面,无感染和异常分泌物;③闭合伤口须遵循无张力原则,否则可导致深面组织和皮肤感染或坏死;④尽早闭合创面。

(一)闭合伤口的时间

从时间上分,伤口闭合可分为一期闭合和二期闭合。对于严重开放性肢体创伤,能否一期闭合伤口仍有些争论。被大家广泛接受的观点是经过彻底清创后让伤口暂时开放,伤口延迟二期闭合,因为早期一些研究发现早期闭合伤口可导致感染和骨不连的发生率明显上升。随着现代医疗技术和医疗理念的进步,这种观点已经受到了挑战,特别当创面内有重要组织外露时。彻底清

创后无张力闭合伤口可能更有利于肢体组织的修复,早期覆盖创面也是成功挽救严重创伤肢体的关键。Godina 报道伤后 72 小时内游离皮瓣移植的失败率只有 0.75%,而 72 小时之后游离皮瓣覆盖创面的失败率高达 21.5%。Cierny 等人也报道相似的结果,在早期创面覆盖患者中,皮瓣失败率、深部组织感染率和骨不连发生率显著低于晚期创面覆盖的患者。1988 年,Lister 等人提出了急诊游离皮瓣移植覆盖创面,即创伤后 24 小时内覆盖创面,发现皮瓣的成活率与择期手术时相同,术后伤口感染率、手术次数和住院花费都显著降低。因此,对于有重要血管神经外露的创面应即刻闭合;其他创面在伤口清洁并稳定后,伤口内细菌大量繁殖之前,尽早覆盖创面。

(二)闭合伤口的方法

在严重肢体创伤的患者,往往有大面积的皮肤软组织缺损,伤口不能直接闭合,需要游离植皮或皮瓣移植,而且大多数情况下需要采用皮瓣移植来覆盖创面。

游离植皮主要适用于:①创面仅为皮肤缺损,深部重要组织无外露,有血运良好的肌肉组织覆盖;②经过彻底清创,创面新鲜肉芽组织生长良好,无深部骨、血管神经、肌腱等重要组织外露。

皮瓣主要有带蒂皮瓣和游离皮瓣两种,带蒂皮瓣又分为局部带蒂皮瓣和远位带蒂皮瓣。在严重创伤的肢体,由于损伤广泛,局部带蒂皮瓣转移应用极其有限,多需要采用远位带蒂皮瓣和游离皮瓣。上肢最常用的远位带蒂皮瓣是腹部皮瓣,下肢常用的是交腿皮瓣。远位带蒂皮瓣具有操作简单,坏死风险低的优点,其缺点是需要二期手术断蒂、术后护理要求高,影响肢体正常的关节活动。游离皮瓣的供区选择性大,根据创面的大小、深部组织缺损情况和医生的偏好等来选择(文末彩图 1-12-9)。如果有死腔,可以选择肌瓣或肌皮瓣转移。

负压伤口治疗方法(VAC,又称人工皮)目前在临床上应用比较广泛,为治疗不十分严重的伤口提供了另一途径,能为创面提供有效的暂时性覆盖。与湿性或干性敷料相比,VAC 能够增加局部组织灌注,同时加快肿胀的消退,增进肉芽组织生长和减少细菌数量。采用 VAC 治疗后,一些有深部组织外露的创面可变成肉芽组织覆盖良好的

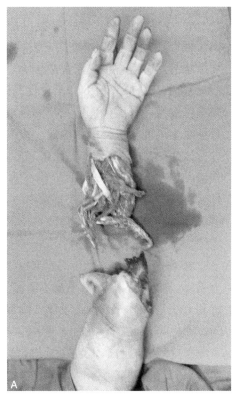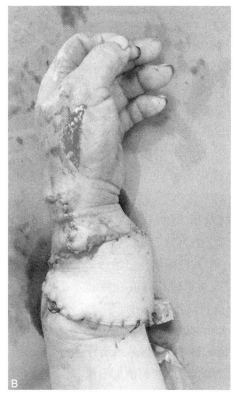

图 1-12-9　前臂完全撕脱离断伤清创后（A）；缩短尺桡骨再植前臂，用胫后动脉
皮瓣急诊覆盖创面并桥接桡动脉和静脉，患手血液供应良好（B）

创面，只需游离植皮即可闭合创面。有文献报道，在高能量导致的严重创伤的肢体，使用 VAC 后，只有一半的患者需要游离组织移植来覆盖创面。

七、手术后的治疗

严重肢体创伤的患者经过急诊的保肢手术治疗后，仍需要积极的术后治疗。手术后及时恰当的治疗是挽救患者生命和肢体的关键步骤，对肢体后期功能恢复也有着重要影响。术后治疗主要包括：

1. **早期全身情况的观察和治疗**　①基础生命体征，体温、呼吸、脉搏、血氧饱和度、尿量和血压是最常规的监测指标，血常规、肝肾功能、电解质、血糖、凝血功能等需要密切监测，预防和治疗危及生命的并发症，比如休克、败血症、肺水肿、肺栓塞、呼吸衰竭、急性肝肾功能衰竭、心脑血管意外等；②身体其他重要部位和器官的损伤，比如颅脑、胸腹部等损伤要请相关科室治疗；③全身性抗生素治疗；④对症支持治疗：输血、改善微循环治疗、抗凝血治疗、镇痛和营养支持等。

2. **早期肢体局部的观察和治疗**　①密切观察肢体和转移的皮瓣的血液灌注情况：可从肢体和皮瓣的颜色、皮温、毛细血管反应时间、远端肢体的脉搏等方面来判断肢体和皮瓣的血运情况，但最可靠的判断血液灌注良好的方法是，在肢体末端或皮瓣上作小切口，有正常速度的鲜红色血液流出；②抬高患肢，患肢需保暖和制动；③注意观察患肢肿胀和疼痛情况，定期更换伤口敷料，及时发现和治疗伤口感染。

3. **肢体的康复治疗**　肢体的康复治疗必须在专业康复医师的指导下有计划地进行。在肢体软组织修复愈合后，即可进行肢体的部分功能康复，只有当骨损伤完全愈合后才能进行整个肢体的康复。

八、并发症及其治疗

（一）早期并发症及治疗

1. **全身性的或其他重要器官的并发症**　休克、败血症、肺水肿、肺栓塞、呼吸衰竭、急性肝肾功能衰竭、心脑血管意外等并发症常常会危及生命，需要积极的专科治疗；如果这些严重的并发症多是保留的肢体导致的或与之有极大的关系，为了挽救患者生命,截肢治疗必须尽早进行。

2. 肢体的并发症

（1）骨筋膜室综合征:严重的挤压伤和肢体缺血后的再灌注损伤导致骨筋膜室综合征,如果高度怀疑有骨筋膜室综合征,则要及时手术治疗。

（2）伤口感染:术后伤口感染分为特异性细菌感染和非特异性细菌感染。最常见的特异性感染是气性坏疽,目前由于伤后常规使用破伤风内毒素预防,破伤风极少见。气性坏疽多发生在肌肉丰富的部位,肢体疼痛和肿胀剧烈、局部按压有捻发音和气体逸出、伤口有恶臭和局部组织大量坏死是气性坏疽的典型症状,其病情发展迅速,伤口分泌物涂片粗大杆菌阳性。治疗主要是及时彻底清创,完全正常部位行开放性截肢才是治疗有效性的关键,全身性抗生素治疗和对症营养治疗,高压氧舱的治疗也被推荐。临床上的伤口感染绝大多数是非特异性细菌的感染,治疗主要是使用敏感的抗生素和感染部位的清创引流。

（3）血管栓塞或破裂出血:血管栓塞和破裂后,肢体和皮瓣血运障碍,需要急诊手术探查和修复。

（二）晚期并发症及治疗

1. **慢性骨髓炎** 慢性骨髓炎是严重肢体创伤后保肢治疗后期最严重的并发症,将对是否继续保肢治疗有着直接决定性的影响。慢性骨髓炎治疗复杂、疗程长、费用高、治愈性高度不确定,将严重打击患者和医生保肢治疗的乐观性。一些患者和医生可能会选择截肢治疗。慢性骨髓炎先要进行彻底的清创,完全清除死骨、炎性肉芽组织和脓液;慢性骨髓炎不复发,即伤口愈合后3~6个月后,在根据病情选择治疗骨缺损的方法,如骨移植、带血管游离骨移植、骨膜诱导技术或骨延长技术等。

2. **骨折不愈合** 骨折不愈合常是由于骨折严重粉碎、骨折内固定不恰当或不牢靠、功能锻炼时机和方法错误所导致。其治疗方法常为清除骨折断端硬化的骨质,骨移植加上重新牢靠的内固定。

3. **神经和肌肉功能丧失** 肢体严重创伤后即使保肢成功,其神经和肌肉功能可能永久丧失。若要恢复肢体的重要功能,可行游离肌肉移植、神经转位和肌腱转位等手术来治疗。

（陈振兵 陈燕花）

参 考 文 献

［1］Gustilo RB, Mendoza RM, Williams DN.Problems in the management of type Ⅲ（severe）open fractures：A new classification of type Ⅲ open fractures［J］. J Trauma, 1984, 24（8）: 742-746.

［2］Tscheme H, Oestern HJ. Die Klassifizierung des Weich-teischadens bei offenen und geschlossenen Frakturen［J］. Unfallheilkunde, 1982, 85: 111-115.

［3］Dellinger E, Miller SD, Wertz MJ, et al. Risk of infection after fractures of the arm or leg［J］. Arch Surg, 1987, 123（11）: 1320-1327.

［4］Teasdale G, Jennett B. Assessment of coma and impaired consciousness［J］. A practical scale, Lancet, 1974, 2: 81-84.

［5］Johasen K, Daines M, Harvey T, et al. Objective criteria accurately predict amputation following lower extremity trauma［J］. J Trauma, 1990, 30（5）: 568-572.

［6］Frisvoll C, Clarke-Jenssen J, Madsen JE, et al. Long-term outcomes after high-energy open tibial fractures: Is a salvaged limb superior to prosthesis in terms of physical function and quality of life? ［J］Eur J Orthop Surg Traumatol, 2019, 29（4）: 899-906.

［7］Bosse MJ, MacKenzie EJ, Kellam JF, et al. An analysis of outcomes of reconstruction or amputation after leg-threatening injuries［J］. N Engl J Med, 2002, 347（24）: 1924-1931.

［8］Armstrong TW, Williamson MLC, Elliott TR, et al. Psychological distress among persons with upper extremity limb loss［J］. Br J Health Psychol, 2019, 24（4）: 746-763.

［9］Godina M. Early microsurgical reconstruction of complex trauma of the extremities［J］. Plastic and Reconstructive Surgery, 1986, 16（3）: 285-292.

［10］Cierny G 3rd, Byrd HS, Jones RE. Primary versus delayed soft tissue coverage for severe open tibial fracture［J］. A comparison of results. Clinical Orthopaedics and Related Research, 1983, 178（1）: 54-63.

［11］Lister G, Scheker L. Emergency free flaps to the upper extremity［J］. J Hand Surgery, 1988, 13（1）: 22-28.

第十三章　慢性难愈创面的发生机制与防治

全球约 1% 的人被持续性创面问题所困扰，约 5% 的医疗费用于创面修复。这些慢性创面，如老烂腿（小腿静脉性溃疡）、压疮、糖尿病足（溃疡）等反复发作，经久不愈，即使愈合又极易复发，且部分有癌变可能，给患者带来极大痛苦，也给家庭、社会造成沉重负担。人口老龄化，不良生活方式和饮食习惯以及交通事故频发等现代社会问题使各类慢性难愈创面发生率逐年上升。世界卫生组织和我国卫生部门的统计结果均表明慢性难愈创面是继肿瘤、心血管疾病、糖尿病和肥胖后又一严重的公共卫生问题。

第一节　慢性难愈创面的概述

一、慢性难愈创面的流行病学特点

发展中国家慢性创面的高发人群为 18~59 岁的劳动者。发达国家的发生率为 1%~2%，主要原因为代谢与老年性疾病，以糖尿病等慢性疾病为主。世界卫生组织研究表明 20 世纪 80 年代中期至 90 年代中期，糖尿病患者由 3 000 万人左右增长到 1.2 亿人。2005 年为 2.4 亿人，年平均增长率约 10%。印度、中国、美国是当今世界糖尿病患者最多的国家。全球每 30 秒即有一例糖尿病患者失去一条腿，85% 的糖尿病截肢继发于足溃疡。发展中国家 40%~70% 的下肢截肢与糖尿病有关。1998 年中国慢性皮肤创面流行病学调查发现创伤和感染是主要原因，约占 67%，患者多为手工工人和农民。由于中国经济迅速发展，生活质量显著提高，社会和经济结构发生了根本性改变，疾病谱也发生了相应变化。2010 年全国 14 个省 17 家三级甲等医院慢性皮肤创面及其病因流行病学调查显示，2007—2008 年慢性皮肤创面的主要病因已由外伤转为糖尿病。2010 年发表于《新

英格兰杂志》的文章指出中国正进入糖尿病性溃疡的高发期。我国 20 岁以上人群中糖尿病患病率 9.7%（9 240 万糖尿病患者），糖尿病前期患病率 15.5%（1 482 万糖尿病前期患者）。糖尿病足患者占糖尿病患者的 14% 且多发生于起病后 10 年内，老年人为危险人群。糖尿病及相关病症已成为困扰世界公共卫生的重要问题，该领域的各类研究和防治策略亟待加强。2018 年再次启动的慢性创面流行病学调查已初步完成，使我们对中国慢性创面流行趋势有了进一步认识。

二、慢性难愈创面的定义

创面愈合是复杂而有序的生物学过程，可分为出凝血，炎症反应，增殖期与再上皮化及塑形期等阶段。细胞和细胞外基质、炎性介质及各种细胞/生长因子等通过相互作用构成复杂的网络调控关系从而参与创面愈合。慢性难愈创面指特殊性损伤（核辐射、大面积深度烧伤等）、抑制创面愈合的疾病（糖尿病、肿瘤等）、特殊感染（结核、麻风、梅毒等）或其他严重病变（截瘫导致的长期卧床、骨外露等）导致的愈合受限或反复破溃引起的溃疡型创面。慢性难愈创面目前尚无明确定义，国际创面愈合学会对其定义为无法通过正常有序而及时的修复达到解剖和功能上完整状态的创面。因此可以理解为干扰创面愈合的因素使创面愈合过程不能以可预见的生物学步骤、按时相规律有序地进行组织学修复，临床特点为难治愈、病程长、患者痛苦等。

三、慢性难愈创面的分类

目前慢性难愈创面根据病因及溃疡性质可分为：

1. 外伤性溃疡　在有明显的外伤发生后产生的溃疡。临床表现因外伤性质而异。一般机械

性损伤后引起的溃疡多因早期处置不当及后期换药方法不佳使创面长期不愈；或皮肤缺损范围大而皮肤移植方法不当造成残余创面或不稳定性瘢痕；或开放性骨折继发慢性骨髓炎。溃疡基底平坦、表浅，形状不一，炎症现象明显。随时间延长，色泽转苍白、暗淡。并发感染时有较多脓性分泌物伴异味。溃疡四周瘢痕形成并有色素沉着。慢性骨髓炎形成的溃疡基底深，常有窦道与骨质相通，溃疡红肿，长期有分泌物，有时可见坏死骨质。周围组织常形成坚韧瘢痕。X线拍片可见游离死骨或异物存留。烧伤后残余创面或不稳定性瘢痕大小不规则，基底苍白。

2. **压力性溃疡（含压疮）** 组织发生血流障碍的末期结果。为骨骼隆突部位软组织长期受压后逐渐产生局部性细胞坏死。压疮是多因素作用的结果。外源性因素为机械应力，包括压迫、剪切力及摩擦力；内源性因素包括营养不良、贫血及感染等。目前公认的有压力、剪切力、摩擦及潮湿，其中最主要的因素是长期压迫。常见于：①偏瘫截瘫患者存在运动、感觉麻痹且不经常翻身；②深度昏迷、大面积烧伤、长时间全麻、石膏绷带包扎过紧等；③慢性消耗、营养不良等长期卧床患者即使有不适亦无力变换体位。压疮还与压力持续时间密切相关。近年来提出的医疗器械相关压力性损伤指医疗器具（胶布、绷带、吸氧管、输液管等）留置于患者皮肤或黏膜上所致的压力性损伤。

3. **放射性溃疡** 经放射线照射后皮肤、神经、血管、肌肉及骨骼发生的不同程度变性坏死。目前，可引起损伤的射线有高速的带电粒子（如α/β粒子）及不带电粒子（如X/γ射线）等。一次大剂量或多次照射均可引起放射性损伤。损伤程度与射线的种类、剂量密切相关。电离辐射可将能量直接传递给生物大分子（如DNA及蛋白质）导致其结构改变和活性丧失，也可直接作用于水产生自由基引起损伤。β射线及软X射线主要损伤皮肤浅层，硬X射线（焦深大、穿透能力强）及γ射线穿透能力强，最大剂量可达皮肤深层，损伤较重。经50~60Gy以上高剂量特别是钴-60γ照射后，由于剂量建成区在皮下0.5cm，故皮下组织、肌肉和软组织等受累更多。临床多见的慢性难愈性放射性溃疡多因恶性肿瘤切除术后接受放疗所致，常见于头颅、胸骨前、乳腺和锁骨上等部位。溃疡大小不一、深浅不等，基底凹凸不平，肉芽组织生长不良且污秽，常有纤维素样物覆盖，多伴细菌感染，边缘不整、呈潜行性，周围有硬似"皮革状"的瘢痕组织，外周皮肤变薄、色素沉着。放射线照射使细胞的酶和染色体功能发生障碍，局部血管内膜发生炎性变化，管壁增厚、管腔狭窄甚至闭塞，导致血供障碍，愈合力极差。皮肤放射性损伤主要损伤上皮生发层细胞和皮下血管，尤以基底层表皮干细胞受损最严重，使上皮化延迟。因此表皮基底细胞损害可能在放射性损伤导致的慢性难愈创面中扮演重要角色。

4. **静脉淤血性溃疡** 静脉回流障碍时轻微外伤或感染后极易发生溃疡。因穿支静脉瓣膜由表浅静脉向深部静脉开放，当其受损或发生病变并发静脉曲张或栓塞等时可致静脉回流障碍。淤血性溃疡主要是静脉逆流、静脉阻塞、静脉壁薄弱和腓肠肌泵功能不全所致的持续性静脉高压使毛细血管后血管透壁压增加，皮肤毛细血管损伤，局部血液循环和组织吸收障碍，代谢产物堆积、组织营养不良及下肢水肿等，最终形成溃疡。下肢深静脉栓塞和原发性下肢静脉瓣膜闭锁不全是常见疾病。好发于小腿下1/3处内踝上方，约占65.6%。溃疡常表现为大小不一、形态不规则，色素沉着，皮肤萎缩变薄、变脆，溃疡较浅、基底不平，周围皮肤硬化。

5. **动脉缺血性溃疡** 动脉供血障碍时轻微外伤或感染后发生的溃疡。前期常有间歇性跛行，足背动脉搏动减弱或消失，患肢发冷，皮肤干燥、萎缩、苍白。腿部静脉不充盈，趾甲增厚。遇冷及抬高患肢疼痛加剧，放下时减轻，夜间痛明显。溃疡形成时边缘隆起或潜行并向深部发展，可累及肌腱及关节，基底苍白，下肢一般无水肿。坏疽发生前局部皮肤出现深红或蓝色斑，感觉异常或消失，小腿下端及肢端多发。50岁以上的患者多见并伴股动脉、髂动脉或腹主动脉等供血不全的症状。闭塞性脉管炎溃疡多见于40岁以下有血栓性静脉炎病史及嗜烟酒的患者。

6. **感染性溃疡** 一般溃疡均继发感染且多为特殊性感染，如结核、麻风、梅毒、真菌等。结核性溃疡大小不一，基底灰白、色淡，分泌物较稀，边缘不规则且潜行性是其特征,常在其他部位行结核病变。四周皮肤无明显水肿、压痛及自觉疼痛。患者多为青壮年。活体组织学检查结合全身系统检查不难确诊。麻风患者由于麻风杆菌的嗜神经性使足底感觉障碍、自主神经功能紊乱、汗液分泌和微循环障碍,加之残肢血管受损及感染等可造成经久不愈的溃疡。

梅毒性溃疡是梅毒脓肿破溃而成,为梅毒晚期并发症之一。溃疡呈圆形,边缘整齐如切削状,基底肉芽组织苍白,分泌物为浆液状伴臭味,双下肢多发,血清卡恩试验(Kahn test)阳性。真菌性溃疡一般由球孢子菌、芽生菌感染所致。其特点是溃疡多,有窦道相通伴大量瘢痕组织,分泌物培养或涂片可确诊,亦包括因一般化脓性感染或在其造成的组织缺损和病变基础上发生的溃疡。

7. 神经营养性溃疡 由神经系统疾病引起。主要是支配局部皮肤组织的神经发生病变使皮肤感觉迟钝或丧失从而失去自我保护功能,皮肤一旦破溃极难愈合。溃疡大小不一,形态各异,一般基底较深多呈火山口状,不痛,四周痂皮较厚。因伴有神经系统疾病,较易诊断。

8. 恶性溃疡 有癌性溃疡和溃疡癌变两类,前者如鳞状上皮细胞癌和基底细胞癌,后者指上述各种溃疡长期不愈,因炎症持续刺激继发癌变。其中最具特点的是瘢痕癌。瘢痕组织是人体创伤修复过程的必然产物,早期成纤维细胞增生和毛细血管扩张,外观发红增厚呈旺盛的增生现象;随后瘢痕组织不断收缩继而进入稳定后阶段,此时瘢痕变软变薄,易破溃导致慢性溃疡。瘢痕癌由瘢痕溃疡恶变而成,短则几年,长则几十年,亦称恶性溃疡。1828年,法国医生 Marjolin 首先描述了这种溃疡恶变的特点和过程,故又称 Marjolin 溃疡(马乔林溃疡)。

其实这些分类都是相对的,例如糖尿病并发症产生的溃疡既有微血管病变又有神经病变,甚至诱因可能是外伤。而一些脉管栓塞性溃疡有时还伴有淋巴管阻塞或闭锁。另外,出现一些非经典类型的难愈创面,包括外科手术后伤口感染、植入物外露(钛网、钢板、起搏器、骨水泥等)。故对慢性难愈创面的诊断与治疗必须综合性考虑。

第二节 慢性难愈创面的发生机制

受各种因素的影响,创面愈合的病理生理(出血、炎症、肉芽组织形成和组织塑性)相互联系、彼此重叠,同时又是动态、有序的过程被破坏导致慢性难愈创面的发生。难愈创面发生的机制十分复杂,既有机体本身的变化(如衰老、基础疾病等)为主导的基础,也有外源性的手术后感染、植入物外露等。综合这些情况,可将慢性创面的机制归纳为组织灌注不足和缺血再灌注损伤、感染(细菌负荷)和坏死组织存留、糖尿病、细胞衰老及其他因素等几方面。

一、组织灌注不足和缺血再灌注损伤

组织灌注不足对难愈创面形成的影响包括其引发的缺血、缺氧,代谢产物堆积及缺氧诱发的中性粒细胞功能低下等。缺血再灌注损伤的影响近年来也逐渐得到重视。缺血再灌注损伤发生后,炎症细胞在趋化因子的作用下进入组织并释放促炎因子、氧自由基等造成血管收缩和组织无灌流现象,加重组织损伤。

有证据表明,慢性创面中残存的细胞在创面愈合过程中主要释放消极信号,且对 TGF-α 等良性刺激因子表现低反应性。另外,体外试验表明,年龄越大的细胞对衰老信号优先敏感,如低氧微环境下,年老组创面中的内皮细胞血小板生长因子(PDGF)分泌量仅为年幼组的 25%。缺氧使修复细胞增殖及生长因子的转录水平降低,促进创面修复的中间产物数量(如各种生长因子)显著减少或活性降低,不利于创面愈合的代谢产物增多,最终使得创面修复变得困难。

氧是细胞代谢基础物质,参与线粒体氧化磷酸化 ATP 合成。细胞和生物酶正常活动所需能量主要以 ATP 形式供应,氧对细胞的基础代谢及生命活动意义重大。创伤时由于血管断裂和创面中修复细胞的增殖、胶原合成活动时氧消耗增多,易导致创面局部缺氧,创面愈合缓慢。在体研究显示,不同难愈创面区域中氧张力的变化范围为 5~15mmHg,且可看到创面新生肉芽组织(成纤维细胞增殖表现）氧张力往往超过 15mmHg。成纤维细胞的增加或减少直接影响胶原的合成。临床试验证实，胶原沉积数量与局部组织氧张力成正相关。与正常愈合创面（30~50mmHg）相比，慢性难愈创面氧张力的范围在 5~20mmHg。创伤炎症期会消耗大量的氧。另外，白细胞产生的抗感染作用的氧化剂也会消耗大量的氧。大量氧耗将使氧张力明显下降，最终导致创面愈合延迟和胶原合成下降，创面拉伸强度减弱。这种氧张力下降反过来也会导致机体抗感染能力下降。创面局部缺氧状态继续恶化，最终形成恶性循环。因此为预防创面感染，必须提供组织充足的氧以满足创面细胞呼吸链的需要。

创伤后机体对营养和能量的需求增加，若同时伴有由血管疾病、低血容量或组织水肿引起的组织灌注不足则出现蛋白质、能量和各种微量元素（维生素、微量矿物质、必需氨基酸）的绝对和/或相对缺乏，从而导致创面延迟愈合或经久不愈。其机制主要为激素的合成减少；蛋白质合成减慢和分解加快；蛋白缺乏等导致的免疫功能低下及感染机会增加。营养不良不仅使患者体质下降，还使急性创面更倾向于变为慢性难愈。据统计在制动和丧失脂肪体重的双重作用下，压力性损伤（压疮）的发生率增加 74%。

从生物体自身来讲，其代谢途径相关基因的正常表达与否直接关系到营养物质的摄取、运输、分解和利用。揭示相关基因对营养物质的利用情况需要应用胚胎干细胞介导的基因打靶技术制作基因缺陷型动物（多为小鼠）模型，开展相关代谢基因缺失后创面愈合变化的研究，结合基因表达、身体组分分析、形态及创面愈合情况（愈合面积、愈合率、愈合速度）的观察，从分子机制上阐明相关基因缺失对营养物质利用的影响及其与创面愈合的关系。临床上开发新的营养供应手段和营养物组合产品，更快地促进营养物质的吸收以支持创面的快速、功能性愈合具有更直接的意义。

二、细菌负荷、细菌生物膜和坏死组织存留

细菌负荷、感染和坏死组织存留互为因果。创面渗液和坏死组织不仅充当细菌良好的培养基，构成细菌逃避宿主免疫反应的屏障，增加感染机会，还能释放蛋白酶类和毒素降解生长因子，侵害创周相邻正常组织，形成阻止参与创面修复细胞移动和再上皮化的物理屏障。此外，坏死物质（主要包括纤维蛋白、变性的胶原和弹性蛋白）也可通过形成纤维蛋白网对生长因子产生滞留作用，延缓创面愈合。细菌负荷和感染都能增加炎症毒素和蛋白水解酶，延长炎症反应，增加坏死组织。在难愈创面中，由于炎症介质的持续过度产生和创面大量中性粒细胞的聚集，难愈创面渗出液与急性创面相比其基质金属蛋白酶（matrix metalloproteinase，MMP）水平升高而金属蛋白酶组织抑制物（tissue inhibitor of metalloproteinase，TIMP）含量显著降低。各种炎症介质与 MMP 和 TIMP 的相互作用机制正在研究中。

目前，细菌生物膜（biofilm）被认为是创面难愈或不愈的一个新机制。它由一些细菌附着并包埋于创面，与细胞外基质等形成的一种膜性结构，是细菌在生长过程中为适应生存环境而吸附于惰性或活性材料表面形成的一种与浮游细胞（planktonic cell）相对应的膜性结构。它由细菌及其产物、细胞外基质、坏死组织等共同组成。由于是细胞水平上的一种由多种成分构成的膜性结构，因此要靠荧光素染色等方能确定。它的形成包括三个方面：

（1）浮游细菌黏附到表面形成单细胞层：当急性创面转为慢性时，细菌为了对抗不利的生存环境（如极端的营养缺乏、低 pH、高渗透压、氧化、抗菌剂和抗生素等）会通过多种途径黏附到表面，利用特定黏附蛋白（adhesin）识别宿主表面受体；利用浮游细菌产生的黏性长链胞外多糖帮助起始黏附；利用鞭毛和IV型菌毛的黏性末端与宿主细胞黏附。

（2）细菌通过群落生长或聚集形成微菌落：细菌与宿主细胞黏附后调整基因的表达，在生长繁殖的同时分泌大量的胞外多糖（exopolysaccharides，EPS）粘接单个细菌而形成细菌团即微菌落。

（3）细菌继续分泌 EPS 形成基质并深埋于基质内形成成熟的生物被膜：细菌生物被膜结构稳定，是细菌为了适应环境、维持自身发展所发生的形态变化。

据研究，在急性创面这种生物膜的形成和作用并不明显，仅有 6% 的创面可以检测到，因此细

菌不是延缓创面愈合的主要因素。但当急性创面转为慢性时，这种生物膜则可在 60% 以上的创面检测到，当细菌数量达到一定程度时，细菌生物膜就可能起到决定性作用。此时细菌附着于创面并在创面繁殖形成克隆，之后将自己包埋于由坏死组织、细胞外基质等形成的多层基质中，形成一种类似于膜样结构的保护层，这样细菌就能抵抗各种治疗，如抗生素的杀菌作用。临床上会观察到创面红、肿、热、痛，以及氧分压低等典型表现。一种假说认为铜绿假单胞菌感染后形成的生物膜可产生一种抵抗因子使其能逃逸中性粒细胞的吞噬作用。金黄色葡萄球菌也被证明有类似的作用。在慢性难愈创面中，细菌生物膜中的微生物种类繁多，但主要是金黄葡萄球菌、链球菌、假单胞菌、厌氧菌等。细菌感染常规使用抗生素治疗，但生物膜中的细菌通过多种途径提高对抗生素的抗性，如生物膜中的胞外多糖的屏障作用、生物膜中微环境的改变、表达与浮游细菌不同的基因产物和细菌间的协同作用。近期研究发现抗生素虽然可以杀灭链球菌等一些不容易形成生物膜的细菌，但同时会促进易形成生物膜的细菌生长，如假单胞菌和沙雷菌，这些细菌定植于伤口的深层延缓愈合，因此抗生素的使用不但未帮助伤口愈合，反而是延缓愈合的因素。疾病也可影响细菌生物膜的生态学，糖尿病患者伤口中的链球菌是非糖尿病的 63 倍。

三、代谢性、免疫疾病的影响

糖尿病患者常伴创面血管发生迟滞、神经病变和感染，易形成难愈创面。血管发生迟滞导致创面难愈的观点已被广泛接受，可能的机制有 NO 含量失调，血管内皮生长因子（vascular endothelial growth factor，VEGF）、神经生长因子（nerve growth factor，NGF）以及碱性成纤维细胞生长因子（basic fibroblast growth factor，bFGF）等各种刺激血管生成的生长因子含量下降。巨噬细胞的活性及数量以及它对淋巴管形成的影响对糖尿病创面愈合也有至关重要的作用。神经病变使患者下肢感觉迟钝，从而更易受伤和二次感染。局部皮肤组织糖含量增高、活性代谢中间产物蓄积、活性氧自由基增多等是比较公认的病理改变。代谢紊乱所致的细胞增殖和凋亡参与了糖尿病肾病、神经和视网膜病变以及难愈创面的发生发展。糖尿病皮肤组织中，创伤前细胞增殖和凋亡失衡使创伤愈合过程启动异常并延续至后期。研究糖尿病皮肤微环境的变化与细胞行为改变之间的相关性能为探索糖尿病皮肤"隐性损害"及创面修复延迟的机制和防治提供理论依据。糖尿病溃疡的皮肤具有易感性，因皮肤易受损，损伤后愈合迟缓，愈后创面反复发作，致使创面呈现炎症修复障碍。肉芽形成不良导致组织脆弱和上皮化延迟等病理表现。有学者认为局部皮肤高糖、氧化应激导致局部炎症反应加剧是糖尿病皮肤易感性增加的重要原因。抗氧化治疗可明显缓解皮肤的氧化应激。同时，长期慢性创面感染尤其合并耐药菌感染、局部肉芽老化和包膜纤维化也致创面不易愈合。

此外，糖尿病患者晚期糖基化终末产物（advanced glycation end product，AGE）对难愈创面形成的影响也颇受关注。1912 年，法国科学家 Maillard（美拉德）首次发现 AGE 为还原糖如葡萄糖等的羰基与蛋白质、脂质的游离氨基端通过非酶糖基化作用（美拉德反应）形成的可逆的席夫碱键，经一系列分子重排形成较稳定的酮氨类化合物（amadori products），进一步脱水、凝聚形成不可逆的终末产物，其具有棕色变、自发荧光和广泛交联等特征。目前已证实的 AGE 分子结构类型有吡咯啉、苯妥西定及羧甲基赖氨酸等。正常人体内美拉德反应发生需几周甚至几个月，通常只发生于半衰期长、转换率低的蛋白质上如胶原、晶状体等，故生理状况下机体 AGE 含量很低。机体衰老或处于糖尿病高血糖状态时会促使糖化进程加快，导致机体不断地自发产生 AGE。AGE 通过干扰细胞外基质蛋白的正确连接及介导细胞表面受体的相互作用干扰细胞功能。AGE 受体包括 I 型和 II 型清道夫受体、晚期糖基化终末产物受体（receptor AGE，RAGE）、寡糖基转移酶 -48（oligosaccharyltransferase-48，OST-48，AGE-R1）、80K-H 磷酸蛋白（80K-H phosphoprotein，AGE-R2）和半乳糖结合蛋白 -3（galactin-3）。RAGE 主要表达于内皮细胞、单核细胞、成纤维细胞、平滑肌细胞以及神经组织中，是一类分子量为 35 000Da 的免疫球蛋白超家族的多配体受体。RAGE 与 AGE 作用后激活细胞内重要的信号转导通路，包括 p21ras、MAPK 和核因子 -κB（NF-κB）等。MAPK

的激活促进细胞增殖、浸润和基质金属蛋白的活化，而NF-κB的活化可引起大量促炎细胞因子（IL-6、TNF-α）、生长因子（TGF-β、IGF）和黏附分子（VCAM-1、ICAM-1）等的表达和释放，从而引起慢性细胞活化作用和组织损伤。另外，AGE使大量炎症细胞迁移延迟，导致创面持续的慢性炎症状态。炎性细胞分泌的炎症因子还可以造成MMP超过蛋白酶抑制剂的量，从而阻碍基质的合成和塑形。人慢性难愈创面中MMP浓度较高且存在时间和空间上的调控差异且金属蛋白酶组织抑制物（TIMP）水平下降。降低静脉淤血性溃疡创面中的MMP后创面能够愈合，可见MMP及其抑制剂在慢性难愈创面病理过程中的作用与AGE相关。

四、机体衰老

细胞衰老除机体正常细胞老化外还包括持续暴露于慢性难愈创面渗液中的细胞。文献证实在几种难愈创面，如压疮、静脉曲张性溃疡中的成纤维细胞均表现出衰老的特征。衰老细胞不但对创面愈合刺激反应低下还占据有限的创面空间，而通常情况下这些空间是由对愈合刺激反应良好的正常细胞所占据。衰老细胞对缺血再灌注损伤的反应性更差，这可能是老年患者更易产生慢性难愈创面的原因之一。

五、其他因素

应对方式和社会支持是压力源和心理反应之间重要的中介变量，两者能通过改变心理应激水平调节患者的心理健康状况，进而影响疾病的发生发展和转归。因此，慢性难愈创面患者的心理状态、应对方式及社会支持亟待关注。创面长期不愈可引起患者SCL-90躯体因子明显增高。慢性难愈创面病程长、反复发作，患者对预后及经济负担的担心会导致或加重其抑郁情绪。应激源可引起患者强烈、持久的心理反应，其中焦虑、恐惧最常见。由于难愈创面患者的心理问题较为突出，及时有效的心理护理已成为治疗和康复中的重要环节。

总的来说，组织修复细胞支架改变、修复细胞过度凋亡、生长因子与靶细胞受体间信号转导失偶联以及多种因子间网络调节失控均是慢性难愈创面的发生机制。

第三节 慢性难愈创面的防治

一、治疗原则

除病因治疗外，局部处理，全身用药甚至生物治疗（细胞、基因等），以及手术适时、合理地综合应用，贯穿创面治疗的全过程。

（一）病因治疗

首先以预防为主，如糖尿病患者可引起全身性血管病变，特别是心、脑、肾疾患，糖尿病足也会带来终身痛苦，如果在控制高血糖以及饮食和运动方面进行干预就可减少糖尿病的并发症。其次，治疗首先要确定病因，慢性难愈创面伤口大多位于肢体末端，其机制可能是组织低灌注与感染相互作用的结果。找出影响创面难愈的因素如炎性反应、营养不良、局部血运差等从而有效地治疗创面。

（二）全身治疗

抗生素滥用是导致耐药性的主要原因之一。细菌暴露于抗生素的时间愈长，其获得耐药性的机会就愈大。金黄色葡萄球菌血症患者的病死率达8.0%，有20.8%的患者可发生心内膜炎、转移性感染等并发症。因此，早期应用糖肽类抗生素对降低病死率、减少并发症非常重要。抗生素治疗慢性难愈创面应严格掌握药物指征，无全身感染中毒症状的患者尽量不予使用，如需要应尽量根据药敏结果选择。无细菌培养时需根据临床统计结果选择抗生素。多中心研究报告指出单纯抗感染治疗不能明显促进难愈创面愈合，积极治疗原发病、合理处理创面、配合适当的抗生素才有助于创面愈合。

（三）局部处理

1. 清创原则　清创区域先易后难；先边缘后中心；先血运好的部位后血运差的部位；清除坏死组织先深层（骨、肌腱、肌肉）后浅层（脂肪、皮下组织）且与保护肉芽（皮岛）同步。

判定组织失活的标准是：切之不出血、触之软如泥、夹之不收缩。创面延期手术是指在创面形成后不立即行植皮术或缝合术，而是清创后适当处理，待创面的受床状况改善后再择机手术。

2. 创面床的准备或创面封闭　近年来国外

基于慢性创面的病理性愈合过程提出的"创面床准备"旨在对创面进行全面评估（包括全身性和创面局部评估）的基础上着重去除创面的细菌性、坏死性、细胞性负荷和应用敷料、生长因子、酶类等来创造一个相对适宜的创面微环境从而加速创面愈合或为进一步手术做准备的过程。它是一个全新的体系型概念，考察了一般慢性创面病理性愈合的整体过程，也兼顾了创面愈合各个时期所需条件并强调创面床的外观和达到愈合的状态。最重要的是这个概念的提出区分了慢性创面和急性创面的局部处理，成为一个相对独立而又系统的过程。

（1）外科清创：锐性清创，是临床经常使用的，用手术或剪刀直接切除痂皮及坏死组织的一种方法。其优点是可迅速地去除坏死或感染组织，缩短愈合时间。外科治疗对慢性难愈创面的愈合至关重要。清创是外科治疗的开始。若创面清洁、肉芽新鲜可用皮片移植，若有肌腱与骨骼暴露首选皮瓣转移。血管重建可改善肢体供血。静脉瓣重建与移植、静脉桥接有利于纠正静脉高压。吻合血管的组织移植不仅能修复大面积皮肤软组织缺损还能提供附加的血管径路缓解邻近组织的供血不足，加速创伤愈合。

既往有些学者主张彻底清创后直接闭合创面，认为创面不闭合就难以避免感染。但研究发现一次清创手术后就直接行自体皮肤移植或皮瓣转移可降低皮片成活率。主要原因可能是长期感染的创面中细菌定植力高且多为耐药菌，全身应用抗生素后药物难以到达局部；创面水肿、陈旧肉芽组织血运差阻碍了创面上皮的生长，浪费了自体有限的皮肤且术后残余创面的长期换药会增加患者的痛苦。因此采取多次手术清创结合异种皮暂时覆盖的方法尽可能地清除细菌和血运不良的肉芽组织可为自体皮肤移植后的成活打下良好的基础。

（2）蛆虫治疗（larval therapy，LT）：早在1829年，国外军医就发现寄生蛆虫的伤口不易被感染且愈合较快。第一次世界大战期间，蛆虫被成功用于治疗战创伤。至20世纪30年代中后期，LT得到了较广泛的应用。随后抗生素的出现取代了LT。随着耐药菌株的出现及人们对有效的非手术清创手段的需要，20世纪末LT重新兴起。1988年，LT作为对现代军事及生存医学有益的方法被写入美军军医手册。2004年，美国食品药品监督管理局（Food and Drug Administration，FDA）批准用于临床的市场化医用蛆虫。

LT主要有四方面的作用：

1）清创：蛆虫进食时分泌很多包括羧肽酶A和B、胶原酶和丝氨酸蛋白酶等消化酶，这些酶降解作用强，在消化和清除创面腐败组织上具有重要意义。蛆虫的蠕动亦有助于清理创面，它的下颌可刺入伤口组织，分解细胞膜促进蛋白酶渗透。

2）抗感染：大多数创面有多种细菌感染并且这些细菌对多种抗生素耐药。蛆虫蠕动可刺激创面产生浆液性渗出，其消化坏死组织后的排泄物及自身分泌物也可增加创面的渗出，细菌被渗出液机械冲洗后由吸水性敷料吸附，随之被清除。绿蝇幼虫的一种代谢产物——氨可增加创面的pH使其偏碱性，碱性环境不利于多种细菌繁殖；另外，绿蝇幼虫肠道内奇异变形杆菌的产物，如苯乙酸和苯乙醛也具有抗菌活性。当细菌随坏死组织通过蛆虫消化道时被杀灭。有研究在绿蝇蛆分泌物内分离出一种含有40个氨基酸残基，分子内有3个二硫键的多肽并将其命名为丽蝇防卫素，它存在于蝇蛆多种组织及器官中，是蛆虫主要的抗感染物质。

3）加速愈合：蛆虫可通过蠕动刺激正常组织修复。其分泌的尿囊素及碳酸铵使创面呈中性或弱碱性从而促进肉芽组织长。绿蝇的肠道分泌物及血淋巴液均可促进人成纤维细胞增殖，在表皮生长因子存在时还促进成纤维细胞生长。蛆的肠道分泌物可刺激成纤维细胞移动，诱导细胞变形，重塑细胞间基质。

4）阻止并清除生物被膜：蛆虫分泌物能降低各种细菌生物被膜的形成，降低效率最大可达92%。这是由多种不同分子共同作用的结果，与蛆虫分泌物的抗菌作用无关，且对不同细菌生物被膜的有效性不同。

LT可用于各种常规治疗无效的慢性创面，如下肢静脉淤积性溃疡、压力性溃疡（压疮）、糖尿病溃疡和合并感染的外科创伤、烧伤、肿瘤合并溃疡等。

LT的禁忌证：干燥创面为相对禁忌证；创面与体腔或重要脏器相通；患者对某些蛋白、蛆等过敏;创面邻近大血管;有凝血功能障碍者;必须获得患者或其家属知情同意者;创面感染急性期随时有可能截肢或威胁生命等。

（3）氧和高压氧疗:纠正创面局部氧分压可促进创面愈合。提高创面的氧气供给有两种方式:全身给氧和局部给氧。全身给氧包括经鼻吸入氧气和高压氧治疗。全身给氧能够提高动脉血氧分压,改善创面的氧供,减低创面感染率,促进创面愈合。缺点是费用昂贵并有多器官氧中毒和遗传毒性等风险。局部氧疗不能使氧渗入深部组织但对无完整血供的浅表创面确有好处。局部氧疗可在1个大气压情况下氧合创面组织,提高创面局部的氧分压,促进创面愈合且治疗设备可移动,便于床旁使用,不受血供不良或血管床的影响,无多器官氧中毒风险,但缺乏对其机制的研究。研究显示血管断裂后局部低氧血症是限制创面愈合的关键因素,通过氧气输入纠正低氧血症有利于伤口愈合。近期发现氧在伤口愈合中的作用涉及活性氧(reactive oxygen species,ROS)的生成,几乎所有与伤口相关的细胞均有生成ROS的特异酶,一旦缺乏常延缓创面愈合。局部低氧还降低损伤创面分泌物中各种生长因子的表达,增加感染概率,延缓创面愈合。慢性难愈合创面的组织均呈低氧状态,氧分压通常在 5~15mmHg。成纤维细胞、内皮细胞及上皮细胞增殖减慢甚至停止分裂,无氧代谢加强,极不利于创面的修复。氧气提供可以纠正缺氧,但对慢性难愈创面的效果并不明显,除非使用高压氧治疗(hyperbaric oxygen therapy,HBOT)。

HBOT是指将身体置于至少1.4倍绝对大气压(absolute atmosphere,ATA)的纯氧中,该疗法可提高正常组织与血供较差组织的氧化程度。

其机制为:

1)改善组织缺氧:HBOT治疗时氧气应用剂量超过生理剂量,在动脉血流充足条件下,血浆内能溶解足够氧气来满足组织对氧的需要,无须血红蛋白携带的氧支持。在2~2.5ATA时血浆内氧气增加10倍,有利于其进入缺血组织维持活性与功能。除增加组织内氧气量外,HBOT尚可增加氧利用率。HBOT使氧穿透皮肤能力增强,进一步增加组织内的氧气。动脉氧分压增加导致血管舒张、毛细血管床血流减少、内压降低,使含氧量

高的血液进入组织促进创面愈合,治疗效应可持续 2~4 小时。虽然HBOT的血管舒张效应可减少组织血流不利于创面愈合,但HBOT的高氧化效应完全可以弥补。因此HBOT可提高组织内氧气水平,减轻水肿,间接改善微循环。

2)促进血管生成:HBOT直接促进新生血管生成并具有剂量依赖性。在2.5ATA时其促血管生成效应达峰值。效应的程度取决于创面中心前血管生成因子含量。

3)增加信号转导及生长因子与相关受体:慢性创面生长因子与相关受体减少且包含表型改变的细胞,该类细胞对细胞信号反应迟钝,多为衰老细胞。氧气及其相关反应分子可通过调控细胞迁移、黏附、增殖、凋亡、新生血管形成、胶原合成与白细胞的杀伤能力进而促进创面愈合。该效应可能与一氧化氮(NO)有关。

4)抗炎效应:缺血再灌注损伤涉及白细胞迁移及从毛细血管内移出,该过程由NO调控的黏附因子-1介导。HBOT可上调NO合成酶,增加NO的浓度并减少黏附因子-1表达,从而减弱缺血再灌注损伤。同样HBOT可调控白细胞的迁移来保护内皮。HBOT对缺血再灌注损伤的防护效应使其成为整形外科中皮瓣或皮片移植治疗慢性难愈创面的一种重要辅助手段。因厌氧菌在缺氧组织内存活较好,其代谢产物乳酸盐含量增加使慢性创面常伴发感染,而HBOT可帮助控制感染并增加部分抗生素的运送与活性。HBOT通过抑制中性粒细胞的黏附从而减弱炎症反应。甚至有研究显示HBOT可增加组织内皮干细胞的含量。

因HBOT对设备的要求,目前该技术仅局限于专业的治疗中心。

（4）超声波治疗:临床证实低强度超声波对细菌清除效果明显,组织损伤轻且对伤口愈合有一定的促进作用。这与超声波的空化作用和热效应有关。空化作用可能破坏了细菌的生物膜进而破坏了其保护机制。当超声能量作用于伤口时,通过热效应使伤口组织温度升高,改善血液循环,促进组织修复。低强度超声波还能增强溶酶化活性和蛋白质合成从而促进伤口愈合。超声波是一种机械波且通过生理盐水作用于伤口,故具有无创、无污染的特点,不会破坏机体自身的防御机

制。目前该技术在欧洲及美国已普遍用于治疗慢性溃疡性创口,可代替传统的锐性清创术。

(5)激光疗法:激光照射生物组织但未造成不可逆性损伤,这种生物学剂量水平的激光称为弱激光。1967年,Mester首次提出弱激光疗法(low level laser therapy,LLLT),即利用弱激光照射生物体产生的生物刺激效应调节机体免疫系统、神经系统、血液循环系统和组织代谢系统等使病理状态恢复正常。有人在此基础上提出弱光治疗,又称低频率光治疗(low level light therapy,LLLT)。其也能提高白细胞的吞噬活性、机体免疫力,抑制病毒复制,预防感染及复发。短时间内使病变组织蛋白质固化,改善局部血液循环,促进局部组织的新陈代谢和鳞状上皮细胞生成,加速对渗出物的吸收,减弱肌张力,从而达到消肿、消炎、镇痛、根除糜烂组织、加速伤口愈合的目的,是慢性创面全新物理疗法。动物实验证明660nm和790nm的激光或700nm、530nm和460nm的LED光能明显改善皮肤创面微血管的形成。

弱激光疗法的治疗作用:①弱激光通过直接照射创伤组织、血管内照射和穴位照射等方法调节机体相关系统,促进创伤愈合,预防与治疗感染和缓解疼痛。具体包括:弱激光直接照射浅表创伤不仅促进肌成纤维细胞增殖和胶原纤维合成,还能减轻炎症反应,局部组织毛细血管扩张,通透性增加,促进血液循环,提高创伤处的营养物质和氧供给从而加快成纤维细胞的增殖以及胶原蛋白的合成,促进上皮细胞和毛细血管再生。②弱激光直接照射对人淋巴细胞的影响为可抑制某些不必要的免疫反应,增强白细胞的吞噬作用。可能是弱激光照射创伤产生的生物刺激效应可以改善微循环状态,增强组织营养,增加局部免疫力,激活或诱导T、B淋巴细胞和巨噬细胞产生细胞因子,通过淋巴细胞再循环而活化全身免疫系统,从而调整了机体的防御功能。③弱激光通过直接照射创面或间接照射支配此范围的交感神经节来改善局部血供和营养状态,加快致痛物质(如组胺、5-羟色胺等)代谢和脑内类吗啡样物质释放;同时抑制疼痛引起的末梢神经冲动、传导速度强度和频率,激活上行性传导脊髓后角和下行抑制系统,降低疼痛反应。因此LLLT已被用于治疗疼痛、溃疡和促进慢性创面愈合。对不能耐受手术

患者或手术效果较差的慢性难愈创面是一个不错的选择。

(6)电刺激疗法:19世纪人们已证实损伤组织局部范围内的离子电流强于正常组织,这种离子电流可促进创面表皮再生。其原理是创面愈合过程需多种功能类型细胞参与且多数细胞具有趋电性,它们向损伤处的游走需局部微电场的介导。实验证明在创周施加人工电场能加速创面愈合,增加创面张力和组织毛细血管密度及灌注,提高局部氧分压,刺激成纤维细胞合成蛋白和DNA,刺激组织重构和邻近骨骼肌收缩缓解创面组织应力等。当内源性生物电能量衰弱时,外源性电刺激可成为有力的补充。

1969年Wolcott等设计出治疗性电流发生系统并首次用低强度直流电治疗缺血性溃疡,18个月治疗75例顽固压疮,34例(40%)痊愈,余41例平均愈合率64.7%。1993年Wood等发现脉冲低强度直流电刺激可通过调节钙平衡来促进慢性伤口成纤维细胞和角质形成细胞的生长。Houghton等用150V电压、100Hz电流、通电时程100μs来治疗各种顽固性创面,溃疡面积有很大程度减少。Stefanovska等发现15~25mA、40Hz频率的交流电每天平均2小时与直流电组对压疮有明显疗效,其中交流电治疗组更为显著。1999年Gardner等通过荟萃分析(meta-analysis)发现电刺激平均每周愈合率为22%,其中疗效最好的创面类型是压疮,但何种电刺激方式更优越有待进一步研究。2003年Gruner等经肛门植入刺激电极治疗双侧臀部压疮,刺激期间观察到盆底肌肉和双侧臀肌收缩,四周后完全愈合。Pollack等认为电刺激可增加肌肉体积从而改善压力分布防治压疮。近来发现低频电场能调节细胞因子在慢性难愈创面炎症阶段发挥重要作用。

禁忌证:

1)恶性肿瘤伴发的慢性难愈创面:电刺激可促进肿瘤细胞分裂增殖。

2)伴有骨髓炎的慢性难愈创面:电刺激促进骨组织愈合导致骨髓炎病灶表面提前闭合,不利脓液引流。

3)有电子植入体的患者:电流可干扰电子植入体正常运转,尤其心脏起搏器患者禁用。

4)创面深部存在重要脏器或神经:前胸部

和颈部存在重要器官（如颈动脉窦、副交感神经节、心脏等）较敏感，应慎用以免引起不良反应。

5）表面敷有含金属离子物质的伤口：某些敷料含有金属离子（如聚乙烯吡咯铜、锌等），电流作用下可被吸收入血产生毒性，故使用电刺激前须清洗干净。

电刺激疗法方案多样，针对不同创面的个性化治疗（包括电流类型、电极位置等）尚须进一步探讨，一种普遍适用的高效电刺激治疗系统有待建立。随着科学家们的不断摸索，电刺激疗法有望成为顽固创面的全新治疗手段并被广泛应用。

（7）外源性生长因子/细胞因子：外源性生长因子/细胞因子使慢性难愈创面的治疗从被动转为主动。PDGF-BB 和 bFGF 治疗压力性溃疡可得到良好效果；静脉性溃疡可用表皮生长因子（EGF）与 TGF-β 治疗；rhEGF 凝胶可促进创面肉芽增生。有学者提出 rh-bFGF 联合藻酸盐敷料可减少创面渗液量、促进肉芽组织生长、加速再上皮化，同时可有效减轻疼痛，提高患者生活质量，可作为老年慢性溃疡创面的治疗手段之一。PDGF 也成功地用于治疗糖尿病足溃疡，是唯一获得美国 FDA 批准的生长因子制剂。目前国家药品监督管理局（NMPD）批准使用的生长因子有 bFGF 和 EGF。另外有重组人粒细胞-巨噬细胞集落刺激因子（rhGM-CSF），用于创面治疗，其具有促进修复细胞增殖、分化及吞噬的能力。在促进慢性创伤愈合过程中发挥重要的作用。

另外，有研究发现，富血小板血浆（platelet-rich plasma，PRP）中含高浓度生长因子，具有促进创面愈合、成骨及软组织修复和加速骨愈合，提高骨愈合质量的作用。其机制为浓缩血小板激活后 α 颗粒释放出各种高浓度生长因子[包括 PDGF、FGF、TGF-β1/2、VEGF、白介素-1（IL-1）和 EGF 等]及纤维蛋白原形成的纤维网状支架可支持生长因子诱导新生组织生成。生长因子可促进胶原、纤维组织和基质合成，诱导新生血管生成，刺激多种细胞分裂和增殖。许多学者已将 PRP 用于慢性难愈创面的治疗并取得了较好疗效。由于 PRP 完全来源于自体，无疾病传染及免疫排斥反应，制作简单，组织损伤小，因此具有良好的应用前景。

PRP 对慢性创面的作用机制包括：

1）促进成纤维细胞增殖、血管新生、重建局部血运。

2）调节细胞外基质的合成与降解。

3）抗感染作用。

4）补充创面愈合所需的生长因子。

但 PRP 治疗也存在一些缺点，针对缺点，研究者进行改进：为避免污染制成专门与外界隔绝的器皿，直接离心抽取血液后涂抹或注射在创面；低温离心以防止血小板在体外受刺激后变性，且设备便携，可在治疗时即用即生成，同时解决血小板及其生长因子在体内寿命短的问题。

还有许多问题亟须解决：

1）建立高效稳定的 PRP 制作技术，标准化制备：研究不同方法制作的和不同浓度激活剂的 PRP 分泌的生长因子生物学性能，明确 PRP 不同制备分泌的生长因子及之间的相互作用，寻找 PRP 对不同慢性创面的最佳治疗浓度和干预时间。

2）理论上讲，异体 PRP 中分离生长因子可保证血小板质量，但控制免疫原性等问题亟待解决。

3）研究适应不同临床使用条件的 PRP 产品并规范生产流程和产品安全问题，以及使用频次、方式等。有时也可将之归为细胞治疗范畴。

（8）负压创面治疗技术：创面放置连接特制真空负压泵的引流管并用高分子材料（如聚亚胺酯海绵、含银离子的材料）包裹后透明贴膜封闭，通过负压泵造成创面负压来进行治疗。此方法可迅速控制感染，消除局部水肿，改善创面微环境。与传统换药技术相比较具有引流高效、控制细菌生长、加快创面愈合、操作简便、价格低廉、患者依从性好等特点。研究证明该技术能将局部坏死组织、细菌及渗出液等吸出以减少细菌繁殖的培养基，使局部形成一个相对封闭的环境，阻止了外来细菌的入侵，避免了交叉感染，减少耐药菌株的形成。同时血液循环带来的白细胞可杀死部分细菌，增加创伤床的氧张力，维持湿润环境，不断去除渗出液并减轻疼痛，为创面获得新鲜肉芽床，进行皮片、皮瓣覆盖创造条件。此法还使创面毛细血管管径增大，数量增多，流速加快并刺激毛细血管出芽和内皮细胞增生以及释放 P 物质和降钙素基因相关肽，促进内源性 EGF 表达，加速创面愈合。

（9）敷料的应用：由于伤口情况千差万别，目前暂无能够适用于所有伤口的敷料，故应按伤口类型和所处时期合理选择敷料。其中许多敷料有利于控制感染，比如含银敷料。

理想生物敷料生物相容性好，无毒性及抗原性，可抵御细菌入侵，促进创面愈合。藻酸盐敷料能增强创面表皮细胞的再生能力、加快细胞移动；细菌纤维素类敷料特有的微型纤丝结构使其具有无免疫原性并调节创面氧张力，促进毛细血管形成且具有透水透气性。其机制是表面含有纳米级孔隙与创面紧密黏合，既可使抗生素进入创面，又可作为物理屏障防止外部感染；蜂蜜生物敷料是一种具有良好抗菌性的新型敷料，极低浓度时依然有抑菌作用且可减少自体皮移植和抗生素使用；脱细胞真皮基质（acellular dermal matrix，ADM）是一种可替代真皮组织的新型生物敷料，由彻底去除皮肤中的表皮层及细胞成分仅保留真皮中含胶原网架的细胞外基质而得，具有创面覆盖、组织缺损填充、引导组织再生和支架等作用。ADM 无细胞成分和Ⅰ、Ⅱ型细胞相容性抗原的主要免疫活性，一般不会诱发排斥反应。应用脱细胞异体真皮基质与自体薄皮片复合移植能有效修复不稳定性瘢痕溃疡切除后的创面，术后外观及功能恢复良好，组织结构与正常皮肤相似。异种ADM 还可有效隔绝创面与外界联系，减少水分等的丢失和细菌入侵，促进肉芽组织生长和创面血管化，达到适宜手术的目的。

（10）皮肤替代物的应用：常用的皮肤替代物有三种——体外培养的自体或同种异体表皮片、利用天然生物材料（同种或异种真皮）或人工合成的高分子聚合物通过组织工程学构建的真皮支架，以及两者兼有的混合皮肤替代物。主要作用为覆盖创面和促进愈合。混合皮肤替代物有较大发展前景，其培养活检所取得的自体表皮细胞作为皮肤替代物，以脱细胞真皮为支架治疗下肢慢性溃疡并取得了良好效果。但由于其血管化进程滞后于细胞长入，可致部分长入或播种的细胞缺血而死，故可在替代物基质中应用各种生长因子来促进血管化进程。以往直接掺入生长因子不能使其稳定释放，导致大部分生长因子在病变部位被降解或结合，而借助交联剂可改善这一情况。如对胶原进行肝素化处理并负载 VEGF 可明显促进内皮增殖和血管化。此外还可对皮肤替代物中的细胞进行基因改造以维持生长因子的释放。

随着组织工程技术的发展，人们研制出了多种组织工程皮肤替代物，主要有人工皮片，人工真皮替代物和人工复合全层皮肤。人工皮片（即表皮皮片）薄，脆性和收缩性大，抗感染力和移植后耐膜性差，易起水疱。人工真皮作为临时替代物覆盖创面，待创面封闭后再行自体皮片移植。主要有采用胶原纤维和硫酸软骨素或种植有成纤维细胞的尼龙网孔构成多孔支架的 Integra 系列和采用可降解的聚羟基乙酸聚合物做为真皮支架的 Dermagraft 系列。理想的皮肤替代物即全层复合皮肤应能修复缺失的真皮和表皮层且至少包括表层的表皮细胞和真皮层的成纤维细胞。美国FDA 批准用于临床的 Apligraft 便是分两层模拟表皮和真皮且含有人体活细胞和结构蛋白的皮肤替代物，可明显缩短糖尿病和静脉血运障碍导致的溃疡愈合时间。ActivSkin 可促进糖尿病性溃疡早期修复和降低致残率。

组织工程皮肤可充填创伤基质、表达创面愈合中必需的生长因子和细胞因子且在形态学、化学组成和代谢功能等方面与人类自然皮肤很相似，除表皮层（人角质形成细胞构成）和真皮层（人成纤维细胞构成）外还包含其他皮肤细胞。

（11）基因治疗：基因治疗是目前创伤医学的研究热点，指将正常外源基因导入靶细胞来纠正或补偿基因缺陷，关闭或抑制异常表达的基因。分体内法和体外法，两种方法结合人工或天然生物材料都可促进创面愈合。目前该方法主要以生长因子作为治疗性基因。今后寻求高效转染，良好靶向性，安全无毒的载体以及真正的治疗性基因对基因治疗很重要。

（12）细胞治疗：目前用于创面修复的细胞有角质形成细胞、成纤维细胞、胚胎干细胞、表皮干细胞、骨髓间充质干细胞等。其中骨髓间充质干细胞在体外特定诱导条件下可分化为骨、软骨、脂肪等多种细胞并可分泌细胞因子。侵入创面后分化成表皮细胞、血管内皮细胞、周细胞或汗腺等皮肤附属器并参与免疫调节，促进创面愈合。动物实验发现该方法使再上皮化加速、毛细血管密度增加和真皮再生面积增多。

（13）传统医药：世界范围内有许多传统医

药应用于创面,如动植物、海洋生物等。我国传统中医药把溃疡伤口按形成类型分三型:一型是外力所致开放性损伤,古称"金创""金疮"等。此类伤前无阴阳偏性,伤后气滞血瘀,外邪可乘伤而入。二型是痈、疽向外溃破而成,古称"溃疡"。三型是体内因素和长期外部压力等引起,古称"席疮""疮臁"等,即西医的慢性难愈创面,此类溃口往往多发,面积大且深,气血严重耗损且脏腑功能亏衰,愈合困难。前两型的治疗随西医不断进步已取得了满意效果。现代中医正试图阐明慢性难愈创面发病的中医机制并寻找促愈合的传统药物。生肌类中药对慢性难愈创面有一定疗效,其作用机制主要是促进创面血液循环,调节创面免疫功能;对创面成纤维细胞、生长因子及Ⅰ、Ⅲ型胶原的作用;对纤维粘连蛋白、创面微量元素、细胞生长周期等方面的影响。

其实中医对慢性难愈创面的诊治最接近当今提出治疗理念,即在心理-神经-免疫-内分泌层面调节全身状况到一个较佳水平并正确的处理伤口。

(14)外科手术:游离皮片移植与皮瓣移植成为整形外科技术修复创面的两种最为常用的方法。由于皮片移植简单易行而作为首选修复方法,根据皮片厚度的不同,修复创面后的治疗效果存在一定差异。且往往难愈创面的植皮条件欠佳,感染、血运差的特点可导致植皮难以成活。特别是针对一些感染较重、肿瘤、糖尿病足溃疡、压疮、放射性溃疡切除后的所形成的难愈创面的修复,(肌)皮瓣肌体现出优势。(肌)皮瓣是一种包含局部皮肤、皮下组织,甚至连同部分肌肉或一块完整的肌肉组织的复合组织。血运良好,具有较强的抗感染能力,且移植成活后可改善创面局部血运情况。随着皮瓣技术的发展,特别是显微外科技术的出现与发展,极大的促进整形外科皮瓣技术在慢性创面的应用(参见相关章节)。

(15)其他:伴随近年来人们对慢性创面治疗难度的认识,又相继开发出一些难愈创面治疗技术或辅助治疗手段。如Ilizarov术对肢体牵拉区域的作用可促进大量血管、微血管再生,从而改善血液循环横向骨搬移技术;骨水泥(聚甲基丙烯酸甲酯,PMMA)放入伴骨髓炎感染创面,4~6周形成诱导膜的技术;通过震荡波促进血液循环的冲击波技术;等等。

二、慢性创面的预防

针对预防的研究尚无系统性描述,故以下就几大主要慢性创面进行归纳。

(一)糖尿病溃疡的预防

1. 专科医生或接受过足部护理培训的高级护理人员每年对糖尿病患者做足部检查并对足溃疡或截肢术史进行评估。检查包括神经病变检查(塞姆斯塞温斯坦单丝测验)、足脉搏触诊和足趾间龟裂、老茧及指甲问题。足部畸形(锤状趾、踇外翻、沙尔科关节)评估包括压迫点和骨痂的形成。

2. 对患者及家属进行预防性足部护理教育。

3. 一般危险糖尿病患者可不使用专业治疗用鞋。高危糖尿病患者(包括明显神经病变、足畸形或曾进行截肢术)建议一定使用。定制的足矫形器结合适宜的鞋子能减轻足底压力,降低老茧和足趾变形风险。

4. 控制血糖(糖化血红蛋白<7%)以减少糖尿病足(DFU)发生率和感染及截肢风险。

(二)静脉性溃疡的预防

1. 了解内、外科病史及下肢溃疡史,包括持续时间和疗效等。

2. 下肢静脉溃疡相关临床因素包括PTS、CVS、DVT、静脉炎或静脉曲张、起源于血管疾病的溃疡、过度锻炼或长时间站立或坐立的生活方式/职业、肺栓塞、影响下肢的外科手术或创伤、家族史、多次妊娠、肥胖、年龄>50岁和溃疡持续时间。

3. 影响静脉溃疡治疗的因素包括外周动脉疾病、风湿性关节炎、血管炎、糖尿病、既往皮肤癌史、营养不良、肥胖(BMI≥30kg/m²)和活动能力损害。

4. **营养评估** 无针对下肢静脉溃疡筛查使用的营养评估工具;关注BMI、食物和液体的摄入、毛发和皮肤的改变。

5. **血管评估** 包括溃疡的病因(静脉性、动脉性、混合性)及疾病严重程度,动脉供血不足的患者在实施压力治疗或外科创面修复前需进行血管重建。

6. 临床辅助检查

(1)踝肱指数:<0.8提示动脉疾病;

（2）静脉双功超声：评估静脉血流、阻塞及反流；

（3）光电容积描记（PPG）：测定静脉充盈时间，明确腓肠肌泵功能；

（4）计算机断层静脉造影（CTV）：诊断静脉血栓性或非血栓性阻塞；

（5）脉搏血氧测定：评估动脉疾病的二线工具；

（6）经皮氧分压（$TCPO_2$）：明确动脉病因及溃疡延迟愈合可能；

（7）皮肤灌注压：明确静脉疾病及溃疡延迟愈合可能；

（8）双上肢血压测定：评估心血管疾病。

7. **心理认知状态和生活认知能力**　社会支持网络、总体生存质量、精神健康问题筛查。

8. **溃疡局部评估**

9. **微生物学和组织学**

10. **压力治疗设备的选择**　①弹力（长延展）绷带；②非延展/短延展绷带；③弹力袜/弹力治疗套装（袜）；④Velcro可调节压力装置；⑤气动压力泵。

11. **锻炼和活动可增强腓肠肌泵，渐进性抗阻训练也可提高腓肠肌功能**

12. **坐位时抬高肢体及避免久站有助于控制下肢水肿**

（三）压力性损伤的预防

1. **避免局部长期受压**　鼓励和协助卧床患者勤换体位，一般每2~3小时翻身1次，最长不超过4小时，必要时每小时1次。协助翻身时勿拖、拉、推，以免损伤皮肤。易受压部位如骨骼突出处可垫水垫或软枕等。

2. **定期检查、按摩受压部位**　早晚温水擦浴或按摩1次。若受压部位皮肤发红，翻身后用红花酒精（红花15g于500ml 75%酒精中浸泡1周）按摩10~15分钟或70%酒精、白酒、痱子粉按摩。酒精过敏者用热毛巾敷后涂润滑剂按摩。

3. **患者衣服、铺位保持柔软平整，床单清洁干燥。** 大小便失禁的患者要特别注意保护皮肤，尽量避免刺激局部皮肤，不使用脱瓷的便器以防擦伤。便后及时冲洗并擦干，可涂油或痱子粉等吸潮并减少摩擦，夏天慎用。定时温水擦身或热水局部按摩。

4. **加强营养**　给予高蛋白、高维生素且易消化的食物。不能进食者用鼻饲法或静脉外营养。

三、慢性创面治疗的发展方向

随着研究的深入，未来会出现更多有效的治疗措施。如对转录因子在创面愈合中作用的研究提示靶向药物的可能性。临床较安全且有前景的是基因枪技术和微种植技术。生物敷料的研究主要为通过添加促进愈合和减少瘢痕的物质来改善创面愈合；研究性能如同自体皮的皮肤取代物；研究能促进皮肤愈合的相关蛋白；研究构建一种复合双层敷料来弥补单一敷料的不足，其中外层敷料能防止体液流失、控制水分蒸发和细菌感染，内层敷料促进对创面的黏附和组织生长，是目前生物敷料的发展趋势。最近报道称组织工程重组胎儿皮肤已成功用于治疗烧伤，展示了其美好前景。

医务人员应采取个性化的心理干预指导难愈创面患者采取对疾病更有利的应对方式并根据其心理状态随时调整，全面评估其社会支持网络，加强与患者家属的沟通，鼓励其满足患者的需求。护理人员应加强对患者和家庭的健康宣教、提供有效的信息和情感支持可使患者维持良好的情绪体验。远程医疗对慢性难愈创面的治疗（包括护理）具有十分重要的意义。社区医疗网络是现今条件下与创面疾病患者空间距离最近的医疗资源。社区医疗机构基本具备创面保守处理的条件。把创面修复的医疗服务延伸到社区不仅有利于提供便利的医疗环境，还有较好的可操作性，满足了多数患者的就医需求。以创面修复科为核心、以社区医疗为网络所构建的创面修复医疗服务布局显然与创面疾病的发生规律相适应。

创面疾病诊断主要依据其形态学表现，因此通过远程视频可正确诊断大部分创面。新的远程创面修复系统较以往相比对高速视频类业务有优势，其高通信质量可满足远程创面修复对高清视频的需求并在基层卫生得到应用。TeleWound护理是一个比较新的概念。世界上的老年人数量增加和那些患有慢性疾病就医人数比例的上升，保健成本不断升高，必须推动居家、门诊创面治疗业务的深入，并有机地结合住院治疗。利用智能便携式穿戴、高通量通信技术、云管理等快速发展，提供高质量慢性创面患者的护理治疗工作将对难愈创面患者得到有效管理有重大意义。

慢性创面发生的细胞及分子机制正逐渐清晰且相关研究和临床试验仍在进一步深入。对创伤后心理-神经-内分泌-免疫的整体性调控的深入认识使治疗慢性难愈创面方面有了新的进展与突破,如对每类创面进行更系统的分类分级;局部正确使用激素以提高愈合能力;重视对疼痛的控制以加速愈合等。此外注重对病因的控制,将现代创伤理论与内外科融合、贯通中西医达到"伤病共医""内调外治""培正驱邪"的综合性防治必将对慢性难愈创面的理想化治疗奠定坚实的理论与实践基础。

(程 飚 姜玉峰 付小兵)

参 考 文 献

[1] 付小兵,王德文.创伤修复基础[M].北京:人民军医出版社,1997:14-166.

[2] 付小兵,王德文.现代创伤修复学[M].北京:人民军医出版社,1999:1~16.

[3] 付小兵,程飚.创伤修复和组织再生几个重要领域研究的进展与展望[J].中华创伤杂志,2005,21:40-44.

[4] 付小兵,程飚.伤口愈合的新概念[J].中国实用外科杂志,2005,25:29-32.

[5] 付小兵,程飚.重视老龄化对创面愈合影响的研究[J].创伤外科杂志,2005,7:385-387.

[6] 付小兵.进一步重视体表慢性难愈合创面发生机制与防治研究[J].中华创伤杂志,2004,20(8):449-451.

[7] Lubkowska A, Dolegowska B, Banfi G. Growth factor content in PRP and their applicability in medicine. J Biol Regul Homeost Agents, 2012, 26(2 Suppl 1): 3S-22S.

[8] Bosanquet DC, Rangaraj A, Richards AJ, et al. Topical steroids for chronic wounds displaying abnormal inflammation[J]. Ann R Coll Surg Engl, 2013, 95(4): 291-296.

[9] Pesce M, Patruno A, Speranza L, et al. Extremely low frequency electromagnetic field and wound healing: implication of cytokines as biological mediators[J]. Eur Cytokine Netw, 2013, 24(1): 1-10.

[10] Amalsadvala T, Swaim SF. Management of hard-to-heal wounds[J]. Vet Clin North Am Small Anim Pract, 2006, 36(4): 693-711.

[11] MacKay D, Miller AL. Nutritional support for wound healing[J]. Alternative Medicine Review, 2003, 8(4): 359-377.

[12] Papanas N, Eleftheriadou I, Tentolouris N, et al. Advances in the topical treatment of diabetic foot ulcers[J]. Curr Diabetes Rev, 2012, 8(3): 209-218.

[13] Ousey K, McIntosh C. Understanding wound bed preparation and wound debridement[J]. Br J Community Nurs, 2010, 15(3): S22, S24, S26.

[14] Bennett NT, Schultz GS. Growth factors and wound healing: Part II. Role in normal and chronic wound healing[J]. Am J Surg, 1993, 166(1): 74-78.

[15] Greaves NS, Iqbal SA, Baguneid M, et al. The role of skin substitutes in the management of chronic cutaneous wounds[J]. Wound Repair Regen, 2013, 21(2): 194-210.

[16] Chanussot-Deprez C, Contreras-Ruiz J. T elemedicine in wound care: a review[J]. Adv Skin Wound Care, 2013, 26(2): 78-82.

[17] Scali C, Kunimoto B. An update on chronic wounds and the role of biofilms[J]. J Cutan Med Surg, 2013, 17(0): 1-6.

第十四章 创伤修复从基础研究走向临床应用

第一节 创伤修复的历史

人类的起源离不开人类创伤的历史,而有创伤就必定伴随修复。创伤与修复是人类长期同自然界斗争的产物和经验总结。从灵长类经漫长的演化进入人类文明早期,再经历古代、中世纪和文艺复兴时期到近现代,随着社会的发展,一些诸如动物咬伤、树枝岩石的划伤等减少。但伴随人类文明的发展,机械和交通伤逐渐增加,各种武器所致多发伤、复合伤出现,使得伤情更加复杂。另一方面,由于人类老龄化,慢性老年性疾病呈现增加趋势。因此,创伤修复无论是基础研究,还是临床应用研究都面临新的挑战。

一、概述

(一)古代的经验医学对创伤修复的影响

在远古时期,创伤后人类的自救与互救包括:吸吮、按压、涂抹、包扎,逐步发展为祛毒、止血、止痛等治疗。公元前3000年,埃及人曾用蜜、油脂和葡萄酒治疗伤口。真正有记录的最早伤口护理文件是公元前1600年的古埃及的《埃德温·史密斯纸草本》(*Ancient Egyptian Edwin Smith Papyrus*)上,描述了战伤后去除失活的皮肤和脓液。公元前400年希波克拉底(Hippocrates, 460—377CE)使用引流来排除伤口的脓液。并对严重伤口愈合的止血、包扎及清洁器械做出重要性阐述。

在旧石器时代,人类还没有专用的医疗器具,尖状和棱状的石块,既是生产工具,又是切开痈肿、排脓放血的医疗器具。大约到新石器时代(距今1万至5万年前),由于制造石器技术的进步,古人制造各种形状不同的石器,于是就有专用于医疗的砭石。新石器时代后期,人们还可以用动物骨骼、野生竹子和陶土制成像石针一样的砭针。商周时代,由于冶炼技术的进步,人们改用青铜制作针,只是目前尚缺出土实物的印证。在我国周代,"疡医"用祝药(外用)治疗创面。周秦时期,砭刺、熨灸、药物三种治疗是主要的手段,并确定了养之、疗之、节之的养气血、调脏腑、舒筋络的外科内治法。我国古代医书《肘后方》也有用獾油及蜂蜜治疗创面的记载。唐代孙思邈在《备急千金要方》中提出采用麻油、黄丹和蜡制成黑膏药处理伤口。《五十二病方》中记载用芜菁和猪油制成软膏敷治小腿烧伤,后相继有大量的外用膏药出现,其主要作用是保护伤口,同时还有清热消肿、解毒镇痛、去腐生肌、促进愈合的疗效。公元2世纪,人类开始使用一些新敷料,如棉花、亚麻等。希腊学者Galen发现,保持创面湿润很有必要,应用海绵和棉花样东西能保证创面湿润,加速愈合。伴随酿酒、煮盐、制陶、冶炼金属等技术的出现,创面治疗在消毒、外科器械方面有了新的进展。人类的祖先创造的古代外科学(事实上只能称之为萌芽),由于受到生产力的限制,整个外科学,尤其是创伤修复外科的发展总体来讲极其缓慢。

(二)近代创伤修复理论的初步建立

西方医学就是在16世纪解剖学的基础上,再经过17—18世纪,科学领域发生了很大的变化,在观察方法学、定性描述、诱导和推理等方面产生了定量的方法,可通过设计的方法对理论进行科学和系统的验证和更精确地系统分析。1590年,荷兰朱德尔堡的眼镜商汉斯·简森(Hans Jansen)发现,两块大小不同的透镜重叠在适当的距离可看清远处景物。1610年,伽利略制成放大32倍的显微镜。1661年,意大利人马尔皮基(Marcello, 1628—1694)首先把显微镜用于生物物体组织结构的观察,是组织学、胚胎学的先驱。

他在蛙肺中发现了毛细血管。荷兰人列文虎克
（Leeuwenhoek Anton van，1632~1723），又继承前
人的经验，进一步研制出放大 270 倍的显微镜，为
微生物学的最初奠基做出了重大贡献。显微镜技
术应用于医学，使人们的视野扩展到微观世界，开
拓了医学研究的新领域，促进了医学科学的突破
性进步。特别是对后来创伤修复过程中的灭菌抗
感染有重要的贡献。

　　文艺复兴后解剖学的发展促进了人们对生
理学的研究。而 17 世纪的生理学、18 世纪的病
理解剖学、19 世纪的细胞学和细菌学等基础研究
对当时创伤外科的临床治疗起到了不可估量的影
响。特别是 18 世纪病理解剖学的诞生架起了沟
通基础医学和临床医学的桥梁。法国学者比沙将
显微镜技术应用于对人体结构的观察，进一步从
组织水平探索病理过程。他认为身体由细胞、神
经、血管、骨、软骨、纤维、淋巴等 21 种不同组织所
构成，成为组织病理学的创始人。人们对创伤的
认识也逐渐深入到组织细胞水平。

　　19 世纪是自然科学发展的辉煌时期。在这
一时期，自然科学研究的新发现、新发明不断涌
现，其中能量守恒和转化定律、进化论、细胞学说
被恩格斯称为 19 世纪自然科学的三大发现。这
期间细胞病理学、细菌学和药理学有了较大的发
展，麻醉法和消毒法得到广泛使用，使近代创伤
修复外科学进入飞速发展的辉煌阶段。另一方
面，由于纺织机器的出现，敷料制作工艺和技术有
了长足的进步，很多设想的敷料能得以实施并产
业化。在分析及总结大量实践经验，特别是在处
理大量的战争导致的伤口经验的基础上 Gile 和
Winter 用科学实验证明了外用敷料所造成的局部
微环境对创面愈合确实有效，这对敷料的发展和
推广起了巨大作用。1865 年，Lister 介绍了现代
的"微生物学说（germ theory）"，认识到化学制剂
可以杀死细菌，从而阻止细菌的蔓延，他使用碳酸
浸泡绷带，具有抗菌效果，成为划时代的创伤修复
产品。此后，清创、皮肤清洁和使用抗菌剂成为
创伤修复外科极为普遍的做法。Johnson 受 Lister
的启发，成功制作出了防腐杀菌性医用敷料，使创
面感染发生率大大下降。1793 年，Whitrey 发明
了用棉花制成的棉花纤维敷料，由于生产工艺成
熟、原料来源广泛、成本低廉、质地柔软、有一定吸

附能力、使用方便等优势，使这类创面敷料广泛用
于各类伤口的创面覆盖。同期，William Halsted
引入了手套、隔离衣和口罩。由于先后成功地解
决了手术疼痛、伤口感染、止血和输血等关键性技
术难题，进入 19 世纪后半期，创伤修复外科发生
了革命性的变化。

（三）现代创伤修复理论体系的形成

　　20 世纪中期，即二次大战后，随着现代科技
的发展，医学出现了两种趋势：一方面学科愈来愈
多、分工愈来愈细、研究愈来愈深入；另一方面学
科间的联系愈来愈密切，创伤修复方面也不例外。

　　临床上对创面的外科修复，一开始是通过各
种方法促使创面肉芽组织形成、再游离植皮覆盖
创面的修复方法。随着对皮肤血供解剖学的认
识，人们发现创面可以用周围皮肤移位的方法予
以修复，因此各种皮瓣修复的方法开始涌现，使以
往难以用植皮覆盖的创面得以修复。

　　1962 年，Winter 在 *Nature* 杂志发表了一篇具
有划时代意义的医学论文，指出在猪断层皮肤缺
损创面上，用聚乙烯封闭创面较暴露在空气中的
创面，再上皮化概率增加 50%。病理组织学研究
显示，干燥创面易引起局部细胞脱水坏死，延迟创
面上皮化的速度，而湿润创面表面的上皮细胞移
行更快。这些研究成果奠定了新型创面敷料的理
论基础。传统敷料因为无法保湿等缺陷逐步被各
种新型敷料所替代。尤其是 20 世纪 80 年代后，
各类合成性敷料不断问世，这些新型敷料最主要
的特点是能主动参与并影响创面愈合速度及愈合
质量，而且其柔软、顺应性好、适合不平整部位应
用。20 世纪 90 年代，又开发和研制出很多新的
药物性敷料（含抗菌、止血及生长因子等药物），
如以离子形式存在的外用药、含微球技术药物释
放系统的敷料，这些新型产品的问世，无疑对创面
修复有很好的推动作用。

　　人类最初把皮肤作为单纯的起屏障作用的组
织，后来意识到其是机体与外界环境进行物质和
信息交换的器官，接着又发现皮肤既是免疫反应
的效应器官同时又是主动参与启动和调节机体许
多免疫反应的器官。人们逐渐接受将皮肤定义为
神经 - 体液内分泌 - 免疫调节性器官。人类对皮
肤损伤修复机制的认识不断深入的同时又意识到
调动机体内源性创伤修复机制的重要性，并将这

些理论逐步应用于临床实践。人类的实践和认识是永无止境的过程，并在此基础上不断创新，并随着时代的发展而发展。

（四）高新技术涌现丰富创伤修复治疗手段

纳米技术是 21 世纪最有前途的新技术之一。纳米材料被应用于生物、医药领域。纳米银敷料新型抗菌敷料，它应用纳米技术将阴离子加工成 100nm 以内的银颗粒，再采用精细化工和特殊化学材料将超细微粒的纳米银均匀牢固地附着于植物纤维上，通过银离子的缓慢释放与带负电荷的菌体蛋白结合，导致其结构改变，抑制 DNA 复制导致细菌和真菌失去活性。纳米银对铜绿假单胞菌、金黄色葡萄球菌、大肠埃希菌等致病菌有很好的抑菌效果。为增强其创面修复作用，又有人在其上添加碱性成纤维细胞生长因子。临床应用研究表明，其对烧伤、创伤及慢性溃疡等均有明显的促进伤口愈合作用。

随着组织工程技术的发展，组织工程皮肤（人工皮）开始出现，20 世纪 70 年代末，体外细胞培养技术获得成功，这为组织工程皮肤的出现提供了关键性前提。1980 年，Yannas 等以胶原和黏多糖为原料制造出人造皮肤类似物。1988 年，Vacanti 等提出组织工程的概念，其核心是建立由细胞和生物材料构成的三维空间复合体。1997 年，世界上第一个组织工程皮肤产品——含有成纤维细胞的组织工程真皮 Dermagraf 研发成功，1998 年成功应用于临床。组织工程皮肤在很大程度上拓宽了创面敷料的种类，也丰富了创面愈合的研究内容和理论体系。而 3D 打印技术的发展使组织工程皮肤有了质的飞跃。

二、创伤修复的发展与相关学科的关系

（一）麻醉学的发现推动创伤修复外科的进步

疼痛是外科医生救治患者时所面临的难题之一，人类早期的止痛方法十分原始，甚至有记载用木棒将患者击昏的麻醉止痛方法。一些国家虽积累了一些麻醉法的经验，主要应用植物性麻醉物（曼陀罗花、鸦片、印度大麻等），亦有用神经干机械性压迫、饮酒、放血、用冰块或雪水使身体麻木，或者紧扎肢体使之失去知觉等方法，但这些方法的麻醉效果都不够确实和满意。在中国的三国

时代，华佗曾采取过用麻沸散止痛的方法，这是世界医学史上使用麻醉药的最早记录，其后在欧洲的医学文献中也有过麻醉药的记载，但这些都不是现代意义上的麻醉。自 19 世纪中叶起，一氧化二氮、乙醚和氯仿等麻醉药物应用于临床，开创了现代麻醉的先河。最早正式在外科手术中用乙醚进行麻醉的是美国人郎格。1892 年，德国外科医生施莱希应用可卡因稀释液皮下注射，创始了局部浸润麻醉法。后美国人科宁发明把可卡因注射到脊椎管内，可使药物平面以下身体的感觉消失。1905 年，布劳思发现混用肾上腺素可增强可卡因的麻醉作用并减低其毒性。随后，美国人克里勒又发明出全身麻醉结合局部麻醉的方法。各种麻醉剂的发明和麻醉法的不断改进，促使外科治疗技术更加安全、精细，治疗范围也不断拓展。麻醉法、消毒法为创伤外科修复工作的发展创造了条件。创伤修复的手术范围亦得以迅速扩大，从而奠定了现代创伤外科学的基础研究和临床应用。

（二）免疫学对创伤组织修复的推动作用

回顾人类对皮肤修复材料的探索历程，可以发现其研究主要是在两条主线上进行，即皮肤替代物（skin substitute）和皮肤移植材料（skin replacement）的探索。皮肤替代物的研究又可分为暂时性皮肤替代材料（temporary skin substitute）和永久性皮肤替代材料（permanent skin substitute）。而皮肤移植材料均为自体永久性材料，可分自体皮片、自体皮瓣、自体复合组织瓣等。

对于移植类材料最早的应用可追溯到公元前 2500 年，古印度对犯人进行割鼻的惩罚，那时就诞生了用皮肤移植修复缺损的鼻子、耳、嘴唇等的方法。1503 年，意大利西西里的医生 Branca 用上肢皮肤或奴隶、脚夫的鼻子行鼻再造，这是医学历史上首次记录用他人组织进行修复再造的情况。1804 年，意大利医生使用油膏治疗自身皮肤移植的过程。1869 年，Reverdin 实施了小片表皮移植并获得成功，引起国际很大反响。1872 年 Ollier 及 1886 年 Thdiersch 随后报道了大片带真皮浅层的薄层皮肤移植。1875 年 Wolfe 介绍了包含表皮、真皮全层、尽可能不含任何皮下脂肪的皮肤移植的临床应用，1893 年 Feoder Krause 推广了全厚皮肤移植的应用。随着时间的推移，各种取皮的手术器械应运而生。1920 年，Finochietto 设计了

能精确控制皮片厚度的取皮刀。1930 年 Hunby 发明了徒手取皮刀。1939 年，Padgett-Hood 发明了取皮鼓，大量的植皮手术得以快速高效地实施。1930 年 Douglas 首先报道了用网状植皮覆盖大面积创面，是烧伤和大面积皮肤缺损断层植皮的革命。

而另一方面，异体、异种移植的组织由于最终被排斥，相关进展并不理想。免疫学理论的建立使人们逐渐认识了异体、异种移植临床价值。并开启另一类皮肤修复材料——皮肤替代类材料的研究，1942 年 Brown 应用异体皮肤修复大面积皮肤缺损。异体皮肤移植和异种皮肤移植仍然是现今解决患者自体皮肤来源不足或暂无接受自体皮肤移植条件等问题的主要方法。今后此类研究的重点仍然是冷冻和解冻技术的完善，进一步延长皮肤的保存时限、延长皮肤免疫排斥时间。

（三）显微外科增添了创伤组织修复的手段

1972 年 Harii、1973 年 Daniel 和杨东岳，各自成功地运用显微外科技术进行吻合血管的游离皮瓣移植，从而开创了肢体创伤后组织缺损进行显微外科修复的新时期。

显微外科对组织移植发展历史的影响分为三个阶段：

（1）70 年代：显微外科在组织移植修复的开创期。此时期 Daniel 的游离腹股沟皮瓣及杨东岳的游离下腹部皮瓣、陈小伟的胸大肌移植、Taylor 的腓骨移植是修复肢体组织缺损的主要手段。

（2）80 年代：显微外科在组织移植修复的发展期。此时期中具有代表性的是 1979 年杨果凡首创的前臂皮瓣，由于该皮瓣的动静脉解剖恒定、血管口径粗、切取方便，成为修复皮肤缺损的重要手段，从而广泛地应用于临床。被称为"中国皮瓣"。在前臂皮瓣的推动下，全身各部位的皮瓣，即肌皮瓣、骨瓣、骨皮瓣、复合组织皮瓣不断发现，至 80 年代末皮瓣、肌皮瓣已达 50 余种。

（3）90 年代：显微外科在组织移植修复的提高期。经历 80 年代组织瓣应用的大发展，各类组织瓣的优缺点，在实践中不断成熟，在发展中不断完善。各类组织皮瓣的应用最佳指征逐步明确，不同部位、不同组织缺损的最佳治疗方案也变得合理多样，减少了组织瓣供区的损害，提高组织瓣

的成活率及功能效果，简化组织瓣的操作，皮瓣应用由此进入提高的新阶段。

（四）生物工程和材料学的迅猛发展使创伤组织修复跨入新阶段

但近年来，生物材料的分子生物相容学理论已使人们对各类生物材料表面化学结构与形态结构的生物诱导作用有了新的认识，对生物材料在生物医学工程领域内的研究和应用产生了较大的影响。生物材料涉及生物医学工程技术的各个领域，在皮肤创面相关的生物医学工程研究领域中，近来研究开发的无机生物诱导制剂可作为一个创新的例子。德莫林以其钙、磷等无机元素的生物诱导作用替代了生物蛋白类制剂，起到主动诱导上皮细胞增殖和分化的再上皮化作用。特定的无机元素组合能诱导创面上皮细胞合成胶原纤维，并能持续性地诱导细胞本身的上皮生长因子合成，为创面局部提供患者自身的具有完全生物功能的天然上皮生长因子，对创面快速愈合起了重要作用。由于该生物材料制剂的化学成分类似于人体内自然存在的无机元素，其安全性和稳定性均保证了临床使用的可行性。该无机生物诱导材料采用了纳米技术，在粉剂颗粒的表面设计了大量的纳米级微孔，这一形态结构的改变使材料的表面积得以显著增加，强化了在创面的吸附作用，并且从原本不具备抑菌作用的特性转变成具有明显抑菌作用的生物特性。使生物材料的化学结构和形态结构在不添加任何生物制品的前提下，能较好地调节创面细胞的功能和创面愈合环境。

组织工程技术已开始并将在大面积皮肤创面修复和除毛囊、皮脂腺以外的上皮生理功能再建方面有所突破。近来，以转基因技术再造口腔唾液腺体的动物模型已获成功，类似的转基因技术配以适当的生物材料支架也将被用以体外和原位再建创面皮肤的生理功能。

（五）信息网络平台的完善使创伤修复远程医疗得到发展

医学物联网就是利用物联网技术将多种传感器嵌入、装备至医疗设备之中，并将物联网与现有的互联网整合，应用于医疗、健康管理、慢性病管理、医疗救助，移动医护服务，老年健康照护等领域，以实现各种医学数据的交换和无缝连接，医疗卫生保健服务状况进行实时动态监控、连续跟踪

管理,还能帮助医护人员精准的医疗健康决策,即智能医疗。

由于互联网的普及和科学技术的进步,远程医疗和护理伤口方式发展较快,可能为那些居住在偏远地区或行走或运输有困难提供最宝贵的治疗方案。消除就诊时间和成本等问题。真正做到"以患者为中心的护理"和"医疗家园"的概念,避免目前的医疗系统中常见沟通裂隙和协调障碍。远程医疗一方面计算机可以将医学专家的知识与智慧进行数字化呈现及可视化展示,大大减轻医学专家的工作负担;另一方面,以远程医疗技术进一步对海量数据进行挖掘,可发现目前尚不为人们知晓的生命活动规律和身体状态特性,将促进现代创伤修复医学的进一步发展。

第二节　创伤修复当前的现状

一、创伤修复的基础研究

(一)局部到整体再回到局部

传统上讲,创面修复过程中经历的各阶段,比较公认的分期法仍习惯将创伤愈合的基本病理生理过程大致分成创伤后早期出凝血、炎症反应、肉芽组织增生和瘢痕形成四个阶段。

1. **出凝血过程**　从创面形成的一瞬间开始,机体首先出现的反应是自身的止血过程。这一过程包括一些非常复杂的生物学反应:先是创面周围的小血管、毛细血管等反应性收缩使局部血流量减少,继之而来的是暴露的胶原纤维吸引血小板聚集形成血凝块;随后血小板释放血管活性物质如 5-羟色胺及前列腺素等,使血管进一步收缩,血流减慢,同时释放的磷脂和 ADP(腺苷二磷酸)将吸引更多的血小板聚集。最后,内源性及外源性凝血过程也将被启动。凝血过程结束后,机体即开始进行创面愈合的下一阶段。

2. **炎症反应期**　创伤后的炎症反应期从时间上来讲,主要发生于伤后即刻至 48 小时。在创伤发生最初几分钟内,损伤区域的血管经过短时间的收缩后,受损血管内开始有血栓形成。局部未闭合的小血管扩张。血小板与受损伤的血管内皮和暴露的胶原相互作用形成栓子堵塞破损血管。补体系统被激活并激发一系列炎症反应,其

中包括:局部血凝系统、纤维蛋白溶解系统和血管舒缓素系统。创伤局部出现纤维蛋白的沉积和溶解,并且释放诸多炎症介质,尤其是缓激肽、自由基、过氧化氢和组织胺。在此期间,炎性反应产生的各种介质,增加了血管的渗透性,使正常的血管腔内的液体、蛋白及酶经血管壁漏入细胞外间隙引起局部水肿、发红。此时的炎细胞浸润以中性粒细胞为主,3 天后巨噬细胞成为创伤区域执行免疫功能的优势细胞。

3. **肉芽组织增生期**　组织增生期以角质细胞的转移为开始标志,在这个阶段成纤维细胞和内皮细胞游移到创面,与其他细胞外组织一起形成肉芽组织。约在伤后第 3 天,随着炎症反应的消退和组织修复细胞的逐渐增生,创面出现以肉芽组织增生和表皮细胞增生移行为主的病理生理过程。此时组织形态学的特征为毛细血管胚芽形成和成纤维细胞增生,并产生大量的细胞外基质,称为肉芽组织。此时肉芽组织中的细胞以成纤维细胞和巨噬细胞为主,巨噬细胞主要来自循环系统,其作用是消化失活的组织,移除异物,并吸引成纤维细胞进入创口。而增生的成纤维细胞可以来自受创部位,即"就地"增生,也可以通过炎症反应的趋化,来自于创面邻近组织。成纤维细胞受到生长因子的刺激后活化,增殖活性及分泌活动增强,称为创面修复的主要细胞。肉芽组织形成的意义在于填充创面缺损,保护创面防止细菌感染,减少出血,机化血块坏死组织和其他异物,为新生上皮提供养料,为再上皮化创造进一步的条件。再上皮化过程一般来讲是与肉芽组织增生同步进行,主要由创缘或创面底部残存的表皮细胞(包括干细胞)增殖、分化来完成。在一系列调控因素的作用下,创面新出的表皮以"爬行"方式向创面中心爬行,最终覆盖创面。

4. **瘢痕形成期**　瘢痕的形成是软组织创伤修复的最终结局之一。肉芽组织转化为瘢痕组织及胶原组织不断生成的阶段,可持续几个月,成纤维细胞转化为肌成纤维细胞收缩创面,胶原组织大量生成,角质形成细胞通过上皮化覆盖创伤表面。

总之,创面愈合的病理过程是一个有序、复杂的生物学过程。上述这些阶段并不是完全割裂的部分,彼此之间相互融合。随着对皮肤更为全面

的认识后,这个人体最大的器官,其功能不仅可以作为一个主动代谢生物上屏障,而且呈现出显著的功能性及结构的多样性。皮肤持续地处在变动的外环境之中,如日光和热辐射、机械能、湿度的改变、化学和生物学上的损伤。当外环境损伤皮肤时,维持皮肤结构的完整性才显得格外重要,必须有快速的机制来修复表皮的屏障特质。为了保护器官,全身的内环境稳态需要有高度的特异性以及认知和整合适当信号的能力。某些程度上,这些机制是由生物学上的损伤或创伤所启动的皮肤神经 - 内分泌 - 免疫系统来表现。

近十年来,对皮肤的神经 - 内分泌 - 免疫系统认识更深刻,如表皮具有强效的代谢和内分泌的能力。举例来说,皮肤合成维生素 D 并进入循环,紧接着被启动,发挥深奥的代谢和内分泌功能。原有的皮肤细胞也合成和释放激素,如甲状旁腺素相关蛋白、阿黑皮素原 - 衍生物、促黑素、肾上腺皮质激素、β- 内啡肽、促肾上腺皮质素释放素、尿皮质激素肽,神经递质如儿茶酚胺、乙酰胆碱、生物源胺的前体。当上述这些因子的产物没有构成时,皮肤才会对特异的诱发性刺激发生反应。皮肤也是甾体类激素启动的位置,如睾丸酮转化为 5α- 双氢睾酮或是雌二醇,或是 T_4 转化为 T_3。这些局部产生的激素和神经递质,是以旁分泌或自分泌方式作用。除此之外,大量神经末梢的存在及丰富的血管网提供神经内分泌功能额外的表达机制,举例来说,全身及中心系统调节信号的传递是经由血管系统或是通过传入神经网。

皮肤是神经内分泌器官,是结合了免疫学、内分泌学、神经生物学的概念去阐明脑、内分泌、免疫系统,以及周围器官之间的多向沟通。皮肤的位置、大小、相关功能的多样性使其具有独特的作用。此外,即使周围器官内或系统内的沟通维持全身和局部内环境稳态,皮肤传递至神经内分泌中枢的信号仍扮演着调节的角色。

（二）创伤修复的细胞生物学

创伤修复过程起始于损伤,损伤处坏死的细胞、组织碎片被清除后,由其周围健康细胞分裂增生来完成修复过程,期间包含多种细胞分子学活动。其中最典型的无外乎增殖、迁移、分化和凋亡。

1. 创伤修复的细胞活动 局部组织受损后,被破坏的细胞会释放出一系列损伤趋化因子,使免疫细胞,早期主要是中性粒细胞,迅速到达损伤区域。到达损伤区的炎症细胞一方面会吞噬坏死的细胞碎片,并分泌大量的酶类,一定程度起到杀伤某些微生物,促进局部失活细胞凋亡的作用,另一方面则会分泌各种趋化因子、生长因子等各类细胞因子,诱导血液中的单核细胞进入局部创伤组织成为巨噬细胞,执行后续修复功能,各类修复细胞也会受此作用,到达损伤部位,炎细胞通过自分泌、旁分泌等途径导致级联式的放大效应,驱使各类修复细胞的增殖、迁移进入创面,可能还会诱导成体干细胞进入局部损伤区,进行增殖、分化来完成创伤修复。

（1）迁移:损伤发生后,首先是炎症细胞浸润,在早期炎细胞的趋化作用下,全身及创区周边的部分细胞迅速动员起来,向创区迁移。早先的研究已表明:一些深度创面局部新来的成纤维细胞可能就是血液循环中的单核细胞迁移至局部转分化而成的,而究竟这类能"演变"成成纤维细胞的单核细胞是已经存在于循环中的单核细胞,还是由骨髓间充质干细胞被诱导分化而来,尚有待于进一步的科学研究进行证明。

（2）增殖:经诱导迁移到达创缘或底部的基底层细胞在局部高浓度生长因子的刺激下,进入快速分裂增殖期。这种增殖活性的转变,主要通过细胞周期蛋白（cyclin）的调控来实现,cyclin 与细胞周期蛋白依赖性激酶（cyclin-dependent kinase, CDK）结合形成复合物,被磷酸化而激活,cyclin 与 CDK 均有多个亚型,其中 CDK2 与 cyclin E 结合,CDK4、CDK6 与 cyclin D1、D2、D3 结合,启动位于 G_1 期的细胞,使其进入 S 期,从而打开细胞快速增殖的阀门。

（3）分化:在胚胎发育的早期,各个细胞彼此相似。通过体细胞的有丝分裂,细胞的数量越来越多。与此同时,这些细胞逐渐向不同方面发生了变化。像这样,在个体发育中,相同细胞的后代,在形态、结构和生理功能上发生稳定性差异的过程,叫做细胞分化,指细胞在结构和功能上发生差异的过程。分化细胞获得并保持特化特征,合成特异性的蛋白质。生物体的各种组织就是通过细胞分化而形成的,即组织的形成是细胞分化的结果。因此,分化是创伤修复过程中重要的活动。

（4）凋亡：在创伤的早期——炎症反应期及肉芽组织塑性期，由于炎症细胞的浸润、新生血管形成及成纤维细胞的增生、创面的上皮化等原因，创面内的细胞数目较多。当肉芽成熟、塑性向瘢痕组织转化时，大量的细胞消失。正常成熟的瘢痕组织在病理上以细胞外基质为主（主要是Ⅰ、Ⅲ型胶原），细胞成分较创伤初期明显减少。大量的研究证实这些细胞是通过凋亡途径被清除的。细胞凋亡是一种重要的生物学现象，存在于机体生长发育的各个阶段，对组织生长有重要影响。就创面的修复而言，一般经历炎症期、肉芽组织形成期和上皮化的过程。组织损伤与修复的整个过程均有凋亡机制参与，特别是上皮细胞与成纤维细胞增殖与凋亡之间的平衡决定和影响着创面修复的进程、结局。

2. 参与创伤修复调控的重要因子

（1）细胞因子（cytokine）：细胞因子为一组激素样的调节分子，人体内含量极微，在皮克水平即可发挥作用，主要以自分泌和旁分泌的方式作用于局部，即作用于分泌细胞自身或邻近的组织细胞。过去按其来源分为淋巴因子和单核细胞因子，近年来研究发现，不少细胞因子可由不同类型的细胞（免疫细胞和非免疫细胞）产生。为避免混淆，现更多的用细胞因子（cytokine）这一名称。细胞因子是通过与靶细胞上相应的受体结合把信号传送到细胞内，进而产生生物学效应的。许多细胞因子可作用于同一靶细胞，介导出相同或相似的作用，而同一种细胞因子又可作用于不同的靶细胞，产生不同的效应。比如白细胞介素-1（interleukin-1，IL-1）除了可以调节免疫系统外，还可以作用于下丘脑-垂体-肾上腺轴（hypothalamic-pituitary-adrenocortical，HPA）的不同位点，产生神经内分泌效应。不同的细胞因子之间形成网络，相互调节产生和发挥效应。细胞因子除了受免疫系统的调控外，同时还受神经内分泌系统的调节。细胞因子大体可分成干扰素（interferon，IFN）、白介素（interleukin，IL）、集落刺激因子（colony stimulating factor，CSF）、肿瘤坏死因子（tumor necrosis factor，TNF）和转化生长因子（transforming growth factor，TGF）五组。

（2）生长因子（growth factor，GF）：近年来分离出许多因子，它们是某些细胞分泌的多肽类物质，能特异性地与某些细胞膜上的受体结合，激活细胞内某些酶，引起一系列的连锁反应，从而调节细胞增殖和分化。生长因子是体内重要信号分子，在调节生长发育、组织修复、肿瘤发生等多方面发挥重要作用。GF 种类繁多，通常按照 GF 受体（靶细胞）及特性将其分为血小板源性生长因子（platelet-derived growth factor，PDGF）、成纤维细胞生长因子（fibroblast growth factor，FGF）、表皮细胞生长因子（epidermal growth factor，EGF）、转化生长因子（transforming growth factor，TGF）以及胰岛素样生长因子（insulin growth factor，IGF）等。至今发现的能促进细胞生长分化的生长因子约有 50 种。在细胞表面有大量生长因子（GF）的受体。GF 受体的本质是糖蛋白或单纯的膜蛋白，分子量在 130 000~170 000 道尔顿左右，其组成一般分三部分：①细胞外部的配体亲和部位；②细胞内部的酪氨酸激酶结合部位；③细胞膜的连接部位。

各种生长因子与其相应受体结合后可能通过下述三种方式发生作用：

1）GF 细胞内移行：GF 与受体结合后，细胞将之内吞，形成纳入体（receptosome），对细胞核发生作用而引起效应。

2）酪氨酸磷酸化：GF 与受体结合后直接引起此过程而发生效应。

3）通过第二信使 cAMP 和 cGMP 的介导作用：GF 与受体结合后，使 cAMP 等的浓度提高而引起效应。

（三）创伤修复理论的发展

既往提及创伤修复，主要指体表创面的修复。大多时间里人们的愈合仍是以止血、防感染为主，这些均属于被动型。随着人们对愈合机制认识的深入，主动愈合，即缩短愈合时间、提高愈合质量成为关注的重点。生长因子应该是突出的代表性产品。随着组织损伤的广泛性和严重性变化，内脏损伤的修复也引起人们的高度重视，提出"主动修复"的概念有助于组织修复达到最理想的结局。

随着社会的发展和人类文明程度的不断提高，人们不再满足于创伤后的修复仅仅是没有伤口，恢复解剖的连续性，而是要外观形态以及功能上都与正常组织相近。例如，期望修复后的皮肤不仅肤色质地接近，还应有各种皮肤附属器（如毛发、皮脂腺、汗腺等）。甚至希望修复后的皮肤完好如初。这种美好的愿望激发着科学工作者在创面愈合与组织再生领域进行深入的研究和探索。由此,组织创伤的修复已由解剖学修复向功能性修复转变,这已经成为当前创伤愈合与组织再生领域中最为活跃的热点课题。

二、创伤修复的临床应用

除传统的外科清创术与缝合术,以及皮片移植和皮瓣覆盖等基本方法外,人们还是希望通过某种非手术的方式来加速与促进创面愈合。

(一)创伤修复的物理治疗

1. 光与组织修复 光在现代物理学中的定义是所有的电磁波谱,可分为可见光、不可见光和红外线。光在医学领域有广泛的应用。其中红光(波长 600~700nm)可以对生物体产生光化学作用,从而发挥其治疗作用。红光照射人体后,被人体细胞线粒体吸收,通过光化学作用,促进物质代谢,使细胞活性加强,并提高机体免疫功能和创面内巨噬细胞吞噬功能,促进上皮细胞、成纤维细胞的再生和损伤毛细血管的修复,加速创面愈合。

红外线对机体的作用主要是热作用,使组织温度升高,局部毛细血管及小动脉扩张,血管周围白细胞浸润,网状内皮细胞吞噬功能增强,有消炎、收敛、增强机体免疫作用。红外线的热效应还可改善局部血液循环,促使炎症吸收,消除水肿、减轻疼痛。同时因血液循环加快,使组织营养改善,增强细胞再生能力,从而起到加速肉芽生长,促进伤口愈合的作用。

远红外线对人体皮肤、皮下组织具有强烈的穿透力,并可引起细胞内外水分子的振动,从而激活细胞:促进细胞质内线粒体代谢,提供更多的能量;促进核酸沿正常途径合成、代谢、发挥功能;增强 NO 分子转动及两个原子沿化学键方向的伸缩振动,激活鸟苷酸环化酶,增加平滑肌细胞内环磷酸鸟苷含量,激活依赖环磷酸鸟苷的蛋白激酶,促使更多的肌球蛋白去磷酸化而松弛平滑肌舒张血管;维持细胞膜的完整性、通透性,提高细胞兴奋性,提高红细胞变形能力,清除代谢中产生的自由基,使细胞处于优良状态,更好的发挥功效。

2. 电与组织修复 早在大约 300 年前就有了电刺激治疗加速瘟疫后损伤皮肤愈合的记载。20 世纪 60 年代,在采用直流电刺激治疗慢性缺血性皮肤溃疡取得成功之后,临床报道逐渐增多。1985 年,Carley 等报道了 30 例慢性皮肤溃疡患者的随机对照试验,证实电刺激组溃疡创面的愈合速度比对照组快 1.5~2.5 倍。声直流电在治疗过程中,正、负极上出现的电化学反应可使两极位置的 pH 值呈相反变化,而交流电能明显改善这种情况。再者,人体的阻抗呈现电阻、电容并联的特性:电流的频率越高,人体阻抗中容抗旁路的作用越明显,可在一定程度上降低由电阻旁路所带来的热效应。该治疗用于创面治疗 40 多年,已取得了很大的进展。研究证实,合理剂量的电刺激能促进内源性生长因子的表达,补充和改善局部生长因子的浓度和细胞的生存环境,有效地促进了成纤维细胞和内皮细胞的增殖与分化,促进肉芽组织生长及上皮细胞的分化过程,是促进创伤愈合的新方法。同时,电刺激具有无创、操作简便、适应性广的特点。

3. 磁与组织修复 磁场的生物效应是多方面的,对免疫功能影响、对多种酶类活动的影响、对糖、脂类、蛋白质、核酸、自由基等影响。有实验证实低频率电磁场(50Hz)作用可使大鼠烫伤创缘表皮干细胞数量增多,病理组织检查发现,低频率电磁场治疗,不但可促进创面愈合,还可诱导干细胞增殖与分化。可能是由于特定的脉冲磁场通过改变细胞膜的通透性从而影响细胞的信号转导,进而改变细胞的代谢过程,促进创面愈合。

总而言之,磁场可使生物电流改变速度、方向;旋磁可产生涡流电场,使电子运动形态、电子能级函数发生变化,同时可使电子自旋和循轨道运动所产生磁矩能级降低,因而引起细胞电生理改变。旋磁可使血管扩张、血流加快、促进血液循环、促进创伤愈合。但具体分子生物学机制尚待进一步阐明。

4. 氧与组织修复 2003 年,Cordilb 等报道局部氧疗可加速创面的愈合,随后进行相关基础研究,提出血管断裂后的局部低氧血症是限制创面愈合的关键因素,增加感染概率。其主要的作用机制包括:改善溃疡创面周围组织的缺氧状态;促成纤维细胞增生和胶原产生,促进毛细血管再生;抑制细菌生长繁殖和增强抗生素杀菌能力;改善溃疡周围毛细血管通透性、改善微循环;改善胰岛功能,降低血糖。

5. 机械力与组织修复 负压封闭引流（vacuum sealing drainage，VSD）或者称封闭负压引流技术（vacuum assisted closure，VAC），以及当前较为统一的局部负压治疗（topical negative pressure therapy，TNPT）是一种治疗急、慢性创伤创面和/或创腔的新方法或技术，其基本工作原理是以通过负压装置接引流管达到全创面引流，使创面渗出物及时被清除。第一个报道将之运用于创面的是法国人 Jules Guérin（1801—1885）。但这项技术一直没有被重视，直至 20 世纪 90 年代，德国人 Fleischmann 将之上升为理论水平，这项技术才再一次展现辉煌。目前持续负压有促进创面血液循环、减轻组织水肿的作用；以及封闭敷料使创面与外界隔绝，有效防止污染和感染。对于浅表创面，薄膜和泡沫材料组成复合型敷料，其功能近似皮肤，使局部环境接近生理环境，为创面修复创造了有利条件，从而对一些难愈合的创面发挥了令人振奋的作用。在临床上封闭式负压吸引的应用范围，以及对其机制的研究仍有待深入。

（二）创伤修复的药物治疗

1. 传统医学 传统医学是指在现代医学之前，已经独立发展起来的多种医疗知识体系。世界卫生组织对此的定义是：利用基于植物、动物、矿物的药物、精神疗法、肢体疗法，和实践中的一种或者多种方法来进行治疗、诊断和防治疾病或者维持健康的医学。

中医学认为创伤修复需内外兼治，鼓舞气血以生肌敛疮是其指导思想。明代外科大家陈实功言及于此时尝谓："盖托里则气血壮而脾胃盛，使脓秽自排，毒气自解，死肉自溃，新肉自生，饮食自进，疮口自敛。"这是陈氏有关外科整体观的经典表述，与现代医学对创伤修复的机制研究体现出创面修复促进作用是一个全面的过程的理论不谋而合。以消、托、补为内治法治疗总则，用于创伤修复的各个阶段。中医对创伤修复非仅局限于内治。陈实功在"痈疽虽属外科，用药即同内伤"一节中明确指出："内外自无两异，但世以疮形言之，曰外科；治以气血言之，即内伤。"充分体现出在同一病机机制的统领下，整体辨证与局部辨证相结合内外兼治的治疗大纲。《黄帝内经》指出"热盛肉腐则为脓""其脓赤多血者死……其色黑见脓而腐者死"。古代医家通过长期的观察与实践，发现不同的疾病、溃疡在不同阶段脓液的性质辨脓判断预后，提出"提脓祛腐""煨脓长肉""益气化瘀"的治疗原则，作为创伤修复的纲要。

现代医学也对中医药促进创伤修复的机制进行了阐述，某些中药能多靶点、多环节地发挥作用：调节创伤局部组织血容量，降低炎症反应和渗出，调节毛细血管通透性，促进微循环运行，影响纤维结合蛋白的产生和胶原的合成，双向调节创伤中各期生长因子的含量，使其向着有利于创伤愈合的方向发展。但目前大多研究尚处于起步阶段、经验阶段，中药促进创面愈合的作用机制及其药效物质基础尚有待进一步阐明。

2. 现代医药学 创基的准备是创伤修复工作中的重点，利用蛋白酶分解急慢性创面的失活组织达到酶学清除作用，同时这些蛋白酶可以参与创面炎症的反应调节，具有改善局部微循环进而促进组织修复的功能。胶原酶的主要功效在于特异性地水解体胶原。在创面愈合过程中，间质细胞释放胶原酶进入细胞外基质或吞噬细胞内，在细胞表面或内部溶解胶原。胶原酶分解的胶原肽段作为一种趋化因子可促进单核巨噬细胞移向伤处而加速清创。胶原酶还能通过分解残存的胶原促使成纤维细胞向伤口潜行，并通过降解膜蛋白而促使其生长和繁殖。胶原酶具有加速坏死组织液化、促进损伤部位残留表皮细胞生长、利于创面修复和减轻瘢痕的作用。枯草杆菌蛋白酶、链激酶、纤溶酶、脱氧核糖核酸酶等都是目前基础研究和临床实践中最受重视的研究对象，随着对创伤修复理论认识的深入，相信会有更多的药物用来准备创基，促进创面修复。

（三）创伤修复的生物治疗

1. 蛆虫治疗（larval therapy，LT） 早在 19 世纪，拿破仑的军医就发现：寄生蛆虫的伤口不易被感染，且愈合加快。第一次世界大战期间蛆虫成功用于治疗战争创伤。至 20 世纪 30 年代中后期，LT 得到了较广泛的应用。后来由于抗生素的广泛使用，LT 退出了历史舞台。随着耐药菌株的出现及人们对有效的非手术清创手段的需要，20 世纪末 LT 重新兴起。1988 年，LT 作为对现代军事及生存医学有益的方法而写入美军军医手册。美国 FDA 于 2004 年批准市场化的医用蛆虫用于临床。目前认为，蛆虫治疗对坏死组织的清除效率仅次于手术清除,而且还有其他方法无可比拟的多种优点。

2. 基因药物的开发与应用 现已证实,生长因子参与调控创伤修复的各个阶段,生长因子具有多功能性,同一细胞可产生多种生长因子,同一生长因子又有多种功能,相互之间的控制机制能确保创伤修复不致发生过度增生。涉及创伤修复的生长因子主要有:表皮细胞生长因子(EGF)、成纤维细胞生长因子(FGF)、转化生长因子(TGF)-β、血管内皮生长因子(VEGF)、血小板源性生长因子(PDGF)、肝细胞生长因子(HGF)等,它们在促进细胞的趋化、合成和增殖分化方面发挥着各自的作用。成纤维细胞是创伤修复的主要细胞,在创伤修复中,研究较多的是碱性FGF(bFGF),它是体内广泛存在的一类活性多肽,具有促血管生成作用,调节血管壁细胞的生长及其功能;趋化炎症细胞和组织修复细胞向创面聚集。EGF可刺激表皮细胞和组织成纤维细胞分裂,并加强其他生长因子的合成和作用,加速创伤上皮化,从而显著促进表皮再生。VEGF通过其受体特异性作用于血管内皮细胞,强烈促进其增殖,促进血管形成,并有促进血管通透性的作用。多种细胞都具有分泌VEGF的功能,VEGF产生后主要通过旁分泌或自分泌途径作用于血管生成,还可介导细胞的增殖和转移。GF自20世纪80年代开始应用于临床,其对创伤修复的促进作用逐渐明确。

(四)局部外用敷料的发展

敷料的发展将着重于:加强止血、止痛敷料的发展;复合一些生物活性因子来促进创伤修复的敷料研制。另外,在储存方面,要求能适应各种恶劣环境,如海水、低温、高温。中药敷料的发展,现今较为广泛使用的如云南白药,还有待进一步开发。智能敷料的发展是新的趋势,日本研制的一种含离子型活性药物的敷料,它可以通过渗出液的多少对活性药物中的离子交换程度进行制约,自动控制药物的释放速度。随着社会的发展和变化,人们对敷料的要求越来越高,开发出多功能、理想的敷料,并早日应用到创伤修复的临床,可以更好地为人类健康服务。

(五)其他

苯妥英钠是临床上常用于治疗心血管、神经系统疾病的药物,而在相关实验中发现了其在创伤修复方面的作用,并逐渐被人们所重视。其不但能降低局部水肿,减轻疼痛,加速正常创面的愈合,对一些难愈性的创伤也有较好的疗效。其机制尚未完全搞清楚,目前研究表明其在提高巨噬细胞的数量及功能,促进成纤维细胞增生及胶原合成,调节生长因子的活性等方面发挥作用。

第三节 创伤修复未来发展方向

随着科学研究的进步,一些新的科学理念对创伤修复的基础研究与临床治疗产生了极大的推动作用。

一、数字医学与创伤修复

数字医学是信息科学与医学结合的前沿交叉学科。随着计算机科学技术在医学领域的不断深入,借助现代信息技术将医学研究和临床实践推进到了一个前所未有的新高度。形成数字医疗诊断技术、治疗技术和检测技术为主要特征的前沿交叉学科。20世纪70年代,CT的问世是医学影像与计算机结合的里程碑,被誉为数字医学的起步。Duret和Preson率先提出将计算机辅助设计(computer added design,CAD)与计算机辅助制作(computer-aided production,CAP)应用于牙科修复,开创组织修复的数字化时代。80年代,瑞士苏黎世大学教授提出牙椅旁操作治疗系统。1984年,Hull首次提出3D打印概念。90年代初,时任美国副总统的戈尔提出"数字地球"概念,数字化渗透到各个角落。西方一些国家开始探索数字化医院建设,并已陆续建成一批初具规模的数字化医院。2001年第174次香山科学会议,我国科学家首次研讨"中国数字化虚拟人体和科学问题"。2006年在重庆召开"全国首届数字医学学术研讨会"。2011年5月,中华医学会数字医学分会在重庆正式成立。通过对组织缺损区相关数据精准的获取,进行三维重建的手术设计、导航及手术评估。但在缺损区软组织变形特点等还有待进一步精准化。

二、精准医学与创伤修复

精准医学是依据患者内在生物学信息以及临

床症状和体征,对患者实施关于健康医疗和临床决策的量身定制。其旨在利用人类基因组及相关系列技术对疾病分子生物学基础的研究数据,整合个体或全部患者临床电子医疗病例。2011年,美国科学院、美国工程院、美国国立卫生研究院及美国科学委员会共同发出"迈向精准医学"的倡议。著名基因组学家 Maynard V. Olson 博士参与起草的美国国家智库报告《走向精准医学》正式发表。这篇报告提出通过遗传关联研究和与临床医学紧密接轨,来实现人类疾病精准治疗和有效预警。2015年1月20日,奥巴马在国情咨文演讲中提出了"精准医学(precision medicine)"计划,呼吁美国要增加医学研究经费,推动该项研究。

精准医学是根据患者个体具体情况制订个性化精准预防、精准诊断和精准治疗方案,解决以"群体"为对象的传统医学诊断误差大、用药非精准以及医疗资源浪费大的难题,是具有颠覆性的医学新模式。精准医学能否有助于提升创伤救治水平?为回答此问题,第227场中国工程科技论坛以"精准医学与创伤救治"为主题,结合创伤医学和精准医学发展现状,探讨了创伤救治与精准医学结合的必要性、重要性与可行性,提出了建立创伤精准医学的可能途径。《精准医学与创伤救治(中国工程科技论坛)》汇总了与会专家的主要观点和研究硕果,较系统地反映了本次论坛所涉及的主要议题。

三、远程医疗与创伤修复

远程医疗(telemedicine)从广义上讲是使用远程通信技术和计算机多媒体技术提供医学信息和服务。1905年,Eindhoven 利用电话线进行心理传输实验,算得上是远程医疗的启蒙。至20世纪50年代末,美国学者 Wittson 首先将双向电视系统用于医疗;同年,Jutra 等人创立了远程放射医学。此后,美国相继不断有人利用通信和电子技术进行医学活动,并出现了"telemedicine"这一词汇,现在国内专家统一将其译为"远程医疗"。它包括远程诊断、远程会诊及护理、远程教育、远程医学信息服务等所有医学活动。远程医疗技术是在第三次技术革命浪潮下发展起来的一门全新的应用技术,它的应用给传统医疗模式带来了革命

性的变化。20世纪50年代末,美国学者 Wittson 首先将双向电视系统用于医疗。同年,Jutra 等人创立了远程放射医学。

基层卫生担负着基本医疗、基本公共卫生、常见病、多发病的一般诊治和转诊服务任务。要从根本上解决人民群众"看病难、看病贵"的难题,提升基层卫生服务能力至关重要。一个比较可行的途径是,通过 TD-LTE 在基层卫生的应用,充分发挥 TD-LTE 高带宽、低时延、移动性的特点,结合远程医学诊断中心的建立,提高基层卫生诊治能力。社区医疗网络是现今条件下与创面疾病患者空间距离最近的医疗资源。社区医疗机构基本具备创面保守处理的条件,通过与社区卫生机构合作,把创面修复的医疗服务延伸到社区,不仅有利于提供便利的医疗服务,且具有较好的可操作性,能够满足绝大多数的创面疾病患者的需要。

四、再生医学

广义上讲,再生医学可以认为是一门研究如何促进创伤与组织器官缺损生理性修复以及如何进行组织器官再生与功能重建的新兴学科,可以理解为通过研究机体的正常组织特征与功能、创伤修复与再生机制及干细胞分化机制,寻找有效的生物治疗方法,促进机体自我修复与再生,或构建新的组织与器官以维持、修复、再生或改善损伤组织和器官功能。狭义上讲是指利用生命科学、材料科学、计算机科学和工程学等学科的原理与方法,研究和开发用于替代、修复、改善或再生人体各种组织器官的定义和信息技术,其技术和产品可用于因疾病、创伤、衰老或遗传因素所造成的组织器官缺损或功能障碍的再生治疗。

(一)活性因子

活性因子,包括生长因子、细胞因子、趋化因子等,是一类通过与特异的、高亲和的细胞膜受体结合,调节细胞生长、迁移和分化等细胞功能的多效应的多肽物质。生长因子有多种,活性因子对不同种类细胞具有一定的专一性。活性因子是具有调节细胞生长与分化功能的多种氨基酸的组合体,也称为"肽",肽是精准的蛋白质片段,故活性因子又叫做活性蛋白因子,分布在人体各组织内,主要存在于血小板和各种成体与胚胎组织及大多数培养细胞中。含量极其少但是对人体细胞调节

功能却非常重要,从分子结构来看,细胞活性因子都是小分子的多肽,多数由100个左右的氨基酸组成。

细胞活性因子一般通过与靶细胞表面的受体特异结合后发挥其生物学效应,这些效应包括促进靶细胞的增殖、凋亡、迁移和分化,同时促进或抑制其他细胞因子、生长因子的合成,促进炎症过程,影响细胞代谢等。一种活性因子可作用于多种细胞;每种细胞可受多种活性因子调节;不同活性因子之间具有相互协同或相互制约的作用,由此构成复杂的信号调节网络。

(二)基因治疗

基因工程(gene engineering)是指在体外将核酸分子插入病毒、质粒或其他载体分子,构成遗传物质的新组合,并使之掺入到原先没有这类分子的寄主细胞内,而能持续稳定地繁殖,使之在新的遗传背景下实现功能表达,产生出人类所需要的物质。当把基因工程手段应用于疾病治疗目的时则称为基因治疗(gene therapy)。具体地说,基因治疗又分系统治疗及局部治疗,前者治疗基因的产物需通过全身体液循环达到病损区,适合于系统疾病和多器官病损的治疗,而后者治疗基因仅作用于局部靶细胞,具有快捷速效、副作用少等优点。基因治疗中基因转移方法又根据外源基因进入机体方式不同而有体外法(间接法)和体内法(直接法)之分。经体外指在患者身上取出特定的病变细胞,将正常基因转入病变细胞,筛选扩增后移入患者体内以达到治疗的目的。另外,将某种功能基因纯化后,利用基因工程技术重组,生产出纯度很高的材料。如将蜘蛛的拖丝蛋白经大肠埃希菌表达后,制备成丝蛋白材料,经加工后可形成膜、管、海绵等材料,可用于创伤医学的临床修复;将家蚕丝丝心蛋白经细菌表达后,制成管状,用于引导或诱导受损的周围神经再生,目前这些方面正逐步在临床试用。

(三)干细胞

再生医学经历了从生物到人类的细胞、组织和器官长达几十年的研究,发现干细胞具有自我更新和多向分化的潜能。干细胞研究开始于20世纪60年代,早期发现干细胞存在于胚胎(胎盘、脐血)及成体的组织器官中。因此,将干细胞分为胚胎干细胞(embryonic stem cell, ESC)和成体干细胞(adult stem cell, ASC)。干细胞是再生医学最重要的研究对象。研究较多的成体干细胞有造血干细胞、骨髓间充质干细胞、脂肪源性干细胞、脐带间充质干细胞、表皮干细胞及血管内皮祖细胞。

诱导多能干细胞(induced pluripotent stem cell, iPS细胞)是将人体正常的体细胞直接转化为具有类似胚胎干细胞的性能,即将已经成熟终末分化的细胞逆转为原始的多能甚至是全能干细胞的细胞状态,此过程称为细胞重编程(cellular reprogramming)。2006年8月,Yamanaka研究小组确定最少用四种转录因子(Oct4、Sox2、Klf4和c-Myc)将小鼠成纤维细胞重编程为iPS细胞。有了iPS技术,科学家可能在干细胞的基础研究、疾病模型的研究领域取得新突破"。体细胞重编程技术可为更多的患者提供特异性的多能干细胞,且不涉及伦理问题,在医学应用方面有广阔的前景。

(四)组织工程

1985年,Fung是第一个描绘生物工程的先驱。组织工程(tissue engineering, TE)是一门新兴的边缘学科,是生物学、细胞学、材料学、医学等学科结合的产物,是目前再生医学研究的热点方向。虽然组织工程学诞生于20世纪80年代,但它的发展却非常迅速,尤其是皮肤、软骨等组织的研究,目前已商品化并应用于临床。简单来讲,组织工程学是指通过应用工程学和生命科学的原理,产生有生命力的活体组织或器官,并将其用于对病损组织或器官进行结构、形态和功能的重建甚至永久替代的学科。它的主要任务是实现受损组织或器官的修复和重建,延长寿命和提高健康水平。

目前组织工程皮肤代表产品有Dermagraft-TM、Dermagraft-TC和Apligraft,不仅可用于修复一般的烧伤创面,对难愈性创面,如糖尿病溃疡、静脉性溃疡、压迫性溃疡、放射性溃疡也有较好的修复效果。1997年,我国首次报道由成纤维细胞和表皮细胞与胶原膜构建的组织工程皮肤,修复10例深度烧伤创面,其中7例成活,随访1年疗效满意。我国第一个组织工程皮肤产品——安体肤,已于2007年被第四军医大学研发成功并用于临床。杨志明等分别于2000年用自体骨髓间充质干细胞诱导分化为成骨样细胞,与生物衍生支架材料构建 3 条组织工程骨修复肋骨缺损;并在 2002 年应用同种异体骨膜源成骨细胞与生物衍生支架材料构建组织工程骨植骨均取得满意效果,同时表明同种异体细胞构建的组织工程骨不发生影响骨愈合的免疫排斥反应。目前已显示出组织工程技术在创伤修复中的巨大潜力。

利用 TE 学原理修复和再生受损组织或器官具有以下几个优点:首先,TE 学只利用少量的组织或器官,便可扩增出大块的组织或完整的器官,可达到完全修复;其次,TE 学修复损伤是利用与受区有相同功能的细胞经扩增后形成活的组织或器官来修复,具有与原器官相同的结构及功能,能够达到功能修复;最后,在修复过程中,可利用生物工程原理对 TE 化组织或器官进行塑形,使它与原组织或器官相符,达到形态重建。将传统组织修复与生物工程相结合,具有很大的潜力,并已成为再生医学研究和发展的主要方向。

五、转化医学

转化医学(translational medicine)是将基础医学研究和临床治疗连接起来的一种新的思维方式。建立在基因组(genome)遗传学、组学芯片等基础上的生物信息学(bioinformatics),同系统医学理论与自动化通信技术之间的互动密切,加快了科学研究向工程应用转变的产业化过程,应用于医药学也将导致基础与临床之间的距离迅速缩短。

转化医学的主要目的就是要打破基础医学与药物研发、临床及公共卫生之间的固有屏障,在其间建立起直接关联;从实验室到病床,把基础研究获得的知识成果快速转化为临床和公共卫生方面的防治新方法。转化医学致力于弥补基础实验研发与临床和公共卫生应用之间的鸿沟,为开发新药品、研究新的治疗方法开辟出了一条具有革命性意义的新途径。转化医学是"从实验台到临床"的一个连续、双向、开放的研究过程。

转化医学是一个致力于克服基础研究与临床和公共卫生应用严重失衡的医学发展的新模式,其核心是在从事基础医学发现的研究者和了解患者需求的医生,以及卫生工作者之间建立起有效的联系,特别集中在分子基础医学研究向最有效和最合适的疾病预防诊断、治疗和预防模式的转化。

六、多学科协作将继续推动创伤修复基础与临床研究再创辉煌

由于创伤修复与组织再生的基础研究涉及发育学、遗传学、细胞生物学、分子生物学、生理学、病理学、生物材料学以及临床医学等多个学科,所以既应重视微观,也应注意各学科的综合与联系,从中发现新现象,提出新课题,真正做出具有原创性的研究成果。而在临床具体技术的运用方面,它又涉及药理学(各类药)、物理学(声、光、电、磁等),以及伴随科技发展新技术的开发运用。因此,需要综合运用多学科知识,解决创伤修复的问题。现代医学发展的历史表明,未来医学突破性的进展有赖于与其他学科的交叉与结合。21 世纪的医学将更加重视"环境 - 社会 - 心理 - 工程 - 生物"医学模式,更加重视整体医学观的研究。转化医学就是在这样的背景下产生的,转化医学符合医学科学发展的内在客观规律。基因组学、蛋白质组学研究以及芯片等新技术的应用为创伤修复开辟了新的研究领域。通过该项技术,对于筛选与组织修复和再生启动与关闭相关的基因,筛选与瘢痕或溃疡形成相关的基因起到了较好的作用。在这方面国内外的工作已经展现了一定的前景。

例如,生物感应技术是将生物现象转换为可检测并量化的数字化信号。在将来皮肤组织工程技术被广泛应用的时候,生物感应技术将对创面生化指标的检测及对再建新生组织的化学测定起重要作用。现代光子技术已被用于标记小分子的结构、功能和变化机制,并利用其磁性作用来重建细胞内蛋白构架。在皮肤创面修复领域,生物光子技术将被用于创面修复细胞的生长周期和相关功能的研究,或调节创面细胞和支架蛋白的构架,从而对修复上皮的血管化与神经导向起诱导作用。

生物智能技术是生物、材料、电子、机械等多学科领域交叉的前沿性应用学科。近年来,生物智能技术的研究和医学应用已延伸至人体内微型手术治疗、远距离遥控人体手术治疗、智能型人体影像诊断、医学智能性软件及生物智能性芯片的

开发、生物智能性微量元素分析测试等临床与实验室的研究。此类技术也将被用于和皮肤创面修复领域相配套的各项生物医学工程的技术,提高治疗与愈合评估的准确性和先进性。

现代科学技术的发展,为人们对各种生命现象进行综合系统、动态定量的基础研究不但为医学研究提供了有利条件,同时也引起了医学研究方式的转变。

1. 由静态定性转向动态定量研究 现代科学技术的发展为动态的定量研究提供了必要的手段。由于显微镜技术使人们能够认识到生物的超微结构和化学组成,放射性同位素的应用使人们能够测定微量成分,动态地认识分子水平的生命活动。

2. 由单纯重视实验转向理论指导下的科研 在现代医学研究中,已不再是单纯的以实验方法为主,而是代之以通过综合众多实验结果,经理论思维形成学说,再通过学说的指导性作用,使科研能沿着正确的方向进行。

3. 由单一研究转向综合研究 当代的医学研究其实验仪器日益向高、精、尖方向发展,科学思维对于研究成果能否被承认起到越来越重要的作用。它表现在实验设计上的独具匠心;理论阐述上各种模型和假说的出现。

生物医学工程相关基础研究近年来已取得重大突破,但其成果尚未成功地用于临床医学,其瓶颈在于相关基础学科与生物医学脱节。精准医学整合大规模组学数据和临床医学信息。转化医学的研究是精准医学的重要组成部分。尽管涌现的大数据对精确诊断和药物研发等具有重要贡献,但建立疾病知识网络和新分类系统任重道远,仍需更深入的精准医学研究。

当前,临床外科的发展更趋向于个体化、微创化、智能化和数字化;另外,在细胞、分子层次开展诊疗的"外科分子生物学"也已初见端倪。创伤修复的基础与临床也逐步向此方向发展。

(程 飚 刘宏伟 付小兵)

参 考 文 献

[1] 程飚,付小兵,盛志勇. 基因治疗在创面愈合中的应用[J]. 创伤外科杂志,2002,4(1):48-50.

[2] 付小兵,程飚. 创伤修复和组织再生几个重要领域研究的进展与展望[J].中华创伤杂志,2005,21:40-44.

[3] 付小兵,王德文. 创伤修复基础[M].北京:人民军医出版社,1997.

[4] 付小兵,王德文. 现代创伤修复学[M].北京:人民军医出版社,1999.

[5] 付小兵,吴志谷. 现代创伤敷料理论与实践[M].北京:化学工业出版社,2007,2-98.

[6] 付小兵. 中国的再生医学研究:需求与转化应用[J].解放军医学杂志,2012,37(3):169-171.

[7] 付小兵. 组织再生:梦想、希望和挑战[J].中国工程科学,2009,11(10):122-128.

[8] 付小兵. 生长因子与创伤修复[M].北京:人民军医出版社,1991.

[9] 王正国. 再生医学前沿进展[J].中国实用内科杂志,2010,30(12):1061-1064.

[10] 王正国. 再生医学研究进展[J].中华创伤骨科杂志,2006,8(1):1-3.

[11] 王正国. 再生医学展望[J].中华创伤杂志,2012,28(1):1-4.

[12] 王正国. 创伤后组织修复研究的现状与展望[J].中华创伤杂志,1995,11(3):131-133.

[13] 王正国. 分子创伤学[J].福州:福建科学技术出版社,2004,68-230.

[14] Akasaka Y, Ono I, Kamiya T, et al. The mechanisms underlying fibroblast apoptosis regulated by growth factors during wound healing[J]. J Pathol, 2010, 221(3):285-299.

[15] Churchill ED. The pandemic of wound infection in hospitals: studies in the history of wound healing[J]. J Hist Med Allied Sci, 1965, 20(4):390-404.

[16] Davis JS. Address of the president: the story of plastic surgery[J]. Ann Surg, 1941, 113(5):641-656.

[17] Koria P. Delivery of growth factors for tissue regeneration and wound healing[J]. BioDrugs, 2012, 26(3):163-175.

[18] Mehra R. Historical survey of wound healing[J]. Bull Indian InstHist Med Hyderabad, 2002, 32(2):159-175.

[19] Rank BK. The story of plastic surgery 1868-1968[J]. Practitioner, 1968, 201(201):114-121.

[20] Stansbury LG, Branstetter JG, Lalliss SJ. Amputation in military trauma surgery[J]. J Trauma, 2007, 63(4):940-944.

第二篇 烧 伤

第一章 烧伤休克/缺血缺氧发生机制与防治

休克是严重烧伤早期最常见的并发症。战争条件下烧伤休克的防治，在国内外均是一个难题。1966年3月至1967年7月，驻越南的美国某陆军医院收治烧伤患者445例，绝大多数伤员在入院前都没有得到补液治疗。福克兰群岛战争中，许多烧伤伤员不仅无法及时从海上转运，而且在船上救治的伤员连最起码休克监测条件（如导尿管等）都无法保障，伤员在颠簸的船上，还容易加重休克。最近发生的海啸伤员和几次大地震伤员的救治表明，在短时间内发生大批伤员的情况下，即使动员国际上最好的资源，由于道路中断、运输困难，但很难充分利用，多数伤员也只能在非常简陋的条件下进行救治。

在战争环境和突发重大烧伤灾害事故条件下，烧伤休克的发生率和死亡率较高。大量的临床及实验研究证明，烧伤的早期休克防治是否及时有效，是烧伤整个救治过程的关键，严重影响伤员的治愈率。因此，加强烧伤休克的救治，特别是简陋条件下烧伤休克的救治，对提高军队战时和非战争军事行动的卫勤保障能力，具有非常重大的意义。

第一节 烧伤休克/缺血缺氧的病理生理

烧伤休克/缺血缺氧的主要病理生理基础是渗出引起的体液丢失，以及心功能和血管舒缩功能异常。大量血浆样体液从血管内渗漏至创面和组织间隙，导致有效循环血量锐减和微循环障碍，以及重要组织器官功能紊乱和结构损害。但其确切机制至今仍未完全阐明。

一、血容量不足是休克主要原因

烧伤休克是低血容量性休克。由于烧伤后热力直接损伤及血管活性物质释放，造成毛细血管通透性增高，大量血管内液外渗，导致有效循环血容量不足，是发生烧伤休克最重要的原因。

烧伤后体液变化与以下因素有关：毛细血管通透性增高，使烧伤和非烧伤区血液中非细胞成分外渗至组织间隙形成水肿；烧伤组织渗透压增高，加重体液渗出和组织水肿；细胞膜功能受损，使细胞外液进入细胞内；伤后低蛋白血症，使血管内液体渗出至组织间隙内。烧伤后体液渗出立即发生，渗出速度一般在伤后6~8小时内最快，严重烧伤在2~3小时即可达到高潮，18~24小时渗出速度逐渐减慢，36小时后大多停止。组织水肿程度则以伤后24小时左右最为明显。体液外渗形成水肿的同时，部分水肿液可自创面渗出丢失或蒸发丧失，加重了体液丢失。

体液丢失量与烧伤面积及深度有关。烧伤后血容量不足程度与烧伤面积成比例，除此之外，30%以上烧伤时非烧伤组织也发生水肿，其发生原因与烧伤区组织基本类似。而深度烧伤，由于组织破坏严重，受损血管范围广，组织水肿发生早、消失晚，造成更多的体液丢失。血容量不足可导致心排出量下降，血流动力学改变及微循环障碍。

二、微循环变化和血管通透性增加机制尚未完全阐明

烧伤后微循环可发生显著变化，创面周边微动脉收缩、血管变细，在伤后4小时呈节段性收缩与扩张或部分破坏，16~24小时更为明显。微动脉保持线状流态，毛细血管和微静脉均变成短线状流和絮状流，以后成钟摆样，最后淤泥化。除微静脉扩张外，肺小动脉和微动脉亦有轻度扩张。

血管内皮细胞对正常微循环的维持起关键作用。烧伤后应激、缺血缺氧导致的酸中毒、内毒素、肿瘤坏死因子、氧自由基等均可造成内皮细胞受激或损伤，微血管通透性增加。内皮细胞受损后，进一步使血栓素与前列腺素、内皮素与一氧化氮等缩血管与舒血管物质平衡紊乱，释放的缩血管物质多于舒血管物质，使血管收缩。受损的内皮细胞胶原纤维暴露，促进白细胞与血小板黏附，加重微循环障碍。

毛细血管通透性升高是烧伤后血管内液外渗最重要的原因。烧伤后许多血管活性物质和炎症介质如组胺、5-羟色胺、缓激肽、前列腺素、自由基、血小板活化因子、血栓素等均参与毛细血管通透性升高的发生。缓激肽 B1 受体在烧伤大鼠内脏血管通透性变化中具有重要作用。毛细血管通透性升高其实质是血管内皮通透性升高，细胞骨架的肌动蛋白微丝重排、骨架蛋白磷酸化、应力纤维的形成，导致内皮细胞回缩，促使裂隙和通道开口形成，引起血管通透性增加。

但微循环变化的确切机制尚不清楚，尚未找到能有效降低血管通透性以减少烧伤输液的有效措施。

三、早期心功能降低

正常情况下，心脏的泵血功能可广泛适应机体不同的代谢需求，表现为心输出量可随机体代谢率的增长而增加，这是通过心室充盈量、心肌舒缩活力的强度和心率这三个变量的调控实现的。导致心脏泵血功能障碍的最根本原因是心肌受损引起的收缩力降低和舒张性能改变。

烧伤后 2 小时心输出量减少 50%，心输出量和心脏指数伤后立刻下降，伤后 2 小时两者分别降至伤前 40% 及 45.7%，平均动脉压尚未表现出下降之前，股动脉血流量已从伤前 120~150ml/min 下降至 60~67.5ml/min。

烧伤后心脏收缩性能也发生变化，烧伤后左心室收缩功能指标左心室收缩压（LVSP）、±dp/dt max 均显著降低，而左心室舒张末压（LVEDP）上升，表明心肌收缩功能和舒张功能均减退。采用氢清除法测定伤前和伤后不同时相点的心肌局部血流量，发现烧伤后 30 分钟，心肌营养性血流量即减少 15%，12 小时减少 60%，24 小时仍明显低于对照值。表明严重烧伤早期心脏的血供迅即显著减少。心肌收缩性立即下降与心肌局部血流量减少呈平行关系，提示心肌缺血损害是心肌收缩性降低的病理基础。

研究发现，烧伤后 5 分钟心排出量即可下降，发生在血容量明显下降之前，表明除有效血容量减少，回心血量不足外，还有心肌损伤因素参与。严重烧伤后为什么会迅即出现心肌损害和心功能降低，应激是重要因素。应激反应导致的神经-体液因素作用具有关键作用。心脏自身有肾素-血管紧张素系统，在应激条件下，心肌自身的肾素-血管紧张素系统可迅速被激活，导致心肌微血管收缩，局部血流灌注减少，是早期心肌缺血缺氧损害的重要始动因素。

烧伤应激引起的心脏交感神经兴奋对心脏有损伤作用，心脏局部儿茶酚胺增多对心肌细胞膜产生损伤，使心肌的供氧与耗氧失衡，加重心肌缺氧，促进冠状动脉内血小板聚积及血栓形成，加重心肌细胞酸中毒及游离脂肪酸的堆积。

应激还导致心肌组织内皮素大量释放，导致心肌微血管强烈收缩，引起心肌缺血。严重烧伤后迅即出现心肌损害和心功能降低的另一重要因素，是应激刺激激活的信号分子引起细胞骨架变化。研究发现，微管受损是烧伤后心肌损害的早期事件，缺氧 10 分钟，在线粒体结构和功能损害出现之前，即有微管受损。缺氧可迅速激活 p38/MAPK 激酶，使心肌细胞 MAP4 的功能位点磷酸化增加，导致微管解聚。由于微管对细胞结构和功能的维持具有重要作用，微管解聚可使心肌细胞结构和功能受损，影响线粒体有氧代谢和早期糖酵解。

早期细菌内毒素不仅直接损伤心肌组织细胞，还可刺激交感神经和肾上腺髓质释放肾上腺素和去甲肾上腺素，并提高心血管系统对儿茶酚胺的敏感性和易损性。

心肌含有较丰富的黄嘌呤氧化酶系统，是易遭受缺血再灌注损伤的器官之一。烧伤后大量产生的一氧化氮通过自身和其他自由基的细胞毒共同作用，抑制细胞线粒体呼吸，抑制 ADP 核苷酸化和三磷酸脱氢酶醛基化，严重影响细胞能量供给。心肌抑制因子在烧伤时增加，抑制心肌乳头肌收缩性,强烈收缩腹腔内脏小血管,加剧休克时心血管系统功能的损伤。

第二节　烧伤休克的诊断

烧伤休克主要依据下列临床表现及检查进行诊断。

1. **烦渴**　为烧伤休克早期常见的临床表现之一,一般需在体液回收阶段方可逐渐缓解。

2. **神志改变**　早期常烦躁不安,重者反应迟钝,神志恍惚,甚至呈昏迷状态。

3. **血压下降**　早期血压可在正常范围或略升高,舒张压增高,脉压变小。后期血压可明显降低。

4. **心率加快**　早于血压下降,成人常超过120 次/min,小儿常超过 150 次/min,可作为诊断烧伤休克的早期指标之一。

5. **尿量减少**　表现为少尿或无尿。

6. **消化道症状**　常有恶心、呕吐,呕吐物多为胃内容物,发生黏膜糜烂出血时,呕吐物可呈咖啡色或血性,解柏油样或鲜红色血便。

7. **末梢循环不良**　早期正常皮肤苍白,皮温降低,表浅静脉萎陷。严重时皮肤、黏膜发绀或花斑,甲床及皮肤毛细血管充盈时间延长。

8. **电解质和酸碱平衡紊乱**　早期有脱水、低蛋白血症和低钠血症,代谢性酸中毒。合并重度吸入性损伤或肺爆震伤者,可有呼吸性酸碱平衡紊乱和低氧血症。

9. **血流动力学紊乱**　中心静脉压、心排出量、心脏指数、左心室做功指数显著降低,肺血管阻力和外周血管阻力明显增高。

10. **组织氧合不良**　氧分压和血氧饱和度下降、二氧化碳结合力降低、代谢性酸中毒,动脉血乳酸增加等。

11. **血液流变学紊乱**　早期血液浓缩,红细胞计数增多,血红蛋白及血细胞比容增高,红细胞及血小板聚集指数增加,血浆、全血黏度和纤维蛋白原含量增高。

12. **脏器功能损害**　心肌、肾脏、肠道、肝脏等损害指标增加。

13. **其他化验检查**　可有血糖增高等。

第三节　烧伤休克的治疗

基于烧伤休克的病理生理,烧伤休克的防治应包括:"容量补充 + 动力扶持 + 其他治疗"三个方面。除尽早经口服或静脉途径进行容量补充外,还应积极进行动力扶持,防治心肌损害和心血管功能异常,并结合其他措施,防治一味补液引起的液体超载,以提高休克治疗的效果。

一、容量补充

1. **口服途径**　成人Ⅱ度烧伤面积20%以下,小儿Ⅱ度烧伤面积10%(非头面部烧伤)以下,可给予正常饮食和根据需要饮水。饮食较差者口服含盐饮料,如盐茶、盐豆浆、烧伤饮料等。

成批收容或不具备静脉补液条件时,成人烧伤面积 40% 以下者,可采用口服补液或口服为主,辅以静脉补液。

口服补液方法简便、副作用少,但应注意:

(1)应服含盐饮料,不能仅服白开水或糖水,以防发生低渗性脑水肿等。

(2)应少量多次,成人每次口服不超过 200毫升。

(3)有胃潴留或呕吐者,不宜采用口服。

(4)须严密观察血容量不足的症状。

(5)口服补液效果不佳或有不宜采用口服补液的情况时,应改为静脉补液。

(6)大面积烧伤早期口服适量营养液,有利于肠道复苏,可酌情使用。

2. **静脉途径**　建立可靠的静脉通道,周围静脉充盈不良穿刺困难时,应作静脉切开。常采用公式来指导复苏补液治疗,但究竟采用哪种公式尚无一致意见。

常用的补液公式:

(1)第三军医大学公式:伤后第一个24小时补液总量(ml)= Ⅱ度、Ⅲ度烧伤面积(%)×体重(kg)×1.5(电解质和胶体系数)+ 2 000(基础水分),电解质:胶体为 2:1。伤后 8 小时内补入估计量的一半,后 16 小时补入另一半。伤后第二个 24 小时电解质和胶体液减半,基础水分不变。此公式目前国内较为常用。

(2)南京公式:第一个 24 小时补液总量

（ml）=Ⅱ度、Ⅲ度烧伤面积（%）×100±1 000（身材高大者加1 000，身材较小者减1 000），包括水分2 000ml，剩余部分为电解质量及胶体量（比例为2:1），电解质中等渗盐水与等渗碱液也为2:1。第二个24小时胶体及电解质液量为第一个24小时实际输入量的一半。该公式较适用于中、青年烧伤患者，因计算简便，也适合战时急救及成批烧伤的救治。

（3）帕克兰补液公式（Parkland公式）：伤后第一个24小时补给等渗乳酸钠林格液总量（ml）=Ⅱ度、Ⅲ度烧伤面积（%）×体重（kg）×4。伤后8小时输入总量的一半，后16小时输入另外一半。伤后第二个24小时不再补给电解质溶液，每1%Ⅱ度、Ⅲ度烧伤面积，每千克体重补给血浆0.3~0.5ml，并适量补充等渗糖水。较适用于血浆供应困难和成批烧伤早期现场救治。

（4）伊文思补液公式（Evans公式）：伤后第一个24小时补液总量（ml）=Ⅱ度、Ⅲ度烧伤面积（%）×体重（kg）×2（电解质和胶体系数），电解质:胶体为1:1。估计量的一半于伤后8小时内输入，另一半于后16小时输入。伤后第二个24小时胶体和电解质溶液补给量为第一个24小时输入量的一半，另补基础水分2 000ml。烧伤面积超过50%者，补液量仍按50%烧伤面积计算，不适合50%以上烧伤患者的休克期补液治疗。

（5）布鲁克补液公式（Brook公式）：伤后第一个24小时补液总量（ml）=Ⅱ度、Ⅲ度烧伤面积（%）×体重（kg）×2+2 000。即补给等渗乳酸钠林格溶液1.5ml，胶体0.5ml，水分2 000ml。烧伤面积超过50%者仍按实际烧伤面积计算，并用乳酸钠林格溶液代替生理盐水，较符合生理需要。

（6）高渗钠溶液疗法：伤后48小时内补给高渗钠溶液总量（ml）=Ⅱ度、Ⅲ度烧伤面积（%）×体重（kg）×3ml。总量的2/3在第一个24小时输入，另1/3在第二个24小时输入。常用3%氯化钠溶液，250mmol/L复方乳酸钠溶液和高渗钠加右旋糖酐70溶液。优点为补液量少，液体负荷轻，扩容迅速，较适用于心肺功能负担较重的患者及高原缺氧环境下烧伤补液治疗。缺点为大量或长时间使用可出现高渗性脱水、溶血反应、凝血功能障碍、反跳性水肿等，必须严密监测，若

血清钠超过160mmol/L，渗透压超过330mOsm/（kg·H$_2$O）时，应降低输入钠浓度或改变输液计划。大面积烧伤患者应慎用。

3. 常用液体

（1）胶体液：包括全血、血浆、人体白蛋白和血浆代用品。通过补充胶体颗粒以增加血浆胶体渗透压，维持有效循环血容量。

①全血：在补充一定量的电解质溶液后或遇红细胞降低等情况，可适当补充。

②血浆：常用新鲜血浆和冻干血浆。

③白蛋白：分为人胎盘血白蛋白和人血白蛋白，其扩容作用比血浆好，对提高胶体渗透压有明显作用。因其扩容作用强而迅速，小儿和老年患者在稀释后使用较为安全。

④血浆代用品：包括多糖类及蛋白质的水溶液。常用的有右旋糖酐、羟乙基淀粉和明胶。24小时内，代血浆用量一般不宜超过2 000ml。

低分子右旋糖酐：维持胶体渗透压，兼有降低血液黏度、改善微循环的作用。中分子右旋糖酐提高血压、增加尿量的作用较血浆迅速，但维持时间较短，大量使用可影响单核巨噬细胞的功能，引起血小板减少，发生出血倾向，甚至导致肾功能衰竭，并干扰血型鉴定。

4%琥珀酰明胶：电解质含量、pH与人体血浆相近，主要用于扩充血容量。

（2）电解质溶液：用以补充细胞外液，输入后短时间内有明显的扩充血浆容量的作用。

①生理盐水：为等渗氯化钠溶液，输入生理盐水的同时应按2:1的比例输入1.25%的碳酸氢钠溶液。

②平衡盐溶液（乳酸钠林格液）：其电解质成分和晶体渗透压与血浆近似，大量输入后不会引起高氯性酸中毒。

③碳酸氢钠溶液：适当补充碳酸氢钠，以纠正酸中毒。大面积深度烧伤、高压电烧伤和较严重的热压伤，红细胞大量破坏以及肌肉组织分解产生的血红蛋白和肌红蛋白，易沉积于肾小管内造成肾功能损害，为碱化尿液需要补给适量的碱性药物。可用5%碳酸氢钠125ml加入375ml的生理盐水（即等渗碱液）中输入。

④高氧晶体溶液：使用高氧晶体溶液可代替电解质溶液，在扩充血容量的同时，也可溶解氧直

接提供给组织细胞利用,使组织细胞由乏氧代谢迅速转为有氧代谢,改善重要脏器缺氧状态。

(3)水分:常用5%或10%的葡萄糖溶液,通常成人每天补充量为2 000ml,遇有气管切开、腹泻等情况时,应适当增加,烧伤患者使用悬浮床治疗时,创面水分蒸发量明显增多,应额外补充水分1 000~1 500ml。每天经皮肤、呼吸道和尿液丧失的基础水分,成人约为2 000~3 000ml,儿童约为70~100ml/kg,婴幼儿约为100~150ml/kg,如环境温度较高(例如使用热风机,红外线灯照射)、体温较高或气管切开等情况,水分蒸发量也增多,需要增加水分补充。

4. 特殊情况下休克的容量补充

(1)平战时成批烧伤的容量补充

1)迅速赶至现场,根据伤情立即静脉补液或口服补液后,尽快将患者转送至上一级医疗机构治疗,避免造成休克延迟复苏。

2)优先处理危重患者:医护人员赶到现场后应迅速进行伤情分类,优先抢救危重患者,迅速建立静脉通道补液,及时、快速、充分的补液复苏是危重烧伤患者平稳度过休克期的关键。

3)根据临床指标,掌握补液原则:成批烧伤时条件受限,难以开展血流动力学检测,可主要用尿量、血细胞比容和碱缺失等临床指标反映复苏效果,调整复苏补液量和速度。

(2)体表烧伤合并吸入性损伤的容量补充:关键是处理好抗休克大量补液与吸入性损伤肺水肿的矛盾。一般体表烧伤合并吸入性损伤患者的体液丧失量高于同等面积单纯烧伤(单纯重度吸入性损伤有效血容量降低约相当于30%体表面积烧伤)。

补液量早期不应有意限制,以保证组织良好的血液灌注。建议在第三军医大学补液公式基础上适度增加,但必须严密监测治疗反应、血流动力指标和肺水量等,以精确指导补液。切勿盲目输入过多液体,以加重肺水肿。

液体种类选择:早期应用胶体或电解质液均无大的差别,以尽快纠正休克为宜,但血浆蛋白应维持血浆白蛋白在3g/dl以上。

(3)延迟复苏的容量补充:烧伤休克延迟复苏是指烧伤后,由于交通不便、医疗条件和/或医疗水平所限等原因,致使伤后未能及时有效地进行补液治疗,入院时已出现严重休克者,是烧伤患者死亡的重要原因。

烧伤休克延迟复苏应快速补液纠正休克,第一个24小时液体总量常需增加。可参照以下补液公式和方法:

第一个24小时预计补液量(ml)=烧伤面积(%)×体重(kg)×2.6(胶体与电解质之比为1:1,各为1.3ml),水分=2 000ml。在血流动力指标严密监护下,复苏的前2~3小时可视情将第一个24小时液体总量的1/2快速补入,另1/2于余下时间均匀补入。

第二个24小时预计补液量(ml)=烧伤面积(%)×体重(kg)×1ml(胶体与电解质之比为1:1,各为0.5ml),水分=2 000ml。于24小时内均匀补入。

延迟复苏快速补液应遵循的原则:

1)迅速恢复心输出量:于短时间内快速输入较大量的液体;

2)确保患者心肺安全:快速输液必须在严密血流动力学监测下进行。盲目快速补液,可能造成肺水肿和心功能衰竭;

3)不能单纯依赖尿量指导补液:应以监护心输出量及PAP(肺动脉压)、PAWP(肺动脉楔压)、CVP(中心静脉压)等血流动力学指标为主,辅以血乳酸、碱缺失和尿量监测。

(4)老年和儿童烧伤容量补充:老年和儿童均容易发生休克,容量补充应掌握的总原则——控制总量、控制速度、增加胶体、晶胶混输、严密监护、精细调整、避免波动、平稳度过。

儿童补液量应相对较多,一般按1.8~2.0ml/(%TBSA·kg)计算第1个24小时晶胶体补液量,基础水分儿童按70~100ml/kg,婴幼儿按100~150ml/kg计算。小儿头面部烧伤时补液量根据情况适当增加。尿量一般维持在1ml/(kg·h),血压不低于10.6~12kPa(80~90mmHg),脉压不低于2.67kPa(20mmHg)。血细胞比容:0~3岁维持33%~38%,4~12岁39%~43%。血浆晶体渗透压维持在280~310mOsm/kg·H$_2$O,尿渗透压与血渗透压之比维待>1.3~2。

老年烧伤面积>10%或Ⅲ度面积>5%均应补液。烧伤面积不及10%(Ⅲ度不及5%),有心、肺、肾功能障碍者仍应补液,但要限量,并需密切观察患者对输液的反应。根据监测指标指导补液,补液速度要均匀,忌快速补液和冲击试验,在能达到纠正休克的前提下,尽量控制输液量,以免发生急性肺水肿和心力衰竭。每小时尿量维持在0.5ml/kg左右,密切观察心肺肾和其他脏器功能的变化。

(5)颠簸条件下的休克治疗:送医途中遇道路崎岖,或海上救援时海浪造成剧烈颠簸,迷走神经兴奋,使心率减慢,心室肌和心房肌收缩能力减弱,房室传导速度减慢,加之烧伤后机体处于休克状态,使心功能严重下降,导致心血管系统功能紊乱。

颠簸条件下,除按常规方法治疗烧伤休克外,应加强心功能扶持,必要时应用调整心脏自主神经平衡的药物。有晕动症者,可应用抗晕动症的药物。

二、动力扶持

在休克治疗中,除了容量补充外,还应及早予以"动力扶持",保护心肌及其他组织细胞遭受缺血缺氧损害,防止盲目过量补液引起容量超载、减轻缺血缺氧损害、减少脏器并发症:

1. **防治心肌缺血,扶持心脏动力** 在充分补充血容量后,应用小剂量舒张心肌微血管的药物减轻心肌缺血损害;必要时可用毛花苷C,增强心肌收缩力,增加心输出量。纳洛酮也可增加心肌收缩力、改善微血管血流,提升血压和扩大脉压。亦可视情况给予多巴酚丁胺。

2. **改善心肌能量与代谢** 使用极化液(葡萄糖、胰岛素、ATP、$MgCl_2$混合液)改善细胞代谢,应用左卡尼丁改善心肌脂肪酸代谢,果糖二磷酸钠改善葡萄糖代谢。

3. **应用血管活性药物** 在充分补充血容量的基础上,适当应用血管活性药物可更好地改善微循环。当血压明显降低,短期内又难以扩容使血压恢复时可使用缩血管药物;在充分扩容后,仍有皮肤苍白、湿冷、尿少、意识障碍等"冷休克"表现时可使用血管扩张药物,如多巴胺可增强心肌收缩力,具有强心和扩张心脏血管的作用。

4. **改善心血管功能的中药** 如复方丹参注射液、生脉注射液、黄芪注射液、三七总皂苷注射液等均有改善心肌缺血,减轻心肌缺血损伤的作用。血必净有助于改善血流变学指标的异常。山莨菪碱也有改善微循环作用,但应在补充血容量后用药,遇有心率加快,应减慢静滴速度并严密观察。

三、其他治疗

烧伤休克除上述容量补充+动力扶持措施外,还应视情况给予下列治疗:

1. **镇静、镇痛** 适当的镇静止痛能使伤员获得良好的休息,减少能量消耗。但冬眠疗法应在注意:①定时观察血压、脉搏、呼吸和尿量变化;②抢救现场或转送途中,不宜使用冬眠药物;③搬动或翻身时,忌抬高头部;④须先补足血容量再用药,以防发生血压骤降。血压下降明显时,可减慢药物输入速度,同时加快补液,若难以恢复,可应用升压药物。

2. **氧自由基清除剂** 烧伤休克期发生的缺血再灌注损伤,使体内大量氧自由基堆积,造成细胞损伤。可应用甘露醇、维生素C、维生素E等。

3. **保护、改善重要脏器功能**

(1)保护心脏功能:防止心肌损害,增强心肌收缩力,增加心输出量(见动力扶持部分)。

(2)保护肺功能:防止过多过快输液发生肺水肿。中、重度吸入性损伤或面颈部明显肿胀,有呼吸道梗阻可能者,应预防性气管内插管或气管切开,当$PO_2<8kPa$,$PCO_2>6.67kPa$时,可采用呼吸机辅助呼吸。

(3)保护肾功能:尿量少,尿比重高,应输入水分或补充血容量;尿量少,尿比重低,可给予呋塞米,同时输入胶体液。急性肾衰竭时,应按急性肾衰竭处理。血红蛋白尿和肌红蛋白尿处理原则:①增加补液量,加快补液速度,使每小时尿量维持在70~100ml以上;②给予溶质性利尿剂,使短期内尿量增加,以利于血红蛋白或肌红蛋白尽快排出;③给予碱性溶液,使尿液碱化,以防血红蛋白或肌红蛋白沉淀堵塞肾小管。

(4)保护胃肠道功能:应用抑酸药物,如奥美拉唑、兰索拉唑等,降低胃液H^+浓度。尽早肠道喂养/营养,改善胃肠道血液灌流,有利于纠正休克;补充特殊营养素如谷氨酰胺,促进损伤黏膜修复。

4. **抗生素的应用** 采用有效抗生素防治感

染是治疗休克的重要措施,纠正休克也是预防早期感染的基本要求。

5. 激素的使用 在严重烧伤休克,糖皮质激素可提高患者对有害打击的耐受力,减轻患者中毒症状,改善血流动力学和氧代谢指标。一般使用冲击给药的方法,不宜长期用药。

6. 抗炎药物 如乌司他丁,具有抑制溶酶体酶的释放,抑制心肌抑制因子产生,清除氧自由基及抑制炎症介质释放的作用,减轻心肌损害。

7. 胰岛素治疗 休克期应用胰岛素可降低大面积烧伤患者复苏所需胶／晶体溶液需要量、增加尿量,同时可减轻组织损伤程度和保护脏器功能。

8. 治疗性血浆交换 对难治性烧伤休克,可改善血乳酸、平均动脉压、尿量和病情。

四、烧伤休克的监测

抗休克过程中可监测以下指标,以评估休克复苏效果,调整休克治疗:

(1)尿量:每小时尿量维持在 50~70ml/h［小儿 1~2ml/(kg·h)］左右,老年人、合并心血管疾患或脑外伤者不超过 50ml/h。磷、苯等化学烧伤、电烧伤、挤压伤等,应适当增加尿量,以利排出有毒物质。

(2)神志:神志清楚表示中枢神经系统灌流良好,反之表示脑细胞缺血缺氧,除血容量和灌流因素之外,还应考虑呼吸道梗阻、吸入性损伤、一氧化碳中毒、脑水肿、颅脑外伤、碱中毒等。

(3)口渴:轻、中度烧伤患者经过口服或静脉补液后多可在数小时后缓解,而大面积烧伤患者口渴症状可延续至水肿回吸收期,因此不能仅依口渴作为调整补液速度的指标。

(4)末梢循环:皮肤黏膜色泽转为正常,肢体转暖,静脉、毛细血管充盈,动脉搏动有力,表明对休克治疗反应良好。

(5)血压和心率:维持收缩压 100mmHg 以上,脉压大于 20mmHg,心率至 100~120 次/min 左右。如果波动较大,表示循环尚未稳定。

(6)呼吸:呼吸不平稳可影响气体交换量,导致缺氧或 CO_2 蓄积,加重休克或使复苏困难,应力求维持呼吸平稳。

(7)血液流变学与血液浓缩:尽可能使血细胞比容、血红蛋白和红细胞计数接近正常。伤后第一个 24 小时血细胞比容能否降至 0.45~0.50,可作为评估特重度烧伤休克早期复苏补液是否满意的参考指标。

(8)水、电解质和血浆渗透压:监测血浆晶体和胶体渗透压,特别是输入高渗盐溶液时。血浆晶体渗透压应维持在 280~310mOsm/(kg·H_2O);血浆胶渗压应维持在高于 16mmHg 的水平。

(9)血流动力学参数:可采用 PiCCO 或放置漂浮导管行血流动力学监测。中心静脉压低于正常下限(0.49~1.18kPa),应加快补液。若血压低,而中心静脉压反而增高,应减慢输液,防止心功能衰竭和肺水肿。监测肺动脉压、肺动脉楔压、心输出量,心脏指标、左心室做功指数、右室做功指数、周围血管阻力、肺血管阻力和血管外肺水量,可较精确地指导休克的治疗。采用 PiCCO 监测患者 CI(心排血指数)、GEDV(全心舒张末期容积)、ITBV(胸腔内血容积)和 SVV(每搏输出量变异度)有助于指导严重烧伤患者的容量管理,避免补液过少或过多;联合应用 PVPI(肺血管通透性指数)、EVLWI(血管外肺水指数)和 ITBV(胸腔内血容积)等参数,有助于预测过多补液导致肺水肿发生的风险。

(10)血气分析:可判断机体缺氧与 CO_2 潴留情况。维持 PaO_2 在 10.64kPa 以上,$PaCO_2$ 在 3.99~4.66kPa 之间,使酸碱基本保持平衡或略偏酸,pH 宁酸勿碱,切忌补碱过量而影响氧的交换。

(11)碱缺失和血乳酸:碱缺失能反映容量丢失引起组织缺氧的真实情况,血乳酸是反应缺氧和复苏效果的较好指标。

(12)胃肠黏膜内 pH(pHi)值:黏膜灌注不良和组织缺血缺氧时 PHi 降低。

(13)组织氧合情况:监测混合静脉血氧浓度、氧饱和度、氧分压。计算氧含量、氧供指数、氧耗指数(VO_2I),反映微循环灌流和组织代谢的整体状态。

五、严重烧伤患者休克复苏困难的原因及容量补充注意事项

(一)严重烧伤患者休克复苏困难的原因

除休克本身处理不当外,常见的原因主要有以下几方面。

1. **早期全身性感染** 严重烧伤,最早可于伤后 2 小时血培养发现细菌生长。

2. **并发症** 多数系因休克处理不当所致,反过来又加重休克,影响复苏。

3. **复合伤** 常见的是复合创伤或冲击伤。

4. **复合中毒** 如 CO 中毒、磷中毒、化学毒剂中毒等。

5. **吸入性损伤** 吸入性损伤肺水肿或气道梗阻致严重缺氧;害怕加重肺水肿致输液量偏少等。

6. **伤后长时间转送** 一是后送前准备不充分,途中未予补液,待到达收容单位时,患者已发生严重休克。

（二）补液治疗的注意事项

1. **不应片面依赖补液公式** 应遵循"有公式可循,不唯公式而行"的基本原则,根据治疗过程中临床指标的变化,随时调整补液量、补液速度和补入成分。

2. **补液时机越早越好** 要特别重视烧伤早期的补液治疗,力争在伤后半小时内建立补液通道,以预防休克的发生或减轻其存在的严重程度。

3. **避免补液过多** 应根据临床指标,如:尿量、血压、神志等变化,调整补液计划,对于小儿、老年烧伤患者以及伤前有心肺疾患者,更应注意控制补液速度和补液量。

4. **不能单纯依靠补液复苏** 补液是防治烧伤休克的主要手段,但并非唯一措施,需配合某些药物治疗。对一些补液治疗反应不佳的病例,应探索原因,采取有针对性的治疗措施。

第四节 烧伤休克期常见并发症的处理

一、急性脑水肿

（一）病因

1. **氧供不足** 烧伤后持续休克,造成脑组织严重缺氧,不仅使脑细胞能量迅速消耗和代谢失调,细胞膜电位发生异常改变,钠、水在细胞内潴留;酸中毒致 H^+、Na^+ 与水分进入细胞内,造成脑细胞水肿。在呼吸性酸中毒时,CO_2 的蓄积,血脑屏障通透性增高,使脑细胞间隙扩大,含水量增加。

2. **低钠血症和水中毒** 大量输入或饮用不含盐的水分,造成稀释性低血钠与水中毒,导致脑水肿,此种情况最多见于小儿烧伤。

3. **颅脑外伤** 烧伤合并颅脑损伤致血脑屏障破坏和血管通透性增加,使体液渗漏到胶质细胞内和细胞间隙,引起脑容积增大。体液潴留使毛细血管与组织之间的距离增大,细胞因摄取氧不足而引起细胞膜的"钠泵"失灵,Na^+ 和水分进入细胞内引起细胞水肿。

4. **其他** 烧伤合并急性少尿型肾功能衰竭时,容易发生水潴留而引起稀释性低钠血症,除造成全身软组织水肿外,还可导致脑细胞水肿。一氧化碳、苯、汽油等中毒也可诱发脑水肿。

（二）诊断

脑水肿的诊断主要依据临床表现和辅助检查结果。详细询问病史有助于早期诊断,预见性的采取预防措施。

脑水肿早期多表现为神志淡漠、反应迟钝或呈嗜睡状,也可表现为躁动不安,常伴有头痛、恶心、呕吐,容易与低血容性休克表现相混淆,应注意鉴别。病情进一步发展可出现循环和呼吸系统的变化,突出表现是脉率变慢,血压升高,脉压变大,呼吸节律变慢,幅度加深,伴有剧烈头痛和反复呕吐,病情严重时神志趋于昏迷,出现眼球固定和瞳孔散大等脑疝先兆症状,若不立即采取救治措施,患者很快转入深昏迷,血压下降,心率快而弱,各种反射消失,呼吸浅快甚至停止。

辅助检查:①低 Na^+、低 Cl^-、低蛋白血症,水中毒者存在血浆渗透压降低,血细胞比容降低和尿比重低;②眼底检查可见球结膜水肿,视神经乳头水肿,小血管充血或出血,眼压增高;③血气分析提示有低氧血症,代谢性或呼吸性酸中毒存在;④头颅 X 线摄片可见颅缝增宽,脑回压迹加深,蛛网膜颗粒压迹增大和加深,CT 或磁共振影像有助于明确诊断;⑤腰椎穿刺常有脑脊髓液压力增高(不宜用于颅内压增高客观体征明显者,以免促使脑疝形成)。

（三）治疗

1. **一般处理** 适当抬高头部以减少静脉回流,出现脑疝症状时,则不宜搬动患者。注意及时清除气道异物和分泌物。面颈部深度烧伤肿胀明显以及重度吸入性损伤者,应尽早作气管切开或插管,以增加通气量,缓解颈静脉回流障碍和降低颅内压。

2. 脱水疗法 ①渗透疗法:通过输入高渗溶液来提高血浆渗透压,使脑组织内的水分吸收入血液中,产生脱水作用。当血脑屏障破坏时,不能有效形成渗透压梯度,则高渗溶液的应用便受到限制。高渗溶液还能抑制脑脊液的形成,改善脑顺应性。使用时须监测血浆渗透压,用以指导治疗。首选药物为20%甘露醇,该溶液的渗透压是血浆渗透压的3.8倍,每公斤体重在10分钟内给1克的甘露醇,血浆渗透压可增加20~30mmol/L,能迅速将细胞内水分移至细胞外。成人每次用量为1.0~2.0g/kg,小儿0.5~1.0g/kg,必要时每4~6小时重复给药1次。还可选用50%葡萄糖液,虽然脱水作用较弱,但可供给脑细胞能量,多用于两次利尿剂之间,以减少"反跳"现象,常用剂量为40~60ml,每8~12小时静脉注射1次。25%人血清白蛋白可提高血浆胶体渗透压,有较明显的脱水作用,适用于脑水肿伴低蛋白血症的患者,成人每次剂量20~40ml,每日1~2次,静脉缓滴。②利尿疗法:首选呋塞米,其强有力的利尿作用,使脱水效应增强,还能阻止Na^+进入脑组织和脑脊液内,降低脑脊液的生成速度,减轻脑细胞水肿。常用剂量20~40mg,每日2~3次,静脉注射。

3. 激素治疗 地塞米松成人剂量10~15mg,静脉滴注,每日2~3次,或氢化可的松100~200mg,静脉滴注,每日1~2次。但不宜长时间使用。

二、急性肺水肿

(一)病因

1. 复苏不当 烧伤休克并发肺水肿的最主要原因是未及时进行有效的补液,严重休克状态持续时间过长,并发显著缺血、缺氧性损害,肺血管内皮细胞受损,毛细血管通透性增高,大量液体渗至肺间质;肺血管张力、血液凝固等均有改变,致微循环障碍,导致肺组织血液灌流不足,形成恶性循环,酿成"休克肺"。另外在肺血管通透性已增高情况下,若短期内过多或过快地补液,使血容量骤然增加,并发左心功能障碍,也均可诱发肺水肿。

2. 吸入性损伤 热空气或热蒸气直接损伤肺泡毛细血管内皮细胞,造成毛细血管通透性增高,缺氧、一氧化碳中毒、细菌代谢产物、化学毒性

烟雾可激活中性粒细胞、肺泡巨噬细胞、单核细胞等生成和释放大量氧自由基等生物活性物质,损伤肺血管内皮细胞和基底膜,增加血管通透性;还可使肺泡Ⅱ型细胞合成和分泌肺表面活性物质减少,造成肺泡萎陷和肺泡内压降低,血管内水分和蛋白外漏,肺组织含水量增加,发生通透性肺水肿。

3. 心脏功能不全 烧伤早期常有心肌缺血缺氧性损害,加之伤后释出心肌抑制因子,使心泵功能发生障碍,对水负荷的调节和承受能力差,液体输入过多时可加重右心负担,致左心室充盈压升高,肺淤血,肺毛细血管内流体静压增高,血管内液体外渗至肺间质及肺泡腔中。

4. 氧中毒 长时间(纯氧12小时以上或高压氧2~3小时)吸入高浓度氧,肺泡氧浓度和动脉血氧分压骤增,通过激活补体系统,中性粒细胞聚积于肺内并活化,生成大量氧自由基,造成肺泡毛细血管膜的毒性损害,发生渗透性肺水肿。

(二)临床表现

肺水肿早期(充血期)可表现为胸闷、心慌、烦躁不安、血压升高和劳力性呼吸困难等。间质性肺水肿多表现为咳嗽、呼吸急促、心率增快、夜间阵发性呼吸困难,可有轻度发绀;肺泡性水肿可出现严重呼吸困难、明显发绀、剧烈咳嗽和咳大量白色或血性泡沫样痰,严重者可发生呼吸循环衰竭和代谢功能紊乱。

间质性肺水肿肺部听诊可无异常或有哮鸣音,肺泡性肺水肿阶段可闻及全肺的湿啰音。血气分析常提示有低氧血症、高碳酸血症和/或代谢性酸中毒。

(三)诊断

根据病史、症状、体征和胸部X线检查,一般能明确诊断,但至今还缺乏一种灵敏的早期诊断方法。

1. 胸部影像学检查 X线检查是临床上最常用的方法,但灵敏度不够高,常显示不对称阴影,通常右侧较重,典型的蝶形阴影较少见。胸部CT和磁共振成像可用于测定肺含水量,有助于明确诊断。

2. 肺扫描 用^{99m}Tc-人血球蛋白微囊或^{131m}In运铁蛋白进行灌注肺扫描,由于肺血管通透性增高,使标记蛋白从血管内丢失而在肺间质中聚集,

故在胸壁外测定 γ 射线强度,可间接反应血管通透性变化程度,较适用于渗透性肺水肿的诊断。

3. 采用 PiCCO 或放置漂浮导管监测血管外肺含水量。

(四)治疗

肺水肿的治疗包括病因治疗和对症处理两个方面。主要应针对病因或诱因及时给予相应的治疗措施,及时纠正烧伤休克,减少肺组织细胞缺血、缺氧性损伤,防止肺水肿的发生。一旦并发肺水肿,治疗原则为:降低肺毛细血管通透性,降低肺毛细血管静水压,提高血浆胶体渗透压,增加肺泡内压,降低肺泡表面张力。

1. **体位**　患者取头高脚低位或半卧位,以减少回心血量和肺循环血量,降低肺毛细血管压。

2. **氧疗法**　是治疗的重要环节。吸氧浓度一般为 30%~50%,严重肺水肿需高浓度氧疗,可采取面罩加压给氧,但时间不可过长,以防氧中毒。

3. **强心利尿**　伴心功能障碍时,可选用毛花苷 C,也可用非强心苷类正性肌力药物,如多巴胺或多巴酚丁胺。肺水肿明显者,可用利尿剂,常用呋塞米。对心源性休克和血容量不足者不宜使用。

4. **血管扩张剂**　解除肺部及外周小血管痉挛,降低周围循环阻力和肺毛细血管压,减轻肺水肿和肺淤血。可用酚苄明或硝普钠,该药作用快,毒性小,对小动脉和小静均有扩张作用。使用血管扩张剂前应注意补足血容量。

5. **肾上腺皮质激素**　肾上腺皮质激素的主要作用为降低毛细血管通透性,减轻支气管痉挛,减少液体渗出,促进水肿吸收,提高组织抗缺氧耐受力。常用地塞米松或氢化可的松。

6. **胆碱能阻滞剂**　该类药物能对抗儿茶酚胺引起的血管收缩,也能对抗乙酰胆碱分泌亢进造成的血管扩张,并可解除支气管平滑肌痉挛,减少呼吸道分泌物生成。

7. **机械辅助通气**　重度肺水肿时,须尽早建立人工气道,给予机械通气辅助治疗。

三、急性肾衰竭

(一)发病原因

1. **缺血缺氧**　肾组织血流量明显减少,肾小球滤过率降低,出现少尿甚至无尿。严重烧伤后,体内产生许多血管活性物质,都可能与烧伤后肾功能衰竭的发病有关。

2. **溶血和血(肌)红蛋白**　严重烧伤后,由于热力对红细胞的损伤可发生溶血,大量血红蛋白释放入血,与血浆中珠蛋白结合,形成分子量较大的复合体,形成管型阻塞肾小管腔,造成管内压升高,使肾小球有效滤过压降低,引起肾小球滤过率降低。

3. **毒性物质损害**　汞、黄磷、酚、苯胺等肾毒性质,都可引起近曲肾小管变性、坏死、基膜断裂,导致代谢产物排出障碍。

(二)临床表现

1. **少尿型**　主要表现为少尿(成人 24 小时尿量少于 400ml 或每小时尿量少于 17ml)或无尿(24 小时尿量少于 100ml),尿比重低而固定,氮质血症、高钾血症、高镁血症、低钙血症、水潴留、酸中毒等。

2. **非少尿型**　主要表现为氮质血症、尿比重偏低,有较多的管型,血钾正常,可出现高钠血症和高氯血症,尿量正常或偏多。

(三)防治措施

1. **补液与利尿**　烧伤后尽快补足有效循环血容量,改善肾血液灌注。有血(肌)红蛋白尿者,应适当增加补液量以增加尿量,碱化尿液,使用利尿剂,防止或减轻肾损害。

2. **创面处理**　黄磷、酚、苯胺等毒性物质烧伤者,应及早行切、削痂植皮。

3. **控制液体入量**　肾功能衰竭诊断成立后,应限制入量,每天液体需要量应包括:500ml 基础量、24 小时尿量、体表不显性水分丢失量和额外丢失量。

4. **控制高钾血症**　停止钾盐的补充,给予足够的热量,以防机体蛋白质过度分解。给予钾拮抗剂,如葡萄糖酸钙、碳酸氢钠以及胰岛素等。还可辅助使用苯丙酸诺龙等蛋白合成剂,以促进蛋白的合成。

5. **抗生素的应用**　肾功能不全易并发感染。防治感染是治疗烧伤后肾功能不全的重要措施,应选用肾毒性小的抗生素,根据肾功能损害程度按减量法或延长法来应用。

6. **透析疗法**　血钾 6mmol/L 以上,血尿素氮超过 100mg/dL,血钠低于 130mmol/L,酸中毒或水中毒者,可应用透析疗法。

第五节 "休克心"是烧伤早期休克的重要"始动因素"

一、烧伤早期心肌损害及"休克心"

(一)严重烧伤后可迅即发生心肌损害和心功能降低

以往认为,机体在休克等应激情况下,通过血流再分配,心脏等主要脏器的血流灌注早期可得到保证。故长期以来认为烧伤休克时(特别是休克的早期阶段)心肌本身一般不存在缺血缺氧损害,而对严重烧伤后心功能降低,大都归咎于有效循环血量减少和/或心肌抑制因子的作用。但后来的系列动物及临床实验,发现并肯定了严重烧伤早期即可发生心肌损害,主要研究发现有如下。

为证明严重烧伤早期存在心肌损害,通过一系列动物实验及临床研究,从心肌结构损伤、细胞自噬、凋亡、病理形态和功能等多方面进行了系统研究,证实了严重烧伤早期存在心肌损害。大鼠30% TBSA烧伤后10分钟,即见心肌微管断裂,心肌细胞微管变化与细胞损伤和活力密切相关。采用维持微管完整性的措施,可改善缺氧心肌细胞活力。烧伤后心肌细胞黏弹性降低,造成心肌顺应性降低。烧伤后心肌细胞自噬流障碍,自噬体累积,引起心肌损害和心功能障碍。血管紧张素Ⅱ及活性氧自由基通过调节细胞信号转导,在自噬发生过程中起重要作用。大鼠严重烧伤早期,心肌细胞凋亡增多,且与心功能变化基本一致。烧伤后1小时,病理即见心肌肌横纹紊乱,出现波状纤维,此后见心肌间质水肿,肌纤维断裂、片状溶解。烧伤后心功能指标如心脏每搏量、每搏指数、心排出量和心排血指数等均显著降低。

(二)"休克心"是烧伤休克/缺血缺氧的重要始动因素的证明

由于心脏是循环动力器官,严重烧伤后即早出现的心肌损害及心脏泵血功能减弱,不仅可引起心功能不全,还可能诱发或加重休克,成为严重烧伤休克和全身组织器官缺血缺氧损害的重要启

动因素之一。由此,提出了烧伤早期组织器官缺血缺氧损害的"休克心"假说,即严重烧伤早期,在因毛细血管通透性增加导致有效循环血容量显著减少之前,心肌即发生了损害及功能减弱,这种即早发生的心肌损害及功能减弱是诱发或加重休克,并导致全身组织器官缺血缺氧的重要因素之一。

为证明早期心肌损害对早期休克和其他组织器官缺血缺氧损害的影响,采用30%体表面积Ⅲ度烧伤,在按Parkland公式补液条件下,分别应用普萘洛尔(抑制心肌)、毛花苷C(扶持心肌)、依那普利拉(改善心肌缺血),以及毛花苷C和依那普利拉联合干预。结果发现,严重烧伤后心肌损害在时间上明显早于肝、肾、肠等脏器损害,扶持心脏功能可增加肝、肾、肠等脏器血流量,使其损害减轻;反之,肝、肾、肠等脏器血流量减少,损害加重。依那普利拉能减少心肌组织血管紧张素生成,减轻心肌损害,改善心肌力学指标。毛花苷C和依那普利拉对严重烧伤早期肝、肾、肠的保护作用与改善心肌血流灌注、减轻心脏损害、增强心脏泵血功能有关。表明严重烧伤后,即使立即按Parkland公式进行补液治疗,仍可发生明显的脏器缺血缺氧损害,而心肌损害在时间上明显早于肝、肾、肠等其他脏器损害。这提示早期心肌损害是严重烧伤早期休克和脏器缺血缺氧损害的"启动因素"之一,预防烧伤早期心肌损害有助于烧伤休克的有效复苏,减轻组织器官损害。这就进一步证明了严重烧伤早期缺血缺氧损害的"烧伤休克心"假说。

二、烧伤早期心肌损害的机制

(一)严重烧伤后心肌迅即发生缺血缺氧损害和心功能降低的机制

1. 烧伤应激使心脏局部肾素-血管紧张素系统(RAS)迅速被激活 严重烧伤应激使心脏局部肾素-血管紧张素系统(RAS)迅速被激活,使心脏局部血管紧张素增加,导致心肌微血管收缩,心肌局部营养性血流量减少,是早期心肌损害的重要始动因素。为进一步证明心肌自身的RAS在心肌缺血缺氧损害中的作用,利用Langendorff离体心脏灌流模型,发现调节RAS失衡可改善烧伤血清刺激的离体心脏冠脉流量,改

善左心功能,减轻心肌损害。Langendorff 离体心脏灌流模型排除了全身 RAS 对心脏血流量的可能作用,也排除了其他因素对心脏血流量的影响,这就进一步证明了心脏自身的 RAS 激活,是造成烧伤早期心肌血流量减少,引发心肌损伤的重要因素。

2. **应激使心肌组织内皮素迅即升高** 内皮素对动脉有强烈的收缩作用,其作用强度依次是冠状动脉、主动脉和小动脉,是目前发现作用最强的、作用时间最长的缩血管物质。严重烧伤可导致心肌组织内皮素迅即升高。大鼠严重烫伤后 10 分钟,心肌组织的内皮素的含量即升高,心肌组织局部的内皮素升高可引起冠状动脉血管收缩,导致心肌血流灌注的减少,应用 ETA/ETB 受体拮抗剂 PD142893 能增加心肌血流灌注,改善心肌收缩和舒张功能。

3. **应激刺激激活的信号分子引起细胞骨架迅即变化** 缺氧迅速启动 p38/MAPK 信号通路,导致早期心肌微管损伤。p38 通过调节微管相关蛋白 4(MAP4)和微管去稳蛋白(Op18),可导致微管结构破坏。这在一定程度上解释了为什么严重烧伤后在有效循环血容量显著降低之前,心肌即发生了缺血缺氧损伤。缺氧心肌细胞微管损伤可影响能量生成,一是微管损伤导致 MPTP(线粒体通透性转变通道)开放,引起 ADP/ATP 比值降低,抑制线粒体有氧代谢;二是微管结构变化通过调节 HIF-1α 活性和核内聚集可影响缺氧心肌细胞早期糖酵解。上调 MAP4 表达稳定缺氧心肌细胞微管结构,可改善心肌细胞缺氧早期的能量代谢,为改善缺氧早期细胞能量代谢提供了新靶点。

4. **"分子开关" $G_s\alpha/G_i\alpha$ 比倒置变化** G 蛋白在细胞信号转导过程中起着"分子开关"(molecular switch)或"电话交换机(switchboard)样"作用,兴奋性 G 蛋白 α 亚基($G_s\alpha$)和抑制性 G 蛋白 α 亚基($G_i\alpha$)含量变化可导致心肌功能异常。大鼠 30% 度烫伤后,心肌组织 β-肾上腺素受体(β-AR)信号转导系统发生显著变化,左心室功能明显降低,心室 β 受体最大结合率(B_{max})显著降低;心肌组织信使分子 cAMP 含量显著减少,心肌腺苷酸环化酶(AC)基础活性显著降低,cAMP 含量的减少与 AC 活性降低呈显著正相关,早期 AC 活性降低主要由 β-AR 下调所致。烫伤后 AC 活性降低也与 G 蛋白偶联 AC 催化亚基的功能障碍有关,烧伤后心肌组织 $G_s\alpha$ 及其 mRNA 表达明显减少,$G_i\alpha$ 及其 mRNA 则显著增加,导致"分子开关" $G_s\alpha/G_i\alpha$ 分子比倒置,是烧伤早期心肌舒缩功能障碍的重要分子机制。

(二)线粒体受损致细胞凋亡以及心肌细胞自噬是心肌损害的重要机制

烧伤后氧化损伤导致的心肌线粒体 DNA 缺失是能量代谢障碍的重要因素。大鼠 30% TBSA Ⅲ度烧伤后,心肌 mtDNA 发生 4.8kb 大片段(含氧化磷酸化关键酶基因)缺失,心肌线粒体 ATP 含量下降,ADP 和 AMP 含量升高,血清中肌钙蛋白 I 含量显著升高。缺氧可激活线粒体依赖的凋亡途径,诱导细胞凋亡。烧伤后心肌 MPTP 开放使线粒体氧化磷酸化障碍并释放细胞色素 C,进而激活胞质 Capase-3,是心肌细胞凋亡的重要机制。烧伤后心肌细胞自噬早于心肌细胞凋亡和坏死,与烧伤后心功能降低呈平行关系,调控心肌细胞自噬可明显改善心功能。

(三)促炎细胞因子表达上调是烧伤后心肌损害的重要因素

缺血缺氧时,炎性细胞尤其 PMN(多形核嗜中性粒细胞)与内皮细胞活化,使 PMN 黏附、聚集于心脏等脏器组织微血管内,一方面可阻碍微血管血流,加剧微循环障碍和组织缺血缺氧。严重烧伤后,心肌组织 MPO 显著增加,表明烧伤后 PMN 在心肌组织聚集增多;另一方面,活化的 PMN 产生大量髓过氧化物酶(MPO)、弹性蛋白酶、氧自由基及 TNFα 等细胞因子,造成心肌组织细胞损害。p38、NF-κB 等是介导心肌炎性损害的关键信号分子。

三、内源性保护机制有助于减轻烧伤早期心肌损害

烧伤后可同时启动内源性保护机制,能量代偿(PHD、HIF-1α 分子等)、稳定细胞骨架(p38/MAPK、MAP4 分子等)、减轻线粒体损伤和凋亡(TRAP1、AdR-A1、PI3K/Akt、SOD 分子)是内源性细胞保护的重要环节,早期提高能量代偿水平、启动内源性抗炎和抗氧化机制等可能是防治早期心肌损害新策略。

四、烧伤早期心脏损害的防治研究

1. 血管紧张素转换酶（ACE）抑制剂 心脏有独立的 RAS，可自身合成、释放肾素，在维持心血管正常功能活动及参与心血管疾病的发生、发展过程中起着不容忽视的作用。严重烧伤后应用 ACEi（血管紧张素转化酶抑制剂）对缺血性心肌具有保护作用，改善冠状血管流和心脏舒张功能，减少心肌细胞凋亡。在迅速补充血容量后，采用小剂量 ACEi 可以减轻心肌损害，而对早期血流动力指标无明显影响。

2. 调控 β-AR 介导的信号转导及"分子开关 $G_s\alpha/G_i\alpha$"比值 可乐定通过上调严重烫伤后心肌组织 β-AR 信号系统，可改善烧伤后早期心功能。三七总皂苷也可上调烧伤后心肌 β-AR 信号系统，使心肌组织 $G_i\alpha$ mRNA 表达量减少、cAMP 含量增加、AC 基础活性增强、改善心脏功能。

3. 调控离子通道 线粒体 K^+-ATP 开放剂二氮嗪可减轻严重烧伤早期心肌细胞损害，其机制与开放线粒体 K^+ 通道，抑制线粒体 Ca^{2+} 超载及减少自由基产生有关。甘氨酸受体（G1yR）为配体门控的离子通道，对体外培养的缺血缺氧心肌细胞和烧伤大鼠心肌组织均具有显著保护作用，显著改善缺血缺氧心肌细胞活力，增加 ATP 含量。

4. 一氧化氮（NO）供体 可增强缺氧心肌细胞的抗损伤能力，其机制可能是通过增加心肌细胞内缺氧诱导因子 1α（HIF-1α）蛋白水平，加强了心肌细胞对缺氧的内源性保护机制。

5. 拮抗炎症介质 乌司他丁明显减少烧伤后血清 IL-1β、IL-6 和 TNF-α 的含量，减轻由促炎细胞因子介导的炎症反应，动物实验和临床研究均发现可减轻烧伤后心肌损害。

6. 抗氧化剂 黄芪甲苷能有效保护缺氧心肌细胞、减轻氧化损伤，作用优于维生素 E。黄芪甲苷通过进入细胞内，上调超氧化物歧化酶基因和蛋白表达，提高内源性抗氧化酶活性，发挥心肌保护作用。

7. 代谢调理 缺氧心肌细胞骨架损害可影响能量代谢，通过稳定细胞骨架，可能为临床缺氧细胞能量代谢的调理提供新的思路和靶点。

五、烧伤早期"休克心"理论的验证——"容量补充 + 动力扶持"抗休克方案的多中心临床研究

单纯补液治疗并不能完全有效地纠正休克，以往抗休克公式中未重视心功能的保护，可能是单纯补液治疗不能完全有效地纠正休克的原因所在。基于这一认识，我们提出了"容量补充 + 动力扶持"休克复苏方案，在国家卫生行业重大专项支持下，开展多中心临床研究。结果显示，在"容量补充 + 动力扶持"患者，在第 1 个 24 小时及第 2 个 24 小时补液量无差异前提下，伤后 24 小时、48 小时尿量显著多于常规容量补充组；Hb 和 Hct 降低，血液浓缩显著改善；组织灌流和氧合显著改善，血乳酸显著降低；反映心肌损害指标血清肌钙蛋白 I（cTnI）和 CK-MB，以及反映肾脏损伤指标血清 β$_2$-MG，均显著下降，提示心肌和肾脏损害减轻，治愈率提高，临床效果非常明显。表明在不增加补液量的情况下，"容量补充 + 动力扶持"复苏方案能更好地改善循环灌流和组织细胞代谢，减轻心、肾等脏器损害，显著提高大面积烧伤存活率。

第六节 对休克 / 缺血缺氧发病机制及防治研究的思考

一、对休克 / 缺血缺氧发病机制研究的思考

休克是严重烧伤早期常见的病理生理变化。一般认为，休克的发生与血容量、心脏泵功能和血管张力（反应性）等三个主要因素密切相关，但对烧伤早期休克发生的认识并非如此。既往认为，烧伤休克血容量降低主要因毛细血管通透性增加，使血管内血浆样体液渗出，导致有效循环血容量减少所致。虽然经过长期努力探索，但目前缺乏降低毛细血管通透性的有效措施，治疗上主要采取容量补充。传统观点认为，由于应激时血流再分配，烧伤早期心肌血流量不会减少、心脏也不出现结构损伤及器质性功能障碍，不参与早期休克的发生。因而忽略了心脏在烧伤早期休克发生中的作用。

大量的临床实践表明，某些严重烧伤患者（特别是延迟入院者），尽管伤后给予及时液体复苏治

疗,缺血缺氧仍难以避免,引起脏器功能不全甚至衰竭,导致患者死亡。为获得良好的复苏效果和避免过多补液引起的并发症,需评估新的复苏方案。

近些年来,通过系列动物及临床实验,发现并肯定了严重烧伤早期即可发生心肌损害。但对烧伤早期心肌损害还需要不断加深认识,加大研究力度,进一步阐明其发生机制,采取更加有效措施防治烧伤早期心肌损害,以利于烧伤休克的有效复苏,减轻组织器官缺血缺氧损害,减少脏器并发症,提高严重烧伤救治水平。

毛细血管通透性增加使血管内血浆样体液渗出,导致有效循环血容量减少是烧伤休克血容量降低的主要因素。虽然经过长期努力探索,但临床上还没有降低毛细血管通透性的有效措施。深入研究烧伤部位毛细血管体液渗出自行停止的机制,将有望找到阻断烧伤后血管内液外渗的突破口。研究内皮细胞单层通透性增高自行逆转的发生机制,将有可能在目前尚不完全清楚炎症介质引起内皮通透性增高的复杂信号通路的前提下,找到及早逆转和"关闭"烧伤后已经增高的血管通透性的方法。

二、对休克/缺血缺氧防治研究的思考

长期以来,烧伤的抗休克治疗,主要针对毛细血管通透性增加所致血容量减少而采取补液治疗,即"容量补充"的策略,并且自20世纪50年代以来,研究出了众多的补液公式,但烧伤休克的治疗一直未得到解决,说明单纯依赖补液不能完全解决烧伤休克复苏的问题。

如何有效地防治烧伤休克/缺血缺氧呢?首先应该针对休克发生的关键因素——血容量降低、心脏泵功能受损和血管张力(反应性)低下等方面寻找相应的防治策略,而不应针对血容量降低单纯采取补液治疗。

应针对毛细血管通透性增加使血管内血浆样体液渗出,导致有效循环血容量减少,研究寻找降低毛细血管通透性增加的有效方法,并针对血容量减少如何进行合理的"容量补充",包括补液量和补液成分等,特别是重大突发烧伤灾害事故条件下烧伤休克"容量补充"方案。其次,针对心脏泵功能受损,研究提出如何有效保护心脏的措施。此外,对严重休克晚期,血管张力(反应性)低下导致休克难以纠正,研究有效调控血管反应性的方法,对晚期严重休克的救治具有重要意义。

（黄跃生）

参 考 文 献

[1] 黄跃生.烧伤外科学[M].北京:科学技术文献出版社,2010:105-138.

[2] 黄跃生.中华医学百科全书:烧伤外科学[M].北京:中国协和医科大学出版社,2017:69.

[3] 黄跃生,柴家科,胡大海,等.烧伤关键治疗技术及预防急救指南[M].北京:人民军医出版社,2015:15-47.

[4] 中国老年医学学会烧创伤分会.脉搏轮廓心排血量监测技术在严重烧伤治疗中应用的全国专家共识(2018版)[J].中华烧伤杂志,2018,34(11):776-781.

[5] 黄跃生,肖光夏,汪仕良,等.我国烧伤医学60年回顾与展望[J].中华烧伤杂志,2018,34(7):437-441.

[6] 黄跃生."容量补充"加"动力扶持":烧伤休克有效复苏方案的思考[J].中华烧伤杂志,2008,24(3):161-163.

[7] 赵利平,黄跃生,何婷,等.血细胞比容评估烧伤休克早期复苏效果的临床研究[J].中华烧伤杂志,2013,29(3):235-238.

[8] Gillenwater J, Garner W. Acute Fluid Management of Large Burns Pathophysiology, Monitoring, and Resuscitation[J]. Clin Plastic Surg, 2017, 44: 495-503.

[9] Hu JY, Chu ZG, Han J, et al. The p38/MAPK pathway regulates microtubule polymerization through phosphorylation of MAP4 and Op18 in hypoxic cells[J]. Cell Mol Life Sci, 2010, 67(2): 321-333.

[10] ISBI Practice Guidelines Committee. ISBI Practice Guidelines for Burn Care[J]. B urns, 2016, 42(5): 953-1021.

[11] Huang Y, Yan B, Yang Z. Clinical study of a formula for delayed rapid fluid resuscitation for patients with burn shock[J]. Burns, 2005, 31(5): 617-622.

第二章　烧伤脓毒症发生机制与防治

脓毒症（sepsis）是烧伤、休克、感染、大手术等临床急危重患者的严重并发症之一，也是诱发脓毒症休克（septic shock）、多器官功能障碍综合征（multiple organ dysfunction syndrome，MODS）的重要原因。由于脓毒症来势凶猛，病情进展迅速，病死率高，给临床救治工作带来极大困难。如何早期识别、及时诊断、有效防治脓毒症的形成与发展，是提高急危重症救治成功率的关键所在。每年全世界确诊病例约 3 150 万例，其院内病死率高达 30%。有鉴于此，2012 年 9 月 13 日国际脓毒症联盟及其成员组织共同发起并创建了"世界脓毒症日"（the World Sepsis Day），定于每年 9 月 13 日在全球各地开展多种形式的活动，促进广大公众对脓毒症的了解和政府机关、卫生部门的重视与政策支持。2017 年 5 月世界卫生大会上 WHO 发出倡议，呼吁将脓毒症作为各个国家卫生优先发展战略。由此可见，脓毒症已经不仅是急危重症，而且是多发的常见病症，已对人类健康和经济发展造成巨大威胁。

我国目前尚缺乏详细的临床流行病学资料，据推算每年约有 500 万例患者发生脓毒症。国内一项前瞻性、多中心研究显示，我国 ICU 中严重脓毒症的发病率、病死率分别为 8.68%、48.7%，与欧美国家相近；71.7% 患者分离到病原微生物，53.8% 为革兰氏阴性菌、45.9% 为革兰氏阳性菌、22% 为侵袭性真菌感染；腹腔和肺是最常见的感染部位。进一步对严重脓毒症患者配对分析，发现在性别、年龄、疾病严重程度及救治原则无显著性差异的情况下，侵袭性真菌感染使脓毒症病死率显著增加 20%、住院时间明显延长、医疗负担和花费也大幅度增加。由此可见，脓毒症和 MODS 是现代急诊与重症医学面临的普遍存在而又十分复杂的问题，成为直接影响患者预后、阻碍进一步提高临床救治成功率的突出难题。

第一节　相关概念与定义的演变

一、历史回顾

"sepsis"的提法可归功于希波克拉底，他用这个词来描述组织降解。sepsis 指物质腐败或腐蚀的过程，与疾病和死亡相关，如蔬菜的腐烂、伤口化脓等。相比较而言，"pepsis"是指与新生有关的组织降解，如食物的消化、葡萄发酵酿酒等。在医学领域，sepsis 最初被用于描述与组织分解有关的局限性感染等临床改变。值得注意的是，即使在 19 世纪，sepsis 一词的内涵也绝非仅仅局限于简单的感染。例如，Green 的《病理学概述》（Introductory Pathology，1873 年）中将伴有远处转移脓肿的感染称之为"pyemic"，而"septicemic"专指不伴有远处脓肿形成的播散性感染。Flint 在《医学原理》（Principles of Medicine，1880 年）中指出，septicaemic 病例中未必能发现细菌，而将含有所谓"脓毒素（sepsin）"的腐败液体注入动物体内，即可引起脓毒症的临床症状。

当今炎症（inflammation）的概念源于 18—19 世纪研究者的工作与认识。英国外科医生 John Hunter（1728—1793）认为炎症是机体的防御反应，而 Julius Friedrich Cohnheim（1839—1884）则认为炎症是血管反应性改变的过程之一。Metchnikoff 对细胞吞噬作用的研究奠定了当今机体 - 病原相互作用的基本概念。

20 世纪初，脓毒症是指播散性凶险感染，菌血症（bacteremia）是其标志。然而在 20 世纪末，三个重要的医学进展使人们对原有的脓毒症概念产生怀疑。其一，强大的抗菌药物可以迅速杀灭患者体内的病原微生物，但不能因此而改善脓毒症患者的症状，这说明脓毒症不仅仅是由细菌的

241

繁殖导致的；其二，有关人体与病原相互作用机制逐渐明确后，人们意识到脓毒症的发展可能与机体释放的复杂的介质有关，而不是由细菌直接作用于细胞引起的；其三，急危重症监护治疗水平的提高可以改变脓毒症发展的进程。应用辅助性器官支持治疗可延长患者的生命，这些患者常伴有复杂而又可逆的器官功能障碍，缺乏明确定义分类，但肯定与感染及机体炎症反应密切相关。

21世纪初，随着我们对于感染、机体反应及ICU救治相互影响认识的不断深入，许多问题凸现出来，既往关于脓毒症的定义已不能适应科学发展的需要。对脓毒症认识的深入要求研究者们进一步完善其定义及概念，以方便临床医师对患者的诊断和治疗。

二、基本概念及定义演变

感染和脓毒症是临床上常用的名词术语，也是当前烧伤外科和ICU所面临的棘手难题。特别是由其诱发的脓毒性休克及MODS，已成为急危重患者的主要死亡原因之一。传统的观点认为，感染和机体全身反应系同一病理概念，即感染到一定程度势必产生全身性反应，这样细菌等病原微生物入侵与机体的各种反应发生了直接联系。因此，长期以来，感染、菌血症、脓毒症、败血症（septicemia）、脓毒症综合征（sepsis syndrome）、脓毒性休克等名词常互换使用。这些名词术语定义不清且易混淆，不能确切反映疾病的本质、临床的病理过程及预后，给感染和脓毒症的基础与临床研究造成了一定困难。例如，以往认为临床出现体温升高、心率呼吸加快、血象增高、酸中毒及高代谢状态等是典型的脓毒状态，是严重感染的必然结果。但后来发现，严重烧伤、创伤等多种外科应激情况下均可呈现上述临床表现，且许多患者血培养阴性或找不到感染灶。严重者可进一步发展为休克，甚至死亡。过去此类患者称之为"临床败血症"（clinical septicemia），因而容易导致概念模糊，相互混淆，给临床诊断与治疗也产生不利影响。由此可见，继续沿用传统的概念和定义显然已不相适宜。

近30年来，对感染和脓毒症的研究已成为烧伤、创伤外科中十分活跃的领域之一，所取得的进展已使人们从本质上更深刻、更准确地理解感染

与脓毒症，从而为临床上争取更有效的手段解决这一棘手问题开辟新的途径。1991年，美国胸科医师学会和危重病医学学会（ACCP/SCCM）共识会议经共同商讨，对脓毒症及其相关的术语作出明确定义，并推荐在今后临床与基础研究中应用新的概念及标准。这次会议对有关感染、脓毒症的传统概念给予了更新和发展，其意义不仅仅在认识本身，更重要的将从根本上改革感染的治疗观念。明确一系列命名及定义有助于临床早期发现并及时治疗相关疾病，有助于使临床及基础研究标准化及合理利用、比较研究资料，而且为我们加深对脓毒症发病机制及其防治途径的认识具有十分重要的意义。

1. **感染** 指微生物在体内存在或侵入正常组织，并在体内定植和产生炎性病灶。这一定义旨在说明一种微生物源性的临床现象。

2. **菌血症** 指循环血液中存在活体细菌，其诊断依据主要为阳性血培养。同样也适用于病毒血症（viremia）、真菌血症（fungemia）和寄生虫血症（parasitemia）等。

3. **败血症** 以往泛指血中存在微生物或其毒素。这一命名不够准确，歧义较多，容易造成概念混乱，为此建议不再使用这一名词。

4. **全身炎症反应综合征** 全身炎症反应综合征（systemic inflammatory response syndrome，SIRS）指任何致病因素作用于机体所引起的全身性炎症反应，具备以下两项或两项以上体征或实验室指标：体温>38℃或<36℃；心率>90次/min；呼吸频率>20次/min或$PaCO_2$<32mmHg（4.27kPa）；外周血白细胞计数>$12×10^9$/L或<$4×10^9$/L，或未成熟粒细胞>10%。SIRS上述表现是机体急性病理生理变化的结果，应注意与某些因素所致异常改变相区别，如化疗后白细胞或粒细胞减少症等。

5. **脓毒症** 脓毒症指由感染引起的SIRS，证实有细菌存在或有高度可疑感染灶。其诊断标准与SIRS相同。有资料表明，脓毒症反应者中，菌血症阳性率约为45%；菌血症者也不一定表现为脓毒症，约26%呈现体温正常。

脓毒症和SIRS在性质和临床表现上基本是一致的，只是致病因素不同而已。一般认为，是由于机体过度炎症反应或炎症失控所致，并不是细菌或毒素直接作用的结果。关于感染的来源，除

了常见的烧伤、创伤创面、吸入性损伤及医源性污染以外,内源性感染尤其是肠源性感染是近30年来引起关注的重要感染源。大量的研究表明,严重烧伤后的应激反应可造成肠黏膜屏障破坏、肠道菌群生态失调及机体免疫功能下降,从而发生肠道细菌移位(bacterial translocation)/内毒素血症,触发机体过度的炎症反应与器官损害。即使成功的复苏治疗在总体上达到了预期目标,但肠道缺血可能依然存在,并可能导致肠道细菌/内毒素移位的发生。因此,肠道因素在脓毒症发生、发展中的作用不容忽视。

过去,人们认为脓毒症肯定是由病原菌引起的,血液中存在病原微生物,因此将败血症与脓毒症混用。新近研究证实,菌血症只发现于少部分脓毒症患者:一个多中心回顾性研究发现,只有32%的患者记录有血液细菌感染。而且,急危重症中菌血症主要反映的是微生物在血管组织中定植(colonization),并不是微生物扩散。因此,败血症这个定义缺乏明确的意义,应予以废用。尽管当今抗菌药物以及感染检测手段得到有效应用,但并不能改善脓毒症的预后,这说明微生物在脓毒症的发展中并不是十分重要。我们需要重新审视不合时宜的脓毒症有关概念,作适度修改以使其能更贴切的反映脓毒症的本质。

6. 严重脓毒症　严重脓毒症(severe sepsis)指脓毒症伴有器官功能障碍、组织灌注不良或低血压。低灌注或灌注不良包括乳酸酸中毒、少尿或急性意识状态改变。

7. 脓毒性休克　脓毒性休克指严重脓毒症患者在给予足量液体复苏仍无法纠正的持续性低血压,常伴有低灌流状态(包括乳酸酸中毒、少尿或急性意识状态改变等)或器官功能障碍。所谓脓毒症引起的低血压是指收缩压 <90mmHg(12kPa)或在无明确造成低血压原因(如心源性休克、失血性休克等)情况下血压下降幅度超过40mmHg(5.3kPa)。值得注意的是,某些患者由于应用了影响心肌变力的药物或血管收缩剂,在有低灌流状态和器官功能障碍时可以没有低血压,但仍应视为脓毒性休克。既往有的文献将这一过程称之为脓毒综合征,由于其概念模糊、含义不清而建议停止使用。

脓毒症、严重脓毒症及脓毒性休克是反映机体内一系列病理生理改变及临床病情严重程度变化的动态过程,其实质是 SIRS 不断加剧、持续恶化的结果。其中脓毒性休克可以认为是严重脓毒症的一种特殊类型,以伴有组织灌注不良为主要特征。脓毒性休克是在脓毒症情况下所特有的,与其他类型休克的血流动力学改变有明显不同。其主要特点为:体循环阻力下降,心排血量正常或增多,肺循环阻力增加,组织血流灌注减少等。

8. 多器官功能障碍综合征　MODS 指机体遭受严重烧伤、创伤、休克、感染及外科大手术等急性损害 24 小时后,同时或序贯出现两个或两个以上的系统或器官功能障碍或衰竭,即急性损伤患者多个器官功能改变不能维持内环境稳定的临床综合征。MODS 旧称多器官功能衰竭(multiple organ failure,MOF),最早是在 1973 年由 Tilney 等报道腹主动脉瘤术后并发"序贯性器官衰竭";1975 年 Baue 报告 3 例死于 MOF 的患者,称之为 20 世纪 70 年代新的综合征。此后近 20 年内,MOF 的命名被普遍承认和接受,但这一传统的命名主要描述临床过程的终结及程度上的不可逆性。在概念上反映出认识的机械性和局限性,这种静止的提法和标准忽视了临床器官功能动态的变化特征。1991 年 ACCP/SCCM 在芝加哥集会共同倡议将 MOF 更名为 MODS,目的是纠正既往过于强调器官衰竭程度,而着眼于 SIRS 发展的全过程,重视器官衰竭前的早期预警和治疗。MODS 的内涵既包括某些器官完全衰竭,也可包括脏器仅有实验室检查指标的异常,能较全面地反映功能进行性的变化过程及病变性质的可逆性,比较符合临床实际。

三、临床意义

进一步明确和澄清上述基本概念与定义无疑具有重要的临床意义,它使我们能从根本上更深刻、更全面地理解感染的本质,并为临床和基础研究中采用统一的标准、尺度,充分利用与比较相关的资料、保证试验性治疗脓毒症的有效性与可靠性等奠定了基础。将感染、菌血症与脓毒症/SIRS 明确区分开,有助于说明脓毒症/SIRS 的特征。虽然感染对于脓毒症发病是重要的,但相当一部分脓毒症患者却始终不能获得确切的感染灶和细菌学证据。Rangel-Frausto 等报告脓毒症、严重脓毒症及脓毒性休克患者血培养阳性率仅为17%、25%和69%。另据报道，336例创伤后并发MODS患者中，其诱发因素与感染有关者仅占13%。由此可见，脓毒症可以不依赖细菌和毒素的持续存在而发生和发展；细菌和毒素的作用仅仅在于可能触发脓毒症，而脓毒症的发生与否及轻重程度则完全取决于机体的反应性。因此，脓毒症的本质是机体对感染性因素的反应，而且这一反应一旦启动即可循自身规律发展并不断放大，可以不依赖原触发因素。

基于这一认识，某些传统的观念将被改变。例如，当观察到某一患者脓毒症日趋加重时，首先想到的应是病员机体反应更加剧烈，而不一定就是感染加重。抗菌药物的正确应用只在一部分人中有效，而在另一些人则可能完全无效。同样，曾经认为是隐匿性或不可控制的细菌性感染造成MODS，实质是过度炎症反应引起广泛性组织破坏。经典的抗感染治疗不足以遏制这一过程，把治疗焦点集中在对整体器官功能的支持方面有其片面性。从总体来看，防治策略应当是通过多水平阻断过度释放的炎症介质，抑制激活的炎症细胞；同时积极补充内源性抑制物，尽可能恢复促炎介质与内源性抑制剂的平衡，从而使炎症反应局限，并注重机体免疫功能的调理与重建，以合理干预SIRS和脓毒症、防止MODS的发生与发展。

第二节　脓毒症发生机制

自1991年脓毒症的新概念提出以来，烧伤脓毒症的研究方兴未艾，对其了解亦日益加深。临床流行病学资料显示，脓毒症是急危重症的主要死亡原因之一，已成为进一步提高危重患者救治成功率的最大障碍，提高对该严重感染并发症的认识和防治水平无疑具有重要价值。值得注意的是，严重脓毒症发病机制非常复杂，内容涉及感染、炎症、免疫、凝血及组织损害等一系列基本问题，并与机体多系统、多器官病理生理改变密切相关。

一、肠道细菌／内毒素移位

大量临床资料表明，严重感染与脓毒症关系十分密切，但死于脓毒症的相当部分患者却又找不到明确的感染灶或细菌培养阴性，应用抗菌药物预防和控制感染并不能有效地降低脓毒症的发生率与病死率。20世纪80年代以来，人们注意到机体最大的细菌及毒素贮库——肠道可能是原因不明感染的"策源地"，肠道细菌／内毒素移位所致的肠源性感染与严重烧伤、休克、外科大手术等应激后发生的MODS密切相关。

通过一系列动物实验证实，严重出血性休克、肠缺血、烫伤及高速枪弹伤早期均可导致门、体循环内毒素水平的迅速升高，其中尤以门脉系统变化的幅度更为显著，提示肠源性内毒素血症出现时间早，发生频率高。在家兔MODS模型中，观察到内毒素血症与MODS的发生、发展密切相关。MODS动物血浆内毒素含量升高的幅度大、持续于较高水平，且内毒素水平的改变与多器官功能指标相关显著。在犬高速枪弹伤合并休克的实验研究中，发现肠道内游离内毒素含量与肠杆菌过度生长相平行，门／体循环内毒素浓度差缩小与创伤后体内清除、灭活毒素功能障碍相关。同样，在失血性休克或创伤性休克狒狒模型中发现，休克3小时末和复苏后1小时血浆内毒素水平增高。这在失血复合缺氧并注射酵母多糖调理血浆的狒狒模型中得到进一步证实。

我们设想，如果肠道内毒素释入体内确实是脓毒症的重要致病因素，那么采用一系列拮抗或阻断内毒素血症的措施将有可能减轻器官功能障碍的发生与发展。结果显示，给失血性休克家兔输注脂多糖（lipopolysaccharide，LPS）抗血清后，血浆内毒素水平的升高幅度及其持续时间均显著降低，动物MODS发生率明显低于对照组。同样，重度出血性休克早期给予具有抗菌／抗内毒素双重作用的重组杀菌／通透性增加蛋白（recombinant bactericidal/permeability-increasing protein，$rBPI_{21}$）可完全中和循环内毒素，能有效地减轻肝、肺、肾及肠道损害等。此外，预防性进行选择性肠道去污（selective decontamination of the digestive tract，SDD）大鼠，其各段肠腔内游离内毒素含量较对照组下降99.5%以上，门、体循环内毒素水平随之显著降低。SDD防治组肠黏膜损害减轻，严重烫伤后其存活率提高26.7%。上述诸多研究，初步证明了肠源性内毒素血症与创伤后脓毒症、MODS发病的因果关系，为进一步阐明其诱发全身性组织损害的规律及机制奠定了基础。

临床资料显示，大面积烧伤患者血浆内毒素水平增高，在伤后7~12小时和3~4天形成两个高峰。由于早期烧伤创面是无菌的，且体内并未找到明确感染灶，因此早期内毒素血症并非由于烧伤创面感染所致，更可能是由于肠道细菌/内毒素移位。我们的一组临床资料证实，大面积烧伤患者血浆内毒素含量在伤后24小时即显著升高，第3天达峰值，伤后2~3周又出现明显上升。该组患者内毒素血症发生率为58%，其中脓毒症组血浆内毒素均值显著高于非脓毒症组。且血浆内毒素水平与烧伤后MODS发生频率呈正相关。为了进一步探讨血浆内毒素与患者预后的关系，将25例创伤、外科大手术后患者中存活者与死亡者比较，发现死亡组内毒素水平伤后或术后1、7天显著高于存活者。这些结果证明，创伤早期内毒素血症十分常见，并参与了机体脓毒并发症的病理过程。

临床研究证实，烧伤后肠道通透性可迅速增高，并与伤后早期内毒素血症的发生时间相符。许多资料提示，烧伤、创伤、休克等应激状况下患者早期肠道通透性即可明显增高。另据报道，采用大分子的多聚乙二醇3350作为肠道通透性探针，观察到伤后72小时内，未并发感染或其他疾病的患者肠道通透性增高，且与创伤严重程度相关。这些间接的临床资料虽然有限，但也支持细菌/内毒素移位的假说。值得指出的是，虽然人们对动物的细菌/内毒素移位进行了深入研究，但这些结果在临床观察中尚未得到充分肯定。因此，关于肠道细菌/内毒素移位的临床意义仍存在争议，有待进一步探讨。

二、革兰氏阳性菌外毒素及其致病作用

临床资料表明，革兰氏阳性菌脓毒症的发病率逐年上升，至20世纪90年代末已达脓毒症发病率的50%以上，并仍有升高趋势。其中金黄色葡萄球菌（简称金葡菌）发病率位居首位，是烧伤创面感染、急性肝功能衰竭的重要病原菌。由于其致病因素复杂、耐药性不断增强，特别是中介型抗万古霉素金葡菌的出现，金葡菌感染所致脓毒症的防治已成为现代烧伤、创伤外科和危重病医学面临的棘手难题之一。我们回顾性调查了8年间从烧伤创面分离病原菌，其中金葡菌分离率从1995年的17.7%（居第3位）上升为2003年的45.0%（居第1位）；278例次静脉内置管的严重烧伤患者，7例次发生导管脓毒症（5例死亡），其分离病原菌中金葡菌占50%以上。细菌学研究表明，可溶性外毒素的产生是革兰氏阳性菌感染的重要标志之一，在革兰氏阳性菌感染性疾病的发生、发展中具有重要意义。其中金葡菌肠毒素尤其是肠毒素B（SEB）因其"超抗原"特性以及在中毒性休克综合征发病中的特殊意义而备受关注。在大鼠20%体表面积Ⅲ度烫伤合并金葡菌攻击所致脓毒症模型中观察到，SEB广泛分布于心、肝、肺、肾等重要脏器，并与局部组织促炎/抗炎细胞因子平衡异常及相应器官的功能损害密切相关。其中肝、肾组织中SEB含量最高，可能为SEB蓄积和排泄的主要场所。抗SEB抗体早期干预可有效中和SEB活性，阻止金葡菌攻击所致炎症反应的进一步发展，同时多器官功能损伤亦得到改善。

研究表明，SEB作为"超抗原"具有很强的丝裂原性，且以T细胞为主要靶细胞，极低浓度即可致T细胞大量活化、促炎细胞因子产生显著增加，对金葡菌感染诱发脓毒症的病理生理过程可能具有促进作用。与内毒素（主要成分为脂多糖）所致脓毒症不同，T细胞活化和增殖产生肿瘤坏死因子（tumor necrosis factor，TNF）-α、干扰素（interferon，IFN）-γ是介导SEB损伤效应的关键环节，而革兰氏阴性菌脓毒症中TNF-α诱生主要由单核巨噬细胞所介导。但是，细菌内、外毒素具有很强的协同效应，例如当它们共同作用时，可使各自的致死剂量均降低两个数量级，而且体内促炎细胞因子的水平更高、持续时间更长。金葡菌致病因子与LPS激活炎性细胞的信号转导存在着某些共同途径，这可能是二者在脓毒症发病中具有协同效应的重要病理生理学基础。应当说明的是，创伤、烧伤后金葡菌的致病因子较为复杂，除肠毒素外，金葡菌细胞壁成分（如肽聚糖和磷壁酸）在失控性炎症反应和脓毒症中的地位亦不容忽视。

三、受体与信号转导机制

业已明确，LPS 是触发脓毒症的重要致病因子之一，LPS 主要成分——脂质 A 首先与 LPS 受体结合，进而激活细胞内信号转导通路与诱导炎性介质的合成、释放，最终导致脓毒症甚至 MODS。近来有关 LPS 受体研究进展迅速，已发现 4 类分子家族与 LPS 的脂质 A 部分结合参与炎症信号转导，包括巨噬细胞清道夫受体（SR）、CD14、Toll 样受体（Toll-like receptor，TLR）和 β_2 白细胞整合素等。研究发现，巨噬细胞 SR 是参与宿主早期防御的重要受体，它能结合革兰氏阴性菌细胞壁或循环中游离的 LPS，但不引起炎症反应，这对于清除和灭活 LPS 具有重要意义。内毒素血症或脓毒性休克时，小鼠肝、肺组织内 SR 表达显著减少，LPS 呈明显量效关系。体外观察显示，LPS 刺激可明显下调组织巨噬细胞表面 SR 及其胞内 mRNA 表达。SR 表达下调可能是创伤感染发生发展过程中机体防御功能降低的一个重要机制。创伤及合并 LPS 攻击后，肝、肺组织内 CD14 和 SR 表达上调和表达下调可能与炎症反应由"自控"向"失控"转化有关。肝、肺组织内 CD14 和 SR 表达上的差异可能与创伤脓毒症时器官功能损害的序贯性相关。

有资料提示，脂多糖结合蛋白（lipopolysaccharide binding protein，LBP）/CD14 是机体识别和调控 LPS 作用的关键机制之一，为体内增敏 LPS 细胞损伤效应的主要系统之一。体外试验证明，LBP/CD14 系统能明显提高多种细胞对 LPS 的敏感性，使其活性增强数百倍至数千倍。系列动物实验观察到，急性烫伤和休克打击可导致肠腔内 LPS 移位，并明显上调主要脏器 LBP/CD14 mRNA 广泛表达，腹腔巨噬细胞基因表达亦显著增强。早期拮抗肠源性内毒素移位，能明显抑制 LBP/CD14 mRNA 表达强度和减轻多器官功能损害。临床前瞻性观察显示，严重多发伤和休克早期血浆 LBP 水平即迅速升高，大面积烧伤后 1 周患者血清可溶性 CD14（sCD14）含量亦明显上升，其中以并发脓毒症和 MODS 者改变尤为显著。这些资料提示，肠源性内毒素经上调的 LBP/CD14 系统介导机体广泛性炎症反应，在创伤后 MODS 发病中具有重要作用。据此，我们提出了创伤后多脏器损害发病机制中的内毒素增敏假说，并针对该增敏效应进一步开展早期干预的研究，初步动物实验取得了良好的防治效果。

然而，由于 CD14 本身是一种膜锚蛋白（缺乏跨膜区和胞内区），不能直接介导跨膜信号转导，因此有关 CD14 参与的信号转导途径仍有待澄清。近年来研究揭示，TLR 跨膜蛋白可能作为信号转导的受体参与了多种致病因子的信号转导过程，其中 TLR2 和 TLR4 的作用尤为显著。LPS-LBP 复合物与细胞表面 CD14/TLR 受体结合，通过细胞信号转导机制将信号从受体传导到细胞核。目前已证实，丝裂原激活的蛋白激酶（mitogen-activated protein kinase，MAPK）、JAK 激酶/信号转导及转录激活因子（Janus kinase/signal transducer and activator of transcription，JAK/STAT）、NF-κB 等均与受体的活化有关。体外观察表明，LPS、金葡菌外毒素等均可引起免疫与炎性细胞内上述通路的活化，在细胞生理和病理反应中发挥关键调控作用。人们认识到 MAPK 通路参与了脓毒症和脓毒性休克时多种细胞的活化过程，其中特别强调 p38 MAPK 通路在诱导单核巨噬细胞反应及组织诱生型一氧化氮合酶（inducible nitric oxide synthase，iNOS）表达中的重要作用。并进一步探讨了创伤后主要炎性细胞内 MAPK 通路对体内抗炎与致炎反应的特异性调控效应，以及与其他信号通路间的串流（cross-talk）。另一方面，JAK/STAT 通路活化与感染时急性组织损害和休克发生等密切相关，金葡菌攻击早期抑制 JAK/STAT 通路活化有助于抑制致炎细胞因子的产生，并减轻多器官损害。此外，细菌内、外毒素均可诱导创伤脓毒症组织 JAK/STAT 的特异性内源抑制物——细胞因子信号传送阻抑物（suppressor of cytokine signaling，SOCS）活化，且不同亚型介导的抗炎/致炎反应具有明显组织差异性，说明 JAK/STAT 和 SOCS 环路是调控炎症反应平衡的重要信号转导机制之一。

四、炎症平衡失调与细胞凋亡及免疫麻痹

近年来，人们逐步认识到脓毒症并非都由病原体及其毒素直接损害所致，宿主自身应答在疾病自然病程中扮演了重要角色。一般认为，机体

对感染和损伤的原发反应是失控性过度炎症反应。但正常的应激反应是机体抗炎机制激活的结果，免疫细胞和细胞因子既有致病作用又有保护效应，若完全阻断这些介质反而可能有害。有研究为脓毒症存在原发性低免疫反应提供了证据，发现脓毒症患者在发病初始阶段就存在明显 T 细胞免疫功能抑制现象。据报道，大手术后并发脓毒症与患者外周血单个核细胞产生促炎/抗炎细胞因子功能缺陷有关，脓毒症患者能否生存与炎性反应而不是抗炎反应的恢复相关。由此推测，脓毒症病程是渐进的序贯反应，以炎症反应开始，随即呈现免疫抑制，免疫功能障碍是对脓毒症的原发反应而不是继发性代偿反应。

脓毒症状态下免疫障碍特征主要为丧失迟发性过敏反应、不能清除病原体、易患医源性感染。脓毒症患者抗炎治疗失败在于不能把握疾病规律，在脓毒症初始阶段以促炎细胞因子增加为主，随着病程的持续，机体将同时或相继表现为抗炎为主的免疫抑制状态，因为脓毒症患者外周血单个核细胞在内毒素刺激后产生的 TNF-α 或 IL-1β 比健康人少得多。另外，脓毒症时应用 IFN-γ 可逆转免疫抑制状况，恢复单核巨噬细胞产生 TNF-α 能力，提高生存率。脓毒症免疫紊乱的机制主要包括两个方面。

1. 促炎介质向抗炎细胞因子漂移　CD4⁺T 淋巴细胞活化后分泌两类相互拮抗的细胞因子，其中分泌致炎细胞因子如 TNF-α、IFN-γ、IL-2 的为 Th1 细胞，分泌抗炎细胞因子如 IL-4、IL-10 的为 Th2 细胞。目前，CD4⁺T 淋巴细胞发生 Th1 或 Th2 反应的决定因素尚未完全搞清楚，但可能受病原体的种类、细菌体积大小和感染部位等因素影响。烧伤或创伤患者外周血单个核细胞产生 Th1 类细胞因子减少，Th2 类细胞因子增加，若单个核细胞 Th2 类细胞因子出现逆转则脓毒症患者生存率增加，若 IL-10 水平居高不下多预示着预后不良。

2. 细胞凋亡与免疫麻痹　免疫麻痹又称免疫无反应性，T 细胞对特异抗原刺激不发生反应性增殖或分泌细胞因子。例如，在一组致死性腹膜炎患者中观察到 T 细胞亚型 Th1 功能减弱且不伴有 Th2 类细胞因子产生增加，此即免疫麻痹。通常烧伤或创伤患者外周血 Th 细胞数量减少，即

使存活的 Th 细胞也多表现为免疫麻痹。T 细胞增殖和细胞因子分泌缺陷与死亡率相关。

在探索脓毒症发生机制过程中，人们渐渐认识到机体并非一直处于促炎状态，免疫功能紊乱与大量淋巴细胞凋亡及免疫受抑状态密切相关。研究表明，免疫系统时刻发生着凋亡，它在维持免疫稳态和自身免疫耐受方面起着决定性作用。如胸腺细胞的选择、生发中心的发育、杀伤细胞对靶细胞的杀伤，以及免疫应答结束后效应细胞的清除等都是通过凋亡来实现的。因此，凋亡机制紊乱就会引起自身免疫性疾病。业已明确，在动物和人类脓毒症中，大量 CD4⁺T 淋巴细胞和 B 淋巴细胞发生了凋亡。而非致死性烧伤小鼠 3 小时后，同样也观察到小鼠脾脏、胸腺和小肠内淋巴细胞凋亡明显增加。严重脓毒症时 CD4⁺T 细胞和滤泡树突状细胞缺失将是灾难性的，因为 B 细胞、CD4⁺T 细胞和滤泡树突状细胞的消失预示着抗体产生、巨噬细胞活化和抗原提呈功能丧失。

五、"晚期介质"——高速泳动族蛋白 B1

既往普遍认为，"早期"致炎细胞因子（包括 TNF-α、IL-1 等）是引起机体失控性炎症反应与组织损害的关键介质。晚近的研究发现，高速泳动族蛋白 B1（high mobility group box-1 protein，HMGB1）可能作为新的"晚期"炎症因子参与了内/外毒素的致病过程。HMGB 是一大类富含电荷的低分子量核蛋白，其中 HMGB1/2 家族含量最为丰富，细胞内外均有 HMGB1 表达。在细胞核内，HMGB1 与 DNA 复制、细胞分化及基因表达的调控等多种细胞生命活动密切相关。HMGB1 被分泌至细胞外后，还可能作为新的重要炎症因子介导脓毒症和组织损害的发病过程。

动物实验证实，严重烫伤和腹腔感染后 6~24 小时肝、肺及小肠组织 HMGB1 基因表达显著增多，且一直持续至伤后 72 小时，局部组织 HMGB1 诱生与 LPS 介导器官功能损害关系密切。同样，金葡菌感染所致脓毒症时，主要组织 HMGB1 mRNA 表达亦明显增加，至 24 小时仍维持于较高水平。这一动力学特点与 TNF-α 和 IL-1β 等早期细胞因子明显不同，证实革兰阴性或阳性菌脓毒症时，组织 HMGB1 基因表达均增高较晚，并

持续时间较长。有资料证实,给小鼠腹腔注射纯化的重组 HMGB1 可出现脓毒症样表现,较大剂量 HMGB1 攻击则导致动物死亡。上述结果表明,HMGB1 本身即可介导动物一系列病理生理效应,甚至死亡。临床观察显示,严重创伤、脓毒症患者血清 HMGB1 水平显著增高,其改变与脓毒症的发生、发展过程关系密切。进一步研究发现,严重腹腔感染后给予 HMGB1 抑制剂——正丁酸钠治疗可有效降低肝、肺、肾及小肠等组织 HMGB1 mRNA 表达,并显著改善肝、肾、心功能及减轻肺组织炎症反应。尤其值得注意的是,正丁酸钠干预可显著降低严重脓毒症动物 1~6 天的死亡率,动物预后得以明显改善。初步说明脓毒症早期应用正丁酸钠治疗有助于减轻 HMGB1 等炎症介质的过量表达,从而抑制机体的过度炎症反应,提高动物存活率。提示针对 HMGB1 这一潜在“晚期”细胞因子进行干预,可能有助于脓毒症及 MODS 的防治。

近年来,我们通过系列动物实验与临床观察,并结合体内和体外试验研究 HMGB1 对 T 细胞、树突状细胞和巨噬细胞免疫功能的影响及其与严重创伤后细胞免疫功能障碍的关系。结果证实,严重烧伤、创伤后机体主要组织 HMGB1 表达广泛、增高较晚,且持续时间较长,HMGB1 可显著影响 T 淋巴细胞、树突状细胞和巨噬细胞免疫功能,并与脓毒症所致多器官损害密切相关。提示 HMGB1 不仅是体内重要的晚期促炎因子,而且与机体细胞免疫功能紊乱有关,HMGB1 很可能是介导创伤脓毒症病理过程中失控性炎症反应和免疫功能障碍的重要调节因子。通过对 HMGB1 进行干预的研究,将为寻求调节严重烧伤、创伤后炎症反应与免疫应答过程提供新思路。

六、凝血功能障碍

凝血系统对脓毒症的发病过程中具有重要影响,它与炎症反应相互促进,共同构成脓毒症发生、发展中的关键因素。抑制异常凝血反应可以影响炎症和脓毒症的病理进程,具有一定的治疗效果。但是,单一抑制凝血过程并不能有效防治脓毒症,只有同时针对抗凝和抗炎环节进行干预才能在临床上取得理想的疗效。业已明确,脓毒症主要是由凝血活化、炎症反应及纤溶抑制相互作用形成的级联反应过程,其中凝血活化是脓

毒症发病的重要环节。脓毒症时炎症反应对凝血系统有显著影响,可激活凝血系统;同时,生理性抗凝机制的抑制和下调纤维蛋白溶解,使血液处于高凝状态,微血管内微血栓形成,造成微血管栓塞、弥散性血管内凝血(disseminated intravascular coagulation, DIC),进一步发展可诱发严重脓毒症及脓毒性休克。

内皮细胞作为凝血和炎症相互作用的“桥梁”,脓毒症状态下炎症因子可诱导其表达组织因子,激活外源性凝血途径;内皮细胞也可在凝血酶、纤维蛋白的诱导下表达黏附分子,释放炎症介质和趋化因子,进一步放大炎症反应。因此,内皮细胞的损害可促进脓毒症的发生与发展,如何保护内皮细胞并调节其功能对脓毒症的临床治疗具有重要意义。

信号转导通路是凝血与炎症相互影响的病理生理基础。体内凝血和炎症相互影响,可促进脓毒症的发展;抗凝物有可能通过影响炎症反应的信号转导途径调控炎症因子的产生,如 NF-κB、p38 MAPK 信号通路。研究发现,活化蛋白 C(activated protein C, APC)能影响 NF-κB 的活性,而 p38 信号转导通路在凝血酶诱导内皮细胞表达趋化因子和激活白细胞的过程中发挥重要作用。

七、神经-内分泌-免疫网络

神经系统在机体炎症反应及脓毒症的发展中具有重要意义。脓毒症早期,神经系统即将炎症信息迅速传递到中枢神经,从而通过调节内分泌系统、免疫系统等影响脓毒症的病理过程。近年来的研究表明,神经系统本身也可通过神经递质直接参与调节脓毒症的发生与发展,这为脓毒症的防治提供了新思路。

下丘脑-垂体-肾上腺轴(hypothalamic-pituitary-adrenal axis, HPA)是脓毒症时神经系统重要的抗炎途径。HPA 如果遭到破坏或功能不足,可促进脓毒症的发生和发展。已证实,外周应用 LPS 和 IL-1β 即可通过体液途径或迷走神经等激活 HPA。HPA 活化后,下丘脑释放促肾上腺皮质激素释放激素(corticotropin releasing hormone, CRH),CRH 则进一步促进脑垂体分泌促肾上腺皮质激素(adrenocorticotropic hormone, ACTH)。ACTH 通过血液循环到达肾上腺皮质,

促使其释放盐皮质激素和糖皮质激素，进而调控机体炎症反应和脓毒症病理生理过程。

交感神经在人体内广泛分布于内脏和所有淋巴器官，是脓毒症时仅次于 HPA 的神经调控机制之一，通过其末梢分泌去甲肾上腺素影响免疫系统。肾上腺髓质在交感神经作用下可分泌肾上腺素，去甲肾上腺素和肾上腺素都属于儿茶酚胺类物质，刺激交感神经可使血中儿茶酚胺浓度明显升高。近年来研究发现，迷走神经传出支通过抑制 TNF-α 生成降低脓毒性休克的发生率，而乙酰胆碱是迷走神经主要的神经递质，Tracey 将这种抗炎机制称之为"胆碱能抗炎途径"。迷走神经是重要的副交感神经，其纤维广泛分布于拥有网状内皮系统的器官，如肝、肺、脾、肾和肠等。有资料显示，通过电刺激迷走神经传出支激活胆碱能抗炎途径可抑制内毒素血症时肝、脾、心等组织 TNF-α 合成并降低血清中 TNF-α 浓度，减少脓毒性休克的发生率。迷走神经切除后显著提高了炎症刺激下 TNF-α 合成与释放，增强内毒素对动物的致死性。上述资料说明胆碱能抗炎途径可特异性抑制局部炎症，利用脓毒症的神经调节机制来探讨其防治策略是一个较新的研究领域。

许多研究表明，脓毒症涉及机体多个系统功能改变，不仅仅与炎症失控相关，还牵涉到神经系统、内分泌调节、免疫系统、凝血系统等以及它们之间的相互作用。内分泌系统是其中关键的影响因素之一，对神经系统、免疫系统等具有广泛而重要的调控作用。脓毒症时机体高代谢、神经调节、免疫功能变化、炎症反应失控以及心血管系统等改变都与内分泌系统的调节密不可分。内分泌系统好似机体各系统的动员者、组织者及协调者，在脓毒症的发生与发展中扮演着重要角色。因此，通过调节内分泌系统功能可以间接对机体其他方面进行调控，从而达到治疗脓毒症的目的。这是从整体的观点出发治疗脓毒症的新策略，与以往单一调控某条信号通路、某种介质的治疗思路相比，可能更有效、实用和经济，具有潜在的应用价值。

第三节　脓毒症诊断新标准

近 30 年来随着人们对脓毒症病理生理过程认识的逐步深化，脓毒症的诊断标准也随之有了相应的改变。早期较为统一的认识，脓毒症是指由感染引起的 SIRS，证实有细菌存在或有高度可疑感染灶，其诊断标准包括下列两项或两项以上体征：①体温 >38℃或 <36℃；②心率 >90 次 /min；③呼吸频率 >20 次 /min 或 $PaCO_2<32mmHg$（4.27kPa）；④外周血白细胞计数 >12.0×10⁹/L 或小于 $4.0×10^9/L$，或未成熟粒细胞 >10%。

自 20 世纪 90 年代初脓毒症的新概念提出以来，脓毒症的实验与临床研究方兴未艾，对其认识亦日益加深，但在实践过程中也发现了许多新的问题。有鉴于此，国际脓毒症研究相关学术团体对脓毒症的定义和诊断标准进行了重新审议与评价，提出了一些更新的认识和诊断系统，旨在进一步明确、完善脓毒症及其相关术语的概念及临床意义。

2001 年 12 月，美国危重病医学会（SCCM）、欧洲重症监护学会（ESICM）、美国胸科医师协会（ACCP）、美国胸科学会（ATS）及外科感染学会（SIS）在美国华盛顿召开联席会议，有 29 位来自北美和欧洲的专家参加，共同讨论与重新评价 1991 年 ACCP/SCCM 提出的脓毒症及其相关术语的定义和诊断标准等问题。通过反复研讨与磋商，最终形成了共识性文件，其主要内容包括以下几方面：①现阶段有关脓毒症、严重脓毒症、脓毒性休克的概念对于广大临床医生和研究人员仍然是有用的，仍应维持 10 年前的描述，直至进一步提出改变宿主对感染反应分类的合理证据；②脓毒症相关的定义不能精确地反映机体对感染反应的分层和预后；③尽管 SIRS 仍然是个有用的概念，但其 1991 年 ACCP/SCCM 推荐的诊断标准过于敏感和缺乏特异性；④提出一系列扩展的症状和体征应用于脓毒症诊断，它能够较好的反映机体对感染的临床反应；⑤随着人们对机体免疫反应和生化特征认识的逐步深入，可操作的脓毒症定义将得以改进和验证；⑥会议设想，通过对患严重感染的危重病例治疗的改善，将会制定出一个脓毒症的分阶段系统，它以易感因素、病前基础状态、感染性质、机体反应特征，以及器官功能障碍程度等为基础，更好的把这个综合征加以识别和诊断。

由于不同的临床学科因疾病过程的相对特殊性，从而导致对脓毒症认识上的差异，故不同的学科习惯于沿用自行修订的脓毒症诊断标准，有时甚至同一专科的不同单位之间对脓毒症的诊断标准也难以统一,这样必将导致脓毒症病例资料间因标准不统一而缺乏可比性,可能会妨碍治疗的进步。鉴于此,2001 年由欧美五个学术组织共同发起的"国际脓毒症定义会议",对相关指标进行了重新修订,提出了比过去更为严格的诊断标准。主要内容包括:

1)一般指标:体温升高、寒战、心率快、呼吸急促、白细胞计数改变;

2)炎症指标:血清 C 反应蛋白或降钙素原(procalcitonin, PCT)水平增高;

3)血流动力学指标:高排血量、外周阻力下降、氧摄取率降低;

4)代谢指标:胰岛素需要量增加;

5)组织灌注变化:皮肤灌流改变、尿量减少;

6)器官功能障碍:例如尿素和肌酐水平增高、血小板计数降低或其他凝血异常、高胆红素血症等。

值得注意的是,上述诸多指标均非诊断脓毒症的特异性指标,并且指标体系过于复杂。各项指标都可能会出现于许多非脓毒症的内外科急、慢性疾病过程中。因此,只有在这些异常指标难以用其他疾病所解释时,才可用于考虑确立脓毒症的诊断。2001 年诊断标准也并未强调在感染的基础上必须符合几条或几条以上表现才可诊断脓毒症,而是更倾向于以异常的指标结合各临床专科的具体病情变化,但其后的临床实际应用效果并不理想,医护人员认可度较低,甚至造成新的脓毒症定义和诊断上的混乱。

2016 年,SCCM 与 ESICM 联合发布了脓毒症的新定义,即脓毒症 3.0:脓毒症是指因感染引起的宿主反应失调所致危及生命的器官功能障碍;脓毒性休克定义为脓毒症合并严重的循环、细胞和代谢紊乱,其死亡风险较单纯脓毒症更高。此次会议由美国胸科医师学会及美国危重病学会主导,召集了 19 位脓毒症临床病理学、临床试验及流行病学等领域专家,采用会议讨论、Delphi 法(德尔菲法)、电子病历数据分析及投票等方式制定了新的脓毒症定义及诊断标准。脓毒症新的诊断标准为脓毒症相关性器官功能衰竭评价(SOFA)≥2 分,即"感染 +SOFA≥2"。此外,该会议商讨决定取消"严重脓毒症"的概念,将脓毒性休克定义为感染导致的循环衰竭和细胞代谢异常,诊断标准为脓毒症和充分液体复苏的基础上,使用血管升压药才能使平均动脉压维持在 65mmHg 以上,并且血乳酸≥2mmol/L。脓毒症新的定义及诊断标准将关注的重点从过度系统性炎症反应转为包括免疫应答异常在内的机体反应严重失调,并明确多器官功能障碍是脓毒症患者的主要死亡原因,适应于流行病学、病理生理学及检验医学的需要,且在临床的诊断及治疗中更易于实现,是脓毒症病理生理机制及临床研究的新成果。

对于感染或疑似感染的患者,当脓毒症相关性器官功能衰竭评价[sequential(sepsis-related)organ failure assessment, 表 2-2-1]评分较基线上升 ≥ 2 分可诊断为脓毒症。由于 SOFA 评分操作起来比较复杂,临床上也可以使用床旁快速 SOFA(quick SOFA, qSOFA, 见表 2-2-2)标准识别重症患者,如果符合 qSOFA 标准中的至少 2 项时,应进一步评估患者是否存在脏器功能障碍。

脓毒性休克是在脓毒症的基础上,出现持续性低血压,在充分容量复苏后仍需血管活性药来维持平均动脉压(MAP)≥65mmHg,以及血乳酸水平 >2mmol/L。脓毒症和脓毒性休克的临床诊断流程见图 2-2-1。

表 2-2-1 SOFA 评分标准

系统	0	1	2	3	4
呼吸系统					
$PaO_2/FiO_2/[mmHg(kPa)]$	≥400(53.3)	<400(53.3)	<300(40)	<200(26.7)+ 机械通气	<200(26.7)+ 机械通气
凝血系统					
血小板 $/(\times 10^3/\mu l)$	≥150	<150	<100	<50	<20

续表

系统	0	1	2	3	4
肝脏					
胆红素 /mg/dl（μmol/L）	<1.2（20）	1.2~1.9（20~32）	2.0~5.9（33~101）	<6.0~11.9（102~204）	≥12.0（204）
心血管系统	MAP≥70mmHg	MAP<70mmHg	多巴胺 <5 或多巴酚丁胺（任何剂量）[a]	多巴胺 5.1~15 或肾上腺素 0.1 或去甲肾上腺素 0.1[a]	多巴胺 >15 或肾上腺素 >0.1 或去甲肾上腺素 >0.1[a]
中枢神经系统					
GCS 评分 / 分 [b]	15	13~14	10~12	6~9	<6
肾脏					
肌酐 /[mg/dl（μmol/L）]	<1.2（110）	1.2~1.9（110~170）	2.0~3.4（171~299）	3.5~4.9（300~440）	>4.9（440）
尿量 /（ml/d）				<500	<200

注：[a] 儿茶酚胺类药物给药剂量单位为 μg·kg⁻¹·min⁻¹，给药至少 1 小时；[b]GCS 评分为 3~15 分，分数越高代表神经功能越好。

表 2-2-2 qSOFA 标准

项目	标准
呼吸频率	≥22 次 /min
意识	改变
收缩压	≤100mmHg

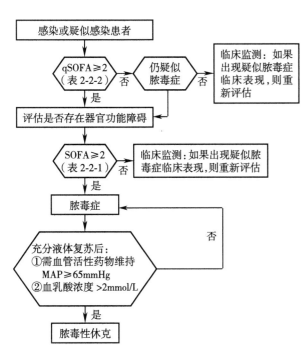

图 2-2-1 脓毒症和脓毒性休克的临床诊断流程

第四节 脓毒症和脓毒性休克治疗指南

与治疗其他病症的原则一样，治疗脓毒症最有效的方法应该以脓毒症发病机制为基础。但遗憾的是，由于脓毒症发病机制目前尚未完全厘清以及难以掌握的高难度，即使在今天，这种针对发病机制的治疗方法仍然存在很大的不确定性而不能成为主流。与病因性治疗相比，针对脓毒症所致多系统和器官损害的支持性治疗在过去几十年间却已经取得长足的进步，并体现在能够使患者的存活时间不断延长，以致一些学者提出建议：应该将评估脓毒症患者预后的时间从目前的 28 天延长至 3~6 个月，这便是对支持治疗进步这一事实的反映。支持治疗几乎涉及了全身所有的器官或系统，主要包括：血流动力学支持、呼吸支持、控制病灶、使用抗菌药物、肾替代治疗、抗凝治疗、营养支持、恰当使用镇静剂 / 麻醉剂、免疫调理，以及其他支持治疗等。

近年来，国内外对脓毒症领域的研究不断深入，临床实践及证据不断增加，2016 年 SCCM 与 ESICM 联合发布脓毒症 3.0 定义及诊断标准，新定义的出现及临床证据的积累都会对临床决策产生重要影响。为了更好地指导我国急诊、创烧伤与危重症医学工作者对脓毒症和脓毒性休克的治疗，中国医师协会急诊医师分会和中国研究型医院学会休克与脓毒症专业委员会组织专家，基于循证医学的方法制定了《中国脓毒症/脓毒性休克急诊治疗指南（2018年）》（以下简称为"本指南"），现将主要推荐意见概要介绍如下。

1. 诊断

推荐意见1：对于怀疑脓毒症或脓毒性休克患者，在不显著延迟启动抗菌药物治疗的前提下，推荐常规进行微生物培养（至少包括两组血培养）[最佳实践声明（BPS），这些声明代表了未分级的强推荐，并且需要在严格标准下使用]。

2. 液体复苏

推荐意见2：脓毒性休克患者的液体复苏应尽早开始（BPS）；对脓毒症所致的低灌注，推荐在拟诊为脓毒性休克起3小时内输注至少30ml/kg的晶体溶液进行初始复苏（强推荐，低证据质量）；完成初始复苏后，评估血流动力学状态以指导下一步的液体使用（BPS）。

推荐意见3：建议使用动态指标预测液体反应性（弱推荐，低证据质量）。

推荐意见4：对于需使用血管活性药物的脓毒性休克患者，推荐以MAP 65mmHg作为初始复苏目标（强推荐，中等证据质量）；对于血乳酸水平升高的患者，建议以乳酸指导复苏，将乳酸恢复至正常水平（弱推荐，低证据质量）。

推荐意见5：初始液体复苏及随后的容量替代治疗中，推荐使用晶体液（强推荐，中等证据质量）。

推荐意见6：不推荐使用羟乙基淀粉进行容量替代治疗（强推荐，高证据质量）。

推荐意见7：在早期复苏及随后的容量替代治疗阶段，当需要大量的晶体溶液时，建议可以加用白蛋白（弱推荐，低证据质量）。

推荐意见8：推荐只有在患者血红蛋白降至<7.0g/dl且排除心肌缺血、严重低氧血症或急性出血等情况时才可输注红细胞（强推荐，高证据质量）。

推荐意见9：对无出血或无计划进行有创操作的脓毒症患者，不建议预防性输注新鲜冰冻血浆（弱推荐，极低证据质量）。

推荐意见10：对于血小板计数 <10 000/mm³（10×10^9/L）且无显著出血征象，或 <20 000/mm³（20×10^9/L）同时存在高出血风险的患者，建议预防性输注血小板。对存在活动性出血或需进行手术或有创操作的患者，血小板计数需要达到≥50 000/mm³（50×10^9/L）（弱推荐，极低证据质量）。

3. 抗感染治疗

推荐意见11：推荐抗菌药物在入院后或判断脓毒症以后尽快使用，最佳在1小时内，延迟不超过3小时（强推荐，中等证据质量）。

推荐意见12：对于脓毒症或脓毒性休克患者，推荐经验性使用可能覆盖所有病原体的抗菌药物（强推荐，中等证据质量）。对于脓毒性休克早期处理，推荐经验性联合使用抗菌药物（弱推荐，低证据质量）；对于脓毒症而没有休克的患者或中性粒细胞减少的患者，不推荐常规联合使用抗菌药物（强推荐，中等证据质量）。

推荐意见13：在病原学诊断及药敏结果明确或临床症状充分改善后推荐进行降阶梯治疗（BPS）。

推荐意见14：在脓毒症或者脓毒性休克患者中，抗菌药物的剂量优化策略应基于目前公认的药效学/药动学原则及药物的特性（BPS）。

推荐意见15：建议脓毒症及脓毒性休克患者的抗菌药物疗程为7~10天（弱推荐，低证据质量）；对于脓毒性休克，如果初始应用联合治疗后临床症状改善或感染缓解，推荐降阶梯，停止联合治疗（BPS）。

推荐意见16：建议以测定降钙素原（PCT）水平为辅助手段指导脓毒症患者抗菌药物疗程（弱推荐，低证据质量）。

推荐意见17：推荐对可能有特定感染源的脓毒症患者，应尽快明确其感染源，并尽快采取适当的控制措施（BPS）。

4. 血管活性药物

推荐意见18：推荐去甲肾上腺素作为首选血管加压药（强推荐，中等证据质量）；对于快速性心律失常风险低或心动过缓的患者，可将多巴胺作为替代药物（弱推荐，低证据质量）。

推荐意见19：建议在去甲肾上腺素基础上加用血管升压素（最大剂量0.03U/min）以达到目标

MAP 或降低去甲肾上腺素的用量（弱推荐，中等证据质量）。对于脓毒性休克患者，推荐在血管活性药物使用的基础上加用参附注射液以增加提升血压的效果、稳定血压和减少血管活性药物用量（强推荐，中等证据质量）。

推荐意见20：不推荐使用低剂量多巴胺用于肾脏保护（强推荐，高证据质量）。

推荐意见21：经过充分的液体复苏以及使用血管活性药物后，如果仍持续低灌注，建议使用多巴酚丁胺（弱推荐，低证据质量）。

推荐意见22：建议所有需要血管活性药物的患者置入动脉导管进行连续性血压测定（弱推荐，极低证据质量）。

5. 糖皮质激素

推荐意见23：对于脓毒性休克患者，在经过充分的液体复苏及血管活性药物治疗后，如果血流动力学仍不稳定，建议静脉使用氢化可的松，剂量为每天200mg（弱推荐，低证据质量）。

6. 抗凝治疗

推荐意见24：不推荐使用抗凝血酶治疗脓毒症和脓毒性休克（强推荐，中等证据质量）。

7. 肾脏替代治疗

推荐意见25：对于脓毒症合并急性肾损伤（AKI）的患者，如需行RRT（肾脏替代治疗），CRRT和间歇性RRT均可（弱推荐，中等证据质量）。对于血流动力学不稳定的脓毒症患者，建议使用CRRT（弱推荐，极低证据质量）。

推荐意见26：对于脓毒症合并AKI的患者，如果仅有肌酐升高或少尿而无其他透析指征时，不建议进行RRT（弱推荐，低证据质量）。

8. 机械通气

推荐意见27：对脓毒症诱发急性呼吸窘迫综合征（ARDS）的患者进行机械通气时，推荐设定潮气量为6ml/kg（强推荐，高证据质量）。推荐设定平台压上限为30cmH$_2$O（强推荐，中等证据质量）。对脓毒症导致的中到重度ARDS（PaO$_2$/FiO$_2$≤200mmHg）患者，建议使用较高的PEEP（呼气末正压，弱推荐，中等证据质量）。

推荐意见28：推荐对成人脓毒症导致PaO$_2$/FiO$_2$<150mmHg的ARDS患者使用俯卧位通气（强推荐，中等证据质量），不推荐使用高频振荡通气（HFOV）（强推荐，中等证据质量）。

推荐意见29：建议使用神经肌肉阻滞剂（NMBAs）的时间≤48小时（弱推荐，中等证据质量）。

推荐意见30：对于脓毒症导致的ARDS，如无组织低灌注证据，推荐使用限制性液体治疗策略（强推荐，中等证据质量）。

推荐意见31：对于脓毒症导致的ARDS，如果无支气管痉挛，不推荐使用β$_2$受体激动剂（强推荐，中等证据质量）。

推荐意见32：对于脓毒症导致的ARDS，不推荐常规使用肺动脉置管（强推荐，高证据质量）。

推荐意见33：对于脓毒症导致的呼吸衰竭患者，在可以耐受脱机时，推荐使用脱机方案（强推荐，中等证据质量）。脓毒症患者计划脱机前，推荐进行自主呼吸试验（强推荐，高证据质量）。

9. 镇静和镇痛

推荐意见34：对于需要机械通气的脓毒症患者，推荐应用最小剂量的连续性或者间断性镇静，以达到特定的镇静目标（BPS）。

10. 血糖管理

推荐意见35：对于ICU脓毒症患者，推荐采用程序化血糖管理方案，推荐每1~2小时监测一次血糖，连续两次测定血糖>10mmol/L时启用胰岛素治疗，目标血糖为≤10mmol/L（强推荐，高证据质量），血糖水平及胰岛素用量稳定后每4小时监测一次（BPS）。建议对有动脉置管的患者采集动脉血测定血糖（弱推荐，低证据质量）。

11. 应激性溃疡

推荐意见36：对于脓毒症及脓毒性休克患者，如果存在消化道出血危险因素，推荐进行应激性溃疡的预防（强推荐，低证据质量）。

（姚咏明 林洪远 于学忠）

参 考 文 献

[1] 中国医师协会急诊医师分会,中国研究型医院学会休克与脓毒症专业委员会.中国脓毒症/脓毒性休克急诊治疗指南(2018)[J].中国急救医学,2018,38:741-756.

[2] 姚咏明,栾樱译.烧创伤脓毒症免疫状态精准评估及其价值[J].中华烧伤杂志,2018,34:786-789.

[3] 姚咏明,张艳敏.脓毒症发病机制最新认识[J].医学研究生学报,2017,30:678-683.

[4] 姚咏明,盛志勇.脓毒症研究若干重要科学问题的思考[J].中华危重病急救医学,2016,28:102-103.

[5] Dellinger PR, Levy MM, Rhodes A, et al. Surviving sepsis campaign: international guidelines for management of severe sepsis and septic shock 2012[J]. Crit Care Med, 2013, 41 (2): 580-637.

[6] Huttunen R, Aittoniemi J. New concepts in the pathogenesis, diagnosis and treatment of bacteremia and sepsis[J]. J Infect, 2011, 63 (6): 407-419.

[7] Levy MM, Evans LE, Rhodes A. The Surviving Sepsis Campaign Bundle: 2018 update[J]. Intensive Care Med, 2018, 44 (6): 925-928.

[8] Russell JA. Management of sepsis[J]. N Engl J Med, 2006, 355: 1699-1713.

[9] Singer M, Deutschmanc CS, Seymourc CW, et al. The third international consensus definitions for sepsis and septic shock (Sepsis-3)[J]. JAMA, 2016, 315 (8): 801-810.

[10] Yao YM, Luan YY, Zhang QH, et al. Pathophysiological aspects of sepsis: an overview[J]. Methods Mol Biol, 2015, 1237: 5-15.

第三章 烧伤病理生理学变化

第一节 烧伤早期应激反应

烧伤是外界加给机体的强烈刺激,也可以说是对机体的一次突发性袭击。对此,机体将作出一系列包括神经、内分泌及代谢等在内的全身性反应,也就是应激反应。在一定限度内,应激反应是对抗外界刺激、保护机体、促使其恢复正常的反应,这是机体需要的有益的反应。如果刺激过于强烈,超越了防御能力可以调控的限度,应激反应也会失常,呈现出对机体有害的反应。烧伤后应激反应主要表现在三个方面:神经内分泌反应涉及下丘脑-垂体-肾上腺轴,交感神经系统发生一系列神经内分泌反应,以及急性期反应。烧伤应激反应可由精神刺激、组织损伤、间隙液体重分布、麻醉剂、器官功能不全、手术刺激及烧伤并发症等引发,自烧伤组织及压力感受器传入兴奋,刺激中枢神经系统,兴奋交感神经系统及下丘脑-垂体-肾上腺轴。此外,烧伤组织释放的细胞因子进入血液循环,与特定组织受体作用,引发急性期反应。

一、下丘脑-垂体-肾上腺轴与烧伤应激

下丘脑-垂体-肾上腺轴(hypothalamic-pituitary-adrenal axis,HPA)是包括烧伤应激在内的各种应激反应中最重要的系统,在应激反应的调控中起着极其关键的作用。各种内、外刺激兴奋下丘脑室旁核神经元,合成及分泌促肾上腺皮质素释放素(corticotropin releasing hormone,CRH),与其他促分泌素协同,促使促肾上腺皮质激素(adrenocorticotropic hormone,ACTH)、抗利尿激素(antidiuretic hormone,ADH)分泌。CRH通过垂体门脉循环系统运送至垂体前叶,刺激ACTH释放,ACTH经周围循环至肾上腺皮质,刺激糖皮质激素的合成与释放。糖皮质激素几乎在每个器官系统发挥作用,使机体内环境稳定,并反馈抑制下丘脑、垂体分泌CRH、ACTH。然而长时间的应激,即使糖皮质激素水平高,也可不发生反馈抑制,CRH、ACTH仍然分泌。

(一)CRH

CRH又称为促肾上腺皮质素释放因子(corticotropin releasing factor,CRF),主要由下丘脑室旁核合成及分泌,下丘脑以外部位如杏仁核、海马、中脑以及松果体等处组织中,均发现有CRH存在。人的CRH的基因编码、蛋白质结构及氨基酸组成已被确定,这一含有41氨基酸肽的主要作用是调节垂体ACTH分泌。CRH曾被用于观察实验动物脑室内循环,引发在应激时所见的心血管变化及代谢反应,如血肾上腺素、去甲肾上腺素、胰高血糖素及葡萄糖的增加。

CRH免疫反应及其受体集中在与唤醒反应有关的菱脑边缘系统:包括蓝斑及中枢交感神经系统。灵长类的CRH周围受体位于周围自主神经系统、肾上腺髓质及交感神经节。这些受体与脑垂体、中枢神经系统受体在功能的专一性和亲和力上是类似的。

CRH由室旁核分泌至下丘脑-垂体门脉系统,继而运送至垂体前叶,与促肾上腺皮质激素细胞受体结合,激活腺苷酸环化酶(adenylatecyclase,AC),增加细胞内第二信使环磷酸腺苷(cyclic adenosine monophosphate,cAMP)水平,合成及释放ACTH用。下丘脑CRH以脉冲式释放,并呈现昼夜周期节律,其释放量一般在6~8点钟达高峰,在0点最低。CRH不是ACTH唯一的促分泌激素,其他如抗利尿激素、血管紧张素Ⅱ、儿茶酚胺均可刺激垂体细胞合成及释放ACTH。CRH也可由局部创伤组织分泌,这一"周围CRH"可能作用在垂体或以旁分泌形式加强应激反应。单核细胞也有

CRH 活力,可刺激垂体细胞释放 ACTH。

注射 CRH 于动物大脑室内,可见血浆儿茶酚胺增加,心率加快,平均动脉压升高。对灵长类静脉注射 CRH,则收缩压和周围血管阻力迅速下降,心动过速。如预先阻滞 β 肾上腺素能受体,则可不发生这些反应。这一与上述相矛盾的低血压反应看来并不起重要生理作用,因为在通常情况下,周围循环的 CRH 水平并不高。

（二）ACTH

ACTH 是脊椎动物垂体分泌的一种多肽类激素,能促进肾上腺皮质的组织增生以及皮质激素的合成与分泌。脑垂体前叶促肾上腺皮质激素细胞受到 CRH 刺激后,合成含有 240 个氨基酸的 ACTH 前体 - 前阿黑皮素,其含有脂肪酸释放激素和促黑素激素肽的序列。经翻译后,ACTH 前体蛋白在细胞内分裂,形成促黑素、ACTH、促脂素及内源性鸦片 β- 内啡肽。

无应激时,ACTH 分泌至周围循环有一定节律,其特点为早晨 ACTH、糖皮质激素升高,糖皮质激素反馈作用于下丘脑、垂体,抑制 ACTH、CRH 过度分泌。这一分泌节律可因夜间活动动物和人们昼夜活动规律发生改变而变化。应激可改变这一分泌节律。应激引起的 ACTH、糖皮质激素过度分泌,不能反馈抑制垂体分泌 ACTH。

ACTH 与肾上腺皮质束状带细胞专一的高亲和力的胞膜受体相结合,激活腺苷酸环化酶,增加 cAMP 水平。cAMP 作为第二信使,其活化依赖 cAMP 蛋白激酶,以磷酸化调节蛋白,刺激生成类固醇,使胆固醇转变为孕烯醇酮。

除了生成肾上腺类固醇外,ACTH 对肾上腺还有营养作用,这对慢性反复应激尤为重要。持续 ACTH 兴奋可致肾上腺皮质增生。调节糖皮质激素的分泌,ACTH 是主要的,但不是唯一的,其他影响肾上腺糖皮质激素分泌的尚有血管紧张素、抗利尿激素,交感神经直接长入肾上腺皮质也可促使糖皮质激素分泌。ACTH 与自主神经系统有相互作用,其本身具有如儿茶酚胺对心房肌收缩的作用。

（三）糖皮质激素

糖皮质激素（glucocorticoid）是由肾上腺皮质中束状带分泌的一类甾体激素,主要为皮质醇（cortisol）,除具有调节糖、脂肪及蛋白质生物合成

和代谢的作用,还能调节机体免疫应答及炎症反应等。糖皮质激素最先是以其具有葡萄糖调节作用而命名,然而糖皮质激素作用广泛,涉及机体每一器官系统及每一有核细胞,其主要作用列于表 2-3-1。

表 2-3-1 糖皮质激素的主要作用

	增加	降低
肝脏	糖异生、糖原合成、蛋白质合成	糖原分解
肌肉及周围组织	乳酸盐释放	蛋白质合成、葡萄糖摄入及应用
脂肪组织	脂肪分解、体脂重分布	
骨骼	骨质疏松、破骨细胞活力、甲状旁腺激素	肠吸收钙、肾重吸收钙
心血管作用	血管张力、与盐质激素受体结合、儿茶酚胺合成	
免疫调节	免疫抑制、白细胞重分布	前列腺素生成及活力、激肽、组胺、白细胞运动、抗原处理
创面愈合		胶原形成、葡糖胺聚糖、成纤维细胞功能
中枢神经系统	行为和情绪的影响	

肾上腺皮质还合成盐皮质激素、性激素,它们的受体结构及活力有较多交错及重叠,在糖皮质激素与盐皮质激素受体之间尤为突出。这三种类固醇中,只有糖皮质激素是生存所必需的。受 ACTH 控制的合成肾上腺类固醇的限速步骤是除去胆固醇侧链以生成孕烯醇酮。这一线粒体反应需依赖细胞色素 P450,并使 cAMP 水平提高。

糖皮质激素合成后即分泌至血液循环。血中皮质醇有两种形式:蛋白结合形式占 95%,非结合的游离形式占 5%。后者以简单弥散方式进入靶细胞,与特定的胞质糖皮质激素受体结合。一般情况下,糖皮质激素全部生理效应均通过受体结合,但当大剂量用于治疗时,如地塞米松治疗脑水肿,有部分可能通过非受体介导方式发挥作用。

糖皮质激素发挥作用是通过与胞质受体相互作用,再与 DNA 结合而调节基因转录。糖皮质激素与受体亲和力是决定其生物活性的主要因素。每个有核细胞受体数有几千至 10 万以上,人的糖皮质激素受体的基因编码已被克隆,且受体蛋白也已分析,包含三个部分:独特的 DNA、与类固醇结合区和与 DNA 结合后影响其活化转录能力的第三区。配体与受体的结合发生在胞质,导致糖皮质激素受体复合物活化,并以与 DNA 结合形式转移至胞核。糖皮质激素受体活化及其转移已广泛研究,认识到这一过程的分子机制与若干热休克蛋白(heat shock protein,HSP)有关。HSP 起护送作用。非活化糖皮质激素受体与多种 HSP 复合物(由 HSP90、HSP70 和 HSP56 组成)紧密相连,这一受体复合物可抑制受体与 DNA 结合活性。此受体复合物与类固醇结合,多种 HSP 复合物运送受体至胞核后与受体分离,暴露受体与 DNA 结合部位,增加活化受体-配体复合物与 DNA 的亲和力。受激素活化受体与 DNA 特定部位称为糖皮质激素应答元件(glucocorticoid response element,GRE)相结合而作为转录因子,调节特定 mRNA 转录速率,再影响编码蛋白产出水平。活化的糖皮质激素受体复合物随后与宿主细胞 DNA 分离,再与多种 HSP 复合物相结合而灭活。

调节糖皮质激素的蛋白质依其来源和作用而各不相同,包括多种代谢酶(如酪氨酸转氨酶、色氨酸氧化酶及谷氨酰胺合成酶)、细胞因子和激素的受体(如 IL-6 受体、α 与 β 受体及胰岛素受体),以及各种激素(如 ACTH、胰岛素)和有关儿茶酚胺生物合成的酶。糖皮质激素通常有两种效应:一为允许效应,即允许其他激素发挥其基本功能;另一为调节效应,这只发生在应激引发糖皮质激素分泌时。调节效应可为兴奋或抑制。应激所引起糖皮质激素水平的增加,看来不是保护应激源的,而是对抗机体正常的应激反应,以防止其过度反应而威胁机体内环境稳定。

二、自主神经系统与烧伤应激

自主神经系统通常分为交感神经系统、副交感神经系统。应激反应时交感神经系统大部分被激活。中枢及周围交感神经系统兴奋后,心率增加,血管收缩,一些部位血管床舒张,支气管树舒张,瞳孔扩大,非重要脏器功能如小肠蠕动、膀胱排空等均受抑制(表 2-3-2)。反之,兴奋副交感神经,则刺激胃肠道和泌尿生殖道,瞳孔收缩,心率下降。这种相互对抗的综合作用可以精确地调节呼吸、循环、消化及其他内分泌系统功能。

表 2-3-2 激活交感神经效应

部位	兴奋	抑制
心脏	速率、收缩	
血管床	横纹肌及心、肺肌舒张,脾脏收缩	皮肤、胃肠道、肾、脾血流
支气管树	扩张	
胃肠道	肛门括约肌张力增加	小肠蠕动,胰腺外分泌,唾液腺分泌
泌尿生殖道		膀胱逼尿肌,膀胱壁张力
视野	瞳孔扩大,上睑提肌收缩	
皮肤	竖毛,发汗	
肾上腺髓质	儿茶酚胺分泌,糖异生,糖原分解	

(一)自主神经系统作用

自主神经系统节前纤维的神经介质是乙酰胆碱;节后纤维介质除少数为乙酰胆碱外,多数为去甲肾上腺素。除脑干外,交感神经节网络分布在脊柱前、脊柱旁及其终末端。肾上腺髓质与交感神经节在胚胎发生上类似,髓质嗜铬细胞有残存神经纤维,能合成、储存及分泌儿茶酚胺,肾上腺髓质不像周围神经节后纤维分泌去甲肾上腺素而主要是分泌肾上腺素。接近肾上腺皮质并受皮质包绕的髓质区,是一个儿茶酚胺与糖皮质激素交互作用的独特区域。

儿茶酚胺合成途径的限速步骤是由酪氨酸形成多巴,受酪氨酸羟化酶调节。酪氨酸羟化酶的活力有赖于 ACTH 及交感神经活性,而儿茶酚胺水平升高则抑制该酶活力。去甲肾上腺素是周围神经合成儿茶酚胺的终末产物,在肾上腺髓质由苯乙醇胺-N-甲基转移酶将去甲肾上腺素转化成肾上腺素,肾上腺髓质分泌中 80% 为肾上腺素,而苯乙醇胺-N-甲基转移酶的合成受糖皮质激素影响。儿茶酚胺的生物合成除由交感神经兴奋而瞬时分泌外,持续分泌则由长期兴奋而提高酪氨酸羟化酶、多巴胺-β-羟化酶及苯乙醇胺-N-甲基转移酶的活力促成。由肝脏儿茶酚胺-O-甲基转移酶、单胺氧化酶及由局部神经元再摄入使儿茶酚胺代谢、灭活。人肾上腺的解剖结构是适合肾上腺素合成的重要因素,糖皮质激素合成在肾上腺皮质束状带局部形成富含糖皮质激素微环境,并将糖皮质激素由皮质运往髓质,嗜铬细胞浸润在糖皮质激素中,糖皮质激素刺激合成酪氨酸羟化酶、多巴胺-β-羟化酶及苯乙醇胺-N-甲基转移酶。

(二)自主神经系统的作用机制

儿茶酚胺发挥各种效应是通过与跨膜信号分子大家族(称为肾上腺素受体或肾上腺素能受体)的相互作用,这一受体是由鸟嘌呤核苷酸与G反应蛋白结合的大家族亚群组成,包含7个跨膜螺旋区,分布在细胞膜双层脂质上。按照结构及药理、生理作用的不同,已发现至少有9种独特的肾上腺素受体。刺激剂激活肾上腺素受体使鸟嘌呤核苷二磷酸(简称鸟二磷)从G反应蛋白分离,然后G反应蛋白与鸟嘌呤核苷三磷酸(简称鸟三磷)结合,形成鸟三磷-G反应蛋白复合物,激活第二信使以传递激素作用。肾上腺素受体按其独特G蛋白与胞内第二信使途径联结不同,可分为三组:①兴奋腺苷酸环化酶活力(β肾上腺素能受体);②抑制腺苷酸环化酶活力(α肾上腺素能受体);③激活磷脂酶C(α_1肾上腺素能受体)。调理腺苷酸环化酶活化则可激活或抑制cAMP依赖蛋白激酶,从而影响许多蛋白质磷酸化状态及其活力。磷脂酶C活力导致膜结合磷脂酰二磷酸分离,生成两个第二信使,即肌醇三磷酸及二酰甘油。肌醇三磷酸动员胞内钙,而二酰甘油活化蛋白激酶C,两者影响其他胞内蛋白质活性,主要系改变其磷酸化状态。蛋白激酶C直接完成这一改变,而钙的动员导致钙依赖蛋白激酶活化。儿茶酚胺兴奋细胞或组织的结果取决于其抑制途径及兴奋途径两者活性间的平衡状况,以及受制于独特肾上腺素能受体亚型的存在及其水平。

组织中肾上腺素能受体数目呈动态变化。受体的表达及功能状态受儿茶酚胺、糖皮质激素及其他激素调节。如刺激剂持续兴奋,则受体反应

性减弱,这一现象称为脱敏。受体磷酸化变化可改变受体功能,这是由若干不同类别丝-苏氨酸蛋白激酶介导。糖皮质激素则主要改变受体数目,从而影响基因表达。

儿茶酚胺反应通常有两种暂时的后果:一为短期效应,发生在几秒至几分钟内;另一为长期效应,则持续一段时间。短期效应反映靶蛋白功能状态的迅速变化,主要由磷酸化活动引起;长期效应则由基因表达模式的变化所致。但是,基因表达变化也有在受体兴奋后很快发生者,这是由于调节基因表达的独特转录因子功能变化的结果。受体数目及功能的可塑性是与其对激动剂、拮抗剂亲和力不同有关,这可使受体在细胞水平呈动态的相互作用。肾上腺素能受体存在于大多数组织中,而其活性主要表现在心血管、内脏、内分泌及代谢途径。

(三)儿茶酚胺的效应

肾上腺素能制剂与α肾上腺素能受体结合,引起血管收缩,与β_1受体结合则心率加快、心脏收缩增强,与β_2受体结合则血管舒张,而内源性儿茶酚胺、去甲肾上腺素、肾上腺素是混合刺激剂,其生理效应是反应组织受体密度及其与相关配体亲和力的总和。心脏及血管张力、压力感受器监测容量变化以刺激中枢神经系统,改变交感神经至心脏及周围血管的分泌。低血容量的代偿是增加α受体活力,使内脏、肾小动脉、静脉及皮下组织血管收缩,使血液自内脏、皮肤重分布至心、脑及骨骼肌,在出血时肾上腺髓质血流增加,使血液循环儿茶酚胺增加,这是由α受体介导的。增加α受体活性则减少内脏血流,减弱肠道运动,增加膀胱括约肌张力,增加脾收缩。儿茶酚胺作用包括支气管扩张(β_2受体)、瞳孔扩大(α_1受体)、子宫收缩(α_1受体)及松弛(β_2受体)。儿茶酚胺对内分泌、代谢有直接及间接效应:直接效应为刺激肝糖原分解、糖异生以致血糖升高,脂肪分解,肝酮体生成;间接效应是通过一系列兴奋肾上腺素能的激素介导,包括抑制胰岛素分泌(α_2受体),刺激胰高血糖素(β受体)、生长激素(α受体)及肾素(β_1受体)的分泌。

三、烧伤急性期反应

糖皮质激素对心血管、代谢、免疫功能等都

有作用,机体其他内环境稳定系统对糖皮质激素的生成或效应均有反应,如急性期反应(APR)与糖皮质激素间的相互影响。APR 是机体对烧伤、创伤、感染、毒素、肿瘤及局部组织损伤的系列反应,其特点为许多血浆蛋白质(被统称为急性期反应物)的水平变化。APR 开始为局部炎症反应,其特点为血管扩张、渗漏及血栓形成,并释放一批细胞成分如溶酶体酶、血管活性胺及前列腺素。局部粒细胞及单核细胞聚集,这些细胞及局部成纤维细胞、内皮细胞均受刺激而释放细胞因子入血液循环,这些细胞因子与靶器官特定受体作用而引发全身反应,如发热、白细胞增加、免疫功能激活、血 ACTH 和糖皮质激素水平升高、血凝串联反应激活、红细胞沉降率增加、血锌和铁水平下降。急性期反应蛋白合成主要在肝脏,依其反应可分为两组:一为阳性反应组,如 α_1-抗糜蛋白酶、C3、铜蓝蛋白、纤维蛋白原、触珠蛋白及 C 反应蛋白,它们的血浆水平在 APR 时均升高;另一为阴性反应组,如白蛋白、转铁蛋白,其血浆水平均降低。这些反应物的结构、功能各不相同,但均涉及机体防御机制,如 C3 和 C 反应蛋白均为吞噬细胞调理、清除细菌和寄生虫而形成免疫复合物所必需,纤维蛋白原系血栓形成及创面愈合所必需,蛋白酶抑制剂则可减少炎症时的组织损害。血浆阳性急性期反应物在损伤后 24~48 小时升高,增加幅度为 2~1 000 倍,由不同蛋白质及损伤严重程度而定。在非复杂损伤或常规手术康复期,血浆急性期反应蛋白水平通常在伤后 48 小时后下降,72~96 小时降至正常。在脓毒症、慢性疾患、术后并发症等,则急性期反应蛋白可持续升高,检测这些蛋白质的血浆水平有诊断及预后意义,人的急性期反应物中 C 反应蛋白增加最多,常用于烧伤、创伤、外科患者的监测。

APR 时介导全身反应的主要细胞因子有 IL-1、IL-6、TNF-α,这些细胞因子发挥效果主要通过改变基因表达,细胞因子可在不同层次单独或协同发挥作用。在某些情况,TNF-α 和 IL-1 的直接转录效应是由于它们影响 IL-6 生成所致,而在另一些情况,系 IL-1 和 IL-6 协同作用而产生极大反应。脓毒症时血清 IL-1、IL-6 和 TNF-α 均增加,而在适度应激或不严重烧伤时仅 IL-6 水平升高。IL-6 是介导急性期反应蛋白合成的主要介质,血液循环 IL-6 水平在急性期反应蛋白之前升高。

应激反应时 APR 与内分泌反应紧密相连,IL-1、IL-6 从三个层次即下丘脑、垂体、肾上腺影响糖皮质激素分泌,促使下丘脑释放 CRH,这一机制可能涉及花生四烯酸代谢,因为其释放可被环氧合酶抑制剂所阻滞;IL-1、IL-6 也可增加垂体分泌 ACTH,增加肾上腺素合成和释放糖皮质激素。糖皮质激素从两个方面影响 APR:一是兴奋作用,协同细胞因子调节许多急性期反应物的转录;另一是抑制细胞因子基因表达,从而减少细胞因子生成。所以,糖皮质激素作用首先是允许效应,启动机体反应;其后如糖皮质激素保持升高,则降低机体反应,以维护内环境稳定。

四、调控烧伤应激的介质

与急性期反应联系的糖皮质激素、儿茶酚胺及细胞因子能调节基因表达。烧伤时激活这些应激反应可显著改变基因表达模式,表 2-3-3 所列转录因子均与应激反应时介导基因的活性有关,虽表中所列的仅是一部分转录因子,但却是引发各种应激反应的最重要者。

表 2-3-3 应激反应时控制基因活性的重要转录因子

转录因子	应激反应	应答序列
糖皮质激素受体	HPA	GCFACA*nnn*TGTTCT
CREB	肾上腺素能等	TGACGTCA
NF-IL-6	急性期反应,免疫反应	ATFGCGCAAT
AP-1	全身	TGACTCA
NF-κB	全身	GGGR*nn*YYCC
HSF	全身	GAA*nn*TCC*nn*GAA
HIF-1	全身	RCGTG

注:*n* 指任何核苷酸;R 指 G 或 A;Y 指 C 或 A。

(一)糖皮质激素受体

糖皮质激素与其受体相互作用而发挥效应。糖皮质激素受体是保守的核受体超家族中的一员,属于核转录因子,其家族成员主要包括盐皮质激素受体、雄激素受体、甲状腺激素受体、维生素 D 受体等多种受体,被激活后通过与核内靶基因上的一段特定 DNA 序列 GRE 结合而调控基因的转录,发挥各种生物效应。糖皮质激素受体在胞质呈非 DNA 结合状态,而在激素存在时则活化而呈 DNA 结合形式。受激素活化的糖皮质激素受体与 DNA 的 GRE 相结合,在多数情况,GRE 结合导致糖皮质激素反应基因的转录速率增加,但糖皮质激素也能通过一种或若干机制抑制基因转录。受体与 DNA 的 GRE 或相关部位结合,可直接导致转录表达,也可通过干扰其他转录因子与邻近 GRE 的反应元件相结合而导致转录表达。此外,糖皮质激素受体与属于活化蛋白 1 (activator protein 1, AP-1) 家族的其他转录因子相互作用,即使不干扰其与 DNA 结合的能力,也能阻滞其激活转录的能力。再者,糖皮质激素能调节某些基因表达,不是直接影响其转录速率,而是改变其 mRNA 转录的稳定性。糖皮质激素有许多方式影响基因表达,每个有核细胞均有糖皮质激素受体,因而改变糖皮质激素水平能发挥稳定内环境的整体效应。

(二) cAMP 反应元件结合蛋白

cAMP 反应元件结合蛋白(cyclic adenosine monophosphate response element binding protein, CREB)是一普遍存在的转录因子,在介导肾上腺素能长期兴奋的效应中起重要作用。CREB 的鉴定、命名是由于其与 cAMP 反应元件的 DNA 序列相结合,这一序列存在于若干基因中而其转录受 cAMP 调节。CREB 在胞核呈 DNA 结合状态,而蛋白激酶 A (PKA) 增加其转录速率需要磷酸化作用。CREB 是转录因子 ATF/CREB 家族的成员,是较大类别蛋白质(称为碱性亮氨酸拉链蛋白)的一部分。碱性亮氨酸拉链蛋白的特点是含有一段重复的亮氨酸残基,分布在 7 个氨基酸间隙,这一家族的单体可通过它聚合成二聚体。邻近这一区域是带强正电荷的片段,这涉及 DNA 序列的结合及识别。ATF/CREB 家族各成员间相互作用可形成不同的二聚体复合物,对 DNA 具有不同亲和力及激活转录的能力,从而提供控制基因活化的精细调节。

(三) 核因子 IL-6

核因子 IL-6 (nuclear factor IL-6, NF-IL-6) 开始识别是作为 IL-1 兴奋后激活 IL-6 基因的转录因子,也称作 CCAAT/ 增强子结合蛋白 β (CCAAT/enhancer binding protein β, C/EBPβ),又名与 α1 酸性糖蛋白 (α1-acid glycoprotein) 基因相结合的 C/EBPβ 样蛋白 (AGP/EBP),或称肝脏富有转录活化蛋白 (liver-enriched transcriptional activator protein, LAP)、IL-6 依赖的 DNA 结合蛋白 (IL-6 dependent DNA binding protein, IL-6 DBP)、C/EBP 相关蛋白 2 (C/EBP-related protein 2, CRP2)。NF-IL-6 与 10bp (碱基对) 序列相结合 (表 2-3-3)。NF-IL-6 是碱性亮氨酸拉链转录因子的 CCAAT 增强子结合家族的成员,该转录因子也有类似亮氨酸拉链结构(可形成不同的二聚体)及与其相同序列结合。不同的 CCAAT 增强子结合蛋白在其表达时有组织特异性,且对不同刺激均具有活化反应。NF-IL-6 反应元件在细胞因子基因的启动子中普遍存在,这在介导炎症反应、急性期反应物基因及其他肝脏、脂肪细胞特殊基因时有重要作用。因为 IL-6 是急性期反应的主要介质,在急性期反应时,NF-IL-6 对诱导各种基因调控是相当重要的,而 NF-IL-6 基因本身转录也被激活。

(四) 核因子 -κB

核因子 -κB (nuclear factor-κB, NF-κB) 是一种异二聚体转录因子,由两个分子量和性质不同的亚单位组成,这一因子诱导许多基因表达,大多数涉及免疫和炎症反应。这些基因产物包含许多细胞因子如 IL-2、IL-6、IL-8、免疫调节受体及急性期反应蛋白。NF-κB 发挥效应是由于与 DNA 的 κB 部分结合,κB 部分为一 10bp 序列,最早在免疫球蛋白 κ 轻链基因的内含子中发现,为该基因表达所必需。NF-κB 存在于胞质中,呈非活化形式,这是由于其与抑制蛋白家族 I-κB 中一员联结所致。各种信号可激活 NF-κB,使其从 I-κB 解脱,转移至胞核,再与 DNA 的 κB 部位结合。

(五) AP-1

AP-1 是指普遍存在,与 DNA 的 AP-1 反应元件相互作用的碱性亮氨酸拉链转录因子家族,AP-1 反应元件是至今所见在基因中最普遍者。AP-1 转录因子复合物的组成包括 fos 和 jun 原癌基因家族的各种成员,在胞核的非活化 AP-1 复合物由于磷酸化作用而迅速活化呈 DNA 结合状态。此外,fos 及 jun 基因家族的某些成员在各种细胞应激包括外科创伤、急性期反应及毒性物质引起 DNA 损伤时可激活它们的转录。

（六）热休克转录因子

热休克转录因子（heat shock transcription factor, HSF）是由独特的转录因子小家族组成，它与DNA的热休克反应元件结合，介导热休克蛋白的诱导表达。各种环境、代谢变化、外科应激反应均可诱导热休克蛋白的表达。与其他转录因子通常发生的调节部位不同，热休克反应元件序列严格限于染色体组（一个染色体所携带的全部基因），只在少数基因与HSF相互作用而调节表达。HSF的表达普遍存在，全部细胞对热及代谢应激均有反应，激活HSF而诱导热休克蛋白表达。已有若干不同HSF。HSF-1是诱导应激时热休克蛋白表达的主要介质，它通常在胞质中呈非活化状态，应激后则呈DNA结合状态而活化，其转变过程虽不完全清楚，但其激活涉及亚单元细胞分裂减少，转移至核而磷酸化。

（七）缺氧诱导因子-1

缺氧诱导因子-1（hypoxia-inducible factor-1, HIF-1）是一个由氧浓度调节表达的HIF-1α亚基和持续表达的HIF-1β亚基组成的异二聚体，是维持细胞内和全身氧稳态的重要转录因子。HIF-1α亚基的表达和活性，决定了HIF-1的生物学活性。缺氧时，组织和细胞中广泛表达的HIF-1α蛋白稳定性增加，转位入核，与HIF-1β形成二聚体，结合在靶基因调控序列的低氧反应元件（hypoxia response element, HRE）上，诱导众多靶基因的表达，这些靶基因的表达产物共同介导机体对缺氧的适应性反应。如HIF-1诱导促红细胞生成素参与缺氧时红细胞生成，诱导葡萄糖转运子参与缺氧细胞葡萄糖转运，诱导糖酵解关键酶参与缺氧时糖及能量代谢的调控等。我们的研究发现，严重烧伤早期缺氧应激时，HIF-1与葡萄糖转运子-1基因启动子的HRE结合，诱导葡萄糖转运子-1表达，从而促进缺氧细胞对葡萄糖的转运。和其他蛋白一样，HIF-1α的蛋白水平取决于HIF-1α的合成与降解之间的平衡。HIF-1α蛋白合成是一个非氧依赖的过程，但其降解则是以氧依赖的方式进行的。

以上所述转录因子的作用并非单独进行，它们相互间呈协同或拮抗作用，这决定于转录因子与DNA结合部位基因的控制转录水平。如糖皮质激素受体（转录因子）对抗AP-1（转录因子）介导的转录活性，又如糖皮质激素受体、NF-IL-6、NF-κB在调节急性期反应时细胞因子、急性期反应物的表达，这三者的协同作用是非常重要的。

五、烧伤应激与免疫及炎症反应

在严重的应激反应情况下，系统和器官受到损害，免疫系统也不例外。烧伤后机体多项免疫功能障碍，包括T淋巴细胞介导的细胞免疫功能和B淋巴细胞执行的体液免疫功能，其中以T淋巴细胞介导的细胞免疫功能受抑尤为突出，直接影响B淋巴细胞产生免疫球蛋白。T淋巴细胞可分为CD8$^+$细胞和CD4$^+$细胞，即抑制/杀伤T细胞（Ts）和辅助/诱导T细胞（Th）两大亚群，前者可抑制免疫反应的建立，而后者则促进免疫反应的建立，如辅助B淋巴细胞产生抗体。因此，烧伤后的免疫抑制实质上也是应激反应的组成部分。烧伤后引起免疫功能抑制的原因有多种，主要包括：①血中具有免疫抑制活性的体液因子，严重烧伤患者血清能在体外抑制正常T淋巴细胞对有丝分裂原的增殖反应及同种淋巴细胞混合培养的反应；此外，某些异常增多的急性期反应蛋白可能具有免疫抑制活性，如触珠蛋白具有免疫抑制功能。②免疫抑制活性的细胞功能增强或数量增多，严重烧伤患者伤后早期即有Ts增多，Ts/Th比值出现倒置，在烧伤大鼠也观察到具有免疫抑制活性的细胞对免疫功能的抑制作用。③神经、内分泌系统对免疫系统的影响。

在应激反应中，免疫系统除本身存在非常复杂的相互调控的机制外，还受到神经、内分泌系统的调控，免疫系统也会影响神经、内分泌系统。所以，神经、内分泌、免疫这三大系统之间存在着密切的联系。神经内分泌系统对免疫功能的调控主要是通过两条途径，一是中枢-垂体-肾上腺-淋巴器官，另一是中枢-自主神经-淋巴器官，前者以神经肽和激素为介导，后者以神经递质为介导。神经肽中的各种阿片样肽（opioid peptides），如脑啡肽（enkephalin）、强啡肽（dynorphin）和内啡肽（endorphin），激素中，如ACTH、黑素细胞刺激素（melanocyte stimulating hormone, MSH）、肾上腺素等，这些化学信号分子对免疫系统的调控主要是通过与免疫细胞表面或胞质内相应的特异性受体结合。在免疫细胞上有相应的受体,如 α、β 型肾上腺素能受体以及 M、N 型胆碱能受体,神经递质和激素就通过这些受体而作用于免疫细胞,并经胞内信号系统的传递而完成对其功能的调节。烧伤后 β- 内啡肽、儿茶酚胺、皮质激素等均明显增多,从而影响免疫系统功能。例如,烧伤后 2 小时血浆 β- 内啡肽较对照组增高 10.8 倍,而垂体 β-内啡肽则较对照组增高 30.3 倍。另一方面,免疫细胞本身也能合成和释放神经肽和激素,如巨噬细胞在内毒素作用下可产生 β- 内啡肽和 ACTH,也能表达阿黑皮素原(pro-opiomelanocortin,POMC)的 mRNA;中性粒细胞可释放血管活性肠肽(vasoactive intestinal peptide, VIP)等。这些物质可在局部起作用,也可将信息传递给神经、内分泌系统,以影响后者。同样,应激反应时免疫系统也影响神经、内分泌系统,免疫系统主要是通过分泌的细胞因子作用于神经、内分泌系统。如 IL-1 可刺激垂体释放 ACTH,可增加脑啡肽原(proenkephalin)mRNA 的表达;TNF-α 可增强 ACTH 对脂多糖的反应,可调节嗜铬细胞合成 VIP、P 物质等神经肽;IL-6 可刺激下丘脑释放 CRH。这些细胞因子也是通过细胞上的相应受体而发挥作用的,很多中枢神经系统的细胞都表达 IL-1 受体或受体 mRNA。另外,神经、内分泌系统的细胞也能合成细胞因子。在垂体前叶促甲状腺激素(thyroid stimulating hormone, TSH)细胞、肾上腺髓质嗜铬细胞中均发现有 IL-1 mRNA 表达。可见,神经、内分泌、免疫这三大系统间主要是借助于所产生和释放的神经肽、激素、细胞因子等化学分子相互间的传递和感受,极其精确而又非常协调地完成对应激的反应,以调控机体的防御机制。若应激反应过强时,神经、内分泌、免疫这三大系统中出现任何失控,都将影响机体内环境的稳定。

烧伤后机体迅速发生应激反应,其本意是防御性、代偿性的,但是往往反应过度,所产生的损害较原发损害更为严重。应激反应开始主要受中枢神经系统调节,是以交感 - 肾上腺髓质和下丘脑 - 垂体 - 肾上腺为主,但随后发生的炎症反应也是应激反应的延续。组织烧伤后立即发生局部的炎症反应,早已被人们所认识,近年来发现伤后立即发生了全身炎症反应,严重烧伤后机体释放大量细胞因子,几乎所有的脏器微循环内都有炎性细胞淤积。然而早期的炎细胞浸润和与内皮细胞黏附并不发生损害,所以伤后头几天,并不一定呈现出明显炎症反应表现。只有缺血或炎症持续存在或附加另一打击如感染,才转化为失控性炎症反应,损伤组织细胞,临床出现全身炎症反应综合征(SIRS)征象。

烧伤后释放的炎性介质很多,如 TNF-α、IL-1、IL-2、IL-6、前列腺素、血小板活化因子、IFN-γ、集落刺激因子等。细胞因子主要由巨噬细胞和淋巴细胞产生,也可由内皮细胞、脏器实质细胞分泌,除有直接作用外,还可激活炎性细胞释放其他细胞因子。因此,细胞因子间相互作用、相互拮抗,形成网络,所以有人将失控性炎症反应引起的脏器损害,称之为介质病。失控的炎症反应时血管舒缩调节障碍,导致低血压和氧利用障碍;抑制心肌收缩能力;影响抗凝系统,使血液呈高凝状态,促使微血栓形成;使血管通透性增高,导致组织细胞水肿;胰岛素抵抗,分解代谢激素增多,使机体处于高代谢、蛋白分解增多,糖利用能力减弱等。

第二节 烧伤早期血管通透性变化

一、烧伤后血管通透性的时相变化

烧伤急性期或早期血管的变化是以通透性增高为主要特征,不仅发生在烧伤局部,远隔组织器官的血管通透性也增高。有动物实验证明,大鼠烧伤后局部皮肤微血管及远隔组织,如肠系膜微静脉对白蛋白的通透性在伤后半小时内即明显增高。烧伤后有许多因素参与血管通透性增高的发生,如组织胺、5- 羟色胺及缓激肽增加,前列腺素生成增加,氧自由基及 NO 的产生增加等。在各种体液因素的直接作用下,内皮细胞微丝发生收缩,细胞间裂隙增大,微血管通透性明显增高,尤以毛细血管微静脉处特别明显,体液外渗,严重时发生渗漏现象,称为“渗漏综合征”。烧伤早期血管通透性增高一般可分为两个时相。

第一时相:在烧伤后即刻发生,时间较短,一般不超过 30 分钟。主要发生在微静脉。此相的血管通透性增高,可能主要与应激反应有关,是烧伤应激反应的一部分。能被组胺受体拮抗剂完全或部分抑制,故认为此相血管通透性增高与组胺有关。

第二时相:又称延迟相血管通透性反应。一般在半小时以后发生,约3~4小时达到高峰,特点是血管通透性增高程度更为显著,持续时间较长,且不受组胺受体拮抗剂的影响。其致病因子可能是其他化学介质,如激肽、前列腺素等。此相血管通透性增高,不但发生在微静脉,也发生在其他毛细血管。

二、烧伤后引发血管高通透性的因子

烧伤后血管通透性增高的原因,除热力直接损伤微血管外,还可因为热损伤产生的变性蛋白激活了凝血和补体系统、缺血再灌注产生的氧自由基、各种组织细胞释放的众多炎性介质与细胞因子。这些化学介质被认为是介导烧伤后血管通透性增高的重要因子。

(一)血管活性胺

1. 组胺 组胺(histamine)也称组织胺,主要贮存在肥大细胞和碱性粒细胞的异染颗粒中,血小板中也含有组胺。体外试验证明,离体皮肤加热后浸于生理盐水,浸出液中含有大量组胺;烫伤水疱液中组胺含量也显著增加。组胺含量取决于烧伤的严重程度,烧伤温度低于55℃时,少有组胺释放;65~75℃作用20分钟,则有大量组胺释出。烧伤早期毛细血管通透性增高的同时,组织液、水疱液、血浆及尿中组胺含量均增加。中度烧伤患者,在伤后1小时,血中组胺含量达60~230μg/L(正常值为49μg/L),大面积烧伤时血中组胺含量增加更明显,可超过1 000μg/L。同时,水疱液组胺含量则更高,可达1 500μg/L;但皮肤组织内组胺含量则急剧下降,降至正常值的59%。局部小血管周围可见肥大细胞脱颗粒现象。

组胺释放的时间与水肿形成直接相关。53℃烫伤20秒,伤后30分钟,组胺释放;56℃烫伤30秒时,则组胺于伤后立即释放。一旦水肿完全形成,烧伤组织不再释放组胺。组胺对血管的扩张作用,是通过H_1受体和H_2受体产生效应的。

2. 5-羟色胺 5-羟色胺(5-hydroxytryptamine, 5-HT)又称血清素(serotonin),是一种重要的神经递质,主要合成与贮存于肠道嗜银细胞和血小板中,肥大细胞中亦较多,易受各种因素的作用而释出。

烧伤后患者血中5-HT含量很快显著减少,与烧伤的严重程度相关,可能是由于水疱液和烧伤皮肤内5-HT总量增加引起血浓度减少。烧伤患者尿中5-HT的代谢产物5-羟吲哚乙酸和吲哚-3-乙酸的排出量,在伤后24小时内减少,以后则增多。烧伤面积15%以下者,其尿排出量未超过正常值(4~13.5mg/d);烧伤面积15%~30%者,其尿中排出量增加;烧伤面积30%以上者,其尿中排出量显著增加,甚至可达150mg/d以上。烧伤患者血中5-HT含量的升高发生较迟,表明5-HT在延迟相血管通透性反应中起作用。

在烫伤前给予5-羟色氨酸、异烟酰异丙肼、indopan和利血平等5-HT的拮抗剂可使水肿减轻,但皮肤内5-HT含量增加。用氯丙嗪后,皮肤内5-HT含量减低,水肿加重。提示烧伤后水肿形成与血液内5-HT浓度关系不大,而与皮肤内5-HT的含量有关。

5-HT有D、M、T三种构型。5-HT D的拮抗剂LSD-25能阻止水肿形成;而吗啡(5-HT M拮抗剂)和thypindol(5-HT T拮抗剂)对烧伤后水肿形成没有影响。

(二)激肽类(kinins)

烧伤后,由于血管内皮受损,胶原(基底膜)暴露,凝血因子Ⅻ(Hageman因子)被激活,从而激活激肽系统,其中最显著的是激肽。激肽是9肽,药理作用很强,毫微克剂量即可引起微血管扩张及血管通透性增高。激肽在正常血浆中含量甚微,且存在时间极短,仅几分钟后即被激肽原酶抑制物和激肽酶灭活。

对烧伤面积10%~80%的患者及烧伤兔进行多种激肽成分的测定,发现烧伤后即刻血浆内激肽原降至正常的30%~50%,激肽酶活性也降低。在伤后24小时,血清激肽原酶含量几乎减少70%。烧伤后激肽原酶浓度有两个峰值,一是烧伤后不久,另一是烧伤后4~6小时。一般认为烧伤后延迟相血管通透性增高有缓激肽参与,是烧伤后水肿形成的重要因素之一。动物实验表明,40%烧伤面积的Ⅲ度烧伤绵羊在伤后3小时血管通透性即显著增高,并持续至伤后 48 小时;缓激肽 B_2 受体拮抗剂艾替班特(icatibant)能明显减轻烧伤后血管通透性的增加。据报道,缓激肽 B_1 受体特异性拮抗剂 des Arg^9-Leu^8-BK 也可明显降低 30% 烧伤面积的Ⅲ度烫伤大鼠肺、心、肾及小肠血管通透性。

(三)花生四烯酸代谢产物

花生四烯酸(arachidonic acid, AA)为二十碳酸,其前体为花生烯酸(二十碳四烯酸),属于不饱和脂肪酸,是人体必需脂肪酸,主要贮存于膜脂质池中。在各种刺激作用下,如对细胞的机械损伤、PaO_2 降低、氧自由基、抗原抗体复合物、激素等,磷脂酶 A_2 被激活,水解二十碳四烯酸生成二十碳酸,再经过一系列级联的酶促反应,主要产生两组具有生物活性的衍生物。一组是经环氧合酶(cyclooxygenase, COX)途径的代谢产物,即前列烷类化合物(PGG_2、PGH_2),包括经典前列腺素(prostaglandin, PG)(如 PGE_2、$PGF_{2\alpha}$、PGD_2)、前列环素(prostacyclin, PGI_2)及血栓素 A_2(thromboxane, TXA_2);另一组是经 5- 脂氧合酶(5-lipoxygenase)途径,产生 5- 羟过氧化花生四烯酸(5-hydroperoxy-eicotetraenoic acid, 5-HPETE),在不同酶的作用下,产生不同的白三烯(leukotriene, LT),包括 LTA_4、LTB_4、LTC_4、LTD_4 及 LTE_4。

烧伤后烫伤局部淋巴液、皮肤匀浆、水疱液及组织液中的 PGE_1、PGE_2 和 $PGF_{2\alpha}$ 的浓度都有增加。在烧伤后不久,组织液中 PGs 主要是 PGE_1,几小时以后为 PGE_2 及 $PGF_{2\alpha}$ 所代替,而尿排出的 5β,7α- 二羟 -11- 四酮去甲前列腺素(PGE_1 的代谢产物)和 5β,7α- 二羟 -11- 四酮前列腺素(PGE_2 的代谢产物)以及 5β,7α- 二羟 -11- 四酮去甲前列腺酸 1,16- 二油酸($PGF_{2\alpha}$ 的代谢产物)含量增加 5~9 倍,说明损伤组织内各种 PG 的合成大大增加。

在 AA 的多种代谢产物中,PGE 使微血管扩张和通透性增高的作用都很强,还能协同使缓激肽、组胺增加血管高通透性的作用增强。LTC_4、LTD_4 和 LTE_4 对微动脉和微静脉收缩及血管通透性增高有很强的作用,据报可较组胺的作用大 1 000~5 000 倍。LT 受体阻断剂 FPL55712 可使大鼠烧伤后水肿明显减轻,提示阻断 LT 可降低烧伤后血管通透性。

(四)氧自由基

烧伤后由白细胞释放的氧自由基(oxygen free radical, OFR)增多,自由基与膜磷脂中多价不饱和脂肪酸发生作用,形成脂质过氧化物(lipid peroxide, LPO),后者可损伤血管内皮细胞,导致血管通透性增高。外源性供给超氧化物歧化酶(superoxide dismutase, SOD)和过氧化氢酶(catalase, CAT),可使烧伤后水肿显著减轻。烫伤大鼠肺组织 LPO 与血清 LPO,在伤后 2、4、6 小时呈平行性增加,肺血管通透性亦相应升高;用清除剂维生素 E 治疗,伤后 4 小时 LPO 值与肺血管通透性都明显下降,表明烧伤后血管通透性增高与氧自由基损伤有关。

(五)血小板激活因子

血小板激活因子(platelet activating factor, PAF)可使血管内皮细胞骨架蛋白的分子构型改变而影响血管通透性。PAF 对血管通透性的作用比组胺大 1 000~10 000 倍,比 LTD_4、E_4 大 100 倍。业已证明,细胞膜上存在 PAF 的特异性受体。大鼠烫伤后,组织渗出液中 LYSD-PAF 含量在伤后 2~6 小时显著增加,8 小时后开始下降。提示 PAF 是烧伤后引起血管通透性增高的重要因子之一。

(六)溶酶体酶

粒细胞溶酶体中含有多种酶以及非酶物质达数十种,其中以中性蛋白酶如弹力蛋白酶和胶原蛋白酶等最为重要。中性粒细胞聚集和黏附,释放出大量溶酶体酶(lysosomal enzyme),中性蛋白酶能水解弹性蛋白及基底膜等结构,而组织蛋白酶除直接损伤细胞外,还可使激肽原变为白激肽(leukokinin),引起血管通透性增高。

(七)纤维连接蛋白

细胞表面的结合蛋白存在于血管内皮细胞表面,以及皮肤、黏膜、外分泌腺的基底膜和结缔组织中。它使血管内皮细胞之间彼此黏合连接,并使内皮细胞黏附于基底膜上,对稳定血管通透性有重要作用。

烧伤后早期,患者及实验动物血浆中纤维连接蛋白(fibronectin, Fn)浓度减低。伤后 12 小时以内,人血浆 Fn 浓度由 300μg/ml 下降至 150μg/ml,72 小时后恢复至正常水平。表明烧伤早期血浆

Fn 消耗过多,可导致血管内皮细胞之间以及与基底膜之间的连接减弱,血管通透性增高。

(八)内皮素 -1

内皮素 -1(endothelin-1,ET-1)是内皮细胞分泌的血管活性多肽。LPS、TNF-α、IL-1 等都刺激 ET-1 合成、释放增加;而 ET-1 又可刺激 NO、TXA$_2$ 和 PAF 等产生,表明 ET-1 与其他活性因子有广泛的相互作用。大鼠烧伤后血浆 ET-1 水平显著升高,伤后 4~6 小时即达峰值(2fmol/ml,即 10^{-12}mol/L),48 小时降至正常水平。ET-1 水平升高的原因可能为:①烧伤应激反应,体内外实验证明血管活性物质可促进 ET 原基因表达;②热力对烧伤局部内皮细胞的直接损害,以及微循环障碍使组织缺血缺氧,内皮细胞的完整性破坏,ET-1 的漏出增多;③ET-1 在血浆内的半衰期仅40 秒,主要经肾和肺清除。烧伤休克期因灌流不足,肾和肺对 ET-1 的清除率下降,ET-1 半衰期因之延长。

ET-1 通过与其受体结合而产生各种生物活性。已发现 ET$_A$ 主要分布于血管平滑肌细胞,介导 ET-1 的缩血管作用;ET$_B$ 主要分布于血管内皮细胞,介导 ET 刺激内皮细胞产生与释放 NO 等其他广泛的生物学作用。体外实验证实,烧伤血清可上调心脏微循环内皮细胞 ET$_B$。ET-1 与分布于血管内皮细胞上的 ET$_B$ 结合,激活一氧化氮合酶(nitric oxide synthase,NOS),使内皮细胞产生与释放 NO。NO 可使细胞内 cGMP 产生增加,进而引起内皮细胞收缩蛋白收缩或细胞构架蛋白构型改变,内皮细胞间隙扩大,导致血管通透性增高。ET-1 增加血管通透性的作用具有组织专一性,主要是引起心、肺、肠组织的血管通透性增高,可能与不同组织存在 ET-1 受体亚型和受体密度的差异有关。

(九)一氧化氮

细胞合成一氧化氮(nitric oxide,NO)是以精氨酸为底物,NOS 是 NO 生成的关键酶。胞质中 L- 精氨酸末端的胍基氮在 NOS 催化下,氧化成瓜氨酸和 NO。NO 与 Fe^{2+} 亲和力高,极不稳定,易被氧化为 NO$_3^-$ 和 NO$_2^-$,生物半衰期仅为 3~5 秒,呈脂溶性,经生物膜扩散。大鼠烧伤面积 30% Ⅲ 度烧伤后早期及主要脏器中 NO$_2^-$ 水平明显升高,在伤后 6 小时达峰值,伤后 24 小时心、肝、肾组织 NO$_2^-$ 水平回落,而血浆及肺组织中 NO$_2^-$ 水平仍高于伤前。ET/NO 比值在烧伤后早期明显升高,伤后 6 小时达峰值,尤以肾脏 ET/NO 比值升高幅度大。通过 ET-1 受体拮抗剂及 NO 供体实验表明,ET-1 及 NO、ET-1/NO 参与了烧伤后早期血管内皮细胞的损伤。动物实验证实,预防性使用 NOS 抑制剂可抑制烧伤局部血管通透性增高。

(十)肿瘤坏死因子 -α

肿瘤坏死因子 -α(tumor necrosis factor,TNF-α)是由 LPS、C3a、C5a、IL-1、PAF 及干扰素 -γ 等激活的单核巨噬细胞产生的内源性细胞因子,血管内皮细胞表面及其主要脏器内都有 TNF-α 受体,因此血管内皮细胞是 TNF-α 作用的重要靶细胞之一。大鼠烧伤皮肤组织内 TNF-α 在伤后 1 小时升高,3 小时即达峰值;血浆 TNF-α 含量也是伤后 1 小时升高,12 小时达峰值。TNF-α 对血管内皮细胞的激活和损伤可表现为两个方面,一是调节内皮细胞表面分子及其基因产物的表达,从而赋予内皮细胞新的分化特征和功能;二是使血管内皮细胞的形态、结构发生变化,细胞膜与细胞器发生损伤,从而使血管通透性增高。体外研究表明,TNF-α 可增加 PMN 与淋巴细胞表达 CD11a/CD18 和 CD$_2$(LFA-2),增强内皮细胞 CD$_{54}$(ICAM-1)和 CD$_{58}$(LAF-3)的表达,从而增加 PMN 及淋巴细胞与内皮细胞的黏附。PMN 及淋巴细胞被激活,通过释放水解蛋白酶造成内皮细胞损伤。在体实验证明,TNF-α 增强内皮细胞纤溶酶原激活物抑制物(plasminogen activator inhibitor,PAI)表达,从而抑制纤溶,促进凝血;另外 TNF-α 可抑制内皮细胞产生凝血酶调节蛋白(thrombomodulin,TM),减弱了 TM 的抗凝作用从而使血管内凝血,局部微循环障碍。此外,TNF-α 还可促进血管内皮细胞表达组织因子,从而启动外源性凝血系统。在体内 TNF-α 可对 PMN 产生趋化作用,募集大量 PMN 聚集。IL-1 可与 TNF-α 有协同作用。

三、烧伤后血管高通透性发生的途径

无论是烧伤,抑或是炎症、休克时,血管通透性增高都主要发生在微静脉和毛细血管,但未见于微动脉。小的与毛细血管直接相连的微静脉,直径 10~40μm,为毛细血管后微静脉(postcapillary venule）；大的微静脉直径为 40~100μm，为集合微静脉（collecting venule）。微静脉由内皮细胞、周细胞、基底膜及少量平滑肌细胞构成，内皮细胞在烧伤后血管通透性增高中起主要作用。

内皮细胞在组织与血管间形成生理屏障，允许小分子物质自由交换，而限制大分子物质的通过。采用连续超薄切片和电镜三维成像技术，目前明确大分子物质主要通过两种途径透过内皮细胞屏障，一是细胞旁途径（paracellular pathway），另一是跨细胞途径（transcellular pathway）或又称为穿细胞途径。有文献报道，大分子物质还可通过内皮细胞上的窗孔（pore）透过内皮屏障，但究其实质而言，仍可归为穿细胞途径。在烧伤后，血管活性物质和炎性介质主要通过影响细胞间连接使内皮屏障通透性增高，采用透射电镜观察，在紧密连接的内皮细胞之间可发现 0.1~3.0μm 的裂隙，这是导致烧伤后血管高通透性的主要病理学基础。

烧伤后微血管通透性增高时，血管腔内容物透过管壁可能有以下几种方式：①经过微血管内皮细胞紧密连接处增大的裂隙；②微血管内皮细胞质（边突）突入管腔，将微血管管腔内容物包裹，然后在内皮细胞质中往微血管基底方向推进；③微血管内皮细胞质形成小凹，以胞饮的方式将管腔内容物往基底方向转运；④在有"窗孔"型内皮细胞结构的毛细血管壁内，可通过"窗孔"透过；⑤由内皮细胞上的凹陷及内皮细胞中的小泡连成一个沟通微血管内皮细胞壁的小管道，管腔内容物从小管道通过；⑥在"断裂"型内皮细胞结构的毛细血管壁内，可将内容物经过"断裂"推出管外；⑦小分子物质及脂溶性物质可以透过整个内皮细胞渗出管腔。

四、烧伤后血管高通透性发生的机制

烧伤早期血管通透性增高的发生机制除了内皮细胞本身的受损外，更重要的是内皮屏障功能的相关调控发生紊乱。

（一）内皮细胞受损

成人血管内皮细胞总量相当于体重的 1%，总面积可达 5 000m²。血管内皮层主要由内皮细胞与内皮下组织组成，形成一层半透膜，限制循环血液与组织间细胞液体成分的交换。严重烧伤后除了热力损伤局部的血管内皮细胞外，更因为伤后立即发生的应激反应、血液灌流不足及炎症反应等，全身远隔烧伤部位的各脏器组织血管内皮细胞都可有不同程度的形态学变化。伤后很快即可发生内皮细胞损伤，30 分钟时可见内皮细胞肿胀，过氧化氢细胞化学阳性反应物密集于血管内皮细胞血管腔面。除此之外，其他最常见的变化还有：内皮细胞可见大量微绒毛，严重者可见伪足增多、明显突向管腔；细胞由扁平变为圆形，严重者细胞分离，质膜轮廓不清，甚至缺损；细胞与基底膜分离，甚至脱落。细胞核由扁圆变为圆形，甚至核空泡、核固缩；线粒体肿胀，溶酶体明显增多；内皮细胞骨架与细胞间连接均受损，细胞间连接增宽、开放，大量镧颗粒进入细胞间连接。这些病理形态学变化虽是烧伤后血管内皮细胞受损的共性表现，但各脏器组织也各有特点，且内皮细胞的受损时间各不相同、程度也轻重不一。有实验发现，家兔烧伤后肺内皮细胞受损最早，其次为心、肾，而肝内皮细胞受损则较晚。

正常情况下，血液循环中内皮细胞数目很少，烧伤后血液循环内皮细胞数目明显增多，表明烧伤后血管内皮细胞受损严重、脱落明显。研究发现，30% 烧伤家兔伤后 6 小时循环内皮细胞数约为对照的 3 倍，随着时间的延长，循环内皮细胞数增加更多。此外，血管性假血友病因子（von Willebrand factor，vWF）主要由血管内皮细胞合成与贮存，血浆 vWF 升高也被作为内皮细胞受损的标志。大多数血浆 vWF 急性升高是由内皮细胞释放而不是合成 vWF 增加所致，无论生理还是病理条件下，内皮细胞都是血浆 vWF 的主要来源。动物实验及临床患者资料均表明，烧伤后早期血浆 vWF 含量即显著升高，表明内皮细胞明显受损。此外，烧伤后血管内皮细胞凋亡增多，有实验表明，烧伤血清、痂下水肿液、缺血缺氧、炎症介质或脂多糖等可引起内皮细胞凋亡显著增多。因此，烧伤后内皮细胞受损及凋亡，势必影响内皮屏障功能的完整性，导致血管内皮通透性增高。

（二）内皮细胞间连接的作用

除了内皮细胞本身外，血管内皮的细胞旁屏障完整性得以维持的重要结构基础是内皮细胞间的紧密连接（tight junction，TJ）及其相关蛋白。紧密连接是由排列在胞膜上和胞质中的多种蛋白组成的复合结构,包括闭锁小带(zonula occludens, ZO)家族成员、闭合蛋白(occludin)及密封蛋白(claudin)家族成员等多种蛋白,主要起选择性屏障作用,只允许离子及可溶性小分子物质通过,而不允许大分子物质及微生物等通过。烧伤后由于受多种因素的影响,紧密连接蛋白主要发生两方面的变化,一是定位改变,发生重新分布,二是蛋白表达量改变。实验发现,用20%烧伤患者血清刺激培养的人肺血管内皮细胞单层四小时,内皮细胞单层的通透性明显增加,伴有ZO-1分布离散,且ZO-1蛋白含量明显降低。在15%~20%的烧伤血清刺激培养的皮肤内皮细胞和脐静脉内皮细胞,也得到相类似的结果。同样,用游离大鼠烧伤局部皮肤以及肠系膜微静脉所进行的组织水平研究,也发现烧伤可引起内皮细胞紧密连接蛋白分布的改变。这表明,烧伤后血管内皮细胞的紧密连接受到破坏,从而影响血管内皮细胞旁屏障功能,引起通透性尤其是细胞旁通透性增高。

血管内皮细胞间的连接除了主要的紧密连接外,还存在黏着连接(adherens junction, AJ),在维持内皮细胞旁屏障功能中也发挥着重要作用。内皮细胞黏着连接是指两个邻近的内皮细胞间存在20~35nm的间隔,其中主要由内皮钙黏蛋白充填。相邻细胞的内皮钙黏蛋白的胞外N端互相连接,使内皮钙黏蛋白在细胞间聚集成簇,而内皮钙黏蛋白C端又通过β-联蛋白(β-catenin)与细胞骨架蛋白如纤维状肌动蛋白成链状连接。细胞实验发现,用30%烧伤血清刺激内皮细胞15分钟,细胞周边β-联蛋白和内皮钙黏蛋白的分布发生断裂,形态呈拉链状,同时细胞内斑点状染色信号增多,表明内皮细胞黏着连接完整性被破坏。动物实验也证实,烫伤后血管内皮黏着连接部位受到损害。

(三)细胞骨架蛋白的作用

在内皮细胞骨架中,微丝与血管通透性关系最为密切。微丝由肌动蛋白组成,而肌动蛋白以单体型的球状肌动蛋白(globular actin, G-actin)和聚合体型的纤维状肌动蛋白(filamentous actin, F-actin)两种形式存在。正常细胞的球状肌动蛋白与纤维状肌动蛋白之间保持着动态平衡,当

外界条件变化时,这种动态平衡发生改变,导致微丝重组和重排,细胞质膜下纤维状肌动蛋白消失,细胞内成束的纤维状肌动蛋白增多,形成所谓的应力纤维(stress fiber)。在应力纤维中,纤维状肌动蛋白与肌球蛋白相互作用产生收缩力,引起内皮细胞回缩,细胞间裂隙形成。我们用10%烧伤血清刺激培养的正常肺血管内皮细胞单层,发现处理后2小时反映血管内皮屏障完整性的跨内皮细胞电阻(transendothelial electrical resistance, TER)即开始进行性降低,对白蛋白通透性增加1.4倍,同时伴有纤维状肌动蛋白重排,形成大量的丝状、板状伪足和突起,部分细胞出现大量细而致密的应力纤维,细胞周边的肌动蛋白丝带模糊不清,甚至消失。我们还发现,单纯缺氧也能引起内皮细胞单层发生类似烧伤血清所引起的变化。有人将TNF-α(100ng/ml)与烧伤面积45%的Ⅲ度烫伤大鼠的中性粒细胞一起同正常内皮细胞单层共孵育4小时,内皮细胞单层对白蛋白的通透性为对照的2倍,同时内皮细胞缩小,表面积明显减小,胞内纤维状肌动蛋白的数量减少、长度变短。因此,烧伤后多种因素可通过影响内皮细胞骨架蛋白,引起血管内皮通透性增高。

(四)肌球蛋白轻链激酶的作用

肌球蛋白轻链激酶(myosin light chain kinase, MLCK)是一种钙调蛋白(calmodulin, CaM)依赖性激酶,被上游信号,如Ca^{2+}、组胺、缓激肽、氧自由基、炎性细胞因子等激活后,引起肌球蛋白轻链(myosin light chain, MLC)的丝氨酸18/苏氨酸19发生磷酸化,磷酸化的MLC可活化肌球蛋白重链头部的ATP酶,产生的能量使细胞骨架肌动蛋白微丝滑动,肌动-肌球蛋白环(actinomyosin ring)形成,细胞收缩力增强,细胞收缩,引起细胞间裂隙增宽,最终导致内皮通透性增高。不同学者研究发现,用烧伤血清刺激正常肺血管内皮细胞单层,可引起MLC磷酸化增加,同时伴随内皮细胞单层TER降低,通透性增高;MLCK特异性抑制剂ML-7或ML-9可减少MLC磷酸化,抑制应力纤维形成,减轻烧伤血清引起的内皮细胞TER降低及通透性增高。此外,单纯缺氧也引起内皮细胞单层TER降低、通透性增高,抑制MLCK活性或抑制MLCK蛋白表达同样能减轻缺氧引起

的内皮细胞屏障功能损害。因此，MLCK 介导的 MLC 磷酸化水平升高是烧伤后血管内皮通透性增高的重要机制之一。

MLCK 参与烧伤后血管通透性增高的结论也得到组织水平研究的证实，用烧伤大鼠血清刺激游离的大鼠肠系膜微静脉，可导致其通透性明显增高；而给予 MLCK 特异性抑制剂 ML-7 能够抑制烧伤血清引起的肠系膜静脉通透性增高。用 MLCK 基因敲除小鼠进行的动物实验则更明确了 MLCK 在烧伤后血管通透性增高中的作用。在遭受 25% 烧伤面积的Ⅲ度烧伤后，野生型小鼠肠系膜微血管通透性快速增高，60 分钟时对白蛋白及水的通透性分别较对照升高 1.61 倍和 4.05 倍，而 MLCK 基因敲除小鼠肠系膜微血管对白蛋白及水的通透性分别仅为对照的 0.93 倍和 1.26 倍。此外，野生型小鼠 10 小时为零存活，MLCK 基因敲除小鼠存活率为 50%、24 小时存活率为 25%；野生型小鼠存活时间为（3.65 ± 0.81）小时，MLCK 基因敲除小鼠存活时间为（14.25 ± 3.21）小时。很显然，MLCK 在烧伤后血管通透性增高的发生机制中具有重要作用。

（五）Rho 激酶的作用

小分子鸟苷酸结合蛋白 Ras 同源家族成员 Rho 蛋白是内皮细胞屏障功能的重要调节因子，主要影响内皮细胞肌球蛋白及内皮细胞间连接的功能，从而调节内皮屏障通透性。RhoA 的下游效应分子是 Rho 激酶（Rho-associated kinase，ROCK），属于丝氨酸 / 苏氨酸蛋白激酶，ROCK 被激活后可磷酸化肌球蛋白磷酸酶靶亚单位（myosin phosphatase target subunit，MYPT），抑制肌球蛋白磷酸酶活性，从而减少磷酸化型 MLC 向非磷酸化型转变，导致 MLC 磷酸化水平增加。也有 ROCK 可直接磷酸化 MLC 的报道。细胞水平的研究发现，烧伤血清或单纯缺氧引起的血管内皮通透性增加伴随有 ROCK 信号通路的活化，ROCK 特异性抑制剂 Y-27632 能显著降低烧伤血清诱导的肺微血管内皮细胞和皮肤静脉 MLC 磷酸化水平及通透性增高。抑制 ROCK 活性在减轻烧伤血清引起的肺血管内皮细胞单层 TER 降低及通透性增高的同时，还减轻细胞内纤维状肌动蛋白重排。组织水平的实验则更证明了 ROCK 在烧伤后血管通透性增

高中的作用，如用 Y-27632 处理游离的烧伤皮肤微血管，其通透性明显低于未经此处理的烧伤血管。

（六）p38 激酶的作用

丝裂原激活的蛋白激酶（mitogen-activated protein kinase，MAPK）属于丝氨酸 / 苏氨酸激酶，是细胞增殖、分化、存活等信号在细胞内转导的交汇点，包括细胞外信号调控的激酶（extracellular signal-regulated kinase，ERK）、p38 激酶和 c-Jun 氨基端蛋白激酶（c-Jun N-terminal kinase，JNK）等成员。不同的 MAPK 通路甚至同一 MAPK 通路的不同亚型，在细胞功能调节中起着不尽相同的作用。研究表明，烧伤后迅速发生 p38 激酶的持续活化。p38 激酶参与了烧伤后血管内皮细胞应力纤维形成和紧密连接蛋白 ZO-1 的解离和内化，抑制 p38 激酶能逆转烧伤后内皮细胞屏障功能损害。在 p38 激酶的几种亚型中，是 p38α 与 p38δ 亚型而非 p38β 和 p38γ 亚型参与了烧伤后内皮细胞屏障功能损害的发生。最新的细胞及动物实验研究发现，p38 激酶是通过其下游信号分子 MAPK 活化的蛋白激酶 2（MAPK activated protein kinases 2，MK2）而不是 p38 调节 / 激活蛋白激酶（p38-regulated/activated protein kinase，PRAK，即 MK5），介导了烧伤后内皮细胞纤维状肌动蛋白的重排，导致血管通透性增高。

（七）其他信号分子的作用

除了上述 MLCK、ROCK 及 p38 激酶这几种信号分子外，据零星报道，还有多种信号分子参与烧伤早期血管通透性增高的发生机制，这里仅略举例。例如，蛋白激酶 C（protein kinase C，PKC）通过影响内皮黏着连接，参与烧伤后血管通透性增高的发生。烧伤血清可诱导血管内皮细胞黏着连接分子 β- 联蛋白和内皮钙黏蛋白的丝氨酸磷酸化，导致两个连接分子在细胞周边的分布断裂、蛋白内化，致使细胞间裂隙形成和通透性增强；抑制 PKC 可降低两个连接分子的丝氨酸磷酸化水平，逆转内皮通透性增高。此外，PKG（cGMP 依赖性蛋白激酶）通过影响内皮细胞骨架蛋白纤维状肌动蛋白，也参与了烧伤后血管通透性增高的发生。用 PKG 的特异性抑制剂 KT5823 可阻止烧伤血清引起的内皮细胞纤维状肌动蛋白分布发生变化，如纤维状肌动蛋白边聚现象消失、胞质

内含量明显增多、出现极性分布以及细胞间隙增大等。

五、血管高通透性与烧伤后水肿形成

烧伤后局部最明显的变化是由于血管通透性增高，大量血管内液外渗，导致水肿形成。

烧伤后水肿形成取决于致伤温度、持续时间及烧伤的面积。豚鼠经 60℃烫伤 5 秒后，皮肤含水量很少；当时间增加至 15 秒时，水肿在 30~60 分钟后发生；而当时间持续 30 秒或 60 秒时，水肿在几分钟内即迅速出现，且在 1 小时内达最大值（为正常组织含水量的 4 倍左右）。如果烫伤温度达 100℃时，水肿形成更快，伤后 5 分钟已表现为最后水肿量的 90% 左右。如果致伤时间与温度不变，水肿形成的速度与量随烧伤面积的增大而增加。烧伤面积为 30%~40% 时，伤后 3 小时水肿量达最大值，24 小时内几乎不变；烧伤面积为 40% 时，未烧伤皮肤的含水量没有明显增加，而肺、肝、脾、肾或肌肉含水量则有不同程度的增加。随着局部水肿形成，特别是环形焦痂肢体皮肤失去弹性，组织内压力可不断上升。当组织内压上升超过静脉压时，回流发生障碍，渗出液体增多，组织内压继续上升，形成恶性循环，可导致筋膜腔综合征或远端肢体坏死。

烧伤水肿液、水疱液及淋巴液内 Na^+、K^+、Cl^-、葡萄糖、尿素等物质与血清含量基本相同，而白蛋白含量略少，约占血浆蛋白含量的 80%。烧伤后 2~3 天内，水疱液蛋白质浓度可升高至 50g/L，略低于血浆，其后下降。这是因为血管通透性的恢复，淋巴回吸收及可能通过蛋白水解酶而降解所致。除某些 β- 球蛋白之外，水疱液含有血浆蛋白质所有的成分。此外，水疱液内还可检出乳酸脱氢酶、肌酸磷酸激酶、谷草转氨酶以及含嘌呤嘧啶结构的化合物。

淋巴液蛋白质的含量随烧伤的严重程度而变化，可从正常 10~20g/L 上升到 50g/L。血浆蛋白质的成分都可见于淋巴液中。动物实验证实，淋巴液内白蛋白、$α_1$ 酸性糖蛋白、$α_1$- 抗胰蛋白酶、触珠蛋白、IgG、$β_2$- 微球蛋白等不仅均有所增加，且伤后不久增至最大值，直至 1~2 周后尚未恢复正常。

此外，烧伤后由于血管通透性增高，血浆内蛋白质丢失至组织间隙，血浆蛋白浓度下降，导致血浆胶体渗透压（colloid osmotic pressure，COP）急剧下降和组织液 COP 升高，也有助于烧伤后水肿形成。

第三节 烧伤早期微循环变化

微循环通常是指由微动脉经毛细血管到微静脉这一段血管中的血液循环，是循环系统的最小功能单位，是心血管系统与组织细胞直接接触的部分，基本功能是进行血液与组织液之间营养物质与代谢产物的物质交换。因此，微循环功能的正常是维持各器官正常生理功能的首要条件。微循环的组成随器官不同而异，典型的微循环一般由微动脉、后微动脉、毛细血管前括约肌、真毛细血管、通血毛细血管、动 - 静脉吻合支和微静脉等部分组成，微循环的血液可通过迂回通路、直接通路及动静脉短路三条途径由微动脉流向微静脉。在微循环中，内皮细胞是一个重要的结构和功能单位。

一、烧伤后局部微循环的改变

烧伤所致的局部微循环变化，因烧伤深度而不同，同一部位的烧伤，中心区与周围区的微循环变化也不同，而创面的最终结局与微循环的变化密切相关。其主要病理生理改变为：微静脉和小静脉的扩张，毛细血管血流瘀滞，白细胞附壁于毛细血管和微静脉，红细胞形态和功能改变；血小板黏附聚集，微小血栓形成；内皮细胞变性、坏死，内皮细胞出现裂隙；血管周围肥大细胞数目减少，细胞内颗粒数目及释放增多；局部神经末梢变性坏死，失去对小血管的调控。

Ⅰ度烧伤以充血为特征，微动脉和微静脉均呈扩张状态，有时微静脉呈节段性扩张，毛细血管扩张充盈。Ⅱ度烧伤，局部微动脉短暂收缩，随后扩张；微静脉扩张，红细胞聚集，血流缓慢，微静脉内白细胞贴壁黏附，内皮细胞肿胀，进一步加重血流瘀滞；毛细血管扩张充血。Ⅲ度烧伤，局部微血管血流瘀滞严重，微动脉、微静脉和毛细血管内广泛血栓形成，24 小时内血管完全阻塞，出现一个"完全无血管期"。

一般来说，烧伤局部可形成三个区带，即凝

固性坏死区（zone of coagulation necrosis）、瘀滞区（zone of stasis）和充血区（zone of hyperemia）。以Ⅲ度烧伤为例，中心区为凝固区，组织坏死，微动脉和微静脉有广泛血栓形成，毛细血管完全瘀滞；边缘区为充血区，微动脉、微静脉和毛细血管扩张充血，血流缓慢；中心区与边缘区之间为瘀滞区，有广泛的微血管扩张充血，微静脉呈节段性收缩，微静脉和毛细血管内大量红细胞聚集，血流呈节段状，血流缓慢，部分微血管内有血栓形成。特别值得指出的是，瘀滞区微循环障碍的转归，决定着烧伤局部损伤程度。如果微循环瘀滞加重，血栓形成增多，则可发生全层皮肤坏死；如果微循环改善，阻止血栓形成，则可局部损伤减轻，范围缩小。

二、烧伤后全身微循环的变化

烧伤后全身微动脉和小动脉有两个时相的变化，即先有一个短暂的收缩相，随后转为持续扩张相。收缩相时间的长短与血管收缩的程度和烧伤面积的大小有关。而微静脉和毛细血管则始终处于扩张状态。微循环血流缓慢、血液瘀滞是烧伤休克期的显著特点之一。

在烧伤面积20%的Ⅲ度烧伤大鼠，肠系膜微动脉有一短暂的收缩，持续约15分钟，以后转向扩张；微静脉的口径则始终是扩大的；毛细血管扩张充血，红细胞聚集，血流缓慢。同时，伤后1分钟肠系膜微动脉平均流速即由伤前的（1.5±0.15）mm/s减慢至（0.87±0.28）mm/s，至2小时减慢至伤前值的64%。微静脉平均流速也在伤后即见减慢，伤后2小时减至伤前值的59%。

猫和狗烧伤后，肺微动脉收缩，尤其在接近毛细血管分支处的微动脉收缩更为明显。大鼠烫伤后，肺毛细血管长支关闭，短支扩张，形成毛细血管性动静脉短路。兔烫伤后，肺微循环有两种类型反应，肺小动脉和微动脉大部分先有一短暂收缩，一般在1小时内收缩明显，3小时后转向扩张；少部分微动脉始终处于扩张状态。肺毛细血管逐步扩张，血流缓慢，3小时后变化显著，间质明显增宽，边缘模糊。

三、烧伤后微循环血流的变化

烧伤后微循环障碍的一个显著特点是红细胞聚集和白细胞黏附。不论是烧伤局部或远隔部位的微血管内，都出现红细胞聚集。兔背部Ⅲ度烫伤后30分钟，肠系膜微静脉和毛细血管内红细胞聚集，并逐渐加重；3小时变化最明显，毛细血管内红细胞聚集呈粗粒状或"缗钱状"，微静脉内聚集呈"絮状"，血流速度减慢，血液瘀滞。

烧伤后造成红细胞聚集的因素可能有：①血液浓缩，血流缓慢是促使红细胞聚集的主要原因，当切变率低于50/s时即发生红细胞聚集，即血流速度减慢至0.2~0.1mm/s；②红细胞表面负电荷降低，使原来红细胞之间电荷排斥力降低，红细胞电泳时间延长，红细胞电泳率在伤后1小时为伤前的78.64%，3小时为79.54%；③血浆黏度升高，大分子蛋白增加红细胞之间的桥联；④红细胞膜损伤，细胞膜黏弹性降低，变形能力下降，导致血流减慢。

此外，微血管内还可见到血小板微聚物和白色血栓形成。兔背部烫伤后，血小板黏附率明显升高，烫伤后30、90和120分钟，血小板黏附率由伤前的（51.49±4.97）分别增至（61.65±4.18）、（61.36±4.82）和（58.80±5.93），而且诱导血小板聚集的ADP浓度明显升高。在微血管内皮细胞损伤和血液瘀滞的条件下，血小板聚集性升高，更易引起血栓形成。

大鼠烫伤后，肠系膜微静脉内白细胞沿管壁滚动，呈棒状或"砂粒"状沿管壁分布，伤后1小时达峰值，随后黏附的白细胞跨过血管壁向外迁移，黏附数逐渐减少。还可见微静脉内皮细胞肿胀，内壁表面高低不平，部分内皮细胞脱落，其表面粗糙不平，有血小板和白细胞黏附。此外，烧伤后白细胞变形能力降低、僵硬、体积增大，通过毛细血管时阻力增大、流速减慢，并出现节段性血流。白细胞贴壁黏附，可使毛细血管后阻力增大。

烧伤后全血黏度增加，但仅在低切变率（6~230/s）时才升高，切变率低于12/s以下时，全血黏度升高最明显，而血浆黏度仅轻度升高。全血相对黏度升高与血细胞比容增高相一致，在伤后10小时仍有明显变化，而且黏度（η）对数值与血细胞比容之间呈线性关系，即$\log \eta = 0.01073 Hct + 0.0933$。提示血流变学的变化可作为观察烧伤后微循环微血流状态的监测指标。

第四节　烧伤后水、电解质与酸碱平衡紊乱

水、电解质和酸碱平衡是维持机体内环境稳定的重要条件。严重烧伤后，体表皮肤受损害，创面渗出及不显性失水增加，体液异常分布，侵袭性感染、内脏并发症以及医源性因素等，都在不同程度上引起水、电解质和酸碱平衡紊乱，严重者可导致患者死亡。因此，维护机体水、电解质和酸碱平衡，是烧伤综合治疗的一个重要组成部分。

一、烧伤后水平衡失调

烧伤后，较常见的水平衡失调为失水。此外，烧伤后水过多也并非少见。

（一）失水

1. 病因

（1）不显性失水过多：正常皮肤内含有一层脂膜，可阻止过多的水分蒸发丢失。烧伤后脂膜被破坏，经皮肤蒸发水量比正常皮肤增加四倍；平均每小时每平方米创面蒸发量约150ml。体重70kg，完整的水疱皮，可减少创面蒸发；去除水疱后，经创面蒸发水量为正常皮肤的100倍，在伤后1周内仍达20~50倍。除从创面丢失外，另一不显性失水途径是从呼吸道蒸发。成人每日蒸发量为500~700ml。严重休克、感染、高烧或其他原因致呼吸增快时，蒸发量可达1 500~2 500ml。

（2）渗出增多：正常情况下，成人每分钟平均有血浆量的8.80%和总水量的1.05%跨越毛细血管壁；烧伤后由于毛细血管通透性增高，烧伤面积50%~70%的患者，每分钟跨越毛细血管壁的血浆水和总水量分别增加29.7%和4.54%。大量血管内液渗出，从创面丢失或形成水疱液，或聚积于组织间隙，形成水肿，即所谓"无功能性细胞外液"；伤后几分钟以内，水肿形成的速率迅速增大，后随时间推移而逐渐下降；毛细血管滤过系数增大。成人烧伤面积超过30%者，不仅烧伤局部，而且远隔部位的毛细血管通透性都增高。

（3）从肾脏丢失：原因是多种的，严重烧伤患者最常见的原因是应用利尿剂（如呋塞米、甘露醇等），使大量电解质和水分从肾脏丢失。其次

是大面积烧伤和/或全身性感染时，分解代谢增强，大量溶质生成，引起溶质性利尿；此外，如失钾性肾炎常伴有肾小管病变导致尿浓缩功能障碍；非少尿型急性肾衰及少尿型急性肾衰多尿期也可引起肾性失水增多。

（4）从消化道丢失：常见的是严重休克或全身性感染所致之腹胀、呕吐。在小儿，由于消化不良所致之腹泻也较多见。其他如急性胃扩张、肠系膜上动脉综合征引起的进行性呕吐，假膜性肠炎所致的频繁腹泻均可引起大量消化液丢失。

以上原因引起的烧伤后脱水，根据其机制不同，临床上可表现为等渗性脱水；如果不显性脱水增多，则可演变为高渗性脱水；若治疗时仅补充水分，则转变为低渗性脱水。

2. 临床表现与诊断

（1）皮肤松弛干燥，表浅静脉萎陷，体位性虚脱，口渴，恶心呕吐，尿少，体重减轻。

（2）失代偿时，全身皮肤可见花斑，发绀，脉搏快弱，血压低，尿闭，烦躁不安或对外界刺激反应差，进而出现意识不清，昏迷。

（3）实验室检查：血钠浓度和血浆渗透压因等渗、低渗和高渗性脱水而显示正常、降低和增高；血红蛋白和血细胞比容升高；血尿素氮和肌酐增高。

3. 治疗

烧伤早期休克是由于脱水而形成的低容量性休克。烧伤早期复苏补液是针对脱水所采取的替代治疗。应当指出的是，烧伤补液公式指导下的早期复苏补液治疗是防治脱水引起的休克，但对于延迟复苏已发生休克的患者就不能盲目照搬公式，而应该积极快速大量补液，尽快纠正休克。

等渗性脱水应补充平衡盐溶液，因易致高氯性酸中毒而不宜单纯给予等渗盐水；已出现休克者，应快速输入一定量晶体。补入量可根据临床表现计算，无明显休克症状者可按体重的5%计算；有明显休克者，可按体重的10%计算。当日先补充计算量的1/2。在补液过程中应根据患者反应随时增减。

（二）水过多

1. 病因

（1）休克期单位时间内补水分过多过快。由于患者烦渴，给予大量饮水或无盐饮料造成。

（2）大面积烧伤早期因复苏补液，组织间隙大量钠离子及水分聚集，开始回收后，这些无功能性细胞外液经淋巴循环转向血管内，从肾脏排出，尿量增多，但患者往往仍有口渴。此时若不注意，继续大量补液，可造成体液超载。

（3）肾脏排尿功能障碍：虽然烧伤后水过多大都是医源性的，但当患者同时有肾功能降低，排尿障碍，则更促使其发生。

2. 临床表现与诊断

（1）恶心、呕吐，球结膜下水肿，严重时表现为脑水肿，嗜睡、躁动、谵语，甚至抽搐、惊厥、昏迷或脑疝，突然死亡。

（2）肺部听诊先有干鸣音，随之肺底部有湿啰音，加重时发生肺水肿，呼吸困难，发绀，呼吸道分泌物增多，呈血性泡沫痰，满肺湿啰音。

（3）中心静脉压超过 $15cmH_2O$，肺动脉压和肺动脉楔压均升高。

（4）实验室检查：血钠低（稀释性低钠血症），血细胞比容和血红蛋白降低。

3. 治疗

（1）制补液量。

（2）20% 甘露醇快速静脉滴注，迅速利尿脱水，降低颅内压。

（3）3%~5% 高渗盐水静滴，除有利尿作用外，可改善细胞内水肿情况。每 kg 体重输入 3% 盐水 10ml 或 5% 盐水 6ml，可提高血钠 10mmol/L 左右。可分 3 次静脉滴注，滴速每分钟 20~30 滴。全天用量成人不宜超过 20g，一般补充到症状消失即可，不要求血钠达到正常水平。

（4）发生脑、肺水肿时，可给予肾上腺皮质激素，地塞米松 10~20mg，每日 1~2 次。

二、烧伤后电解质平衡失调

（一）钠平衡失调

Na^+ 是血浆中主要的阳离子，约占 95%，因此对细胞外液溶质浓度（渗透压）和体内水分分布有主导作用。但是，血浆 Na^+ 浓度不能反映全身可交换 Na^+ 的总量。这是因为除血浆 Na^+ 外，细胞内外 Na^+ 交换和人体总水量的变化都影响着全身交换 Na^+ 的总量。正常血浆 Na^+ 浓度为 142（135~145）mmol/L。

1. 低钠血症（hyponatremia）

烧伤后低钠血症虽比较多见，但只是一种临床表现，只是代表血浆中钠的含量，而绝不意味着全身钠和全血钠量。也就是说，低钠血症时全身钠或全血钠可以正常，也可低于或高于正常。

（1）病因

在大面积烧伤，除前所述"水过多"所致的稀释性低钠血症外，常见低钠血症的原因有：

①烧伤后血管通透性增高，大量血管内液漏出，伤后 48 小时以内，Na^+ 丢失量为 0.5~0.6mmol/（kg·%BSA）。此外每天经创面丢失 Na^+ 量约为 0.02mmol/（cm^2·BSA）。伤后更由于钠泵功能障碍而引起细胞内 Na^+ 含量显著增加，细胞外 Na^+ 量减少。

②当前普遍采用乳酸盐林格溶液复苏，含 Na^+ 量为 130mmol/L，属于低张溶液。

③长期应用有肾毒性的药物，如氨基糖苷类抗生素和多黏菌素 B，可引起失盐性肾炎，导致 Na^+ 丢失。

④钠盐补充不足。烧伤后由于种种原因体液丢失，而致同时失钠失水，失钠量超过失水量，而补充钠盐不足，致细胞外液 Na^+ 显著减少。

⑤烧伤应激反应还可引起下丘脑功能紊乱，精氨酸血管升压素（arginine vasopressin, AVP）分泌阈降低，大量释放 AVP，使血浆 AVP 浓度升高，水分潴留，血钠被稀释，血浆渗透压降低，此即精氨酸血管升压素分泌不适当综合征（syndrome of inappropriate arginine vasopressin, SIAVP），或称为抗利尿激素分泌失调综合征（syndrome of inappropriate antidiuretic hormone secretion, SIADH）。

（2）临床表现与诊断

①临床上主要为体重增加，尿量少；晚期呼吸快，粉红色泡沫痰，肺部可闻及哮鸣音和湿啰音等肺水肿表现，以及意识障碍、抽搐、昏迷等脑水肿表现。

②实验室检查，血清钠低于 130mmol/L，血浆渗透压下降。

（3）治疗

应充分注意复苏补液所用液体的质和量。密切注意出入量和体重变化，定时测定血清钠和血与尿的晶体渗透压，以便及早发现，及时处理。措施为限制给水，并用溶质性利尿剂。对重症患者并发脑水肿者，可以缓慢输注 3%~5% 盐水。必须注意,补给高渗盐水的目的,不是立即纠正低血清钠,而是缓解脑水肿。针对脑水肿和肺水肿,还可以采用激素。在并发急性肾衰竭时,可以给予透析治疗。

2. 高钠血症(hypernatremia)

烧伤后并发高钠血症并非少见。

(1)病因

烧伤后高钠血症最常见病因为:①大量水分从创面、呼吸道、肾脏(特别是溶质性利尿)等丢失,而未及时补充,导致高渗性脱水(含高钠血症,血细胞比容升高,少尿而比重高等)。②严重全身性感染时,可出现高钠血症,除少数患者系由于分解代谢产物增多,发生溶质性利尿(患者表现多尿),而致高渗性脱水引起外,多数患者发生高钠血症机制不明,可能与伴行发生的非少尿性肾功能衰竭有关,其中少数经抗醛固酮药物治疗,高钠血症可以缓解。③采用高张盐水进行烧伤休克复苏,由于应用不当,可致高钠血症。④少见的是所谓"鼻饲综合征"引起的高钠血症。这是由于鼻饲的饮食过浓(高蛋白、高热量),而致溶质性利尿,而未及时补充水分所致,特别小儿或神志不清患者无口渴感或喝水要求时,更易发生。

(2)临床表现与诊断

1)临床上表现为口渴,皮肤黏膜干燥,尿少及比重高。严重者出现高热、狂躁、幻觉、抽搐和昏迷。

2)实验室检查,血清钠超过150mmol/L,血清氯达110mmol/L以上。当出现中枢神经系统症状时,血清钠多已超过170mmol/L。血尿素氮升高,血清和尿的晶体渗透压均升高。

(3)治疗

治疗上主要为静脉输入等张葡萄糖溶液,补充细胞外液,纠正细胞内脱水,尿量增多,降低血清钠和氯浓度,体重也趋向恢复。必须慎重掌握等张葡萄糖溶液的输入速度,以防止补液过快,细胞外液较快转为低张,水分进入细胞,特别是脑细胞会由脱水转为水肿。血浆晶体渗透压增高,除钠、尿素氮之外,还有葡萄糖的浓度升高。治疗中需用胰岛素和钾盐,以利葡萄糖转入细胞内,形成糖原。但不得使血糖骤降,以防血浆晶体渗透压急剧下降,引起脑水肿。

(二)钾平衡失调

钾是细胞内的主要阳离子,对维持细胞代谢,参与糖原及蛋白质的合成代谢等均有重要作用。细胞外液中虽 K^+ 含量较少,总量约65mmol,但对神经与肌肉功能的维持却是十分重要的。正常血清钾为3.5~5.5mmol/L。

1. 低钾血症(hypokalemia)

烧伤后低钾血症比较常见。

(1)病因

1)补充摄入不足:烧伤后由于休克、严重感染等常有消化道功能紊乱,表现为食欲差、恶心等;有的则可以有消化道黏膜水肿、糜烂或溃疡,致消化吸收功能严重减退。

2)从尿丢失:A. 组织坏死,大量钾离子自细胞内释出后,从尿中排出,有时每天可达200~300mmol。B. 严重烧伤患者多尿的情况较多,体液渗出期后组织水肿回收是个高峰,严重感染均可出现多尿。一般而言,尿量增多排钾量也增多。C. 肾上腺皮质功能亢进。严重烧伤患者,由于休克、严重感染及频繁的切痂手术等,肾上腺皮质功能亢进不仅明显而且持续时间长,致使尿钾排泄增多。D. 药物的影响,例如利尿剂、肾上腺皮质激素等。K^+ 经肾小球滤过后,在近曲小管全部回吸收,在远曲小管重新分泌。在远曲小管,K^+ 的分泌与 Na^+ 形成交换关系。因此抵达远曲小管的 Na^+ 愈多,K^+ 的分泌量也愈大。钾摄入增加或尿量增多,肾脏排钾的量亦相应增加。可是,人体不摄入钾,尿中仍有钾排出,每天约20~40mmol。

3)从创面丢失:烧伤创面渗出液中含钾量与血清钾量相近,在伤后4天内,每天经创面失 K^+ 约15mmol/m² 烧伤表面积;创面外用硝酸银或新霉素,可增加 K^+ 丢失。此外,焦痂自溶脱落后渗出增多时,丢失钾也增多。

4)从消化道丢失:呕吐与腹泻和胃肠吸引等可引起大量钾离子从消化道丢失。

5)异常转移:例如大量注射葡萄糖、碱中毒等,钾离子从细胞外转移至细胞内,致出现低钾血症。

6)钾离子需要增多:无论从葡萄糖转化为糖原,或氨基酸合成蛋白质,均需要大量钾离子,每合成1g蛋白质需要0.45mmol的钾离子。烧伤患者进入合成代谢后,如果摄入不够,常易发生低钾血症。

（2）临床表现与诊断

临床表现最早且最主要的症状为肌肉张力减低，患者感觉全身无力，腱反射减退或消失，严重者肌肉瘫痪，甚至包括呼吸及咽部肌肉，出现呼吸动度减低、呼吸或吞咽困难等。而且由于平滑肌的张力减低，患者可出现食欲不振、恶心呕吐、腹胀或肠麻痹等；有时则表现为膀胱肌肉弛张，出现尿潴留。

在心血管方面则表现为心悸或心律不齐；有时可出现眩晕、血压下降等。缺钾患者易发生周围循环衰竭。

对肾脏的最早影响为肾浓缩能力降低，致出现多尿、低比重尿、夜间尿多等。严重者可使肾小球滤过率降低。

上述症状由于有时易与烧伤本身或其他并发症混淆或为其掩盖，因此有必要进行血清钾的测定与心电图的检查，以资对照。应予注意的是：①正常血清钾为 3.5~5.5mmol/L，低于此范围的，即可称之低钾血症。但由于受其他许多因素的影响，临床症状的严重性并不与血清钾降低的程度完全成正比；血清钾的水平也不完全代表缺钾的严重程度。心电图的主要改变为 ST 段下降，T 波低平、倒置或双相、或出现明显 U 波，但这些也不是低钾血症的特有表现，同时也不与缺钾的程度相平行。因此必须结合病史与临床进行全面分析，以避免片面性。②在一般伤患者，如果缺钾的时间较长，则尿中钾离子量也可降低至 10~20mmol/24h 以下或更低，因此可作为辅助诊断方法之一。但是在烧伤患者，特别是焦痂自溶、严重感染或败血症时，由于组织破坏，大量钾离子逸出后从肾脏排出，则 24 小时尿钾量不仅不低，相反甚高。因此不能由于尿钾量水平不低，误认为全身不缺钾。相反，如果小便大量排钾则应提示有缺钾的可能。

（3）防治

1）关键在于预防，首先是去除原因。由于在严重烧伤患者，引起低钾血症的原因甚多，有的目前尚不能有效地控制，如创面渗出、回收时期多尿等。且在整个烧伤过程中，甚至在后期均可发生低钾血症，因此，体液渗出期后，如无禁忌，即应常规地给予口服钾盐每天 30~40mmol。一般用果味钾（2g 相当于 1g 氯化钾）或 10% 枸橼酸钾（1g 约含 8.4mmol 钾），因 10% 氯化钾（1g 约含 13mmol 钾）刺激较大，易引起恶心或食欲减退。饮食较差的患者，还应适当加大剂量，必要时可从静脉滴注 10% 氯化钾 30~40ml（加入 5% 葡萄糖内）。

通常全身缺钾 200~300mmol，血清钾约减低 1mmol/L。因此只要有引起缺钾的原因存在时，不要因为血清钾不低，而不予补充。因为一旦血清钾降至正常以下，或出现临床症状时，则全身缺钾已较严重，常非短时间内可以纠正。同时，已如前述，血清钾水平尚受其他因素影响，因此不能单凭血清钾的情况，决定是否补钾，而主要是看是否有缺钾的原因存在。当然，如当时血清钾已超过正常，静脉补钾要慎重。

2）已出现低钾血症时，如患者尿量正常，且无其他禁忌时，应从静脉滴注 10% 氯化钾，一般成人可采用 10% 氯化钾 30ml 加入 5%~10% 葡萄糖液 1 000ml 缓慢滴入，时间不宜少于两小时，且速度要均匀。一般每天用量为氯化钾 4~6g，不宜少于 3g，否则不能达到治疗目的。也不宜过多，因钾离子从细胞外进入细胞内，需要一定的时间，输入过多后，不但有高钾血症的危险，且钾离子大都从肾脏排出，达不到治疗目的。如果患者缺钾严重，需要较多地补充钾时，可在上述溶液中加入胰岛素，即所谓"葡萄糖 - 胰岛素 - 钾盐溶液"（其中 10% 葡萄糖液 1 000ml，普通胰岛素 20U，10% 氯化钾 30ml），使葡萄糖在迅速转变为糖原的同时，将钾离子带入细胞内。如此每天氯化钾用量可超过 10g 以上。必要时，尚可加入三磷酸腺苷（ATP）。通常，输钾时引起高钾血症的原因，多数不是因为全天用量过大，因为只要患者肾脏功能良好，尿量正常，过多的钾离子，可从肾脏迅速排出（但也不宜超过每天每千克体重 3mmol 钾，除非是采用静脉高价营养），而主要是单位时间内输入过快。有时 0.5g 氯化钾，如果在 10 分钟内注入，即可引起致死性的高钾血症。

2. 高钾血症（hyperkalemia）

较少见。一般来说，如果肾功能及尿量正常，不致发生高钾血症。

（1）病因

①医源性：即补钾不当，速度过快或患者少

尿时补钾；②大量 K^+ 从细胞内释放：如大量组织损伤（肌肉坏死、血肿等）、中毒、溶血等；③钾排出障碍：在烧伤，常见的是急性少尿型肾功能衰竭；少见的有醛固酮减少症，原发性肾上腺功能不全等。

（2）临床表现与诊断

①抑制心肌收缩：可出现心率缓慢、心律不齐，严重时心室颤动、心脏停搏于舒张状态。低 Na^+、低 Ca^{2+}、高 Mg^{2+} 可加剧高血钾对心肌的危害。高血钾心电图的特征是 T 波高尖、P 波消失、QRS 段增宽、心室颤动、心搏骤停。②神经、肌肉症状：四肢及口周感觉异常（麻木）、寒冷、全身无力、肌肉麻痹、反射减弱或消失等。③实验室检查：血清钾超过 5.5mmol/L。

（3）预防

①首先要消除、控制诱发高钾血症的原因和积极治疗原发病。如静脉补钾时速度要均匀，切勿太快；休克时注意保护肾脏等。②肾功能有障碍时尤应注意控制感染，给予足够热量以减少蛋白分解而释出钾；在无尿、少尿时，应严格限制钾的摄入量。③及时纠正酸中毒，尤其是有发生高钾血症倾向的患者。

（4）治疗

除立即停止补钾外，治疗目的主要有二：一是保护心脏的急救措施，对抗钾的毒性作用，促使钾向细胞内转移；二是排除体内过多的 K^+。

1）急救：A. 立即静脉注射钙剂（10% 葡萄糖酸钙或 10% 氯化钙）10~20ml，必要时可重复使用。钙与钾有拮抗作用，能缓解 K^+ 对心肌的毒性作用。近期使用毛地黄患者则忌用钙剂。B. 高渗碱性钠盐（1mol/L 乳酸钠、5% 碳酸氯钠）的应用；立即静脉注射 1mol/L 乳酸钠 60ml 或 5% 碳酸氢钠 100ml，必要时可重复注射或滴注。高渗碱性钠盐的作用有：扩充血容量，以稀释血清钾浓度；使 K^+ 移入细胞内；纠正酸中毒以降低血清钾浓度；Na^+ 能拮抗 K^+ 对心肌的毒性。C. 25%~50% 葡萄糖 100~200ml 加胰岛素（4g 糖加 1U 胰岛素）作静脉滴注，目的是当葡萄糖合成糖原时，将 K^+ 转入细胞内。D. 注射阿托品，对心脏传导阻滞有一定作用。

2）排钾：A. 如无肾功能障碍，则以补充血容量、纠正水与电解质紊乱及酸中毒、使用肾上腺盐皮质激素、利尿剂等，促使肾脏排钾。B. 已有肾功能衰竭者，则可用阳离子交换树脂（口服或灌肠）、透析疗法以除去血浆中过多的钾。简单的透析方法为洗胃和结肠灌洗，但效果不肯定。最好是用血液透析，其次是腹膜透析。

（三）镁平衡失调

镁在体内的分布和钾类似，主要存在于细胞内。血浆镁 55% 是游离的，13% 与非蛋白质阴离子结合，32% 与蛋白质结合，正常血清镁约为 0.75~1.25mmol/L。烧伤后，损伤组织释放镁，血清镁浓度暂时升高，随后下降至 0.65mmol/L 以下，在伤后 3 天，大多数恢复正常范围。烧伤后常见的是低镁血症（hypomagnesemia）。

1. 病因

（1）摄入不够：如长期禁食，主要依靠静脉补充营养；长期食欲不振，摄入减少；或由于黏膜水肿、糜烂，消化吸收不良等。

（2）丢失增多：①烧伤后早期，Mg^{2+} 及与蛋白质结合的镁直接从创面大量丢失或蓄积于烧伤局部；②由于醛固酮分泌增多，抑制肾小管对 Mg^{2+} 的重吸收；③氨基糖苷类抗生素损伤肾小管，使其不能重吸收 Mg^{2+}；④呋塞米等利尿剂促使 Mg^{2+} 过多经肾脏排出；⑤消化道丢失：胃肠吸引、呕吐、腹泻及吸收不良等，这是最常见的原因。

（3）其他：如碱中毒。

2. 临床表现与诊断

低镁血症的主要临床表现为神经系统及神经肌肉的兴奋性增强，如肢体抖动、深腱反射亢进、缺钙弹指试验及缺钙束臂试验阳性，严重者可出现抽搐等。此外患者尚可能有心率增快、躁动不安、精神症状及胀气等。

为了与低钙及脓毒症等所致之中毒性精神病鉴别，可测定血、尿镁离子浓度。如空腹血清低于 0.65~0.75mmol 或尿镁含量低于 1.5mmol/24h 时，一般认为系镁缺乏。血清镁测定较困难，不易准确，因此尿测定的可靠性高些。如无法测定镁离子时，可用硫酸镁静脉注射进行治疗性试验，如系镁缺乏，症状明显改善。

3. 防治

低镁血症在处理上，主要在于预防。饮食正常患者，一般不至缺乏，不需额外补充。但对有上述致病原因的患者，应加以预防。可用 25% 硫酸镁 2~4ml（1g 硫酸镁含 4mmol 镁离子，即每 1ml 25% 硫酸镁含 1mmol 镁离子），肌内注射，或加入静脉溶液中缓慢滴入，每日或隔日 1 次。如诊断为镁缺乏，可用 25% 硫酸镁 5~10ml，每日 3~4 次，肌内注射或加至静脉溶液中缓慢滴入，每小时不超过 5mmol。当患者发生抽搐时，可用 1%~3% 硫酸镁 100ml，静脉缓慢注入，至抽搐停止为止，但不宜过多，以防镁中毒。输注镁盐时与钾盐一样，如有少尿、严重脱水、急性肾功能不全、手术后即期，均不能应用。

烧伤后高镁血症（hypermagnesemia）少见。一般发生在急性少尿型肾功能衰竭患者。偶见于用镁盐治疗时输注量过大。

（四）钙平衡失调

正常血浆钙约 2.2~2.7mmol/L，其中 46.9% 为游离钙，39.5% 与蛋白质（主要是白蛋白）结合，13.6% 与非蛋白质阴离子结合。由甲状旁腺素、维生素 D_3 及降钙素（calcitonin）的相互作用来维持它的平衡。血浆蛋白的变化可影响血浆钙的水平。与蛋白质结合的钙随血 pH 值而变化，pH 值下降时 Ca^{2+} 增多，结合钙减少，pH 值升高时 Ca^{2+} 减少，结合 Ca^{2+} 增加。烧伤后早期，可出现低钙血症（hypocalcemia）。

1. 病因

（1）Ca^{2+} 及与血浆蛋白结合的钙直接从创面丢失或蓄积于水肿液中。

（2）由于应激，肾上腺皮质激素分泌增多，或者急性肾衰竭使 1,25-$(OH)_2$-维生素 D_3 合成减少，从而减低钙从小肠吸收。

（3）大量输注库存血（枸橼酸保存液可结合钙）。

（4）长期禁食，肠道外营养支持。

（5）碱中毒等。

2. 临床表现与诊断

低钙血症临床表现：骨骼肌痉挛，手足抽搐，严重时喉头痉挛引起窒息。低血钙还可导致心肌收缩力减弱，发生充血性心力衰竭和肺水肿。

心电图显示 Q-T 间期延长，T 波降低或倒置。

3. 治疗

轻度低血钙患者以口服补钙为主，常用的有葡萄糖酸钙、乳酸钙和碳酸钙，口服钙的同时给维生素 D_3。如果发生手足抽搐或痉挛时，应静脉注射 10% 葡萄糖酸钙。

三、烧伤后酸碱平衡失调

严重烧伤后最常见的单纯型酸碱平衡失调为代谢性酸中毒（metabolic acidosis）和呼吸性碱中毒（respiratory alkalosis），其次为呼吸性酸中毒（respiratory acidosis），代谢性碱中毒（metabolic alkalosis）较少见。

（一）代谢性酸中毒

1. 病因　代谢性酸中毒是由于碳酸氢盐的丢失或酸的堆积引起的。氢离子过多，主要是代谢产酸增多。严重烧伤休克及并发脓毒症时，组织灌注不良，细胞缺氧，物质降解代谢不全，能继续代谢及不能继续代谢的非挥发酸堆积。复苏补液以后，可继续代谢的非挥发性酸经 HCO_3^-/H_2CO_3 缓冲作用降解为二氧化碳和水。不能继续代谢的非挥发性酸经肾脏排出。但是在严重烧伤后，肾小管排泄 H^+ 能力减退。这些都是造成严重烧伤后休克期及并发脓毒症时产生代谢性酸中毒的主要原因。

代谢性酸中毒还可发生于大面积应用磺胺米隆的患者。磺胺米隆从创面吸收后，在体内转化为对羧基苯磺酰胺。磺胺米隆本身及对羧基苯磺酰胺不仅可抑制肾小管上皮细胞的碳酸酐酶，使尿中 HCO_3^- 的排量增加，尿液呈碱性，还可抑制红细胞内的碳酸酐酶，加重酸中毒。

此外，烧伤患者尤其是小儿、消化不良合并腹泻时，使碱储大量丢失，亦可致代谢性酸中毒；休克复苏时，如果输入过多氯化钠溶液，使细胞外液 Cl^- 过多，HCO_3^- 则相应减少，即大量碱储丢失，而致所谓高氯性代谢性酸中毒，即高氯血症酸中毒（hyperchloremic acidosis）。

烧伤后发生的代谢性酸中毒以有机酸酸中毒如乳酸酸中毒、酮症酸中毒、尿毒症酸中毒等常见；高氯性酸中毒较少。它们以血清中阴离子隙（anion gap，AG）的大小为鉴别。AG= 血清 Na^+-（血清 HCO_3^-+ 血清 Cl^-）。AG 指 Cl^- 和 HCO_3^- 以外的阴离子，正常值为 7~16mmol/L。其中磷酸盐、硫酸盐及蛋白质阴离子约为 8mmol/L。AG<12 为高氯性酸中毒。

2. 临床表现与诊断　临床表现：①呼吸深快；②减弱心肌的收缩力，引起心律紊乱，降低心肌和外周血管对交感神经和儿茶酚胺刺激的反应性,从而使血管扩张,血压下降;③肌张力减退和腱反射减退或消失;④中枢神经系统代谢紊乱可导致意识障碍如嗜睡、烦躁、昏迷等。

血气分析:动脉血 pH、血浆碳酸氢根 HCO_3^-、碱剩余(base excess,BE)、缓冲碱(buffer base,BB)均降低。

3. **治疗** 治疗上首先要去除病因,并同时纠正水、电解质平衡紊乱。轻症经病因处理后多可自行纠正,不需碱性药物治疗。严重酸中毒(血浆 pH<7.2 或血浆 HCO_3^-<15mmol)则用碱液治疗,防止心血管衰竭。常用的静脉注射碱液为碳酸氢钠和乳酸钠,三羧甲基氧基甲烷(THAM)一般少用。

(二)呼吸性酸中毒

1. **病因** 呼吸性酸中毒是由于二氧化碳不能及时呼出,造成在体内潴留,$PaCO_2$ 升高的结果。因此烧伤后任何原因引起的通气不良均可导致呼吸性酸中毒,最常见的原因有:吸入性损伤,头部环状深部烧伤,误吸,喉痉挛,肺部感染,肺不张,由药物或损伤引起的呼吸中枢抑制,环形胸壁烧伤,气胸,严重低钾血症呼吸肌肉疲惫,严重心衰,机械通气不良等。

2. **临床表现与诊断** 临床表现:①呼吸困难、换气不足——气促、胸闷、头痛、发绀等。②心血管系统状况——由于 CO_2 潴留,开始时血压升高(心输出量增加、血管收缩),严重时血压下降;有时突然发生心室纤颤(由于 Na^+、H^+ 进入细胞内,K^+ 由细胞内移出过快,出现急性高钾血症)。③神志变化——高碳酸血症时可出现倦睡、神志不清,甚至谵妄、昏迷等。

实验室检查:血气分析显示 pH 降低,$PaCO_2$ 升高,PaO_2 可降低。

3. **治疗** 治疗上主要是排除通气障碍,如气管插管、气管切开、清除呼吸道异物或分泌物、呼吸器辅助呼吸、呼吸中枢兴奋剂(尼可刹米、二甲弗林)等。一般不给碱性药物,除非 pH 下降甚剧。给氧时,氧浓度不能太高(<40%),以免抑制呼吸。

(三)代谢性碱中毒

1. **病因** 烧伤后代谢性碱中毒大多系医源性的。主要是休克复苏过程中或纠正酸中毒时输入过量的碱性溶液所致。其次是由于烧伤后并发症,如急性胃扩张、低钾血症、继发性醛固酮增多症等引起,使血浆 HCO_3^- 增多。

2. **临床表现与诊断** 临床表现——①呼吸浅慢(保留 CO_2,使血 H_2CO_3 增高)。②精神症状:躁动、兴奋、谵妄、嗜睡、昏迷等,可能为脑组织缺氧所致(碱中毒时血红蛋白对氧的亲和力大大增加,血氧饱和度虽正常,但氧合血红蛋白不易释出氧,组织仍可能缺氧)。③神经肌肉兴奋性增加:手足搐搦、腱反射亢进等(碱中毒时血中游离钙减少,总钙量可不降低)。若患者同时缺钾,则可暂不发生抽搐,但低血钾纠正后,抽搐即可出现。

实验室检查:血气分析显示血 pH 升高,BE、标准碱(standard base,SB)和 BB 均升高,呼吸代偿时 $PaCO_2$ 上升。

3. **治疗** 治疗上应着重处理病因,轻症可补充等渗盐水或 5% 葡萄糖盐水,促使 HCO_3^- 排出和稀释 HCO_3^- 浓度,由于盐水中 Na^+、Cl^- 含量相等,Cl^- 的含量较血清 Cl^- 的含量约多 1/3,故能纠正低氯性碱中毒。重症病例可给予一定量酸性药,如 0.9% NH_4Cl(氯化铵)、盐酸葡萄糖液、精氨酸盐等。

(四)呼吸性碱中毒

1. **病因** 呼吸性碱中毒是由于肺通气过度,二氧化碳排出过多所致。烧伤后造成通气过度的原因较多,如任何原因所致之缺氧、高代谢、高热、中枢神经功能紊乱、肺部疾患、革兰氏阴性杆菌血症以及机械通气时潮气量过大等。常见的是由于代谢性酸中毒所致之代偿性呼吸性碱中毒。

2. **临床表现与诊断** 临床表现:①呼吸深快,但待 $PaCO_2$ 降低,则可抑制中枢而使呼吸浅慢,甚至间断叹息样呼吸。②感觉异常(面、四肢出现麻木、针刺感)及抽搐,这是碱中毒时血清游离钙降低而神经肌肉兴奋性增高所致。③组织缺氧:患者有头痛、头晕、精神症状(脑缺氧)及乳酸、酮体的潴留等。

实验室检查:血气分析显示 pH 升高,$PaCO_2$ 降低,HCO_3^- 可代偿性降低。

3. **治疗** 治疗上处理病因,增加 CO_2 吸入,以提高血中 CO_2 分压,可用口罩罩于患者口鼻,使其吸回呼出的 CO_2 也可吸入含 5%CO_2 的氧气。

有抽搐者静脉缓注 10% 葡萄糖酸钙 10ml,必要时可重复。

由于烧伤病理生理过程较为复杂,引起或参与烧伤后酸碱平衡失调的因素较多,因此,上述这四种单纯型酸碱平衡既可单独存在,也可同时存在,形成混合型酸碱平衡失调,常见的为二重混合型酸碱平衡失调,如代谢性酸中毒合并呼吸性碱中毒,代谢性酸中毒合并呼吸性酸中毒,代谢性碱中毒合并呼吸性碱中毒,代谢性碱中毒合并呼吸性酸中毒。危重患者也可出现三重混合型酸碱平衡失调。

(王凤君)

参 考 文 献

[1] 黄跃生.烧伤特色治疗技术[M].北京:科学技术文献出版社,2004.

[2] 杨宗城.烧伤治疗学[M].3版,北京:人民卫生出版社,2006.

[3] 汪仕良.烧伤代谢营养学[M].石家庄:河北科学技术出版社,2009.

[4] 黄跃生.烧伤外科学[M].北京:科学技术文献出版社,2010.

[5] 罗向东,杨宗城,黎鳌.家兔烧伤早期内脏血管内皮细胞损伤的变化[J].第三军医大学学报,1995,17(4):279-283.

[6] 梁鹏飞,张丕红,杨兴华,等.烧伤患者血清与痂下水肿液诱导内皮细胞凋亡的实验研究[J].中华烧伤杂志,2004,20(5):275-277.

[7] 石富胜,徐根贤,王利平,等.内毒素、烧伤病人血清诱导人脐静脉内皮细胞凋亡的体外实验研究[J].中华创伤杂志,2000,16(10):600-602.

[8] 高建川,杨宗城.烧伤早期血管内皮细胞损伤及其意义[J].军医进修学院学报,1996,17(4):282-285.

[9] 朱雄翔,胡大海,汤朝武,等.早期烧伤患者血清介导培养血管内皮细胞损伤[J].第四军医大学学报,2001,22(17):1607-1611.

[10] 赵明月,黄跃生,张琼,等.缓激肽 B1 受体在严重烫伤大鼠内脏血管通透性变化中的作用[J].第三军医大学学报,2008,30(4):284-287.

[11] 刘琛,王裴,王凤君.缺氧血管内皮细胞 Rho 激酶信号通路活化与通透性的关系[J].中华烧伤杂志,2012,28(2):134-137.

[12] 肖能坎,吴杰裕,黄巧冰,等.蛋白激酶 G 介导烧伤休克后内皮细胞骨架的变化[J].中国病理生理杂志,2004,20(10):1750-1753.

[13] Jonkam CC, Enkhbaatar P, Nakano Y, et al. Effects of the bradykinin B2 receptor antagonist icatibant on microvascular permeability after thermal injury in sheep [J]. Shock, 2007, 28(6): 704-709.

[14] Demling RH. The burn edema process: current concepts [J]. J Burn Care Rehabil, 2005, 26(3): 207-227.

[15] Reynoso R, Perrin RM, Breslin JW, et al. A role for long chain myosin light chain kinase (MLCK-210) in microvascular hyperpermeability during severe burns [J]. Shock, 2007, 28(5): 585-595.

[16] Zheng HZ, Zhao KS, Zhou BY, et al. Role of Rho kinase and actin filament in the increased vascular permeability of skin venules in rats after scalding [J]. Burns, 2003, 29(8): 820-827.

[17] Huang Q, Xu W, Ustinova E, et al. Myosin light chain kinase-dependent microvascular hyperpermeability in thermal injury [J]. Shock, 2003, 20(4): 363-368.

[18] Murphy JT, Duffy S. ZO-1 redistribution and F-actin stress fiber formation in pulmonary endothelial cells after thermal injury [J]. J Trauma, 2003, 54(1): 81-90.

[19] Chen B, Guo XH, Wang SY, et al. Myosin light-chain kinase contributes to short-term endothelial cell cytoskeletal alteration induced by serum from burned rats [J]. Di Yi Jun Yi Da Xue Xue Bao, 2004, 24(5): 481-484, 488.

[20] Qi HB, Wang P, Liu C, et al. Involvement of HIF-1α in MLCK-dependent endothelial barrier dysfunction in hypoxia [J]. Cell Physiol Biochem, 2011, 27(3-4): 251-262.

[21] Wu W, Huang Q, He F. Roles of mitogen-activated protein kinases in the modulation of endothelial cell function following thermal injury [J]. Shock, 2011, 35(6): 618-625.

[22] Wu W, Huang Q, Miao J, et al. MK2 plays an important role for the increased vascular permeability that follows thermal injury [J]. Burns, 2013, 39: 923-934.

[23] Chu ZG, Zhang JP, Song HP, et al. p38 MAP kinase mediates burn serum-induced endothelial barrier dysfunction: involvement of F-actin rearrangement and L-caldesmon phosphorylation [J]. Shock, 2010, 34(3): 222-228.

[24] Wright K, Nwariaku F, Halaihel N, et al. Burn-activated neutrophils and tumor necrosis factor-alpha

alter endothelial cell actin cytoskeleton and enhance monolayer permeability[J]. Surgery, 2000, 128(2): 259-265.

[25] Wang S, Huang Q, Guo X, et al. The P38alpha and P38delta MAP kinases may be gene therapy targets in the future treatment of severe burns[J]. Shock, 2010,

34(2): 176-182.

[26] Tinsley JH, Breslin JW, Teasdale NR, et al. PKC-dependent, burn-induced adherens junction reorganization and barrier dysfunction in pulmonary microvascular endothelial cells[J]. Am J Physiol Lung Cell Mol Physiol, 2005, 289(2): L217-L223.

第四章 吸入性损伤

第一节 吸入性损伤的
病因及致伤机制

吸入性损伤（inhalation injury）是由于头面部火焰烧伤或处于密闭环境等情况下，吸入大量烟雾、有害气体、高热空气或蒸汽等所致的呼吸道甚至肺实质的损伤。它不仅有热的作用，更重要的是具有局部化学性刺激（如引起化学性气管、支气管炎），以及有害物质的吸收中毒（如一氧化碳中毒）。因此，以往呼吸道烧伤和肺烧伤等传统名称现统称为吸入性损伤。

一、病因

吸入性损伤的致伤因素主要是热力作用和化学性损伤，后者的主要致伤物质是烟雾，故临床上常称热力吸入性损伤和烟雾吸入性损伤。但有时两者又难以决然分开，如发生火灾时，除吸入大量烟雾（含刺激性有害气体）外，还可吸入火焰或（和）高热空气，同时兼有两种致伤因素。

二、致伤机制

1. **热力对呼吸系统的直接损害** 热力包括干热和湿热两种。火焰和热空气属于干热，热蒸汽属于湿热。

干热主要损伤上呼吸道，不易伤及肺实质。因为当吸入热空气时，声带可反射性关闭，阻挡和减少高温气体的吸入；同时干热空气的传热能力较差，上呼吸道具有水热交换功能，可吸收大量热量使其冷却；干热空气到达支气管分叉的隆突部时，温度可下降至原来的1/5~1/10。

湿热空气比干热空气的热容量约大2 000倍，传导能力较干空气约大4 000倍，且散热慢，

穿透力强，除引起上呼吸道损伤和气管损伤外，极易导致支气管和肺实质的严重损害，破坏纤毛，损伤上皮细胞和内皮细胞，使液体渗出到肺间质和肺泡腔，引起肺水肿，形成透明膜，因此湿热除引起上呼吸道损伤和气管损伤外，亦可致支气管和肺实质损伤。

2. **烟雾对呼吸系统的损伤** 吸入烟雾中除颗粒外，还有大量的有害物质，包括一氧化碳、二氧化氮、二氧化硫、过氧化氮、盐酸、氰氢酸、醛、酮等。这些物质可通过热力作用对呼吸道造成直接损伤。有毒气体可刺激喉及支气管痉挛，并对呼吸系统具有化学性损伤。

（1）热力作用：炭粒和气体本身都有较高温度，直接损伤组织。烟雾中的化学物质可通过受损伤的组织向深部渗透，引起深部组织的损害，并可造成吸收中毒。

（2）刺激作用：烟雾毒气对气道的刺激作用，可引起喉和支气管痉挛，分泌物增多，浓烟雾颗粒也可机械性堵塞呼吸道，从而导致呼吸道梗阻。

（3）化学性损伤：这是烟雾毒气的最重要的损伤作用，化学性损伤的机制与不同气体特性有关。

水溶性物质，如氨、氯、二氧化硫等与水合成为酸或碱，可致化学性烧伤。氮化物在呼吸道黏膜上可与水、盐起反应，生成硝酸和亚硝酸盐，前者直接腐蚀呼吸道，后者吸收后与血红蛋白结合，形成高铁血红蛋白，造成组织缺氧。氰氢酸能使细胞色素氧化酶失去递氧作用，抑制细胞内呼吸。醛类可降低纤毛活动，减低肺泡巨噬细胞活力，损伤毛细血管而致肺水肿。聚氨酯燃烧产生的烟雾中丙烯醛含量约为50ppm，吸入含有5.5ppm的丙烯醛即可发生化学性呼吸道损伤及肺水肿，10ppm在几分钟内即引起死亡。氰氢酸与一氧化碳的毒性呈相加作用，温度升高至1 000℃时，聚

氨酯泡沫塑料分解产生大量氰氢酸,在血清中氰化物浓度达 100μmol/L 时,即可使人死亡。

3. **毒性作用** 在烟雾吸入性损伤中,一氧化碳中毒是引起患者现场死亡的重要原因之一,因为碳物质燃烧不全可产生一氧化碳,当吸入含 5% 一氧化碳的空气时,即可引起中毒。其毒性作用是:

(1)一氧化碳与血红蛋白相结合,形成碳氧血红蛋白、碳氧血红蛋白的离解相当于氧合血红蛋白离解速度的 1/3 600,而一氧化碳与血红蛋白的亲和力比氧大 200~300 倍。由于一氧化碳与血红蛋白结合牢固而不易解离,故造成血液带氧功能障碍,造成全身组织缺氧。

(2)减少氧的释放:一氧化碳以异常的黏性与氧黏合在一起,使氧合血红蛋白解离曲线左移,从而减少血液中氧的释放。

(3)降低细胞酶系统利用氧的能力:一氧化碳与氧竞争细胞色素氧化酶系统的受体,直接抑制细胞呼吸。

(4)一氧化碳与肌红蛋白结合,减少组织内氧的输送。另外,火灾时,同时产生高浓度的二氧化碳、二氧化碳可加重一氧化碳的中毒症状,并加重组织缺氧。

一氧化碳的毒性作用,首先影响到对缺氧极为敏感的脑和心脏,严重者早期可死于脑缺氧和心肌缺氧。发生火灾时,同时产生高浓度二氧化碳,二氧化碳可加重患者一氧化碳中毒症状,并加重组织缺氧。

第二节 吸入性损伤的病理变化

吸入性损伤所致的病理变化主要有三点:①气道损伤;②肺水肿;③肺萎陷或肺不张。

一、气道损伤

热力可直接烧伤气道,但热力直接损伤一般限于上呼吸道,而且也较轻;严重的气道损伤,除偶见于蒸汽吸入以外,大多因于密闭环境烟雾吸入伤所致,除热力外,烟雾中的化学物质可引起程度不一的化学性支气管炎。

气管损伤可分轻、中、重度:轻度损伤有黏膜上皮变性,纤毛消失,杯状细胞增多,黏液腺分泌亢进,腺管扩张,固有膜充血、水肿;中度烧伤者,黏膜呈多发性局限性坏死,溃疡形成;重度烧伤者,黏膜呈广泛凝固性坏死,假膜形成,坏死组织脱落后软骨坏死裸露。

主支气管及肺内各级支气管也可伴有不同程度的损伤:①黏膜杯状细胞弥漫性增多,分泌功能亢进,所分泌的黏液通常于48小时内变黏稠;管壁充血、水肿和出血更为显著。②支气管在分枝过程中,管径越分越细,由于黏稠的分泌物、炎性渗出物和脱落的坏死组织,导致管腔易于阻塞。阻塞有完全性和不完全性之分,前者可导致肺不张,后者则引起局限性肺水肿。③最明显的病变常发生在深部小支气管,黏膜可发生假膜性炎,假膜脱落于管腔内形成膜状管型。④深部小支气管损伤修复之后,常因瘢痕组织收缩或牵拉(当纤维瘢痕位于支气管周围时)可分别引起支气管狭窄或支气管扩张症。

二、肺水肿

重度吸入性损伤后很快发生肺水肿。肺水肿是吸入性损伤后并发呼吸功能衰竭的主要病理基础。严重者伤后 2 小时即可出现肺水肿,6~24 小时明显。轻度肺水肿的肺重量无明显改变,仅切面呈湿润状;镜下见部分肺泡腔内嗜伊红微细蛋白颗粒。中度肺水肿时,肺重量微增,切面有少量液体外溢;镜下见多数肺泡腔有嗜伊红蛋白颗粒。重度肺水肿时,肺重量增加较明显,切面有大量泡沫状液外溢;镜下见绝大部分肺泡腔充满嗜伊红蛋白颗粒,病变分布广泛。肺水肿常伴有充血,肺泡腔内常伴有不等在血管外渗的红细胞。

三、肺萎陷和肺不张

吸入性损伤后整叶、整段的肺不张并不多见,多为局灶性或小叶性肺不张。这是由于严重吸入性损伤可伤及小支气管及细支气管,管径小,管壁充血、水肿,管腔内充满黏稠渗出物、脱落坏死物质和吸入的烟雾颗粒等,堵塞管腔而发生肺不张。气道阻塞虽然是肺不张的重要原因,但是也有气道无明显阻塞而发生肺萎陷的,这是由于吸入性损伤后肺泡表面活性物质减少及活性下降所致。伤后肺泡表面活性物质的减少可因合成减少、破坏增多和转化受阻所致。

四、其他病理变化

1. 肺出血 重度吸入性损伤时,常见局灶性和弥漫性肺泡内出血。局灶性出血多见于肺膜下,呈界限清楚的、直径一般为 0.3~1.0cm、圆形、暗红色硬结状,镜下可见肺实质内出血,未见组织坏死,炎性反应和菌落。弥漫性肺泡内出血,肺组织质地较坚实、暗红色,与肺出血梗死灶或大叶性肺炎红色肝样变形外观相似,但镜下无肺组织坏死或炎细胞浸润等改变。

2. 肺脓肿 多为局限性肺气肿、常合并肺脓肿、肺出血或严重肺充血、水肿。

3. 肺透明膜形成 透明膜是一种均质、嗜伊红膜样物,由纤维蛋白、渗出的其他血浆蛋白以及坏死物质等所组成;它衬覆于末梢气道,包括肺泡、肺泡管和呼吸性细支气管等结构的内面。伴随透明膜形成时常有肺泡 II 型上皮细胞的反应性增生和肺泡隔间质性水肿、成纤维细胞增殖等改变。

4. 肺泡内巨噬细胞积聚 极少数吸入性损伤患者,肺泡内有大量巨噬细胞积聚,呈局灶性或弥漫性分布。巨噬细胞胞质内几乎总含有色素,但含铁血黄素染色仅偶呈阳性。通常这种色素呈黑色,为炭末沉积;或呈黄褐色,特殊染色提示为脂褐素。电镜观察表明这些细胞确是巨噬细胞,胞质内含有大量溶酶体、发达的高尔基复合体,偶见被吞噬的异物碎屑。

5. 肺小血管血栓形成相关病变 小动脉、小叶间静脉、支气管动脉及肺泡壁毛细血管均可有血栓形成。位于小动脉和小静脉者常为混合血栓;位于毛细血管者多系由血小板和纤维素构成透明血栓。部分严重损伤病例可发生弥散性血管内凝血(DIC)。DIC 组织学上表现为肺内有小血管微血栓(纤维蛋白血栓)形成、嗜苏木素小体或巨核细胞的出现。

第三节 吸入性损伤的病理生理

一、呼吸力学的变化

严重吸入性损伤,特别是蒸汽或烟雾吸入性损伤,肺泡表面活性物质破坏,导致肺泡表面张力增加,从而在早期产生非梗阻性局灶性肺不张。吸入性损伤后肺表面活性物质减少的原因主要有:①合成减少或破坏增多;②肺水肿引起组织缺氧,II 型上皮细胞受损,肺泡表面活性物质生成减少,因而是肺水肿加剧,形成恶性循环。

吸入火焰和高温蒸汽后,很快会出现喉头水肿,导致上呼吸道梗阻。由于肺表面活性物质减少和上呼吸道阻塞,不可避免地引起呼吸力学机制的变化,主要表现在肺顺应性降低,气道阻力升高,其原因:①伤后支气管阻塞痉挛,使得气道阻力增加。并发肺水肿时大量水肿液阻塞气道;②伤后肺泡表面活性物质受损,使肺泡表面张力增大,肺泡扩张受损,引起肺顺应性降低。

二、换气功能障碍

吸入性损伤后早期由于气道狭窄,气道阻力增加,肺泡通气血流比例失调,严重地影响换气功能。致伤后气道阻塞、肺泡水肿和肺不张,使部分肺泡失去气体交换作用,肺泡毛细血管膜总面积减少。严重间质性水肿和大量炎性细胞浸润,使肺泡隔增宽,后期更有透明膜形成,使弥散更困难。

三、组织氧合变化

在吸入性损伤早期,缺氧常常是主要症状,其原因除低氧血症外,还有供血不足、贫血及氧利用障碍等。蒸汽致伤后由于热力对毛细血管内皮细胞的直接或间接损伤及血液循环中毒性刺激物对心肌的直接作用,从而导致心排血量(CO)减少。其最直接的后果是组织灌注和供氧不足,从而造成组织缺氧。由于伤后供氧低下和组织缺氧,氧化磷酸化生成的 ATP 不能满足细胞能量需要,细胞改用无氧途径生成 ATP,该 ATP 水解生成的 H^+ 不能被利用,因而产生酸中毒。

四、循环功能异常

烧伤常引起血液浓缩、血量减少,甚至发生低血容量休克。烧伤合并吸入性损伤后,进一步导致休克加重。动物蒸汽和烟雾吸入性伤后均有不同程度的股动脉压下降和心排血量降低,而肺动脉压（PAP）和肺毛细血管楔压（PCWP）均升高。

五、肺液体交换失衡

吸入性损伤造成肺损伤后，出现血管通透性的改变和肺水肿，肺微血管受损大量液体进入肺间质，同时支气管静脉受损也很严重，从上述两途径来的液体聚集在间质中，形成肺间质水肿。当间质液进一步增多，液压增高或其他因素的参与，便可导致肺泡壁屏障作用被破坏，间质液体进入肺泡形成肺泡内水肿。吸入性损伤后血浆蛋白分解并经血管壁外漏造成血浆胶体渗透压减低，间质渗透压升高也可促进肺水肿。肺表面活性物质失活，肺泡萎缩，肺泡内压消失，亦可致液体向肺间质及肺泡内转移造成肺水肿及肺间质水肿。在复苏抗休克治疗时体液可聚积于间质内而加重间质水肿。

第四节　吸入性损伤的诊断

一、临床表现

1. **声嘶和喘鸣**　是早期最常见而具诊断意义的症状。声嘶表明喉部烧伤，应警惕喉水肿和梗阻发生；喘鸣则表示由于气道痉挛和水肿，气道变窄，正常的气流由层流变成漩流，故吸气时呈高调的鸡鸣音。

2. **刺激性咳嗽**　是较常见的症状。早期可能为干咳，以后咳痰，痰量不等，痰液由稀变稠，出现肺水肿时，可涌出大量粉红色泡沫痰，有时痰中带血，甚至咯血。

3. **呼吸功能的改变**　严重吸入性损伤后，患者可以很快出现呼吸困难，但要区分是上呼吸道梗阻还是下呼吸道损伤所致。上呼吸道梗阻所致呼吸困难，为吸气性呼吸困难，在吸气时出现典型的"三凹征"；下呼吸道损伤所致的呼吸困难，如无上呼吸道梗阻症状时，呼吸浅快，多伴有哮鸣音的存在。

4. **一氧化碳中毒**　一氧化碳中毒的严重程度与血中 HbCO 含量密切相关。一般血中 HbCO 高于13%则为中毒。血中 HbCO 浓度达20%时，则有头痛、轻度呼吸困难、心悸、注意力不集中等症状；浓度达30%时，则可出现幻觉、欣快、激动、头晕目眩、恶心呕吐等；浓度超过40%时，则脑症状甚为明显，精神错乱、共济失调、呼吸急促、虚脱、抽搐、昏迷等；浓度超过60%是，可致呼吸停止，迅速死亡。

二、诊断

1. **病史与受伤机制**　早期诊断吸入性损伤对于认识潜在气道损害、液体复苏以及并发症的防治、预后判断至关重要。以往基于病史、查体和影像学资料的临床诊断非常有价值，但越来越多的临床实践警示我们，只要有密闭空间烧伤史、奔走大声呼救史、挥发性气体接触史以及头面颈部烧伤、鼻毛烧焦、声音嘶哑、喘鸣、刺激性咳嗽、口腔有炭末者，尤其是老年、小儿患者和烟雾暴露时间较长的患者，无论有无典型的临床表现和体征，无论有无影像学资料、纤维支气管镜检查结果，均应临床诊断为吸入性损伤并开始相应的预防和治疗。

2. **临床表现**　患者有头面、颈部烧伤创面，尤其是有口鼻周围烧伤创面，鼻毛烧焦，口腔、咽部黏膜充血、水肿，有水疱形成；咳嗽、咳痰、痰中带炭粒；呼吸困难、缺氧、烦躁；嘶哑，气管内膜脱落；肺水肿时有咳血性泡沫样痰，肺部可闻及呼吸音低，粗糙或干、湿啰音等。吸入性损伤时，由于喉气管水肿变狭窄而出现呼吸困难，则喉气管呼吸音变成高调，有时发出尖厉的鸣笛声，此时应行气管切开术。重度吸入性损伤早期即出现进行性呼吸困难，但在大面积烧伤时，即使无吸入性损伤，早期也可并发急性肌功能不全而出现呼吸困难，此点应注意。

3. **纤维支气管镜检查（FOB）**　FOB 是目前被国内外认为是临床诊断吸入性损伤最可靠和准确的方法，镜下气道的充血、水肿、炭末以及黏膜脱落等现象是诊断吸入性损伤的有力依据。

吸入性损伤的镜下（文末彩图2-4-1）所见：上气道吸入性损伤可见咽部水肿、充血、水疱形成、溃烂或出血，一般可见声门，重度损伤者黏膜高度水肿，梨状窦消失，室襞靠拢，可看不清声门；下气道吸入性损伤可见管壁黏膜充血、水肿，有粗大的血管网，管腔明显狭窄，软骨环模糊或外露，

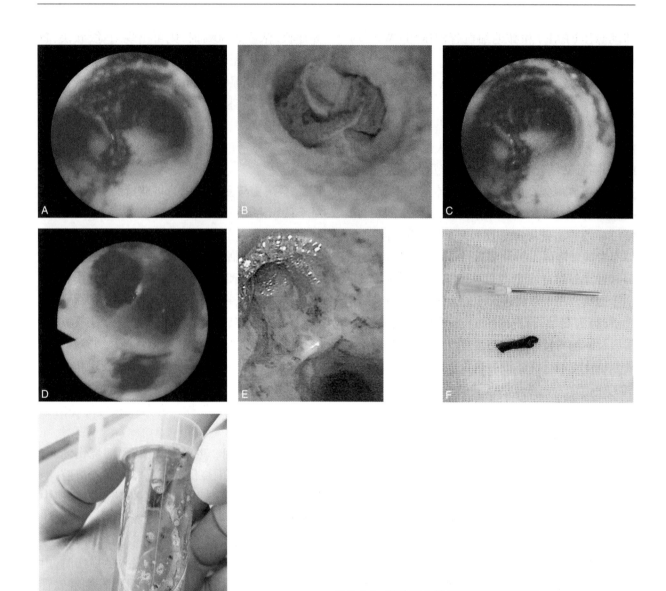

图 2-4-1　临床吸入性损伤纤支镜下所见

A. 隆突处见大量炭末覆盖；B. 隆突处见炭末、分泌物等混合形成的痂块造成"活瓣"；C、D. 左右支气管内可见黏膜严重充血水肿，炭末等覆盖在气道上；E. 纤支镜下隆突见少量炭末附着，黏膜充血，少量分泌物痰液混合物；F. 炭末、气管黏膜等混合物"管型"；G. 支气管灌洗液可见大量炭末、脱落黏膜等

黏膜可逐渐脱落形成溃疡和出血，支气管开口红肿或闭合，开口处可被脱落的黏膜或分泌物堵塞。管腔内有异物存在，如烟雾微粒、分泌物、血液、坏死黏膜或脓性分泌物等。另外，还可发现气管、支气管功能失调的变化：正常吸气时气管、支气管横径变宽，长径变长，呼气时恰恰相反，当损伤后，呼气时管腔窄至闭合。

虽然国内外临床常用的三度四期分类法对治疗和预后判断具有一定价值，但基于 FOB 检查结果的简化肺损伤评分（abbreviated injury score，AIS）（表 2-4-1）更有助于评估病情和判断预后。

研究指出，高级别（3~4级）吸入性损伤与机械通气时间、氧合、液体复苏量以及结局相关。吸入性损伤的严重程度取决于吸入物质的理化特性、暴露时间、宿主反应等，同时 FOB 不能发现远端支气管和呼吸性细支气管的病变，因而不能全面地评估吸入性损伤的严重程度和预后。因此过去几年，大家对于是否需要 FOB 诊断和评估吸入性损伤有较大争议。然而临床大部分医师还是认为 FOB 可以"直视"大气道损伤，是临床准确诊断吸入性损伤，科学评估其严重程度的关键技术。

表 2-4-1 基于 FOB 的吸入性损伤 AIS 分级系统

级别	定义	表现
0	无损伤	无炭末沉着,无充血水肿,无支气管过度分泌和梗阻
1	轻度损伤	小范围炭末沉着、无充血水肿、无支气管过度分泌和梗阻
2	中度损伤	中度炭末沉着、无充血水肿、无支气管过度分泌和梗阻
3	严重损伤	严重的气道炎症反应,黏膜脆弱,大范围炭末沉着、无充血水肿、无支气管过度分泌和梗阻
4	巨大损伤	明显黏膜脱落和坏死,管腔梗阻

4. 床旁胸部 X 线、超声及胸部 CT 等检查是临床诊断吸入性损伤、评估病情的重要辅助。胸部 CT 和床旁胸部 X 线检查结果是临床诊断吸入性损伤以及评估病情的重要影像学资料。虽然床旁胸部 X 线检查较胸部 CT 更安全和易于操作,但其诊断敏感性和特异性均不如后者;而外出行胸部 CT 检查需要全面评估病情,合理的转运流程以及风险预案,给临床也带来了不小的压力。早期床旁胸部 X 线和胸部 CT 检查均可能为阴性,但是早期渗出明显的话,预示着预后不良。

胸部 CT 可以用来评估吸入性损伤严重程度和预后。放射科医师评分系统(Radiologist's score,1cm 层厚的胸部 CT 上每 1/4 象限最高评分总和,具体评分项目见表 2-4-2 指出,高 RADS 评分(>8 分 / 层面)作为纤支镜结果的有力补充,有助于提高临床吸入性损伤的诊断率和严重程度判读率。

表 2-4-2 吸入性损伤的 RADS 评分(分)

发现	评分
正常	0
间质改变	1
磨砂玻璃样改变	2
不张	3

随着超声技术的发展和普及,特别是肺部超声的突破,床旁超声为急诊和重症医师提供了越来越多急危重症患者的临床信息,被誉为可视"听诊器"。床旁超声技术不仅对血气胸、肺水肿、肺栓塞、肺炎等肺部疾患具有诊断价值,还可以针对休克、心脏、血管等问题作出判断和提示,同时

具有无创、反复检查等优点。虽然尚未有关于床旁超声对吸入性损伤诊断的研究和报道,而且颈胸部和躯干烧伤等客观因素限制床旁超声在吸入性损伤诊断上的应用,但床旁超声是潜在诊断和评估吸入性损伤的重要手段。

5. **血气分析** 是反映吸入性损伤呼吸功能比较可靠的指标,其变化常常发生在临床症状出现之前。吸入性损伤后,PaO_2 有不同程度的下降,多数低于 8kPa(60mmHg),烧伤面积相似而不伴有吸入性损伤者一般 $PaO_2 > 10.67kPa$(80mmHg)。PaO_2/FiO_2 比率降低(正常 $>53.2kPa$),$P(A-a)DO_2$ 早期升高,其增高程度可作为对预后的预测。如果进行性 PaO_2 低,$P(A-a)DO_2$ 增高显著,提示病情重,预后不良。

然而,越来越多的证据和实践提示,血气分析不能作为临床诊断吸入性损伤的依据,但其中碳氧血红蛋白、高铁血红蛋白、$A-aDO_2$、乳酸、中心静脉血氧饱和度($ScvO_2$)/ 混合静脉血氧饱和度(SvO_2)等指标对吸入性损伤的诊断提示和病情评估有重要参考价值。例如,碳氧血红蛋白、$A-aDO_2$、心电图以及心肌酶谱等指标升高有助于诊断一氧化碳中毒;$A-aDO_2$、乳酸、阴离子隙升高或增大往往提示氰化物中毒;某些化学物质或者浓烟吸入后高铁血红蛋白(升高)是一个敏感的指标。

6. 有支气管哮喘、COPD、肺动脉高压、过敏以及冠心病、心肌缺血 / 心肌梗死、结缔组织疾病、免疫系统疾病等基础病史者,在烧伤或者吸入性损伤后易出现呼吸与循环系统症状和体征,应注意与吸入性损伤相鉴别,其治疗策略可能大相径庭,给临床带来不小的挑战。应充分了解患者病史和既往史,伤前的基本状态(发病史、服药情

况等）以及受伤时的情形，与相关学科联系沟通，尽快鉴别诊断并做出相应的治疗。

7. 吸入性损伤，尤其是中 - 重度吸入性损伤易演变为 ARDS。ARDS 的诊断和严重程度参考"柏林诊断标准"。虽然临床吸入性损伤有相应的诊断和分级标准，但出现以下情况应诊断为 ARDS，并按照以下标准评估其严重程度和预后（见表 2-4-3）。

三、临床分度

吸入性损伤的临床分类关于吸入性损伤的分类标准尚不统一。有的按病情严重程度分为轻、中、重三类或轻、重两类；有的按损伤部位分为上、下气道及肺实质损伤。目前国内多数采用三度分类法。

1. 轻度吸入性损伤 指声门以上，包括鼻、咽和声门的损伤。临床多数伴有面部烧伤，鼻毛烧焦，口腔红肿时有水疱，口咽部发红，舌或咽部因炭屑沉着而发黑，咳含炭粒的痰液，吞咽困难，咽干疼痛，无声音嘶哑，一般不出现呼吸困难，若咽后壁水肿大疱，也可发生窒息。胸部体征阴性，可见鼻腔和咽后壁黏膜充血和肿胀，有时还可见溃烂和黏膜脱落。

2. 中度吸入性损伤 指气管隆嵴以上，包括咽喉和气管的损伤。除可见轻度吸入性损伤的症状外，常有声音嘶哑，刺激性咳嗽，呼吸困难，喉水肿导致气道梗阻，出现吸气性喘鸣，切开气管后，可解除梗阻，呼吸困难缓解。当坏死的气管内

膜脱落时，可造成气道阻塞，再度出现呼吸困难。常并发气管炎和吸入性肺炎。胸部 X 线检查多正常，纤维支气管镜检，可见咽喉声带上部及声带水肿，气管黏膜充血、水肿、出血点甚至溃烂和脱落。

3. 重度吸入性损伤 指支气管以下部位，包括支气管及肺实质的损伤。除有轻度和中度吸入性损伤的症状外，常有广泛支气管痉挛和组织水肿，造成气道狭窄，出现呼气性喘鸣，严重呼吸困难，气管切开后不能缓解。由于进行性缺氧，患者常显烦躁不安，意识障碍甚至昏迷；咳嗽多痰，血性泡沫样痰；坏死内膜组织脱落，可引起肺不张或窒息；肺部呼吸音低而粗糙，可闻及哮鸣音，随后可出现干、湿啰音，多为双侧，严重时遍及全胸部。严重者伤后 2 小时胸部 X 线摄片即可发现肺水肿影像，纤维支气管镜检查可发现细支气管黏膜充血、水肿、出血和溃烂。严重肺实质损伤患者，伤后几小时后，可因肺泡广泛损害和严重支气管痉挛导致急性呼吸功能衰竭而死亡。

四、临床分期

中、重度吸入性损伤，随着病程的发展，表现出不同的临床和病理变化，因而将其分为四个时期。

1. 呼吸功能不全期 主要由 CO 中毒，现场吸入空气含氧量低，以及气管黏膜水肿，坏死组织脱落及分泌物增多等导致阻塞或窒息所致。一般持续至伤后 24~36 小时，持续时间长短因损伤严

表 2-4-3　ARDS 的柏林诊断标准

指标	内　容
起病时间	高危者 1 周以内新发的症状或症状加重（如气促、呼吸窘迫等）
胸部影像	无法用胸腔积液、肺不张或结节完全解释的双肺斑片状模糊影（胸部 CT 或胸片）
水肿原因	无法完全由心衰或容量负荷过重解释的呼衰如果无危险因素，则需通过客观检测（如超声心动图）鉴别心源性肺水肿
氧合（海拔 >1 000m，校正氧合指数 $PaO_2/FiO_2 \times$（大气压 /760）	
轻度	200mmHg$<PaO_2/FiO_2 \leqslant$300mmHg，且 PEEP 或 CPAP$\geqslant$5cmH$_2$O
中度	100mmHg$<PaO_2/FiO_2 \leqslant$200mmHg，且 PEEP$\geqslant$5cmH$_2$O
重度	$PaO_2/FiO_2 \leqslant$100mmHg，且 PEEP$\geqslant$5cmH$_2$O

注：PaO_2 为动脉血氧分压，FiO_2 为吸入气氧浓度，PEEP 为呼气末正压，CPAP 为持续气道正压通气，1mmHg=0.133kPa，1cmH$_2$O=0.098kPa

重程度而异。严重吸入性损伤患者死于现场，或迅速发生肺水肿，广泛支气管痉挛和小气道阻塞，随即并发急性呼吸功能衰竭，临床表现主要是呼吸困难进行性加重，呼吸浅快，呼气性呼吸困难，发绀，狂躁不安甚至昏迷。血气显示进行性低氧血症，$PaO_2 < 7.8kPa$（$60mmHg$），$PaCO_2$ 正常或降低。

2. **肺水肿期** 下呼吸道损伤越严重，肺水肿发生越早；早期缺氧严重，时间长者，肺水肿发生也越早、越重。一般在伤后 6 小时即较明显，持续约 3~4 天，或因肺水肿的严重程度而异，导致肺水肿的原因除热力或（和）化学物质直接损伤小气管黏膜以及肺泡外，尚可由于损伤所释放的一系列炎症介质，它们可直接或间接引起肺毛细血管内皮细胞损伤，使其通透性增加。一般开始是间质性，随后为肺泡性，严重者也可同时发生。肺水肿发生后影响通气和气体交换量，加重缺氧程度，还由于小气道组织水肿、坏死脱落组织和分泌物的阻塞以及表面活性物质的降低，发生肺不张或萎陷，通气血流比例失调，肺动静脉分流进一步增加，缺氧更加严重，导致急性呼吸功能衰竭。

3. **感染期** 不太严重的肺水肿，如果处理得当，可不发生感染或感染症状较轻，经处理后能得到控制。肺水肿严重或虽不严重但处理不及时，可继发严重感染，主要是支气管肺炎以及肺脓肿。由于肺水肿液和气管分泌物富含蛋白，适于细菌生长，感染可发生较早。动物实验证实，伤后 6 小时肺组织细菌量即可超过临界水平，12~24 小时血培养即可阳性。但临床患者出现症状的时间多在伤后 48 小时以后，致病菌早期为一般呼吸道常驻菌，以球菌为主，随后多为阴性杆菌。患者多死于呼吸功能衰竭、败血症或（和）多脏器并发症。

4. **修复期** 如果肺水肿轻或感染轻，处理又适当，患者可以痊愈；个别严重的肺水肿并发感染者，经积极治疗也可治愈。多数肺功能也可恢复，但有的可并发支气管缩窄，肺气肿（肺大疱），肺残余脓肿，或气管溃疡大出血（有时可以是致死的）。

第五节 吸入性损伤的治疗

在火灾受害者当中，吸入性损伤具有很高的发生率和死亡率，特别在密闭环境中，烟雾所致吸入性损伤为致死的最主要原因之一。吸入性损伤的实质是一种急性肺损伤（ALI），它和 ALI 有相似的病理生理改变和临床表现，但也不能将二者完全等同。吸入性损伤仅仅只是 ALI 原发损害中少见原因之一，在所有危险因素中只占 2%~9%。多数学者认为，吸入性损伤相应的临床表现、持续胸部 X 线和动脉血气异常，都只能看作是 ALI，只有伴有重度呼吸衰竭时才可称为 ARDS（急性呼吸窘迫综合征），即 ARDS 是吸入性损伤的严重阶段，并不是所有的吸入性损伤都会发展为 ARDS。吸入性损伤一旦发生，早期即应给予足够的重视和积极的治疗，防止其向 ARDS 发展。轻度吸入性损伤仅仅需要抗炎、补液、氧疗等一般性治疗；中、重度吸入性损伤除上述措施外，往往还需行气管插管或气管切开、气道冲洗和机械通气等呼吸支持和一些药物治疗。

一、气道处理

严重烧伤合并吸入性损伤气道或肺损伤的几种机制：①由于气道湿润，气体导热很差，故火焰、热液或蒸汽吸入对气管支气管树造成的直接损害较少。②吸入烟雾和有毒物质引起的直接损害较为常见。吸入性损伤可引起气道水肿、黏膜高分泌等并发症，毒性后作用通过两种明确的机制发生，即烟雾中的氯化氢和 CO 中毒。③冲击伤只有在密闭空间内发生爆炸时发生，早期通过纤支镜检查发现有吸入性损伤时，应常规检查鼓膜。吸入性损伤的发生率随烧伤程度增加，烧伤面积超过 70% 的火焰烧伤患者，约 2/3 有吸入性损伤。④主要的肺部并发症，如肺炎、肺不张等通常在烧伤 72 小时后发生。

发生在密闭空间里的烧伤通常应怀疑有 CO 中毒。有呼吸衰竭的临床证据时，尤其是有重度吸入性损伤、颜面部高度肿胀或神志不清患者，通常要进行气管插管。根据临床经验，累及面部的深度烧伤面积超过 60% 时，进行气管插管是切实可行的。早期气管内插管既安全又可靠，若患者出现水肿和呼吸衰竭，气管内插管会有一定困难。患者插管后应立即通过喉镜检查评估气道损伤。在多数吸入性损伤患者中，由于肺内分流和通气 - 血流失衡可以导致致命性的低氧血症。肺泡无效腔量增加和呼吸系统顺应性降低还可引起呼吸肌疲劳,进而导致通气异常,并发高碳酸血症和呼吸性酸中毒,故机械通气往往是重要治疗措施之一。

二、有创通气

(1)保护性肺通气策略:严重烧伤合并吸入性损伤所致的休克、感染均会造成呼吸衰竭,呼吸的监护和治疗显得十分重要。预计病情能够短期缓解的早期吸入性损伤患者可考虑应用无创机械通气。神志不清、休克、气道自洁能力障碍的吸入性伤患者不宜应用无创机械通气。气管插管或气管切开行有创机械通气的指征有经积极治疗后病情仍继续恶化;意识障碍;呼吸形式严重异常,如呼吸频率 >(35~40)次/min 或 <(6~8)次/min,节律异常,自主呼吸微弱或消失;血气分析提示严重通气和氧合障碍:$PaO_2 < 60mmHg$,尤其是充分氧疗后仍 $< 60mmHg$;$PaCO_2$ 进行性升高,pH 动态下降。有头面部、颈部、前胸部烧伤的患者应注意呼吸情况,必要时应尽早行机械通气治疗。开放性气道有创机械通气时,应注意加强气道冲洗和湿化。以 NS(生理盐水)100ml、5% $NaHCO_3$ 30ml、山莨菪碱 20mg、地塞米松 10mg、异丙肾上腺素 1mg 混合配制而成气道冲洗液,可以降低气道阻力,改善肺通气,同时降低肺血管阻力,增加组织灌流。机械通气达到以下情况者可以考虑脱离呼吸机:导致机械通气的病因好转或被祛除;氧合指数 $PaO_2/FiO_2 \geq 150~300$;血流动力学稳定;有自主呼吸的能力。

吸入性损伤患者由于大量肺泡塌陷,肺容积明显减少,常规或大潮气量正压通气易导致肺泡过度膨胀和气道平台压过高,加重肺及肺外器官的损伤,即呼吸机相关性肺损伤。因此,吸入性损伤患者实施机械通气时应采用"保护性肺通气策略",即小潮气量通气(6~8ml/kg),气道平台压不超过 30~35cmH_2O。为限制气道平台压,有时不得不允许动脉血二氧化碳分压高于正常,即所谓的"允许性高碳酸血症"。允许性高碳酸血症是肺保护性通气策略的结果,并非治疗目标。研究证实,实施"保护性肺通气策略"时一定程度的高碳酸血症是安全的。

(2)PEEP 的选择:吸入性损伤广泛肺泡塌陷不但可导致顽固的低氧血症,而且部分可复张

的肺泡周期性塌陷开放而产生剪切力,会导致或加重呼吸机相关肺损伤。充分复张塌陷肺泡后应用适当水平 PEEP 防止呼气末肺泡塌陷,改善低氧血症,并避免剪切力,防止呼吸机相关肺损伤。因此,吸入性损伤应采用能防止肺泡塌陷的最低 PEEP。吸入性损伤最佳 PEEP 的选择目前仍存在争议。有学者建议可参照肺静态压力-容积(P-V)曲线低位转折点压力来选择 PEEP,应根据静态 P-V 曲线低位转折点压力 +2cmH_2O 来确定 PEEP。

(3)肺复张:肺复张策略是指在机械通气过程中,间断地给予高于常规的或足够的气道压力,并持续一定时间,使病变程度不一的肺泡之间达到平衡,以实现所有肺单位的复张:一方面打开难以张开的肺泡,使更多的萎陷肺泡重新复张;另一方面可以减少终末气道和肺泡在每一呼吸周期中的反复开闭所致的肺泡上皮细胞的损伤和肺泡表面活性物质的损失,并减少继发性的炎性介质的产生,下调肺内炎症反应,改善氧合和呼吸力学状况。充分复张吸入性损伤塌陷肺泡是纠正低氧血症和保证 PEEP 效应的重要手段。目前临床常用的肺复张手法包括控制性肺膨胀、PEEP 递增法及压力控制法(PCV 法)。临床研究证实肺复张手法能有效地促进塌陷肺泡复张,改善氧合作用,降低肺内分流。

(4)体位及体位通气:长期机械通气的吸入性损伤患者平卧位易发生呼吸机相关性肺损伤。研究表明,低于 30 度的平卧位和半卧位(头部抬高 45 度以上)呼吸机相关性肺损伤的患病率分别为 34% 和 8%。可见,半卧位可显著降低机械通气患者呼吸机相关性肺损伤的发生。因此,除非有脊髓损伤等体位改变的禁忌证,需长期机械通气的吸入性损伤患者均应保持半卧位,预防呼吸机相关性肺损伤的发生。

俯卧位通气通过降低胸腔内压力梯度、促进分泌物引流和促进肺内液体移动,明显改善氧合。一项随机研究采用每天 7 小时俯卧位通气,连续 7 天,结果表明俯卧位通气明显改善吸入性损伤患者氧合,但对病死率无明显影响。然而最近另外一项每天 20 小时俯卧位通气的随机对照试验(RCT)显示,俯卧位通气有降低严重低氧血症患者病死率的趋势。可见,对于常规机械通气治疗

无效的重度吸入性损伤患者,可考虑采用俯卧位通气。当然,体位改变过程中可能发生如气管插管及中心静脉导管以外脱落等并发症,需要予以预防,但严重并发症并不常见。

(5)液体通气:部分液体通气是在常规机械通气的基础上经气管插管向肺内注入相当于功能残气量的全氟碳化合物,以降低肺泡表面张力,促进肺重力依赖区塌陷肺泡复张。研究显示,部分液体通气72小时后,ARDS患者肺顺应性可以得到改善,并且改善气体交换,对循环无明显影响。动物实验也显示,部分液体通气能改善吸入性损伤动物氧合,增加肺顺应性,可作为严重吸入性损伤患者常规机械通气无效时的一种选择。然而,氟碳化合物来源困难,价格昂贵,限制了它在临床上的推广应用。

(6)高频通气:高频通气(HFV)具有高呼吸频率和小潮气量的特点。对需要机械通气的吸入性损伤患者而言,HFV是一种极具吸引力的通气模式,因为它能同时获得两个保护性通气的目的(即避免呼气末肺过度膨胀和膨胀不全),同时还能保持正常的PaO_2和动脉氧合。在早期对高频喷射通气(HFJV)治疗吸入性损伤的实验中显示,证实高频喷射通气时涡流的形成是维持正常气体交换的重要因素,并且与CO_2的排出密切相关。近年来,作为保护性肺通气策略之一的高频振荡通气(high frequency oscillation ventilation,HFOV)日益受到重视。HFOV通过减少肺泡巨噬细胞肿瘤坏死因子-α基因的表达,减少了中性粒细胞聚集和激活,肺内病理改变明显轻于常规机械通气(CMV),真正体现了"保护性肺通气策略"。在烧伤领域,数个研究表明,HFOV能改善因烧伤或吸入性损伤引起的ALI或ARDS的氧合和肺顺应性,减轻肺组织损伤和炎症反应,认为HFOV在烧伤领域肺损伤或呼吸衰竭的救治中起重要作用,是优先选择的救治措施。笔者在吸入性损伤的动物模型中,发现HFOV较常规正压通气能明显改善氧合和肺顺应性,减轻肺内炎症反应和肺组织损伤,改善心肌功能。

(7)轻-中度吸入性损伤建议氧疗,必要时可以采取经鼻高流量氧疗(high-flow nasal cannula,HFNC)。HFNC具有更精准的输送浓度高达100%的氧气、消除解剖学死腔、在整个呼吸周期中保持正压、使黏液纤毛清理功能达到最佳状态利于湿化和排痰、改善氧合、降低CO_2潴留等特点,在COPD、间质性肺病、肺炎等方面应用较好。虽然目前尚未有HFNC在吸入性损伤中应用的系统研究和报道,但根据其作用原理和治疗机制,必要时可以应用于轻-中度吸入性损伤。

(8)镇静镇痛与肌松:吸入性损伤机械通气患者应考虑使用镇静镇痛剂,以缓解焦虑、躁动、疼痛,减少过度的氧耗。机械通气时应用镇静剂应先制订镇静方案,包括镇静目标和评估镇静效果的标准,根据镇静目标水平来调整镇静剂的剂量。疼痛处理应基于对疼痛类型(疾病相关疼痛还是基础疼痛)的理解,人们常常低估止痛的需求,需要通过口服或静脉给予大剂量的阿片类药物来处理患者的疼痛。目前,吗啡是使用最广的药物,阿片类药物的理想给药方式是通过控制患者来进行止痛。在早期,持续的催眠麻醉或止痛对处理疼痛和焦虑以及维持机械通气是有效的,经常估计疼痛对于适当调整阿片类药物的剂量是必要的。

三、药物治疗

(1)液体复苏和液体管理:烧伤合并吸入性损伤休克期补液量较单纯体表烧伤要适当增加,以保证组织器官的有效灌注。休克期过后,应实施限制性的液体管理。吸入性损伤的病理生理特征是高通透性肺水肿,肺水肿的程度与其预后密切相关,因此,通过积极的液体管理,可以改善吸入性损伤患者的肺水肿。液体正平衡可使患者病死率明显增加。应用利尿剂减轻肺水肿,可能改善肺部病理情况,缩短机械通气时间,进而减少呼吸机相关肺炎等并发症的发生。但是利尿减轻肺水肿的过程可能会导致心排血量下降,器官灌注不足。因此,吸入性损伤患者的液体管理必需考虑到二者的平衡,必需在保证脏器灌注前提下进行。存在低蛋白血症的吸入性损伤患者,可补充白蛋白等胶体溶液,有助于实现液体负平衡,并改善氧合。

(2)科学合理地实施雾化吸入治疗。不宜常规全身性使用激素。常用于吸入性损伤的雾化吸入治疗药物分为吸入性糖皮质激素(布地奈德等)、支气管舒张剂(选择性β_2受体激动剂特布他林和胆碱受体拮抗剂异丙托溴铵)、抗菌药物（目前我国尚无雾化吸入的抗菌药物剂型,不应将静脉制剂用于雾化）、祛痰药（N-乙酰半胱氨酸等,目前国内无氨溴索雾化剂型）。雾化治疗目的是减轻呼吸道局部炎症反应、支气管扩张、抗感染、降低痰液黏滞性、促进纤毛活动等作用。对于无雾化吸入剂型药物的使用,属于超说明书使用,需要论证使用。常用雾化治疗药物会用剂量和相互作用、配伍禁忌见表 2-4-4 及表 2-4-5。

全身性使用激素不常规推荐,因为大量研究显示全身性使用激素不能改善肺部损伤和预后,且有可能增加感染和应激性溃疡发病的可能。

（3）肺泡表面活性物质:吸入性损伤患者存在肺泡表面活性物质减少或功能丧失,易引起肺泡塌陷。肺泡表面活性物质能降低肺泡表面张力,减轻肺内炎症反应,阻止氧自由基对细胞膜的氧化损伤。因此,补充肺泡表面活性物质可能成为吸入性损伤的治疗手段。最近一项针对心脏手术后发生 ARDS 补充肺泡表面活性物质的临床研究显示,与既往病例比较,治疗组氧合明显改善,而且病死率下降。目前肺泡表面活性物质的应用仍存在许多尚未解决的问题,如最佳用药剂量、具体给药时间、给药间隔和药物来源等。因此,尽管早期补充肺表面活性物质,有助于改善氧合,还不能将其作为吸入性损伤的常规治疗手段。有必要

表 2-4-4 主要雾化吸入药物剂

药物及规格	说明书推荐剂量
糖皮质激素类 吸入用布地奈德混悬液 （规格：0.5mg/2ml；1.0mg/2ml） 吸入用丙酸倍氯米松混悬液	起始剂量、严重哮喘期或减少口服糖皮质激素时的剂量：成人,1.0~2.0mg,2 次/d；儿童,0.5~1.0mg,2 次/d 维持剂量（维持剂量应个体化,应是使患者保持无症状的最低剂量,以下为建议剂量）：成人,0.5~1.0mg,2 次/d；儿童,0.25~0.50mg,2 次/d（规格：0.8mg/2ml） 根据病情,布地奈德每天用药次数和/或总量可酌情增加：成人,0.8mg,1~2 次/d；儿童,0.4mg,1~2 次/d
β_2-受体激动剂类 硫酸特布他林雾化液 （规格：5.0mg/2ml） 硫酸沙丁胺醇雾化溶液 （规格：100mg/20ml,50mg/10ml）	成人及 20kg 以上儿童：5mg/次,可给药 3 次/d 20kg 以下儿童：2.5mg/次,最多 4 次/d 成人：以注射用生理盐水将 0.5ml 本品（含 2.5mg 沙丁胺醇）稀释至 2ml；也可将 1ml 稀释至 2.5ml。不经稀释供间歇使用时,可将 2.0ml（含 10mg 沙丁胺醇）置于喷雾器中,某些成年患者可能需用较高剂量的沙丁胺醇,剂量可高达 10mg 12 岁以下儿童：最小起始剂量为 0.5ml 雾化溶液（含 2.5mg 沙丁胺醇）以注射用生理盐水稀释至 2.0~2.5ml。某些儿童可能需要高达 5.0mg 的沙丁胺醇。间歇疗法可每日重复 4 次
M 胆碱受体拮抗剂类 吸入用异丙托溴铵溶液 （规格：0.5mg/2ml）	剂量应根据患者个体需要作调节 尚无 12 岁以下儿童使用该药的临床经验 维持治疗：成人（包括老人）和 12 岁以上青少年 3~4 次/d,每次 1 个单剂量小瓶 急性发作治疗：成人（包括老人）和 12 岁以上青少年每次 1 个单剂量小瓶；患者病情稳定前可重复给药。给药间隔可由医师决定
吸入用复方异丙托溴铵溶液 ［规格：（异丙托溴铵 0.5mg+硫酸沙丁胺醇 3.0mg）/2.5ml］	急性发作期：大部分情况下 1 个小瓶即治疗量能缓解症状 对于严重的病例 1 个小瓶治疗量不能缓解症状时,可使用 2 个小瓶药物进行治疗,但患者须尽快就诊 维持治疗期：3~4 次/d,每次使用 1 个小瓶即可 注意：不能与其他相关药物联用

表 2-4-5　各种雾化吸入药物的配伍禁忌

药物	沙丁胺醇	肾上腺素	异丙肾上腺素	布地奈德	色甘酸	异丙托溴铵	乙酰半胱氨酸	盐酸氨溴索	α-糜蛋白酶	沙丁胺醇+异丙托溴铵复方制剂
沙丁胺醇		NI	NI	C	C	C	NI	R	NI	
肾上腺素	NI		NI	NI	C	NI	NI	NI	NI	X
异丙肾上腺素	NI	NI		NI	C	C	NI	NI	NI	X
布地奈德	C	NI	NI		C	C	C	NI	NI	X
色甘酸	C	C	C	C		C	C	R	NI	X
异丙托溴铵	C	NI	C	C	C		C			
乙酰半胱氨酸	NI	NI	NI	C	C	C				
盐酸氨溴索	R	NI	NI	NI	R	NI	NI			
α-糜蛋白酶	NI	NI	NI	NI	NI	NI	NI	NI		X
沙丁胺醇+异丙托溴铵复方制剂	X	X	X	X			X	X	X	

C：临床研究中有证据证实这种配伍的稳定性和相容性（有证据配伍）

NI：没有足够的证据评价相容性（证据不足，避免配伍）

R：没有足够的证据评价相容性，但在我国有广泛的临床报道（证据不足）

X：有证据证实或提示这种配伍是不相容或不合适的（有证据不可配伍）

进一步研究，明确其对吸入性损伤预后的影响。

（4）控制感染：吸入性损伤患者常常死于无法控制的感染。感染可以是吸入性损伤的原发性损害，即非肺源性的感染。同时他们极易获得院内感染，比如肺炎和插管相关性的感染。因为任何原因引起的无法控制的感染往往引起多器官功能障碍，所以治疗吸入性损伤患者的主要目标是诊断和防治感染。控制感染的主要措施是抗生素的应用。但是大多数临床医生认为使用抗生素一定要遵循其使用原则，否则抗生素不仅不能发挥作用，反而易引起耐药性。长时间使用抗生素，机体免疫低下，应考虑预防性使用抗真菌药。全身性感染常常由于创面脓毒症所致，故正确处理创面并尽早封闭创面极为重要。

（5）抗氧化剂：抗氧化剂 N-乙酰半胱氨酸（NAC）和丙半胱氨酸通过提供合成谷胱甘肽（GSH）的前体物质半胱氨酸，提高细胞内 GSH 水平，依靠 GSH 氧化还原反应来清除体内氧自由基，从而减轻肺损伤。静脉注射 NAC 对 ALI 患者可以显著改善全身氧合和缩短机械通气时间。而近期在 ARDS 患者中进行的Ⅱ期临床试验证实，NAC 有缩短肺损伤病程和阻止肺外器官衰竭的趋势，但不能减少机械通气时间和降低病死率。丙半胱氨酸的Ⅱ、Ⅲ期临床试验也证实不能改善 ARDS 患者预后。因此，尚无足够证据支持 NAC 等抗氧化剂用于治疗 ARDS 或吸入性损伤。最近，有研究指出，氢气是一种良好的选择性抗氧化物质，可通过呼吸氢气、饮用或注射含氢水溶液以及局部应用等多种途径供给病患，其临床应用价值非常值得期待。但是这方面的研究，特别是针对吸入性损伤的研究仍处于动物实验阶段，尚需进一步探索。

（6）营养治疗：处于炎性反应、发热、低氧血症等应激反应状态下的吸入性损伤患者，其分解代谢率明显升高，以致呼吸肌做功无力，肺顺应性下降，严重影响呼吸功能，造成呼吸机依赖。相关临床研究显示：通过给予急性呼吸功能不全患者合理有效及足量的营养支持，不仅能够改善其呼吸肌的肌力和运动耐力，增加通气驱动力，还能够提高机体脂肪和蛋白质的储存水平，达到改善通气功能、增强机体免疫防御能力的目的。因此，合理的营养支持，有利于改善吸入性损伤患者的预后。通过肠内或肠外的途径提供足够的营养物已成为治疗危重患者（包括吸入性损伤患者）的标准之一。肠外营养已在危重病患者中广泛使用，但基础研究和临床试验表明，肠内营养应当优先。在动物实验中，缺乏肠内营养将促使肠道细菌移位，发生肠源性感染。肠内营养比肠外营养具有更低的感染性并发症的发生率。因此，可能的话，尽量使用肠内营养。

近年来，许多研究表明，合理的营养支持可以改善疾病的预后，不仅纠正和预防了患者的营养不良，更重要的是可能通过一些特殊营养物质的药理作用达到治疗目的。这些特殊营养物质如谷氨酰胺、精氨酸、ω-3脂肪酸、核苷酸、生长激素等，不仅能防治营养缺乏，而且能以特定方式刺激免疫细胞增强应答功能，维持正常、适度的免疫反应，调控细胞因子的产生和释放，减轻有害的或过度的炎症反应，维护肠黏膜的屏障功能等。

（7）干细胞和基因治疗：大量研究证实了干细胞在心肌梗死、糖尿病、肾缺血再灌注损伤、脓毒症、自身免疫性疾病、急性肾衰竭以及肝衰竭、烧伤等器官损伤模型中的潜在治疗作用。新近的研究集中在炎症性肺疾病，包括哮喘、肺动脉高压、肺损伤等。在烟雾吸入性损伤兔模型中观察到，骨髓间充质干细胞能逆浓度梯度"归巢"至肺损伤和炎症区域，能调节和平衡体内炎症反应，减少血管外肺水含量，改善肺损伤。这些到达体内的肺外成体干细胞能够在损伤区域分化成为肺主要功能细胞（肺泡上皮细胞或肺血管内皮细胞等）并发挥其相应的作用。

在此基础之上，利用干细胞携带外源性目标基因治疗吸入性损伤的措施也将成为一个新的思路。已有研究将血管生长因子-1基因转染间充质干细胞（MSC）后植入内毒素诱导的ALI动物体内，结果显示携带血管生长因子-1基因的MSC能明显促进肺血管生成和肺血管内皮细胞成熟，改善ALI肺血管通透性，减轻肺水肿，减轻肺内炎症反应。

当然，干细胞-基因治疗肺损伤目前仅停留在实验阶段，尚不成熟，有待于进一步深入研究，特别是针对其急性期抗炎和免疫调节作用的研究和开发。

（郭光华 朱峰）

参 考 文 献

［1］床旁超声在急危重症临床应用专家共识组. 床旁超声在急危重症临床应用的专家共识［J］. 中华急诊医学杂志，2016，25（1）：10-21.

［2］郭光华，朱峰. 重视功能性血流动力学监测在烧创伤重症监护中的应用［J］. 中华烧伤杂志，2014，（4）：291-294.

［3］郭光华. 重度吸入性损伤的呼吸支持与治疗［J］. 中华烧伤杂志，2013，29（2）：8-11.

［4］郭光华，王少根，付忠华，等. 高频振荡通气和常频机械通气对吸入性损伤兔心肌功能影响的比较研究［J］. 中华烧伤杂志，2010，26（4）：300-303.

［5］郭光华，孙威. 吸入性损伤气道内给药目标靶向治疗［J］. 中华烧伤杂志，2018，34（7）：445-449.

［6］中国医师协会急诊医师分会，中国人民解放军急救医学专业委员会，北京急诊医学学会，等. 雾化吸入疗法急诊临床应用专家共识（2018）［J］. 中国急救医学，2018，38（7）：565-574.

［7］朱峰，郭光华，陈任生，等. 骨髓间充质干细胞在烟雾吸入性损伤家兔体内向功能细胞分化的观察［J］. 中华烧伤杂志，2011，27（2）：150-156.

［8］Tanizaki S. Assessing inhalation injury in the emergency room［J］. Open Access Emerg Med，2015，7：31-37.

［9］Enkhbaatar P，Pruitt BA，Suman O，et al. Pathophysiology，research challenges，and clinical management of smoke inhalation injury［J］. Lancet，2016，388（10052）：1437-1446.

［10］Albright JM，Davis CS，Bird MD，et al. The acute pulmonary inflammatory response to the graded severity of smoke inhalation injury［J］. Crit Care Med，2012，40（4）：1113-1121.

［11］Mosier MJ，Pham TN，Park DR，et al. Predictive value of bronchoscopy in assessing the severity of inhalation injury［J］. J Burn Care Res，2012，33（1）：65-73.

［12］Patel PH. Calculated decisions：RADS（Radiologist's Score）for smoke inhalation injury［J］. Emerg Med Pract，2018，20（3 Suppl）：S3-S4.

［13］ARDS Definition Task Force，Ranieri VM，Rubenfeld GD，et al. Acute respiratory distress syndrome：the Berlin Definition［J］. JAMA，2012，307（23）：2526-2533.

［14］Sousse LE，Herndon DN，Andersen CR，et al. High

tidal volume decreases adult respiratory distress syndrome, atelectasis, and ventilator days compared with low tidal volume in pediatric burned patients with inhalation injury[J]. J Am Coll Surg, 2015, 220(4): 570-578.

[15] Vincent JL, Shehabi Y, Walsh TS, et al. Comfort and patient-centred care without excessive sedation: the eCASH concept[J]. Intensive Care Med, 2016, 42 (6): 962-971.

[16] Walker PF, Buehner MF, Wood LA, et al. Diagnosis and management of inhalation injury: an updated review[J]. Crit Care, 2015, 19: 351.

[17] Rollins C, Huettner F, Neumeister MW. Clinician's guide to nutritional therapy following major burn injury. Clin Plast Surg, 2017, 44(3): 555-566.

[18] ISBI Practice Guidelines Committee, Steering Subcommittee, Advisory Subcommittee. ISBI practice guidelines for burn care[J]. Burns, 2016, 42(5): 953-1021.

第五章 烧伤免疫功能障碍与调理

第一节 概 述

一、天然免疫系统

天然免疫（innate immunity）系统又称为固有免疫系统，是哺乳动物最古老的防御系统，是防止微生物入侵的第一道防线。新近研究显示，天然防御反应在严重烧伤的病理生理过程中发挥着重要作用。当病原微生物入侵时，天然免疫系统首先感知到，并动员相应的细胞及介质，防止其进一步入侵直至将其清除掉。同时可能导致局部的炎症反应，激活特异性免疫反应。

天然免疫反应可有效清除各种微生物侵入，如革兰氏阴性菌、革兰氏阳性菌、酵母、真菌、病毒及原虫等。因为病原微生物具有一些共同的抗原，可被天然免疫系统识别。这些抗原分子主要来自病原微生物的细胞壁成分、鞭毛、核糖核酸等，它们统称为病原体相关分子模式（pathogen-associated molecular pattern，PAMP）。值得注意的是，机体内也可能存在 PAMP 的交叉抗原，从而导致自身免疫性疾病。相对应于外界庞大数量的 PAMP，机体发展进化出一套特殊的模式识别受体（PRR）。其中，Toll 样受体（Toll-like receptor，TLR）就是一种典型的 PRR。迄今已在人中发现10 种 TLR 分子（TLR1~TLR10），而小鼠中有 13种，它们都具有相同的亮氨酸重复区域及 Toll- 白细胞介素（IL）-1 受体区域。TLR 分布于巨噬细胞、树突状细胞（dendritic cell，DC）、吞噬细胞、中性粒细胞及表层上皮细胞的细胞膜上。例如，TLR2/4 可迅速识别革兰氏阴性菌释放的内毒素，在其他辅助蛋白的协同作用下，充分活化并进一步激活炎症细胞内许多信号通路，接着引起杀菌 /通透性增加蛋白、防御素等抗菌蛋白的大量急性释放。

天然免疫系统在全身和组织局部均可发挥作用。存在于循环中的 PAMP 可被血中巨噬细胞、DC、吞噬细胞及中性粒细胞识别，这些炎性细胞再进一步激活细胞内炎症信号通路，释放相应的介质。天然免疫系统还存在于与外界直接接触的上皮细胞，这些系统可根据不同的入侵微生物作出相应的反应。天然免疫系统是机体防御系统的重要组成部分，它可进一步激活特异性免疫反应、引起炎症、过敏或一些急性期反应，使机体内组织发生相应改变。而 ILs、干扰素（IFN）、诱导型一氧化氮合酶（iNOS）、环氧合酶等在其中发挥重要作用。

二、获得性免疫系统

获得性免疫或适应性免疫（adaptive immunity）系统又称为特异性免疫系统。与天然免疫反应相比较而言，获得性免疫反应只存在于脊柱动物，是天然免疫反应的高级进化形式。该系统的组成包括经典的抗体、淋巴细胞和免疫器官，其主要特点为对外来抗原具有特异性识别、免疫记忆和清除的生物学功能。其中，免疫器官分为中枢与外周两大部分，骨髓、腔上囊（禽类）及胸腺属于中枢免疫器官，淋巴结、脾脏及黏膜相关淋巴组织属于外周免疫器官。

淋巴细胞分为 T 淋巴细胞、B 淋巴细胞和自然杀伤（NK）细胞。①T 淋巴细胞来源于骨髓中淋巴样干细胞，在胸腺微环境中分化、发育成熟，在分化成熟的不同阶段，细胞膜上表达出不同的分子。其中 T 淋巴细胞受体（TCR）和白细胞表面抗原分子 CD3 分子是 T 细胞的重要标志。CD3分子与 TCR 以非共价键结合形成 TCR-CD3 复合物，其主要功能是把 TCR 与抗原结合后产生的活化信号传递到细胞内，诱导 T 细胞活化。②B 细胞是获得性免疫系统中抗体产生细胞,分布于血液、淋巴结、脾、扁桃体及其他黏膜组织。B 细胞表面有多种标志,迄今为止,属 B 细胞特有或涉及 B 细胞的 CD 分子有 29 种,它们均有着重要的免疫功能。根据表面标志和功能的不同,B 细胞可分为两个亚群:CD5$^+$B1 细胞和 CD5$^-$B2 细胞。CD5$^+$B1 细胞可与多种不同的多糖抗原表位结合,产生低亲和力的 IgM 抗体;CD5$^-$B2 细胞对蛋白质抗原发生应答,产生高亲和力特异性抗体。B 细胞充分活化后,不仅能产生特异性抗体,还能分泌细胞因子和呈递抗原,发挥重要免疫调节效应。③NK 细胞是一类可以不需要抗原预先致敏就能直接杀伤肿瘤细胞和病毒感染靶细胞的淋巴细胞。NK 细胞通过自然杀伤作用、抗体依赖细胞介导的细胞毒效应,释放穿孔素、颗粒酶及细胞因子发挥生物学功能,具有抗感染、抗肿瘤和免疫调控的作用。总体上讲,NK 细胞主要参与天然免疫反应,是机体固有防御系统中的重要细胞。

三、炎症及免疫反应认识的演变

20 世纪 90 年代初,美国胸科医师协会和重症医学会提出了关于全身炎症反应综合征(systemic inflammatory response syndrome, SIRS)的概念,使得人们将更多的精力关注 SIRS、脓毒症、多器官功能障碍综合征(multiple organ dysfunction syndrome, MODS)等相关并发症。从某种意义上讲,严重烧伤、创伤和感染后病理生理反应的实质就是一种炎症反应的过程,因此,在一定程度上,SIRS/ 脓毒症和 MODS 概念的提出的确也能解释临床上很多危重伤员的临床症状和体征,并由此开展了一系列拮抗炎症介质的临床试验性治疗。但总体而言,无论是各种抗炎介质的应用,还是抗感染制剂的使用,均未能获得理想的结果,显然另一个本应值得人们关注的免疫功能紊乱及其相关的感染易感性问题受到了忽视。20 世纪末,人们开始注意到,在机体发生 SIRS 的同时,也存在代偿性抗炎症反应综合征(compensatory anti-inflammatory response syndrome, CARS)的表现,后来人们又发现机体往往是 SIRS 与 CARS 并存,随即又提出混合性拮抗反应综合征(mixed antagonist response syndrome, MARS)的概念,其目的仍然是希望能从炎症反应角度解释严重损伤后出现的一系列病理生理表现。

诚然,炎症是严重烧伤、创伤和感染后最典型的反应,但仅从炎症角度难以概括损伤所致一系列复杂病理生理变化,炎症反应本质上属免疫反应的范畴,因而仅仅依靠 SIRS、CARS、MARS 以及 MODS 来表述机体的免疫功能状态是难以解释危重症的免疫变化规律。至少,机体抗感染免疫防御功能的抑制是难以用上述几个概念能解释的。因此有必要重复以往我们所提出的观点,即创伤后机体表现出的是一种极为复杂的免疫功能紊乱状态,一方面,机体可表现为以促炎细胞因子过度释放增加为代表的过度炎症反应状态;另一方面,机体还表现出以吞噬杀菌活性减弱,抗原呈递功能受抑的抗感染免疫防御能力降低。因此,在严重烧伤及危重患者的临床救治中,既要控制过度的炎症反应,同时还要提高机体的抗感染能力,二者不能偏废。在治疗的理念上应着眼于免疫调理,而非一味的对症抗炎处理。

第二节　烧伤后免疫功能障碍机制

目前有关机体严重烧伤、创伤后免疫功能抑制的发生机制主要有三种假说:即抑制因子学说、抑制性细胞学说和神经 - 内分泌 - 免疫网络学说。

一、抑制因子学说

所谓免疫抑制因子泛指对机体免疫功能具有抑制作用的蛋白、多肽等物质,而本文所指的免疫抑制因子则特指在严重创伤(包括烧伤)后机体血清中出现的对机体免疫功能具有抑制作用的物质,目前有关其来源尚不清楚。我们既往的研究表明,其对免疫功能的影响似乎并非仅限于抑制作用。但为叙述方便,我们仍沿用抑制因子这一提法。

关于血清中免疫抑制物质的研究见于约 60 年前,Kamrin 于 1959 年首次报道在正常人血清中存在着某些能抑制细胞免疫和体液免疫的蛋白质。1977 年 Hakim 首次从烧伤患者血清中粗提出一种理化性质与白蛋白类似的物质,并认为其可刺激产生低分子量的蛋白质,或分子量低于

10 000的活性肽，初步证实该提取物对正常人淋巴细胞转化和豚鼠巨噬细胞游走性产生抑制作用。国内黄文华等采用巨丙烯酰胺凝胶电泳法证实，在严重烧伤患者血清中出现了大分子的异常蛋白带。

一般认为，烧伤（创伤）程度愈重，其血清免疫抑制性亦愈强，40%以上的深度烧伤，其血清对正常机体的细胞免疫反应有明显的抑制效应。如将血浆予以置换，则血清免疫抑制性大大减轻，甚至消失。显然，烧伤后血清中存在着对机体免疫功能具有抑制作用的物质。Ozkan从40%以上体表面积深度烧伤患者血清中提取出一种分子量介于1 000~5 000的免疫抑制活性肽（suppressor active peptides，SAP），并发现该抑制活性肽具有以下特点：①为蛋白质、脂类及多糖的复合物；②具有较好的稳定性，置于56℃、30分钟水浴处理不改变其抑制活性，且不为胰蛋白酶、DNA酶和RNA酶等灭活；③其抑制作用依赖于花生四烯酸代谢产物（主要为前列腺素 E_2，PGE_2），当使用抗前列腺素药物等可减低其抑制作用；④对细胞无直接的杀伤作用，在创伤及大手术后的患者血清中也存在着低分子量的免疫抑制物（分子量约为3 500~8 000）。

陆军军医大学研究证实，当排除外源性感染和麻醉的影响条件下，在双后肢闭合性粉碎性骨折的家兔血清中发现了一分子量约为9 000的异常蛋白；经初步分离后证实，该异常蛋白不仅对淋巴细胞的刺激转化、IL-2蛋白合成水平具有明显抑制效应，而且其作用可通过下调IL-2 mRNA的转录水平，抑制淋巴细胞IL-2合成与释放。此外，该异常蛋白对巨噬细胞的吞噬杀菌能力具有显著的抑制作用，然而，其对巨噬细胞合成和分泌 PGE_2、IL-1、肿瘤坏死因子（TNF）-α却具有刺激作用。显然，这种异常蛋白对机体的免疫功能并非呈单一的抑制效应。在以股骨骨折为主的严重创伤伤员血清中同样发现了类似的异常蛋白，其分子量亦为9 000，随着创伤严重程度加重，该异常蛋白出现频率也越高，其出现往往预示患者不良预后，而当去除该异常蛋白后，创伤患者血清的免疫抑制性得以明显缓解。因此，我们有理由相信，这种仅在创伤后血清中出现的分子量为9 000的异常蛋白是导致机体免疫功能紊乱的原因之一。

关于血清抑制因子或异常蛋白的来源目前尚不清楚，根据所报道的文献资料我们可以归纳为以下主要的四个方面，即来源于创面局部、内源性免疫调节因子、外源性异种抗原以及某些医源性因素。

二、抑制性细胞学说

在烧伤、创伤免疫研究的早期，人们注意到某些具有免疫抑制活性的细胞，其细胞功能增强，甚至数量相对增多，于是推测损伤可活化抑制性免疫细胞，从而提出抑制性细胞的功能增强是导致免疫功能抑制的主要原因，最典型的表现即是 $CD8^+$ T淋巴细胞活性增强。现在看来这一认识是片面的。创伤后 $CD4^+$ T细胞及 $CD8^+$ T细胞的数量和活性较之正常均有下降，以 $CD4^+$ T细胞下降更为明显，而 $CD8^+$ T细胞的活性相对有所增强。因此，$CD4^+$/$CD8^+$ T细胞比例的降低更有意义，但这种变化多发生于创伤后的中晚期，显然这只是创伤后免疫紊乱的表现之一。近年来发现，除 $CD4^+$/$CD8^+$T细胞比例变化外，创伤后辅助性T细胞（helper T cell，Th cell）1亚群向Th2亚群的转化增加，当Th2细胞占优时，其所分泌的细胞因子，如IL-2、IL-4、IFN-γ等显著降低，有人认为这是导致T淋巴细胞功能抑制的主要原因。事实上，一组37例创伤患者的研究结果显示，其中发生T淋巴细胞功能无反应性的20例患者，IL-10与IL-2比例小于1，而另17例患者则大于1，表明T淋巴细胞分泌的细胞因子及其调节网络的紊乱才是T淋巴细胞功能抑制的主要原因，而单纯对某一种或几种细胞因子的检测难以解释T淋巴细胞的功能紊乱现象。此外，不同部位的巨噬细胞也产生一些功能上的差异，使巨噬细胞人类白细胞抗原（human leucocyte antigen，HLA）-DR表达受抑、吞噬杀菌活性减弱，但同时巨噬细胞分泌 PGE_2、IL-1、TNF-α等功能明显增强，表现出典型的双相性功能紊乱。

三、神经-内分泌-免疫功能网络紊乱学说

应激是机体损伤后最本质也是最基础的反应，机体随后的变化都与之有关。目前对神

经 - 内分泌 - 免疫网络的认识多限于现象上的描述和理论上的推测。从细胞生物学基础看，免疫细胞表面具有多种内分泌激素和神经肽类的受体，如 β- 内啡肽、脑啡肽、P 物质、糖皮质激素（glucocorticoid，GC）等，免疫细胞本身还可合成和分泌一些神经内分泌激素，如促肾上腺皮质激素（ACTH）前体分子阿黑皮素原（pro-opiomelanocortin）、生长激素（growth hormone，GH）以及促甲状腺激素（thyroid stimulating hormone，TSH）等。此外，IL 及其他淋巴因子对神经内分泌激素的合成和释放也具有调节作用，如 IL-1、IL-6；同样，很多神经细胞、内分泌细胞可分泌一些免疫活性因子，如 IL、免疫黏附分子等；另一方面创伤后大量神经内分泌激素的释放对免疫细胞活性存在抑制或促进作用，如 β- 内啡肽、ACTH 以及促肾上腺皮质激素释放激素（CRH）等对巨噬细胞或淋巴细胞功能均具有显著的抑制作用。目前，尽管认识到神经 - 内分泌 - 免疫网络之间存在着密切的联系，但危重患者三者之间如何相互协调和影响，并最终给机体带来怎样的结局，由于研究手段的限制尚难以阐明。从经典的途径看，损伤应激至少能通过 CRH-ACTH-GC 系统、交感 - 肾上腺髓质通路以及神经内啡肽的参与对机体产生影响。现已明确，CRH、ACTH 以及糖皮质激素对巨噬细胞的吞噬、抗原呈递功能以及对淋巴细胞增殖和分泌 IL-2 作用具有较强烈的抑制效应。此外，β- 内啡肽在体内外均被证实为一种具有免疫抑制作用的物质。创伤后应激激素的大量分泌从本质上是机体为防止更严重损害的一种保护性反应，但在另一方面应激激素对免疫功能产生的抑制作用又使机体易于并发感染和脓毒症。有学者认为，神经 - 内分泌 - 免疫网络的紊乱是导致烧伤、创伤后机体免疫功能障碍的主要原因，很有必要进行深入研究。

第三节　细胞免疫功能障碍在感染并发症中的作用

目前人们渐渐认识到，在严重创伤感染并发症的发病过程中，机体并非总是处于一成不变的炎症激活状态。研究表明，免疫抑制同样也是脓毒症的重要特征，其中抗原特异性 T、B 淋巴细胞的清除或失活在其中起着重要作用。在脓毒症的初始阶段，机体以大量分泌炎性介质为主要特征；而随着脓毒症的进展，机体可能经历了一个免疫抑制阶段，表现为淋巴细胞的增殖能力下降、呈现以 Th2 型反应为主的免疫反应和大量淋巴细胞的凋亡等，从而使宿主对病原体的易感性明显增强。

一、T 淋巴细胞克隆无反应性

淋巴细胞克隆无反应性是指在机体经历严重损伤后，淋巴细胞对特异性抗原刺激无增殖反应，并且细胞因子的生成也明显受抑制的状态。研究表明，在 T 淋巴细胞的激活过程中，IL-2 以自分泌、旁分泌和内分泌形式作用于 T 淋巴细胞，并且是 T 淋巴细胞增殖的必要条件。据报道，严重烧伤后 IL-2 产生及 IL-2 mRNA 表达明显下降，IL-2 生成减少与病死率升高相关。另有资料证实，严重烧伤患者外周循环的淋巴细胞数目明显减少，并且存活者淋巴细胞大部分处于克隆无反应状态。T 淋巴细胞克隆无反应性的机制包括以下几个方面。

（一）凋亡对细胞免疫功能的影响

凋亡被认为是诱发 T 淋巴细胞克隆无反应状态的主要原因。在创伤感染时，大量 T 淋巴细胞发生了凋亡。凋亡清除了大量活化的 T 淋巴细胞，使诱导 T 淋巴细胞克隆无反应成为可能。研究表明，过度表达 Bcl-xl 基因，进而抑制 T 淋巴细胞的凋亡，这样免疫耐受就不能建立。诱发凋亡的因素主要包括：应激性肾上腺糖皮质激素分泌增加和 Fas/FasL、肿瘤坏死因子（TNF）/TNF 受体（TNFR）的相互作用等。另有资料表明，凋亡细胞在诱导 T 淋巴细胞克隆无反应性中也发挥着重要作用。凋亡 T 淋巴细胞与外周血单核细胞相互作用时，单核细胞产生抗炎细胞因子 IL-10、转化生长因子（TGF）-β 水平显著增加而促炎细胞因子 TNF-α 和 IL-1β 的生成明显减少，提示凋亡的淋巴细胞影响了机体促炎和抗炎反应平衡。另据报道，凋亡细胞被抗原呈递细胞吞噬后，抗原呈递细胞表达共刺激分子的能力明显下降，T 淋巴细胞则不能被激活，表明凋亡细胞在被抗原呈递细胞和巨噬细胞吞噬后严重损害了细胞免疫功能。

因此,凋亡细胞诱导的 T 淋巴细胞克隆无反应性和抑制性细胞因子释放增加严重损害了免疫系统对病原体的反应能力。

最近研究表明,在脓毒症病理过程中,除大量淋巴细胞凋亡外,抗原呈递细胞也发生了凋亡。这样在并发严重感染时,大量淋巴细胞和抗原呈递细胞的凋亡使得免疫细胞不能发生有效的克隆增殖,因此也就不能对病原体产生有效的免疫应答(图 2-5-1)。

(二)免疫抑制细胞的作用

研究证实,严重创伤后患者循环中调节性 T 细胞(regulatory T cell, Treg)——CD4+CD25+T 淋巴细胞数量显著增加,其中死亡组患者 CD4+CD25+T 淋巴细胞升高更明显。据报道,CD4+CD25+T 淋巴细胞主要通过分泌 IL-10、PGE$_2$ 等抑制性介质对细胞免疫功能起到抑制作用,且严重创伤所致免疫功能障碍与患者预后不良明显相关。在感染情况下,体内 PGE$_2$ 水平明显升高,通过抑制 p59fyn 激酶活性进而下调核因子(NF)-AT 和激活蛋白 1(AP-1)的活化,使得 T 淋巴细胞的增殖受抑、IL-2 产生明显减少。有资料显示,严重烧伤后 4~9 天 CD8+CD11b+γδT 淋巴细胞(BA2 T 细胞)在脾组织中明显增多,并抑制脾淋巴细胞的增殖反应。BA2 T 细胞和大多数 γδT 淋巴细胞性质截然不同,主要分泌 Th2 型细胞因子(IL-4 和 IL-10),BA2 T 细胞回输至正常小鼠体内可明显增加小鼠对脓毒症的易感性。这些结果表明,严重烧伤、创伤后免疫抑制细胞对机体的免疫功能起到负向调控作用(图 2-5-1)。

二、CD4+T 淋巴细胞功能性分化

活化的 T 辅助淋巴细胞(CD4+Th)依据它们分泌细胞因子的不同可以被分成截然不同的两个功能亚群——Th1 和 Th2 亚群。这两种亚群来自同一前体细胞,Th1 亚群以分泌 IFN-γ 和 TNF-α 为特征,诱导细胞免疫反应;Th2 亚群则主要分泌 IL-4 和 IL-5,诱导 B 淋巴细胞的增殖和分化,介导体液免疫反应并与免疫抑制相关。在决定 T 淋巴细胞功能性分化的因素中,细胞因子微环境作用尤为重要,IL-10 和 IL-4 水平升高及 IL-12 生成减少在其中起着重要作用(图 2-5-2)。据报道,严重创伤后单核细胞产生细胞因子的能力明显见下降,并且 IL-12 生成下降在创伤早期诱导了偏向 Th2 型反应的分化。Th2 型反应导致 IL-4 和 IL-10 的产生增加,从而诱发创伤早期的免疫抑制状态,为机体再次发生感染奠定了基础。另外,IL-10 除了能诱导 Th2 型免疫反应并抑制 Th1 型免疫反应外,还可通过上调 Fas 和 FasL 引起鼠淋巴细胞出现活化诱导的细胞死亡(AICD)。说明在脓毒症模型中,IL-10 不但可以引起免疫功能

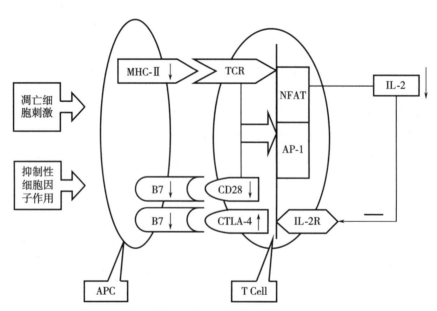

图 2-5-1 T 淋巴细胞克隆无反应性的形成机制
MHC-Ⅱ 为主要组织相容性复合体Ⅱ类抗原;B7、CD28、CTLA-4 为共刺激分子;
NFAT 和 AP-1 分别为活化 T 淋巴细胞核因子和激活蛋白 1;APC 为抗原呈递细胞

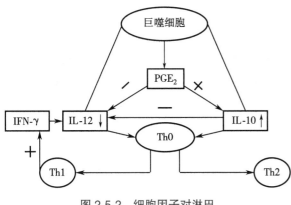

图 2-5-2　细胞因子对淋巴
细胞功能性分化的影响

的紊乱,同时也能诱导 Th1 型淋巴细胞的凋亡,通过促进 Th1 型淋巴细胞凋亡而增强 Th2 型免疫反应。

除细胞因子外,特定的病原体成分、抗原剂量和感染部位也对淋巴细胞的功能性分化产生重要影响。Th1 和 Th2 亚群平衡与否直接影响着机体的免疫功能,并与疾病的状态密切相关。业已明确,在感染的发展过程中,出现了倾向于 Th2 型的免疫反应,Th2 型细胞因子(IL-4 和 IL-10)生成增多而 Th1 型细胞因子(IL-12 和 IFN-γ)产生减少明显损害了机体的细胞免疫功能。应用 IL-12 进行干预,通过纠正 Th2 型免疫反应能明显提高动物的生存率。其发生机制可能与丝裂原激活的蛋白激酶(MAPK)p38 通路的激活有关,在脓毒症早期应用 MAPK p38 通路抑制剂 SB203580 能显著降低脓毒症的死亡率。

三、CD4⁺T 细胞、B 细胞和树突状细胞数目减少

实验研究显示,腹腔感染后数小时动物淋巴器官就发生了 CD4⁺T 细胞和 B 淋巴细胞的大量凋亡。非致死性烧伤 3 小时,小鼠脾脏、胸腺和小肠内淋巴细胞凋亡明显增加。FasL、TNF-α 和肾上腺糖皮质激素均能诱导 T 淋巴细胞凋亡,并且在淋巴组织中表达明显升高。研究表明,胱天蛋白酶(cysteine aspartic acid specific protease,caspase)在凋亡的调节中具有重要作用,其中 caspase-3 和 caspase-9 在胸腺凋亡中占有特殊地位,而 caspase-3 和 caspase-8 激活参与了 T 淋巴细胞的凋亡过程。最近的动物实验观察结果也在脓毒症患者中得以证实,凋亡诱导的淋巴细胞

丢失使得脓毒症患者循环淋巴细胞数目明显减少。通过对死亡脓毒症患者进行分析发现,尽管 CD8⁺T 淋巴细胞、NK 细胞和巨噬细胞的数量改变不大,但是 CD4⁺T 淋巴细胞和 B 淋巴细胞的数量明显下降。同时,除大量 CD4⁺T 淋巴细胞和 B 淋巴细胞凋亡外,DC 亦发生了凋亡。DC 的明显减少必将损伤 B 细胞和 T 细胞的功能,而应用 caspase 抑制剂则能显著减少淋巴细胞凋亡,提高机体的免疫能力。

由此可见,严重感染时大量 B 淋巴细胞、CD4⁺T 淋巴细胞和抗原呈递细胞的凋亡势必造成抗体的产生减少、CD4⁺T 淋巴细胞激活障碍和抗原呈递细胞抗原呈递能力下降。这些改变都使得免疫细胞不能发生有效的克隆增殖,进而对病原体产生有效的免疫应答。目前,细胞凋亡在脓毒症免疫功能紊乱发病中的重要作用在动物实验中已得到充分证实,抑制淋巴细胞的凋亡能够改善动物的预后。

四、单核巨噬细胞功能的改变

严重创伤打击后,单核巨噬细胞功能发生了明显的改变,其中单核巨噬细胞产生细胞因子谱的改变、表达主要组织相容性复合体 II 类抗原(MHC II)及共刺激分子能力下降,对机体细胞免疫功能产生了广泛的影响,并且单核巨噬细胞功能的改变与死亡率相关。

(一)细胞因子谱的改变

严重创伤后,单核细胞产生细胞因子(TNF-α、IFN-γ 和 IL-12)的能力下降,而合成 PGE₂ 和 TGF-β 的量明显增加。创伤诱导的 IL-12 生成下降在损伤早期介导了 Th2 型免疫反应,引起 IL-4 和 IL-10 产生增加,进而造成创伤早期的免疫功能抑制。在生理状态下,TGF-β 与创伤愈合及瘢痕形成有关,严重烧伤、创伤后巨噬细胞则大量合成、释放 TGF-β,TGF-β 能够抑制 T 淋巴细胞的增殖和分化,并诱导脾淋巴细胞的凋亡。另有资料证实,PGE₂ 在严重创伤后明显增加,其引起细胞免疫抑制的机制如前所述;应用环加氧酶 2 抑制剂进行干预,能显著减少 PGE₂ 的生成,从而有助于恢复免疫功能,提高生存率。

(二)共刺激分子表达下降

已经明确,未致敏 T 淋巴细胞的激活需要

MHC Ⅱ和T细胞受体(TCR)结合并辅以共刺激分子的刺激,两者缺一不可。在感染患者中,HLA-DR表达下降,临床上视其为机体免疫抑制的一个标志。同时,CD86表达下降和细胞毒性T淋巴细胞相关分子(CTLA)-4表达上调都使得单核细胞和T淋巴细胞相互作用的亲和力明显减弱,因此T淋巴细胞不能被激活。另有研究观察到,脓毒症患者单核细胞表达CD64和CD14升高,使得单核细胞与抗体及内毒素的结合能力增强,从而改变了单核巨噬细胞的功能。引起单核巨噬细胞功能改变的因素可能包括:细胞因子的微环境、激素水平的影响和凋亡细胞的作用。例如,IL-10不仅能使单核巨噬细胞产生细胞因子的能力下降,并且可抑制单核细胞表达HLA-DR能力;而肾上腺糖皮质激素可损伤单核细胞的抗原呈递能力,同时引起IL-10生成增加。

协同刺激信号缺失引起细胞免疫紊乱的机制为:在没有共刺激信号的情况下,抗原呈递细胞和T淋巴细胞间的亲和力减弱,这样就不能引起T淋巴细胞内RasP21的活化,进而下调了胞外信号调节激酶(ERK)和c-Jun氨基端激酶(JNK)两条MAPK途径的激活。上述胞内变化使得下游IL-2转录因子(NF-ATp和AP-1)活化发生障碍,但却增加了负向调节因子Nil-2a的生成。业已明确,NF-ATp和AP-1对于IL-2的生成和T淋巴细胞增殖至关重要,NF-AT介导的IL-2基因启动子的转录活性同时也依赖于AP-1的存在,AP-1共有序列的缺失可使IL-2基因启动子的活性明显下降。

第四节 免疫状态监测及其意义

一、免疫监测的必要性

正常情况下,免疫系统保持着高效和平衡,但是在发生严重的SIRS或脓毒性休克时,必然造成免疫功能严重紊乱。严重创伤、大手术等可导致暂时性或不可逆性器官功能障碍,但在很多情况下,尽管存在器官功能失常或衰竭,由于监护仪器可动态监测多项重要器官的功能改变,大部分患者经过积极处理能够得以生存。在发生严重的器官功能障碍或衰竭时,我们有很多方案可支持、纠正或替代这些失常的功能。然而,尽管免疫功能紊乱在MODS中占有重要的地位,但其作用在很长一段时间内被忽视。与其他器官衰竭一样,尤其是感染时出现免疫功能衰竭对于ICU患者的生存产生极其有害的影响。

如严重创伤等多种急危重症那样,导管监测或气管插管可使患者天然屏障遭受破坏,进而明显增加了侵入性感染的可能性。此外,应激、炎症、病原体和年龄等因素同样可以抑制天然及获得性免疫应答,因此应提前预防此类感染的发生。在过去的20年中,人们对SIRS和脓毒症的病理生理过程有了进一步的了解。大量实验数据表明,由细菌、真菌或其他微生物毒素诱导的过度炎症反应可能是SIRS、脓毒症和MODS的发病基础。因为应用TNF-α或IL-1β能够复制出与脓毒性休克相似的动物模型,因此大量试验尝试着中和这些促炎介质,但是临床结果令人失望。虽然相应的解释有多种,但从免疫学角度讲,在没有免疫监测的情况下进行免疫干预毫无意义。很多ICU患者至少暂时表现为天然免疫或获得性免疫功能的丧失,被称为"免疫麻痹(immune paralysis)"。

二、选择免疫监测的恰当标记物

在过去的数十年中,普遍认为选择适用于ICU的免疫标记物非常困难。为了能够得出正确的答案,我们必须回答两个问题:我们进行免疫监测时需要解决哪些问题?检测试剂能达到标准化要求吗?我们认为通过免疫监测需要了解四个问题:即全身性炎症反应水平、组织损伤程度、是否有感染存在及免疫反应的状况等(图2-5-3)。

图 2-5-3 免疫监测所关注的重要问题

三、炎症反应程度评价

在临床上，系统性炎症反应的表现与 SIRS 的临床诊断标准一致，呈现白细胞增多、发热及 C 反应蛋白（CRP）水平升高等，这些表现分别是对炎症急性反应期细胞因子——粒细胞集落刺激因子（G-CSF）、IL-1 及 IL-6 的反应。尽管 SIRS 的诊断标准很明确，但是却不能区分不同程度的全身性炎症。几十年来，人们一直把 CRP 作为炎症急性阶段的生化标记物。尽管这一参数有助于门诊诊断急性或慢性炎症，但因其升高、降低较慢（在损伤 24 小时以后达到峰值，炎症反应消失后数天方恢复到正常范围），故在 ICU 中的诊断价值并不确切。目前几项研究已经证实，检测细胞因子比 CRP 具有优势。因为细胞因子产生早于 CRP，故可以在炎症早期检测到。但目前很多 ICU 仍主要检测 CRP，可能考虑到它是一个相对"成熟的诊断指标"。当然，也有研究证实 CRP 在诊断中的决定性作用。产生这种相互矛盾结论的原因在于诊断性试剂的标准化差、ICU 中不同组患者进行比较及临床研究设计上的不同等。

另外一种急性期反应蛋白，即脂多糖结合蛋白（lipopolysaccharide binding protein，LBP）也可作为 ICU 中的一项诊断炎症的标记物。其表达与 CRP 相似，但是相较于 CRP 而言，对于局部、慢性炎症是更好的标志物。但到目前为止，并没有对其确切应用价值进行大规模的研究。

目前的分析技术可以测定相关急性期阶段的细胞因子，特别是 IL-6、TNF-α 常用来评价全身性炎症反应。现在很多免疫学方法灵敏度可达 2pg/ml 或更低，这些方法比生物学方法更为简单，但并非不存在问题。为了对试验结果进行归纳和比较，校订这些方法使之达到国际标准十分重要。但是至今仍有很多相关的分析方法没有根据国际标准进行校订，即使进行了标准校订，结果还是依赖检测方法的类型。以前采用的生物学方法主要检测的是细胞因子的生物活性，而免疫学方法是检测其非活性形式、蛋白水解酶降解的产物或是细胞因子复合物或载体蛋白（溶解性受体）等。同一方法也可能由于所用抗体不同而存在差异，因此不同的研究应用不同的方法其结果不能简单地进行比较。

由于 TNF-α 的释放过程及半衰期短暂，因此很多中心通过检测 TNF-α 下游的细胞因子 IL-6 来衡量全身性炎症反应。有些研究通过测量 IL-6 水平来预测脓毒症的发生及创伤脓毒症患者的预后。事实上，因为血浆 IL-6 水平与脓毒症的严重程度相关，故其中一项应用 TNF-α 单克隆抗体治疗研究的对象是血浆 IL-6 水平明显升高的脓毒症患者。多种细胞产生 IL-6，但单核巨噬细胞是其主要来源。尽管 IL-6 在体内的半衰期也很短，但与 TNF-α 比较产生的时间相对长，分别为大于 24 小时和小于 4 小时。为了明确单核巨噬细胞在炎症中的作用程度，可以联合检测 TNF-α 与 IL-6，如果 TNF-α 与 IL-6 升高一致，则认为单核细胞是 IL-6 的来源，相反如果只有 IL-6 的升高则更具有诊断价值。

另一个具有潜在诊断意义的细胞因子为 IL-8，它具有明显的趋化中性粒细胞及某些 T 淋巴细胞亚群的特性。它可由静止或浸润的淋巴细胞产生，趋化中性粒细胞向炎症区移动。最近的研究表明，检测全血中 IL-8 较血浆中 IL-8 更具诊断价值。尽管在严重感染时中性粒细胞被广泛激活，但 IL-8 在局部炎症组织中分布却受限。IL-8 的升高被认为是发生脓毒症的先兆，在新生儿脓毒症中更为明显。检测全血 IL-8 水平仅需要 20~50μl 血液，这对于新生儿尤为适用，同时，新生儿气管灌洗液中 IL-8 水平的升高预示着急性呼吸窘迫综合征（ARDS）的发展。

炎症反应同样包括负向调节的抗炎反应。抗炎细胞因子包括 IL-10、可溶性 TNF 受体（sTNFR）、IL-1 受体拮抗剂（IL-1RA），在发生 SIRS 时，它们被诱导生成，进而导致 MARS。抗炎反应的强弱反映了促炎反应及应激反应的强弱程度。因此有些研究把 IL-10 作为预测急重症患者免疫并发症的重要因子。

四、评估炎症所致组织损伤

众所周知，在多种动物模型中，严重的全身性炎症反应能诱发组织损伤和 MODS。器官衰竭决定了患者及动物的预后，临床上多种病情严重程度的评分系统均显示 MODS 与患者预后密切相关。尽管这些评分系统对于预测病情具有重要意义，但它对于不同个体的评估价值仍然有限。

我们能够找到更加客观的反映组织损伤的参数吗?尽管目前没有结果,但是人们已经致力于这一目标,并且前景诱人。现在已经发现了一些相关的细胞因子,尤其是 IL-6 与组织损伤密切相关。如前所述,IL-6 可由免疫细胞和非免疫细胞产生,病原微生物的致病成分,如脂多糖(lipopolysaccharide, LPS)刺激单核巨噬细胞分泌 TNF-α,TNF-α 随后进一步诱导免疫细胞(单核巨噬细胞和 T 淋巴细胞)及非免疫细胞(内皮细胞、成纤维细胞)产生 IL-6。早期 IL-6 的升高即使缺乏 TNF-α 的存在,同样可以预测闭合性头颅外伤患者的预后。因此,在血浆 TNF-α 含量并不增多的情况下,IL-6 的持续升高是组织损伤诱导非免疫细胞释放的结果;血浆中 IL-6 水平升高与不同类型急危重症患者的不良预后相关。

内皮细胞参与了 MODS 的病理生理过程,反映内皮细胞被激活或损伤的标记物可以用于分析全身性炎症对组织损伤产生的后果。E 选择素被认为是内皮细胞激活的特异性标记物,它与其他可溶性黏附分子并不相同;P 选择素是一种可溶性黏附分子,可因其他细胞被激活而释放。遗憾的是,目前还没有分析可溶性 E 选择素的半自动系统,因此很难将其标准化。新近研究表明,TNF-α 能够诱导巨噬细胞核蛋白成分即高速泳动族蛋白 B1(HMGB1)的释放。血浆中 HMGB1 升高与脓毒症的不良预后有关。HMGB1 被认为是 TNF-α 诱导组织损伤的另一种标记物。进一步研究发现,HMGB1 自身能够进一步促进脓毒症和多器官功能障碍的恶化。因此,HMGB1 被认为是作为诊断及治疗十分有前途的目标之一。观察证实,严重烧伤患者伤后第 1 天血浆中 HMGB1 含量即明显升高,其中伤后 7、21、28 天脓毒症组 HMGB1 含量显著高于非脓毒症组。进一步分析发现,脓毒症组存活组在伤后 3、21 天显著低于死亡组,血浆中 HMGB1 含量与是否并发脓毒症有关,但与烧伤总体表面积并无显著相关性。同时,伤后 3、5、7、21 天血浆 HMGB1 与内毒素含量呈显著正相关。上述结果提示,HMGB1 作为重要的晚期炎症介质参与了严重烧伤后脓毒症及组织损害的病理生理过程,其诱生与内毒素刺激密切相关,动态观察其水平有助于烧伤病程监测及患者预后判断。

在某些情况如预测新生儿脓毒症及脑创伤的严重程度时,检测单一细胞因子(IL-6 或 IL-8)就可以。而在预测是否发生脓毒症及脓毒症患者的预后时,检测多种细胞因子则具有更充分的预测价值。最近,同时检测几种细胞因子的"全身性介质相关反应检测系统(SMART)"对于预测脓毒症患者手术后发生休克或器官衰竭的发生尤为重要。尽管大量研究显示检测细胞因子具有重要临床意义,但在检测质量控制方面鲜有研究。应用该半自动分析系统,使我们能够对几项临床观察的结果进行多中心的研究,以验证其结果的可靠性。表 2-5-1 总结了几种细胞因子检测在临床上的应用。

表 2-5-1 血浆中细胞因子水平的诊断性应用

细胞因子	临床情况	预测价值
IL-6	新生儿脓毒症	脓毒症的早期识别
	成人脓毒症	脓毒症的发展 MODS 的发展 预后
	创伤及头部外伤	肺炎的发生率 ARDS 的持续时间 预后
	慢性心衰	预后 机械性支持治疗是否成功
IL-8	新生儿脓毒症	脓毒症的早期识别 脓毒症的晚期状况
IL-10	脓毒症	脓毒症的发展及患者预后

五、危重患者免疫状态的监测

机体抗感染免疫由复杂的天然及获得性免疫系统组成,在预防微生物侵袭方面发挥重要作用。在发生感染后数小时到数天内,天然免疫起着重要作用。T 淋巴细胞因子包括 IFN-γ 能够放大天然免疫反应,参与感染早期的机体防御反应过程。而当感染持续存在或出现机会性感染后,获得性免疫则发挥关键作用。研究表明,在脓毒症期间特别是晚期阶段都存在单核细胞及粒细胞的失活,与血中快速循环或波动的细胞因子不同,细胞的表型则呈现稳定状态。此外,细胞因子的半衰期很短,而单核细胞或粒细胞离开骨髓后的半衰期约为 24 小时。单核细胞在迁移向不同组织后分化成为不同类型的巨噬细胞；粒细胞生命短暂，发生炎症后也向炎症区域集聚。以上特性使我们可以把单核细胞或粒细胞的功能分析作为常用的检测指标。

在脓毒症发生过程中，常出现免疫功能的失常，表现为单核细胞分泌 TNF-α 能力下降，HLA-DR 及 CD80/86 表达降低，同时抗原呈递能力的减弱。在这种状态下，机体至少暂时保持着产生抗炎细胞因子 IL-1RA 和 IL-10 的能力，这些抗炎细胞因子的大量释放与机会性感染的危险性和患者不良预后有关。长期处于危重状况的患者极易发生感染，临床上免疫功能严重受到抑制（被称为免疫功能衰竭）是其主要诱因。事实上，在 Volk 等监测的 1 000 多例重症患者中，如果单核细胞的 HLA-DR 表达及产生炎症因子功能不能恢复，则无一存活。他们最初在器官移植受体患者中观察到这一现象，称之为"免疫麻痹"。另外一些研究也验证了其他几项指标的诊断意义。一般来说，免疫麻痹可定义为：①HLA-DR 表达明显减少（<30% 或 <5 000 分子/细胞）；②抗原呈递能力下降；③产生促炎细胞因子的能力明显下降（全血受 500pg/ml 内毒素刺激后 TNF-α 产生 <300pg/ml）。目前，常规工作中采用这些参数作为诊断依据的主要障碍是流式细胞仪的应用及细胞因子检测的标准化程度较差。不同实验室有自己不同的标准，因此不同实验室得出的结果就难以进行比较。因为实行标准化是进行临床多中心试验的前提，这样有必要把改进标准化作为当前工作的重要任务，特别是 HLA-DR 及 TNF-α 检测的标准化问题，定量分析 HLA-DR 的表达对于评价机体细胞免疫功能极为重要（表 2-5-2）。

表 2-5-2 HLA-DR 的表达与细胞免疫功能的关系

免疫抑制	旧方法（CD14+HLA-DR 表达率，%）	新方法（CD14+ 细胞 HLA-DR 分子）
无	>85%	>20 000
中度	45%~86%	10 000~20 000
严重	30%~45%	5 000~10 000
免疫麻痹	<30%	<5 000

最近有学者采集了 77 例烧伤体表总面积大于 30% 患者血标本，通过流式细胞技术对患者烧伤后 1、3、5、7、14、21、28 天 CD14+ 单核细胞表面 HLA-DR 结合量进行动态的定量分析。结果显示，严重烧伤患者伤后第 1 天开始 CD14+ 单核细胞表面 HLA-DR 结合量明显低于正常对照组，其表达均值与烧伤面积呈显著负相关（r=-0.7 232，P<0.01）。并发 MODS 者 CD14+ 单核细胞表面 HLA-DR 表达量持续下降，其中伤后第 3、14、21、28 天显著低于非 MODS 组。随着 CD14+ 单核细胞 HLA-DR 表达水平下降，MODS 发生频率增加，患者预后不良。说明大面积烧伤可导致机体 CD14+ 单核细胞 HLA-DR 表达严重受损和免疫功能障碍，动态观察其定量表达水平有助于烧伤后 MODS 病程监测及患者预后判断。

由此可见，目前至少有两种标准化的方法用来检测单核细胞的功能。另外，有些研究还提到了 T 淋巴细胞的功能失调。据报道，T 淋巴细胞的功能抑制与 ICU 患者不良的预后相关，T 淋巴细胞的免疫障碍表现为 IFN-γ/IL-4 的比率失调。这种 1 型细胞因子与 2 型细胞因子的比例失调在 CD8+T 淋巴细胞亚群中尤为常见，存在免疫麻痹的脓毒症患者发生了 Th1/Th2 的极性化分化。但目前并不清楚 T 淋巴细胞功能失常是创伤、应激或脓毒症的结果，还是不充分的抗原呈递所致，可能与二者均有关。

第五节 免疫功能紊乱的调理措施

体液性介质和致炎细胞因子如 TNF-α、IL-1β 以及 IL-6 可诱导天然免疫反应和引起 SIRS 的发生。近年来免疫治疗目标主要集中在抑制或减轻炎症反应。尽管动物实验和初步的临床观察取得了令人鼓舞的结果，但大规模的临床试验表明单纯抗炎治疗并不能提高生存率。临床试验未能取得预期效果的原因包括多个方面，其可能解释是：①中和一种特定的细胞因子不足以降低脓毒症的死亡率；②药物的效果依赖于其在脓毒症过程中给予的时间；③与其他有明确定义的疾病，如风湿性关节炎（其抗 TNF-α 治疗是有效的）相比，脓毒症患者在临床上缺乏最佳的患者入选标准；④性别差异与基因多态性对脓毒症患者的预后均起重要作用；⑤对于免疫治疗药物使用的最佳时间、剂量以及持续时间都缺乏足够的认识；⑥以往免疫调节研究中所使用的大多数动物模型并不能准确模拟在脓毒症患者身上所观察到的"多重打击"的模式。

一、抗炎治疗回顾

业已明确，宿主对细菌和/或其成分作用产生的主要损伤效应是不可控制的全身炎症反应，其损伤组织反应是由于活化的巨噬细胞释放致炎细胞因子（TNF-α、IL-1β、IL-6 和 IFN-γ）所引起的。同时，实质器官的凋亡过程与 MODS 的发生密切相关。过去与现在以免疫与炎症为基础的治疗目的大多在于阻止宿主防御系统活化或在于直接拮抗炎性介质。

（一）抗内毒素治疗

抗内毒素抗体包括特异性和非特异性抗体，它们曾用于阻止宿主免疫系统的活化。最初临床试验观察到，用大肠埃希菌抗血清治疗脓毒症患者可降低其病死率，然而后来的一些试验却没有重复出这一结果。外科患者术前给予抗核心糖脂的抗血清降低了脓毒性休克的发生率，但与对照组相比患者感染率并没有明显不同。同样，有人采用可直接对抗细菌内毒素特异成分的免疫球蛋白（包括 IgM、IgG 和 IgA）治疗脓毒性休克的初步研究表明其可明显降低病死率。然而应用其他特异性抗体，如鼠源性（E5）和人源性（HA-1A）抗 LPS 脂质 A 抗体进行的临床试验疗效并不确切。初步观察提示这两种抗体可改善革兰氏阴性菌所致脓毒症患者的预后，然而，随后进一步多中心试验使用 E5 抗体并没有显著降低病死率，仅仅器官衰竭得到改善。其后多项目相关临床试验均未表现出有益的临床价值。

其他的抗内毒素方法还包括应用杀菌性/通透性增加蛋白（bactericidal permeability increasingprotein，BPI）中和 LPS。BPI 是一种与内毒素有高度亲和力的蛋白，BPI 对于啮齿动物的大肠埃希菌脓毒症和儿童脑膜炎双球菌脓毒症是有效的。另外，多黏菌素 B 是一种阳离子抗菌药物，它可以通过与脂质 A 结合使 LPS 灭活。用多黏菌素 B 的初步研

究结果表明，它可以降低脓毒性休克患者血浆内毒素水平，增加心脏收缩期的动脉血压。然而，由于多黏菌素 B 的毒性使其临床应用受到了限制。

（二）拮抗细胞因子疗法

1. **抗 TNF-α** 宿主对分泌型 TNF-α 的反应通过两种表面受体 p55 和 p75 介导。有资料证实，感染患者 TNF-α 水平与脓毒症的严重程度和预后相关，尽管循环中没有 TNF-α 并不代表局部不产生 TNF-α。中和 TNF-α 活性的两种主要方法包括使用单克隆抗体和可溶性 TNF 受体成分（包括免疫黏附因子）。最近几次大规模临床试验使用了鼠源性单克隆抗体。总的来说结果令人失望，因为这些抗体对患者生存率无显著影响。

中和 TNF-α 的第二种方法是使用可溶性 TNF 受体结构包括 p75 受体胞外域或 p55 受体胞外域。大规模临床试验结果同样令人失望，并且使用 p75 免疫黏合素脓毒症患者病死率随剂量增加而增加。病死率的增加可能部分是由于其与 TNF 抗体相比对 TNF-α 的抑制作用延长。另一组临床试验采用 p55 免疫黏合素没有增加病死率，但也并未使患者预后明显改善。

2. **IL-1 受体拮抗剂** IL-1 受体拮抗剂（IL-1RA）是 IL-1 天然产生的抑制剂，可以竞争地结合 IL-1 一型受体。IL-1RA 可减少脓毒症动物模型致炎细胞因子的产生，降低死亡率。99 例患者的最初 II 期临床试验表明 IL-1RA 可提高脓毒症患者的生存率，但 III 期临床试验并未取得有效的结果。IL-1RA 未能提高生存率的原因之一可能是 IL-1 在脓毒症发病中并不起关键作用，正如在对灵长类动物的实验中观察到的那样。

除了高度特异性免疫调节药物如单克隆抗体外，其他拮抗促炎介质包括血小板激活因子、前列腺素、NO 合成或生物效应的药物也进行了动物实验和临床研究。尽管它们在动物实验中取得了令人鼓舞的结果，但这些药物对严重脓毒症患者的预后均没有明显影响。

（三）免疫刺激剂

1. **干扰素 -γ** IFN-γ 主要由抗原致敏的 T 细胞分泌，是作用最广泛的防御性细胞因子之一。IFN-γ 可以增加其他粒细胞，如中性粒细胞和非专门性吞噬细胞的抗菌作用。此外，IFN-γ 是单核细胞重要的活化剂，它主要通过上调 HLA-

DR 和共刺激分子表达,从而使免疫细胞增加用于内毒素诱导致炎细胞因子的产生。有研究观察了给予 HLA-DR 表达降低的脓毒症患者 IFN-γ 对 HLA-DR 表达的影响。结果显示,接受 IFN-γ 注射的患者单核细胞 HLA-DR 表达恢复,血浆 TNF-α 和 IL-6 水平也明显增加。其中一组资料发现 9 例患者中 8 例有效。然而,还需要进一步进行大规模试验来证明 IFN-γ 在严重脓毒症和免疫麻痹患者中的治疗作用。应该强调的是,在过度炎症状态下使用 IFN-γ 存在使炎症反应进一步恶化的风险,结果可能增加 MODS 的发生和增加病死率。

2. 粒细胞集落刺激因子 G-CSF 是一种造血生长激素,它在中性粒细胞的增殖、成熟和功能活化方面起重要调节作用。G-CSF 可增加术后患者和创伤患者白细胞数目,上调中性粒细胞功能,从而影响诱发脓毒症的风险。近来一项研究采用静脉给予 SIRS 或脓毒症患者 G-CSF 并观察其疗效。有趣的是,在 10 例给予 G-CSF 的 SIRS 患者中没有人发生脓毒症和 MODS,且患者均存活。然而,在 10 例给予 G-CSF 的脓毒症患者中有 4 人死亡。这些结果表明可能只有某些患者受益于 G-CSF 治疗。与许多其他免疫调节药物相反,体内对 G-CSF 的反应可以通过粒细胞计数进行监测。目前还需要进一步研究来明确什么样的患者会受益于 G-CSF 治疗以及使用的剂量大小等问题。

二、脓毒症干预新途径

(一)调节凋亡过程

正常情况下,凋亡是一种连续的生理学过程,用于消除衰老细胞。凋亡最主要的细胞内调节因子是 caspase(胱天蛋白酶)。caspase 被认为是凋亡最主要的细胞内启动者和执行者,它们破坏细胞生存通路和诱导不可逆性细胞内重要成分蛋白的降解。有资料比较了死于脓毒症者与其他原因死亡的病例,研究表明 50% 以上死于脓毒症的患者表现为脾白髓衰竭以及其淋巴细胞凋亡增加。同时,死于脓毒症的多数患者淋巴细胞减少。因此,证明大部分脓毒症患者都可能存在淋巴细胞凋亡增加,导致淋巴细胞数量的耗竭,最终引起淋巴细胞减少症。caspase 引起的淋巴细胞减少症可能有着重要临床意义,因为对于创伤和脓毒症

患者的临床观察证明,淋巴细胞减少症与脓毒症和 MODS 的发展有明显相关性。

caspase-3 是凋亡级联反应中的主要效应器。使用 caspase-3 抑制剂能降低盲肠结扎穿孔(CLP)所致脓毒症动物的死亡率。转基因小鼠中过表达抗凋亡蛋白 Bcl-2 则减少脓毒症动物淋巴器官的凋亡,同时也降低了死亡率。与此相似,在肠上皮细胞过表达 Bcl-2 的转基因小鼠对肠道缺血再灌注损伤有较强抵抗力。

尽管目前推荐采用抗凋亡的方法治疗脓毒症还不成熟,但进一步探讨十分必要。在临床应用前还需要解决一些问题,即如何成功作用于适当的信号通路和特异性细胞群。脓毒症诱导凋亡的潜在治疗靶点是介导脓毒症所致细胞死亡的特异性细胞内信号通路和效应器,包括 caspase 和多腺苷二磷酸核糖聚合酶(PARP)途径,它们的活化或分裂可能是线粒体或胞质凋亡通路的共同产物。此外,上调抗凋亡蛋白(Bcl-2、Bcl-XL)如使用 IL-10,或抑制凋亡前体蛋白(Bax、Bid)也都证明是有效的。减轻凋亡的其他策略还有调节凋亡抑制因子(AIF)或阻止 caspase-3 或 -9 的活化。

(二)信号通路的调节

多种细胞信号通路都是通过细胞内蛋白激酶传递信息,其中对细胞丝裂原激活的蛋白激酶(MAPK)途径的研究较为深入。一般来说,MAPK 家族有四个成员:ERK、JNK、p38 激酶和 ERK5/ 大丝裂原活化激酶 1(BMK1)。ERK 激酶主要被不同的生长因子(如血小板来源的生长因子)活化;而 JNK 激酶和 p38 激酶都可以被炎性刺激物所活化。p38 激酶家族包括四个亚成员,它们的组织分布、对激酶活性的调节及其下游底物的磷酸化不同。作为对内毒素刺激的反应,p38 激酶在不同类型细胞中均可上调致炎细胞因子 mRNA 表达,而特异性抑制 T 细胞中 p38 激酶可减少 IFN-γ 和 TNF-α 的产生。以上述研究结果为基础,有人提出一种通过抑制 p38 激酶治疗 SIRS 和脓毒症的治疗方法。这种潜在的干预方法在内毒素血症动物模型中进行了验证,发现抑制 p38 激酶不仅降低了 TNF-α 水平也降低了动物死亡率。

炎症时其他信号通路中被活化的酶,如磷脂酰肌醇 3 激酶(PI-3K)、蛋白酪氨酸激酶(PKT)

以及转录因子 NF-κB 也与凋亡的调节、细胞因子产生以及后续的基因转录有关。抑制这些信号转导途径中的酶或转录因子可不同程度地提高脓毒症动物模型的生存率。总之，抑制信号通路或 NF-κB 活化的治疗性干预可能有益于降低炎症反应，缩短中性粒细胞存活时间。

（三）基因治疗

基因治疗是一种使目的蛋白在个别组织中表达的有效工具。通过修饰载体和启动子系统就可以实现组织特异性的高表达。传统药物治疗需要全身的高水平药物来获得局部的有效浓度；而基因治疗凭借高度的组织特异性实现其治疗作用，并不需要全身有可检测到的蛋白水平。最近建立了一种新方法，它使用一种肝急性期反应蛋白的启动子，急性炎症时它就开启，炎症消退时则关闭。

由于基因治疗有许多潜在的治疗靶点，这使基因治疗成为一种很有希望的治疗方法。与传统药物治疗相似，基因治疗也可以靶向于致炎细胞因子的过度合成，如通过调节特异的信号通路或过表达 IκB（IκB 是 NF-κB 的天然抑制剂）抑制 NF-κB 使致炎细胞因子的产生减少。这种策略在 ARDS、风湿性关节炎、神经元损伤和内毒素攻击的致死模型中证明是有效的。目前问题仍然是什么样的患者会受益于基因治疗？

为了回答这个问题，就有必要在治疗前全面评估每个患者的免疫状态。同时，还有一些问题需要解决和优化，特别是使用的基因包含在病毒载体中，如重组腺病毒。首先是病毒载体可能因剂量问题引起炎症反应；其次是患者对病毒载体产生的免疫反应可能妨碍反复的注射。然而，最近研究证实对病毒基因组进行修饰可减轻对病毒的免疫反应。载体研制的进步将使基因治疗作为治疗急性炎性疾病的一种潜在工具更加引人注目。

三、脓毒症免疫调理新策略

近年来的资料提示，在脓毒症的发生和发展过程中，始终存在着同时导致特异性免疫功能抑制和非特异性免疫炎症反应亢进的双重因素（图 2-5-4）。

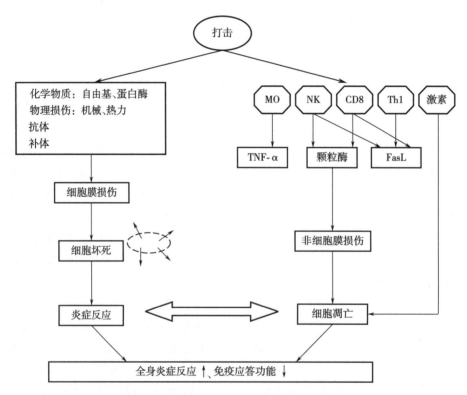

图 2-5-4 脓毒症状态下的全身炎症与免疫反应

脓毒症的病理变化可以分别通过不同途径，同时导致非特异性全身炎症反应亢进和特异性免疫抑制。

由于相互促进，所以这种两者并存的状态可能较单纯的"炎症反应过度"或"免疫抑制"更多见。

MO，单核细胞；NK，自然杀伤细胞

基于上述认识,合理的脓毒症免疫调理方案应该是:针对特异性免疫麻痹的免疫刺激治疗与针对非特异性免疫炎症反应亢进的抗炎治疗并举。对此,有几个问题值得注意:

1. 尽管有报告称使用 IFN-γ 治疗器官移植术后脓毒症获得成功,但我们对其是否普遍地适宜于其他脓毒症患者治疗还须进一步确认。由于多数脓毒症存在非特异性炎症反应亢进(此与器官移植术后使用免疫抑制剂诱发的脓毒症可能有所不同),所以本身就是炎性介质的药物作为脓毒症的免疫增强剂的使用应该慎重。相比之下,我们认为,另一类免疫增强剂,如 α₁ 胸腺肽应该更安全和有效。其理据如下:

不像 IFN-γ、IL 等仅在病理状态下才被大量产生的物质,α₁ 胸腺肽本身就是体内正常的生理物质,但随年龄增长而分泌减少。因此,给予外源性 α₁ 胸腺肽不但有助于提高其靶目标的功能,而且对于机体是十分安全的。目前已经认识到 α₁ 胸腺肽具有以下药理作用:①诱导 T 细胞分化和成熟;②增加 $CD4^+T$ 细胞 IFN-γ、IL-2 表达和释放;③抑制促胸腺细胞(免疫细胞)凋亡基因蛋白的表达;④抑制 caspase 的激活;⑤提高单核细胞的抗原呈递能力;⑥提高 Th1 细胞的活力和数量,抑制 IL-4、IL-10 的产生。

2. 在抗炎治疗方面,虽然上游细胞因子很重要,但单克隆抗体既不能覆盖种类繁多的促炎细胞因子,也不能对机体提供免受"毒性"炎性介质攻击的直接保护,这可能是既往抗炎治疗"失败"的真正原因,因此多数学者已经主张放弃这种治疗。另外,糖皮质激素虽然具有强大的抗炎能力,但它同时也是加速特异性免疫细胞凋亡的主要物质之一,因此也不宜用于脓毒症的抗炎治疗。有鉴于此,拮抗下游有毒的炎性介质的治疗是一个较好和可行的选择,它不但能够对细胞和机体组织提供最直接的保护,而且不会造成类似激素的不良后果。对此,我们认为,一个广谱的酶抑制剂——乌司他丁在脓毒症治疗中是极具潜力的。相信其在治疗重症胰腺炎中(一个典型的 SIRS 或脓毒症病症)所展现的效果,能够为人们将此药用于脓毒症带来有益的经验和充分的信心。乌司他丁已经被证实的作用包括:①同 α₁ 胸腺肽一样,乌司他丁也是人体内

的正常物质,但在脓毒症时消耗增加,因此,补充外源性乌司他丁不但能够提高机体抗损伤能力,而且也是安全;②抑制胰蛋白酶、弹性蛋白酶、水解蛋白酶的活化;③拮抗氧自由基;④稳定生物膜;⑤通过抑制丝氨酸酶而抑制凝血系统活化等。

脓毒症时全身炎症反应和免疫抑制在多数情况下是同时存在的。所以,无论实施抗炎或免疫刺激,单一治疗均不足以有效逆转免疫炎症反应紊乱,而应该是抗炎与免疫刺激治疗并举。基于以上认识,同时进行抗炎和免疫刺激治疗显然较既往任何治疗都更合理和有效。有理由相信,抗炎治疗不但能够减轻组织和器官的炎性损害,也能使免疫功能得到改善;而免疫刺激治疗则通过改善免疫功能,使感染能被更有效地控制,进而减轻炎症反应。此外,脓毒症免疫炎症反应紊乱的发生机制还要求对抗炎和免疫刺激药物进行恰当的选择,并且是成功治疗的关键。

为了评估联合抗炎和免疫刺激治疗严重脓毒症方法的有效性,有学者组织了全国范围的多中心、前瞻、随机、对照临床试验。进入 ICU 内严重脓毒症(Marshall 评分 5~20)的成年患者入选,随机分为:①对照组,常规治疗;②治疗组 1(第一阶段),常规治疗 + 乌司他丁 30 万单位 / 天,α₁ 胸腺肽(迈普新)1.6mg/d,连续 7 天;③治疗组 2(第二阶段),常规治疗 + 乌司他丁 60 万单位 / 天,迈普新 3.2mg/d,连续 7 天,进行 28 天和 90 天预后等疗效评估。结果显示,共 433 例患者进入本研究,其中第一阶段 91 例,治疗组(治疗组 1)与对照组 28 天预后等各项疗效评估指标均无统计学差异。第二阶段 342 例,治疗组(治疗组 2)与对照组相比(意向治疗分析),28 天病死率分别为 25.14%、38.32%($P = 0.008\,8$),90 天病死率分别为 37.14%、52.10%($P = 0.005\,4$);28 天 APACHE Ⅱ 评分为 12.70 ± 9.39、14.32 ± 9.24($P = 0.038\,4$),28 天 $CD14^+$ 单核细胞 HLA-DR 表达率为 $51.65 \pm 26.54\%$、$40.13 \pm 21.96\%$($P = 0.009\,2$)。其他疗效评估指标,如 ICU 内治疗天数、呼吸机使用天数、抗菌药物使用天数等,两组无显著差异。上述结果证实,联合抗炎和免疫刺激治疗方案能够明显改善严重脓毒症患者 28 天和 90 天预后,因此具有积极推广价值,且治疗的有效性具有

剂量依赖性。当然,该研究的治疗剂量是否是最佳剂量,尚值得进一步深入探讨。

上述临床试验证明联合使用乌司他丁和 α_1 胸腺肽治疗严重脓毒症是成功的。28 天治疗组病死率明显低于对照组,即使采用极端的"全分析集"统计方法,也使绝对存活率提高 13.18%,相对存活率提高 21.37%;90 天绝对存活率提高 14.96%,相对存活率提高 31.23%。这种疗效在迄今的脓毒症治疗研究中十分瞩目,无疑证明了这种治疗理念和方法的正确性。

需要指出的是,上述免疫调理治疗的思想和药物选择在目前更多地还处在探索阶段,但近年来随着对脓毒症免疫状态了解的深入,确实为人们提供了制订更合理干预措施的依据,并有给予实施和研究的必要性。我们希望藉此能够给目前免疫调理治疗研究带来新的活力,乃至寻找到真正的出路。

(姚咏明　林洪远　顾长国)

参 考 文 献

[1] 姚咏明. 创伤感染并发症免疫功能障碍及其诊治的若干问题[J]. 中华外科杂志, 2009, 47(1): 37-39.

[2] 姚咏明, 栾樱译. 烧创伤脓毒症免疫状态精准评估及其价值[J]. 中华烧伤杂志, 2018, 34(11): 786-789.

[3] 脓毒症免疫调理治疗临床研究协作组. 乌司他丁、α1 胸腺肽联合治疗严重脓毒症: 一种新的免疫调理治疗方法的临床研究[J]. 中华医学杂志, 2007, 87(7): 451-457.

[4] Gautier EL, Huby T, Saint-Charles F, et al. Enhanced dendritic cell survival attenuates lipopolysaccharide-induced immunosuppression and increases resistance to lethal endotoxic shock[J]. J Immunol, 2008, 180(10): 6941-6946.

[5] Ge Y, Huang M, Yao YM. Autophagy and proinflammatory cytokines: interactions and clinical implications. Cytokine Growth F R, 2018, 43: 38-46.

[6] Hotchkiss RS, Monneret G, Payen D. Immunosuppression in sepsis: a novel understanding of the disorder and a new therapeutic approach[J]. Lancet Infect Dis, 2013, 13(3): 260-268.

[7] Huang LF, Yao YM, Dong N, et al. Association between regulatory T cell activity and sepsis and outcome of severely burned patients: a prospective, observational study[J]. Crit Care, 2010, 14(1): R3.

[8] Kimura F, Shimizu H, Yoshidome H, et al. Immunosuppression following surgical and traumatic injury[J]. 2010, Surg Today, 40(9): 793-808.

[9] Luan YY, Yao YM, Sheng ZY. Update on the immunological pathway of negative regulation in acute insults and sepsis[J]. J Interferon Cytokine Res, 2012, 32(7): 288-298.

[10] Murphy FJ, Hayes I, Cotter TG. Targeting inflammatory diseases via apoptotic mechanisms[J]. Curr Opin Pharmacol, 2003, 3(4): 412-419.

[11] Patil NK, Guo Y, Luan L, et al. Targeting immune cell checkpoints during sepsis[J]. Int J Mol Sci, 2017, 18(11): 2413.

第六章 烧伤脏器损害与防治

大面积烧伤所产生的病理变化不仅发生在皮肤和皮下等直接受热力损伤的组织，还可引起远隔部位系统、脏器的系列损害。脏器并发症已成为烧伤患者死亡的首位原因，如何有效防治是提高当前烧伤救治水平的关键。近年来，国内外学者从器官、细胞、分子和基因水平对此进行了深入研究，取得长足进展，但仍有许多问题亟待研究解决。

第一节 脏器损害是烧伤主要并发症

一、脏器损害是当前烧伤死亡的首要原因

脏器损害主要见于大面积严重烧伤，与烧伤面积和深度呈正相关。1994 年黎鳌院士分析全军 29 个烧伤单位 1980—1992 年收治的 64 320 例烧伤患者，其中记录内脏并发症 7 815 例次，发生率为 12.15%；在 3 348 例死亡患者中，内脏并发症占死亡原因的 50.30%。1993—2002 年，第三军医大学收治的 5 378 例烧伤患者中，记录内脏并发症 410 例次，发生率为 7.62%；在 55 例死亡患者中，内脏并发症占死亡原因的 34.25%。可见，随着烧伤救治水平的不断提高，烧伤脏器并发症的发生率已大幅下降，但仍是烧伤死亡的首要原因，如何防治脏器损害是当前烧伤研究的重大课题。

二、脏器损害可发生于烧伤的不同病程阶段

脏器损害可发生在烧伤的各个病程阶段，但其原因、机制和主要受累的脏器存在差别。休克期脏器损害的主要原因是由于烧伤后微血管通透性增加，体液外渗导致循环血量下降，机体血液重分配，在优先保障心、脑等重要器官血供的同时，肠道、肾脏等脏器血管持续收缩，发生缺血缺氧。因此，烧伤休克期脏器损害以肾脏和肠道为主。休克期后发生的脏器损害主要与失控性炎症和感染有关，各个脏器均可受累，其发生率依次为：肺脏 > 心血管 > 肾脏 > 消化道。

第二节 烧伤脏器损害的发病机制

烧伤后脏器损害分为两种类型：一类是烧伤休克期内出现的脏器缺血再灌注损害；另一类是休克期后二次打击如感染等导致脏器损害。因此，目前认为烧伤后脏器损害的主要发病机制是缺血再灌注损伤和失控性炎症反应，但详细机制未完全阐明。

一、缺血缺氧与再灌注损伤

（一）缺血缺氧

长时间的低血容量和低氧血症是烧伤早期脏器损害的主要原因，其中吸入性损伤和延迟复苏在临床上最为常见。作者曾回顾分析 4 834 例烧伤患者，其中发生早期 MODS 患者共 115 例，占 2.38%；而合并吸入性损伤的 366 例患者中，早期 MODS 的发生率为 20.77%，为发生 MODS 总人数的 2/3。

（二）再灌注损伤

复苏是烧伤休克治疗的必然过程，在此过程中，低灌流组织重新获得血液灌注，引发再灌注损伤，其机制包括无复流现象、细胞内钙超载、白细胞浸润、高能磷酸化合物的缺乏和自由基损伤等，其中自由基引发的过氧化损害是再灌注损伤的重

要基础。

上述缺血缺氧和再灌注损伤削弱机体局部屏障功能和全身防御功能,诱发全身应激反应和炎性介质释放,提高组织细胞对细菌毒素再次打击的敏感性,为后续失控性炎症反应引发的器官损伤起"预激"作用,为后期 MODS 的发生提供了条件。

二、失控性炎症反应

组织损伤引起局部炎症反应早已被人们认识。严重烧伤后机体的过度应激可引发全身炎症反应,表现为机体释放大量细胞因子、脏器微循环内炎性细胞淤积;若附加持续缺血缺氧或附加另一次打击(如感染),可演变为失控性炎症反应,称为全身炎症反应综合征(SIRS)。炎性因子除直接损伤细胞外,还可激活炎性细胞释放其他细胞因子,触发次级介质的产生和释放,启动细胞因子的级联瀑布效应,不断放大,即为失控的全身炎症反应。失控性炎症反应使血管舒缩功能障碍;抑制心肌收缩;促使微血栓形成;使血管通透性增高;使胰岛素抵抗,分解代谢增强,最终导致或加重脏器损伤。鉴于此,有学者将失控性炎症反应引起的脏器损害称之为介质病。

(一)巨噬细胞和中性粒细胞是炎症介质的最主要来源细胞

单核巨噬细胞在失控性炎症反应中起重要作用,有人认为起"始动"作用。巨噬细胞分泌多种炎性因子包括 TNF-α、IL-1、IL-6、IL-8、膜磷脂代谢产物、补体裂解物等,是烧伤后炎症介质的重要来源细胞。TNF-α 以自分泌的形式又促进其他因子如 IL-1、IL-6、IL-8、PGE$_2$ 等释放;IL-1 和 TNF-α 可以互相诱生,放大炎症效应。

粒细胞释放的炎症介质少于巨噬细胞,但其数量多、分布广。烧伤后脏器内均可见粒细胞聚集,其损伤作用大于单核巨噬细胞。在趋化因子作用下,烧伤后聚集在血管内的中性粒细胞脱颗粒,释放组织蛋白酶、弹性蛋白酶、胶原蛋白酶和髓过氧化物酶等,同时中性粒细胞激活产生大量羟自由基(OH$^-$)和单线态氧(O$_2^-$),诱发氧自由基损害。此外,中性粒细胞激活后 PLA$_2$ 活性升高,使膜磷脂裂解,产生大量脂类介质参与炎症反应。因此,中性粒细胞在烧伤脏器损害中起至关重要的作用。

(二)感染是烧伤后失控性炎症反应的最主要诱因

烧伤临床约 2/3 的 MODS 由感染诱发。感染引起的 SIRS 称为脓毒症,脓毒症和 SIRS 的临床表现基本一致。

近 10 年来,烧伤感染致病菌发生迁移,过去以 G$^+$ 菌为主,目前以 G$^-$ 杆菌为主。G$^-$ 杆菌外膜上的脂多糖(LPS),又称内毒素,在失控性炎症反应的启动中起关键作用。内毒素能激活补体系统、凝血系统、刺激单核巨噬细胞释放多种细胞因子等,形成级联损伤效应。

烧伤感染的来源途径多,除来自创面、各种人工管道等外,也可来自脏器本身,如肺脏和肠道。尤其当临床难以确定感染源时,应考虑肠道细菌移位和肠源性感染可能。尽管烧伤后肠源性感染在实验动物层面已得到证实,但在临床上如何判断感染确由肠道细菌移位引起,目前缺乏有效监测和评估方法,限制了烧伤肠源性感染临床防治技术的发展,是值得深入研究的重要临床课题。

(三)血管内皮细胞是失控性炎症反应的关键靶细胞

1. **内皮细胞出现不同程度的形态学改变** 微循环障碍是缺血缺氧或失控性炎症反应导致脏器损害的最终病理生理学基础。严重烧伤后脏器血管内皮细胞可出现不同程度的形态学变化,如出现伪绒毛,或伪足增多;细胞由扁平变为圆形,质膜轮廓不清,细胞与基底膜分离甚至脱落;细胞骨架与细胞间连接受损等。

2. **内皮细胞释放的血管活性分子失调** 正常血管内皮细胞分泌的缩血管和舒血管物质处于动态平衡。烧伤后血管内皮细胞释放的缩血管物质(ET-1、TXA$_2$ 和 O$_2^-$)和舒血管物质(NO 和 PGI$_2$)都显著增加,但缩血管物质的增加幅度显著大于舒血管物质,使血管舒缩调节失常,表现为外周及肺循环阻力明显增大。

3. **内皮细胞的促凝/抗凝功能失调** 血管内皮细胞通过四个不同的途径影响凝血系统:促凝、抗凝、纤溶与产生血栓调节物质。烧伤后血管内皮细胞受损,促使凝血反应启动;血栓调节蛋白脱落,抗凝能力减弱;分泌的组织型纤溶酶原激活物的活性下降,而纤溶酶原激活物抑制物的活性增高,使纤溶能力下降;内皮细胞释放的促血小板聚集物多于抑制血小板聚集的物质等,使得血液处于促凝状态,严重者并发微血栓和 DIC。

4. 内皮细胞/粒细胞相互作用　粒细胞释放众多蛋白水解酶与氧自由基等,在失控性炎症反应中起重要作用。然而,粒细胞游出血管和释放炎性因子首先必须与内皮细胞黏附。烧伤后粒细胞与内皮细胞间黏附力和黏附应力均增加,介导二者黏附的相关分子表达上调。抑制内皮细胞/粒细胞的相互作用能明显减轻内皮细胞损伤。

第三节　烧伤多器官功能障碍综合征的防治对策

一、MODS 认识过程与烧伤 MODS 的历史回顾

(一) MODS 认识过程

1969 年,Skillman 首先发现外科患者临终前常并发多个器官衰竭;1977 年 Eiseman 称之为多器官功能衰竭(multiple organ failure, MOF)。1991 年,美国胸科医师学会和危急病医学会联合倡议将 MOF 更名为多脏器功能障碍综合征(multiple organ dysfunction syndrome, MODS)。之所以更名,是因为 MOF 仅反映一终末综合征,而 MODS 动态反映了多个器官功能异常的进程,是一进行性分阶段的综合征,该命名有助于及早诊断和干预疾病的发展。MODS 没有固定的脏器组合模式,但多个脏器功能障碍的累加效果常常是"1+1>2",3 个以上脏器衰竭的死亡率可达80%~100%。

(二) 烧伤 MODS 的历史与现状

MODS 与烧伤总面积和Ⅲ度烧伤面积正相关,是目前烧伤患者的主要死亡原因。然而,由于防治水平的历史局限性,不同历史时期烧伤各脏器并发症的发生率显著不同。第一次世界大战前,心血管功能衰竭居各脏器并发症首位;朝鲜战争时期,主要是肾功能衰竭;至越南战争时期,肺功能衰竭成为突出问题。随着治疗水平的进步,目前单一脏器衰竭的发病率有所下降,严重烧伤最终多表现为多器官功能障碍和衰竭。

二、诊断

(一) 临床特征

1. **多见于烧伤休克和感染患者**　烧伤并发 MODS 的患者常有复苏不完全或延迟复苏等情况,存在低血容量休克和再灌注损伤。随后出现以高代谢、高动力循环为早期表现的 SIRS 或脓毒症症状,病情进一步发展,最终发生多器官功能障碍甚至衰竭。

2. **全身炎症反应综合征(SIRS)**　SIRS 的症状是 MODS 的主要临床特征。SIRS 的主要表现是继发于各种打击后全身持续高代谢、早期高动力循环状态,以及过度的炎症反应。其中高代谢和高动力循环状态是机体对过度炎症的反映。除体温、呼吸、心率及白细胞计数、分类比值变化外,还表现有多种细胞因子和炎性介质的失控性释放。

3. **早期高动力循环状态**　高动力循环状态是心血管系统对感染和过度炎症的一种反应。早期表现为"高排低阻",即心指数高于正常,而外周血管阻力较低,血压正常或偏低。常伴有外周组织摄氧障碍,表现出高乳酸血症和混合静脉血氧张力增高、动-静脉氧梯度降低等。后期则因心功能下降而转化为"低排高阻",最终循环衰竭。

4. **高代谢状态**　表现为高血糖症、高乳酸血症、负氮平衡、低蛋白血症、血浆芳香族氨基酸增加和支链氨基酸降低等。内源性生糖氨基酸增加和肝糖原异生过程活跃可能是高血糖症的重要原因之一。此外,高血糖症还与"胰岛素抵抗"导致糖利用障碍有关。

5. **MODS**　在 MODS 发展过程中,器官功能障碍出现的顺序有一定的规律。肺往往是功能障碍发生最早且发生率最高的器官,这与肺易受多种致病因素打击以及功能障碍易被发现等有关。近年来,胃肠道在 MODS 中的作用受到重视。在 MODS 发病过程中,肠黏膜屏障功能较早受损或衰竭,在严重烧伤合并休克、再灌注损伤时尤为突出。肠屏障受损易引起肠道细菌移位和内毒素血症,从而激活肝脏单核巨噬细胞,启动全身炎症反应。鉴于上述原因,肺功能和肠屏障功能的监测和保护对于 MODS 的早诊早治具有重要意义。随着 MODS 的发展,可出现肝衰竭和胃肠道出血,而心脏或肾脏衰竭通常是 MODS 的终末表现。

（二）诊断依据

烧伤后 MODS 无统一的诊断标准，需结合病史、诱发因素、临床特征及脏器功能综合判断。常用的 MOF 标准为：

1. 肺功能衰竭　$PaO_2<7.98kPa$，$PaO_2/FiO_2<300$；$A-aDO_2>6.65kPa$；机械通气 5 天以上。

2. 肾功能衰竭　血 $Cr>177.5\mu mol/L$，$BUN>14.8mmol/L$。

3. 心功能衰竭　低血压；心指数 $<1.5L/m^2$。

4. 肝功能衰竭　黄疸；血清胆红素 $>34\mu mol/L$，SGOT 和 LDH 大于正常值两倍。

5. 肠胃功能衰竭　应激性溃疡、消化道出血，24 小时输血 1 000ml 以上；穿孔。

6. 脑功能衰竭　意识障碍，昏迷。

目前有学者用动态的器官功能障碍计分标准代替上述静态的器官衰竭标准。

三、防治对策

MODS 一旦发生则死亡率高，针对 MODS 应重在预防，包括减轻烧伤后炎症反应、改善休克和控制感染的措施、降低高代谢以及加强器官功能支持等。

（一）预防和纠正缺血缺氧

1. 液体复苏　MODS 多发生于严重烧伤后未能及时补液或入院时已休克的延迟复苏患者。对于这类患者，在严密心肺功能监测下快速输液，迅速恢复心排出量和血压，是预防和纠正烧伤早期缺血缺氧的关键。

2. 防治微血管渗漏　微血管通透性增高导致体液外渗是烧伤休克的根本原因。目前烧伤液体复苏本质上是边漏边补的"被动补液抗休克"模式，不能从根本上预防烧伤休克。深入研究微血管渗漏机制，发展"主动减漏防休克"是解决烧伤早期缺血缺氧性损害的终极策略。有学者发现，在液体复苏时给予大剂量氧自由基清除剂如维生素 C 或 E，或抗渗漏药物如七叶皂苷钠等，能一定程度降低微血管通透性，是值得深入研究的重要方向。

（二）预防和控制感染

1. 尽早封闭创面　创面是烧伤早期炎症反应和全身感染的主要途径，特别是深度创面。因此，尽早消灭创面是防治烧伤 MODS 的根本措施。对于大面积深度烧伤患者，若条件允许，最好将深度创面一次性全切除，力争早期封闭创面。

2. 预防各种腔道感染　定期更换各种导管，包括气管导管、血管导管、尿管、呼吸机连接管道等，预防管道感染；注意手卫生，谨防交叉感染。做好呼吸道管理，预防呼吸道和肺部感染。纠正缺血缺氧损害，尽早给予肠道喂养，保护肠黏膜屏障，预防肠源性感染。

3. 合理使用抗生素　有些抗生素如头孢噻啶、亚胺培南 - 西司他丁与青霉素结合蛋白 1（PBP_1）或 PBP_2 亲和，仅释放少量的内毒素，而有些抗生素如头孢他啶在杀灭革兰氏阴性菌时与 PBP_3 亲和，释放大量内毒素，引发炎症反应。因此，临床上应选择适合的抗生素抗感染，避免内毒素过多释放。

（三）器官功能扶持

1. 循环支持　循环支持应以满足机体能量代谢和氧需求为目标。因此，不仅要纠正心功能不全、休克、贫血和肺功能不全等，也要改善外周组织的氧利用功能。

2. 呼吸支持　机械通气可有效纠正低氧血症，使用机械通气不应追求最高的氧分压，而应追求最满意的氧供。对于机械通气仍不能改善的顽固性低氧血症，可采用体外膜氧合器（ECMO）代替受损的肺功能。

ECMO 是近年发展起来的可暂时性完全替代心肺功能的新型技术，其原理是将体内的静脉血引出体外，经过人工心肺旁路氧合后再注入患者动脉或静脉系统，起到心肺替代作用，维持人体组织氧合血供。目前 ECMO 主要用于 ICU 和危重急救。由于严重烧伤往往并非单一脏器受累，感染等并发症多，且创面需要特定处理，严重烧伤患者实施 ECMO 治疗目前尚无成功案例，仍需深入探索解决应用中存在的系列问题。

3. 保护胃肠道功能　对于严重烧伤患者，应特别重视保护胃肠道功能，措施包括：早期液体复苏避免肠道缺血缺氧；早期使用制酸剂预防胃肠道应激性溃疡；尽早实施胃肠道喂养，促进胃肠黏膜屏障功能恢复，预防肠源性感染和降低高代谢等。

（四）代谢支持

1. 肠内与肠外营养　尽管目前肠外营养技术已有显著提高，但需辩证看待肠内和肠外营养的关系。原则上,尽可能采用肠内营养,肠外营养(静脉营养)仅为补充途径。长时间的肠外营养易导致肠黏膜上皮萎缩、通透性增高并发生细菌、内毒素移位。采用肠内营养支持时,鼻饲也不能代替经口摄入,最佳的营养摄取方式仍然为经口摄入。

2. 高蛋白与特殊营养素 除采用高蛋白饮食外,特殊营养素如谷氨酰胺或谷氨酰胺双肽的补充,对于严重烧伤患者尤为重要。研究表明,补充谷氨酰胺的全胃肠道外营养的动物对创伤和休克的耐受力更强,表现为胃肠黏膜受损减轻、细菌和内毒素移位率较低。

(五)免疫调理治疗

1. 糖皮质激素 早期应用糖皮质激素,可拮抗内毒素活性,降低机体对内毒素的反应性,对缓解毒血症症状有一定的作用。然而,糖皮质激素将降低机体抵抗力,不利于感染防治,因此临床应用较少。

2. 细菌疫苗 多价铜绿假单胞菌疫苗(含抗脂多糖抗原及内毒素蛋白抗原)被认为可用于预防和治疗由该菌引起的脓毒症烧伤,但由于主动免疫抗体产生较慢,加之烧伤后多伴有免疫反应抑制,临床效果可疑。也有人主张采用高效价铜绿假单胞菌免疫球蛋白或免疫血浆进行被动免疫,但其来源困难,且疗效仍不理想。

3. 生物大分子药物 目前处于实验阶段的大分子药物包括可溶性 CD14 受体、抗 LBP 抗体、CD14 受体拮抗剂和杀菌性/通透性增加蛋白(BPI)。BPI 是一种存在于中性粒细胞嗜苯胺蓝颗粒中的蛋白质,具有杀菌活性,对脂多糖具有高度的亲和力,可以阻止脂多糖激发的一系列免疫病理反应。BPI 对许多革兰氏阴性菌外膜有特异性结合能力,发挥其细胞毒作用,导致细菌死亡。

第四节 常见烧伤脏器 并发症的治疗

一、心功能不全

烧伤后心血管并发症的发生率较高,仅次于肺部并发症,居烧伤后内脏并发症的第二位,主要包括心肌损害、心功能不全和"休克心",其他并发症如心律失常、化脓性血栓性静脉炎、深静脉血栓形成等也较为常见。

近年研究发现,严重烧伤可导致心肌自身RAS 系统激活,使心肌迅即发生缺血损害和功能减退,其发生早于烧伤休克,是烧伤"休克心"的重要病理基础。

(一)病因

1. 急性血容量减少 烧伤后心肌自身 RAS 系统激活,心肌局部血管收缩,血流量减少;加之烧伤休克导致循环血量不足,也使得心肌局部灌注不足。

2. 血管阻力增高 烧伤后交感-肾上腺系统、肾素-血管紧张素系统功能亢进,外周血管阻力增加,使得左心室后负荷增加,诱发左心功能障碍。

3. 急性循环血量增多 多为医源性因素,如短期过多过快输血、输液,使前负荷骤然加重,加之烧伤后心肌损害,易导致左心衰。

4. 感染 烧伤全身感染或肺部感染可致心肌炎、心肌出血、灶性坏死,少数可致心包炎、心肌脓肿,导致心肌收缩力减弱。此外,细菌毒素可直接抑制心肌舒缩功能。

5. 其他 包括心包积液、气胸、纵隔气肿等所致静脉回流受阻或心室舒张受限,严重的心律失常(如室性心律不齐、心房纤颤等)也导致心功能障碍。

(二)发病机制

烧伤后心功能障碍的发病机制甚为复杂,目前尚未完全阐明。

1. 心肌缺血缺氧 心肌是人体耗氧最多的组织。烧伤后心肌局部血流灌注不足、一氧化碳和氰化物中毒、肺功能障碍等,使心肌缺血缺氧。

2. 心肌收缩力抑制 其机制包括:①心肌细胞和收缩蛋白丧失;②心肌细胞对儿茶酚胺类物质反应性下降;③心肌局部肾素-血管紧张素系统(RAS)系统激活,使局部血管收缩,血液灌流减少;④体内释放心肌抑制介质抑制心肌收缩力,如心肌抑制因子、内毒素等。

需要注意的是,由于心脏储备功能强大,轻度的心肌收缩力下降并不会引起心脏射血功能下降;恰恰相反,由于心率代偿机制,烧伤早期心输出量往往高于正常。

3. **心室舒张功能和顺应性异常** 严重烧伤后心肌舒张功能、心室顺应性下降,妨碍心室充盈和冠脉灌注,继而加重心肌缺血缺氧。此外,烧伤后心肌细胞间间隙连接通信功能受损,使得心室各部舒缩活动的不协调。

4. **兴奋-收缩偶联障碍** 主要原因为 Ca^{2+} 转运失常,包括肌浆网对 Ca^{2+} 的摄取与释放异常等,导致心肌兴奋-收缩偶联障碍。

（三）临床表现与诊断

主要表现为心脏射血功能下降。若持续加重,可发展为心力衰竭。受监测技术限制和烧伤后胸部焦痂对查体的影响,烧伤心功能不全的早期诊断较为困难。

1. **心慌气急** 是值得注意的症状,但特异性不高。

2. **心率增快** 大多非心功能不全的表现,但若排除其他原因仍出现持续心率过快,则应警惕。若出现舒张期奔马律或"胎儿样"心音则提示心功能衰竭。

3. **心电图** 显示 QRS 波低电压、ST 段抬高或降低等心肌缺氧和受损,心室肥大图形等。

4. **胸部 X 线摄片** 若显示心脏扩大,有助于诊断,但应排除体位对摄片结果的影响。

5. **心功能指标** 包括①心输出量减少(CO):心衰时,CO<2.5L/min;②射血分数降低:射血分数是反映心收缩功能的常用指标;③中心静脉压(CVP)升高:反映右心射血能力。若右心功能不全,CVP 可高达 1.47kPa(15cmH₂O)以上。

6. **心肌力学指标** 包括 AOSP、AODP、MAP、LVSP、LVEDP、LV±dp/dt_{max} 等。AOSP、AODP、MAP 反映心脏压力(后)负荷状态和外周血管阻力情况。LVSP 反映左室最大等长张力。LV±dp/dt_{max} 为等容收缩或舒张期左室内压变化的最大速率,反映心肌的收缩或舒张性能。LVEDP 为左室舒张末压,LEVDP 增高是心衰的早期变化。与传统的心脏泵功能指标比较,心肌力学指标能较准确反映心肌舒缩性能变化。以往受技术限制,上述指标的临床监测有难度。随着新型血流动力学监测技术-脉搏指数连续心输出量监测(PiCCO)技术在烧伤临床的逐步推广应用,使得床旁监测心功能和心肌力学指标简易可行,并在指导烧伤复苏、体液管理等方面发挥重要作用,然而如何正确理解烧伤患者 PiCCO 监测数据的临床意义,仍需要大量临床研究支撑。

7. **心肌损伤指标** 肌酸激酶 MB 亚型、肌球蛋白轻链、肌钙蛋白 I 等是心肌细胞特有的标志物,可反映心肌受损伤程度。

（四）防治

烧伤早期心功能不全多与休克和/或肺功能不全有关,早期预防的重点在于迅速纠正休克和肺功能不全;后期并发的心功能不全多与感染有关,预防重点是防治感染。

1. **一般处理** 休息是减轻心脏负荷的重要方法,以降低组织需氧量,必要时镇痛镇静。呼吸困难患者应使用呼吸机辅助呼吸,以消除缺氧。体温过高者,应予以降温,减少氧耗量。纠正水电解质和酸碱平衡紊乱,纠正贫血,稳定内环境。

2. **去除病因** 例如,及时纠正休克,防治心肌缺血;防止过多过快输液,避免加重心脏负担;及时解除胸部焦痂压迫和处理胸部外伤等。

3. **减轻心脏前负荷** 对于因前负荷过重引起的心功能不全,治疗重点是尽快减轻心脏的前负荷,如控制输液总量、应用利尿剂脱水。

4. **减轻心脏后负荷** 对于因后负荷过重引起的心功能不全,治疗重点是尽快减轻心脏的后负荷,如应用血管扩张药物如硝普钠,使动脉和静脉扩张,但需严密观察血压变化,防止严重低血压。如存在明显肺水肿、中心静脉压和肺动脉楔压增高,特别是伴有周围血管强烈收缩时,也可使用速效的 α-受体阻滞剂,使周围血管扩张,降低外周阻力。

5. **心力扶持** 心力扶持是防治心功能不全或衰竭的有效措施。对心率较快者,可应用洋地黄类药物,增强心肌收缩力,降低心肌兴奋性,减慢房室传导,使心率减慢,同时还有利尿及降低心肌氧耗量等作用。洋地黄类药物禁用于低钾患者,使用时要避免过量引起洋地黄中毒。此外,也可应用非洋地黄类正性肌力药物,如多巴胺、氨力农等和传统中药如复方丹参等。

6. **改善心肌缺血和能量代谢** 烧伤后心肌缺血缺氧、感染等,常引起心肌能量代谢障碍,故应常规给予改善心肌能量代谢的药物,如极化液、辅酶 A、肌苷、细胞色素 C 等。改善心肌缺血可给予钙通道阻滞剂，如氨氯地平。血管紧张素转换酶抑制剂可以拮抗心肌内在的肾素 - 血管紧张素系统，改善心肌局部血供，可酌情选用。

7. 纠正心律失常　窦性心动过速一般不需特殊处理，若达 140 次 /min 左右，应积极寻找病因，必要时给予毛花苷 C 或 β- 受体阻滞剂等。阵发性室上性心动过速亦较常见，多与感染、应激、血容量不足等因素有关。因心率过快影响心排出量和心肌血供，应尽快处理。心房纤颤和室性心律失常多系烧伤后心功能不全的表现。对房颤伴心室率显著增快者，可给予毛花苷 C 以控制心室率，减轻心室负荷。对过频的室性期前收缩，即使症状不明显，也应设法控制，以防出现室性心动过速与室颤。

8. 控制感染　感染是烧伤后心功能不全的重要原因之一。防治烧伤感染的原则包括尽早消除感染来源（如创面坏死组织等），预防腔道感染，使用敏感抗生素，免疫和营养支持治疗，维持内环境稳定以及对症处理等。

二、急性肺损伤与肺部感染

烧伤后肺部并发症的发病率居内脏并发症的首位。早期主要为急性肺损伤（acute lung injury，ALI），后期主要为肺部感染。

（一）急性肺损伤

严重烧伤早期可引起广泛肺泡毛细血管膜损伤，导致呼吸功能障碍，严重者进一步发展为 ARDS。

1. 病因

（1）吸入性损伤：吸入热力和烟雾可直接导致肺损伤，若并发肺部感染，则进一步加剧肺脏损害。

（2）休克：休克致肺上皮与内皮缺血缺氧，发生肺水肿、肺充血、肺萎陷等，是烧伤早期肺损伤的主要原因。

（3）大量输液输血：短期内补液过快过多，诱发急性左心衰，导致肺水肿发生；库存血液有相当数量的颗粒，难以被一般滤过器滤过，若伤后补充大量库存血液，则颗粒物质易存积于肺内，产生微血栓；同时，库存血的血小板易被破坏，释放血管活性物质，诱发微血栓形成。

（4）误吸：严重烧伤胃肠功能减退，同时口

鼻腔分泌物增多，若患者神志不清，或气管切开，或呼吸道烧伤，则易发生误吸，引起气道阻塞和肺部感染。

（5）肺部感染：烧伤后肺功能不全乃至功能衰竭的重要原因。病原菌除来自肺部病灶外，相当部分是血源性感染引起。

（6）氧中毒：吸入氧分压 53.3kPa（400mmHg）以上的氧气 48 小时，可发生肺间质和肺泡水肿；吸入 72 小时，则有 2/3 形成肺泡透明膜、增生、肥大等病变，导致肺损害。

2. 病理生理

（1）通气不足：除吸入性损伤者，一般烧伤后呼吸道大都通畅，但是由于肺水肿或肺萎陷等使肺顺应性下降，胸部烧伤、疼痛等使胸廓顺应性下降，严重影响肺的通气。

（2）肺通气 / 灌流比率（VA/Q）失调：正常肺泡通气量约为 4L/min，肺血流量为 5L/min，两者比率为 0.8。烧伤后多种原因导致部分肺泡通气不良，流经该处的血液无法充分氧合，生理性动静脉分流量增大，导致 PaO_2 下降。同时，烧伤后血液灌流不良，使部分通气良好的肺泡缺乏足够的血液与之氧合，增加了无效腔气量。

（3）弥散障碍：由于肺水肿、肺萎陷、透明膜形成、肺泡上皮细胞增生与肥大等原因，使肺泡气血屏障增厚，妨碍气体弥散。

（4）氧耗量增多：烧伤后机体处于高代谢状态，氧耗量增加；加之呼吸功能障碍常表现为快浅呼吸，显著增加呼吸肌工作负荷，加大氧耗量。

3. 临床表现与诊断　急性肺损伤主要表现为进行性缺氧。早期表现为呼吸增快及其引起的低碳酸血症。后期出现呼吸困难，可导致脑缺氧，出现精神错乱、躁动、抽搐等。体格检查早期多无阳性体征，严重时出现支气管呼吸音和干湿啰音等。早期胸部 X 光检查多无异常，伤后 12~24 小时，可出现肺水肿 X 线影像，以后可出现肺部感染影像。

急性肺损伤的诊断不难，关键是早期诊断，主要诊断要点包括：

（1）血氧分压下降：PaO_2 低于 8kPa（60mmHg）提示肺换气功能明显障碍；PvO_2 低于 5.33kPa（40mmHg），提示组织缺氧。

（2）血二氧化碳分压下降：属早期表现；后

期出现二氧化碳潴留、$PaCO_2$ 增高。

（3）肺分流量增大：正常吸空气时，A-aDO$_2$ 不超过 2kPa（15mmHg），吸入纯氧 15 分钟 A-aDO$_2$ 不超过 6.67kPa（50mmHg）；而肺功能衰竭时，吸空气后 A-aDO$_2$ 大于 4kPa（30mmHg），吸纯氧后可大于 13.3~26.7kPa（100~200mmHg）。分流量超过心输出量 40% 者，预后多不良。

（4）呼吸无效腔增大：正常潮气量（VT）为 450ml，呼吸无效腔气量（VD）为 150ml，VD/VT 比值约为 0.3。肺功能不全患者潮气量可降至 300ml 以下，VD/VT 比值可增至 0.5 以上。

（5）肺顺应性下降：可低于 100ml/0.098kPa（100ml/cmH$_2$O）；功能残气量减少至 10ml/kg 体重。

（6）酸碱紊乱：早期多为过度通气引起的呼吸性碱中毒和乏氧代谢所致的代谢性酸中毒；晚期由于通气和换气均发生障碍，出现呼吸性酸中毒合并代谢性酸中毒。

4. 防治 本症发生率高，治疗困难，要强调预防。预防的关键在于去除诱因，包括尽快纠正休克、防止感染和积极治疗吸入性损伤等。治疗的重点在于防治肺水肿和肺萎陷，逆转进行性发展的低氧血症和控制肺部感染。

（1）保持气道通畅：加强呼吸道管理，鼓励深呼吸、咳嗽，清除口鼻腔分泌物，翻身拍背等。出现急性呼吸道梗阻或需要行机械通气或气道内分泌物多、有坏死脱落黏膜时，应及时行气管切开、建立人工气道。

（2）氧疗：常规予以吸氧维持 PaO_2 80mmHg 左右，吸入氧浓度一般不超过 40%。

（3）机械通气：对吸氧难以纠正的低氧血症或存在呼吸困难的患者，应积极行机械通气，常规采用呼气末正压通气（PEEP）。PEEP 宜从 3~5cmH$_2$O 开始，一般不超过 15cmH$_2$O。PEEP 可防止小气道闭合，使已萎陷的肺泡扩张。

（4）体外膜氧合器（ECMO）：又称人工膜肺。对于机械通气难以纠正的低氧血症，可考虑应用 ECMO 替代治疗，但目前仍处于临床探索阶段。

（5）液体管理：肺水肿是急性肺损伤、ARDS 和肺部感染的共性病理基础。在维持循环稳定的前提下，控制补液量，降低血管外肺水，有利于防治急性肺损伤等并发症。近年来，有学者在国内开展大样本严重烧伤患者床旁 PiCCO 监测，发现严重烧伤早期存在持续性肺水升高，是肺功能损害的重要原因；进一步发现，高容量负荷是肺水升高的关键危险因素。在此基础上，率先提出严重烧伤回吸收期限制性液体管理理念与技术方案，取得促进液体再平衡、加快回吸收期进程、减轻肺间质水肿和改善肺功能的良好疗效，伤后 2 周内 ARDS 的发生率降低 16%，肺部感染发生率降低 20% 以上。

（6）防治感染：关键在于清除病灶，尽早积极切除焦痂和有效封闭创面，注意各种管道的无菌操作，避免导管相关性感染。

（二）肺部感染

肺部感染是严重烧伤及小儿、老年烧伤最主要的直接死亡原因，多属医院获得性感染，其防治困难，是烧伤治疗需高度重视的问题。

1. 病因和发病机制

（1）局部免疫功能异常：烧伤导致呼吸道纤毛损伤，咳嗽能力减弱；伴有吸入性损伤者，气道局部防御能力减弱，利于病原微生物入侵和定植。此外，烧伤后肺组织内免疫细胞，如肺泡巨噬细胞（AM）、多形核白细胞、NK 细胞的吞噬或杀伤细菌的功能均受到损伤。

（2）肺组织损伤：烧伤早期肺毛细血管通透性增加导致肺水肿；休克低灌流损伤肺 II 型上皮细胞使肺表面活性物质释放减少，诱发肺萎陷；再灌注产生氧自由基加重肺组织损伤；肺泡壁透明膜形成等，都是烧伤并发肺部感染的病理基础。

（3）吸入性损伤：吸入性损伤损伤呼吸道黏膜和肺实质，气道内脱落的坏死黏膜、异物和富含蛋白的分泌物，均有利于细菌生长和繁殖，诱发肺部感染。

（4）误吸：误吸可引起化学性损害、细菌感染和机械性气道阻塞。

（5）血行播散：除支气管播散外，血行播散是烧伤后肺部感染的另一重要途径。病原菌主要来自创面，其次为各种导管如血管导管、气管导管以及留置导尿管等。

2. 肺部感染的类型

（1）继发于吸入性损伤：最为常见。严重吸入性损伤引起呼吸道广泛组织损伤，导致气管/支气管炎、肺水肿、肺萎陷等，极易并发肺部感染。

（2）继发于肺功能不全：此类多并发严重休克，导致肺间质和肺泡水肿，随后发生支气管肺炎等，伤后 3~7 天是高峰，感染一旦发生极易导致肺功能衰竭。

（3）继发于全身性感染：即血行播散性感染。感染源多为烧伤创面或血流感染。以回收期和脱痂期多见，但全病程均可发生。

（4）原发性肺部感染：呼吸道细菌引起的感染，多见于合并吸入性损伤、气管切开、头面部严重烧伤或老年烧伤患者，以鲍曼不动杆菌、铜绿假单胞菌、肺炎克雷伯菌和金黄色葡萄球菌感染为主。真菌感染见于特重度烧伤患者，以念珠菌感染常见。

3. **诊断**　烧伤后肺部感染多发生于严重烧伤患者，早期症状和体征常被掩盖，特别胸部有铠甲样焦痂或严重水肿者，早期诊断较为困难。

（1）胸部 X 线检查：入院后常规行胸部 X 线摄片，以作为对照。后续定期复查，若肺部出现肺水肿阴影时，应警惕肺部感染。若出现局灶性或片状阴影，多提示已并发感染；若进一步发展为支气管肺炎，则可见典型的 X 线阴影。

（2）口咽分泌物、痰液及支气管肺泡灌洗液培养：入院后 3~5 天常规定期行痰液、口咽分泌物细菌培养，了解微生物学特征，为抗生素使用提供参考。支气管肺泡灌洗液培养对准确了解肺部病原菌具有重要的参考意义。

4. **防治**　烧伤后肺部感染多为继发性，及时有效封闭创面或处理原发病灶对预防肺部感染至关重要，其防治同一般肺部感染，但应注意以下方面。

（1）清除气道分泌物和灌洗：清理气道异物和分泌物是防治烧伤后肺部感染的重要措施，包括保持气道内湿润、鼓励咳嗽，定时变换体位以利引流；建立人工气道者，要定期吸痰或灌洗；严重感染者，由于大、小气道内充满黏稠分泌物、坏死碎屑等，常规吸灌洗效果差，应在纤维支气管镜直视下进行吸引或灌洗。

（2）防止医院内交叉感染：一切接触气道的操作与器械均须严格遵守无菌技术操作规范，尤其要注意手卫生，谨防交叉感染。定期更换储液瓶和接触气管的物品，如定期更换气管导管、呼吸机连接管道以及湿化器等。

（3）抗生素的应用：严重烧伤后肺部感染多为混合感染，一般选用两种有协同作用的抗生素。早期选用广谱抗生素，后期根据药敏试验结果改用针对性抗生素。难以明确病原菌时，可结合病房细菌流行病学特征经验性选用适当的抗生素。

（4）气管切开和机械通气：烧伤后肺部感染患者出现下列情况时，应及早行气管切开和机械通气：①呼吸困难，包括吸气性和呼气性呼吸困难；②肺功能不全，$PaCO_2$ 低于 3.33kPa（25mmHg）或高于 6.00kPa（45mmHg）；吸高浓度氧后 PaO_2 仍低于 9.33kPa（70mmHg）；或呼吸频率持续超过 35 次 /min；③气道内分泌物多，须反复吸引或灌洗者。

三、急性肾功能不全

急性肾功能不全的发生率仅次于肺和心血管并发症。严重烧伤所产生的血（肌）红蛋白、烧伤休克、感染、肾毒性药物以及大量输库存血等是导致肾脏损害的主要原因。肾脏代偿能力强，仅当其功能明显降低时才出现肾功能不全的临床表现。因此，在临床治疗中，无论是否存在急性肾功能不全，均应重视保护肾脏。

（一）病因和机制

烧伤后急性肾功能不全主要为肾前性和肾性，肾后性肾功能不全少见，其病因和机制主要包括肾缺血损害和肾毒性物质损害。

1. **休克**　20 世纪 50 年代以后，由于烧伤休克防治水平的提高，急性肾前性肾功能不全（或衰竭）已较少发生。然而，休克期缺血缺氧不可避免造成一定程度的肾实质损害，若后期并发严重感染等，则肾实质损害进一步加重，导致急性肾功能不全或衰竭。

2. **感染**　是目前导致烧伤后肾功能不全的最主要原因。除了细菌及其毒素对肾组织的直接损害外，脓毒性休克导致的肾脏缺血性损害是其主要发病机制。

3. **肾毒性物质**　包括三类：①化学性物质，化学性烧伤如磷烧伤、苯化合物、铬及其他肾毒性化合物烧伤，毒性物质从创面和 / 或黏膜吸收，直接损伤肾实质；②血（肌）红蛋白，深度烧伤或肢体"筋膜间隔综合征"导致大量溶血或肌肉破坏，释放游离血（肌）红蛋白,堵塞肾小管引起肾脏损害;③医源性肾毒性物质,如使用肾毒性抗生素和错误输血所致大量溶血等。

4. 血管内凝血 深度烧伤导致广泛的组织损害,血小板活化,大量凝血物质释放入血;其次,缩血管物质（如 TXA$_2$、血管紧张素Ⅱ、内皮素等）的大量释放,使血管收缩,加之血流缓慢、血液浓缩,促使血细胞凝集,加重肾组织缺血。

（二）临床表现与诊断

烧伤后急性肾功能不全（或衰竭）的诊断不难,关键要做到早诊早治,诊断依据包括病史、临床表现和实验室检查。

1. 病史 严重烧伤延迟复苏患者、严重电烧伤患者、烧伤合并挤压伤（含热压伤）患者、四肢环状焦痂压迫所致筋膜间隔综合征患者、合并烧伤脓毒症患者,应高度警惕急性肾功能不全的可能性。

2. 临床表现 早期为少尿,进一步发展为无尿,是其主要临床表现。大面积烧伤早期由于机体代偿引起的少尿常与急性肾功能不全混淆,鉴别要点在于,若液体补充已达预期,而尿量仍无明显好转,则应考虑急性肾功能不全。鉴别诊断困难时,可采用利尿试验,如输注甘露醇、静脉注射呋塞米等。

3. 实验室检查 主要包括①尿液检查:A. 尿量,少于 400ml/d 或 17ml/h 为少尿;小于100ml/d 为无尿。B. 尿比重,出现急性肾衰竭时,尿比重低而固定（1.002~1.004）。C. 尿沉渣检查,包括管型、红细胞等。②血液检查:包括血尿素氮、血肌酐、血清电解质、血清渗透压、血清（游离）肌（血）红蛋白量、血细胞比容等。

（三）预防与治疗

1. 预防和纠正休克 及时液体复苏纠正低血容量性休克是预防烧伤后急性肾功能不全的关键。如经充分补液后,尿量仍在 0.5ml/（kg·h）以下,可考虑应用血管扩张药物如小剂量多巴胺,增加肾脏血液灌流量。

2. 清除肌（血）红蛋白尿 包括:①增加尿量,在复苏充分的基础上,应用利尿剂如甘露醇、呋塞米等;②碱化尿液,在输入液体加入适量的碳酸氢钠,使尿液 pH 尽可能达到 6.5 以上;③对于深度烧伤,应尽早清创,去除坏死肌肉;合并筋

膜间隔综合征者,应及早切开减压,减少肌肉坏死和肌红蛋白的释放。

3. 防治感染 采取综合措施包括尽早封闭创面、避免医源性感染、合理选择抗生素以及加强免疫与营养支持等,防治烧伤感染,从而减少因组织破坏、氮质血症等对肾脏的损害、减少毒素释放对肾血管内皮细胞的损害等。

4. 早期焦痂切除 创面是引发烧伤各种并发症的根本原因。在条件允许前提下,应尽早施行焦痂切除手术,并尽可能一次性全切除。已有肾功能不全时,一次性焦痂全切除并非手术绝对禁忌证,但应在严密的心、肺功能监护下进行。实践证明,与分次切痂比较,采取早期一次性焦痂全切除的大面积烧伤患者的内脏并发症发生率明显下降（从 48% 下降至 11%）。

5. 避免肾毒性药物 烧伤抗感染原则上尽量不选用有明显肾毒性的抗生素如氨基糖苷类抗生素。对已有肾功能不全者,应根据肾功能降低情况减少剂量。如患同时应用血液净化治疗,则应根据抗生素本身的特性调整剂量和用药时机。

6. 纠正内环境紊乱 烧伤后肾功能不全可发生各类型水、电解质和酸碱平衡的紊乱,尤其在少尿型者,应密切观察,勤检查,及时对症处理,维持水、电解质和酸碱平衡。

7. 营养支持 严重烧伤患者由于高代谢等原因,每日热量和蛋白质消耗量大,若补充不及时,感染更易发生,应采取热量和蛋白质补充并重的策略进行营养支持。以往对烧伤急性肾功能不全患者的营养支持存在认识误区,为了避免氮质血症加重,人为减少蛋白补充。事实上,该方法不但不能控制氮质血症,反而进一步削弱机体抗病能力。

8. 血液净化治疗 近年来,血液净化治疗在危重症和肾脏替代治疗中得到了广泛应用,其不仅可清除各种有害代谢产物,而且可调节水电解质和酸碱平衡,清除血中内毒素和炎症介质,减轻 SIRS 对肾实质的损害。对于存在肾功能严重损害患者,血液净化治疗是目前首选治疗方案。

四、应激性溃疡与功能紊乱

烧伤后严重应激对消化系统的改变主要有两个方面:一是胃肠黏膜的缺血缺氧导致的应激性

溃疡甚或消化道出血；另一是胃肠功能障碍，表现为腹胀、呕吐、腹泻，严重者表现为中毒性肠麻痹等。

（一）应激性溃疡

1842年，Curling首先报告了10例严重烧伤合并十二指肠溃疡，并科学地描述了两者的关系，后定名为Curling溃疡（柯林溃疡）。应激性溃疡一般多无典型的临床症状，常因发生上消化道出血或经纤维胃镜所发现，不仅发生于胃和十二指肠，而且食管、小肠等处都可发生。Czaja于1974年应用胃镜检查32例烧伤患者，在烧伤面积35%以上的29例中发现胃黏膜糜烂者达86%，并发胃肠道出血者占25%。目前，随着烧伤抗休克、抑酸、胃黏膜保护等治疗水平提高，烧伤应激性溃疡并发胃肠道出血的发病率已大幅降低。

1. 发病机制

应激性溃疡多与烧伤休克、延迟复苏、严重感染有关，以伤后48小时以内发生居多，涉及多种机制，包括：

（1）胃黏膜缺血缺氧：应激引起的血液重分配，使严重烧伤即刻出现胃黏膜血流量下降。

（2）黏膜屏障受损：胃黏膜上皮分泌高黏稠性、不溶性凝胶状黏液，构成一道"黏液屏障"。烧伤患者胃黏液分泌减少，且H^+渗入胃黏膜，破坏黏膜细胞，对胃黏膜屏障进一步损伤。

（3）胃酸分泌改变：正常成年人基础胃酸排出量为1.6~2.5mmol/h。Pruitt等（1981年）报道，无并发症的烧伤应激性溃疡患者的基础胃酸分泌量（BAO）为3.32mmol/h；有并发症（出血或穿孔）的应激性溃疡者的BAO为5.37mmol/h。BAO与应激性溃疡的严重性呈正相关，胃酸排出增加促进应激性溃疡的发生。

（4）前列腺素（PGE_2）释放减少：胃黏膜上皮细胞释放PGE_2，对局部黏膜起保护作用。烧伤后3小时胃黏膜组织内PGE_2即下降，伤后48小时仍明显低于正常，参与烧伤后胃黏膜损害。

2. 病理变化

烧伤应激性溃疡以十二指肠第一段多见，其次是接近于十二指肠的胃幽门和胃窦部，而食管和小肠溃疡少见，其病理特点：①胃部病变多见于胃窦、胃小弯和胃底部；十二指肠病变常发生于后壁。②溃疡常为多个。表现为多个溃疡的占78%，约25%为5个以上的溃疡。胃溃疡一般比十二指肠溃疡小，直径多小于0.5cm；有时溃疡很小，但可累及胃壁深层引起大出血。③溃疡多呈圆形或卵圆形，溃疡底部及边缘缺乏炎症反应或有轻微炎症反应，无纤维硬结。

3. 临床表现和诊断

临床表现：最常见为胃肠道出血。早期除偶有腹部隐痛和黑便外，其他症状少，多因大出血或穿孔后被发现。出血和穿孔时间多发生在伤后1~3周。

诊断依据：结合病史、临床表现和实验室检查如隐血试验等进行诊断。对于休克期渡过不平稳或并发全身性感染的严重烧伤患者，应高度警惕Curling溃疡的发生。

4. 预防与治疗

预防：Curling溃疡重在预防。通过加强黏膜保护和减少黏膜损害因素可有效预防Curling溃疡的发生，包括：①烧伤后及早复苏，改善胃肠黏膜血液灌流。②抑制胃酸分泌和保护胃肠黏膜。常用抑酸剂包括H^+泵抑制剂如奥美拉唑、胃肠黏膜保护剂包括硫糖铝片和硫糖铝悬液。此外，前列腺素类药物也具有保护胃黏膜的良好效果，如米索前列醇等。③早期肠道喂养，可有效促进胃肠道血液灌流，具有保护胃肠结构和功能的重要作用。不过，对于已经发生应激性溃疡，尤其是消化道出血的患者，则必须停止胃肠喂养，使胃肠道空置，否则将诱发更为严重的消化道出血。

治疗：烧伤后应激性溃疡主要并发症为出血和穿孔，以出血多见，若不能早期诊断和治疗，将严重威胁患者生命。

（1）出血：烧伤后应激性溃疡继发上消化道大出血，应立即予以紧急治疗，措施包括：

①非手术疗法：

A. 局部止血：胃管注入冰盐水加凝血酶、云南白药等，或注入含去甲肾上腺素4~8mg的4℃等渗盐水100ml，使出血区血管收缩而达到止血的目的；

B. 静脉滴注止血药物如氨甲环酸或氨甲苯酸；

C. 静脉滴注缩血管药物，如垂体后叶素或生长抑素；

D. 抑制胃酸分泌：持续静滴奥美拉唑控制胃

酸分泌,其效果优于分次静滴抑酸;

E. 内镜下止血:内镜下对出血点进行烧灼并局部应用止血药物。

②手术疗法:如出血难以控制,条件允许时应请相关科室会诊,果断采取手术治疗。然而,对于大面积严重烧伤患者,当出现应激性消化道大出血时,往往还存在其他严重并发症,如感染、脏器功能障碍或衰竭等,加之大面积创面存在,真正有条件开展手术的患者甚少,因而预后很差。因此,对于烧伤患者预防应激性溃疡显得尤为重要。

(2)穿孔:烧伤应激性溃疡合并消化道穿孔的发生率较低,但其早期诊断较困难。临床上,对找不到原因的血压下降、少尿、突发性肠麻痹或腹胀,应怀疑是否存在消化道溃疡穿孔。溃疡穿孔需行急诊手术治疗。

(二)消化道功能紊乱

严重烧伤对胃肠功能的影响以抑制为主,包括早期胃排空及肠道蠕动功能下降。烧伤面积越大,休克时间越长,胃肠道功能受损越重,恢复也越慢。整体上,结肠动力恢复较快,表现为先抑制后增强,甚至激惹现象,而胃动力恢复较慢,休克期后仍低于正常水平。

1. 病因

(1)早期休克:烧伤后出现低血容量性休克时,机体启动代偿机制,胃肠道黏膜缺血、静脉回流障碍等,致使胃肠功能下降,黏膜糜烂、出血。休克越严重,胃肠道反应越重。

(2)内分泌紊乱:大面积烧伤后儿茶酚胺分泌增加、胰岛素分泌降低、胰高血糖素及抗利尿激素等分泌增加,同时胰岛蛋白酶渗入,增加对胃肠道黏膜的损害,这些内分泌的改变均可使胃肠道的功能发生紊乱。

(3)水、电解质平衡紊乱:烧伤后易发生水电解质失衡,如血清钙浓度升高,促进促胃泌素分泌,影响胃肠功能;又如低钾导致胃肠道平滑肌收缩减弱,甚至出现肠麻痹,严重影响胃肠功能。

(4)氢离子(H^+)弥散作用:正常胃肠道覆盖黏膜屏障。烧伤后缺氧、缺血导致胃黏膜屏障受损,氢离子逆行弥散引起胃黏膜水肿和间质出血,抑制胃肠功能。

(5)感染:严重烧伤后组织分解毒素以及革兰氏阴性杆菌释放的内毒素,均能引起胃肠道功能的改变,严重者出现中毒性肠麻痹。

2. 临床表现与诊断

(1)食欲差:烧伤后虽经有效治疗,但仍表现为食欲差或厌食,是胃肠道功能未恢复的直观表现,对该类患者因高度警惕脓毒症或全身性感染的可能性。

(2)恶心呕吐:常见,轻者表现为恶心,重者伴有呕吐。吐出物一般为胃内容物,若呈咖啡色或血性,则提示上消化道出血。

(3)腹泻:常见。次数不等,少则一天数次,多则 10 余次,甚至达 20 余次。多为单纯性腹泻,大便呈稀水样,无脓细胞,大便培养阴性。

(4)腹胀:多表现为全腹腹胀,严重者类似麻痹性肠梗阻。大面积烧伤患者出现全腹腹胀往往是脓毒症的表现。

(5)腹痛:较少。若患者突感上腹部剧烈疼痛,应警惕上消化道穿孔的可能。

3. 防治

烧伤后肠道功能障碍是多因素的结果,不宜采用单一治疗措施或药物进行防治。其次,应强调早期预防。

(1)预防缺血再灌注损伤:快速有效的复苏有利于预防和减轻烧伤后早期缺血再灌注损伤。对于延迟复苏患者,应在严密心肺功能监护下实施快速复苏或"冲击疗法",即入院后 1~2 小时内快速输注预算液体总量的 1/3 到 1/2,迅速恢复有效血容量,纠正休克。

(2)早期肠道喂养:早期肠内喂养可以减轻肠黏膜受损程度,促进肠道功能恢复,预防肠源性感染和高代谢。因此,烧伤患者在能耐受的情况下应尽早开始肠道喂养,采取循序渐进原则实施,密切观察患者胃肠道反应,避免食物潴留。

(3)防治感染和封闭创面:烧伤休克期后的胃肠道功能障碍多与感染或脓毒症有关。若考虑为感染因素所致,则宜减少胃肠喂养,采用敏感抗生素加强抗感染,同时应尽早封闭创面,减少感染来源。

(4)对症治疗和胃肠道调理:对于食欲差、腹胀患者,可给予胃蛋白酶或消化酶片增强消化功能,给予胃肠道动力药促进胃肠蠕动和排空;对于腹泻患者,可给予蒙脱石散提高黏膜屏障的防御功能,或给予洛哌丁胺抑制肠道过度分泌,促进水、电解质以及葡萄糖吸收。此外,还应积极补充肠道益生菌,防治菌群紊乱。

五、脑水肿与创伤后应激障碍

（一）脑水肿

长期以来人们对烧伤后脑水肿的认识相对有限,究其原因:①早期脑水肿缺乏特异症状/体征;②脑水肿表现易被其他并发症掩盖;③缺乏适于床旁诊断脑水肿的有效方法。随着可移动式磁共振成像系统在临床的逐步应用,床旁动态监测烧伤患者脑水肿已成为可能。

1. 特征变化　烧伤早期脑水肿的主要特征包括:①发展分三阶段,第一阶段为伤后6小时内,是脑水肿发生的亚临床期;第二阶段为伤后6~18小时,是脑水肿的急速发展阶段;第三阶段为伤后18~24小时,此阶段颅内压急剧上升,易导致脑疝,是烧伤早期脑水肿的危重期。②早期表现呈弥漫性脑水肿,病理学改变兼有血管性和细胞性脑水肿特点。③血脑屏障功能破坏呈弥漫性、进行性加重。④毛细血管密度分布呈先高后低趋势,提示早期脑血流量和血容量增加;后期由于循环血量持续丢失,脑血流量进而减少。

2. 原因与机制

（1）原因:烧伤后微血管通透性升高导致水肿;此外,头颈部烧伤致局部水肿妨碍脑部静脉回流、深达颅骨的烧伤直接影响脑及脑膜也可造成脑水肿。在上述基础上,若存在缺氧、酸中毒、水中毒、严重感染及合并脑外伤等,则更易引起脑水肿,甚至脑疝。

（2）机制:有关烧伤早期脑水肿机制研究甚少,可能与脑组织中与应激、血管通透性及炎症有关的因子表达和释放异常有关,包括单胺类递质,即早期基因 c-fos 及生长抑素（Som-L1）水平上升、血管内皮 VE- 钙黏附分子和 CD31 表达减弱,以及血浆中炎性介质如 TNF、LPS 和 NO 和氧化应激代谢产物 MDA 增多等,这些物质可能参与烧伤早期脑水肿的形成。然而,有关脑水肿的发生机制与其他脏器水肿的形成机制是否类似,目前还不清楚,有待进一步研究。

3. 诊断与治疗　早期诊断和及时治疗是抢救成功的关键。

（1）诊断要点:结合病史和临床表现不难诊断,但由于烧伤的存在,早期体征常被掩盖,要做到早诊断也非易事。对于可疑患者,应仔细询问受伤原因、经过、伤后处理措施、有无脑水肿诱发因素等。

早期症状表现为嗜睡、深睡或反应迟钝,也有表现为激动或烦躁不安,甚至精神症状。恶心、呕吐出现较早,少有典型喷射状呕吐。小儿多表现为抽搐伴高热。瞳孔改变多属晚期,常提示脑干受压或脑疝形成。早期眼底检查有助于脑水肿的诊断,但头面部烧伤患者由于肿胀,眼底检查难以实施。

烧伤早期休克常伴有恶性呕吐等。若烧伤休克已纠正,患者反而出现嗜睡、恶心、呕吐时,应高度警惕是否存在脑水肿。或出现心率变慢、心律不齐、脉搏洪大、呼吸不规则与变慢、血压上升等现象时,应予以高度警惕。

（2）治疗

及时去除病因:如纠正休克、缺氧、酸中毒、水与电解质紊乱以及防治感染等,是防治脑水肿的关键。

做好一般处理:

1）体位:宜半坐位,不可骤然将头抬起,以免诱发脑疝,导致呼吸心搏骤停;

2）护理:抽搐患者防止坠床及意外损伤;呕吐患者防止误吸,保持呼吸道通畅和预防肺部感染;

3）观察:观察生命体征,及时对症处理。

维持呼吸功能:保持呼吸道通畅。呼吸道烧伤、严重头颈部烧伤、呼吸困难或昏迷患者,及早建立人工气道,予以吸氧或机械通气,必要时可短暂过度换气以减低颅内压。如有条件,采用高压氧治疗降低颅内压,尤其合并一氧化碳中毒患者。

脱水疗法:防治脑水肿最常用的方法。常用溶质性利尿剂如甘露醇。浓缩人血清白蛋白（25%）适于伴有低蛋白血症患者。脱水疗法应注意:①限制液体补入和控制血压是基本原则;②注意水与电解质平衡,达到轻度脱水即可;③对合并少尿型急性肾功能不全患者,不宜采用利尿剂,应行血液透析或血液净化治疗;④对合并心功能不全患者,不宜采用溶质性利尿剂如浓缩白蛋白或血浆,以防血容量骤然增加,而加大心脏负荷;⑤若临床症状得到改善,应逐步撤除脱水剂,以免突然撤除出现"回跳"现象。

肾上腺皮质激素:对防治脑水肿有一定的作用,多与脱水剂、利尿剂配合应用。常用地塞米松或氢化可的松,但若怀疑有急性消化道溃疡时,应慎用;同时,应密切监测感染状况,防止感染扩散。

其他治疗:头部降温降低脑代谢;并发抽搐者予以抗惊厥治疗;应用药物改善脑细胞能量代谢,如能量合剂、B族维生素等。

(二)创伤后应激障碍

创伤后应激障碍(post-traumatic stress disorder,PTSD)是指在威胁性或灾难性打击之后出现的精神障碍,表现为创伤性体验的反复出现,常在创伤后数天,甚至数月后出现,病程可长达数年。1980年,PTSD引入美国精神障碍诊断与统计手册。PTSD的早期研究以退伍军人、战俘及集中营的幸存者等为主,后在各种人为和自然灾害的受害者中展开。PTSD的患病率与事件特点和创伤严重度有关。在美国越战退伍军人及其他高危群体中所报道的PTSD患病率达3%~58%。PTSD在住院烧伤患者中的发生率约为30%,多见于2~4岁儿童和17~25岁青少年。很多烧伤儿童在康复之后患上严重的恐惧症;青少年处于青春期,对容貌和形体较为看重,烧伤后瘢痕及功能残障使其自信心受到打击,可能是上述群体成为烧伤患者PTSD多发群体的原因。

1. 病因与机制 创伤性事件是PTSD的必要条件,但非充分条件。多种因素影响PTSD的发生,如精神障碍家族史与既往史、童年时代的心理创伤、性格内向及神经质倾向以及躯体健康状态等。

目前认为PTSD是因为中枢神经系统对应激信息的记忆过程出现了障碍,使条件化的恐惧反应难于抑制或过分抑制所致,其产生机制包括脑内的记忆系统紊乱、记忆的印痕与中枢神经系统的突触可塑性改变、神经内分泌功能紊乱以及脑神经解剖的改变和易感性变化等。早期精神创伤可以使个体发生神经生物学改变从而成为PTSD的易感者;精神应激过于强烈或持久也会导致相关记忆环路的损伤和调节中枢兴奋和抑制过程的神经递质表达改变,导致PTSD。

有关PTSD完整的病理机制的脑图谱尚未完全清楚。围绕精神应激记忆印痕的产生过程,特别是对其神经生物学和神经病理生理学进行探讨,有望最终揭示其机制。

2. 临床表现与诊断

(1)临床表现:主要为心理再体验、回避和过度警觉等,具体如下。

1)反复重现创伤性体验:以各种形式重新体验创伤性事件;有时出现意识分离状态,仿佛又完全身临创伤性事件发生时的情境,持续数秒到几天不等。面临、接触与创伤事件相关联或类似事件、情景或线索时,出现强烈的心理痛苦和生理反应。

2)持续性回避:努力回避有关创伤的思想、感受或谈话;对创伤性事件的某些重要方面失去记忆也被视为回避的表现之一。回避的同时还有"心理麻木"或"情感麻痹"表现,给人以木讷淡然的感觉,对任何事情包括过去热衷的活动没有兴趣,与外界疏远隔离;难以表达与感受各种细腻的情感,对未来心灰意冷,严重时万念俱灰,以致发生消极念头,有自杀企图。

3)持续性焦虑和警觉水平增高:表现为自发性高度警觉状态,如难以入睡或易醒,易受惊吓、激惹或发怒,做事无从专心,并常有自主神经症状,如心慌、气短等。

(2)诊断:主要依据临床表现,目前无特异性实验室检查手段。当以上三类症状均持续1个月以上,且引发具有临床意义的苦恼或社交、职业等方面障碍时,可诊断为PTSD。根据病程长短,PTSD分为三个类型:急性型(病程小于3个月)、慢性型(病程为3个月以上)和迟发型(创伤性事件6个月之后才发病)。PTSD需与适应性障碍、抑郁或焦虑障碍鉴别诊断,但有时也与焦虑、抑郁障碍并存。

3. 预防与治疗

(1)预防:PTSD的危机干预的目的是预防疾病、缓解症状、减少共病、阻止迁延。措施包括认知行为方法、心理疏泄、诱因疏泄治疗、想象回忆治疗以及其他心理治疗等综合运用。

(2)治疗:

1)镇痛治疗:烧伤患者的疼痛贯穿其整个治疗过程,剧烈疼痛是PTSD的诱因。利用药物等多种途径减轻患者疼痛,可减少PTSD发生。

2)心理治疗:各种形式的心理治疗在PTSD

都有应用的报道。

3）药物治疗：包括抗抑郁药、抗惊厥药、抗焦虑药、抗痉挛药物和锂盐等。除非患者有过度兴奋或暴力倾向，一般不主张使用抗精神病药物。

4）家庭治疗：加强或重建患者家庭和社会支持系统，强化患者生活环境的心理支持条件，帮助患者缓解症状，从痛苦中走出来。

4. 预后　从遭受创伤到出现 PTSD 症状存在一定的潜伏期，一般从几周到数月不等。大多数 PTSD 患者可恢复，但病程有波动，少数表现为多年不愈的慢性病程，或转变为持久的人格改变。

（张家平）

参 考 文 献

［1］杨宗城. 烧伤治疗学［M］. 3 版. 北京：人民卫生出版社，2006.

［2］黄跃生，杨宗城，肖光夏，等. 烧伤早期损害的发病机制与防治策略［J］. 中国医师杂志，2003，5（11）：1581-1582.

［3］柴家科，盛志勇. 烧伤脓毒症与多器官功能障碍综合征临床防治的现状与思考［J］. 中华烧伤杂志，2008，24（5）：378-380.

［4］夏照帆，王钟山，房贺. 烧创伤相关肺损伤系统控制技术的研究与转化［J］. 中华烧伤杂志，2013，29（2）：113-115.

［5］张放，邱啸臣，朱世辉，等. 烧伤后的氧化应激损伤及治疗策略［J］. 中华医学杂志，2012，92（42）：3017-3019.

［6］左风利，任辉，张家平. 限制性液体管理策略防治严重烧伤早期肺脏并发症的临床研究［J］. 第三军医大学学报，2017，39（8）：794-800.

［7］中国老年医学学会烧创伤分会. 脉搏轮廓心排血量监测技术在严重烧伤救治中应用的全国专家共识（2018 年版）［J］. 中华烧伤杂志，2018，34（11）：776-781.

［8］汪仕良，肖光夏，杨宗城，等. 中国烧伤医学 50 年进展［J］. 中华烧伤杂志，2008，24（5）：321-322.

［9］盛志勇，姚咏明. 加强对脓毒症免疫功能障碍及其监测的研究［J］. 解放军医学杂志，2011，36（1）：8-10.

［10］胡森，白慧颖，周国勇，等. 乌司他丁对烫伤大鼠全身炎症、脏器微血管通透性和组织含水率的影响［J］. 感染、炎症、修复，2011，12（3）：149-151.

［11］Rex S. Burn injuries［J］. Curr Opin Crit Care，2012，18（6）：671-676.

［12］Endorf FW, Dries DJ. Burn resuscitation［J］. Scand J Trauma Resusc Emerg Med，2011，19：69.

［13］Kraft R, Herndon DN, Finnerty CC, et al. Occurrence of Multiorgan Dysfunction in Pediatric Burn Patients：Incidence and Clinical Outcome［J］. Ann Surg，2014，259（2）：381-387.

［14］Kallinen O, Maisniemi K, Böhling T, et al. Multiple organ failure as a cause of death in patients with severe burns［J］. J Burn Care Res. 2012，33（2）：206-211.

［15］Lu X, Costantini T, Lopez NE, et al. Vagal nerve stimulation protects cardiac injury by attenuating mitochondrial dysfunction in a murine burn injury model［J］. J Cell Mol Med，2013，17（5）：664-671.

［16］Sambol J, Deitch EA, Takimoto K, et al. Cellular basis of burn-induced cardiac dysfunction and prevention by mesenteric lymph duct ligation［J］. J Surg Res，2013，183（2）：678-685.

［17］Chai JK, Cai JH, Deng HP, et al. Role of neutrophil elastase in lung injury induced by burn-blast combined injury in rats［J］. Burns，2013，39（4）：745-753.

［18］Krzyzaniak MJ, Peterson CY, Cheadle G, et al. Efferent vagal nerve stimulation attenuates acute lung injury following burn：The importance of the gut-lung axis［J］. Surgery，2011，150（3）：379-389.

［19］Toon MH, Maybauer MO, Greenwood JE, et al. Management of acute smoke inhalation injury［J］. Crit Care Resusc，2010，12（1）：53-61.

［20］Maybauer MO, Rehberg S, Traber DL, et al. Pathophysiology of acute lung injury in severe burn and smoke inhalation injury［J］. Anaesthesist，2009，58（8）：805-812.

［21］Brusselaers N, Monstrey S, Colpaert K, et al. Outcome of acute kidney injury in severe burns：a systematic review and meta-analysis［J］. Intensive Care Med，2010，36（6）：915-925.

［22］Wang W, Yu X, Zuo F, et al. Risk factors and the associated limit values for abnormal elevation of extravascular lung water in severely burned adults［J］. Burns，2019，45（4）：849-859.

［23］Othman M, Agüero R, Lin HC. Alterations in intestinal microbial flora and human disease［J］. Curr Opin Gastroenterol. 2008，24（1）：11-16.

［24］Ibrahim AE, Sarhane KA, Fagan SP, et al. Renal dysfunction in burns：a review［J］. Ann Burns Fire Disasters，2013，26（1）：16-25.

[25] Hu JY, Meng XC, Han J, et al. Relation between proteinuria and acute kidney injury in patients with severe burns[J]. Crit Care, 2012, 16(5): R172.

[26] Cartotto R, Callum J. A review of the use of human albumin in burn patients[J]. J Burn Care Res, 2012, 33(6): 702-717.

[27] Stollwerck PL, Namdar T, Stang FH, et al. Rhabdomyolysis and acute renal failure in severely burned patients[J]. Burns, 2011, 37(2): 240-248.

[28] Curiel Balsera E, Palomino MA, Ordoñez JM. Acute kidney injury in critically ill burn patients[J]. Burns, 2010, 36(7): 1139-1140.

[29] Ji Q, Jia H, Dai H, et al. Protective effects of pentoxifylline on the brain following remote burn injury[J]. Burns, 2010, 36(8): 1300-1308.

[30] Demiralay E, Saglam IY, Ozdamar EN, et al. nNOS expression in the brain of rats after burn and the effect of the ACE inhibitor captopril[J]. Burns, 2012, 39(5): 897-904.

[31] Ehmer-al- lbran, Memon AA, Adil SE, et al. Post-traumatic stress disorder in patients with acute burn injury[J]. J Pak Med Assoc., 2013, 63(7): 888-892.

[32] Sadeghi-Bazargani H, Maghsoudi H, Soudmand-Niri M, et al. Stress disorder and PTSD after burn injuries: a prospective study of predictors of PTSD at Sina Burn Center, Iran[J]. Neuropsychiatr Dis Treat, 2011, 7: 425-429.

[33] Palmu R, Suominen K, Vuola J, et al. Mental disorders after burn injury: a prospective study[J]. Burns, 2011, 37(4): 601-609.

[34] Van Loey NE, van Son MJ, van der Heijden PG, et al. PTSD in persons with burns: an explorative study examining relationships with attributed responsibility, negative and positive emotional states[J]. Burns, 2008, 34(8): 1082-1089.

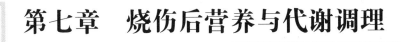

第七章 烧伤后营养与代谢调理

第一节 烧伤后代谢变化

一、烧伤后应激状态的病理生理学改变及代谢特点

烧伤(burn)是机体遭受热力、电、化学物质、放射线等所导致的组织损伤。严重烧伤的患者除了有一般创伤的变化外,由于皮肤屏障的破坏,大量烧伤坏死组织的存在,开放的创面大量丢失水分、电解质、蛋白质和微量营养素,大量热量消耗,各脏器功能受损,从而引起强烈的应激调节反应,具有一定的特殊性。与烧伤相关的应激反应是和包括激素水平、代谢状态、免疫状态和营养状态等一系列异常状态相关的。这些异常状态的程度和烧伤的面积和深度相关。轻度烧伤仅引起局部组织损坏,严重烧伤与其他任何严重创伤一样,烧伤患者可因休克、急性呼吸窘迫综合征、脓毒症、营养障碍和多器官功能衰竭综合征等原因导致死亡。

烧伤患者迁延的分解代谢使得瘦体组织、脂肪组织和体重减少,儿童处于生长阶段,严重烧伤可能使患者的线性生长延迟且生长速率减慢达数年之久。目前流行的趋势是为烧伤患者提供合适、足量的但不是过多的营养支持。因此,了解患者烧伤后发生的病理生理改变和能量及各类营养素代谢状态的改变,以及患者对各种营养物质的需求,对于营养支持具有指导性的意义。

(一)病理生理学改变

1. 液体丢失及儿茶酚胺分泌 烧伤面积大于20%时,早期存在一个暂时性的毛细血管通透性急剧增加期。一般持续24小时,最初12小时尤其明显。大量体液由血管内转移至血管外,引发全身性水肿,有效血容量显著下降,加上体表水分蒸发,创面血浆渗出,使机体在烧伤后需大量补液。此外,毛细血管通透性增加还伴有血浆蛋白大量丢失,且丢失量与烧伤严重程度成正比。

烧伤后儿茶酚胺的分泌增加,表现为血浆肾上腺素、去甲肾上腺素和多巴胺的浓度升高,尿中排出增加。对于儿茶酚胺分泌增加的作用,目前认为其不仅是收缩血管等血流动力学作用,还是机体提高代谢率的手段。烧伤患者产热增加是由对细胞具产热活性作用的儿茶酚胺所介导,其介导代谢反应的能力取决于可资利用的儿茶酚胺储备及组织增加儿茶酚胺的反应能力。儿茶酚胺产生增多的结果为产热增加,患者存活。相反,儿茶酚胺缺乏或组织对其反应不良,不能产生足够的热量维持热平衡,预后不良。

2. 神经内分泌变化 烧伤应激反应的神经内分泌变化特点是下丘脑-垂体-肾上腺皮质轴、交感神经-肾上腺髓质系统,以及其他激素及炎症介质的全身性生理应答。其中,下丘脑-垂体-肾上腺皮质轴是人体最先出现的应激反应系统。其主要分泌糖皮质激素。糖皮质激素是分解激素,促使骨骼肌蛋白分解,增加脂肪分解,促进糖原分解,抗胰岛素作用,通过糖异生以使血糖升高;它也是重要的抗炎激素,参与机体应激反应的调节,使炎症反应不至于过度而引起继发性损害。交感神经-肾上腺髓质系统则主要通过儿茶酚胺类激素发挥作用,包括肾上腺素和去甲肾上腺素,它们除了在休克期和感染期调整血流动力学以保障重要脏器血供外,还有促进糖异生,抑制胰岛素分泌,促进胰高血糖素分泌,并促使脂肪动员利用形成游离脂肪酸和甘油以供能。其他的激素包括胰岛素、胰高血糖素、生长激素等在调节烧伤后应激的高代谢状态中都发挥着各自的作用。

（二）代谢特点

1. 烧伤后的代谢变化 烧伤后患者的代谢变化有较明显的时相性变化，ASPEN 的指南将烧伤的恢复分为三个阶段：①休克期或复苏期；②急性分解代谢期；③调整性的合成代谢期。Cuthberston 将其分为一个短暂的代谢低下的低潮期（ebb phase）和一个代谢活动增强的高潮期（flow phase），高潮期又分为分解代谢期及合成代谢期。我国多采用后者的分期。烧伤后即刻为血流动力学不稳定期，组织充盈减少，儿茶酚胺大量分泌，称为"低潮期"，代谢特征性改变为总耗氧量下降及代谢率降低。创伤程度不同，血流动力学重建速度的不同，决定了低潮期持续时间不同。从极短暂到数小时至数天，一般持续约24小时。大致与临床的休克期相近。紧接着"低潮期"的是"高潮期"，特征性改变为机体 VO_2 消耗和静息能量消耗（REE）增加，钾、氮丢失加速。内脏血流、心脏总输出量脏器耗氧量和总 VO_2 消耗增加，体重下降，对糖的不耐受性增加和脂肪动员增加。这个阶段往往出现体温控制中枢上调，体温增高，尤其在严重烧伤患者中多见。此期常迁延数周或 1~2 个月直到创面愈合。随后的合成代谢阶段，氮平衡由负平衡转为正平衡，体重增加。烧伤后代谢反应主要是指高潮期内的分解代谢。

近年来研究发现重症烧伤后并不存在明显的代谢衰退期，即使在伤后数小时内监测静息能量消耗，仍然呈现高于正常水平的"代谢旺盛"现象。烧伤后代谢率的上升趋势呈现为"上升速度先平缓、后加速，平台维持较长时间后，平缓下降，伤后数月至数年仍高于正常水平"。

从理论上分析，无论是应激机制还是休克-缺氧机制，烧伤后代谢反应均应该以增强为主。因此，越来越多的学者认为，烧伤后代谢反应分期中不存在明显的代谢衰退期，代而取之的是缓慢上升期和加速上升期。

2. 重度烧伤后高代谢特征和时长 重度烧伤后机体出现持续病理生理应激反应，主要表现为机体长期的高代谢反应。机体高代谢一般是指机体静息能耗高于正常值10%以上。研究发现烧伤面积超过30%总体表面积的患者静息能耗在烧伤后最初数个月内高于正常值40%~80%，并且持续高代谢达 1 年。因此有必要为烧伤患者出院后仍然推荐充分的能量摄入，但目前对于此期的营养支持研究几乎缺如。

二、营养素的代谢特点

营养治疗是严重烧伤后代谢调控的核心内容。营养治疗的最终目的是重建正常机体构成和代谢稳态。造成烧伤患者营养障碍的主要原因包括代谢率增高，分解代谢期长且十分旺盛；创面大量渗出，随渗出液丢失大量蛋白质、无机盐、维生素；消化功能紊乱、患者食欲减退、营养吸收和补充困难；利用不足如胰岛素抵抗、高脂血症等；组织修复额外需要的物质量增加。

（一）蛋白质代谢

烧伤后患者出现严重的负氮平衡，烧伤后蛋白质分解代谢所产生的氮主要以尿氮形式排出，约占总氮量的80%~90%。因此尿氮的排出量可大致反映人体失氮量。尿氮排出增多为代谢率增高蛋白质分解增强的表现。在伤后 1~2 天，相当于低潮期的时间内，尿氮量不增多。进入高潮期后尿氮排出显著增加，伤后 1~2 周达到峰值。在合成代谢期间尿排氮量则正常或稍低。烧伤后尿氮排出量与烧伤面积成正比，烧伤面积大于 50% 的患者，每日失氮量可达 30g，即每天消耗蛋白质 200g。大、中面积烧伤后负氮平衡时间持续较长，直至创面基本愈合。除蛋白分解代谢外，烧伤后患者另一失氮途径为创面渗液失氮。创面丢失氮则约占 10%~20%。受到烧伤面积大小和深度变化的影响，创面丢失的氮量和持续时间变异较大。烧伤患者伤后一周内经创面的氮丢失量达每 10% 烧伤面积 10g。烧伤特有的创面丢失机制也是导致重度烧伤代谢紊乱严重的关键机制之一。尿氮排出增加，创面丢失氮，加上患者胃肠道消化吸收有所减退及手术、麻醉等原因摄入氮减少，从而形成负氮平衡。在负氮平衡的同时，还伴有钾、钙、磷、镁、锌等的负平衡。

烧伤患者机体蛋白质消耗的主要来源是骨骼肌。伤后最初 10 天内丢失的蛋白质约 2/3 来自骨骼肌，此后则以内脏蛋白分解为主。释放的氨基酸用于氧化供能、作为糖异生的前体、肝脏合成急性期蛋白和内脏蛋白质，并合成用于修复组织所需的蛋白质。Gore 等通过模拟血流和同位素标记氨基酸阐明烧伤患者骨骼肌分解后重分布于烧伤创面。虽然这不能完全证明骨骼肌蛋白质支持烧伤后创面愈合，但确实存在其在烧伤后的重分布，而不是被分泌排出机体。这从某种意义上讲，烧伤后机体应激反应导致机体成分减少可能是促进创面愈合的有利因素。因此烧伤后额外的蛋白质补充可能是既可以降低机体蛋白质高代谢又可促进创面愈合的关键方法。烧伤后蛋白质合成较正常人为多，但仍受到部分抑制，影响蛋白质合成的因素包括氨基酸的适量供应，非蛋白质热量的提供以及激素的作用。

血清游离氨基酸的变化反映了烧伤后蛋白质代谢的变化。游离氨基酸在血清中的半衰期仅 20 分钟，在烧伤后早期便出现明显变化。烧伤后早期蛋白质大量分解，血浆氨基酸浓度升高，甘氨酸、丙氨酸、苯丙氨酸和羟脯氨酸的升高很明显。但由于被肝脏和其他组织大量摄取利用，2 天后大多数氨基酸的浓度明显下降，在伤后不同时期，所降低的氨基酸浓度不一致。但苯丙氨酸、谷氨酸、门冬氨酸的浓度可升高。高苯丙氨酸血症的原因除了蛋白质高度分解外，与肝脏功能受损而致对苯丙氨酸代谢下降有关。谷氨酸、门冬氨酸在红细胞中的浓度高于血清浓度的 10 倍和 100 倍，他们在血清中浓度的升高和烧伤后红细胞的大量破坏有关。烧伤患者血浆氨基酸谱的变化对营养的支持具有重要的指导意义。

支链氨基酸与大多数氨基酸不同，它不在肝脏代谢而主要在肌肉中氧化。烧伤后支链氨基酸的大量分解除了为肌肉提供能量外，主要用于合成谷氨酰胺。由于烧伤后大量支链氨基酸从创面渗出和烧伤后肌肉的支链氨基酸分解加速，患者血清支链氨基酸浓度下降，其下降程度与烧伤面积和深度有关。大中面积烧伤患者血清支链氨基酸下降与预后有关，烧伤后两周内，血中支链氨基酸总量减少 20%~30% 的患者死亡率较高。

（二）脂肪代谢

烧伤后患者脂肪组织分解增加，是创伤代谢反应的一部分。表现为游离脂肪酸和甘油释放增加，前者参与氧化代谢，是烧伤患者重要的能量来源。后者则参与糖异生，减少烧伤患者蛋白质的消耗，对患者有利。脂肪分解代谢受多种激素调节，儿茶酚胺、胰高血糖素、生长激素等可激活脂肪酶使脂肪分解产生甘油和脂肪酸。而糖皮质激素则抑制脂肪合成。烧伤后胰岛素分泌增加，使得烧伤患者的酮体生成率下降，禁食患者更为明显。甘油在肝脏转化为葡萄糖，脂肪酸则经连续氧化产生能量和乙酰辅酶 A。后者可氧化直接功能，也可转化为酮体，为脑、心肌、肾和骨骼肌提供能量。中链脂肪酸可自由出入线粒体，而长链脂肪酸则必须先与辅酶 A 结合为脂酰 -SCoA，然后在以肉毒碱为载体的膜运载系统帮助下进入线粒体。由于烧伤后肝脏合成的肉毒碱减少，而肉毒碱经尿排出和经创面渗出则大量增加。严重烧伤患者可能出现肉毒碱水平下降，引起长链脂肪酸氧化利用受阻。

烧伤患者在能量摄入不足时，脂肪组织分解氧化增加。严重烧伤患者一天脂肪丢失量可达 600g 以上。脂肪总量减少一半对人体没有明显危害，但过度的脂肪分解和肉毒碱缺乏则容易导致烧伤患者发生脂肪肝，损害肝功能。

（三）碳水化合物代谢

严重烧伤患者的能量需求大量增加，而人体的糖原储备有限，仅 300~500g，仅能提供伤后 10 小时的能量。维持血糖浓度，是为主要依靠葡萄糖获取能量的组织如红细胞、骨髓、肾上腺髓质等提供能量。烧伤后糖异生增加，葡萄糖是烧伤患者损伤组织细胞生长和创口愈合最主要的能量来源，但目前外源性提供的果糖也对烧伤能量提供也起到了积极的作用。创伤患者的葡萄糖代谢率是正常人的 130%，即使补充大量外源性葡萄糖也不能抑制内源性葡萄糖合成、糖异生及蛋白质分解。

在烧伤应激状态下，儿茶酚胺、糖皮质激素、胰高血糖素等分解代谢激素释放增多，并持续较长时间。儿茶酚胺可刺激骨骼肌糖原和肝内糖原分解，激活脂肪酶，促进脂肪分解。糖皮质激素促使骨骼肌蛋白分解，并有抗胰岛素作用。胰高血糖素是导致烧伤后高血糖症的主要递质，它促进肝糖原分解和糖异生，使血糖升高。由于上述原因糖原、蛋白质、脂肪分解代谢增加,使外周组织释放的氨基酸、甘油、乳酸和丙酮酸浓度增高,其中最主要的是生糖氨基酸。这些都是糖异生的前体物质,在胰高血糖素的作用下,糖异生作用明显增强。烧伤后糖异生除了在肝脏进行外,也有人认为其可能在肾脏进行。

重度烧伤后机体应激激素和炎症因子显著升高,而胰岛素抵抗往往导致了严重且难以控制的机体高血糖和长期的胰岛素低敏性。Chondronikola 等研究表明当烧伤面积大于20%总体表面积时,机体在伤后1周内出现高血糖及高胰岛素血症,在伤后7~14天达峰,最长可持续至伤后2~3年。

胰岛素在休克期分泌受到抑制,与高血糖状态不相对应。其后胰腺 β 细胞受体增强,分泌增加,但由于外周组织胰岛素抵抗增加,使得机体对血糖利用发生障碍,葡萄糖氧化供能受阻。烧伤患者发生胰岛素抵抗的机制尚不清楚。胰岛素抵抗使人体组织细胞对胰岛素的敏感性降低,使胰岛素不能正常地发挥对葡萄糖的摄取和利用功能,导致严重烧伤患者处于细胞外高血糖和细胞内低能量的状态。因此,烧伤后用于氧化的葡萄糖限制在 5mg/(kg·min) 内。输入过多的葡萄糖不但无法被组织利用,反而会加重患者的负担,增加诱发脂肪肝的风险。Baptista 等研究表明烧伤后机体高血糖可阻碍创面胶原沉积和创面上皮化。

(四)微量元素和维生素的代谢

烧伤后由于创面丢失和渗出等原因,在丢失大量液体的同时也伴有大量微量元素丢失,表现为血浆微量元素浓度降低,并持续较长时间。有些微量元素尤其是锌对机体的代谢和创面修复起着重要作用。机体为了维持正常的生理功能,促进蛋白质合成,促进创面愈合和改善免疫功能,对微量元素的需求增加。虽然对于烧伤患者维生素和微量元素的确切需要量还有待研究,但近期的多个研究都提示该类患者对于维生素和微量元素的需要量增加。根据渗出丢失量和正常人体需要量补充足量维生素和微量元素可提高血浆浓度以得到一定程度的恢复,并增加相关酶的活性。应尽早补充维生素和微量元素,甚至从损伤后最初

几个小时即可开始。因为有些维生素和微量元素还有抗氧化作用,对氧自由基产物增加的患者具有重要意义。

(五)水电解质代谢

由于毛细血管通透性增加,大量水分与钠潴留于组织间隙或自创面丢失,致使血容量和血浆容量下降,血液浓缩,血黏度增加等一系列血流动力学改变。血清钠、碳酸氢根离子都可下降,尿钠及氯化物均低,尿量减少,因此应及时补充液体。此时经由尿和创面丢失的钾也相当多,但由于细胞内钾释放,血清钾可正常或稍低。休克期后,如尿量恢复至 1 000ml/d 以上,应予补钾。伤后7天,水肿回吸收期排尿增加,更需注意补充钠钾。

在烧伤治疗中,许多治疗措施可影响水盐代谢。如热风器和空气悬浮床,溶质性利尿剂,高浓度肠内营养等。

(六)体重变化

烧伤早期由于水钠潴留,患者体重可稍增加。回吸收期后体重减轻明显,主要和长期应激状态和高代谢状态引起脂肪和骨骼肌的急剧消耗有关。若营养治疗不足,烧伤面积大于40%的患者在伤后7~8周体重常可下降20%。体重下降小于10%,一般不影响正常生理功能,下降10%~30%时创面愈合延缓,免疫功能低下,易发生侵袭性感染。体重下降大于30%则危及生命。

三、应激状态的代谢评估

小于20%的体表面积浅度烧伤,由于代谢反应轻,烧伤后短期内可恢复正常饮食,一般不存在营养支持问题。体表面积20%以上的浅度烧伤或体表面积10%以上的Ⅲ度烧伤由于伤后发生应激反应重,在碳水化合物、蛋白质、脂肪以及水盐代谢方面都出现一系列复杂的变化,使严重烧伤患者的代谢率明显升高。

烧伤患者静息代谢率的增加随着烧伤严重程度而上升,可超过正常人的1.5~2.5倍,70年代文献报道,烧伤患者的实际能量消耗是理论计算静息能量消耗(resting energy expenditure, REE)值的150%~200%,且与烧伤严重程度和烧伤面积大小成比例。Wilmore 等通过临床研究发现,当烧伤面积小于50%,静息能量消耗随烧伤面积呈线性上升。但当烧伤面积大于50%时,患者的静息能

量消耗随烧伤面积增加的幅度减少。提示烧伤后代谢的增加有相对限度。机体的反应能力可能已达极限，严重烧伤患者代谢率的增加很少超过正常的2倍。代谢率变化也与烧伤病程有关，一般伤后6~10天达到高峰，之后随着创面逐渐修复、感染被控制、患者康复而逐渐下降。

根据间接测热法设计的间接能量测定值被认为是决定个体能量需要的"金标准"。但是间接测热法反映的是机体能量的消耗而不是需求，临床上患者实际能量需求更为复杂。

由于烧伤伤情的特点，通常所用的营养监测指标不一定适用于烧伤患者。例如常用的上臂周径、上臂肌周径等的测量，在烧伤后短时间内不易发生变化。此外，复苏阶段的水肿以及上臂烧伤等均限制了这些方法的应用，而不同检查者间的测量误差较大是这些指标固有的缺点。又如用以评价瘦体组织的指标——肌酐身高指数，计算方法为：（烧伤患者24小时尿肌酐/相同性别、身高24小时尿肌酐标准值）×100%。大面积烧伤后分解代谢增加，合并感染时更甚，尿肌酐排量增加，这就影响了肌酐身高指数作为评定烧伤患者营养状况的可靠性。所以，目前尚缺乏满意的指标监测烧伤患者的营养状况。以下的指标虽有一定局限性，但可酌情应用。

1. 病史 伤前摄食、体重、营养状况，以及有无疾病、水肿、腹水及营养素缺乏等。

2. 体重 体重因体型不同而有相当大个体差异。烧伤早期大量输液、水肿、体液回收、创面大量渗出与蒸发、敷料包扎创面以及切、削痂手术去除坏死皮肤及皮下组织等，均影响体重测定结果，但如能参照伤前体重以及在复苏后对体重作连续观察，仍是烧伤营养监测的一项重要指标。当实际体重较伤前丢失超过10%~15%时，表示营养摄入不足，应加强代谢营养支持，以避免营养不良所致脏器功能不全、脓毒症等并发症。

3. 血清蛋白 目前常用的有白蛋白、前白蛋白、转铁蛋白及维生素A结合蛋白。对营养监测的敏感性主要取决于该蛋白的半衰期。白蛋白半衰期较长，约20天，分解代谢期可适当缩短。转铁蛋白半衰期8~10天，前白蛋白半衰期2天，维生素A结合蛋白仅为10~12小时，均可迅速反映总体蛋白的变化，并与氮平衡的变化一致。但转铁蛋白受缺

铁的影响，维生素A结合蛋白也受维生素A缺乏的影响。此外，血浆纤维连接蛋白（fibronectin，FN）也是反映营养的敏感指标，严重烧伤患者在伤后1~2周内均下降，病情恶化时则出现回升后再次下降，或早期下降后迟迟不见回升。

但是，由于烧伤后体液在间隙间变动，蛋白自创面大量渗出，分解代谢及合成代谢的速率增加，在病程中不断地输液、输血及输注氨基酸及白蛋白等，均可影响血浆或血清蛋白浓度作为营养监测的正确性。

4. 尿三甲基组氨酸 三甲基组氨酸主要分布于骨骼肌蛋白中，其更新率较慢。另一部分存在于皮肤、血管及肺、肠等内脏平滑肌中，数量虽较少，但更新率快。三甲基组氨酸由肌肉分解释出后不再合成蛋白而由尿中排出，故其尿排量可作为骨骼肌、内脏肌蛋白分解的指标。摄入肌肉蛋白可影响其排量，测定期间应避免摄入肉类。禁肉条件下成人尿三甲基组氨酸24小时排量为150~200μmol，男性稍高于女性。由于其也来自肠道等平滑肌分解，若仅作为骨骼肌更新指标则不够精确。

5. 氮平衡 系摄入氮与排出氮之差，差数正值为正氮平衡，负值者为负氮平衡。摄入氮包括口服蛋白及静脉输入血浆、白蛋白、氨基酸等，排出氮包括尿氮、粪氮及创面氮。氮平衡的计算方法：

24小时氮平衡（g氮）=［24小时摄入蛋白（g）/6.25］-24小时尿、粪和创面排氮（g）。

可收集24小时尿测定尿氮，粪氮通常以1.5g计算。创面丢失氮的测定比较困难，许多氮平衡研究报道均未计算烧伤创面丢失的氮量。目前尚无确切计算创面丢失氮量的方法，下列方法可供参考：①伤后1~3天，0.3g氮 × 体表面积（m²）× 烧伤面积（%）；②烧伤4天以后，Ⅲ度烧伤为0.2氮 × 体表面积m² × 烧伤面积%，Ⅱ度烧伤为0.1g氮 × 体表面积m² × 烧伤面积%；③以尿氮排量的1/3估算。伤后时相不同、深度不同以及有无感染均影响创面的失氮量，上述方法只能是一种粗略的估计而已。

此外，累计氮平衡的计算方法是将需测定一段时间内逐日的氮平衡值相加而求得。

6. 免疫指标 淋巴细胞计数、皮敏试验、免疫球蛋白、白细胞功能及T淋巴细胞等均可根据条件酌情选用于烧伤患者的营养监测。

第二节 烧伤后营养需求

一、烧伤后营养风险评估与营养支持的适应证

(一)营养风险评估

2002年欧洲肠内肠外营养学会(ESPEN)明确"营养风险"的定义为"现存的或潜在的与营养因素相关的导致患者出现不利临床结局的风险"。所谓临床结局,即包括感染性并发症发生率、住院时间、住院费用、成本-效果比、生活质量、生存率和病死率等。换言之,"营养风险"并不是指"发生营养不良的风险",而是一个与"临床结局"相挂钩的概念。只有改善临床结局才能使患者真正受益,即改善临床结局是临床营养支持的终点。

目前营养筛查工具包括(按照发表的时间顺序):主观全面评定(subjective global assessment,SGA)(注:实为筛查性)、微型营养评定(mini-nutritional assessment, MNA)(注:适用于老年患者、社区人群)、营养不良通用筛查工具(malnutrition universal screening tool, MUST)(注:适用于社区)及营养风险筛查(nutritional risk screening, NRS 2002)(注:适用于住院患者,基于128个RCT)。

中华医学会肠外肠内营养学分会根据:①以住院患者为对象;②具有循证基础;③相对简单易用的原则,选择和推荐使用营养风险筛查(NRS 2002)作为判断患者是否需要营养支持的筛查工具,如表2-7-1所示。

表 2-7-1 营养风险筛查表 2002(NRS2002)

	初筛	是	否
1	BMI 是否 <20.5?		
2	最近 3 个月体重是否有所下降?		
3	最近 1 星期饮食量是否有所下降?		
4	病情是否非常严重(如在重症治疗中)?		

是:如果患者的选择有1项为"是",将继续进行下表的"终筛"。
否:如果患者的回答全部是"否",患者可在1周后进行重新筛查。
举例:如果患者将要进行一个重要的手术,则应考虑一些营养护理计划以预防可能存在的营养风险状态。

终筛			
营养损伤状态		疾病严重程度(营养需求的增加程度)	
无 =0 分	正常的营养状态	无 =0 分	正常的营养需求
轻度 =1 分	3 个月内体重下降 >5% 或最近 1 星期饮食量是正常饮食量的 50%~75%	轻度 =1 分	骨盆骨折、有慢性疾病,尤其有急性并发症:肝硬化、慢阻肺、血液透析、糖尿病、肿瘤
中度 =2 分	2 个月内体重下降 >5% 或 BMI 为 18.5~20.5+ 总体状态不佳或最近 1 星期饮食量是正常饮食量的 25%~50%	中度 =2 分	重大的腹部手术、卒中、严重肺炎、恶性血液病
重度 =3 分	1 个月内体重下降 >5%(3 个月 >15%)或 BMI<18.5+ 总体状态不佳或最近 1 星期饮食量是正常饮食量的 25%	重度 =3 分	头部损伤、骨髓移植、重症监护患者

总分	
年龄:如果年龄 ≥70 岁,需要调整总分,在原总分基础上加 1 分	

分数 3 分,说明患者处于营养危险状态,需要进行营养护理计划。
分数 <3 分,则对患者每周重新筛查一次。
举例:如果患者将要进行一个重要的手术,则应考虑一些营养护理计划预防可能存在的营养风险状态。

（二）烧伤后营养风险评估与营养支持的适应证

小面积的烧伤创伤较轻,产生的全身调节反应轻,对全身的代谢影响较轻或无影响。严重烧伤患者的能量代谢变化除了一般的创伤反应外,由于创面蒸发失热,大量蛋白质丢失,大量自身蛋白质(主要是骨骼肌)的消耗,感染和创面修复需大量的营养物质,使严重烧伤患者的代谢率明显升高。

由于烧伤面积大于20%就会出现明显的液体丢失和代谢应激反应,所以美国的《创伤患者营养支持的实用指南》指出:烧伤面积超过20%~30%的患者可以用任何可利用的公式估计最初的能量需求。但是也有一些专家认为一些单纯的烧伤面积20%~30%的浅Ⅱ度烧伤患者作为烧伤营养支持的适应证不合适。而烧伤面积30%以上作为营养支持的适应证显然被大多数专家公认。

中国学者对NRS 2002在中国的"本土化"进行了大量的研究,中华医学会肠外肠内营养学分会的"营养风险筛查与营养支持"协作组,以营养风险筛查2002(NRS 2002)方法为工具,分两阶段调查我国大城市大医院及中、小医院的营养风险、营养不足和营养支持的应用情况,调查结果表明,结合中国人群的BMI正常值(18.5≤BMI≤23.5),应用NRS 2002工具对我国患者营养风险进行筛查并判断是否需要营养支持是可行的。NRS 2002还在烧伤科得到了改良性的应用。

烧伤专科引入这个工具,至少可以得到体重指数(BMI)影响的因素,病程中饮食和体重变化的因素和老年的因素。由于烧伤深度对应激代谢的影响因素非常大,所以对单纯烧伤面积20%~30%的情况进行划分,作为营养风险筛查工具中"临床状态"(主要指疾病的代谢状态)的评分。烧伤面积20%~29%或Ⅲ度烧伤面积5%~9%的患者,代谢状态评分算2分;烧伤面积10%~19%或Ⅲ度烧伤面积1%~4%的患者,代谢状态算1分,烧伤面积小于10%且没有Ⅲ度烧伤时,代谢状态算0分。这样的话,对烧伤患者就比较容易和客观地掌握营养治疗适应证了。

归纳起来,烧伤营养治疗的适应证为:

1. 烧伤面积大于等于30%或重度烧伤患者。

2. 营养风险筛查评分大于等于3分者。即根据营养状态评分(急诊入院患者主要是体重指数)+临床状态评分(烧伤面积20%~29%或Ⅲ度烧伤面积5%~9%的患者,代谢状态评分算2分;烧伤面积10%~19%或Ⅲ度烧伤面积1%~4%的患者,代谢状态算1分,烧伤面积小于10%且没有Ⅲ度烧伤时,代谢状态算0分)+年龄评分(大于等于70岁算1分)的总和。由于病程中会出现其他影响营养状态的因素,如饮食摄入减少、体重减轻,当该评分小于3分时,需每隔1周或更短的时间复评。简言之,入院时营养风险筛查评分大于等于3分者、体重指数小于18.5者和烧伤面积20%~29%或Ⅲ度烧伤面积5%~9%的年龄大于70岁的患者。

3. 不愿或不能正常饮食者。如:意识障碍及昏迷、口周、咽喉严重烧伤或创伤,咀嚼及吞咽困难、上消化道化学烧伤、消化、吸收不良,腹泻。

烧伤营养治疗的禁忌证与各种疾病营养支持的禁忌证相同,为:

1. 患者休克期或危重状态下生命体征不稳定的情况下。生命体征平稳指在包括药物、呼吸机等治疗措施控制下血流动力学、呼吸功能稳定。

2. 无烧伤患者营养治疗适应证的情况下。

3. 违背伦理学的情况下。

二、烧伤后能量需求

（一）烧伤后能量需求的时相性

烧伤后的临床表现具有很强的时相性,可分为休克期、感染期与康复期几个阶段,大致与代谢状态的低潮期、高潮期和恢复期相对应。因此各期的营养治疗重点也各不相同。

休克期发生在伤后48小时之内,此时以液体复苏为主。在休克平稳时目前不主张肠外营养,但主张早期肠内营养。传统观念认为休克期虽有良好复苏措施,恢复了心、肾、肺等重要脏器的灌注,但肠道则仍处于严重的低灌注状态。且严重烧伤患者早期胃肠道功能受到抑制,进食后易发生恶心呕吐和胃扩张,因此烧伤患者早期采取常规禁食。随着近几十年来多种动物实验和临床研究,结果显示早期肠内营养可有效改善烧伤早期胃肠道血流量和门静脉血流量,使肠黏膜的血供和氧耗量增加,维护肠道黏膜的屏障功能,并可降低烧伤后的高代谢。如能同时补充谷氨酰胺则能更好地增加肠黏膜的活力,减少肠道缺血缺氧和再灌注损伤。此外,早期肠内营养还能有效维护肠黏膜重量和厚度,维护肠道生态平衡,减少肠道菌群、内毒素移位引起的肠源性感染和脓毒症。

感染期也为代谢高峰期,营养治疗极为重要,原则上要循序渐进,逐步达到能量和蛋白质需求量,并根据临床表现、实验室检查、创面愈合或覆盖情况及其他并发症发生等情况,及时调整营养治疗的方案。如出现应激性糖尿病,要适当控制血糖。既要控制肠外肠内营养的总容量,又要避免高浓度的负面影响。在整个烧伤病程中,尤其是感染期,Ⅲ度烧伤创面未及时覆盖的大面积烧伤患者,并发症的发生率很高。如创面脓毒血症、播散性真菌病、急性脑水肿、肺水肿、急性上消化道出血、肺炎、应激性糖尿病、多器官功能衰竭等,如何积极地营养治疗仍然值得进一步探讨。

康复期患者创面大部分愈合,进入功能恢复。此时主要以肠内营养包括强化口服营养为主,仍然强调蛋白质的质量。

(二)烧伤后营养需求的计算

无可争议的是,在烧伤后患者的能量需求增加了。因此需要供应给患者足够的,但不是过多的热量。但是对于确定能量供给目标的方法,目前还没有完全一致的共识。因为能量供给得过多或过少,都会对机体造成损害。目前应用的 Toronto 公式考虑的因素最多,它纳入了所有可能影响能量需要的因素:性别、体重、身高、烧伤面积、发热、烧伤前能量摄入和烧伤后天数。Toronto 公式:$EE=-4\,343+(10.5 \times TBSA\%)+(0.23 \times CI)+(0.84 \times EREE)+(114 \times T℃)-(4.5 \times 烧伤后天数)$,其中 $TBSA\%$ 为烧伤面积,CI 为烧伤前能量摄入量。

以公式计算烧伤患者能量需要量往往为高潮期的高需要量,而实际上,由于烧伤后不同时期,创面愈合程度不同,并发症发生与否等状态,REE值都会有所不同。而喂养不足和喂养过多一样有害。因此,准确评估 REE 值具有重要意义。对

于住院时间长,病程复杂的患者尤其如此。如果可行的话,间接热量测定法用于评估和再评估患者的热量需求是首先受推荐的。在测得能量消耗的 20%~30% 用以估算患者对于物理治疗和创口处理所需要的附加热量需求是被普遍推荐的。但是,如果没有间接热量测定仪,校正了的 Harris-Bene-dict 公式还是有效的计算方法。Harris-Bene-dict 公式:$TEE = EREE \times 活动因子 \times 应激因子$

其中:EREE 男性 $=66.5+(13.8 \times 体重)+(5.0 \times 身高)-(6.8 \times 年龄)$。

女性 $=655.1+(9.6 \times 体重)+(1.8 \times 身高)-(4.7 \times 年龄)$。

应激因子:大手术 1.0~1.2,骨折 1.2~1.5,大面积烧伤 1.4~1.8。

EREE:HB 公式计算所得能量消耗值;TEE:总能量消耗值。

但创伤患者营养支持实用处理指南指出:烧伤患者的能量需求被 Harris-Benedict 公式(哈里斯 - 本尼迪克特公式)低估 25%~50%。Curreri 提出烧伤面积在 20% 以上的成人能量补充公式(25kcal/kg+40kcal/TBSA),其中面积大于 50% 的按 50% 计算。8 岁以下儿童热能需要量(60kcal/kg+35kcal/TBSA)。其过高估计烧伤患者的能量需求 25%~50%。

国内常用的公式也较多,其中第三军医大公式:烧伤成人能量摄入 $kcal/d=(1\,000 \times BSA + 25 \times TBSA) \times 4.184$,较接近 REE,有一定临床指导价值。北京积水潭医院认为烧伤面积 50% 以上成年人补充热量 40~60(kcal/kg·d),8 岁以下儿童为 150(kcal/kg·d)。

近年,彭曦等对 66 例 TBSA 在 4%~96% 的烧伤患者,在烧伤后(PBD)第 1、2、3、7、14、21 和 28 天使用间接量热法确定了静息能量消耗(REE)的值,建立了一个烧伤后 REE 变化的数学模型,并且利用基于模型的解析和回归分析,建立了两个新的能量消耗估计公式。一个是非线性公式:

$REE=(1\,094.247\,7+7.367\,0 \times TBSA+22.393\,5 \times PBD-0.076\,6 \times TBSA^2-1.349\,6 \times PBD^2+0.456\,8 \times TBSA \times PBD) \times BSA.$

另一个是线性公式:

REE=

（1 130+7×TBSA+10×PBD）×BSA,当 TBSA≤70 且 PBD≤14;

（1 330+10×TBSA–14×PBD）×BSA,当 TBSA≤70 且 PBD>14;

（1 350–0.4×TBSA+33×PBD）×BSA,当 TBSA>70 且 PBD≤14;

（1 460+2×TBSA+12×PBD）×BSA,当 TBSA>70 且 PBD>14

该公式对烧伤程度和烧伤后天数对能耗的影响提供了可靠的模拟,并提供了比其他公式更高的精度和可靠性。这将有助于确定临床烧伤患者的营养需求。

每日体重检测是估计短期内液体平衡情况和中长期营养支持治疗疗效的有效方法。接受营养支持烧伤患者,应定期称体重和每天计算出入量。每天或定期酌情测定血葡萄糖、甘油三酯、总蛋白、白蛋白、前白蛋白、转铁蛋白、电解质、血尿渗透压、血红蛋白、白细胞、血小板以及尿素氮、肌酐、转氨酶。应用氮平衡、热能计算公式或间接测热法以及参照上述指标,监测热卡和蛋白质供应量。

三、烧伤后各种营养素的需要

（一）蛋白质供应

正常人每天需要蛋白质 0.8~1g/kg 体重。严重烧伤后蛋白质分解代谢明显超过合成代谢,患者出现严重的负氮平衡,此时补给一定量的蛋白质能改善患者的氮平衡,促进创面的愈合。由 Alexander 和他的同事们完成的一项经典研究显示,对于严重烧伤的儿童,补充的 20%~23% 的能量来自蛋白质（非氮能量与氮比例为 110∶1）,与补充总能量的 17% 来自蛋白质（非氮能量与氮比例为 150∶1）的对照组儿童相比,其免疫系统功能更好,生存率更高,发生菌血病的天数更少,全身应用抗生素的天数也更少。目前一般主张烧伤患者的每天补充蛋白质含量为总能量的 15%~20%,也可以用 Sutherland 公式估算:成人 = 1g/kg 体重 + 3g/1% TBSA;儿童 = 3g/kg 体重 + 1g/1% TBSA。该公式非氮能量与氮比例（kcal∶N）为 100~150∶1。

另外也可以根据患者每日实际失氮量多少来补充蛋白质。24 小时尿氮量占总氮量 80%~90%,

经创面丢失氮量约占 10%~20%,粪氮量每天排出小于 2g。据此可以粗略估算烧伤患者的每日失氮量。运用此法时需注意,烧伤患者在伤后不同时期创面渗液量是不同的,因此创面失氮量不同。而且如果患者存在腹泻则难以估计粪失氮量。

在补充蛋白质和氨基酸的同时需注意补充必需氨基酸和条件氨基酸的摄入。所谓条件氨基酸是指正常情况下人体可以自己合成并满足自身需要,但在创伤、感染等情况下,人体合成的氨基酸不能满足机体需要,必须提供外源性氨基酸以满足机体修复创面的需要。在烧伤患者此类氨基酸有精氨酸和谷氨酰胺等。由于谷氨酰胺在严重烧伤患者血浆中含量明显下降,应用肠内肠外途径均可能有益。我国临床诊疗指南肠外肠内营养学分册认为:烧伤创面修复需要蛋白质,所以需要高蛋白的营养液。在严重烧伤创面愈合前,可给予蛋白质 2g/（kg·d）。而目前欧洲的蛋白质推荐量为 1.3~1.5g/kg·d［氮 0.2~0.25g/（kg·d）］,摄入量过高的话,蛋白质会被立即分解,导致尿氮排泄增加,反而不能达到促进蛋白质合成的目的。与正常人相同,氮平衡不但取决于摄入的氮或蛋白质量,还取决于能量摄入量。

目前没有关于烧伤患者补充白蛋白的系统评价,有关严重烧伤儿童的终点指标研究结果看,额外补充白蛋白没有好处。

（二）非蛋白质能量补充:碳水化合物和脂肪供应

非蛋白质能量需要量中碳水化合物和脂肪的比例一直是个争议的问题。传统的营养支持方法碳水化合物占 50% 脂肪占 35%,氮与非氮能量比例为 1∶（150~200）kcal（1kcal=4.186 8kJ）。近年来由于对烧伤后高代谢状态的深入研究,随着代谢支持这一概念的提出,认为高能量、高糖将增加代谢紊乱,特别引起糖代谢的紊乱,而且糖代谢后产生的 CO_2 将增加肺与肝脏的负担,因此提出非蛋白质能量 <35kcal/（kg·d）,其中 40% 以上能量由脂肪提供,或糖脂比例为 1∶1,提高氮的供给量为 0.25g/（kg·d）,减少自身蛋白质的分解。

高碳水化合物营养并不改变蛋白质的合成,但能明显减少肌蛋白质降解,促进肌蛋白质的净平衡。同时也发现伴有内源性胰岛素的生成,而胰岛素则已被证实是促进蛋白质合成的激素。但由于烧伤后糖代谢紊乱和胰岛素抵抗的存在,严重烧伤患者处于细胞外高血糖和细胞内低能量的状态。因此,烧伤后用于氧化的葡萄糖限制在 $5mg/(kg \cdot min)$。在输入葡萄糖的同时应以一定比率补充胰岛素,起到控制血糖和发挥碳水化合物的节氮作用。此外,考虑到机体存在葡萄糖最大氧化能力限制,脂肪耐受良好的患者应使用糖脂混合物。有研究显示,严格控制血糖可减少外科危重患者的死亡率。回顾性资料显示合理的血糖控制($<8mmol/L$)是安全的,能减少感染发生,利于皮肤移植。

脂肪是人体重要能源之一。外源性脂肪供给患者提供能量,可避免单纯应用碳水化合物带来的一些问题,减少糖原分解,起到节氮作用。摄入的脂肪也能为患者提供必需脂肪酸,作为脂溶性维生素的溶剂和载体。此外,一些脂肪酸及其代谢产物还有免疫调节功能。欧洲肠外肠内营养学会的教材指出营养支持配方中脂肪供能占 15%~30% 即可。1995 年,Garrel 的随机临床实践研究结果表明低脂肪含量(占总能量的 15%)可减少感染发生率。我国临床诊疗指南肠外肠内营养学分册认为在严重烧伤创面愈合前,静脉输注葡萄糖速度不超过 $5mg/(kg \cdot min)$,补充脂肪不超过总热卡 30% 为宜。这样实际上,对于严重烧伤患者,三大营养素的补充比例推荐意见仍然是模糊的。如果脂肪不超过 30%,则碳水化合物很可能达到或超过 50%,因为蛋白质的增加补充在临床上还是有难度。根据病情具体情况调整总能量和三大营养素的比例,实行个体化是解决问题的方法之一。

（三）水、电解质、微量元素及维生素的供应

烧伤患者经创面蒸发丢失的水分与烧伤面积成正比,因此除正常生理水分需要量外,应增加创面失水量的补充。

Samdell 的公式:(25 + 烧伤面积%) × 体表面积(m^2)=ml/h。

烧伤患者同时伴有钠、钾、磷的丢失,在烧伤一周后每天需补充 10g 左右氯化钠,在高代谢期需补充钾 3~4mmol/(kg · d),或按照血尿生化补充纠正。

大面积烧伤患者补充微量元素及维生素的作用如下:

1. 维生素 A 及维生素 E 参与组织修复。
2. 脂肪组织内存储大量脂溶性维生素 D 和维生素 K,随病程进展逐渐耗竭,烧伤患者后期可出现维生素 D 缺乏。
3. B 族维生素为水溶性维生素,人体无法储备,很快耗竭。随碳水化合物代谢变化,维生素 B_1 需要量增加。
4. 胶原蛋白合成需要维生素 C 参与,此外维生素 C 还有抗氧化作用,建议摄入量 1~2g/d。根据近期的研究,即使这样的摄入量在烧伤早期仍是不足的,大剂量的应用可起到稳定毛细血管渗出的作用。
5. 铜、硒、锌从皮肤大量渗出,大面积烧伤患者很快出现储备耗竭,需早期补充。铜对烧伤患者具有特别的重要作用,为胶原纤维成熟分化所必需。硒对于谷胱甘肽过氧化物酶,锌对于免疫及细胞复制都有重要意义。
6. 烧伤患者镁和磷需要量增加,原因与从渗出处大量丢失有关。

第三节　烧伤后营养代谢支持

烧伤后营养支持方式目前公认以肠内营养为主,肠外营养为辅,但早期患者胃肠道功能尚未恢复,应以静脉补充为主,随着胃肠道功能恢复可逐渐增加肠内营养。合理的营养支持途径的转换有助于适应烧伤引起的高代谢状态,增加体内氮储备,并为合成代谢,维持免疫完整性和促进创口愈合创造最有利的条件。

一、肠内营养

对于烧伤患者的营养支持的最佳方式是由肠内营养方式完成。使用高热量、高蛋白质的口服饮食便可足够满足烧伤较小(小于 20% TBSA),而不合并面部损伤,吸入性损伤,心理障碍和烧伤前便有营养不良的患者的营养需要。而通常烧伤面积较大的患者单纯经口摄取足够的热量和蛋白质则存在困难。因此,临床实践上应尽早开展肠内营养(这里指管饲,非口服肠内营养),最好能在烧伤后第一个 24 小时内甚至是 6 小时内开展。通常使用鼻胃管和经鼻空肠营养管管饲对烧伤患者进行营养支持治疗。鼻空肠管营养支持减少呼吸道误吸,更适合病情严重的烧伤。

传统观念认为休克期虽有良好复苏措施,恢复了心、肾、肺等重要脏器的灌注,但肠道则仍处于严重的低灌注状态,且严重烧伤患者早期胃肠道功能受到抑制,因此烧伤患者早期采取常规禁食,等待胃肠功能恢复后才进行胃肠营养。近年来多种动物实验和临床研究显示,肠道是创伤应激反应时的中心器官,禁食可导致肠黏膜萎缩,绒毛高度下降,隐窝变浅,肠黏膜通透性增加,发生细菌及毒素的移位等,有可能引起肠源性感染,多器官功能衰竭等严重并发症。通过对烧伤后胃肠道研究发现,烧伤早期空肠和回肠尚保持一定的功能,能接受适量的营养物质。因此,自20世纪80年代以来,烧伤后早期肠内营养逐渐在临床采用,并开展了一系列研究工作。早期肠内营养可以有效改善烧伤早期胃肠道血流量和门静脉血流量,使肠黏膜的血供和氧耗量增加,维护肠道黏膜的屏障功能,并可降低烧伤后的高代谢,改善氮平衡,减少伤后并发症。如能同时补充谷氨酰胺则能更好地增加肠黏膜的活力,增加其对氧的利用,减少肠道缺血缺氧和再灌注损伤。休克期喂养可以通过给予患者少量肠道营养制剂,促进患者功能恢复。

在临床应用中,每日的能量摄入量对重症患者的结局至关重要。重症患者往往会出现能量摄入不足,未达到指南推荐的目标,因此有学者提出了高能量密度肠内营养的概念。高能量密度肠内营养是指等体积含有更高热量的肠内营养,配方为 1.5kcal/ml(常规配方为 1.0kcal/ml)。近年来有较多的研究探讨高能量密度肠内营养对危重患者预后的影响。TARGET 研究是来自澳大利亚与新西兰的一项多中心、双盲、随机对照试验。根据TARGET 研究结果,高能量密度肠内营养对重症患者的疗效与常规配方肠内营养相似。由于该研究纳入的患者主要来自于内科,仅有极少数患者接受手术治疗,所以高能量密度肠内营养对于需要接受手术治疗的重症患者的影响有待进一步研究。

二、肠外营养

肠外营养,自20世纪60年代末通过中心静脉置管应用以来,在替代胃肠道提供人体所需营养的质与量,改变以往患者在胃肠功能障碍时无法摄入营养的状态,促进了临床营养支持的迅速发展,并使相关营养药物、制剂、器械、生物材料等也相应发展。因此肠外营养与肠内营养的临床营养学已成为20世纪后期世界医学研究的重大进展之一,并在临床医学领域的各学科医疗实践中占有重要地位。

很多大面积严重烧伤患者如果仅凭肠内营养支持往往难以补充全部所需,要从静脉补充不足的营养物质,以满足患者高代谢的需要。

烧伤肠外营养支持的适应证:

1. 烧伤面积 >TBSA 30% 或营养风险筛查评分大于或等于 3 分的烧伤患者,且肠内营养无法满足其需要者。

2. 严重口腔和消化道化学烧伤患者。

3. 重症吸入性损伤,气管切开长期置气管套管及应用人工呼吸机的患者。

4. 颈前部、颏部严重深度烧伤,患者不能咀嚼或吞咽者。

5. 其他原因不能进食或拒绝进食的烧伤患者。这在特殊烧伤人群中,如自杀或刑事案件患者常发生。

6. **烧伤严重并发症** 应激性溃疡、消化道出血、胃潴留、肠麻痹及肠功能衰竭、脓毒症或多器官功能障碍综合征(MODS)的患者,烧伤合并意识障碍,合并中毒或颅脑损伤等。

然而肠外营养支持在经历近40年临床实践,认识到肠外营养支持对机体的效应是两面性,有正面效应,也有负面的后果。因为直接通过静脉输入各种营养素摄入量的过高或过低,患者机体、电解质酸碱是否平衡,以及疾病引起代谢的改变和输入途径方法是否合理等均会引起机体内环境紊乱和各种并发症的发生。这些与肠外营养支持带来对机体的影响,正在日益受到重视。正因肠外营养与肠内营养输入途径不同,肠内营养支持时更多地依赖机体本自代谢调节反应,而肠外营养支持由静脉通道直接入血液,机体难以发挥本身代谢调节,从而导致一系列并发症。常见有静脉穿刺置管相关的并发症,感染性并发症和代谢性并发症。

严重烧伤患者因全身多处皮肤受伤,浅静脉利用较困难,一般选择头静脉、大隐静脉、股静脉等管径较粗的静脉进行补液。烧伤患者因创面存在时间较长,常伴有创面感染,中心静脉置管后易发生感染。有统计资料显示,中心静脉置管3天以上,感染发生率可达10%~20%。因此,肠外营养若采用深静脉置管,同一部位置管时间不得超过7天(外周中心静脉导管除外);如通过无感染创面置管,则不得超过3天。

PICC(外周中心静脉导管)作为一种中心静脉通路在监护室患者的应用得到广泛地认同,回顾性调查了2010年1月至2010年12月在浙江大学医学院附属第二医院烧伤科因急性烧伤住院接受住院治疗患者。PICC在置管时间、总输液量和导管相关性感染发生率等指标优于CVC(中心静脉导管)置管,而日均输液量低于CVC置管,由于其输液量限制和置管部位要求,其可作为烧伤患者休克期复苏后续治疗中对CVC置管的有效安全替代。

在一些的前瞻性研究中,Herndon及其助手阐明了肠外营养和严重烧伤患者死亡率升高有相关性。因此,肠外营养作为肠内营养不足的补充更为适合。对于各种原因无法进行肠内营养治疗的患者,肠外营养当然是唯一可选的途径。

三、代谢调理

一些特殊的营养物质有助于改善烧伤后的高代谢反应,改善氮平衡,改善结局。经过多年的临床实践,烧伤营养治疗已从"给予营养底物,改善患者营养状况,纠正负氮平衡"发展到"调控细胞代谢,维护脏器功能,最终改善患者预后"。各种特殊的营养因子在促进创面愈合以及改善烧伤后免疫系统功能等方面具有重要的作用。这其中最常用于烧伤患者的药物支持的有重组人生长因子、谷氨酰胺、精氨酸、ω-3脂肪酸、锌、维生素A和C。尽管仍然有不少的争议存在。套用所谓免疫增强公式调配多种营养成分的组合的做法,其效果目前仍被认为是不确定的。为烧伤患者提供Shrine的饮食(即:高蛋白、低脂低亚油酸、并补充ω-3脂肪酸、精氨酸、组氨酸、半胱氨酸、维生素A、维生素C和锌作为增强)可使其创面及全身感染减少,并缩短住院天数。而另一方面,Saffle等人给予患者免疫增强营养(包含ω-3脂肪酸、核苷酸和精氨酸),和使用单纯高蛋白肠内营养配方的对照组患者相比,并没有发现

什么优势。因此,为了确定这种在常规营养支持中加入药物增强成分的有效性尚需更多研究来证实。

(一)重组人生长激素在烧伤营养支持的应用

关于重组人生长激素(rhGH)的临床应用,美国FDA于1985年首先批准应用重组DNA合成技术生产重组人生长激素(rhGH)之后,20世纪80年代末rhGH产品又广泛应用于临床各学科。1987年Pruitt、1989年Wilmore、1990年Herndon等均报告烧伤患者应用的研究报告。我国在外科领域及烧伤学科是从20世纪90年代开始应用,2001年中华医学会烧伤外科学分会第六届学术会全国各地烧伤学科均报告应用rhGH的经验,说明rhGH已被纳入我国烧伤综合治疗的一个措施。

rhGH促进蛋白质合成,增强TPN(全肠外营养)营养支持作用,有助于逆转负氮平衡,对提高营养支持安全性及促进疗效具有双重作用。rhGH对蛋白质代谢有直接作用,也可通过ICF-1间接作用。GH受体在免疫细胞中的表达对免疫系统起到直接的调节作用。GH受体在人的B细胞表达较多,T细胞表达较少,有刺激抗体合成和细胞增生的作用。rhGH能促进胸腺上皮细胞增生,刺激胸腺素合成和分泌。

rhGH对糖代谢有双重作用,一是胰岛素样作用:可增加葡萄糖摄取和氧化及抗脂肪分解作用;二是抗胰岛素样作用:对胰岛素敏感性下降,肌肉摄取葡萄糖减少,利用受阻,高血糖,糖耐量异常。糖代谢紊乱与rhGH剂量、应用时机呈正相关。rhGH引起的水、钠潴留与剂量有关,并可发生高钙和磷、钾、甲状腺功能改变。rhGH可促进细胞有丝分裂,但是否诱发某些肿瘤和癌组织扩散,目前没有定论。国际多中心研究未发现诱发肿瘤的迹象,但对肿瘤患者禁用。

2002年我国对rhGH治疗进行多中心前瞻性、随机对照临床研究,证实rhGH能有效促进蛋白质合成,提高机体免疫功能,加快创面愈合,缩短住院日期,并提出要正确选择用药时机及剂量。目前的共识是:

(1)应用人群:适用于重度烧伤及特重度烧伤患者;有深度创面的中度烧伤包括电烧伤等,

可根据情况酌情使用。

（2）应用时机：烧伤后 3~7 天急性休克期过后或术后第一天开始使用；

（3）应用剂量：一般情况下 0.2~0.4U/（kg·d）。

（4）应用疗程：2 周左右。必要时也可以超过 2 周，用至患者创面愈合。

（5）血糖检测：用药前 1 天、用药期间每天及停药后 1 天监测患者空腹血糖，有高血糖倾向者监测餐前血糖每天 3 次。若随机血糖大于10.0mmol/L，在 3 餐前、餐后 2 小时以及睡前各检测 1 次。

应该强调指出，rhGH 安全性是与应用剂量时机呈正相关。因外源性生长激素在体内作用是呈多样性、复杂性，其疗效和副作用是一把双刃剑，烧伤外科临床医师应确保具有适应证的前提下采用，避免滥用。

（二）谷氨酰胺在烧伤营养支持的应用

谷氨酰胺（glutamine，Gln）是一种具有多种生理和药理功能的条件必需氨基酸，也是肠道最主要的能源物质。Gln 不仅是一种氨基酸类营养素，还是一种作用广泛的营养治疗药物，它具有维护肠黏膜屏障，调节免疫功能，促进蛋白质合成，维护机体酸碱平衡，以及抗氧化作用等功能。Gln强化的肠内营养日益受到包括烧伤在内的重症医学的重视，欧洲、北美和中国肠外肠内营养学会（ESPEN、ASPEN、CSPEN）均以 A-B 级标准进行了重点推荐。近年来，重症患者是否能从使用谷氨酰胺中获益以及是否存在风险还存在争议，但只要把握好适应证，控制好剂量，其效益大于风险。

1. 烧伤对谷氨酰胺代谢的影响 严重烧伤患者氨基酸代谢紊乱，血浆和组织中 Gln 含量持续降低是其显著的代谢特征之一。正常人血浆Gln 浓度大约在 600~900μmol/L 之间，烧伤患者在伤后 1 周左右将降低至 500μmol/L 以下，若未采取有效的治疗措施，最低可降至 350μmol/L 左右。持续的低 Gln 血症将引起胃肠黏膜损伤、免疫低下、骨骼肌消耗及创面愈合延迟等并发症，导致患者预后不良。多项临床研究结果显示，随着血浆 Gln 浓度下降，重症患者并发症和感染率显著增高，当血浆浓度低于 450μmol/L 时，重症患者的死亡率明显增加，目前已有学者将血浆 Gln 浓

度作为预判重症患者预后的核心指标之一。

（1）烧伤对肠道谷氨酰胺代谢的影响：Gln在体内的代谢较为复杂，但直接参与 Gln 代谢的酶只有两种，即 Gln 酶（GA）和 Gln 合成酶（GS）。这两种酶在各组织脏器中的活性存在较大差别，如骨骼肌中 GS 活性高，消化道、肾脏及免疫细胞中 GA 活性高，而肝脏中两种酶的活性均较高。因此，肠道是机体主要的 Gln 消耗器官，小肠所需能量的 75% 来源于 Gln 氧化形成的 ATP。肠上皮细胞膜上具有特异的 Gln 转运载体，能将肠腔中的 Gln 转运至胞内，并在 GA的催化下，形成谷氨酸（Glu）和 NH_4^+。前者在谷丙转氨酶和谷氨酸脱氢酶的作用下形成 α 酮戊二酸，通过三羧酸循环氧化供能，该代谢过程形成的丙氨酸、瓜氨酸、脯氨酸和 NH_4^+ 等代谢中间产物则通过门静脉进入肝脏进一步代谢。肠黏膜中 GA 活性高低直接影响肠道对 Gln 的利用，是 Gln 代谢的关键环节之一。烧伤后肠黏膜 GA 活性下降，并随着烧伤病程延长呈现进行性降低的趋势，一方面可导致 Gln 在肠上皮细胞的跨膜转运下降，同时也抑制了 Gln 向其他氨基酸的转化，使肠道利用 Gln 的能力明显降低。

（2）烧伤对肝脏谷氨酰胺代谢的影响：肝脏是机体最重要的代谢器官。与 Gln 代谢直接相关的两个酶（GA 和 GS）的活性均较高，使肝脏既能分解又能合成 Gln，在维护机体 Gln 正常代谢以及血液和各脏器间 Gln 平衡中发挥重要作用。研究发现，烧伤后肝脏 GS 活性有所增加，但幅度不大，而 GA 活性则明显降低。为防止底物无效循环，Gln 代谢相关的两个酶分布于肝脏不同区域。在围门静脉的肝组织中有高活性的 GA 和尿素合成酶，主要负责处理在肠道未被利用的 Gln 和代谢 Gln 产生的 NH_4^+，并分别形成磷酸肌酸为肝脏供能和形成尿素防止氨造成的细胞损害。烧伤后机体对 Gln 的需求增加，合成相对不足，此时肠道从血液循环中获得的 Gln 减少（肺脏、肾脏及免疫系统的争夺），肠道本所就处于 Gln 缺乏状态，造成经肠道转运至肝脏的未被利用的 Gln 减少，对 GA 的底物刺激效应降低，导致 GA 活性下降。此外，GA 活性还受 pH 调控，pH 值下降能直接抑制 GA 活性。烧伤后存在广泛的组织缺血缺氧，

导致无氧酵解增强,乳酸形成增多,是导致烧伤后肝脏 GA 活性下降的又一因素。与 GA 不同,GS 主要分布于围肝静脉区,能将在门静脉区未被完全处理的 NH_4^+ 与谷氨酸结合重新形成 Gln,一方面为机体提供所需的 Gln,另一方面进一步防止氨毒性。研究发现,NH_4^+ 是 GS 重要的调节分子,在其刺激下 GS 活性增高。烧伤后肝脏尿素循环发生障碍,NH_4^+ 浓度增加可导致 GS 活性增高。但烧伤后肝细胞受损,其 GS 活性有可能受到抑制,正反两方面的作用叠加,解释了为何烧伤后肝脏 GS 活性增幅不明显。因此,烧伤后通过门静脉来源的 Gln 减少,导致肝脏可利用 Gln 下降。就肝脏本身而言,其合成 Gln 的能力并未降低,甚至有小幅增加,故烧伤后肝脏是 Gln 输出器官,有效维护肝脏功能对维持 Gln 代谢稳定至关重要。

(3)烧伤对谷氨酰胺在骨骼肌代谢的影响:骨骼肌是机体储存谷氨酰胺的主要场所,大量的 Gln 以支链氨基酸(branched chain amino acid,BCAA)的形式存储于肌肉细胞中。生理情况下,骨骼肌一方面通过分解 BCAA,形成的 Gln 和丙氨酸释放入血,前者主要为肠道、肾脏和免疫细胞所摄取利用,后者为肝脏摄取,可进行糖异生或转化为其他氨基酸,而肌肉中损失的 BCAA 则主要由肝脏合成,通过肝肌循环予以补充。此外,骨骼肌也可利用谷氨酸和 NH_4^+ 在 GS 的催化下生成 Gln,从而保持骨骼肌自身以及机体整个氨基酸代谢的平衡。烧伤后这一平衡被打破,伤后骨骼肌 GS 活性较伤前显著增加,但 Gln 浓度却明显下降。烧伤后机体对 Gln 的需求大幅增加,以及肝脏需要大量氨基酸用于合成急性时相蛋白,都将导致骨骼肌大量分解以满足机体需求。此时虽然骨骼肌合成 Gln 的能力有所增强,但仍远远不能满足机体需求,肌肉将不断分解以提供 Gln。

总之,正常情况下,体内各组织脏器对 Gln 的摄取、利用、合成与释放保持动态平衡,血浆 Gln 水平相对稳定。尽管烧伤后各自脏器中 GA 和 GS 活性变化不一致,但总的趋势是两个酶的活性均升高,以 GA 的变化更为明显。烧伤后机体通过骨骼肌释放大量的 Gln 以期维持血浆 Gln 稳定,但以肠道为首的消耗 Gln 的脏器对 Gln 的需求增幅更为显著,导致血浆 Gln 浓度不断降低,如不及时补充外源性 Gln 将难以逆转机体瘦组织不断消耗,血浆 Gln 水平不断下降的趋势,最终将出现机体 Gln 耗竭,上述变化形成了烧伤患者使用 Gln 的理论依据。

2. 烧伤患者使用谷氨酰胺的效益与风险
自 20 世纪 70 年代末,Windmueller 和 Spaeth 发现 Gln 是代谢旺盛细胞重要的能源物质,尤其是基础研究证实肠上皮细胞主要利用 Gln 而非葡萄糖后,Gln 的临床应用日益受到重视。由于 Gln 是机体固有成分,作为药物具有较高的安全性,除了在肿瘤的治疗中因使用 Gln 有可能促进肿瘤生长,存在用药安全争论外,在外科、重症等领域关于 Gln 不同的认识和报道多局限于疗效分析,即患者是否能从使用谷氨酰胺中获益,基本不涉及安全性问题。但 2013 年加拿大学者 Heyland 发表于《新英格兰医学杂志》的一篇重量级论文使得 Gln 的安全性引起了广泛关注。作者分析了加拿大 40 个 ICU 中 1 223 例重症患者使用免疫增强剂后 28 天病死率的差异,发现使用 Gln 后患者病死率明显增加,Gln 组与对照组的病死率分别为(32.4% *vs.* 27.2%;置信区间:1.00~1.64;$P=0.05$)。根据这个结果,作者提出重症患者使用 Gln 存在很大风险,这类患者不建议使用 Gln 制剂。这一观点和临床主流观点相左,引起了广泛争议,在次年的 ESPEN 年会上受到了广泛质疑。仔细分析这篇论文发现,作者在数据收集和分析以及得出的结论等方面都没有问题,论文的核心问题是使用 Gln 的方法不当,即不该使用 Gln 的患者使用了 Gln,以及用药时机太早。该文收集的病例均为存在多器官功能障碍综合征(MODS)的患者,在患者入住 ICU 的 24 小时内就开始使用 Gln。尽管 Gln 的安全性较高,但其代谢依赖较为健全的肝肾功能,患者出现 MODS 时肝肾功能明显障碍,此时使用 Gln 会加重肝肾负担,导致损害进一步加重,出现病死率增加就不足为奇了。烧伤患者在使用 Gln 制剂时应密切监控肝肾功能,防止因适应证把握不准,加重患者肝肾功能损害。也许是受到了广泛质疑,Heyland 于 2018 年又发表一篇烧伤患者使用 Gln 疗效和安全性评价的论文,该文收集了全球 80 个烧伤中心的 2 700 例中、重度烧伤患者。这项研究排除了严重肝肾功能损伤的患者,治疗组在患者入院后 72 小时给予 0.5g/kg 的 Gln,直至患者创面基本愈合。与对照组比较,使用 Gln 的患者 6 个月病死率并未增加,感染并发症和 ICU 住院时间有所降低。该文进一步证实烧伤患者使用 Gln 制剂是安全、有效的。

3. 谷氨酰胺在烧伤临床的应用策略

适应证:适用于烧伤面积在 20%~70% 的中重度烧伤患者,如有吸入性损伤、多发伤和电击伤等特殊原因烧伤的患者即便烧伤面积小于 20%,也应考虑使用。烧伤面积超过 70% 的特重度烧伤患者肝肾功能损伤较重,代谢 Gln 的能力下降,不建议使用,若需使用需进行谨慎评估。

禁忌证:肝肾功能严重受损或衰竭的患者。

（三）其他特殊营养成分在烧伤营养支持的应用

1. 精氨酸 精氨酸(arginine,Arg)为条件必需氨基酸,广泛参与机体免疫调节、蛋白合成和创面愈合等代谢过程。Arg 是一氧化氮的重要前体物质,在调节机体免疫功能和血管张力中发挥重要作用。20 世纪 90 年代以来,Arg 逐步应用于临床治疗,在创伤、烧伤和手术患者中取得了一定疗效。多中心临床研究证实,使用合理剂量的 Arg,能降低患者感染率、病死率和缩短住院时间。但也有相反报道,重症患者使用含 Arg 的免疫营养制剂后既不能降低感染发生率,也不能降低病死率,病死率甚至还有所增高。因此,欧洲、美国、加拿大及我国重症医学营养指南中均不建议重症患者特别是脓毒症时使用含 Arg 的免疫营养制剂。烧伤患者是否能使用 Arg 也存在一些争论。

2. ω-3 脂肪酸 有改善调理指数及延迟型超敏反应的效果,还具有保护肠黏膜的功能,尤其是绒毛顶端。鱼油富含 ω-3 多不饱和脂肪酸,膳食补充鱼油后对免疫与炎症反应都较补充植物油(含 ω-6 多不饱和脂肪酸)更为有利,可避免损伤后的免疫抑制。

（四）生态免疫营养在烧伤患者防治感染的应用

1996 年 Stig Bengmark 教授首先提出了生态免疫营养的新概念,即在肠内营养支持中添加黏膜重建要素成分:新的表面活性物质(如极性脂类)、纤维、精氨酸和能黏附黏膜的乳酸菌(lactic acid bacteria,LAB)。危重病患者的细菌和内毒素移位主要发生在结肠,应激情况下益生菌的减少不能很好地发挥作用。生态免疫营养剂又称合生元(synbiotics),由益生剂(菌)(probiotics)和益生元(prebiotics)构成。生态免疫营养就是希望通过给予合生元或益生剂(菌)综合调整肠道菌群,改善其微生态平衡,从而达到重建肠道黏膜环境,防治肠源性感染的新治疗策略。

应激状态下感染并发症的主要原因是营养不良和抵抗力下降。人体 80% 的免疫球蛋白产生细胞位于肠道固有层,尤其是肠道分泌大量的 IgA。疾病应激尤其是较大的应激反应后人体免疫功能下降。所以将防治感染的注意力放在肠道的思路是可以理解的。条件致病菌的毒力增加是内源性感染的另一个的主要因素。在分解代谢应激反应时去甲肾上腺素的释放可以增加细菌毒力,条件致病菌在应激情况下表型改变成为致病菌,如大肠埃希菌黏附宿主细胞壁,诱导了黏膜细胞内接触依赖的信号转导途径激活,导致上皮细胞间紧密连接通透性破坏、细胞因子释放、细胞凋亡和中性粒细胞的活化。

乳酸菌可改善肠黏膜屏障功能。大量基础研究表明乳酸菌对肠黏膜的免疫屏障、机械屏障及生物屏障都有促进作用。目前大多数临床研究都显示生态免疫营养制剂能有效地防治感染,而且是随机对照研究。这些研究包括了重症急性胰腺炎、腹部手术患者、肝移植患者、脑外伤患者和严重烧伤患者。研究报道,重度以上烧伤患者,用含乳酸菌合生元(四种益生菌和四种纤维)的早期肠内营养治疗,结果显示伤后第 10 天血浆内毒素水平明显低于对照组,整个观察病程中治疗组血浆内毒素异常率也明显低于对照组,IL-6 在伤后第 10 和 14 天较对照组明显降低。烧伤早期肠内营养短肽制剂应用更有利肠内营养的实施。添加合生元的肠内营养有利于重度烧伤内毒素血症的改善。

（贺肖洁 彭曦 韩春茂）

参 考 文 献

[1] 葛可佑.中国营养科学全书[M].北京:人民卫生出版社,2004.

[2] 韩春茂,孙永华,周业平.成人烧伤与临床营养支持[J].中国临床营养杂志,2007,15(6),337-339.

[3] 蒋朱明,蔡威.临床肠外与肠内营养[M].北京:科学技术文献出版社,2000.

[4] 中华医学会.临床诊疗指南:肠外肠内营养学分册[M].北京:人民卫生出版社,2006.

[5] 蒋朱明.有营养风险患者首选肠内营养支持[J].中华临床营养杂志,2009,17(1):65.

[6] 韩春茂.生态免疫营养与应激状态下的感染防治[J].中华烧伤杂志,2004,20(4):193-195.

[7] 马丽,王晓腾,柴家科.代谢组学技术在烧伤领域的应用研究进展[J].中华损伤与修复杂志(电子版),2017,12(3):212-215.

[8] 舒付婷,罗腾飞,纪世召,等.重度烧伤后高代谢特征及临床治疗新进展[J].中华损伤与修复杂志(电子版),2019,14(1):63-66.

[9] Eastern Association for the Surgery of Trauma-Professional Association.Practice management guidelines for nutritional support of the trauma patient[J].2001:112.NGC:002187.

[10] Kondrup J, Rasmussen HJ, Hamberg O, et al. Nutritional risk screening(NRS 2002):a new method based on an analysis of controlled clinical trials[J]. Clin Nutr, 2003, 22(3):321-336.

[11] Wilmore DW, Carpentier YA. Metabolic Support of the Critically Ill Patient[M]. Berlin:Springer-Verlag, 1993:3-45.

[12] Cochran A, Davis L, Morris SE, et al. Safety and efficacy of an intensive insulin protocol in a burn-trauma intensive care unit[J]. J Burn Care Res,2008,29(1):187-191.

[13] Stanojcic M, Abdullahi A, Rehou S, et al. Pathophysiological response to burn injury in adults[J]. Ann Surg, 2018, 267(3):576-584.

[14] Porter C, Tompkins RG, Finnerty CC, et al. The metabolic stress response to burn trauma:current understanding and therapies[J]. Lancet, 2016, 388(10052):1417-1426.

[15] Xi P, Kaifa W, Yong Z, et al. Establishment and assessment of new formulas for energy consumption estimation in adult burn patients[J]. PLoS One, 2014, 9(10):e110409.

[16] Gore DC, Chinkes DL, Wolf SE, et al. Quantification of protein metabolism in vivo for skin, wound, and muscle in severe burn patient[J]. JPEN J Parenter Enteral Nutr, 2006, 30(4):331-338.

[17] Chondronikola M, Meyer WJ, Sidossis LS, et al. Predictors of insulin resistance in pediatric burn injure survivors 24 to 36 months postburn[J]. J Burn Care Res, 2014, 35(5):409-415.

[18] Heyland D, Wischmeyer P, Jeschke MG, et al. A randomized trial of enteral glutamine to minimize thermal injury(the re-energize trial):a clinical trial protocol[J]. Scars Burn Heal, 2017, 12(3):1-15.

[19] Kurmis R, Parker A, Greenwood J. The use of immunonutrition in burn injury care:where are we?[J]. J Burn Care Res, 2010, 31(5):677-691.

第八章 烧伤创面修复与再生

皮肤是维持机体内环境稳定和阻止外源微生物、化学物质等侵入的第一道生理屏障。烧伤特别是大面积深度烧伤会引发局部和全身的组织病理损伤，造成感染、创面修复困难、愈后遗留瘢痕畸形等问题。如果烧伤创面裸露过大过久，更易导致机体水电解质紊乱、代谢紊乱、脓毒血症、多器官功能障碍等。因此，及时有效地实现烧伤创面修复与再生，对临床挽救烧伤患者生命和功能重建具有重要意义。烧伤创面修复再生包括宏观的组织器官与微观的细胞、亚细胞、分子作用的修复和功能再生，主要针对烧伤创面利用修复技术、再生医学的理论和方法，以组织及细胞移植、干细胞调控分化和组织工程等为突破口，研究和转化促进烧伤创面愈合和提高组织再生能力的技术及途径，为大面积烧伤后皮肤组织达到解剖及功能修复寻找新的治疗策略。此外，针对严重烧伤后缺血缺氧、感染和炎症等引起的组织细胞损伤和脏器功能障碍，除了局部应用外源性干细胞修复损伤的皮肤组织细胞外，全身应用干细胞并借助其调控功能减少脏器组织细胞死亡，促进尚未死亡的受损脏器组织细胞结构修复和功能再生，也有望为防治严重烧伤脏器并发症提供有效手段。烧伤创面修复与再生的相关研究和临床应用发展迅速，为解决严重烧伤治疗的疑难瓶颈问题，进一步提高救治水平带来了新的希望。限于篇幅和本部分具体内容要求，本章将针对烧伤创面的修复与再生这一局部问题着重阐述。

目前对于烧伤创面修复治疗的主要方法是采用自体组织移植修复。最常见的方式包括皮片移植和皮瓣移植；另外根据烧伤毁损部位及程度轻重，有些还需进行肌腱、神经、血管、骨及软骨和脂肪组织移植等。

第一节 皮片移植

皮片移植是供皮区切取部分厚度或全层厚度的皮片，移植到受皮区，重新建立血液循环，并继续保持其活力，以达到修复受皮区的原始形态与功能的目的。皮片移植的原则为：切取次要部位的皮片修复重要部位的创面，或以隐蔽部位为供皮区切取皮片，覆盖暴露部位的创面。

一、皮片的种类与适应证

1. 按照皮片厚度可分为刃厚皮片、中厚皮片、全厚皮片和含真皮下血管网皮片。薄皮片移植后成活率高，但术后皮片收缩较多，厚皮片较薄皮片移植成功率低，但术后不易收缩，后期外形功能较好。

（1）刃厚皮片（0.2~0.3mm）：包括表皮及部分真皮乳头层。由于皮片薄，供皮区易愈合，头皮、背部、大腿外侧供皮区愈后可以重复供皮，极少遗留瘢痕。但此类皮片耐磨性差，移植成活后容易收缩。临床主要应用于烧创伤及感染所致的肉芽创面、慢性溃疡，大面积深度烧伤后切削痂创面，非功能及外观要求低的部位，以及补修口腔、鼻腔、眼窝、阴道的黏膜缺损等。

（2）中厚皮片（0.3~0.45mm）：包括表皮和真皮的 1/2~1/3，又分为薄中厚皮片（含真皮乳头层）和厚中厚皮片（含真皮网状层）。相对于刃厚皮片来说含真皮较多，愈合后耐磨性较好，收缩小，外观和功能较刃厚皮片好，因此适用于颜面、双手、足及关节等功能部位深度烧伤早期切痂创面或者后期健康的肉芽创面，以及晚期瘢痕切除后创面的修复。通常中厚皮片供皮区部位为背部、腹部、大腿外侧，供皮区一般可以自行愈合，不遗留瘢痕。如果皮片切取过深，愈后可能伴有瘢痕增生。目前临床上多采用切取刃厚皮（如头皮）回植供皮区的办法，促进供皮区愈合并能减轻瘢痕增生，临床效果满意。

（3）全厚皮片：包括表皮和真皮全层。由于皮片更厚，因此预后皮肤收缩率很小，色素沉着少，肤色接近正常，耐磨性好，主要用于修复面、颈、手掌、足底、上下眼睑部小块皮肤移植，保留毛囊的全厚皮片移植可以再造眉毛。但由于切取全厚皮片后供皮区需要拉拢缝合才能愈合，因此供皮面积、部位受到限制。对于较大面积皮肤缺损需全厚皮片移植的，可以通过扩张器预扩张供皮区以扩大供皮面积。全厚皮片另一个缺点是不易成活，因此对于有感染或瘢痕切除术后创面血液循环较差的部位，慎用全厚皮片移植。

（4）含真皮下血管网皮片：包括表皮、真皮全层并含真皮下血管网。皮片较全厚皮厚，术后弹性好，不收缩，柔韧性接近正常皮肤，可用于前额区、上下眼睑皮肤缺损；手掌、足底、关节屈曲面等功能部位的新鲜创面；以及凹陷缺损创面，修复同时获得外形丰满的效果。血管网皮片的切取也采用全厚皮片的方法，一般在手术放大镜下，细心修剪脂肪，在真皮下血管网层之上，保留厚约1mm脂肪层，既可避免损伤血管网，又可以使移植后皮片和受区创面之间减少瘢痕粘连。供皮区一般拉拢缝合，对于供皮区面积较大无法拉拢缝合的，可以采用自体刃厚皮片移植修复。与全厚皮片移植一样，真皮下血管网皮片同样存在血运建立困难和来源有限的缺点。

2. 按照不同的植皮方式，可以分为大张植皮、邮票状植皮、网状植皮、自体异体皮肤相间移植、点状植皮、微粒植皮、小皮片异体镶嵌植皮、Meek植皮等。

（1）大张植皮：指由鼓式取皮机或者电动（或气动）取皮机切取的整张皮片，通常指面积大于4cm×4cm以上的皮片。其优点是移植后比较美观，瘢痕较小，尤其整张中厚皮片，术后挛缩率较小，有利于外形和功能的恢复。缺点是取皮技术要求较高，供皮区部位有限。另外供皮区愈后多不能重复供皮，因此，该皮片多用于颜面及功能部位或较小的Ⅲ度创面。

（2）邮票状植皮：将切取的自体皮片剪裁成（1~2）cm×（1~2）cm的正方形皮块移植于创面。此方法优点是消灭创面迅速，皮片与皮片之间留有间隙利于引流，较大张植皮容易成活，愈后瘢痕较点状皮轻，对取皮技术和供皮区部位要求不高。主要用于外形功能要求不高而且需迅速修复的创面，或者慢性溃疡等局部血液循环差的创面。

（3）网状皮移植：在大张自体皮肤上切若干大小、距离相等的平行小切口，小切口之间的行距相等，但与邻近的小切口位置交错，拉成网状，可以扩大皮片面积，节约自体皮肤，并且利于引流，预后外形比较整齐，弹性较好，瘢痕挛缩较点状植皮和邮票植皮轻。按照创面大小和皮源多少，拉网比例约（1:1）~（1:9），比例越大，修复面积越大，但由于创面裸露太多，容易导致感染，愈后所形成的瘢痕也越严重，一般拉网比例以1:3为宜。网状植皮主要适用于大面积非功能部位的皮肤缺损修复，对于特大面积烧伤，自体皮源缺乏的患者，功能部位创面的修复也可酌情选用。

（4）自体异体皮肤相间移植：植皮过程中自体皮片和异体皮片依次相间移植的方法。主要用于大面积深度烧伤脱痂或剥痂后的肉芽创面；非功能部位切削痂或肉芽组织切除后的创面；以及由于自体皮源缺乏无法移植整张自体皮，利用异体皮暂时覆盖间隙创面以减少渗出，皮片移植存活后通过自体皮片生长扩展替代异体皮片相互融合完成创面修复。一般异体皮片宽度为1~1.5cm，自体皮宽度为1cm，自体皮太宽则所需自体皮源太多，异体皮太宽，则自体皮扩展覆盖创面时间延长，增加愈合时间。

（5）点状皮片：将自体皮片剪切至（0.3~1.5）cm×（0.3~1.5）cm大小用于移植，适用于各种原因引起的皮肤软组织缺损后形成的肉芽创面，以及大面积烧伤自体皮源奇缺创面。依据创面大小和皮源多少调整皮片之间间距，但一般不超过1cm。点状植皮操作简单，对于取皮和创面要求比较低，皮片成活率比较高，而且单个皮片愈合不良对周围皮片愈合影响很小，因此也适用于封闭创基不良创面。点状植皮另一优点是可以节省自体皮源，根据皮片之间的间距大小调整扩大相应的植皮面积，但预后有较严重的瘢痕畸形，影响外形和功能，因此不适用颜面、双手等重要器官及关节部位创面的修复。

（6）微粒皮移植：将自体刃厚皮片剪成微粒状（<1mm²），均匀地分散在大张异体皮的真皮面，再将如此制备好的异体皮移植覆盖创面。移植后微粒自体皮在异体皮保护下生长扩展修复创面。自体皮片制成微粒后间距近、易生长融合。因此只需少量自体皮即可修复较大创面，通常按（1:10）~（1:15）扩大自体皮与拟覆盖创面。移植后创面基本一次愈合，具有手术操作简单、省时、省力、省物的特点。此方法缺点是预后瘢痕增生较多，易遗留残余创面，需要多次补充移植自体皮片。

（7）小皮片镶嵌植皮：先在创面上移植打好洞的异体皮（洞间距离1.0~1.5cm），可立即或术后2~3天后向异体皮洞眼内嵌植小块自体皮，此法主要适用于大面积Ⅲ度烧伤切痂创面，亦可用于新鲜平整的肉芽创面。其优点是创面覆盖严密，减少渗出和消耗，节约自体皮源，但愈后仍留有瘢痕，因此自体皮源充足时不适用于功能部位。

（8）Meek植皮：使用Meek植皮机对自体整张刃厚皮片按照不同扩张比例进行切取，制备大小不同的邮票皮，植皮中应用具有高透气性和高保湿性的聚酰胺薄纱作为皮片载体，利于皮片成活，此方法弥补了微粒皮手术过程中异体皮源缺乏和邮票皮制备中的手工操作复杂的问题，而且皮片之间间距恒定统一，手术操作简单，植皮效果比较好。根据皮源的扩大比例不同，术后有不同程度的瘢痕。

二、游离皮片移植病理生理过程及影响皮片成活因素

游离皮片移植后48小时内主要依靠皮片与创面间的血浆弥散获得营养并维持其生存。植皮后不久，创面的血管扩张、血浆渗出，其纤维蛋白除可使皮片与创面粘接外，并成为新生毛细血管芽支架。植皮后48~72小时，皮片与创面间血管已逐步开始吻合，红细胞已能够缓慢流入皮片，但流量与速度均不够，故含氧量较低。植皮后4天，由创面长入皮内的毛细血管芽和皮片血管吻合，在活体显微镜下已可见有血液循环建立，皮片开始转为红润。植皮后7天血液循环已经建立充分，但皮片尚不牢固，故更换敷料时如不小心操作仍有撕掉移植皮片的可能。植皮术后10天，皮片

下形成一层纤细的结缔组织，使皮片愈着牢固，植皮术后12天，皮片内毛细血管密度恢复正常。因此，皮片移植后4天即可以判断皮片是否存活，但确定游离皮肤移植后完全成活，则需在术后10天左右。

游离皮片移植后成活情况取决于皮片与受皮区创面间重建血运的速度和程度。因此，凡影响其血运重建的因素，均可影响皮片的成活。植皮失败的比较常见的原因有：①受皮区创基不良，如坏死组织残留，肉芽苍老水肿等；②创面感染严重，特别是有溶血性链球菌感染；③创基止血不彻底，导致皮肤移植后皮下血肿形成；④不当包扎致使皮片移位，或因制动不良在血运建立期间皮片移动而撕断新生血管芽；⑤全身情况差，如严重贫血或低蛋白血症等。

三、皮片移植方法的发展

皮片移植是目前临床修复烧创伤引起的大面积皮肤缺损的重要方法。为了以较小的供皮区修复较大的创面，提高移植扩展比例，临床上先后采用了微粒皮移植、大张异体皮打洞小皮片嵌植以及Meek植皮等。微粒皮移植技术与传统的皮片移植相比，能显著增加移植扩展比，但由于微粒皮的制备、移植后的方向性和均匀性以及覆盖物的质量等问题，微粒皮存活率不稳定，限制了其临床应用。大张异体皮打洞小皮片嵌植是在大张异体皮上打洞，并填塞自体小皮片，充分利用了有限的自体皮，并为自体皮提供了良好的覆盖物。但手术操作耗时耗力，植皮效率低。1958年开始应用的Meek植皮术（米克植皮术）通过半机械化方法制备并移植皮片，是皮肤移植技术的一项重大进展，但其扩展比例有限。随后自体表皮细胞培养技术取得进展，理论上可达到1 000倍的面积扩展比，因此人们开始尝试通过培养自体表皮细胞移植物来取代皮片移植。然而表皮细胞培养难度较大，费用高，且由于缺乏真皮组织，移植到创面后耐磨性差，因而难以在临床上广泛应用。近年来，一些新的皮肤移植技术为弥补常规的皮片移植的不足提供了新思路。

（一）负压吸疱表皮移植

吸疱表皮移植过去主要用于白癜风的治疗，近年来才开始用于创面修复。其通过负压吸引力

在供皮区吸出表皮水疱,取水疱顶表皮移植到创面。临床研究表明采用负压吸疱表皮修复烧伤残余创面,明显缩短创面愈合时间,减少创面感染。常规负压吸疱术需手工切割水疱表皮,并逐一移植于创面,操作烦琐。为实现机械化操作过程,国外有公司设计出相关设备。该设备可持续产生 400~500mmHg 的负压,在 37~41℃ 的温度下,约 45 分钟即可在供皮区产生大量的点状表皮疱。然后收获器内置的刀片平行移动切取表皮疱,再利用透明敷料将表皮疱从收获器上黏附下来,扩展一定比例后移植到创面。该技术可同时在 25cm^2 的供体皮肤上产生 128 个直径为 1.75mm 的水疱。表皮疱由表皮 - 真皮交界处的透明板撕裂形成的,几乎不引起炎症反应,因此获取表皮时疼痛感轻微,无须麻醉;且因供皮区愈合速度快,4~10 天即可完全愈合,不遗留色素改变、瘢痕等并发症。

吸疱表皮移植可应用于慢性皮肤溃疡、烧伤后残余创面的修复,但也有研究者观察到,表皮移植物移植后并未永久存活,创面再上皮化主要依赖于创周表皮的爬行,表明从表皮疱获取的表皮移植物仅充当了一种生物覆盖物,通过释放生长因子等机制促进再上皮化的过程。吸疱表皮能否应用于大面积深度创面的修复仍需进一步研究。

(二)自体表皮细胞悬液移植

自体表皮细胞悬液移植是指将皮片经酶消化后制备成单个细胞悬液,然后进行移植应用。该技术可在较短时间内(20~40 分钟)从自体皮肤分离细胞,不经过体外培养,直接移植到创面,而传统的表皮细胞膜片移植需经 2~3 周的体外培养时间,难以及时应用于临床。目前自体表皮细胞悬液移植(RECELL)技术是一个可快速实现自体表皮细胞收集、加工和移植的"现成的"工具包,能快速方便地为患者进行自体表皮细胞移植手术。术中取小块自体刃厚皮片,在 37℃胰蛋白酶溶液中消化 20 分钟,然后机械搅动以分离细胞,最后将细胞悬浮在乳酸钠林格溶液中,并喷洒于创面。使用 RECELL 技术完成整个治疗过程仅需约 1 小时,在修复深 II 度烧伤、慢性难愈性溃疡等创面中展现出了良好的临床疗效。一项随机对比临床试验中比较了 RECELL 技术与断层皮片移植治疗深 II 度烧伤创面的疗效差异,二者

最终均可实现创面完全的上皮化,功能和外观无差异。愈合过程中,移植皮片的创面上皮化速度较自体表皮细胞悬液移植快,但术后疼痛较自体表皮细胞悬液移植明显。RECELL 技术是一项简单安全的表皮细胞移植方法,并能够实现 80 倍的面积扩展比,为大面积深度烧伤创面的修复提供了新的方案。自体表皮细胞悬液移植为创面修复提供了一个新的治疗方案。其优势在于操作简单,面积扩展比大,术后疼痛较轻。然而喷洒过程中细胞的丢失、损伤及移植后抗感染能力仍待进一步研究,此外,较高的成本也限制了其推广应用。

(三)微粒皮移植新进展

微粒皮移植常用于皮源缺乏的大面积深度烧伤创面修复,以及合并糖尿病、全身营养不良等全身性疾病的皮肤缺损患者,这主要是由于自体微粒皮种植于肉芽创面后,无须黏附,早期依赖组织液的循环供养即可存活。近年来,采用微粒皮移植修复大面积重度烧伤、糖尿病足等复杂性创面取得了良好效果。

常规微粒皮移植主要是将自体皮片制备成 1mm × 1mm 左右的微粒皮,尽管采用 0.9% 氯化钠溶液漂浮,使移植后大部分微粒皮的表皮面朝上,以提高存活率,但微粒皮的方向性及分布的均匀性仍是影响创面修复成功率的重要因素。研究发现,当微粒皮大小为 0.8mm × 0.8mm 时,方向性对微粒皮移植存活率无明显影响。Xpansion 是一套可以制备 0.8mm × 0.8mm 微粒皮片的设备,其核心技术是一个具有 24 个间隔为 0.8mm 的并排可旋转刀片的刀具,该刀具可通过两次方向垂直的切割,将断层皮片处理为 0.8mm × 0.8mm 的微粒皮。使用该设备制备的微粒皮皮片更小,且在创面保持湿润的情况下,移植时可以忽略皮片的方向(真皮层向上或向下),大大简化了手术过程。一项以猪全层皮肤缺损创面为模型的实验研究比较了断层皮片移植、微粒皮移植和表皮细胞移植促进创面愈合的差异,结果表明断层皮片移植组和微粒皮移植组的创面收缩程度和瘢痕形成程度均较表皮细胞移植组轻,每毫米的表皮突数量(反映表皮和真皮连接强度)和肉芽组织厚度较表皮细胞移植组明显增加。而微粒皮与断层皮片移植组间上述观察指标差异均无统计学意义。

（四）点阵全层皮肤获取移植

点阵式光热分解技术通过激光微束产生皮肤微观热损伤，并可以避免损伤伤口周围的正常组织。通过点阵式光热分解技术可制造直径小于 $300\mu m$ 的皮肤全层显微加热区，从而获取微型柱状全层皮肤组织，不仅包含表皮、真皮层，还包含有毛囊、汗腺等深层皮肤附件。供皮区可在 24 小时内完成再上皮化，2 周内完成真皮修复，且基本不发生瘢痕增生。研究者利用点阵式光热分解技术原理，通过定制的负压针头获取大量直径约 $700\mu m$ 的微小柱状全层皮肤组织，从而进行点阵全层皮肤的获取及移植，将微小柱状全层皮肤组织均匀移植在猪全层皮肤缺损创面上，移植时方向随机。与移植网状断层皮片的对照组相比，移植微小柱状全层皮肤的创面愈合后皮肤外观更光滑，而移植网状断层皮片的创面愈合后皮肤呈现渔网状，且两组之间的上皮化速度和组织形态学特征差异均无统计学意义。此外，获取微小柱状全层皮肤的供皮区部位在几天内再上皮化，7 周后在外观和组织学上与正常皮肤无明显异常。柱状全层皮肤移植与断层皮片移植相比，因包含有毛囊、汗腺等皮肤附件，有望从结构与形态上重建更理想的皮肤屏障功能。

（五）新型组织工程皮肤移植

皮肤组织工程学的发展为深度创面的修复提供了新的方向，有望克服原有的皮肤供区不足、免疫排斥、疾病传播等问题。目前已产品化并应用于临床的组织工程皮肤主要包括真皮替代物和含表皮层的复合皮。将异体的表皮细胞和成纤维细胞种植于真皮支架材料，经体外培养后形成类似于正常皮肤组织结构的复合皮，具有较高的生物学活性，可作为良好的创面覆盖物促进创面愈合。复合皮制备过程中首先需扩增种子细胞，然后种植于支架表面，再经体外培养，需反复消化，不仅损伤细胞的活性，而且步骤多，体外培养时间长。近年来，研究者成功制备了组织工程化羊膜微粒，并成功修复裸鼠全层皮肤缺损创面。羊膜微粒大小为 $300\sim600\mu m$，移植后不仅可充当真皮模板，诱导新生真皮组织形成，而且可分泌多种生长因子和活性肽，调控创面局部免疫炎症反应。进一步将羊膜微粒作为微载体，接种种子细胞，采用立体旋转培养同步扩增种子细胞和构建复合皮，不

但避免了反复消化对细胞造成的损伤，而且显著缩短体外培养时间。这种新的微型组织工程皮肤不仅具有较高的生物学活性，而且可大规模立体培养，为临床大面积深度创面的修复提供了新思路。

（六）展望

新的皮肤移植技术在扩大覆盖面积、减少甚至避免供皮区损伤、提高创面修复质量等方面均展示了良好的应用前景，不仅对大面积深度烧伤创面而且对糖尿病足、皮肤溃疡等慢性难愈性创面的修复均具有重要意义。负压吸疱表皮移植、Xpansion 制备微粒皮移植可在门诊进行，而且可以显著减轻供皮区产生的疼痛。此外，这些新技术也可以缩短供皮区的愈合时间、提高愈合质量。上述技术可以单独在临床上应用或与断层皮片移植联合使用，但仍需进一步的临床研究和实验以更好地应用于临床实践。

第二节　皮　瓣　移　植

一、皮瓣的概念、分类与适应证

（一）皮瓣的概念

皮瓣（skin flap）是具有血液供应的皮肤及皮下组织，移植过程中依靠皮瓣的蒂部与供区相连，以保持皮瓣的供血，用以修复局部或远处组织缺损。

（二）皮瓣的分类

McGregor 与 Morgan（1973）依据皮瓣的血供来源特点将皮瓣分为随意型皮瓣（random pattern skin flap）与轴型皮瓣（axial pattern skin flap）。随意型皮瓣是指在皮瓣中不含有轴型血管，仅有真皮层血管网，真皮下血管网或皮下血管网。因此依据血供情况任意皮瓣又可分为真皮下血管网皮瓣、皮下组织蒂皮瓣、肌皮瓣，而依据供瓣区部位和转移方式，随意皮瓣又可以分为局部皮瓣、邻位皮瓣和远位皮瓣。由于随意皮瓣没有轴型动静脉系统血供，因此转移过程中受到长宽比例的限制，头颈部皮肤血供丰富，局部皮瓣长、宽比例可到 3∶1 甚至 4∶1，但躯干、四肢则宜为 1∶1 或 2∶1，设计皮瓣不宜超过中线，特别是胸部。轴型皮瓣是指沿皮瓣长轴走行含有解剖学上可见的一组动

静脉系统的皮瓣。此皮瓣因有轴心动静脉供血与回流,可按其血供范围切取皮瓣,而不受皮瓣长宽比例的限制。轴型皮瓣依据形状、构成和转移方式可以分为一般性轴型皮瓣、岛状皮瓣、肌皮瓣、游离皮瓣和含有血管蒂的皮肤复合组织游离瓣。

(三)皮瓣的适应证

皮瓣移植一般应用于以下创面的修复:

1. 新鲜的皮肤软组织缺损,并伴有重要血管、神经、骨关节外露的创面修复。

2. 经久不愈的慢性溃疡,如不适合皮片移植的放射性溃疡等。

3. 局部溃疡伴有感染可通过皮瓣移植增加局部血液供应提高抗感染能力而获得修复愈合。

4. 颜面、双手等重要部位的组织缺损通过皮瓣移植修复可改善功能,减少挛缩。

5. 各种烧创伤引起深部组织损伤,创面修复后需要进一步手术修复深部骨、关节或神经肌腱时,需选择皮瓣移植。

二、皮瓣移植方式

(一)局部皮瓣移植

局部皮瓣是利用缺损区周围皮肤及软组织弹性、松动性和可移动性,在一定条件下重新安排局部皮肤位置,以达到修复组织缺损目的。局部皮瓣移植后供区很少出现继发畸形,操作简便,一般一次手术即可完成,又因局部皮肤厚度、色泽及柔软度均与受区接近,修复效果也比较理想,是目前常用和首选的治疗方法。局部皮瓣根据大小、形状、转移方式又可分为推进皮瓣、旋转皮瓣、易位皮瓣、移位皮瓣等。

1. **推进皮瓣** 是利用缺损创面周围皮肤弹性和可移动性,在缺损区一侧或两侧设计皮瓣,经切开、剥离掀起后,向缺损区滑行延伸以封闭创面。依据缺损区域形状和供区情况可以将皮瓣设计成为矩形、三角形、双蒂和皮下组织蒂皮瓣。通常供瓣区可以直接拉拢缝合。

2. **旋转皮瓣** 是在缺损边缘的一侧形成一局部皮瓣,按顺时针或逆时针方向旋转一定角度后,转移至缺损区覆盖创面。适用于缺损面积较大,而其附近皮肤正常的创面。转移过程中,皮瓣近端的基点即为旋转的轴点,其旋转半径长度应超出缺损外缘,术中顺切口设计线切开全层皮肤

深达深筋膜,在深筋膜浅面锐性剥离皮瓣。剥离皮瓣旋转到受区时应无张力,间断缝合。供皮瓣区皮肤松弛者,如颈部或臀部,皮瓣转移后一般可以直接拉拢缝合,但其他部位较大皮瓣的供区,则常需进行皮片移植覆盖。

3. **易位皮瓣** 易位皮瓣是烧伤整形外科、美容外科应用最多、最广的一种局部皮瓣,此类手术方法较多,操作简便,效果较好,既能恢复局部功能,又能改善外观,主要应用于局部瘢痕挛缩整复,错位组织复位,但供区皮肤必须正常,其弹性与松弛度较好。移植过程中通常沿张力线做纵切口,然后在张力线两侧做等大或不等的一个或多个三角皮瓣,交叉错位缝合,减少张力线张力。三角瓣角度与轴线延长的长度有一定关系,通常30°角皮瓣可以延长轴线25%,45°角皮瓣可以延长轴线50%,60°角皮瓣可以延长轴线75%。通常供瓣区可以拉拢缝合。

4. **移位皮瓣** 类似旋转皮瓣,所不同是皮瓣常为矩形、正方形或菱形,移植时需顺轴心点与轴心线侧位移动,而不是弧形旋转。此皮瓣多用于等腰三角形组织缺损的修复,也可以用于圆形或菱形组织缺损。皮瓣转移中依据缺损创面的大小和形状,可以设计矩形、圆形或椭圆形以及菱形皮瓣,皮瓣旋转轴心点至皮瓣最远点长度应大于或等于轴心点至缺损最远点距离。对于松弛度较好,皮瓣较小的供瓣区可以拉拢缝合,否则多需要移植中厚皮片覆盖。

(二)邻位皮瓣移植

邻位皮瓣与局部皮瓣的不同之处在于它与缺损区不相连,供瓣区与缺损区之间有正常皮肤或组织器官,但在设计和转移过程中操作类似于局部皮瓣。

(三)远位皮瓣移植

远位皮瓣移植是一种利用距离缺损区域较远部位的皮瓣进行修复的技术。主要适用于缺损部位周围无正常组织可以利用,或虽有正常组织,但如采用局部皮瓣修复会引起继发畸形或功能障碍者,或者受区血管条件不良,不适合进行游离皮瓣者。如小腿或足部皮肤缺损多选用对侧的小腿皮瓣;前臂或手掌背侧皮肤缺损多选用腹部或侧胸皮瓣修复。皮瓣移植过程中,依据缺损区域大小设计皮瓣,蒂部通常卷曲成管状与供区相连,但要

注意防止蒂部的扭曲和反折。皮瓣与受区间断缝合后通常需要三周,待受区与皮瓣建立良好的血运后行二次手术,将皮瓣沿蒂部从供区离断。对于供区局部比较松弛,如下腹部,而皮瓣面积不大的情况,供瓣区可以拉拢缝合。

(四)轴型皮瓣

轴型皮瓣是指沿皮瓣长轴走行含有解剖学上可见的一组动静脉系统的皮瓣。此皮瓣因有轴心动静脉供血与回流,可按其血供范围切取皮瓣,而不受长宽比例的限制,因此可以形成保留血管蒂的岛状皮瓣,也可以通过吻合血管形成游离皮瓣。依据皮肤血供来源可以分为:①直接皮动脉形成轴型皮瓣;②间接皮动脉形成轴型皮瓣;③动脉干网状血管形成的轴型皮瓣;④肌皮动脉形成的轴型皮瓣。每一轴型血管皆有其特定的解剖学分布范围,依据其血供范围可以切取相应大小的皮瓣。

近年来,吻合血管的游离皮瓣、肌皮瓣或复合组织瓣在创面修复中的应用得到进一步认识和推广。特别是对于严重毁损烧、创伤创面;缺损面积大、局部皮瓣难以修复;深部组织缺损,需要携带其他组织修复的;严重感染、慢性溃疡、坏死组织难以清除彻底,需要良好血运皮瓣覆盖以促进创面愈合的;影响外形和功能的重要部位;以及局部血管损伤,需要移植血管以保留远端血运等。游离皮瓣移植具有以下优点:①不受血管蒂长短和供血范围限制;②选择知名血管吻合,重建局部血液循环,有效促进间生态组织的逆转和增加抗感染能力;③可以携带肌肉、肌腱(膜)、神经、骨等,构成复合组织瓣,修复创面同时完成深部组织功能恢复。

三、皮瓣外科的发展与展望

皮瓣手术历史悠久,早在公元前6世纪印度医师 Susruta Samhita 就应用额部皮瓣行鼻再造术。之后由于缺乏对皮瓣的深入研究,很长时间皮瓣手术停留在任意皮瓣水平。现代意义上的皮瓣外科兴起于20世纪60年代,在显微外科技术的推动下,以"轴型皮瓣"为主,提出及发现了很多类型皮瓣及相关理论,为皮瓣外科奠定了坚实的学科基础。进入20世纪80年代,皮瓣外科迅猛发展,对皮瓣成活机制、解剖学特点均基本阐明,并发现各种类型的皮瓣,形成了完善的皮瓣外科体系。90年代后皮瓣外科发展逐渐放缓,成为成熟的临床学科。近年来,随着显微外科平稳发展,各种皮瓣理念、技术也随之不断更新。

(一)皮瓣基础研究

1. 皮瓣代偿机制 皮瓣坏死的实质是皮瓣血流灌注不足与回流障碍,末端的血流不能满足细胞的营养需求所致。Taylor等提出了"血管体"概念,认为每个皮肤血管都来源于特定的血管体,相邻血管体之间借 choke vessels(相邻穿支血管之间互相吻合的血管网)相互连接。正常时 choke vessels 两侧压力平衡,无血液流动;当一侧血管被切断时,因压力变化,紧邻的血管体通过 choke vessels 跨区供血。然而血管体的研究以静态形态学观察为主,血管体之间及血管体内部的动态变化及如何代偿仍不得而知。目前对作为穿支皮瓣研究的重点和难点的 choke vessels 的研究主要停留在形态学的描述,缺乏对其生理机制的深入研究。有学者对 choke vessels 的形态学和扩张机制进行了深入研究,提出其扩张机制很可能是剪切力变化激活机械敏感性离子通道相关蛋白 TRPV4,通过 NF-κb 通路而导致 choke vessels 扩张。未来如果能够进一步阐明 choke vessels 的功能和扩展机制,明确其血流动力学、静脉回流及皮瓣感觉等问题,将有助于建立沟通相邻穿支的跨区大皮瓣,预防皮瓣缺血、淤血甚至坏死,进而有效扩大穿支皮瓣的成活面积和临床应用。

2. 皮瓣动物模型 动物模型是研究皮瓣的重要手段,目前进展主要有:①实验动物种类的变化。既往皮瓣模型主要集中在大鼠、兔、小鼠等。鉴于啮齿类动物皮肤与人类皮肤结构差异较大的缺点,近年来以小型猪为动物模型,建立与人体皮肤组织更相似的皮瓣动物模型。②以不同研究目的建立相应的动物模型。以研究皮肤碾压撕脱为目的,建立大鼠碾压撕脱皮瓣模型,观察碾压撕脱后皮瓣血运变化情况及坏死过程;以研究吻合方法为目的,构建大鼠腹壁动脉穿支皮瓣游离移植模型,探讨"盘侧吻合"方法的有效性;以研究动、静脉增压为目的,构建大鼠腹部增压皮瓣模型,观察动、静脉增压的特点及意义。③建立观察模型。既往动物实验中,皮瓣的观察以外观为主,缺乏定量观测指标,结果较粗略,影响可信度。有研究利用皮窗技术建立大鼠皮瓣模型,能动态观察皮瓣微小血管变化。以及基于 micro-CT(小动物计算机体层显像仪)技术建立数字化技术为基础的大鼠跨区穿支皮瓣微小血管模型,实现大鼠穿支皮瓣微小血管变化的定量和可视化观察。

3. 药物及物理方法促进皮瓣成活 药物干预是皮瓣基础研究的新热点,既往研究结果显示,多种药物、生物因子具有增加血管通透性、促进血管生成、减轻缺血再灌注损伤、防止血栓形成等作用,从而能提高皮瓣成活率。例如,研究发现凝血酶抑制剂比伐芦定能促进大鼠随意型皮瓣成活,其机制可能为减少血栓形成,改善皮瓣血供,增加 VEGF 表达,促进皮瓣新生血管形成;神经生长因子能触发内皮细胞黏附分子的表达,促进血管发生;持续调节 VEGF 的表达能提高皮瓣成活率。临床工作中,以按摩、放血等为代表的物理手段是处理皮瓣危象的重要方法。然而这些物理治疗方法有其固有缺点,例如按摩需要有经验的医护人员完成,放血则需要密切监测失血及生命体征。为此学者们对不同的物理方法进行了研究,以期能找到更为安全、简便、有效的方法。目前,研究的物理方法有高压氧、中波紫外线局部照射、半导体激光局部照射、低剂量 X 线照射、低能量震荡波、微波、低能量冲击波等。这些方法中除了高压氧已常规应用于临床,其他方法仍在探索阶段。

(二)皮瓣临床研究

1. 更加重视供区并发症 近年来临床更加重视供区并发症,并衍生了一系列新理论、新理念。有学者基于 KISS 皮瓣(切取有血供的双叶或多叶小组织瓣拼接成的大组织瓣),提出自体组织转移经济学的概念,其核心是将多个窄皮瓣组合成手术需要的单个大皮瓣,从而使皮瓣面积最大化,供区损伤最小。与该理念类似,众多学者则通过分叶皮瓣方式,实现皮瓣面积最大化,且供区创面线性缝合。以股前外侧皮瓣为例,提出通过术前穿支定位技术,改进手术方式,可明显减少供区并发症。而对于供区创面无法直接缝合的病例,部分学者则利用接力皮瓣修复供区创面,供区无须植皮,减少供区并发症。

2. 重新评价皮瓣供区 20 世纪 80、90 年代,学者们探索了大量皮瓣供区,之后由于很多皮瓣存在血管变异、血管管径、美学、体位等问题,逐渐被边缘化。然而,近年来随着皮瓣穿支分离技术和小血管吻合技术的进步,很多边缘化的皮瓣供区重新被发现,展示出特有的优点。以旋髂浅皮瓣为例,早在 1978 年 Taylor 首次报道了游离旋髂浅皮瓣。其后临床应用发现旋髂浅动脉较细,且走行不稳定,变异较大,很少作为游离皮瓣应用,带蒂皮瓣成为其主要应用形式。随着吻合技术与穿支分离技术的成熟,旋髂浅皮瓣以穿支皮瓣形式重新得到重视,其优点是非常隐蔽、切取时可携带髂骨等,展现出巨大应用前景。

3. 与超级显微外科融合 1997 年在比利时根特举行的首届国际穿支皮瓣会议上,Koshima 首次提出了超级显微外科的概念。2010 年,Koshima 将超级显微外科定义为:一种吻合细小血管或单根神经束的微血管神经吻合与切取技术,血管口径在 0.3~0.8mm 之间。超级显微外科将皮瓣外科带入更为微观的世界,由此带动很多技术的进步,也呈现了不少新的手术方式,各种小穿支皮瓣日渐盛行。如桡动脉腕横纹穿支皮瓣、鼻烟窝穿支皮瓣、尺动脉腕上穿支皮瓣、足内侧穿支皮瓣等,进一步拓宽了皮瓣外科的应用范围。

(三)展望

随着对全身皮肤血供研究的不断深入和多年实践,许多皮瓣区被开发挖掘出来,这就是皮瓣外科发展早期在供区数目上由少到多的历程。在已有众多可供选择的皮瓣供区面前,一些血供可靠、安全简单、部位隐蔽、破坏损失少的皮瓣供区,逐渐成为临床应用的首选;而一些综合效益不佳的皮瓣供区,则逐步被遗忘和淘汰,这就是皮瓣外科日臻成熟时期在临床选择上由多到少的现实。纵观皮瓣发展历程,从带蒂的随意皮瓣、交叉皮瓣到以肌肉营养血管为蒂的肌皮瓣、以远端主干为蒂的逆行岛状皮瓣、以链式血供为蒂的筋膜皮瓣、皮神经营养血管皮瓣和以穿支血管为蒂的筋膜皮瓣至今,皮瓣外科已总结出许多具有高度共识、带有规律性的普遍原则,对临床实际工作有重要的指导意义。如在皮瓣的选用上,"以次要组织修复重要组织;先带蒂移位,后吻合血管;先分支血管,后主干血管;先简后繁,先近后远;重视供区美观和功能保存"。在皮瓣设计中形成了点、线、面、弧的概念。总之，如何根据"受区修复重建好、供区破坏损失少、成活可靠、操作简单易行"的原则，针对每个患者进行"个性化"的皮瓣筛选和改进，是皮瓣外科永无止境的追求。

第三节　烧伤创面其他自体组织移植

一、肌肉移植

吻合血管神经的游离肌肉移植是替代毁损的肌肉、重建肢体活动功能的重要途径。1970年Tamia等首先在狗身上成功地进行吻合血管、神经的肌肉移植。临床上吻合血管神经的游离移植肌肉主要用来替代毁损或失神经的肌肉，如重建臂丛神经损伤、缺血性肌挛缩病例的肢体功能与外形，还用肌瓣或肌皮瓣游离移植来覆盖创面，如在软组织肿瘤切除或创伤后大面积组织缺损、关节挛缩矫形后软组织缺损病例中，实现对皮肤软组织缺损的修复。用于移植的肌肉与其替代的肌肉无论在形态上，还是在功能上都有所不同。移植时一般只能做到在保持肌纤维走向一致的情况下，将移植的肌肉固定在受区残余肌腱或骨性结构上，肌肉收缩力量的大小与肌肉所处的张力有关；只有将移植肌肉的神经与运动神经缝合，才能有效地获得神经再支配。

肌肉游离移植后初期，有赖于从受区移植床获取营养，而较大块肌肉游离移植后中心部位难以获取足够营养而往往发生坏死，因此肌肉游离移植仅限于应用肌腹短小而腱细长的小型肌肉，并且移植前2~3周应切断供区肌肉的支配神经，以便在肌肉重新建立血运之前顺利度过3~4天缺血期而维持存活。由于肌肉游离移植过程复杂，成活率低，已经很少采用。目前主要是带蒂移植和吻合血管的游离移植。带蒂移植又称为肌瓣移植术，指保留肌肉的神经血管蒂而将肌肉全部或一部分转移至邻近受区，用以填塞局部组织缺失或重建运动功能。在局部没有合适的肌肉供区用以修复时，可用吻合血管神经的方法进行远位肌肉移植。临床上吻合血管的肌肉游离移植主要应用于广泛性肌肉缺损、骨质外露、前臂缺血性挛

缩、严重电烧伤及各种原因的面瘫的修复和功能重建。血管吻合通畅和精细的神经修复是保证移植成活和神经再支配的必要条件。烧伤创面的肌瓣移植常伴随皮肤移植共同实施而称之为肌皮瓣移植。比较常用的有：背阔肌肌皮瓣、腹直肌肌皮瓣等。

游离肌肉移植手术是修复肌肉缺损或失神经肌肉功能重建的有效方法，在临床上有广泛的应用前景。但是游离肌肉移植的治疗效果还受诸多因素的制约，包括移植时肌肉的张力、用于修复的神经来源以及手术后的康复治疗等。如何提高移植肌肉神经支配的质量和加强肌肉移植后的收缩力量，提高手术的治疗效果，还有待于进一步深入研究。

二、肌腱移植

严重深度烧伤造成的手或前臂的肌腱缺失、断裂；烧伤后期瘢痕挛缩畸形所致肌肉、肌腱短缩；手指深、浅肌腱同时损伤或肌腱广泛粘连者，皆可做肌腱移植修复。在行肌腱移植时，应选择具有相同组织特性与环境条件的肌腱供体，以获得良好的修复效果。常用肌腱移植供区有掌长肌腱、跖肌腱、趾长伸肌腱等。

目前对于有缺损肌腱修复主要用自体肌腱移植、同种异体肌腱移植、异种肌腱移植、非生物材料移植、组织工程材料移植等。

1. **自体肌腱移植**　最重要和最常用的方法。自体肌腱不会引起免疫反应，缺点是取肌腱处功能受到损伤，同时增加了患者痛苦。近年来有很多应用自体筋膜条桥接肌腱缺损的文献报道。

2. **同种异体肌腱**　研究发现，植入的异体肌腱会出现坏死、排斥反应等不良现象使移植手术失败率较高。对异体肌腱用多聚甲醛、冷冻及戊二醛处理等方法，使肌腱的免疫源性降低。结果显示这些处理使同种异体肌腱材料在植入机体后3周时肌腱结合部愈合，8周时肌腱修复完成，表明以上各种处理措施可使组织抗原性降低而保留肌腱生物活性。但其缺点是供体若携带病毒可能引起疾病传播，移植后的远期效果也并不确切。

3. **异种肌腱移植**　由于异种肌腱移植会引起相当快速的排斥反应而很少使用。

以上三种方法由于供体缺乏、对供体的损伤及免疫排斥反应等缺点，使肌腱移植受限。

随着人工材料的发展，肌腱替代材料发展突飞猛进，主要有非生物材料和生物材料两种。随着合成材料的发展，许多学者用合金、塑料、尼龙、合成纤维等制成人工肌腱，但这些肌腱与自体肌腱缝合处不愈合，经不起长期肌肉运动的牵拉，终因缝合处撕脱而失败。另外有些非生物肌腱与肌腱周围组织发生粘连而影响肌腱滑动。有报道用碳纤维修复损伤的交叉韧带，证明了碳纤维有较好的组织相容性，并有诱发新肌腱生长的作用，故碳纤维最终被自身肌腱代替。人发角蛋白人工肌腱是对人发中角蛋白进行了一系列处理，使其具有下述优点：①相容性好，腱体可被机体吸收；②在体内逐渐被成纤维细胞和胶原纤维替代，可形成新的自体肌腱，即腱化过程；③人发角蛋白人工肌腱与自体肌腱缝合部能牢固愈合，抗拉力强；④术后肌腱缝合处无明显粘连，患肢（指）功能恢复好。

合成高分子材料主要包括聚乙烯、聚乳酸等，该材料与人体器官组织有极其相似的化学结构和物理性质，因而可以植入人体，部分和全部取代有关器官。合成高分子材料比天然生物材料具有更好的生物相容性，不会因为与体液接触而产生排斥和致癌作用，在人体环境中老化不明显。但人工非生物材料代肌腱植入后常引起异物反应、继发感染及植入物裸露等。

20世纪80年代后期组织工程技术的建立和发展为肌腱组织的修复提供了一条新思路，利用自体或其他来源的细胞生产出生物性组织替代物以修复损伤组织。这种组织工程化肌腱植入体内后不会发生免疫排斥，且在机械负荷作用下会发生改建，原来排列杂乱无章的胶原束逐渐沿机械作用力纵轴排列，其断裂强度逐渐增加。组织工程化人工肌腱修复缺损肌腱，与其他传统方法相比主要有以下优点：①所形成肌腱组织有活力和功能，可对肌腱缺损进行形态修复和功能重建，达到永久性替代；②以相对少量的肌腱细胞经体外培养扩增后，修复严重的肌腱缺损；③按缺损肌腱形态塑形，达到形态修复。未来随着生命及材料科学的不断发展和紧密配合，组织工程化肌腱将成为肌腱缺损修复较为理想的一种方法。

三、神经移植

严重烧伤肢体功能重建或严重电击伤所造成的神经缺损超过3cm，经各种神经延长措施（游离松解、移位和调节肢体位置等）仍不能无张力下直接缝合的，需做神经移植术。神经移植的最常用供区为腓肠神经，其他还可以选择桡神经浅支、上臂内侧皮神经、前臂内侧皮神经、隐神经等。

神经段移植后首先出现轴突与髓鞘的崩解，巨噬细胞浸润、吞噬、清除崩解产物，同时神经膜细胞分裂增殖。这是移植神经段为接受再生轴突长入的启动过程，在这一过程中，神经段的血液供应作用十分重要，游离移植神经早期依靠周围组织液的渗透来获得滋养，4~6天后周围血管长入才重新获得血供。如果移植神经较粗较长，难以通过组织液渗透而获得滋养，中心将发生变性、坏死和纤维化。受区移植床差，移植神经段在一定时间内得不到血管化，也将发生变性、坏死和纤维化。因此在游离神经移植修复神经缺损失败时，也应行带血管蒂的游离神经移植。一般来说，如果神经缺损时间少于6个月，局部血运良好，无瘢痕组织和感染，手术过程中细致操作，无过度紧张的拉力，则手术恢复机会很大。

截至目前，除了自体神经外，已应用于临床的神经移植物有不可降解的硅胶管、PTFE（polytetrafluoroethylene，聚四氟乙烯）管、聚乙烯管，还有用PGA（polyglycolic acid，聚羟基乙酸）、PLCL[poly（DL-lactide-epsilon-caprolactone），聚消旋乳酸-ε-己内酯]、胶原等可降解人工材料制成的神经导管，以及静脉、骨骼肌、去细胞同种异体神经等生物衍生材料。PTFE修复4cm以下神经缺损优于硅胶管，对组织刺激性亦小，最大有效修复长度约为4cm。可降解材料如PGA由于结构疏松、氧可自由通过而可用于更长距离缺损。不仅不需二次手术取出，且不像静脉那样易塌陷。在所有临床研究中，仅PGA、PLCL材料进行了前瞻性、多中心的随机实验，对照组中包括了直接缝合与自体神经移植。在短神经缺损、甚至长缺损中PGA都取得了优于自体神经移植的效果，而PLCL可取得自体神经相当的效果。目前为止仅有PGA证实了其临床应用价值，有效修复距离为 3cm。

静脉和变性骨骼肌在用于较短神经缺损时效果优良,且二者遍布全身,取材容易,使用方便,易被接受和推广,有很大的利用潜力。复合静脉与骨骼肌桥接相同神经缺损比单独应用静脉效果更佳。尽管目前众多材料在临床上使用,但整体效果都不尽如人意。今后的研究方向集中在寻找新材料或改善现有材料,探讨管桥内神经再生机制,使之能够分泌神经营养因子和对再生神经提供支架作用。

支架方面,生物安全性实验证明人工合成材料可作为组织工程化神经的支架材料。但缺点是组织相容性和细胞亲和力不如生物材料,而生物材料中最理想的是异体或异种神经。但从理论上讲,目前一切管道桥接物显然不适应修复长段神经缺损。如何改造这些原始桥接物使其具有与神经更接近的某些生物特性,构建组织工程化的人工神经是解决问题的手段和研究方向。此外,研究表明神经的再生与神经营养因子密切相关,而组织工程化神经中的施万细胞适时、适量产生神经营养因子,在神经断端间形成一个更适于神经再生的内环境,不仅可以加速神经再生,而且可能增加桥接神经缺损的距离。组织工程化神经就提供了这种可能。尽管有学者用干燥、冷冻、真空保存异体神经迈出第一步,但保存条件仍然苛刻。随着研究的深入,组建一个满足临床需要的易于获得、储存、包装、运输等成品化、使用便利的"神经库"是今后的主要问题。

四、血管移植

20 世纪早期,"血管外科之父" Carrel 和 Guthrie 使用自体静脉替代动脉移植成功后,血管外科在血管代用品领域有了较大的发展。临床上越来越多的血管重建和修补手术也增加了对血管的需求,而可用于移植的自体血管毕竟有限,因而血管移植物从生物组织型人造血管、人工合成型人造血管到人工生物混合型人造血管和组织工程型人造血管等不断发展。目前临床上血管移植主要有自体血管移植、同种异体血管移植、人工血管移植、组织工程化血管移植等方法,这些不同方法均有各自的优点和缺点,选择合适的治疗方法才能达到最好的治疗效果。

对于肢体血供有重要意义的血管,缺损长度在 2cm 以上(指动脉在 5~6mm)者,经过缩短两断端距离措施仍无法直接缝合者,均应严格遵循显微外科血管无张力吻合的原则,采用血管移植的方式予以修复,供体血管口径应与损伤血管口径相当。首选自体静脉移植,一般采用大隐静脉或头静脉移植,自体浅静脉具有无抗原性、取材方便、通畅率高、抗感染力强、可屈性和伸展性好等优点。自体静脉移植缺点是取材有限、供区损害、血管口径可能不匹配等,另外伤口感染也容易导致血栓。同种异体移植中血管的免疫排斥和血管供体来源仍是最大的问题,抗免疫排斥需服免疫抑制剂,这些问题使同种异体血管移植在临床应用受到极大的限制。

人工血管发明于 20 世纪 50 年代,在生物血管供应有限,组织工程化血管还不能完全应用于临床的情况下,人工血管的出现对推动外科重建手术的发展和维护人类健康方面做出了巨大贡献。

1. **人工合成血管**　人工合成血管具有取材方便、易于消毒灭菌及无存储条件限制等特点,临床应用不受来源、长度及口径大小限制,是目前最常用的血管代替品。随着组织工程技术的发展,利用对高分子材料的大量研究,改变其性能来提高其生物相容性。设计出类似天然血管的取代物,首先需要进行组织培养,使其表面形成一层组织,然后再包覆成圆管状而形成人工血管。由于一般合成的高分子材料生物相容性不佳,在高分子材料表面通过一些途径而接上一层生物性材料,以提高其生物相容性。人工合成材料制成的人造血管必须满足以下要求:管壁应有一定的孔度、不扭曲、不塌陷、易缝合及抗松散的基本条件外,还应具有一定的强度、吸水性、良好的组织相容性及耐酸碱等特点。但是现代工程技术水平还不能较好地仿制血管组织复杂的结构与功能,人工材料有破裂的可能性和远期栓塞发生率高的缺点,其治疗效果并不十分令人满意。

2. **生物材料合成血管**　与庞大的需求量相比,新鲜血管供体不足且来源有限,使得通过血管移植治疗受到很大限制。生物材料合成血管至今仍是临床上广泛应用的血管及心脏替代和修补材料,其优点是与宿主具有相同的组织结构和功能,而这些结构和功能又是保证宿主所获疗效的必要因素。但是光滑的表面和适当的内皮分泌功能是保证血管远期通畅的关键因素,必要的血管张力是组织灌注和压力维持的重要保证,所有这些基本条件都是人工合成材料不具有的。

3. **同种异体血管**　同种异体血管现有3种保存方法:常温保存、低温保存和深低温保存。20世纪70年代,有学者将深低温冻存的人同种异体大隐静脉应用于患者下肢动脉的重建(血型相符),开创了深低温冻存血管临床应用的先河。80年代初国外公司开始经营深低温冻存静脉如大隐静脉等,用于外周动脉和冠状动脉重建。由于动脉细胞构成和组织结构的复杂性,保存难度较大,直到1991年欧洲同种移植物保存库才开始收纳人体动脉以供临床使用,并在1992年为临床提供了第一个用于临床移植的冻存动脉。对欧洲9个中心100例接受同种异体深低温冻存大动脉移植的患者的回顾性研究表明,冻存人体动脉移植远期通畅率与新鲜同种异体动脉移植相比无显著差异。

总之,3种不同的血管都有着各自的优缺点。自体血管移植具有组织相容性好、取材方便、通畅率高、抗感染力强、柔韧性和伸展性好等优点,且经济实惠,缺点是取材有限,不能广泛应用。人工血管已商品化,但其后期通畅率不佳。同种异体血管有着广泛的应用价值,同种异体血管虽然保留了一定的活细胞,不易形成血栓,有一定抗感染能力,但缺乏生长的能力,耐用性差,存在一定的排斥反应,免疫排斥和血管供体来源仍是最大的问题。随着国内器官捐献的规范化,同种异体血管的来源也得到了相当大的支持。同种异体血管移植的关键性问题的解决主要依靠于冷冻保存技术的发展以及与组织工程学科的交叉来实现:如冷冻保存能否降低抗原性;依靠冷冻保存技术维持血管冷冻保存后的生物活性和机械强度;同时结合组织工程学技术手段恢复并完善冻存后的生物活性及机械强度将会是同种异体血管移植未来的发展方向。人工合成血管和生物合成人造血管容易有血栓形成,易感染,缺乏修复、重塑和生长的能力。组织工程型人造血管近年来发展迅速,但它依然面临许多严峻的问题,例如替代物的内皮化程度,植入机体后有没有炎症反应,如何找到

合适的支架材料机械强度,降解速率和组织形成速率之间最佳平衡点,如何开发具有良好生物活性和对人体无损害的生物材料等。

五、大网膜移植

大网膜是脏腹膜的一部分,富含脂肪、血管、淋巴管和神经组织,伸展性和可塑性很大,吸收力强,易与其他组织粘连而形成丰富的血管吻合,故有较强的抗感染及组织修复能力。大网膜血供来自沿胃大弯走行的左、右两侧胃网膜动脉而形成的胃网膜动脉弓,静脉与之伴行。

1972年,Mclean和Buncke第一次应用大网膜游离移植修复大片头皮缺损获得成功。近年来随着显微外科技术的发展及对大网膜的应用解剖研究的深入,其临床应用范围也日益广泛。大网膜游离移植几乎达到了人体从头至足的所有部位。其优势在于:①大网膜血运丰富,用网膜携带肌肉、皮瓣或骨组织、均能使之再血管化,用网膜包绕骨块还可以促进新骨的形成和改建;②大网膜血管蒂长,比较恒定,管径适于吻合;③大网膜组织量大,男性平均25cm×35cm,女性平均24cm×33cm,表面面积300~1 500cm²,可塑性大;④大网膜取材容易,展开面积较大,术后塑形效果满意,可用来修复充填较大的皮肤软组织缺损。目前主要采用吻合血管的大网膜移植修复骨、肌腱、神经外露的软组织缺损创面,随后在网膜上移植自体皮肤使创面最终得以修复。

创面较大时可考虑分期行自体皮移植,即先行大网膜移植,确认大网膜成活后行皮片移植。这样有利于观察网膜血运,确保植皮成活率。大网膜成活后构成肉芽基础,且为双面性血流,对皮肤及深层组织均提供了补充血流,利于存活。同时大网膜垫可以保护深层组织,使移植的皮肤有一个滑动面,且可以无张力缝合皮肤,有利于四肢早期的功能锻炼。但游离移植大网膜也存在一定的缺陷,如无法重建感觉功能,在修复下肢创面后,行走或站立过久会出现下肢水肿。另外,大网膜移植植皮后外观质地均较差,美观欠佳。

2010年有学者报道了腹腔镜下切取带蒂大网膜成功修复胸骨深部感染。在取网膜前先用腹腔镜进行预测,了解网膜的具体情况,避免盲目开腹手术,对患者损伤小,合并症少。近年来临床采

用微创技术——腹腔镜切取节段性大网膜克服了以往出现的供区大、瘢痕严重等缺点,避免了开腹手术带来的肠粘连等并发症。

六、脂肪移植

脂肪移植应用于修复重建及美容领域最早出现于 19 世纪 80 年代,直到 19 世纪 90 年代 Coleman 提出"结构化脂肪移植"理论后,才使得脂肪移植成为一项标准的、可复制的技术。自体脂肪移植技术已在乳腺癌术后乳房再造、臀部塑形、重度烧伤后修复等大范围软组织缺损修复重建中得到应用,并取得较好的效果。脂肪移植后脂肪存活率的不可预知性仍然是其在临床应用中最大的问题。近年来随着人们对脂肪移植技术研究的不断深入,移植过程中脂肪的获取处理、移植、移植后处理等步骤得到不断的优化。大量临床实践证实,应用一种负压组织外扩器(Brava)对乳房组织进行预扩增后,可将平均约 250ml 的脂肪组织移植到胸部,移植后构建物的体积可以得到长期保存,实际操作中需要注意:①患者需要有良好的依从性,脂肪移植前间断性佩戴 Brava 装置才能有效地实现乳房组织扩增,移植后继续应用 Brava 装置对乳房进行固定可进一步促进移植物的存活;②脂肪组织在封闭体系下获取、处理,并少量、分散注射,可以有效降低移植后脂肪的坏死与吸收。

自从 2008 年有学者报道了自体细胞辅助脂肪移植技术的成功案例后,该技术便逐渐成为脂肪移植界关注的焦点,类似的自体细胞辅助大体积自体脂肪移植技术也在临床中得到开展。Kamakura 和 Ito 利用 Celution 800 系统装置从脂肪组织中分离出脂肪干细胞(adipose derived stem cell, ASC),并通过 Celbrush 特制注射器将混合 ASC 的脂肪组织注射到胸部皮下、乳腺下及胸大肌下进行乳房扩增,术后 9 个月平均胸围增加 3.3cm,实现了以干细胞及自动化脂肪处理装置为辅助手段的大体积自体脂肪移植目标。

脂肪移植理论研究主要经历了细胞存活论、宿主取代论到脂肪再生理论的变化。所有移植后的成熟脂肪细胞都会发生凋亡并转化成为细胞外基质,进而诱导供区和受区的前体细胞增殖、分化,并且新生细胞逐渐取代细胞外基质成分,同时

这一过程与血管新生紧密相连。当移植物半径超过 0.16cm 时,中心区域将出现组织坏死;当组织间液压超过 9mmHg 时,会引起局部毛细血管血流灌注减少、组织代谢能力降低。因此对于移植物中任何一个细胞来说,其存活条件为耗氧水平与从滋养毛细血管中扩散出的氧气水平必须呈动态平衡。将大体积的脂肪组织移植到有限的空间内,更要面临能否得到充分的氧气供应,以及移植物能否有效再血管化的问题。此外,受区准备是影响移植脂肪存活的最关键因素,在脂肪移植前利用 Brava 装置所产生的周期性负压可以增加受区血管密度,提高整体含氧血流的供应,减小氧分子扩散进移植物中心的距离,并加速受区再血管化。ASC 辅助的大体积自体脂肪移植之所以能够取得较为理想的临床效果,是因为移植物中的 ASC 能够在缺血、缺氧环境中存活,并增殖分化为脂肪前体细胞,同时参与新生血管形成,促进移植物的再血管化。关于大体积脂肪移植的研究,有学者提出了"移植容量比"的概念,认为大体积自体脂肪移植的有效性不仅与移植技术有关,而且移植物体积与受区容量之比亦会对移植物存活产生影响。移植容量比概念的提出,为大体积自体脂肪移植提供了新的理论依据,临床医师要仔细地评估受区的生物学性质和容受能力,避免"过载"行为,通过扩增受区容积可以进行更大体积的脂肪移植,从而维持相对稳定的移植容量比。大体积自体脂肪移植的存活以及长期保存离不开移植物充足的氧气供应及再血管化过程,并且在移植物发生再血管化之前,局部氧气扩散对于移植物存活显得尤为重要,因此如何提高移植后局部氧气的扩散,以及有效加强后期移植物再血管化程度,是大体积自体脂肪移植技术的重要研究内容。

从移植方法来看,脂肪组织血管少,抗感染能力差,移植后容易被吸收,甚至液化形成脓肿,因此常与真皮组织一起移植,主要用于填充体表的凹陷缺损或畸形,如半侧颜面萎缩、面部软组织发育不良、乳头凹陷以及良性肿瘤或囊肿切除术后畸形;脂肪移植的另一种方法是将脂肪细胞注射至缺损区,用以填充凹陷畸形。由于注入的脂肪细胞是分散状态,故有更多机会获取组织液,使其在毛细血管再生前得以存活。脂肪细胞的供区选

择主要是腹壁、臀、大腿等,也可以用吸脂术后吸出脂肪进行自体移植填充其他部位。注射脂肪移植后的效果不稳定,有一定的吸收率,因此注射时应超量注射,必要时重复注射。

目前,虽然自体脂肪移植技术已获得较大的改良与优化,但其移植物的存活及长期保留结果不尽相同,与外科医生的个人操作水平及移植方式的选择有很大关系。总体而言,要想实现较为理想的脂肪移植效果,需要考虑到以下几个方面:充分的受区准备及合理的供区选择;避免单点大剂量的脂肪注射;避免对高危人群进行脂肪移植;可选择 Brava 辅助及干细胞辅助的大体积脂肪移植隆胸,以提高脂肪移植远期保存率及塑形效果。

第四节 异体(种)皮肤移植

一、异体(种)皮肤移植的种类及适应证

异体皮肤移植在大面积烧伤救治中的应用由来已久,而且目前仍然是临床大面积烧伤治疗过程中的首选皮肤替代物。近年来,人们已经不满足于将异体皮肤仅仅作为一种生物敷料来临时保护创面,而希望能突破移植排斥的免疫屏障使异体皮肤长期存活。20 世纪 90 年代初,人们通过反复冻干、酶消化、辐照处理等方式,将异体真皮脱细胞处理后,结合自体刃厚皮肤复合移植,预后效果较单纯自体刃厚植皮大为改善,这是对异体皮肤长期存活的一种尝试性应用。目前已有动物实验结果证实,结合一定的免疫耐受诱导方案,有可能实现具有生物活性的异体皮肤长期存活。

由于来源及伦理学的诸多问题,异体皮肤的临床使用受到越来越多的限制,因此,人们开始尝试其他皮肤替代物。如猪皮在临床实践中也取得了较好的效果。与异体皮肤比较,猪皮缺点是质地偏硬,毛孔粗大渗出多,移植后容易干燥,存活时间短。因此需通过改进处理工艺,改善其理化性能以方便临床使用,现在也有研究使用基因敲除或转基因猪皮,结果证实能明显降低其免疫原性,延长移植后存活时间,甚至长期存活。人们也曾尝试将羊膜、纤维蛋白膜等作为皮肤替代物,但由于制作工艺较为复杂,且缺少统一制作标准和

疗效判定,因此未能推广使用。近年来,一些包括猪真皮、猪腹膜等通过改进,进行脱细胞处理后制备成真皮基质,临床应用取得了良好的效果。研究表明在异种皮肤制备过程中交联各种生长因子或免疫抑制剂,以便延长异种皮肤存活时间,同时促进创面愈合。

二、异体(种)皮肤移植后病理生理过程及转归

由于免疫排斥反应,异体(种)皮肤移植后不能永久存活,临床上主要用于创面的暂时覆盖,减少渗出,预防感染。包含皮肤的复合组织移植的发展之所以滞后于内脏器官移植,是因为皮肤的强免疫源性,因此解决了皮肤的移植排斥反应将推动复合组织移植的发展。

异体(种)皮肤的排斥反应是以 T 细胞适应性免疫应答为主。血液循环中的初始 T 细胞在次级淋巴组织与载有抗原的抗原提呈细胞(antigen presenting cell, APC)反复接触、识别后逐渐成熟,并增殖成为效应 T 细胞,再次进入血液循环,到达异体移植物局部后,促使移植物发生排斥反应。一般免疫排斥反应发生于移植后 2~4 周,习惯上分为三个阶段:

1. **输入阶段** 抗原物质进入所引流的淋巴结,即免疫识别异体抗原,进行加工处理和抗原提呈阶段。

2. **中心反应阶段** 局部淋巴结内宿主免疫系统的活化,即免疫细胞的活化阶段。

3. **输出阶段** 活化的免疫细胞攻击和破坏移植物,即细胞毒性反应或效应阶段。皮肤移植物在没有淋巴引流时,或者在没有 T 细胞的动物上,其移植物存活时间相对延长,当淋巴引流被完全隔绝时,异体皮肤移植的排斥反应将明显减弱。

如何减少异体(种)皮肤移植后的免疫排斥,促进移植物的长期存活一直备受关注。多项研究表明,通过多种免疫抑制剂可有效抑制移植物的免疫排斥,延长移植物皮肤的存活时间,但对于大面积烧伤患者而言,免疫抑制剂有加重感染、诱发脓毒症的可能。近年来,许多实验室研究表明干细胞可通过调节 Treg/Th17 比例,减轻移植物免疫排斥,延长移植物的存活时间,且不会造成免疫

抑制,不易造成感染的加重,此项研究仍在继续,有望取得新的发现。

第五节　异体复合组织移植

一、异体复合组织移植的历史及现状

据国际手与复合组织协会(International Registry on Hand and Composite Tissue Allotransplantation)报道,截至 2011 年 5 月世界范围内共完成了 98 例复合组织移植,其中包括 74 例上肢移植,其余 24 例为颜面、气管、膝关节、腹壁、阴茎移植等。虽然相比于内脏器官移植仍明显滞后,但近些年也取得很大进展。

早在 1963 年,Gilbert 进行了第一例异体手移植,但由于缺乏免疫抑制治疗,三周后发生排斥反应,手术失败。到 20 世纪 90 年代,环孢素 A 问世,抗异体组织的免疫排斥反应取得了新突破,复合组织异体移植也取得了进一步发展;90 年代初期,不含皮肤的同种异体复合组织移植获得成功,包括神经、肌腱、肌肉、骨关节及喉等。复合组织移植最引人注目的成就是 Marshall Strome 在 1998 年为一位 40 岁的患者进行了异体喉移植,移植部分包括喉头、5 个气管环、甲状软骨和甲状旁腺。术后免疫抑制剂治疗包括抗 CD3 单克隆抗体、环孢素 A、甲泼尼龙、吗替麦考酚酯。维持阶段运用的免疫抑制剂是环孢素 A(一个月后改为 FK506)、麦考酚酯和低剂量的泼尼松龙。两年患者已经恢复了发声功能,表现健谈。

在各种异体组织移植中,皮肤的排斥反应最强,因此,包含皮肤的异体复合组织移植直至 1998 年法国人进行的异体手移植才获得突破。Jones 首先以猪异体肢体移植模型为试验对象,通过各种实验方案的对比,制定了一套有效的免疫抑制策略,免疫抑制剂包括 FK506、麦考酚酯和泼尼松。随后在世界范围内先后进行了 20 多例手移植,多数患者获得了良好的效果。这些手术的成功证明包含有抗原性强的皮肤的复合组织移植是可行的。之后异体颜面移植的动物实验研究也在世界范围内广泛展开,并引起了广泛讨论。法国在 2006 年成功进行了世界首例换脸手术,同年,第四军医大学西京医院成功实施了我国首例、世界第二例异体颜面复合组织移植术,术后予以 FK506、泼尼松等免疫治疗,异体复合组织成活良好。

二、异体复合组织移植的研究进展

复合组织移植的研究仍然主要集中于免疫耐受方面。最早的异体皮肤的获得性耐受是由 Billingham 等利用小鼠模型获得。后来有很多报道通过造血细胞移植诱导新生小鼠嵌合状态,小鼠成年后接受了提供造血细胞品系小鼠的皮肤移植物,而排斥第三方的皮肤移植物,但是皮肤移植物排斥的机制仍不明确。人们利用 MHC(主要组织相容性复合体)完全不匹配的小猪模型展开了对异体皮肤移植物耐受诱导的研究。研究者通过进行部分 T 细胞清除、低剂量照射、供者造血细胞输入及 45 天环孢素 A 治疗诱导供体造血细胞的植入,然后对嵌合受体进行非血管化断层皮片移植并获得免疫耐受,证明了皮肤移植物血管化模式和供者造血细胞的调节功能在耐受诱导中的作用。但是,此方案需要供体骨髓细胞的预处理,然后延迟皮肤移植,在临床上不易实现。因此,异体皮肤组织移植免疫排斥反应有待进一步的实验研究与突破。

第六节　移　植　免　疫

一、同种异体器官移植免疫排斥机制

异体组织器官的排斥,是由于哺乳动物的基因组中含有大量的多态性基因位点,编码在体内广泛表达的组织抗原,任何个体若在任何基因位点上不能表达特定的等位基因,则这些等位基因编码的蛋白质将被视为异己,引起强烈的免疫反应,造成移植排斥。编码最强移植抗原的基因座位即主要组织相容性复合体(major histocompatibility complex,MHC),其编码的抗原即主要组织相容性抗原。人类的主要组织相容性抗原叫做人类白细胞抗原(human leucocyte antigen,HLA)。在器官移植中,移植物上的供者主要组织相容性抗原被受者免疫系统识别为外来异物而排斥,这是移植物被排斥的免疫学基础。移植物排斥反应是多种细胞因子参与的炎症过程,不同细胞因子以及细胞因子的基因多态性,对移植排斥的发生发展形成了复杂的影响。

同种异体移植免疫排斥主要以 T 淋巴细胞反应为主,亦可见到散在的单核巨噬细胞、嗜酸性粒细胞和肥大细胞等。树突状细胞是专职的抗原提呈细胞,在免疫反应中起到至关重要的作用。CD3 分子是 T 淋巴细胞的标志,分布于所有成熟的 T 淋巴细胞表面,CD4 和 CD8 分子是 T 淋巴细胞重要的表面分子,在成熟的 T 淋巴细胞只能表达其中一种分子,因此分为 $CD4^+$T 淋巴细胞和 $CD8^+$T 淋巴细胞。这两种分子与抗原识别无关,但可与带有 MHC 分子的细胞结合,是细胞与细胞之间相互作用的黏附分子。CD4 和 CD8 常被用作辅助性 T 淋巴细胞(helper T lymphocyte, Th)和细胞毒性 T 淋巴细胞(cytotoxic T lymphocyte, CTL)的表面标记物。CD4 分布于 Th 诱导亚群和抑制细胞诱导亚群表面,可与抗原提呈细胞表面的 MHC Ⅱ 类抗原相结合,协助 Th 细胞识别抗原提呈细胞表面外来抗原与 MHC Ⅱ 类抗原复合物。CD8 分子分布在抑制性 T 淋巴细胞(suppressor T cell, Ts)和 CTL 表面,可与 MHC Ⅰ 类抗原相结合,在细胞毒性 T 淋巴细胞(cytotoxic T cell, Tc)细胞杀伤感染靶细胞时,Tc 必须同时识别外来抗原和靶细胞上 MHC Ⅰ 类抗原复合物。

二、排斥反应的临床类型及表现

1. **超急性排斥反应** 常发生于血管吻合后数分钟至术后 24 小时,其发生机制主要与以下因素:供受者间 ABO 血型不合;受者血液中预存有抗供者抗体;其他非免疫因素,如供体器官缺血时间过长,灌注保存不佳等。

2. **加速性排斥反应** 是一种介于超急性排斥反应和急性排斥反应之间的由抗体介导的排斥反应阶段,一般发生于移植术后 3~5 天,绝大多数发生于 4 周内,临床表现为剧烈的排斥反应,病程进展快并伴有功能的迅速丧失,与超急性排斥反应有相似征象,但在病理和临床上有所不同。病理表现上主要是毛细血管破裂、纤维素性坏死和脉管炎、移植器官短期内丧失功能,临床表现上较超急性排斥反应缓和,但较急性排斥反应凶险,因此亦有人称之为恶性急性排斥反应。

3. **急性排斥反应** 是临床上最常发生的移植排斥反应,一般发生于免疫抑制剂突然停用、更换、减量或者微生物感染等因素诱导情况下,常发

生术后 1 周至 6 月内。急性排斥反应主要是细胞免疫,经过 $CD4^+$T 淋巴细胞和 $CD8^+$T 淋巴细胞介导的免疫应答,最终导致移植器官的损伤。

4. **慢性排斥反应** 一般常发生移植数月或数年之后,其病理变化无特异性,最明显表现为炎症反应、动脉硬化、间质纤维化。

第七节 组织工程皮肤在烧伤创面的应用

烧伤、创伤后大面积皮肤缺损的创面修复是临床工作者面临的重大难题,而皮肤移植是解决这一问题的关键。临床中常由于自体皮肤移植因供体不足而受限,异体移植则面临免疫排斥反应,因此自体/异体皮肤来源和应用在某些情况下受到限制,随着现代生命科学和生物工程学技术的不断发展,组织工程皮肤(tissue engineering skin, TES)成为最有希望解决这一问题的途径之一。

一、组织工程皮肤的概念及演变

(一)概念

TES 是指应用生命科学和工程学的原理与技术,通过在体外培养扩增大量的功能细胞(种子细胞),之后将其与适当的支架材料相结合,通过细胞与支架的相互作用,诱导生长形成三维的有活性的皮肤替代物。种子细胞、支架材料以及细胞与支架材料相互作用的方式是构建 TES 的 3 个基本要素。

(二)演变

TES 的研制及演变充分反映了现代生命科学和生物工程技术不断发展和融合的趋势,是理论与实践相结合的产物。1975 年美国 Rheinwald 等首次报告体外培养人表皮角质形成细胞(keratinocyte, KC)(角朊细胞)获得成功。在这一具有里程碑意义进展之后表皮细胞培养得到了迅猛发展。1981 年,O'Conner 首次应用培养的自体表皮细胞膜片移植修复 2 例烧伤患者肉芽创面获得成功。随后美国 Genzyme 公司成功生产出自体表皮膜片产品(Epicel)。之后的大量临床实践表明,虽然自体表皮细胞膜片的使用挽救了很多生命,但由于提供的仅仅是表皮部分,移植后存活率不稳

定,愈后功能和外观较差,由此人们逐渐认识到真皮成分在促进创面愈合和改善愈后上起着重要作用。因此,1995 年美国 Organogenesis 公司研制的人工皮肤 Apligfaf 是以牛肌腱胶原提取的胶原蛋白为支架材料,采用新生儿成纤维细胞溶于牛胶原凝胶中,形成细胞胶原凝胶,然后接种新生儿表皮角质形成细胞进行培养制成具有一定活性的人皮肤替代物,是目前较为成熟的具有双层结构的人工皮肤。

真皮替代物的研究一直是 TES 研究的热点。1996 年,美国 Integra Life Science 公司开发了新型人工真皮产品 Integra,其下层是 2mm 厚的牛胶原和氨基多糖多孔膜,上层是 0.22mm 厚的有机硅橡胶膜,在Ⅲ度烧伤的临床治疗中能明显缩短创面愈合时间。同年美国 Life Cell 公司生产出脱细胞真皮基质 Alloderm,将来自于人类尸体的皮肤去除表皮和细胞,保留了细胞外基质的三维结构和完整的基底膜复合物,易于与培养的成纤维细胞和表皮细胞构成复合皮肤,对胶原酶抵抗性较好,使用方便且可保存,但供应量有限。2000 年,美国 Advanced Tissue Science 公司将新生儿成纤维细胞培养在可降解的聚乳酸尼龙网上生产出新型人真皮替代物 Dermagraft,移植后 3~4 周后聚乳酸纤维网降解,成纤维细胞在网架上大量增殖并分泌多种基质蛋白,形成由成纤维细胞、细胞外基质和可降解生物材料构成的人工真皮,其结构更类似天然真皮,能减少创面收缩,促进表皮黏附和基底膜分化,同时抗胶原酶分解,无病毒传染风险,临床应用表明优于或者等同于异体皮。

近年来 TES 的研究已取得很大的进展,部分产品已经应用于临床并取得良好的效果,今后的研究将会集中于干细胞的增殖和分化、移植后免疫调控和真皮支架材料仿生等方向。

(三)分类

TES 从组织构成上可分为组织工程表皮、组织工程真皮和组织工程复合皮肤;根据移植后存活时间,可分为永久性和暂时性皮肤替代物;从支架材料上,可分为生物材料和生物合成材料(包括生物可降解和不可降解材料)。

1. 表皮替代物(组织工程表皮) 表皮替代物主要是体外构建的角质形成细胞(keratinocyte,KC)膜片,源于皮肤活检组织的 KC 通过体外扩增培养 3 周左右形成细胞间融合的 KC 膜片。由于其没有真皮支架支撑,成活困难,后期容易引起挛缩和瘢痕增生,因此目前多结合培养于生物可降解材料(如胶原或透明质酸)、人或猪脱细胞真皮基质,以及人工合成的多聚高分子材料上,形成复合皮结构再移植于创面。研究表明,单纯 KC 膜片移植于新鲜肉芽创面或清创后创面,28%~47% 细胞能够维持生长,移植于预制真皮支架或有新生真皮创面,45%~75% 细胞能够维持生长,说明真皮支架在 TES 构建过程中具有重要作用。1989 年,美国 Genzyme 公司首先研发了 Epicel 等产品问世。临床应用证实其能够有效修复部分或全层皮肤缺损。

2. 真皮替代物(组织工程真皮) 真皮替代物主要应用于真皮缺失的创面修复,可明显提高愈合质量、改善愈后皮肤弹性及机械耐磨性、减少瘢痕增生及挛缩等。其机制在于充当修复愈合过程中创面缺失的真皮模板,引导自身修复细胞迁移、增殖和分化,完成真皮的重构和血管化,一般可分为由自然生物材料、人工生物材料和生物合成材料。

(1)自然生物材料:自然生物材料真皮替代物主要来源于异体/异种真皮,具有与人真皮相近的胶原、弹性纤维比例和三维空间结构。未去除细胞的异体/异种生物材料一般只能存活 10~15 天,多用于创面的暂时覆盖。用化学酶消化法或物理法如反复冻融技术可以去除异体/异种真皮基质中的细胞以延长其存活时间,但往往难以彻底去除细胞成分,同时也会破坏细胞外基质和基底膜结构。而基底膜是上皮同真皮基质联系和相互作用的重要部分,KC 的增殖、迁移以及分化依赖于基底膜中的层粘连蛋白和Ⅳ型胶原等,保存基底膜的脱细胞真皮基质更容易与表皮构建成复合皮肤。目前研制应用比较成熟的异体真皮基质 Alloderm 细胞去除彻底并保留了基底膜成分,临床使用中证实其移植后能够与创面基底整合,并可长期存活而不发生免疫排斥反应。

(2)人工生物材料:主要应用胶原、糖胺聚糖(glycosaminoglycan, GAG)等,通过不同参数的物理冷冻、风干、化学交联等处理技术,制备不同孔隙率和空间有序的立体网格模拟人真皮结构。另外可在制备过程中加载各种生长因子,促进缺失真皮创面的修复与重构。在胶原中加入 GAG 可以减少胶原酶对胶原的降解,增加胶原支架的稳定性,优化材料的机械张力等性能。在胶原支架构建过程中,加载纤维连接蛋白、弹性蛋白、透明质酸等也可进一步增加胶原稳定性,同时提高移植后的真皮模拟效果,加强修复组织的生物学功能。

（3）生物合成材料：随着材料科学和工程技术的发展,以聚羟基乙酸（polyglycolic acid,PGA）、聚乳酸（polylactic acid,PLA）等为代表的高分子生物可降解材料逐渐被用于模拟人体真皮构建的三维支架,可引导修复细胞增殖、迁移,同时随着材料的缓慢降解,逐步被自身修复细胞和细胞外基质取代而完成创面修复。人体细胞与合成支架材料的相互作用不同于自然情况下体内细胞和细胞外基质间的作用,支架材料的成分、孔隙率及大小、降解速率和降解产物等直接影响细胞的黏附、增殖、迁移和分化。由于这些材料多是疏水性,无法提供修复细胞的黏附位点,影响了真皮的修复和重构。因此,一些生物蛋白分子例如整合素结合受体 RGD（精氨酸 - 甘氨酸 - 天冬氨酸,arginine-glycine-aspartic acid,RGD）水凝胶等被整合入支架材料内,用以增加细胞与材料的黏附性。支架材料的降解为修复细胞迁移提供空间和趋化信号,其降解速率最好能与细胞的扩增、迁移速率相匹配,整合素结合位点、MMP 活性和底物在这一过程中协同作用,而支架材料的孔隙率也影响着 MMP 的活性。

3. 复合皮　临床应用组织工程复合皮移植修复创面常采用两步法,即先将真皮支架移植于创面,3 周左右待完全血管化后再移植自体刃厚皮片或 KC 膜片,形成复合皮移植,可以有效提高移植成功率。新型组织工程复合皮 Permaderm 的研究设计以胶原海绵为基质模拟真皮支架,接种自体 KC 和成纤维细胞后构建组织工程复合皮,但尚没有完成临床转化和推广应用。

（四）展望

1. 干细胞与皮肤附件再生　TES 与人体皮肤相比缺少汗腺、皮脂腺、毛囊等附件,而体内外构建过程中又很难将多种细胞整合于同一块皮肤中,因此,人们不断寻找新的具有多向分化潜能的种子细胞。干细胞因具有无限扩增和多项分化潜能,为构建含有或能够诱导再生皮

肤附件的全层 TES 带来希望。干细胞包括胚胎干细胞（embryonic stem cell,ESC）、成体干细胞（adult stem cell,ASC）和诱导多能干细胞（induced pluripotent stem cell,iPSC）。ASC 由于取材容易,不涉及伦理问题,在 TES 构建中受到更多重视。其中骨髓间充质干细胞（bone marrow stromal stem cell,BMSC）是目前研究最多、应用最广泛的成体干细胞之一,体内外实验证实 BMSC 可以向包括汗腺上皮细胞在内的多种细胞分化。此外脂肪干细胞（adipose derived stem cell,ADSC）由于来源丰富、取材简单也日益受到重视。虽然尚缺少 ADSC 大规模临床应用的报道,但体外和动物实验均已证实其具有多向分化潜能并能够促进创面愈合。另外潜在的 TES 种子细胞来源是毛囊干细胞（hair follicle stem cell,HFSC）。HFSC 参与毛囊的周期循环,皮脂腺、汗腺的再生以及创面的愈合。以 HFSC 为种子细胞构建 TES 主要希望能够再生毛囊、皮脂腺和汗腺。iPSC 是近年来的研究热点,成纤维细胞通过转染 4 个转录因子基因（*Oct3/4*、*Sox2*、*Klf4*、*c-Myc*）可以重编程转化为类胚胎干细胞,并在一定诱导条件下向多种细胞分化。由于慢病毒转染仍存在一定生物安全性问题,使其进一步临床使用受到限制。有学者用非转基因方法将多聚精氨酸转导结构域标记蛋白重复加入含有丙戊酸的培养基中,成功应用小鼠成纤维细胞制备 iPSC。由于取材广泛,若能进一步确定其生物安全性,必将是具有良好前景的 TES 种子细胞获取途径。

2. 免疫排斥与移植物永久存活　预制的 TES 中应用的异体种子细胞大多因在移植后的急性期排斥反应中死亡。因此如何保持外源细胞活力,减少排斥反应,延长存活时间是 TES 领域的研究热点。近年来间充质干细胞（mesenchymal stem cell,MSC）的免疫调控作用日益受到重视。MSC 低表达 II 型组织相容性抗原,被认为是免疫豁免细胞;此外 MSC 还通过多种方式参与调节免疫反应:可抑制 T 淋巴细胞、B 淋巴细胞、自然杀伤细胞（natural killer cell,NK）、树突状细胞（dendritic cell,DC）的增殖,降低 T 淋巴细胞和 NK 细胞的细胞毒性,抑制 B 淋巴细胞成熟和抗体分泌,抑制 DC 的成熟和活化,动员调节性 T 细胞（Treg）聚集于淋巴器官和移植物。炎症反应及其相关因子

（TNF-α、INF-γ）以及 PGE2、TGFβ、IL-6、IL-10、MMP、吲哚胺 2,3 双加氧酶（indoleamine 2,3 dioxygenase，IDO）等均可能参与 MSC 的免疫抑制调控作用。因此 MSC 作为 TES 种子细胞，可能在参与创面修复的同时通过直接或分泌的方式调控免疫排斥反应，获得异体细胞和移植物长期存活的效应。

3. 支架材料仿生与智能化研究 TES 的基质支架可为种子细胞提供黏附、迁移、增殖、分化的微环境，并引导新生皮肤的组织重构。在应用人源 ADSC 治疗糖尿病小鼠皮肤创面的实验中发现，采用细胞悬浮液喷洒对创面愈合没有明显作用，而将细胞接种于三维生物合成支架材料中移植则能明显加速创面愈合，提示良好的基质材料和支架结构对于维持种子细胞生物学特性和功能具有重要作用。如何应用生物材料模拟体内微环境构建具有最佳参数的结构仿生基质支架，是目前研究的难点和热点。计算机辅助高通量分析技术可对不同条件下细胞与细胞外基质相互作用方式进行量化研究，为高效精确制备符合种子细胞生物学特性需求的三维基质提供了基本条件。

近年来，支架材料的智能化可控研究技术在不断发展，将生长因子微囊或微球整合于支架材料中，通过对微囊/微球的可控性设计制备，达到移植创面后依据愈合修复时相不同，有序释放所需生长因子，从而特异性调控种子细胞的迁移、增殖和分化。此外，通过细胞介导的酶化学反应，在基质材料降解过程中伴随释放生长因子分子这种方式更接近于体内愈合过程，类似修复细胞迁移和增殖过程中按修复细胞微环境需要的分子调控，通过分泌 MMP 有效降解细胞外基质，进而完成组织的重构和生长因子分泌。在支架材料仿生研究领域，另一项值得提及并具有潜在巨大发展前景的是 3D 生物打印技术。美国 Organovo 公司开发出的一款生物打印机可利用患者自身细胞"打印"皮肤。该 3D 生物打印机有 2 个生物"打印头"，一个放置最多达 8 万个人体细胞，被称为"生物墨"；另一个可打印水凝胶"生物纸"，用作细胞生长的支架。生物打印机可以利用计算机辅助设计，最大限度模拟人体正常皮肤结构和需要，通过逐层累积打印，构建全层组织工程皮肤。

TES 为解决烧伤、创伤引起的大面积皮肤缺损的治疗带来新的希望，但目前距离理想的 TES 尚有一定差距，主要是缺乏皮肤附件，存在免疫排斥，理化性能不稳定等问题。但随着对修复再生细胞局部微环境和生物学特性研究的深入，间质与上皮之间相互作用、干细胞转化等分子机制的不断揭示，以及各种高分子材料和高新技术的应用，未来的 TES 有望以干细胞为种子细胞，以"仿生智能化"生物高分子材料为皮肤支架，构建出具有完整皮肤功能的理想组织工程产品。

二、表皮细胞体外培养和扩增

表皮细胞培养技术于 1975 年首次建立。随着组织工程学和细胞分子生物学迅速发展，表皮细胞培养及移植的基础研究和临床应用也进入了新的阶段。

（一）表皮细胞培养与移植概况

1. 自体表皮细胞培养和移植 早在 20 世纪 70 年代，Rheinwald 等建立了表皮细胞体外培养技术。80 年代初，O'Connor 等首次将培养的人自体表皮细胞用于覆盖创面，只需小片皮肤标本（4~8cm²）分离表皮细胞，理论上培养后形成表皮细胞膜片可为大面积深度烧伤患者提供充足皮源。但表皮细胞体外培养周期长，原代培养周期一般需用 10 天左右，待细胞融合成片后才能使用，限制了其临床应用。为缩短培养周期，人们尝试了各种新技术与方法，如应用微球旋转培养技术，表皮细胞在理想的培养条件下增殖分化快，培养 7 天可扩展 15 倍，比常规培养明显高 4~9 倍。而应用表皮细胞悬液移植法为及时覆盖创面提供了另一途径。将表皮细胞经体外培养至亚融合状态，置于含纤维蛋白原、凝血酶及 Ca^{2+} 的纤维黏液中制成悬液，直接滴于创面，再覆盖网状异体断层皮片。这种亚融合状态的细胞含大量能形成表皮克隆的干细胞，保持高增殖潜力，移植后创面充当"体内细胞培养系统"，表皮细胞进一步增生分化，形成新的上皮，并逐渐取代异体皮的表皮层。

为解决单纯表皮细胞膜片移植存活难、预后差的缺点，可将冷冻保存的异体皮覆盖创面，待其血管化后去除表皮层，再移植体外培养的自体表皮细胞膜片。另外直接在人工真皮基质上种植表皮细胞，经体外培养后，表皮细胞增殖融合，形成双层活性皮肤类似物移植创面，可以克服细胞膜片薄而脆性大、不易操作的缺陷，并可明显改善创面愈合后的外观与功能。

2. 异体表皮细胞培养　自体表皮细胞需培养 3~4 周后才能获得大量可供移植的细胞膜片，为了及时覆盖创面，可预先体外培养异体表皮细胞。异体表皮细胞最终仍会发生免疫排斥，因此目前培养的异体表皮作为生物活性覆盖物多用于暂时性封闭创面，同时作为自分泌组织，异体表皮细胞可通过分泌各种细胞因子促进自体表皮细胞与成纤维细胞的生长，加速创面愈合过程。

3. 自体 - 异体 / 异种表皮细胞混合培养　研究表明将自体 - 异体表皮细胞按一定比例混合后经体外培养，形成嵌合体移植物，不但可及时封闭创面，而且可节省自体皮源。将供体小鼠（BALB/c）和受体小鼠的表皮细胞按 50%：50%、75%：25%、25%：75% 比例混合培养，待细胞融合后移植小鼠背部创面，发现嵌合体移植后 12 天、13 天与同系移植相比无明显坏死区，移植成活率相近似（>80%），表皮结构良好；表皮表型分析显示再生表皮仅包含同系表皮细胞，而无异体细胞存在，说明嵌合体中异体表皮细胞被逐渐排斥，没有呈现明显的急性排斥反应，其消失可能是因为表皮不断更新、通过正常脱落机制造成的。少量的自体细胞与易于获得的异体细胞混合培养在临床上具有显著应用价值，异体表皮细胞可增加细胞膜片面积，至少能减少 50% 的自体表皮细胞的培养时间。另一方面，已知表皮细胞可分泌细胞外基质成分，如纤维连接蛋白、层粘连蛋白、自分泌转化生长因子 TGF-β1 和表皮细胞诱导的淋巴细胞活化因子等。因此，异体表皮细胞可能充当了自体表皮细胞增生的暂时性模板，通过细胞与细胞间接触或释放各种生物活性因子对表皮重建及创面愈合起了生物促进作用。

4. 基因转染表皮细胞培养　随着基因工程技术的发展，基因转染表皮细胞培养移植已引起越来越多的重视。表皮细胞取材方便，易于培养、传代，移植后易于存活，因此常被作为基因转染的靶细胞。选择能促进创面愈合的基因，如人生长激素（hGH）、EGF、FGF 基因等，转染到与创面愈合密切相关的细胞中，使其大量表达相应的有生物活性的蛋白，加快创面愈合速度和提高愈合质量。将对全身生长起重要调节作用的 hGH 基因转染表皮细胞移植到无胸腺小鼠，表皮细胞可分泌有活性的 hGH，而将这种基因转染表皮细胞移植到创面后 10 天，创面分泌物中可检测到 hGH，创面上皮重建屏障能力明显增强。将 TGF-β1 基因转染到表皮细胞在体外也可产生高浓度的 TGF-β1，并促进成纤维细胞产生胶原。

目前基因转染表皮细胞治疗创面愈合仍处在基础研究和动物实验阶段，有待进一步探索。随着基因表达稳定性、治疗安全性及转染表皮细胞的最终转归等问题的解决，基因转染表皮细胞移植将为皮肤再造提供分子与基因水平的调控手段。

（二）表皮细胞体外培养及扩增方法

1975 年，Rheinwald 和 Green 报道在表皮细胞培养时应用由射线灭活的小鼠 3T3 细胞组成为滋养层，在培养基中加人表皮细胞生长因子，从而增加了培养细胞的寿命和形成新的集落能力。随着细胞和组织培养技术不断改进，目前已从当初的体外皮肤组织块培养发展到单个表皮细胞培养，以及与真皮等同物、人工复合皮等技术相结合。

表皮细胞培养方法可分为体外培养和体内培养。体外培养技术主要包括：组织块培养法、滋养层培养法、无血清培养法和气液界面培养法。体内培养又称原位培养，即将获取的表皮细胞种植于载体，再连同载体移植于创面，使细胞继续生长并达到封闭创面的目的。

1. 组织块培养法　是原代培养和收集表皮细胞的方法。收集动物或人的皮肤组织清洁处理后用中性蛋白酶（如分散酶）分离表皮和真皮组织，然后将表皮组织块贴附于培养皿表面，覆盖无菌盖玻片，添加培养基，通常在 3~7 天可见角质形成细胞从组织块边缘爬出。

2. 滋养层培养法　其特征是以小鼠 3T3 细胞作滋养层并使用含胎牛血清的培养液。3T3 细胞是来源于小鼠胚胎肺脏的成纤维细胞，体积大，形态不规则。研究表明，采用放射线照射 3T3 贴壁细胞，以此作为饲养层细胞在其上种植 KC，并采用含血清培养基可以成功实现 KC 体外培养。该现象的发现同时也为后来"上皮 - 间充质转化"研究提供了理论支持，进一步揭示了成纤维细胞所提供的细胞外基质成分为 KC 的贴壁与生长提供了良好的环境，尤其是成纤维细胞分泌产生的胶原蛋白,不仅加速 KC 贴壁,而且刺激 KC 生成胶原酶,胶原酶作用下的 KC 迁移能力增强,可在饲养层细胞表面不断扩散生长,3T3 细胞可释放 EGF、类胰岛素样生长因子和前列腺素,均可加速 KC 本身增殖移行。

早期在 3T3 细胞表面采用含有血清的培养基进行 KC 培养,培养基包括 MEM 培养基、DMEM 培养基、RPMI/F12 混合培养基(RPMI 与 F12 培养基 1∶1 混匀),并添加 10~20g/L 的 FBS 和氨基酸成分,尽管解决了 KC 贴壁问题,但细胞生长缓慢。为解决该问题,研究者们尝试在上述培养基内添加其他成分以增加细胞的增殖与分化,刺激 KC 生长,增加集落形成和延长可培养时间。这些添加成分包括:上皮细胞生长因子(10ng/ml)、霍乱毒素(10ng/ml)、氢化可的松(0.5g/ml)、牛胰岛素(5μg/ml)、转移因子(10μg/ml)。尽管如此,因血清内成分复杂,加之添加成分本身与 3T3 细胞分泌生成的细胞外基质发生相互作用,KC 生长过程中的细胞周期调节机制、细胞因子和角质素蛋白的释放、细胞表面受体与配体的结合等均受到影响。

基于含血清培养基存在的不足,研究者开始研发无血清培养基培养 KC。最初在 F12 培养基的基础上,改良出 MCDB153 培养基,该培养基内不含 FBS,但需要添加牛脑垂体提取物(WBPE)或猪脑垂体提取物(PPE),培养时也不用 3T3 细胞作为滋养层。尽管如此,上述两种添加成分(WBPE 或 PWPE)价格昂贵且培养的 KC 细胞间存在桥粒结构,细胞仅能在低密度下生长,无法满足大量扩增培养的需要,该方法现已不常采用。目前,国外已有公司研发出各类皮肤 KC 培养基(含有/不含有脑垂体提取物),能够满足不同实验需要,培养的 KC 种类相对较多,可同时满足表皮 KC 和表皮祖细胞的培养需要。在整个培养过程中,KC 贴壁迅速、增殖快,无须采用 3T3 细胞滋养层或鼠尾胶滋养层,操作简便,是目前培养 KC 较为理想的方法。该类 KC 培养基缺点是价格昂贵。

3. **三维细胞培养法**　传统的培养瓶培养细胞技术中细胞附着在平面载体上,以单层细胞的方式进行分化、增殖,并且补加的细胞生长因子及营养物质分布不均,从而限制了细胞的增殖速度,难以进行大规模培养。三维细胞培养是将细胞植在细胞外基质或细胞外基质替代物中,基质或基

质替代物不仅是细胞生长的支架,同时具有三维结构,在体外环境下与细胞共同培养可以使细胞在立体空间结构内增殖、迁移和生长。因此三维细胞培养中的细胞外基质所创建的立体生长环境是对体内细胞外环境的模拟。皮肤 KC 三维培养是指在真皮组织或真皮组织替代物表面种植 KC,培养出形态上与人体皮肤结构相近,表皮组织拥有数层 KC 的培养方法。其中,气-液界面培养法就是早期 KC 三维培养的模型,采用动物皮肤真皮组织、生物水化胶和纤维片、胶原蛋白膜、有机尼龙网,或胶原蛋白与有机尼龙网的贴合物为细胞生长的载体(支架),将皮肤 KC 接种其上,加入的培养液不超过载体水平,KC 通过载体吸收营养维持其生长发育。KC 在接种一定时间后,将载体升到气-液面继续培养,以此培养出多层类似正常皮肤的表皮细胞层次,即借助气-液界面模拟人体皮肤环境,并在立体结构上最大限度培养 KC。目前已研发出各类纳米级高分子蛋白质支架模拟和替代真皮组织,通过控制纳米支架的孔径和结构来调控细胞的生长。此外在成分上可添加各种促进 KC 增殖和分化的成分到纳米支架内,培养出处于不同细胞周期和代谢状态的 KC。近年来,随着可降解高分子材料深入生物医学领域,可降解真皮组织替代物成为研究的热点,例如聚己内酯、聚乳酸和聚乳酸共聚物,这些可降解生物材料可在有限的空间内最大限度培养 KC,并有助于细胞的纯化和提取,且不影响细胞的活力和增殖特性。

旋转生物反应器(rotary cell culture system, RCCS)是一种新型的高密度培养人体细胞/组织的细胞组织培养系统。RCCS 具有模拟微重力环境、高密度和高分化度培育人体组织或器官、破坏性应力小的优点,使细胞在破坏力最小的条件下得到迅速、大量扩增。此外,微载体可以提供较大接触面积,有利于细胞的生长。微载体培养技术的发明,能够为贴壁细胞培养提供充分的表面积,大大提高细胞的生长密度,从而在体外快速有效大规模扩增细胞。

(三)存在的问题与展望

TES 构建中真皮支架的研究已取得了初步进展,如人工合成真皮、天然无细胞真皮等已商品化,并经大量临床试验表明可永久性替代真皮功

能。将真皮基质作为载体种植表皮细胞,经体外培养后封闭创面,可望为体外重建皮肤提供切实可行的方法,尤其是种植自体-异体混合表皮细胞,可节省大量自体皮源。如果将自体表皮细胞与生长因子基因转染异体表皮细胞混合,种植于真皮基质,经培养后移植覆盖创面,一方面可节省皮源,另一方面异体表皮细胞分泌大量生长因子,促进自体表皮细胞和成纤维细胞的增殖分化,提高移植后存活的稳定性,增强抗感染能力。而基因转染异体表皮细胞最终将被排斥,可防止表皮过度增生,防止因外源基因整合、插入可能对机体造成的危害。

三、真皮替代物的研制与应用

(一) 概述

表皮膜片是最早被运用的组织工程皮肤,成功救治了一些大面积深度烧伤患者,然而,表皮膜片移植后创面愈合效果较差,后期瘢痕形成严重。经深入研究发现,单纯的表皮替代物由于缺乏真皮基质成分对成纤维细胞的抑制及其引导性组织再生作用,导致成纤维细胞过度增生,大量胶原沉积,瘢痕增生、挛缩。此后,真皮替代物的研制成为皮肤组织工程的重要内容。真皮替代物并非真正意义上的完整真皮结构,而更多的只是起到真皮支架和引导的作用,移植到创面后,通过诱导体内成纤维细胞和血管内皮细胞等修复细胞迁移、浸入和增殖,形成新的真皮组织。

(二) 分类

经过近30年的发展,已研制成功多种真皮替代物,部分已商品化。这些真皮替代物材料根据分类方法不同可以分为:不含细胞成分的真皮替代物和含细胞真皮替代物;自然来源材料的真皮替代物和人工合成材料的真皮替代物。

1. 基于自然来源材料 是指将天然的生物材料,如异体(种)皮、羊膜等去除具有抗原性的细胞成分,保留胶原结构,形成各种脱细胞真皮基质,或者是采用天然生物原料(如胶原、葡聚糖、透明质酸等)制备成膜片状的真皮基质。

胶原是正常皮肤真皮中的主要细胞外基质蛋白,在结构和功能上与真皮基质的相似性使得胶原材料成为研制真皮替代物的首要选择。基于胶原的真皮替代物可以是凝胶体、膜片或者海绵状

的形式。这些真皮替代物既可以作为暂时性的创面覆盖物,也可以用于构建含表皮细胞的复合型皮肤替代物。Integra 是最早研制成功并商品化的胶原膜真皮替代物,由孔状结构的牛胶原和6-硫酸软骨素组成。其外层是致密的硅胶膜,可以作为临时屏障防止水分丢失和细菌的入侵;内层是孔状的真皮结构,可以作为宿主成纤维细胞浸入增殖和血管再生的模板。AlloDerm 是另外一种自然来源的真皮替代物,是将异体(人)断层皮片去除表皮层和真皮层细胞成分后形成的以胶原基质为主的膜片状基质,已广泛运用于深度烧伤创面的修复。AlloDerm 来源有限,国内的研究者制备了来源于猪皮的异种脱细胞真皮替代物,来源广泛、经济实用。另外一些自然来源的真皮替代物材料包括有壳聚糖、纤维蛋白、弹性蛋白、明胶和透明质酸等。壳聚糖是仅次于胶原的真皮替代物材料,具有良好的组织相容性和生物降解性,甚至具有一定的抗菌效应。纤维蛋白具有良好的细胞亲和力,也经常以溶液、凝胶体或者膜片的形式用于覆盖烧伤创面或负载移植表皮细胞。

最近,有研究者利用反复冻融人羊膜的方法,制备一种无细胞成分 $300\sim600\mu m$ 大小的具有三维立体结构的微粒羊膜(micronized amnion, mAM),其不仅具备微载体的特征,而且保留了完整的基底膜结构和羊膜基质中丰富的活性物质如 NGF、HGF、KGF、bFGF、TGF-β1、EGF 等。进一步研究表明,mAM 结合旋转细胞培养系统(RCCS)可以提高移植细胞的相对增殖活性,微粒化的真皮替代物与传统的膜片状真皮替代物相比,更适于负载表皮种子细胞移植,且渗透性强,移植存活率高。

2. 基于人工合成材料 是指采用具有生物可降解性和亲和性的高分子材料如聚羟基乙酸/聚乳酸等制备而成的膜片状真皮基质。与自然来源材料制备的真皮替代物相比,其来源更广泛、成本低、可控性强,可以根据需要进行修饰。聚羟基乙酸/聚乳酸(PGA/PLA)具有一定的细胞亲和力,能够促进表皮和成纤维细胞的黏附和增殖,可以作为良好的真皮支架材料。在 Dexon 网(由 PGA 编织)和 Vicryl 网(由 PGL 编织)上种植培养的人纤维细胞,2~3周后融合,合成Ⅰ、Ⅱ、Ⅵ型胶原和弹性蛋白等细胞外基质,并能分泌碱性成

纤维细胞生长因子。目前在美国市场上已有这种真皮替代物的成品出售,商品名为 Dermagraft。Dermagraft 是将新生儿包皮成纤维细胞种植于 PGA、PGL 网上培养后形成的真皮替代物。其他一些合成的多聚体材料,包括聚己内酯(PCL)和多聚丙交酯(PLLA)也被证明是制备真皮替代物的良好材料。人工合成材料最大的不足是缺乏良好的细胞亲和力,因此,一些研究者通过在这些人工合成的多聚体上复合自然来源的生物材料以使该材料具有良好的细胞黏附特性和组织亲和力,取得了一些成效,但是这些材料在生物体内的长期效应仍有待进一步研究。

在过去的十年里,纳米材料逐渐兴起并运用于组织工程领域。纳米材料主要依赖于新兴纳米纤维制作技术的出现,包括纤维牵拉、模板合成、温度介导的相性分离、分子合成以及电转合成技术等。其中,电转合成是目前最有效的合成多聚纳米纤维技术。它的一个最重要的特性就是提供非常高的材料表面积和容积,可以促进细胞 - 基质之间的相互作用。电转支架材料已经被越来越多的研究者重视并运用于创面修复和作为细胞载体。许多体外细胞研究已经证实电转的胶原支架对表皮细胞和真皮成纤维细胞具有非常好的亲和力,明显加快创面愈合的速度和防止创面收缩,但仍局限于动物实验结果。

(三)真皮替代物的临床应用

真皮替代物使用时需要考虑三个基本因素:患者的安全性,临床的有效性以及使用的方便性。自然来源的生物材料存在传播病毒性疾病的危险,因此必须要有充分的证据表明该材料对患者具有良好的安全性。临床有效性指的是这种真皮替代物具有良好的生物亲和性、低抗原性,移植后可诱导形成新的真皮组织,减轻瘢痕形成,改善创面愈合后的弹性和柔韧性。最后就是该材料应该方便获得和存储,能够满足临床及时使用的要求。目前商品化的真皮替代物已广泛应用于深度烧伤、撕脱伤、慢性皮肤溃疡等创面的修复及瘢痕、大面积色素痣整形等。由于真皮替代物植入创面后可诱导重建真皮层,从而只需切取刃厚皮片移植即可达到中厚皮片甚至全厚皮片的移植效果,有效避免了供皮区的瘢痕性损伤。首先将真皮替代物移植到经处理的具有良好创基的创面,然后

待 1~2 周血管化后,再重叠移植切取的自体超薄皮或刃厚皮。这种二步移植的方法在一定程度上保证了移植存活率,但增加了手术次数、延长了住院时间。为了提高一步法移植的成活率,国内的研究者对脱细胞真皮替代物拉网或者减少真皮基质的厚度,以求加速其血管化。在应用中观察到,真皮基质经拉网后容易形成点状瘢痕,而太薄则明显降低了真皮替代物的支撑作用。因此,如何改进真皮替代物的制作工艺,对提高应用效果具有重要作用。国内长海医院将脱细胞真皮替代物进行激光微孔化处理,明显改善其渗透性、促进血管化,结合自体网状皮、邮票皮移植于烧伤创面,成活率达 100%,随访未见明显瘢痕形成,触感柔软,活动度好。该微孔化的脱细胞真皮替代物已获得国家发明专利。

由于脱细胞真皮替代物具有一定的强度和韧性,近年来逐渐被作为一种生物补片用于腹壁疝的修补。长海医院首次报道了将双层脱细胞真皮复合拉网自体皮片修复电烧伤造成的巨大腹壁缺损,修补后腹壁的厚度和韧性满意,有效防止了腹腔内脏器膨出和腹壁疝的形成,经长期随访,效果满意,为解决巨大体壁缺损修复难题走出了一条新路。

脱细胞真皮替代物在瘢痕整形与功能重建方面也取得了良好的效果。特别是严重大面积烧伤患者,由于正常皮肤极度缺乏,给后期整形造成了极大的困难。夏照帆等采用瘢痕表皮复合脱细胞真皮移植进行功能重建,有效减轻了瘢痕增生与挛缩畸形,改善外观与功能,特别适合于自体皮源缺乏的特大面积深度烧伤患者,使这些患者不仅重新站立起来,而且能够生活自理,最终重返社会。该方法的建立为特大面积烧伤患者后期整形与功能重建提供了切实可行的方法,对提高患者生存质量具有重要意义。

(四)目前真皮替代物存在的问题

目前的真皮替代物在临床使用过程中仍存在着很多的问题,包括血管化速度慢,生产成本高,愈合创面的收缩,以及后期的瘢痕形成等。其中最重要的是真皮替代物的血管化问题。组织工程化皮肤的移植存活率不稳定,临床应用受到限制,其关键原因之一是真皮替代物移植后血管化速度慢。既往研究发现,比较容易血管化的真皮替代物厚度在 0.4mm 左右。在厚度超过 0.4mm 的真

皮替代物中,新生血管无法迅速穿透真皮替代物营养表皮层,导致表皮成活率低。尤其是在移植早期,因血供差,营养供应不足,导致移植细胞增殖缓慢、甚至死亡脱落。因此,寻求促进真皮替代物血管化的方法,提高其移植存活率是组织工程真皮替代物研究中迫切需要解决的难题。

(五)促进真皮替代物血管化的方法

促进真皮替代物血管化的方法很多。首先是寻找具有良好的可以快速血管化的真皮替代物材料;其次是利用组织工程的方法对真皮替代物进行修饰,加快其体内移植后的血管化速度。目前用于提高真皮替代物血管化能力的方法有预血管化、使用细胞因子、蛋白多肽,以及复合细胞移植等方法,而且这些方法经常是可以联合使用的。

1. **预血管化** 移植带有毛细血管网的真皮替代物可以加快移植后宿主与真皮替代物间血管的功能性吻合,从而缩短血管化时间,提高移植存活率。目前将真皮替代物预血管化的方式分为体外预血管化和体内预血管化两种。体外预血管化是指在体外将内皮细胞与成肌细胞或成纤维细胞等移植入真皮替代物后进行培养,可以构建出带有初级血管网的真皮替代物,随后将其移植到创面部位,经过一段时间的融合,该替代物可与周围正常组织的血管形成自然吻合。与体外预血管化的方法不同,体内预血管化是将真皮替代物移植到宿主体内,宿主细胞侵入该结构内,建立一套新的脉管网络。在成功形成血管网之后,再将该移植物取出,然后移植入创面缺损部位。该方法的优点是血管化效果确实,而缺点就是需要至少二次手术,即真皮替代物的移植,对预血管化真皮替代物的移除和植入等。

2. **细胞因子促进血管化** 血管生长因子激活血管内皮前体细胞并促使它们随浓度梯度迁移,促进细胞的聚集以及血管的形成和成熟。上调血管形成过程的主要因子是血管内皮生长因子(VEGF)、碱性成纤维细胞生长因子(bFGF)和肝细胞生长因子(HGF)。此外,诸如血小板源生长因子、转化生长因子以及血管生成素等一系列复杂的细胞因子作为间接的血管生成因子,也参与了血管的再生。这些血管生成因子在体内显示出高度的不稳定性,为了完成有效的传递和作用,就必须寻求一种局部可控的持久释放方式。其中一种有效的方法就是设计新的生物材料,这些材料中包括可溶性蛋白质,在植入部位它的释放具有时间依赖性。另外一种方法是使用基因转染的细胞,这种细胞过表达其中某种血管生成因子,一旦植入到体内,能维持生长因子的持续释放。为了模拟体内血管生成过程,可以考虑由多种相关生长因子联合运用,如应用新发现的水凝胶材料释放 VEGF + 血管生成素 -1,以及 VEGF + 类胰岛素生长因子 + 基质细胞衍生因子 -1(stromal cell-derived factor-1,SDF-1)已得到满意的结果。另外一种方法是在真皮替代物表面固定葡萄糖胺聚糖肝素,除了肝素的抗凝血功效,多聚糖中还包含着生长因子的结合部位,如此,它可以用于如碱性成纤维细胞生长因子和血管内皮生长因子在局部的缓释。此外,研究者从细胞外基质蛋白中提取短肽黏附序列,并通过桥联或交联的方法固定于真皮替代物表面,从而促进血管生成。

3. **复合细胞促进血管化** 另外一种促使新血管形成的方法是将血管内皮细胞加入到真皮替代物中。在体外,血管生成和血管新生的细胞来源可以是人皮肤微血管内皮细胞、人脐静脉内皮细胞、牛动脉内皮细胞和牛毛细血管内皮细胞。但这部分内皮细胞增殖能力差,在实用性和异质性方面存在缺陷。近期人们开始使用内皮祖细胞克服这一缺陷,内皮祖细胞可来源于骨髓、脂肪和外周血中,并已成功应用于组织工程研究中。另外,将血管内皮细胞和细胞生长因子联合运用是促进血管新生的另一重要途径。将内皮祖细胞植入带有基质细胞衍生因子(SDF)的真皮替代物中后,Frederick 等发现血管新生增强。应用无生长因子培养基体外共培养骨髓来源的内皮祖细胞和间充质干细胞,可以观察到血管形成标记物的上调和管状结构的形成。成纤维细胞可加快由内皮祖细胞生成的血管与宿主血管的融合,在体外与人脐静脉内皮细胞共培养时也有相同的效果。

四、复合皮

(一)复合皮的由来

创面处理伴随着烧伤治疗的全过程,尽早的创面覆盖与修复对成功救治大面积烧伤患者至关重要。尽管由于现代医学的发展,大大提高了大面积烧伤患者的生存率,然而,自体皮源不足仍是治疗中最棘手的难题之一。研究者于 20 世纪 70 年代发明了自体表皮细胞培养技术，并逐步加以改进使之能应用于临床。但是，由于单纯表皮细胞移植缺乏真皮结构，移植后很脆弱，抗感染能力差，导致移植后存活率不稳定。而且，体外培养周期一般需 3~4 周，不能及时满足临床应用需要，且移植后易产生严重的瘢痕挛缩。理想的皮肤替代物应具有以下特性：①与创面贴附，耐磨；②有较好的柔顺性；③与正常皮肤的水蒸发量相近；④对细菌有屏障作用；⑤有一定的止血功效；⑥伤后可立即应用；⑦使用简便；⑧在不引起异物反应或自身免疫反应的前提下，能诱导创面产生"再生样"反应；⑨移植后无明显收缩，且具有一定的生长潜力。因表皮在保持皮肤的水蒸发量和细菌屏障方面有重要作用，而真皮组织不仅可控制炎症反应和伤口收缩，还可激发移植后对新生真皮的重建，在提高皮肤的柔韧性和耐磨性方面起决定性作用，因此，包含表皮细胞层和真皮替代物层的皮肤替代物即复合皮孕育而生。

（二）复合皮的构建与移植

单纯自体表皮细胞膜片的移植效果不尽如人意，研究者想到在细胞膜片下方增加类似真皮的支持物，以提高愈合质量。20 世纪 80 年代后，在真皮或者用组织工程制成的各种真皮替代物上面接种培养的自体表皮细胞膜片或移植自体断层皮片，以实现永久修复创面。一般意义上的复合皮是指将表皮细胞接种于真皮替代物表面，经体外培养后使表皮细胞在真皮替代物上分化、成熟，从而得到类似皮肤的复合组织。

在国外，以海绵状胶原膜、聚乳酸膜、去细胞真皮等支架为载体，接种表皮细胞或直接移植自体超薄自体刀厚皮构建复合皮并应用于深度烧伤创面的修复，而预先以成纤维细胞修饰支架不仅可增加表皮细胞的黏附性，且能分泌多种生长因子（PDGF、TGF-β、EGF、FGF、IGF 等），促进创面愈合。目前皮肤替代物 Apligraf 已被美国食品与药品管理局批准用于临床。Apligraf 由在含人成纤维细胞（同种异体）胶原凝胶的表面种植异体表皮细胞，再经培养而成。方法是建立新生儿表皮细胞和成纤维细胞库，将成纤维细胞与酸溶胶原混合并使其成为凝胶，在培养液中培养

4~6 天，接种表皮细胞后继续在培养液中培养 2 天，再进行气液面培养，全过程 20 天左右。在进行气液面培养时，表皮暴露于气液接触面，为表皮提供了更接近生理环境的培养条件，有利于表皮细胞分化，并形成有多层角质细胞的表皮。电镜下观察，可见表皮细胞的桥粒和半桥粒结构，这是表皮细胞成熟的标志。Apligraf 包含了表皮细胞（同种异体）、成纤维细胞（同种异体）、猪 I 型胶原，以及由这些细胞分泌的细胞外基质蛋白和各种生长因子，生物活性强。其不足之处是创面感染发生率较高（可达 10.5%），创面收缩率比正常中厚自体皮移植高 10%~15%，胶原成分易被胶原酶消化降解，异体表皮细胞可引起免疫排斥反应等，尚不能用于大面积深度烧伤创面的永久性修复。近年来，借助于材料学的发展，陆续出现纳米材料为支架的复合皮，其主要优点在于可提供不同的孔径大小和更大的表面积，更有利于种子细胞的黏附，氧气的透入和新生血管的形成。另外，借助纳米材料包裹细胞因子或干细胞，可对复合皮进行修饰，以期更好地模拟正常皮肤。

在国内，大部分研究仍处于动物实验阶段，临床应用尚不多。以胶原基质网架、聚乳酸膜等为培养载体，在两侧分别接种表皮细胞和成纤维细胞，培养出的人工复合皮具有表皮和真皮双层结构。动物实验表明这种复合皮可修复全层皮肤缺损创面。夏照帆等采用不同的培养方式与细胞种植方法，于体外构建了表皮细胞层 - 真皮替代物复合皮，以及同时含表皮细胞、成纤维细胞和真皮替代物的夹心式复合皮。通过移植试验进行对比分析，观察到预先以低数量的成纤维细胞修饰真皮替代物表面可增强表皮细胞黏附性，提高复合皮对手术操作、敷料更换的耐受性，有利于复合皮移植存活率的提高。目前，已将复合皮成功地用于修复裸鼠全层皮肤缺损创面，新生皮肤外观光滑平整、基底膜结构完整。为了使较少的自体表皮细胞能覆盖较大的创面，夏照帆等还采取自（异）体表皮细胞混合移植的方法，初步达到目的。虽然异体表皮细胞移植后只在创面作暂时性存留，但它们合成与分泌的多种生长因子却能有效促进自体表皮细胞的生长和扩增。将某些生长因子基因转染的异体表皮细胞移植于创面，这些

转基因细胞可释放一定量的生长因子,促进自体表皮细胞的增殖。将复合皮应用于烧伤创面的修复仍有较大的难度,相关报道较少。第三军医大学(现陆军军医大学)将异体表皮细胞和成纤维细胞分别种植在海绵状胶原膜的两面,经常规培养后,该复合皮具有一定的机械强度和柔韧性,便于手术操作。将复合皮移植于 10 例深度烧伤患者切削痂创面,成活 7 例,随访 1 年效果满意。近来,人们采用新的表皮种子细胞如表皮干细胞和毛囊干细胞构建复合皮,并进行了动物移植实验。观察到表皮增殖能力强,新生的皮肤瘢痕轻,外形满意。混合人毛囊隆突细胞和毛乳头细胞构建复合皮,不但修复了裸鼠全层皮肤缺损创面,还可见毛囊样结构,为构建具有皮肤附件的复合皮提供了思路。

(三)复合皮的不足之处

近年来研制出的复合皮仍存在各种不足,除与所选择的支架材料性质有关外,主要还存在以下几个方面的问题。

1. 复合皮无皮肤附属器 复合皮移植后无毛囊、汗腺、皮脂腺等生理性结构再生,与正常皮肤相比,复合皮丧失分泌和排泄功能。在炎热的季节散热困难,而在寒冷干燥的季节皮肤会发生皲裂。

2. 复合皮移植后血供不足 皮片移植后,其营养来源依次为创面渗出液、血管网吻合、新生血管形成。而目前的复合皮渗透性差,一般没有预存的血管网,新生血管需 1~2 周才能达到真皮浅层,导致血供障碍,从而影响复合皮移植存活率。

3. 其他不足

(1)复合皮体外培养周期较长,难以及时满足临床需要。

(2)市面出售的 Apligraft 和 Or-ceITM 种子细胞属同种异体细胞,移植后仍可能发生免疫排斥反应和感染传播性疾病。

(3)目前构建复合皮的成本较高。

(四)复合皮的修饰

细胞因子在创面愈合中发挥着重要作用,比如 EGF 参与表皮细胞和成纤维细胞的迁移和分化,肉芽组织的形成;bFGF 可趋化创面炎症细胞,促进血管新生;VEGF 是促新生血管形成中最

重要的因子;而 TGF-β 参与瘢痕的形成和炎症细胞的趋化。近年来,干细胞也成为组织工程学研究的热点,可通过细胞分化参与皮肤附属器汗腺、皮脂腺等的构建或通过旁分泌和自分泌的作用促进细胞增殖迁移,促进血管化。目前,应用于组织工程研究的干细胞主要是成体干细胞,包括间充质干细胞、脂肪干细胞、毛囊干细胞等。Rustad KC 等将间充质干细胞整合在含淀粉 - 胶原的水凝胶上移植于创面,可见间充质干细胞分化为成纤维细胞、内皮细胞,并通过旁分泌作用促进 VEGF 的释放,加速新生血管形成。Liu 等也证明将人脂肪干细胞整合在不同材料支架上可以促进血管化,血管化的能力与支架材料性质有关。因此,以复合皮为基础,整合入各种生长因子和干细胞对其进行修饰,有望成为解决现存复合皮各种缺陷的一种可行的方法,目前可操作的技术有以下几种。

1. 静电纺丝 其主要是使多聚物溶液带电,然后通过钝化的特殊注射器向接地集电极注射,在此过程中溶液中水分会蒸发而形成有序排列的干性纳米级多聚物纤维。纤维尺寸符合正常人细胞外基质,可促进细胞 - 细胞、细胞 - 基质的相互作用。通过调整纤维纺丝的直径、排列和多孔性,能调节性的模拟人真皮网状和乳头状结构。Fu YC 等通过将生长因子整合入多聚物溶液制作静电纺丝后仍能在体内外保持其活性。静电纺丝的优点在于制作工艺简单,能较好地模拟人细胞外基质并使活性因子在整合后仍能保持其活性。缺点在于很难通过此方法形成活性因子梯度,支架力学性质较差,溶解多聚物的有机溶剂存在毒性。

2. 纳米球包装 将细胞因子或者干细胞等活性细胞通过纳米球包装,能达到细胞因子缓释的目的,并能长久保持其活性,避免被酶等降解,也可通过包装为干细胞提供生长微环境,保持其干细胞特性或者促使其分化。Kim MS 等用纳米球对 bFGF 进行包装,可控制其缓释,促进新生血管的形成。但目前纳米球对活性因子的包裹仅限于可溶性因子,且包裹的因子大小有限。

3. 3D 打印技术 该技术是一种自动的、电脑辅助的、能按预先设计好的程式沉积生物材料,细胞以及各种因子,包括基于喷墨、激光或者静电

的打印技术,能选择性的沉积生物活性物质,比如蛋白、多肽细胞、DNA、激素、ECM(细胞外基质)分子、多聚物等。主要优点在于各细胞因子,ECM的沉积能精确控制,易于建立细胞因子浓度梯度,但由于在打印过程中会形成很强的剪切力,对细胞或者细胞因子的活性有影响,目前仍处于实验室研究阶段。

4. 基因修饰　复合皮中包含成纤维细胞和表皮细胞,在其移植于创面后可以长期存活,因此,通过基因修饰技术将各种编码促创面愈合细胞因子的基因通过质粒或者慢病毒转染进入成纤维细胞或者表皮细胞,达到其持续分泌细胞因子的目的,不失为一种理想可行的方法。张向荣等以 VEGF165 基因修饰的人骨髓间充质干细胞复合兔脱细胞真皮基质,拟构建活性组织工程皮肤,结果发现体外培养的骨髓间充质干细胞大部分呈梭形,基因转染后细胞形态及活性无明显影响;脱细胞真皮基质呈瓷白色,柔韧有弹性。VEGF165基因修饰的骨髓间充质干细胞与脱细胞真皮基质共培养 2 天后,所构建的组织工程皮肤呈淡红色、质软、接种细胞生长状态正常,苏木精-伊红染色及扫描电镜观察可见在脱细胞真皮基质的间隙中有大量长梭形细胞附着生长。此方法缺点在于基因治疗存在一定的安全隐患,各细胞因子分泌过量会引起致癌等风险,基因转染后如何建立相应的负反馈调节机制控制细胞因子的释放也是不得不考虑的问题。

(五)展望

随着我国人民生活水平的提高,对烧伤治疗提出的要求也不断增加。组织工程皮肤的研制与应用将改变长期以来传统的"拆东墙补西墙"的植皮模式,有着广阔的临床应用前景。国内的研究者和临床工作者在这方面做了大量的工作,但大部分尚处于动物实验阶段。除了进行前瞻性、创新性的基础研究外,还需要掌握扎实的基本技术,以便能真正解决临床问题。

1. 需加强复合皮的应用研究　已能构建含表皮层的复合皮,但移植成活率不稳定,目前多局限于动物实验。真正应用于临床,尚须使表皮层增厚、分化,形成含基底层、棘层甚至角化层的"皮肤",提高抗感染能力,增强对手术操作、包扎等外部因素的耐受性。

2. 加强烧伤创面处理　烧伤创面的基础、周边环境及患者全身情况极为复杂,不同于动物实验中的全层皮肤切除创面。保持创面清洁、避免感染,在一定程度上决定了复合皮移植的成败。此外,术后的包扎固定、敷料更换等,也是影响表皮细胞膜片和复合皮成活的不可忽视的因素。

真正意义上的复合皮不仅仅是包含表皮层和真皮层的皮肤类似物,而且应具有正常皮肤的解剖结构和生理功能,如皮肤附件,具备精细感觉、触觉等复杂的机械与生理功能,随着干细胞诱导技术的发展,复合皮的构建与应用将迎来新的机遇。

五、皮肤附属器构建

(一)概述

正常的皮肤除了表皮层和真皮层以外,还包含毛囊、汗腺、皮脂腺和指(趾)甲四种皮肤附件,又称为皮肤附属器,在维护内环境稳定和防御微生物入侵等方面发挥了重要的作用。毛囊是皮肤的重要附属器官,具有独特的结构和周期性再生能力,因此具有重要的生理病理、免疫、美容等功能,一直以来是组织胚胎学、细胞生物学、皮肤病学和皮肤美容学研究的热点。汗腺通过排汗以保持体温的相对恒定,若汗腺丧失,出现散热困难;皮脂腺可分泌皮脂,能滋润皮肤、毛发,抑制和杀灭皮肤表面的细菌,皮脂和汗液一起形成脂质膜保护皮肤,防止皮肤水分蒸发;指(趾)甲可被认为是防御系统的遗迹,因为它可以执行刮擦、切割或撕扯的功能。不过其主要作用在于抓握,如抓住小的物体,清除小碎片等。毛发除了能维持机体美观外,还能调节体温,抵御细菌侵入。

现有各类组织工程皮肤面临着共同的难题,表现在没有完整的皮肤功能,尤其是缺乏皮肤附属物,因此难以达到完全意义上的"功能愈合"。利用组织工程技术培养皮肤附属物有着广泛的临床应用前景,进一步阐明胚胎发育及干细胞定向分化的调控机制,将生长因子、干细胞生物技术与生物材料工程学相结合有望解决皮肤附属器的再生难题。从 20 世纪末开始,利用组织工程学培养皮肤附属器的尝试一直没有间断过,分离和培养相关干细胞以及如何诱导其定向分化是研究的重点和难点。

（二）汗腺再生

汗腺的再生一直是皮肤组织工程的难题,近年来,随着干细胞生物学与再生医学研究的深入,干细胞治疗已显示出良好的组织再生能力,从而为利用干细胞进行汗腺再生带来了希望。目前,研究者主要通过诱导表皮干细胞,骨髓间充质干细胞,脐带间充质干细胞和胚胎干细胞分化进行汗腺再生。

1. 表皮干细胞与汗腺再生 胚胎学上,汗腺同表皮一样起源于外胚层上皮,外胚层上皮细胞即表皮干细胞通过分裂增殖并内陷在表皮嵴形成上皮细胞索,细胞索的近端发育成导管,末端发育为分泌部,构成汗腺。盛志勇院士、付小兵院士等通过动态观察 13—31 周胚龄人胎儿背部全层,发现不仅汗腺原基细胞、汗腺胚芽细胞表达 β_1 整合素与 K19,成熟的汗腺细胞亦有表达,并持续存在于汗腺发生全过程,证明胚胎期汗腺发生过程中表皮干细胞是汗腺发生的源泉。有研究将含有表皮干细胞的人角质形成细胞接种于成纤维细胞与胶原材料的复合物中,在含有表皮生长因子和胎牛血清的培养体系中进行三维培养,发现在人工真皮内出现汗腺导管样结构。研究者将含有表皮干细胞的胎猪皮肤前体组织移植到裸鼠背部创面,发现移植物可继续生长发育成为具有表皮、真皮、毛囊、皮脂腺和汗腺等附件的完整的皮肤组织。因此,表皮干细胞可作为汗腺再生的种子细胞来源。

2. 骨髓间充质干细胞与汗腺再生 骨髓间充质干细胞是来源于骨髓并具有多向分化潜能的成体干细胞,其起源于中胚层,但具有向三胚层组织分化的潜力,其可分化为血管、心肌、骨、脂肪、神经、皮肤等多种组织。盛志勇院士在我国首次完成了人自体骨髓间充质干细胞向汗腺样细胞分化,并移植于人体切除瘢痕创面获得了成功,为解决严重烧伤患者治疗后期出汗难题带来了希望。在骨髓间充质干细胞分化为皮肤附属器的实验研究中就发现,被 BrdU 标记的 MSC（充质干细胞）细胞可出现在创面的皮下组织、皮脂腺、毛囊和骨髓腔中,提示创面愈合过程中,MSC 归巢并参与创面修复。在实验性全身皮肤缺损创面微环境下,MSC 可分化为皮肤附属器细胞。将经过诱导的 MSC 注射于裸鼠脚掌损伤创面,可以看到这些移植的 MSC 参与了损伤汗腺的修复与再生过程,

发汗试验也证实了这些再生的汗腺具有较强的分泌汗液的功能。付小兵院士等在人体移植试验也观察到在切除瘢痕的创面种植经诱导后具有汗腺细胞表型的自体骨髓间充质干细胞,不仅可以使这些移植的细胞存活,而且这些细胞还能转变为汗腺组织并发挥排汗功能。但由于临床实验样本量小、种植面积有限,长期临床实际效果亦有待观察。

3. 脐带间充质干细胞与汗腺再生 脐带间充质干细胞与骨髓间充质干细胞相比更原始,它们表达的表面标志物相似,且来源方便无创,原代细胞易获得,细胞形态好,免疫原性低,适合临床上同种异体间的移植。脐带间充质干细胞与热休克汗腺细胞进行间接共培养,构建脐带间充质干细胞向汗腺细胞分化的微环境,一周后免疫组化和流式细胞仪检测证明被诱导的细胞具有了汗腺细胞的表型,提示汗腺热休克微环境可诱导脐带间充质干细胞向汗腺细胞转分化由于脐带间充质干细胞相比骨髓间充质干细胞更易获得且有更好的分化潜能,上述方法为汗腺再生提供了新的思路,但其安全性、详细的生物学特征以及应用于人体后是否会形成汗腺结构仍然需要进行进一步的研究。

4. 胚胎干细胞与汗腺再生 胚胎干细胞由于其可向三个胚层细胞多向分化的潜能,是比较理想的组织工程的种子细胞。刘爱军等以生物膜为载体,将 ESC 源性表皮干细胞直接覆盖于小鼠全层皮肤缺损创面,结果发现,在新生表皮对应的真皮内可见到毛囊样、汗腺样、皮脂腺样结构。但由于胚胎细胞应用涉及伦理学方面的问题,目前多考虑应用 iPS 细胞进行替代。作为诱导 iPS 的供体细胞取材范围广,iPS 技术将有可能成为干细胞在临床细胞移植应用中的最佳治疗方案。

（三）毛囊与皮脂腺再生

毛囊在提高皮肤创伤愈合速度、质量、减少皮肤瘢痕形成中有重要作用。目前比较常见的是用毛囊隆突部的细胞或毛乳头细胞诱导毛囊和皮脂腺再生。用毛囊隆突部的细胞在毛乳头细胞的诱导下,在人工皮肤上构建出毛囊结构。把培养的毛乳头细胞移植到体内后可诱导毛囊形成,并且产生毛干。将人的毛乳头细胞和表皮细胞共同种植在皮肤替代物的真皮层可以构建出带附属器的组织工程皮肤替代物,这种替代物对创面的修复

能力更强。将培养的毛囊外根鞘细胞（ORSC）、毛乳头细胞（DPC）和丝裂霉素干预后的成纤维细胞按一定比例制成细胞悬液，构建毛囊的体外三维模型并移植入裸鼠皮下，结果发现裸鼠体内移植物可见明显的毛囊样结构形成。以上研究证实，利用毛乳头细胞对毛囊形成的诱导作用、毛囊干细胞分化为表皮、再生毛囊的能力等创建皮肤和毛发，为带有毛囊等附属器官的人工皮肤的建立提供了思路和可供选择的途径。

（四）思考与展望

组织工程皮肤的发展为大面积皮肤缺损的修复开辟了新途径，但目前尚无一种人工皮肤能完全满足创面修复在功能与外观上的需要，仍难以完全重建汗腺等皮肤功能附属器，降低了皮肤对外界环境的适应能力。干细胞的多向分化潜能为人们实现皮肤附属器再生提供了可能，各种干细胞各有其特点，如何能够简单、有效地获得大量优质的干细胞是实现再生的前提。但干细胞分化是一个复杂的过程，如何阐明其机制，从而通过基因调控手段在体外实现干细胞向皮肤附属器细胞的转分化将是实现再生的关键，也是未来研究的方向。

六、皮肤组织工程面临的瓶颈及思索

（一）皮肤组织工程面临的瓶颈

皮肤组织工程技术经历 30 余年的发展，已有部分组织工程皮肤产品问世并成功应用于临床。然而目前尚未在临床广泛推广应用，原因除与其价格昂贵、成本高难以普及应用相关外，血管化慢、移植成活率低、保存困难等均制约了其临床应用。此外，目前构建的组织工程皮肤大多只是在结构上与人体皮肤相似，仅仅具有皮肤屏障功能，缺乏毛囊、汗腺、皮脂腺等皮肤附件，并没有达到真正的皮肤重建，因此并非理想的组织工程皮肤。组织工程皮肤在临床的广泛应用还有很长的路要走。

1. 血管化慢、移植成活率低是制约组织工程皮肤临床应用的重要瓶颈 含表皮和成纤维细胞的复合组织工程皮肤移植成活率低，关键原因是移植后血管化速度慢。一方面表皮层不能及时汲取足够的营养，而引起细胞凋亡，甚至坏死、脱落，导致创面裸露；另一方面，目前的组织工程皮肤不具备主动防御感染能力，而血供不足进一步降低了移植局部对感染的耐受力，组织工

程皮肤难以适应伴有污染甚至感染的深度烧伤创面。目前促进血管化的方式主要有两种，一是构建预血管化的组织工程皮肤，预血管化方式主要有体内和体外两种。体内预血管化是通过将组织预先植入机体内，受体细胞长入移植组织内并建立新的脉管系统，待形成血管网之后再取出进行移植，该方法主要适宜于无细胞支架的血管化，而是否适宜于组织工程皮肤尚需验证。体外预血管化即在体外构建含血管网结构的组织工程皮肤，如将内皮细胞与成肌细胞或成纤维细胞等移植入支架后进行共培养，构建出带有类似血管网结构的组织工程皮肤，移植后可明显缩短血管化时间。另外一种促进血管化的方式是加入各种促血管化的细胞或因子提高血管化速度。通过加入血管形成相关细胞（主要包括内皮细胞、内皮祖细胞等）或上调促血管生成细胞因子（主要包括 VEGF、bFGF 和 HGF 等）可以促进组织工程皮肤的血管化。上述两种方法在促进组织工程皮肤血管化方面虽取得了一定疗效，但目前仍然停留在实验探索阶段。此外，血管的发生是多种细胞参与、多种因子调控及微环境相适应的协调过程，因此，如何充分利用种子细胞、生物活性因子和支架材料的有机结合，构建适宜血管化的组织工程皮肤仍需要我们更深入的研究。

2. 组织工程皮肤体外构建时间长，难以及时满足临床应用需要 目前商品化的组织工程皮肤产品主要有真皮替代物产品，包括 AlloDerm、Integra、Dermagraft 等，不含表皮层，仅仅充当了真皮支架的作用，无法一次性修复缺损的表皮层和真皮层。采用自体来源种子细胞制备活性复合皮是理想的选择。然而从原代细胞分离、培养到皮肤替代物构建完成，一般需要 2~3 周的时间，往往难以及时满足临床的应用需求。夏照帆等以羊膜微载体作为真皮替代物，采用三维旋转培养体系实现了"一步法"快速构建含表皮干细胞的微型皮肤替代物，不仅加快了细胞扩增速度，而且可采用"球传球"技术，在培养体系中通过加入新的羊膜微载体实现皮肤替代物的快速扩增和构建，显著缩短了构建时间，成功修复裸鼠全层皮肤缺损创面，同时重建表皮和真皮层。采用异体源性种子细胞构建复合皮可通过事先培养、扩增种子细胞，从而制备即用型的复合皮，更有利于满足临床

应用的时效性。然而,异源性种子细胞无法永久性修复创面。

3. 缺乏皮肤附件未能实现真正的皮肤功能重建　干细胞由于具备自我更新及多向分化的潜能,为再生医学、体外再造组织器官提供了可能。选择适宜的皮肤组织干细胞或间充质干细胞向毛囊、汗腺、皮脂腺等诱导分化成为目前构建皮肤附属器的主要途径。虽然目前取得了一些研究成果,但大都处于实验研究阶段,而干细胞的调控分化机制仍然不清楚,如何实现干细胞在特定条件下的诱导、分化,如何在体外构建皮肤附件尚需更深入的研究。另外,干细胞临床应用政策法规和临床试验需要规范化,同时解决组织工程化皮肤的制备、保存、运输等方法。

(二) 干细胞技术带来的希望

干细胞是一类具备自我更新和多向分化潜能的细胞,能够终生保持未分化或低分化状态,不仅具备较强的增殖特性,而且在一定条件下可以向多种组织诱导分化,为体外进行组织构建、器官再生提供了可能。

1. 全能干细胞 - 胚胎干细胞、诱导性多能干细胞分化为皮肤组织的可行性　胚胎干细胞是来自囊胚层的内细胞群,是全能干细胞,可以向内胚层、中胚层和外胚层分化,并最终发育为完整的个体,因此理论上胚胎干细胞可以诱导分化为机体各种组织和器官,包括完整的皮肤。由于胚胎干细胞来源于早期胚胎,获取往往需要破坏胚胎,一直以来胚胎干细胞的研究和应用存在争议,涉及伦理问题,因此其临床应用前景受到限制。

2006 年,日本学者 Yamanaka 报道通过导入 4 种基因(*Oct3/4*、*Sox2*、*c-Myc*、*Klf4*)的方式,将分化成熟的小鼠正常体细胞重新诱导成为一个多功能的干细胞,其具有类似胚胎干细胞的所有特性,被命名为诱导多能干细胞(induced pluripotent stem cell, iPS)。随后, 2007 年 11 月 Yamanaka 和美国研究人员同时报道体外诱导人体皮肤成纤维细胞为 iPS 取得成功。研究发现 iPS 在形态学、基因表达状况和表观遗传修饰方面都与胚胎干细胞十分相似,具备发育为机体各种组织细胞的能力,甚至发育成完整个体,属于全能干细胞,有望建立大批量同源的自体全能干细胞库,为构建组织工程皮肤提供充足的种子细胞。

尽管 iPS 研究已取得了迅猛发展,但目前重编程的分子机制不清楚,所用转染病毒存在诱发恶性突变的风险,因此将这项技术应用于临床治疗还有很长的路要走。

2. 多能干细胞 - 间充质干细胞向皮肤组织转分化的可行性　间充质干细胞是一类来源于中胚层的成体多能干细胞,具有来源丰富,取材方便,易分离培养,增殖能力强,低免疫源性等特点,是组织工程理想的种子细胞。其在体外可以向多种组织诱导分化: 如骨、软骨、肌肉、韧带、肌腱、脂肪及基质细胞等。目前研究比较热门的包括骨髓间充质干细胞、脂肪间充质干细胞、脐带间充质干细胞、羊膜间充质干细胞等。

在皮肤损伤研究中发现骨髓间充质干细胞不仅可以促进创面的愈合,同时可以向表皮分化,并参与皮肤附属器的构建。人体脂肪中分离出一群类间充质性质的干细胞,称为脂肪间充质干细胞(AMSC)。由于人体脂肪组织来源广泛,容易获取,因此受到研究者的广泛青睐。此外,研究者还从脐带、羊膜等胎盘组织中分离获得间充质干细胞,由于其早在胎儿初期即发育分化而成,因此相对成体来源间充质干细胞,其保留了更为原始的干细胞特性,具备较强的增殖、分化能力。同时由于产妇放弃的胎盘是产妇分娩后的医疗废弃组织,不存在伦理学争议,而且取材方便,对患者完全无创,因此,胎盘来源间充质干细胞可能会成为今后皮肤组织工程研究中理想的种子细胞来源之一。

3. 组织特异性干细胞 - 皮肤干细胞构建组织工程皮肤的可行性　皮肤干细胞主要包括表皮干细胞和毛囊干细胞,为皮肤组织的特异性干细胞,在胎儿期主要集中于初级表皮峰,成人时主要分布在表皮基底层及毛囊外根鞘隆突部。研究表明,皮肤干细胞仅占表皮基层细胞 1%~10%,是一种在体内具有慢增殖特性和无限更新能力的细胞,不仅在维持皮肤生理性新陈代谢中起重要作用,而且与皮肤附属器的发生、修复、重建密切相关。毛囊干细胞在特定微环境诱导下可以向皮肤附属器分化,研究者将成年生长期毛囊分离出的毛乳头放于表皮附近可诱导形成新的毛囊,将培养的毛乳头细胞移植到体内诱导形成毛囊,并且产生毛干。进一步研究显示,在毛囊干细胞的增殖分化中,当Wnt信号受到抑制时,毛囊干细胞会向皮脂腺和表皮方向分化,而在特定微环境诱导下,甚至可以转分化形成汗腺。皮肤干细胞较强的增殖和分化能力,将表皮干细胞或毛囊干细胞作为组织工程皮肤构建的种子细胞来源,特定条件下诱导其向毛囊、皮脂腺、汗腺及表皮分化,将有可能在体外构建含皮肤附属结构的组织工程皮肤。然而,目前研究仍然存在一些问题:尚未找到特异的表皮干细胞或毛囊干细胞表面标记,而且由于慢增殖特性,体外培养周期较长,容易引起干细胞分化,此外,体外特定的诱导条件及干细胞分化机制尚不清楚,需进一步的研究和探索。

第八节 干细胞与烧伤创面修复

干细胞是存在于特定的组织环境中,具有自我更新和多向分化能力的增殖活跃细胞。干细胞基础研究的不断深入,为创面处理尤其是探索解决大面积深度烧伤创面修复的疑难问题,提供了新的途径和契机。

迄今为止,胚胎干细胞的应用仍面临难以克服的伦理学问题。而对于来源丰富的成体干细胞功能的了解日益丰富,人们已从多个方面探索深度烧伤后如何有效动员皮肤干细胞游走、替代并分化为各级实质细胞,参与损伤修复,重塑生理解剖结构和恢复皮肤功能,是目前关注的热点,也是需待解决的问题。

一、表皮干细胞

表皮干细胞(epidermal stem cell, ESC)在体内属于慢周期细胞,有较强的自我增殖能力,能自我更新并负责长期维持组织的存在。在皮肤结构中,表皮干细胞根据分布位置不同,分为毛囊间干细胞(分化形成全层表皮)、毛囊干细胞和皮脂腺干细胞,因此,表皮干细胞使人为调控促进烧伤创面愈合后重建汗腺、毛囊及皮脂腺结构成为可能。目前,国外学者利用表皮干细胞和同种异体脱细胞真皮基质构建皮肤替代物,但缺乏毛囊、皮脂腺及汗腺等皮肤附属器,未能实现皮肤的完全重建。付小兵院士等报道,表皮细胞生长因子(EGF)可通过诱导ESC增殖、分化而加速受创表皮再生,而经重组人表皮细胞生长因子治疗的慢性皮肤溃疡,在修复创面的过程中,可见表皮棘细胞层有少量ESC岛,初步认为可能是由成熟的表皮细胞逆分化而来,其中EGF是一个重要的诱导因素。

近年来的研究表明整合素是维持干细胞群落黏附在基底膜的关键,但仍处于实验研究阶段。探索阶段的ESC的临床应用研究已将ESC种植在含成纤维细胞的三维培养基上,构建成新型人工皮肤,并成功移植于Ⅲ度烧伤创面。其临床愈合后上皮化良好,可以形成完整的表皮及皮肤附属器。目前,表皮干细胞治疗烧伤创面仍面临着以下问题:如何获取足够的表皮干细胞促进伤口修复?如何缩短干细胞体外扩增时间?及表皮干细胞如何分化为皮肤等一系列问题。

二、间充质干细胞

间充质干细胞(mesenchymal stem cell, MSC)具有很强的增殖与分化能力,不仅存在于骨髓中,还存在于脂肪、软骨、骨膜、肌肉中,具有明显的可塑性。在适宜的条件下,可跨越各胚层分化成血管内皮细胞、成纤维细胞、角质形成细胞、脂肪细胞等皮肤附件细胞进而修复创面,对深度烧伤创面的再生修复具有重要作用。研究者用体外培养的BMSC局部点状注射治疗复合伤动物模型的创面,结果MSC治疗组动物的创面愈合速度比对照组快,创面残留面积百分率12天后与对照组比较有显著性差异,表明MSC能促进创面愈合,利于肉芽组织生长和胶原合成。付小兵院士等利用BMSC作为种子细胞,在大面积深度烧伤患者瘢痕愈合且无汗腺区域重建了出汗功能,这是迄今为止人类利用干细胞突破"深度烧伤后汗腺不能再生"这一障碍的首次报道。转基因动物模型研究证实烧伤创面早期即有骨髓来源的炎性细胞渗入,在随后的创面愈合过程中,超过50%的骨髓来源细胞呈现Fb表型,且有较小比例呈现KC表型而持续存在于愈合部位。这些研究结果显示,在关注创面局部残余干细胞作用的同时,尚需重视借助全身治疗的方法和途径启动远隔部位内源性多能干细胞的相关研究,以期获得对创面局部干细胞缺失的内源性补充,从而使局部组织再生。

在病理状态下BMSC可向损伤部位移动,发挥作用,而且不易引起机体的免疫排斥反应,因此有可能为治疗烧伤开辟新的途径。动物皮肤移植模型实验证明,BMSC能下调免疫反应,在体外培养扩增的供体BMSC移植到受体后,组织不相容皮肤排斥反应的发生时间延迟。皮肤移植实验发现,将BALB/C小鼠皮肤移植到BMSC移植组C57B/6小鼠体内,90天后仍存活,未出现移植物抗宿主反应,同时还观察到BMSC向皮肤细胞分化。

尽管BMSC具有多向分化和诱导分化的机制和BMSC移植后在宿主体内的免疫排斥反应尚未阐明,但随着对干细胞生物特性研究的深入,利用干细胞移植进行组织修复将为治疗烧伤创面的研究将带来新的突破。

第九节 细胞因子修复烧伤创面

烧伤创面修复是一个有序的、多因素参与的复杂而精细的细胞生物学过程。创面局部生长因子及其受体活性下降和数量的相对或绝对缺乏是创面难愈的重要病理生理基础。烧伤部位细胞的多样性及其活性受各种生长因子(growth factor,GF)的调节,即生长因子参与了烧伤创面修复的调控。GF自20世纪80年代开始应用于临床,其对创伤修复的促进作用逐渐明确。近年来随着基因工程技术的成熟,商品化的重组GF产品开始广泛应用于烧伤、创伤、慢性皮肤溃疡等治疗,并取得了较好的疗效。

一、重组人表皮细胞生长因子

近年来大量的临床试验表明,重组人表皮生长因子(recombinant human epidermal growth factor,rhEGF)对烧伤浅Ⅱ度、深Ⅱ度、供皮区及残余创面均具有不同程度的加速愈合作用,特别对Ⅱ度创面的促愈合效果最为显著,并发现创面炎症反应及分泌物消失时间较对照组明显提前,是否有抗炎作用仍需进一步研究(表2-8-1)。

表 2-8-1　各类生长因子与创面愈合

生长因子	创面愈合与组织形成
表皮生长因子(EGF)	• 刺激表皮细胞、上皮细胞、成纤维细胞增殖 • 成纤维细胞、表皮细胞的趋化因子 • 再上皮化及促进再血管化 • 影响细胞基质的合成
血小板源性生长因子(A、B亚型)(PDGF)	• 造血细胞、间质细胞、成纤维细胞及肌细胞的趋化因子 • 激活TGF-β,刺激中性粒细胞、巨噬细胞、成纤维细胞、平滑肌细胞增殖分裂,刺激胶原的合成
转化生长因子-β1(TGF-β1)	• 刺激成纤维细胞增殖、迁移,刺激胶原合成 • 抑制真皮内瘢痕 • 抑制表皮细胞、成纤维细胞、内皮细胞增殖 • EGF、PDGF、FGF生物活性拮抗剂
角质形成细胞生长因子(KGF)	• 促进角质形成细胞增殖分化、血管化及迁移 • 促进上皮细胞分裂
成纤维细胞生长因子(酸性成纤维细胞生长因子aFGF、碱性成纤维细胞生长因子bFGF)	• aFGF:刺激细胞增殖分化、迁移及再血管化;角质形成细胞、真皮成纤维细胞、血管内皮细胞的丝裂原 • bFGF:刺激成纤维细胞、肌成纤维细胞、骨、软骨细胞、内皮细胞、角质形成细胞增殖;刺激内皮细胞增殖、胶原合成、创面收缩、基质合成、再上皮化、促进角质形成细胞生长因子生成
血管内皮生长因子(VEGF)	• 促进大血管内皮细胞增殖 • 是促进神经血管化的有力的生长因子 • 诱导基质蛋白的合成
粒细胞-巨噬细胞集落刺激因子(GM-CSF)	• 刺激成骨细胞的增殖和分化 • 增强中性粒细胞的趋化性 • 降低创面感染率,加速创面愈合

资料来源:Rozman P, Bolta Z. Use of platelet growth factors in treating wounds and soft-tissue injuries. Acta Dermatovenerol Alp Pannonica Adriat, 2007, 16(4):156-165.

创伤的修复与创面对 rhEGF 的连续可得性及剂量依赖效应有密切关系。研究者在对 EGF 凝胶创面敷料进行研究后发现其缓释型更能促进创面愈合，创面组织学观察显示其生物相容性好，不引起任何单核细胞浸润或无关反应，新生皮肤的结构几乎和正常皮肤相同。国外有以胶原为基质的 EGF 制剂应用于创面的研究，指出 EGF 可通过可溶性胶原固着于创面而在促进创面愈合中发挥特别效果，并可防止创面挛缩。

二、成纤维细胞生长因子

成纤维细胞生长因子（fibroblast growth factor，FGF）具有促进成纤维细胞、内皮细胞增殖和迁移，加快新生血管形成速度，抑制细菌生长等广泛作用。研究表明，bFGF 对于烧伤、供皮区等急性创面肉芽组织的形成和创面再上皮化有促进作用。将重组 bFGF 喷涂剂用于 Ⅱ 度烧伤创面（bFGF 剂量 $1\mu g/cm^2$），其创面愈合时间较对照组提前约 3 天（$P < 0.01$），且 bFGF 治疗组创面增生性瘢痕形成率为 2.5%，而对照组为 11.5%。在创面愈合后 1 年，bFGF 治疗组创面瘢痕 Vancouver 评分及皮肤延展性、硬度、湿度和含水量等指标均显著优于对照组（P 值均小于 0.01），表明局部应用 bFGF 在加快创面愈合的同时并不会增加增生性瘢痕形成的概率。

另有学者报道，使用 aFGF 局部喷涂的烧伤创面（剂量 100U/cm）在治疗 12、15、21 天时的创面愈合率均优于对照组（P 值均小于 0.001）。经 21 天治疗，aFGF 治疗组创面愈合率为 71.79%，亦高于对照组的 53.85%。而供皮区创面也有类似结果，治疗组创面愈合率在第 9、12 天时均优于对照组（P 值均小于 0.001）；aFGF 治疗组创面平均愈合时间较对照组明显提前（$P < 0.001$）。

三、粒细胞 - 巨噬细胞集落刺激因子

（一）粒细胞 - 巨噬细胞集落刺激因子研究历史发展

粒细胞 - 巨噬细胞集落刺激因子（granulocyte/macrophage colony-stimulating factor，GM-CSF）于 1977 年由 Burgess 等在鼠的肺条件培养液中首次发现。因能刺激造血前体细胞形成粒细胞巨噬细胞集落，故而得名。1985 年，人类 GM-CSF 基因（human GM-CSF，hGM-CSF）被首次克隆表达，1989 年，意大利学者 Gianni 意外发现 rhGM-CSF 可很好地防治严重口腔黏膜炎，推测其与创面愈合有关。由此 GM-CSF 作为促进创面愈合的主要细胞因子试用于临床。Kaplan 等在 1992 年首次把 GM-CSF 引入急性皮肤创面治疗，证实创周注射 rhGM-CSF 可促进麻风病活检创面的愈合。1993 年，首篇局部注射 rhGM-CSF 使慢性创面愈合的报道发表。而随后的研究表明，GM-CSF 可被一系列参与创面修复过程的细胞（活化的 T 细胞、树突状细胞、巨噬细胞、角质形成细胞、内皮细胞、成纤维细胞等）合成分泌；且 GM-CSF 可增强多种创面愈合必需的细胞的功能。

（二）GM-CSF 与创面修复

1. **加速创面愈合**　国内外专家已将 rhGM-CSF 积极应用于多种创面，并取得了理想疗效。现已有多篇报道证实，局部应用 rhGM-CSF 可有效、安全地治疗多种原因导致的急、慢性难愈创面（如深度烧伤创面、静脉性溃疡、糖尿病性溃疡及肿瘤放化疗等所致的不愈创面等），促进其愈合。研究发现创伤刺激可上调创面 GM-CSF 的表达，GM-CSF 作为一种有丝分裂剂和免疫增强剂，成为创面愈合过程的启动因子，促进创面愈合。

2. **降低创面感染率**　重度烧伤患者 T 细胞增殖及白细胞介素 -2（interleukin-2，IL-2）合成受损，这与烧伤后感染率增加密切相关。将 GM-CSF 用于烧伤后脓毒症动物，可增强受损 T 细胞功能，恢复其增殖及 IL-2 合成，这也部分解释了 GM-CSF 可明显促进动物存活的原因，提示 GM-CSF 对烧伤后脓毒症致死具有潜在的预防价值。国外曾对烧伤患者试给予系统性 GM-CSF 治疗，发现其白细胞总数增加，细胞的氧化能力可较快恢复正常。rhGM-CSF 凝胶可显著加快创面上皮化。明显缩短愈合时间，有效促进创面愈合，并减少 Ⅲ 度烧伤小鼠的感染率和提高动物的存活率。2004—2006 年以我国烧伤药物临床试验机构上海瑞金医院为组长单位，采用多中心、随机、双盲、安慰剂平行对照研究方法，在 8 家知名烧伤医院进行了严格的临床试验，分别把 rhGM-CSF 凝胶或空白基质应用

于基础资料可比的深Ⅱ度烧伤创面。结果显示：rbGM-CSF组创面平均痊愈时间显著缩短；rhGM-CSF组各固定时相的创面愈合百分率、总有效率及总疗效都明显提高，并且应用安全，无明显不良反应。

四、血小板源性生长因子

血小板源性生长因子（platelet-derived growth factor, PDGF）是由2个糖肽亚基构成的复合体，具有促进间充质及胶质细胞生长的作用。多项临床试验共计超过1 000例病例的观察已表明，重组PDGF凝胶剂在皮肤切口、糖尿病皮肤溃疡等急慢性创面治疗中疗效确切，在短期内具有较好的安全性，但PDGF为癌基因*sis*产物，因此PDGF与肿瘤发生的关系一直是医学界关注的问题。2008年，美国食品药品监督管理局（FDA）的一项回顾性研究指出，应用一定剂量重组PDGF凝胶剂贝卡普勒明（becaplermin）治疗糖尿病下肢溃疡的患者，虽其癌症发病率未增加，但癌症的病死率却增加了5倍。FDA警告，对于已诊断为恶性肿瘤的患者不推荐使用该药物。

创面的愈合过程是一个细胞、ECM、细胞因子等多因素互相作用的过程。而GF及其受体在这一复杂的信号转导通路网中发挥的功能尚不完全明确，需进一步研究解释其生物学特性及对细胞增殖分化的调节机制。

第十节　烧伤创面的基因治疗

一、基因工程药物

近年来，随着分子生物学的发展，基因工程技术在皮肤创面修复应用中的研究越来越广泛，基因工程药物的研究也越来越受到关注。基因工程药物是指人体健康所必需的、起着重要调节作用的、体内含量极微的用基因工程技术生产的蛋白质。通过体外DNA重组技术，可产生大量高度纯化的蛋白质。

从美国FDA批准第1个用于创面修复的基因工程产品——表皮细胞生长因子（EGF）进行Ⅰ期临床试验到现在，世界上已经批准或正在开发用于创面修复的基因工程新药达几十种。在以烧烫伤和供皮区为代表的急性创面中，应用生长因子已显示出独特的促进创面愈合作用。在创面愈合过程中外源性的补充某些生长因子，以弥补内源性生长因子的不足，或通过外源性生长因子刺激内源性生长因子的活性，或上调生长因子受体的表达，以达到主动调控创面愈合的作用。因此，基因工程药物的研究及临床应用为烧伤创面的修复提供了新的契机。

二、烧伤创面的基因治疗

基因治疗从狭义的角度可理解为用具有正常功能的基因置换或增补患者体内缺陷的基因，从而达到治疗疾病的目的。但目前基因治疗的概念已超出这个范围，因此，可广义地理解为通过基因工程技术达到治疗疾病目的的方法，均可称之为基因治疗。人类基因治疗最早着眼于遗传病的治疗，1990年美国科学家成功治愈一例患有腺苷酸脱氨酶缺陷的四岁女孩。目前基因治疗已扩大到肿瘤、心血管系统疾病、神经系统疾病等的治疗。

近年来，基因治疗烧伤创面修复成为研究的热点。创面愈合的基因治疗至少包括三个方面：一是对创面修复调控因子的基因治疗；二是对创面修复成分进行修饰的基因治疗；三是改变创面修复遗传特征的基因治疗。

研究者通过逆转录聚合酶链反应（RT-PCR）技术，从人脐静脉内皮细胞获得PDGF-B的基因，克隆得到cDNA，使用脂质体LNCX包埋PDGF-B-cDNA的质粒LNCX-PDGF-B，LNβaction-PDGF-B及空载体转染至鼠成纤维细胞，体外实验证实，PDGF-B mRNA及其蛋白明显增多，比阴性对照组高50倍。体内实验发现，7天和14天时LNβ-action-PDGF-B组与阴性对照组相比，细胞层次较多，成纤维细胞数量也较多，且有统计学差异。还有研究显示，用逆转录病毒技术将PDGF-A或胰岛素样生长因子-1（insulin-like growth factor-1, IGF-1）基因转染至角质形成细胞，在体外可产生大量的PDGF-A和IGF-1。然后再将PDGF-A或IGF-1基因转染的角质形成细胞移植到去胸腺小鼠的表皮层，研究发现愈合创面可形成分化的表皮结构，表皮明显增厚，细胞成分、血管含量及纤维连接蛋白均有增加。而转染IGF-1基因组，除了可形成较多层次的表皮外，细胞增殖分化更加活跃，伤口愈合速度加快。胡大海等使用脂质体包埋hEGF cDNA的真核表达质粒pcDNA-hEGF转染人角质形成细胞，经G418筛选、克隆、扩大及传代培养转基因的角质形成细胞。经特异性neo探针原位杂交显示转基因细胞内的质粒载体，hEGF抗体免疫细胞化学法观察转基因细胞内hEGF的表达以及采用放射免疫分析测定细胞分泌hEGF的情况，其研究结果显示转染后的细胞可于胞质内表达hEGF并向细胞外分泌。转化生长因子β1（transforming growth factor β1，TGF-β1）能够刺激胶原的合成及肉芽组织的形成，研究者运用基因枪技术将TGF-β1转染至小鼠，发现其能提高创面愈合率及张力。

三、基因工程覆盖物（转基因猪皮）的基础与临床应用

创面覆盖材料目前仍以接近于人体皮肤解剖、生理状态，能提供最佳愈合环境的材料最为理想。目前自体皮肤替代品的研究主要集中在3个方面：异种及异体皮移植的研究；表皮细胞体外培养应用研究；人工皮等生物复合材料研究。人工培养的人表皮细胞膜片、包含各种脱细胞真皮支架或人工真皮支架的复合皮肤已开始在临床应用，但是存在价格昂贵、血源性疾病传染风险等缺点。异体皮肤也存在来源困难、价格昂贵、有传播艾滋病、梅毒、病毒性肝炎等多种血源性疾病风险等缺点，尤其是近年来我国器官与组织移植相关法律的完善，异体皮肤来源有越来越受限的趋势。

（一）创面皮肤替代物

创面皮肤替代物的研究是创面基因工程修复的新热点，由于现在大部分的皮肤替代物均存在血管化速度和再上皮化速度较慢的问题，可以通过基因工程技术转染角质形成细胞或成纤维细胞，使其产生大量细胞因子及生长因子，促进内皮细胞、角质形成细胞及成纤维细胞增殖分化，促进细胞外基质的合成，可在一定程度上解决上述问题。研究发现以逆转录病毒为载体，将PDGF-AA基因转染至角质形成细胞，然后将其移植至事先处理过的脱细胞真皮基质中培养，在体外检测到PDGF-AA。然后再将其移植至无胸腺小鼠创面，发现真皮中细胞数量及Ⅰ、Ⅳ型胶原含量与阴性对照组具有显著性差异，创面收缩情况也有明显改善。有研究通过将PDGF-AA基因转染人角质形成细胞和/或成纤维细胞，构建了不同的皮肤替代物模型。

（二）转基因异种皮

浅度烧伤后，早期用具有生物学活性的猪皮覆盖创面，可以有效地减轻炎症反应，缩短创面愈合时间。转基因异种皮的研制也为烧伤创面覆盖提供了一条新途径。由于猪在解剖、组织、生理和营养代谢等方面与人类最为相近，因此国内外科研人员纷纷将目光瞄准了转基因猪的研究。陆军军医大学西南医院烧伤研究所的科研人员又将转基因技术成功地引进到烧伤研究与治疗中，该所承担的"烧伤患者移植用转基因猪皮（CTLA4Ig基因转染猪皮）的制备及商品化研究"获重大突破。

治疗皮肤烧伤的最终目标就是重建或恢复皮肤屏障功能，在达到这个目标前，一个性能优良的创面敷料可以暂时替代皮肤的部分功能，提供一个有利于创面愈合的环境，等待创面上皮化或过渡到重建永久性皮肤屏障。传统的戊二醛猪皮生物敷料覆盖创面后虽然阻断了创面与外界的接触，保持了创面局部微酸、低氧的环境，但覆盖创面1周左右会出现猪皮下积液，创面有溶痂现象，延长创面愈合的时间。基因转染猪皮是依据免疫耐受理论，通过将诱导免疫耐受基因导入皮肤组织，使其定位于皮肤组织局部、靶向表达，诱导患者免疫系统于移植皮肤局部形成免疫耐受，使移植的猪皮能较长时间与人体相容，并作为一种生物敷料用于深度烧伤创面，促进残存上皮再生，加速创面愈合，重建真皮层的烧伤创面覆盖物。研究结果显示：在深度烧伤创面伤后早期行深度创面切削痂+基因转染猪皮覆盖创面时，观察到创面渗出液明显减少，伤后不同时间点疼痛、肿胀程度明显减轻，无明显感染现象及全身不良反应情况，且伤后3个月随访，见烧伤创面愈合质量明显优于戊二醛猪皮生物敷料治疗组，仅少数创面愈后较少出现色素改变，无瘢痕形成，其机制可能是：①转基因猪皮作为一种生物敷料应用后可使烧伤创面渗液减少，减少创面污染，保持清洁，阻止细菌在创面定植，可延长换药周期，减少换药次数；②猪皮质地柔软，顺应性好，紧贴创面，维持了组织细胞生存必需的温度和湿度，提供了

一个接近机体内环境的状态,有利促进上皮的再生,改善创面微循环瘀滞,提高了创面愈合能力;③占位效应轻,猪皮5~8天可自行脱落,不影响上皮的生长;能明显缩短创面愈合时间,防止瘢痕形成。

随着科学技术和临床技能的不断进步,各种皮肤移植、组织再生和减轻瘢痕的新技术、新方法不断涌现,使烧伤患者生存率得到提高,也使烧伤患者达到生理性愈合这一梦想成为可能。以干细胞为基础的再生医学,开辟了医学治疗的新纪元,因其可借助于来源不受限制的自体或异体、自然或基因修饰的前体细胞,修复受损组织或器官的功能与结构。烧伤医学经历半个多世纪的快速发展,已经进入急需实现大面积深度烧伤创面功能与结构理想修复的阶段。因此,加强以干细胞为基础的再生医学研究,具有特殊的科学意义和重要的临床应用价值。结合烧伤创面的病理损伤特征,加快相关再生医学应用基础研究,必将为最终实现烧伤创面外观和功能的理想修复做出重要贡献。在该方向发展的道路上尚存在很多挑战,还有许多未知问题需要我们去探索。只有通过烧伤临床工作者和科研人员的共同努力,将移植、再生等相关技术和理论科学地结合起来,才能在烧伤救治领域有新的突破。

第十一节 烧伤创面治疗发展趋势

近年来,生命科学和临床医学面临巨大的挑战,烧伤创面治疗方面如:大面积深度烧伤皮源匮乏、创面治疗感染控制与疼痛管理等都是待解决的关键难题,也是未来烧伤创面治疗的发展趋势,广大科学家及烧伤专科医生深入开展了这方面的研究。

一、烧伤创面治疗皮源覆盖物的未来趋势

一般来说,烧伤治疗尤其是大面积烧伤的治疗,需要通过供皮区的正常组织结构的皮肤以及皮肤替代物来修复烧伤创面。大面积烧伤创面修复重建的皮源匮乏,而传统的皮肤替代品只是包括单一表皮或真皮组织结构,并不包含所有皮肤细胞类型,且部分皮肤替代物只是短暂的覆盖创面,不能永久替代皮肤结构。近年来,随着基础学科、组织工程学的快速发展,3D打印技术及干细胞治疗有望成为未来烧伤创面治疗的新趋势。

(一)3D生物打印技术

烧伤后皮肤修复中的应用生物打印是一项具有前瞻性的技术。生物打印技术使细胞类型的精确定位、结构高度复制制造成为可能,以取代传统烧伤创面的愈合。传统的组织工程皮肤替代品是通过在可生物降解的支架上植入细胞,细胞成熟后用于移植,其局限性在于,它们最多只包含两种细胞类型,并不诱导血管系统、神经、汗腺和皮脂腺、毛囊和色素的再生,而所有这些结构对恢复皮肤的完整解剖和生理结构至关重要。因此,开发下一代组织工程皮肤替代品有着巨大的需求。已有研究表明,生物打印可以成功地用于封闭大的全层伤口,可以非常有效地用于精确地、以自动化的方式制造具有复杂结构的人体组织。生物医学可以通过提供高度自动化的复杂皮肤结构制造过程提高烧伤创面的治疗水平,从而彻底改变烧伤创面的修复重建方式。皮肤3D生物打印具有巨大的潜力,可在烧伤创面部位形成与之生理结构相似的皮肤组织,并可获得更好和更相似的重建功能。生物打印技术的早期干预将减少感染可能性,并有助于促进愈合,减少瘢痕,达到更好的美容结果。

标准化的临床级3D打印机和生物相容性生物墨水的进一步发展将使这项技术在临床得到更广泛的应用。此外,建立符合药品生产管理规范(GMP)的细胞制造中心,并与医疗设施相结合,将有助于更广泛地采用该技术进行创面修复。总的来说,3D生物打印技术是一项革命性的技术,它在创面修复方面的应用将全面转变烧伤创面临床治疗模式和治疗结果。

(二)细胞治疗在烧伤创面治疗的未来趋势

烧伤创面的愈合和皮肤结构及功能的恢复依赖于许多因素,包括祖细胞/干细胞、真皮细胞外基质(ECM)、生物因子和细胞因子对细胞外基质和细胞间相互作用的调控。而皮肤结构内的多种细胞成为细胞治疗的关键种子细胞,其中细胞类型包括表皮细胞干细胞、真皮成纤维细胞,间充质干细胞,诱导多分化干细胞等在烧伤创面愈合和组织再生方面具有治疗潜力。

利用皮肤和非皮肤来源的细胞开发了许多自体和异体细胞产品,用于烧伤创面的治疗(表2-8-2)。尽管已经取得的进展说明各种干细胞在烧伤创面愈合方面的潜力和可行性,还有一些科学和技术

表 2-8-2 干细胞修复创面实验动物研究总结

（Ahmadi AR, Chicco M, Huang J, Qi L, Burdick J, Williams GM, Cameron AM, Sun ZL. Stem cells in burn wound healing: A systematic review of the literature. 2018; https://doi.org/10.1016/j.burns.2018.10.017）

作者及年份	实验物种	烧伤模型	干细胞类型	表型	剂量(个细胞/伤口)	用法	给药时间(烧伤后)
Xue等. 2013	小鼠	部分皮肤缺损(3%~5% TBSA)	人类骨髓间充质干细胞	是	1×10^6	局部注射	即刻
Karimi等. 2014	小鼠	全层皮肤缺损	小鼠脂肪间充质干细胞[*1]	是	1×10^6	局部注射	即刻
Loder等. 2015	小鼠	部分皮肤缺损(30% TBSA)	同系脂肪间充质干细胞	否[*2]	1×10^6	局部注射	1天
Bliley等. 2016	小鼠	全层皮肤缺损	人脂肪间充质干细胞	否[*2]	6.8×10^6	局部注射	24h
Shumakov等. 2003	大鼠	全层皮肤缺损(18%~20% TBSA)	自体+同种异体骨髓间充质干细胞	否	2×10^6	局部(topical)	2天
Singer等. 2013	大鼠	全层皮肤缺损,梳齿状烧伤模型	大鼠间充质干细胞[*1]	否	1×10^6	尾静脉	60分钟
Liu等. 2014	大鼠	全层皮肤缺损(30% TBSA)	人脐带血间充质干细胞	否[*2]	5×10^6	尾静脉	3天
Yang等. 2014	大鼠	部分皮肤缺损	同种异体骨髓间充质干细胞	是	5×10^7	局部(topical)	4天
Caliari-Oliveira等. 2016	大鼠	全层皮肤缺损(45cm²)	小鼠骨髓间充质干细胞	是	5×10^6	局部注射	20分钟
Okusz等. 2013	大鼠	全层皮肤缺损,梳齿状烧伤模型	同种异体骨髓间充质干细胞	是	1×10^6	局部注射	30分钟
Zhang等. 2015	大鼠	全层皮肤缺损	人脐带血间充质干细胞	是	2×10^6	局部注射	24小时
Hosni Ahmed等. 2017	大鼠	全层皮肤缺损	同种异体骨髓间充质干细胞	是	1×10^6	局部注射	未指明
Shi等. 2017	大鼠	部分皮肤缺损	人脐带血间充质干细胞	否[*2]	1×10^6	局部注射	即刻
Clover等. 2015	猪	部分皮肤缺损(5% TBSA)	同种异体骨髓间充质干细胞	是	4.5×10^6	局部(topical)	即刻
Foubert等. 2016	猪	全层皮肤缺损	自体脂肪间充质干细胞	否[*2]	2.5×10^6	局部注射或局部(topical)	2天

*1 未标明干细胞是自体、合成的或同种异体的

*2 未对所用干细胞表型鉴定，提供了细胞分离扩增方法的文献参考

问题需要解决,仍需要更多来自研究和大型随机对照试验的证据,以确定细胞治疗在烧伤中的临床疗效和安全性。

二、烧伤创面治疗的疼痛管理

随着医疗技术的不断提高,越来越多创面治疗带来的并发产物如疼痛、心理变化等成为未来关注的终点。疼痛是烧伤创面治疗过程中至关重要的问题。多模态瞬时受体电位(TRP)通道的识别是近几十年来疼痛研究中最重要的发现。TRP vanilloid-1(TRPV1)是这个家族成员之一,是由热、酸中毒、化学介质和辣椒素等分子激活的关键通道。TRPV2 和 TRP melastatin-3 也被证明在热痛觉中发挥作用。最近的研究表明 TRPV1 在热诱导的慢性疼痛中发挥作用。TRPV1 通道也参与热诱导细胞死亡,提示 TRPV1 是烧伤疼痛控制激动剂和拮抗剂的靶点。但如何克服全身 TRPV1 调节障碍在烧伤疼痛管理中尚不清楚,开发和局部应用 TRPV1 调节剂有望减轻不良的全身和中枢效应。电压门控钠通道(Nav)作为疼痛控制的药物靶点也引起了人们的关注。虽然在文献中已经发现了许多通道,但在烧伤治疗中最有希望的三种通道类型是 Nav1.7、Nav1.8 和 Nav1.9。动物模型证明了 Nav1.7 在敲除 Nav1.7 基因的小鼠中具有潜在的降低热感觉和机械感觉的作用,特别是在炎症诱导的痛感状态下。人类研究也证实了 Nav1.7 在烧伤患者的治疗潜力。

疼痛管理方面的创新将会改善烧伤创伤患者的急性和长期预后。在临床工作中,必须充分考虑患者和烧伤特点、损伤阶段和烧伤疼痛类别,以满足烧伤治疗的需要。继续深入研究烧伤疼痛的机制是发展和改进烧伤疼痛治疗的重要方向。

三、烧伤创面精确量化与跟踪愈合

烧伤创面治疗的首要问题是清晰准确地了解烧伤创面及愈合过程,因此烧伤创面的精确量化和跟踪愈合成为未来烧伤创面治疗的发展趋势。

电子地图程序 WoundFlow 可以计算烧伤面积并跟踪伤口愈合。随着时间的推移准确跟踪烧伤创面愈合的能力将有力地支持临床治疗和创面研究。此外,生物标志物的确定和追踪可能有助于深入了解创面愈合机制并制订个体化创面愈合的治疗方案,其中细胞因子如 IL-3 和 IL-12p70,以及伤口渗出物(如 IL-1β、IL-2、IL-6 和 TNF-α 等)可作为备选的预测因子,但将复杂的、暂时性的血清细胞因子谱建模为一种有效的伤口愈合预测因子仍需进一步的工作。除了生物标记物外,无创成像也是预测烧伤创面愈合能力的有效方法。这些技术包括赫兹成像、空间 - 频域成像、近红外光谱成像和反射模式共焦显微镜等。激光多普勒成像为准确评估烧伤严重程度提供了有力的证据,但有研究表明,激光多普勒成像仅优于热损伤 48 小时后的视觉评估。虽然这些技术尚未充分应用于临床,但未来需要进行更多的研究,将非侵入性成像模式纳入常规烧伤创面治疗。

(胡大海 夏照帆 陶克
王洪涛 李 娜 杨薛康)

参 考 文 献

[1] 付小兵.糖尿病足及其相关慢性难愈合创面的处理[M].北京:人民军医出版社,2011.

[2] 赵周婷,胡大海.干细胞对创面愈合作用的研究进展[J].中华损伤与修复杂志,2008,3(6):763-766.

[3] 胡大海,王耘川.进一步重视创面覆盖物的研究和应用[J].中华烧伤杂志,2012,28(5):323-326.

[4] 陶克,陈璧,谢松涛.人胎儿皮肤皮脂腺细胞和外泌汗腺细胞的分离培养及鉴定[J].中华烧伤杂志,2005,21(5):343-346.

[5] 盛志勇,付小兵,蔡飒,等.汗腺的种植(附2例报告)[J].解放军医学杂志,2008,33(4):363-368.

[6] Groeber F, Holeiter M, Hampel M, et al. Skin tissue engineering-in vivo and in vitro applications[J]. Adv Drug Deliv Rev, 2011, 63(4-5):352-366.

[7] Huang S, Lu G, Wu Y, et al. Mesenchymal stem cells delivered in a microsphere-based engineered skin contribute to cutaneous wound healing and sweat gland repair[J]. J Dermatol Sci, 2012, 66(1):29-36.

[8] MacNeil S. Progress and opportunities for tissue-engineered skin[J]. Nature, 2007, 445(7130):

874-880.

［9］Bottcher-Haberzeth S, Biedermann T, Reichmann E. Tissue-engineering of skin［J］. Burns, 2010, 36: 450-460.

［10］Auger FA, Lacroix D, Germain L. Skin substitutes and wound healing［J］. Skin Pharmacol Physiol, 2009, 22 (2): 94-102.

［11］Sheng Z, Fu X, Cai S, et al. Regeneration of functional sweat gland-like structures by transplanted differentiated bone marrow mesenchymal stem cells［J］. Wound Repair Regen, 2009, 17 (3): 427-435.

［12］Pastore S, Mascia F, Mariani V, et al. The epidermal growth factor receptor system in skin repair and inflammation［J］. J Invest Dermatol, 2008, 128 (6): 1365-1374.

［13］Banientos S, Stojadinovic O, Golinko MS, et al. Growth factors and cytokines in wound healing［J］. Wound Repair Regen, 2008, 16 (5): 585-601.

［14］Martin I, Riboldi SA, Jakob M, et al. SnapShot: Bioreactors systems in tissue engineering (TE) & regenerative medicine (RM)［J］.Biomaterials, 2010, 31 (11): 3114-3115.

［15］Nie X, Yang MJ, Deng MJ, et al. Innovative strategies for tissue engineered skin based on multiple growth factors gene transfection［J］. Med Hypotheses, 2009, 73 (4): 516-518.

［16］Charruyer A, Ghadially R. Stem cells and tissue-engineered skin［J］. Skin Pharmacol Physiol, 2009, 22 (2): 55-62.

［17］Charruyer A, Ghadially R. Stem cells and tissue-engineered skin［J］. Skin Pharmacol Physiol, 2009, 22 (2): 55-62.

［18］Cronin H, Goldstein G. Biologic skin substitutes and their applications in dermatology［J］. Dermatol Surg, 2013, 39 (1Pt1): 30-34.

［19］Van Der Veen VC, Boekema BK, Ulrich MM, et al. New dermal substitutes［J］. Wound Repair Regen, 2011, 19 (Suppl 1): 59-65.

［20］Groeber F, Holeiter M, Hampel M, et al. Skin tissue engineering in vivo and in vitro applications［J］. Adv Drug Deliv Rev, 2011, 63 (4-5): 352-366.

［21］Bottcher-Haberzeth S, Biedermann T, Reichmann E. Tissue engineering of skin［J］. Burns. 2010, 36: 450-460.

［22］Wang Y, Beekman J, Hew J, et al. Burn injury: challenges and advances in burn wound healing, infection, pain and scarring［J］. Adv Drug Deliv Rev, 2017, 123: 3-17.

［23］Hou X, Liu S, Wang M, et al. Layer-by-layer 3D constructs of fibroblasts in hydrogel for examining transdermal penetration capability of nanoparticles［J］. SLAS Technol, 2017, 22: 447-453.

［24］Murphy SV, Atala A. 3D bioprinting of tissues and organs［J］. Nat Biotechnol, 2014, 32: 773-785.

［25］Skardal A, Mack D, Kapetanovic E, et al. Bioprinted amniotic fluid-derived stem cells accelerate healing of large skin wounds［J］. Stem Cells Transl Med, 2012, 1: 792-802.

［26］Kang HW, Lee SJ, Ko IK, et al. A 3D bioprinting system to produce human-scale tissue constructs with structural integrity［J］. Nat Biotechnol, 2016, 34: 312-319.

［27］Zhu W, Ma X, Gou M, et al. 3D printing of functional biomaterials for tissue engineering［J］. Curr Opin Biotechnol, 2016, 40: 103-112.

［28］Huang S, Yao B, Xie J, et al. 3D bioprinted extracellular matrix mimics facilitate directed differentiation of epithelial progenitors for sweat gland regeneration［J］. Acta Biomater, 2016, 32: 170-177.

［29］Kolesky DB, Homan KA, Skylar-Scott MA, et al. Three-dimensional bioprinting of thick vascularized tissues［J］. Proc Natl Acad Sci, 2016, 113: 1014-1023.

［30］Pourchet LJ, Thepot A, Albouy M, et al. Human skin 3D bioprinting using scaffold-free approach［J］. Adv Healthc Mater, 2017, 6: 1-8.

［31］Duscher D, Barrera J, Wong VW, et al. Stem cells in wound healing: the future of regenerative medicine?［J］. Gerontology, 2016, 62: 216-225.

［32］Ahmadi AR, Chicco M, Huang J, et al. Stem cells in burn wound healing: A systematic review of the literature［J］. 2019, 45 (5): 1014-1023.

［33］Mcheik JN, Barrault C, Pedretti N, et al. Foreskin-isolated keratinocytes provide successful extemporaneous autologous paediatric skin grafts［J］. J Tissue Eng Regen Med, 2016, 10 (3): 252-260.

［34］Takahashi K, Tanabe K, Ohnuki M, et al. Induction of pluripotent stem cells from adult human fibroblasts by defined factors［J］. Cell, 2007, 131 (5): 861-872.

［35］Lee DE, Ayoub N, Agrawal DK. Mesenchymal stem cells and cutaneous wound healing: novel methods to increase cell delivery and therapeutic efficacy［J］. Stem Cell Res Ther, 2016, 7: 37.

［36］Greene WA, Burke TA, Por ED, et al. Secretion profile of induced pluripotent stem cell-derived retinal pigment epithelium during wound healing［J］. Invest Ophthalmol Vis Sci, 2016, 57 (10): 4428-4441.

［37］Holzer, P. The pharmacological challenge to tame the transient receptor potential vanilloid-1 (TRPV1) nocisensor [J]. British Journal of Pharmacology, 2008, 155 (8): 1145-1162.

[38] Nagy I, Friston D, João Sousa Valente, et al, Pharmacology of the Capsaicin Receptor, Transient Receptor Potential Vanilloid Type-1 Ion Channel [J]. Progress in Drug Research, 2014, 68: 39-76.

[39] Caterina MJ, Rosen TA, Tominaga M, et al, A capsaicin-receptor homologue with a high threshold for noxious heat [J]. Nature, 1999, 398 (6726): 436-441.

[40] Davis JB, Gray J, Gunthorpe MJ, et al, Vanilloid receptor-1 is essential for inflammatory thermal hyperalgesia [J]. Nature, 2000, 405 (6783): 183-187.

[41] Hellwig N, Plant TD, Janson W, et al, TRPV1 Acts as Proton Channel to Induce Acidification in Nociceptive Neurons [J]. Journal of Biological Chemistry, 2004, 279 (33): 34553-34561.

[42] Vriens J, Owsianik G, Hofmann T, et al, TRPM3 is a Nociceptor Channel Involved in the Detection of Noxious Heat [J]. Neuron, 2011, 70 (3): 482-494.

[43] Qin N, Neeper MP, Liu Y, et al, TRPV2 Is Activated by Cannabidiol and Mediates CGRP Release in Cultured Rat Dorsal Root Ganglion Neurons [J]. Journal of Neuroscience, 2008, 28 (24): 6231-6238.

[44] Caterina MJ, Leffler A, Malmberg AB, et al, Impaired Nociception and Pain Sensation in Mice Lacking the Capsaicin Receptor [J]. Science, 2000, 288 (5464): 306-313.

[45] Bölcskei K, Helyes Z, Szabó A, et al, Investigation of the role of TRPV1 receptors in acute and chronic nociceptive processes using gene-deficient mice [J]. Pain, 2005, 117 (3): 368-376.

[46] Green DP, Ruparel S, Roman L, et al. Role of endogenous TRPV1 agonists in a postburn pain model of partial-thickness injury [J]. Pain, 2013, 154 (11): 2512-2520.

[47] Kim YS, Chu YX, Han L, et al, Central Terminal Sensitization of TRPV1 by Descending Serotonergic Facilitation Modulates Chronic Pain [J]. Neuron, 2014, 81 (4): 873-887.

[48] Radtke C, Sinis N, Sauter M, et al, TRPV Channel Expression in Human Skin and Possible Role in Thermally Induced Cell Death [J]. Journal of Burn Care & Research, 2011, 32 (1): 150-159.

[49] Goldberg YP, MacFarlane J, MacDonald ML, et al. Loss-of-function mutations in the Nav1.7 gene underlie congenital indifference to pain in multiple human populations [J]. Clinical Genetics, 2007, 71 (4): 311-319.

[50] Ahmad S, Dahllund L, Eriksson AB, et al. A stop codon mutation in SCN9A causes lack of pain sensation [J].

Human Molecular Genetics, 2007, 16 (17): 2114-2121.

[51] Han C, Rush AM, Dib-Hajj SD, et al, Sporadic onset of erythermalgia: a gain-of-function mutation in Nav1.7 [J]. Annals of Neurology, 2006. 59 (3): 553-558.

[52] Cox JJ, Reimann F, Nicholas AK, et al, An SCN9A channelopathy causes congenital inability to experience pain [J]. Nature, 2006, 444 (7121): 894-898.

[53] Nassar MA, Stirling LC, Forlani G, et al, Nociceptor-specific gene deletion reveals a major role for Nav1.7 (PN1) in acute and inflammatory pain [J]. Proceedings of the National Academy of Sciences of the United States of America, 2004, 101 (34): 12706-12711.

[54] Shields SD, Cheng X, Uçeyler N, et al, Sodium channel Nav1.7 is essential for lowering heat pain threshold after burn injury [J]. Journal of Neuroscience, 2012, 32 (32): 10819-10832.

[55] Williams JF, King BT, Aden JK, et al. Comparison of traditional burn wound mapping with a computerized program [J]. J Burn Care Res, 2013, 34 (1): e29-e35.

[56] Brown TS, Safford S, Caramanica J, et al. Biomarker use in tailored combat casualty care [J]. Biomark Med, 2010, 4 (3): 465-473.

[57] Hawksworth JS, Stojadinovic A, Gage FA, et al. Inflammatory biomarkers in combat wound healing [J]. Ann Surg, 2009, 250 (6): 1002-1007.

[58] Hahm G, Glaser JJ, Elster EA. Biomarkers to predict wound healing: the future of complex war wound management [J]. Plast Reconstruct Surg, 2011, 127: 21S-26S.

[59] Chromy BA, Eldridge A, Forsberg JA, et al. Proteomic sample preparation for blast wound characterization [J]. Proteome Sci, 2014, 12 (1): 10-16.

[60] Chromy BA, Eldridge A, Forsberg JA, et al. Wound outcome in combat injuries is associated with a unique set of protein biomarkers [J]. J Transl Med, 2013, 11: 281-288.

[61] Forsberg JA, Potter BK, Polfer EM, et al. Do inflammatory markers portend heterotopic ossification and wound failure in combat wounds? [J]. Clin Orthop Relat Res, 2014, 472 (9): 2845-2854.

[62] Kaiser M, Yafi A, Cinat M, et al. Noninvasive assessment of burn wound severity using optical technology: a review of current and future modalities [J]. Burns. 2011, 37 (3): 377-386.

[63] Arbab MH, Dickey TC, Winebrenner DP, et al. Terahertz reflectometry of burn wounds in a rat model [J]. Biomed Opt Express. 2011, 2 (8): 2339-2347.

[64] Cross KM, Leonardi L, Gomez M, et al. Noninvasive

measurement of edema in partial thickness burn wounds [J]. J Burn Care Res. 2009, 30 (5): 807-817.

[65] Cross KM, Leonardi L, Payette JR, et al. Clinical utilization of near-infrared spectroscopy devices for burn depth assessment [J]. Wound Repair Regen. 2007, 15 (3): 332-340.

[66] Nguyen JQ, Crouzet C, Mai T, et al. Spatial frequency domain imaging of burn wounds in a preclinical model of graded burn severity [J]. J Biomed Opt, 2013, 18 (6): 66010.

[67] Sowa MG, Leonardi L, Payette JR, et al. Classification of burn injuries using near-infrared spectroscopy [J]. J Biomed Opt, 2006, 11 (5): 054002.

[68] Sowa MG, Leonardi L, Payette JR, et al. Near infrared spectroscopic assessment of hemodynamic changes in the early post-burn period [J]. Burns. 2001, 27 (3): 241-249.

[69] Pape SA, Skouras CA, Byrne PO. An audit of the use of laser Doppler imaging (LDI) in the assessment of burns of intermediate depth [J]. Burns.2001, 27 (3): 233-239.

[70] Hoeksema H, Van de Sijpe K, Tondu T, et al. Accuracy of early burn depth assessment by laser Doppler imaging on different days post burn [J]. Burns. 2009, 35 (1): 36-45.

第九章　烧伤瘢痕发生和成熟的机制研究

皮肤深度烧伤后,增生性瘢痕的形成往往不可避免,它的特征是以胶原组织过度产生和沉积为主。瘢痕增生不仅造成患者容貌外观的破坏,还可造成严重的肢体功能障碍和精神心理障碍。瘢痕的发生和演变是个动态过程,在阐述其发生和成熟机制之前,我们先了解瘢痕的演变过程和病理特征。

1. 瘢痕的临床表现和演变过程　创面愈合后,增生性瘢痕自然产生,其历经几年或数十年,然后逐步消退成熟。因此,瘢痕在不同时期表现不一样。根据瘢痕发生和演变过程,我们通常把增生性瘢痕分为增生期、平台期、消退期和成熟期(文末彩图2-9-1)。①增生性瘢痕的形成首先表现为发红,随着瘢痕的演进,瘢痕由浅红变为深红,突起皮肤,表面凹凸不平,质硬如板状,并伴随疼痛和瘙痒,这个时期称为增生期。瘢痕增生通常以愈后3~6个

月增生最活跃,但临床所见,2年甚至更长时间的瘢痕仍继续生长,而且不同部位的瘢痕增生时间也不一样。因此个体化差异明显,可能与局部张力等刺激因素持续存在有关。②随着时间的消长,瘢痕增生停止,保持相对稳定,颜色由深红变为淡红或粉红,这个时期称为平台期。③随后瘢痕组织逐渐消退,颜色由淡红变为紫色或褐色,痒痛症状逐步消失,这个时期称为消退期。可能较长一段时间属于消退期,因为细胞的减少尤其胶原的降解需要较长时期。④在历经几年或数十年后,瘢痕逐步成熟,表面呈暗褐色或留色沉或色差,但可能仍然高出皮肤,表面凹凸不平,此时称为成熟期。每个时期经历时间长短不一,也因人而异。

2. 不同时期瘢痕组织学特征　采集不同时期瘢痕组织,通过HE染色观察显示:①正常皮肤微血管和成纤维细胞数目较少,血管管壁厚,管腔

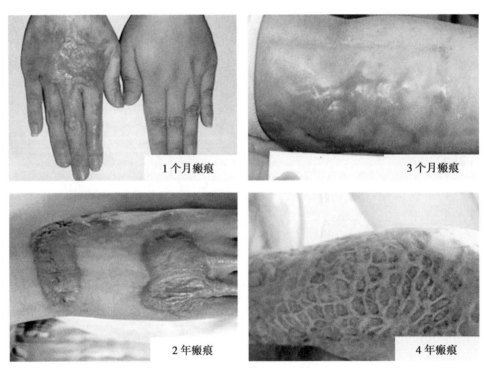

1个月瘢痕	3个月瘢痕
2年瘢痕	4年瘢痕

图2-9-1　瘢痕演变过程的大体观察

小,胶原疏松,排列规则。②早期1~2月瘢痕组织中微血管密度和成纤维细胞数目增加,但是胶原含量相对较少,疏松,可能与创面初愈,胶原沉积不足有关。部分标本可见较多炎症细胞聚集,主要分布在瘢痕组织中,呈区域性分布。③增生期瘢痕微血管和胶原含量进一步增多,微血管狭长扭曲,管壁薄,管腔狭小。随病情发展,部分血管塌陷甚至闭塞。成纤维细胞在血管周围分布较多。胶原致密盘曲呈结节状,胶原中间细胞稀少,未见炎症细胞存在。④消退期瘢痕中成纤维细胞和微血管数量减少,但可见血管迂曲、或狭窄、或闭塞。胶原相对疏松,部分微血管管腔开放。⑤成熟

期瘢痕见微血管、成纤维细胞数目和胶原含量进一步减少,微血管管腔小,大部分开放。新生血管形态结构大致接近正常皮肤微血管(文末彩图2-9-2)。

由此可见,瘢痕的发生和消退是一个动态的病理过程,增生期以成纤维细胞增殖和微血管增生为主。随着胶原的大量沉积,微血管发生扭曲和闭塞,而后成纤维细胞和胶原也逐步减少,瘢痕逐步消退成熟。

皮肤组织损伤后为什么会产生增生性瘢痕呢?瘢痕产生的始动因素是什么?瘢痕产生后,又是如何自然消退成熟的呢?围绕瘢痕发生和消退成熟机制,我们展开以下阐述。

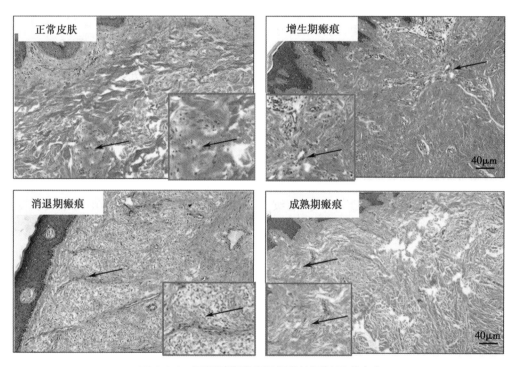

图2-9-2 不同时期瘢痕组织学特征(HE染色)

箭头示微血管

第一节 成纤维细胞在瘢痕形成中扮演核心角色

近年来的研究表明:成纤维细胞是瘢痕发生的主要细胞,其增殖活跃并分泌大量胶原,是瘢痕增生的根本原因,在瘢痕形成中扮演核心角色。其生物学功能和行为在瘢痕中主要表现以下特点:

1. 在瘢痕中,成纤维细胞过度增殖,而细胞凋亡水平下降,增殖和凋亡的失衡导致瘢痕过度增

生。正常创面愈合后,大量细胞进入凋亡状态,因而不会产生增生性瘢痕。相反,创面愈合后成纤维细胞不凋亡,反而增生活跃,就会导致瘢痕增生。

2. 瘢痕中成纤维细胞胶原合成酶的活性明显增强,降解酶减少,导致胶原的合成与降解失衡,胶原过量沉积,由此形成增生性瘢痕。

3. 瘢痕中成纤维细胞向肌成纤维细胞的转化数量明显增加,α-肌动蛋白的高表达是肌成纤维细胞的特征,促使瘢痕牵拉收缩,甚至挛曲畸形。其中TGF-β1是促进成纤维细胞向肌成纤维细胞的转化中最重要的因子。

4. 瘢痕中成纤维细胞分泌大量生长因子，促进细胞增殖、胶原生成和血管形成。瘢痕成纤维细胞大量分泌 TGF-β1、PDGF、VEGF、碱性成纤维细胞生长因子（bFGF）、内皮素-1（ET-1）等，促进自我激活和血管增生。TGF-β1、PDGF、bFGF 与胶原生成密切相关，其中 TGF-β1 作用最重要，是最主要致纤维化因子。TGF-β1 刺激成纤维细胞胶原和合成，促进胶原的沉积。VEGF、bFGF、内皮素-1（ET-1）主要与瘢痕血管增生关系密切，其中 VEGF 作用最重要。

5. 基因表达方面，瘢痕中成纤维细胞发现多种基因表达异常。通过基因芯片技术检测发现：与正常皮肤标本比较，增生性瘢痕中成纤维细胞包括抑癌与原癌基因、细胞凋亡、细胞骨架与运动蛋白、细胞周期类蛋白等 13 大类基因均存在差异。其中参与 TGF-β1、Smad 的目的基因，包括 COL1A1、COL3A1、COL5A2、COL6A1、COL6A3、MMP-1 和 TIMP-1，都存在差异性高表达。

6. 瘢痕中成纤维细胞功能具有可变性和可调节性。在瘢痕形成过程中，成纤维细胞、生长因子、细胞外基质等扮演的是"参与者"和"执行者"的角色，是一种修复的"中间过程"或"后续效应"。而启动成纤维细胞功能的"上游"因素是什么呢？目前普遍接受的观点是：微环境是调控成纤维细胞功能的关键因素，决定成纤维细胞生物学功能和行为的变化。

根据以上描述，不难看出，成纤维细胞多种生物学功能的增强，是瘢痕发生的基础，在瘢痕形成过程中扮演"核心"角色。然而，由于成纤维细胞功能具有可变性和受微环境调控的特点，因此，从成纤维细胞周边微环境的角度入手，可能更有利于揭示瘢痕发生和消退的内在机制。

第二节 瘢痕发生机制的"真皮模板缺损"理论

——真皮三维结构对成纤维细胞功能的影响

一、瘢痕发生的始动因素

长期的临床实践发现：①不同程度的烧伤创面愈合后的结局有很大差异。浅度烧伤愈后不遗留或仅遗留轻微的瘢痕，而深度烧伤愈后存在明显的瘢痕增生。②不同厚度的自体皮肤移植愈合后的结果亦有明显不同。一般地，植皮后瘢痕增生的程度与植皮的厚度成反比。植全层厚度的皮肤则不遗留任何瘢痕。③冻伤创面虽然其皮肤组织内的血管、细胞成分均已坏死，但如果其仍保留除血管、细胞以外的真皮组织，则愈后几乎不形成增生性瘢痕。这些现象提示瘢痕的过度增生可能与真皮组织的缺失程度有关。而皮肤替代物（如 Integra、Dermagraft-TC、AlloDerm 等）可一定程度上减轻瘢痕的形成。我们将真皮类似物的这种作用称之为"模板"样作用。

二、临床实验进一步证实：瘢痕形成与真皮组织缺损及其缺损程度有关

为此，我们研究了不同厚度的真皮组织缺损对瘢痕形成的影响，以及同样缺损但回植不同厚度的皮肤后瘢痕的形成情况。结果发现，A 组缺损真皮厚度在 0.146~0.163mm 之间，B 组缺损真皮厚度在 0.456~0.656mm 之间（表 2-9-1），随着真皮缺损的增加，愈合后瘢痕增生相应增生，两者成正相关（$r=0.597$，$P<0.01$）；缺失真皮的创面回植自体皮片后，其术后瘢痕评分值会相应减少，并与移植皮片厚度成负相关（$r=-0.569$，$P<0.01$）。由此可见，瘢痕增生程度与真皮缺损程度呈正相关，真皮组织回植减轻瘢痕增生的程度与真皮组织回植的厚度成正比，首次从理论上证实了真皮组织的缺损程度与瘢痕形成密切相关。

为什么真皮组织缺损及其程度会影响瘢痕的形成呢？

通过实验证实：与复合移植组相比，刃厚皮移植组（真皮缺损组）创面有大量的胶原合成和沉积，成纤维细胞向肌成纤维细胞分化的比例高且持续时间长，表现为成纤维细胞中平滑肌肌动蛋白（α-SMA）的高表达；内皮细胞标记物 CD34 高表达，提示内皮细胞功能活跃，增殖旺盛，毛细血管增生明显。同时，促瘢痕形成因子 TGF-β1 及其受体 TGF-βR I 型、II 型和信号转导蛋白 Smad3 高表达，而细胞凋亡水平则低于复合移植组（表 2-9-1）。这些结果表明：真皮缺损后成纤维细胞功能活跃，血管生成丰富，凋亡下降，是增生性瘢痕生成的基础。进一步证实真皮缺损对瘢痕形成的促进作用。

表 2-9-1 各组 TGF-β1、TβRI 和 II、Smad3 蛋白阳性表达率的比较（$\bar{x} \pm s$, $n=10$）

检测指标	组别	移植术后时间			
		1 周	2 周	3 周	4 周
TGF-β1	复合移植组	13.08 ± 4.65	12.36 ± 1.51	11.18 ± 1.88	9.03 ± 1.89
	刃厚皮组	19.24 ± 4.59*	14.91 ± 4.17*	13.66 ± 1.58*	11.46 ± 2.37*
TβRI	复合移植组	6.87 ± 2.60	4.30 ± 2.19	2.92 ± 1.21	2.22 ± 0.68
	刃厚皮组	10.62 ± 3.95*	6.21 ± 2.09*	4.22 ± 0.86*	3.51 ± 0.74*
TβRII	复合移植组	4.34 ± 1.95	3.51 ± 0.88	2.76 ± 1.04	2.32 ± 0.49
	刃厚皮组	6.81 ± 1.20*	5.23 ± 0.86*	3.99 ± 0.58*	2.93 ± 0.64*
Smad3	复合移植组	14.59 ± 4.22	11.36 ± 4.06	10.12 ± 2.02	6.32 ± 1.56
	刃厚皮组	23.38 ± 4.00*	16.54 ± 1.99*	13.39 ± 2.03*	9.60 ± 3.07*

* 与复合移植组比较, $P<0.05$

三、空间结构对成纤维细胞生物学行为调控的作用

真皮组织包括结构和成分两部分,目前研究表明主要是结构产生影响。一项有趣的动物实验引起了我们的关注:将脱钙松质骨胶原及海绵（具有一定孔隙率）分别植入大鼠皮下,并分别于 1 周、2 周时取材,HE 染色可见在脱钙松质骨胶原或海绵的外缘包裹了一层纤维组织,而在脱钙松质骨胶原或海绵的空隙内则充填了大量的肉芽组织。经切片组织学观察发现在脱钙松质骨胶原及海绵外的纤维包裹部分其胶原的排列方向单一,成纤维细胞形态呈梭形,极性明显（文末彩图 2-9-3A、C）,这与瘢痕中的细胞形态及胶原排列相似;而迁入脱钙松质骨胶原及海绵孔隙内的成纤维细胞的形态呈多样性,胶原沿支架走行排列,排列方向表现出多向性（文末彩图 2-9-3B、D）,这与正常皮肤细胞形态和胶原相似。以上结果提示:空间结构对成纤维细胞似乎具有"规范"和约束作用。

四、适当孔径大小的三维结构是引导细胞功能取向的"模板"

将孔径分别为 500μm、200μm 和 1 000μm 的胶原膜植入 SD 大鼠皮下,连续三周取材观察对成纤维细胞功能的影响。结果发现,500μm 的

材料其细胞增殖水平在第二周达到最高峰,高于 200μm 和 1 000μm 的材料,然后第三周开始迅速下降,较前两种材料低,而 200μm 和 1 000μm 的材料细胞增殖水平从第一周到第三周呈持续升高（表 2-9-2）;细胞凋亡水平则相反,前 2 周 500μm 的胶原膜都低于 200μm 和 1 000μm 的胶原膜,第 3 周则高于 200μm 和 1 000μm 的胶原膜（表 2-9-3）。该结果说明合适的三维结构（500μm）可促进创面修复的尽快完成,不合适的组织结构则不利于创面修复的尽早完成。

五、组织结构的完整性和连续性是真皮组织发挥"模板作用"的关键

在体内实验中,有专家观察到:复合移植时真皮基质因轧皮机轧出的空隙部分均有较多的肉芽组织填充,而此部分成纤维细胞的功能亦是比较活跃的,这是否提示组织的完整性或连续性对组织修复也有很大影响呢? 为此科研工作者设计了相关的实验来验证这一推测,即将剪成碎片的生物材料及结构完整的生物材料（具有三维结构）分别植入大鼠背部皮下,术后 1~3 周取材,经切片组织学观察发现:生物材料结构不完整的一组肉芽组织增生明显,而生物材料结构完整的一组肉芽组织较少。可见组织的完整性或连续性对于其"模板作用"的充分发挥亦是至关重要的。

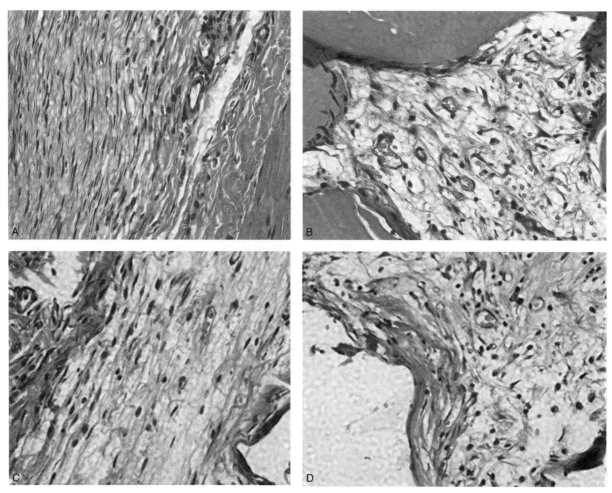

图 2-9-3 三维空间结构有无和不同材料的三维结构对成纤维细胞形态的影响

A. 松质骨组无三维支架部分；B. 松质骨组有三维支架部分；C. 海绵组无三维支架部分；D. 海绵组有三维支架部分

表 2-9-2 胶原膜不同结构中增殖细胞核抗原阳性表达率的比较（$\bar{x} \pm s, n=4$）

组别	术后时间		
	1周	2周	3周
200μm	35.866 ± 13.74	26.287 ± 7.58	21.377 ± 6.68
500μm	48.227 ± 9.61	58.186 ± 3.49**	15.676 ± 15.47
1 000μm	32.623 ± 7.07	31.653 ± 7.56	19.703 ± 16.03

注：** 表示 500μm 与 200μm、1 000μm 的比较 $P<0.01$

表 2-9-3 胶原膜不同结构中细胞凋亡阳性表达率的比较（$\bar{x} \pm s, n=4$）

组别	术后时间		
	1周	2周	3周
200μm	38.962 ± 10.16	37.011 ± 5.00	39.964 ± 3.32
500μm	11.185 ± 3.48**	17.556 ± 3.80#	53.576 ± 3.39#
1 000μm	26.767 ± 6.69*	29.783 ± 11.36	38.654 ± 8.41

注：* 表示 1 000μm 的分别与 200μm 和 500μm 的比较 $P<0.05$；** 表示 500μm 的与 200μm 的比较 $P<0.01$；# 表示 500μm 的与 200μm 的比较 $P<0.05$

综上所述,真皮组织的缺损及其程度是导致瘢痕过度增生的根本原因。其机制在于真皮组织缺损程度影响着创面愈合过程。组织结构是引导细胞功能取向的"模板",合适的三维结构可促进细胞正常生理周期的完成,其结构越接近生理状态,越有利于细胞生物学行为的恢复。而真皮组织的完整性、连续性是组织结构充分发挥"模板作用"的必要前提。创伤引起的真皮组织完整性、连续性的破坏以致真皮"模板作用"的缺失可能是影响修复细胞功能、导致瘢痕形成的重要机制之一,由此提出了瘢痕形成的"真皮模板缺损"学说。

六、在微观化水平上探索真皮基质三维结构的模板作用

(一)细胞与细胞外基质三维结构关系的逻辑推理

由于真皮成纤维细胞具有黏附特性,即细胞只有通过胞膜上的整合素分子和细胞外基质中包含的黏附分子形成黏着斑,引起细胞骨架的变化,激活信号通路,才能发挥其生物学活性。细胞外基质中除了具有黏附分子外,还有细胞非黏附分子。这些非黏附分子散布在黏附分子周围,有利于黏附分子发挥作用。这些细胞外基质中的黏附分子,就像是"桥墩"供细胞黏附,并实现其生物学使命(文末彩图2-9-4)。研究认为,具有黏附特性的细胞至少需要与两个以上的黏附点形成黏着斑才能完成其生物学使命。换言之,一个黏附细胞至少需两个以上的"桥墩"供细胞进行附着,才能执行其功能。进一步研究认为,细胞黏附点尺寸和黏附点之间间距的不同对细胞骨架的伸展程度可产生不同的影响,而不同的细胞外基质三维结构中具有不同的细胞黏附点的形态和分布。根据上述研究可以理解为:在不同的细胞外基质三维环境中具有形态和分布不同的"桥墩"阵列,这些不同的桥墩样阵列与细胞黏附后可产生不同的细胞效应。这种由细胞外基质三维环境决定的细胞效应可看作是组织的"模板"作用。因此,探索"桥墩"样结构阵列对细胞效应的影响,可在微观尺度上解释组织三维结构与细胞生物学行为的关系,有利于阐明真皮模板在创伤修复中的作用。

由于真皮成纤维细胞具有与材料表面接触性黏附的特性,细胞的增殖、迁移和伸展离不开材料表面的黏附点的存在。因此,材料表面的黏附点在曲率对细胞形态弯曲的影响中起着关键的纽带作用。当细胞在曲面上黏附后,从横断面观察,细胞长径的两端具有不同的高低落差(h)。孔径越小,偏离角越大,细胞长径两端的高低落差越大,细胞在曲面上黏附产生的弯曲程度越大(图2-9-5)。由此可以推理,细胞外基质三维结构的不同形态可用不同的曲率表示,而细胞与不同曲率的细胞外基质表面黏附可以不同的黏附角度表示,也就是说,细胞以不同角度与细胞外基质黏附可反映细胞与不同形态细胞外基质的关系。Donald研究也认为,细胞胞体的弯曲将引起细胞骨架的弯曲,进而引起细胞功能发生变化。表明具有不同偏离角的曲面可造成细胞胞体不同程度的弯曲,是导致细胞功能差异的原因之一。

(二)"桥墩"样结构空间角度排布对成纤维细胞作用的研究

研究表明,黏附细胞在细胞外基质中运动呈现扇形,这种特殊形状与细胞的黏着斑分布有关。结合上述的推理及假设,细胞受到黏附点形成的

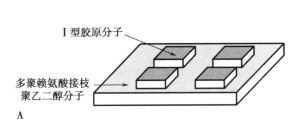
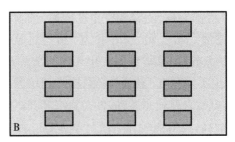

图 2-9-4 供细胞黏附用的桥墩样结构阵列示意图

A 为立体观;B 为平面观。

红色为微凸,涂细胞黏附材料;蓝色为基底,涂非黏附材料

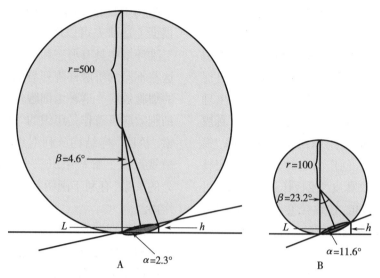

图 2-9-5　细胞在不同孔径中黏附的数学模拟示意图

h 代表细胞在孔上黏附后细胞长轴两端点的高低落差，L 代表细胞长轴，r 代表孔半径，α 代表细胞在孔上的黏附角，β 代表细胞在孔上黏附后在孔上占据的圆弧角

角度调控，因此，这种特殊形状似乎可用不同的三角形进行模拟。为验证该假设，设计带有不同角度的"桥墩"样结构阵列，观察不同角度的"桥墩"样结构阵列对细胞生物学行为的影响。

1. 将真皮成纤维细胞经不同角度"桥墩"样阵列结构细胞培养系统培养后，形态呈现多形性，细胞扁而宽。其中，在 20° 组中，细胞细长，多形，悬浮细胞较多，细胞分泌较多，基质较厚；而 40° 组与 20° 组相比，细胞更丰满，多形，在 60° 组中，细胞较细长，基质厚度与对照类似。而 80° 组，则细胞呈现更多多形性。

2. 成纤维细胞经不同角度细胞黏附点阵列培养后，免疫荧光法检测 α-SMA 表达的结果：经不同角度"桥墩"结构阵列培养系统培养后，20°、40°、60° 和 80° 组 α-SMA 表达高于对照，其差异具有统计学意义。而实验组之间无统计意义。

3. 经不同角度"桥墩"样结构阵列培养 3 天后，MTT 检测发现，随着调控角度增加，细胞增殖也相应增加。20°、40°、60° 和 80° 组与对照相比有统计学差异；各实验组间变化无统计学差异。

4. 经不同角度"桥墩"样结构阵列培养 3 天后，羟脯氨酸含量检测发现，各实验组羟脯氨酸含量表达增高，与对照相比有统计学差异。而实验组之间差异无统计学意义。

以上结果进一步证明：细胞生物学行为受环境微结构的调控。并且，由三个细胞黏附点所构成的三角形可能是细胞发挥自身功能的基本结构，进一步丰富和支撑了瘢痕形成机制的"真皮模板缺损"学说。

第三节　瘢痕消退成熟机制的研究
——血管蜕变启动瘢痕的消退成熟

皮肤深度烧伤后，增生性瘢痕的形成往往不可避免。目前对增生性瘢痕形成机制研究较多。而对瘢痕如何消退成熟的研究较少。临床发现，瘢痕增生后虽然未经治疗，但在历经数年或数十年后可以自然消退和成熟。提示在瘢痕演变过程中可能产生了某种因素，这种因素的产生"反向"抑制了成纤维细胞的活性，阻断了瘢痕的继续增生，诱导了瘢痕的逐步消退成熟。因此，寻找瘢痕自然成熟的内在机制，可能有利于为瘢痕的预防和治疗提供循证依据。

对瘢痕组织学研究发现，增生性瘢痕发生和演变过程中有一重要病理特征：早期瘢痕存在大量微血管增生，然后随着瘢痕的演进，大量微血管逐渐发生狭窄或闭塞，我们称之为血管蜕变。通常血管是组织氧和营养的携带者，氧和营养通过血管壁上的基膜小孔进入组织间隙，形成成纤维细胞周边微环境，是成纤维细胞功能发挥的基础和前提。因此推测，瘢痕演变过程中，血管的蜕变就可能产生组织微环境的改变，就可能存在氧和营养环境的变化,这个微环境的改变就可能改变成纤维细胞的功能和行为,诱导瘢痕消退和成熟。

一、瘢痕演变过程中血管蜕变对氧分压的影响

选择不同时期的增生性瘢痕患者,将瘢痕分为发生早期(愈后1—2个月)、增生期(3—12个月)、消退期(2—4年)和成熟期(大于4年),正常皮肤作为对照。

1. 经皮氧分压测定瘢痕组织　术前利用经皮氧分压仪器检测32例患者瘢痕内氧分压。结果发现:正常皮肤氧分压为(75.3±10.1)mmHg(1mmHg=0.133kPa)。与正常对照比较,早期瘢痕氧分压开始降低[(51.2±8.3)mmHg,$P<0.05$($t=0.037$)],增生性瘢痕中进一步降低[(30.2±6.1)mmHg,$P<0.05$($t=0.026$)],到消退期瘢痕达到最低水平[(6.9±2.1)mmHg,$P<0.05$($t=0.011$)],成熟期瘢痕基本恢复正常[(71.1±9.6)mmHg,$P>0.05$($t=0.08$)],但仍低于正常水平。该结果显示:瘢痕演变过程中组织氧分压呈现一个逐步降低,消退期最低,然后升高的动态变化。和外界大气压相比较,增生期和消退期大致相当于5%和0.5%的氧浓度,而正常皮肤大致相当于10%的氧浓度。另外,相邻的不同时期瘢痕氧分压比较均有统计学差异($P<0.05$),增生期显著低于早期,消退期显著低于增生期,而成熟期显著高于消退期(图2-9-6)。

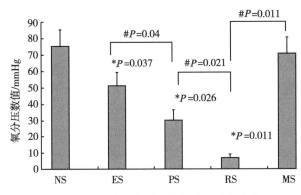

图2-9-6　瘢痕演变过程中氧分压动态变化
NS、ES、PS、RS和MS分别代表正常皮肤、早期瘢痕、增生期瘢痕、消退期瘢痕和成熟期瘢痕;* 表示与正常皮肤组比较有显著性差异;# 表示与相邻的前一组比较有显著性差异

2. 瘢痕演变过程中微血管的动态变化(CD34免疫组化)　术后瘢痕组织切除后,利用CD34检测不同时期瘢痕中微血管的变化。发现正常皮肤微血管数目较少(2.5±0.3)。与正常皮肤比较,早期瘢痕数目增加(6.5±1.4,$P<0.05$),增生期微血管数目大量增加(16.7±4.1,$P<0.05$)。在消退期具有开放管腔的微血管大量减少(1.2±0.2,$P<0.05$),成熟期瘢痕少量微血管(3.1±0.4,$P>0.05$),大致恢复到正常水平。另外,相邻的不同时期的瘢痕微血管数量比较均有统计学差异($P<0.05$)(文末彩图2-9-7)。

3. 不同时期瘢痕低氧诱导因子-1(HIF-1)的动态表达　缺氧条件下,细胞通过氧感受器,将低氧信号传导到细胞核内,促进细胞核内HIF-1的激活和表达。HIF-1是一个核转录因子,能够促进许多低氧基因如VEGF、TGF-β1等的转录和表达,从而促进血管的生成和氧环境的稳定。因此,HIF-1的表达一定程度反映了组织的缺氧状态。检测结果发现,HIF-1的表达主要位于成纤维细胞上,正常皮肤HIF-1表达几乎无表达(0.8±0.3)。与正常皮肤比较,早期瘢痕HIF-1表达显著升高(6.5±1.4,$P<0.05$),在增生期瘢痕进一步升高(16.7±4.1,$P<0.05$),而在消退期瘢痕表达显著下降(1.2±0.2,$P<0.05$),成熟期几乎恢复正常(3.1±0.4,$P>0.05$)。另外,相邻的不同时期的瘢痕HIF-1表达比较均有统计学差异($P<0.05$)。

总结以上结果,为什么在瘢痕增生早期和增生期,虽然微血管数量是增加的,但组织氧分压反而降低?可能原因为微血管的增生依然不能满足组织快速增生对氧的需求和供应,组织存在相对缺氧。

其次,为什么消退期瘢痕内存在严重缺氧呢?随着病程的演进,胶原大量沉积。由于胶原组织的机械压迫引起血管蜕变,导致瘢痕组织缺氧加重。另外,由于过度增生的内皮细胞,被周边致密胶原的压迫而不能延伸形成血管,堆积在微血管内,进一步加重血管蜕变。对系统性硬皮病的研究发现,硬皮病组织氧分压与其厚度有关,硬化组织越厚,氧分压越低。

二、瘢痕演变过程中成纤维细胞功能的动态变化

分离和培养正常皮肤,早期瘢痕,增生期瘢痕,消退期瘢痕和成熟期瘢痕成纤维细胞,发现成

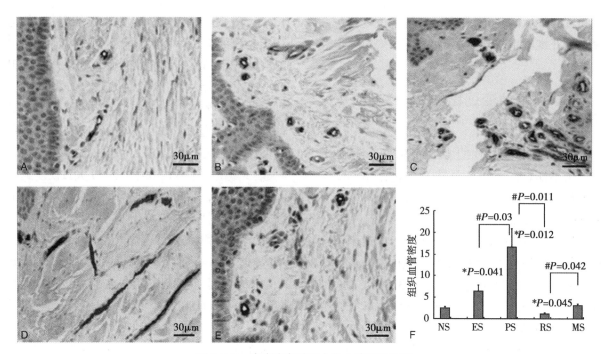

图 2-9-7 瘢痕演变过程中微血管密度变化

纤维 TGF-β1、VEGF 和 I 型胶原、III 型胶原的表达在早期瘢痕开始升高，增生期达到高峰，消退期下降，成熟期基本恢复正常（图 2-9-8）。结果表明：在瘢痕演变过程中，成纤维细胞的功能也是呈现动态变化的。

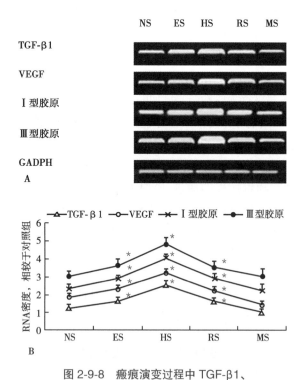

图 2-9-8 瘢痕演变过程中 TGF-β1、VEGF 和 I 型胶原、III 型胶原的表达变化
注：NS、ES、PS、RS 和 MS 分别代表正常皮肤、早期瘢痕、增生期瘢痕、消退期瘢痕和成熟期瘢痕

那么，瘢痕成纤维细胞功能变化是否与组织内氧和营养环境的变化有关呢？我们尝试体外研究观察其对成纤维细胞功能的影响。

三、体外研究动态缺血缺氧对成纤维细胞功能影响

目前发现，不仅缺氧对细胞功能具有调控作用，营养成分缺乏（缺血引起）同样可以导致细胞的生长抑制和细胞凋亡。前述研究发现，瘢痕演变过程中，氧分压逐步下降，和外界大气压相比较，增生期和消退期瘢痕大致相当于 5% 和 0.5% 的氧浓度。在体外培养中，10% FCS 通常代表正常成纤维细胞的营养需求，根据瘢痕微血管狭窄后氧气和营养成分同比下降的原理，相应地采用 5%、0.5% 小牛血清（FCS）代表增生期和消退期缺血后的营养需求，最后设计 $10\%O_2+10\%FCS$、$5\%O_2+5\%FCS$ 和 $0.5\%O_2+0.5\%FCS$ 分别大致模拟正常皮肤，增生期和消退期瘢痕的氧和营养环境，利用这个模型观察对瘢痕成纤维细胞生物学功能的影响。

1. 动态缺血缺氧对细胞增殖的影响 通过模拟正常皮肤，增生期、消退期瘢痕的氧和营养环境，观察对瘢痕成纤维细胞增殖的影响。结果显示：与正常组比较（$110\ 006 \pm 1\ 306$），$5\%O_2+5\%FCS$ 组促进细胞增殖（$132\ 906 \pm 1\ 500$，

$P<0.05$），而 $0.5\%O_2+0.5\%$FCS 组抑制细胞增殖（ $69\ 996\pm765$，$P<0.05$）。结果表明：增生期瘢痕中度缺血、缺氧可以促进细胞增殖，而消退期重度缺血、缺氧抑制细胞增殖。

2. 动态缺血缺氧对总胶原生成的影响　天狼星染色是一种检测胶原总含量的方法。以 $10\%O_2+10\%$FCS，$5\%O_2+5\%$FCS 和 $0.5\%O_2+0.5\%$FCS 分别模拟正常皮肤，增生期、消退期瘢痕的氧和营养环境，天狼星染色观察对瘢痕成纤维细胞总胶原生成的影响。结果显示：与正常组比较（ $0.039\ 6\pm0.004$ ），$5\%O_2+5\%$FCS 组促进胶原生成（ $0.051\ 6\pm0.005$，$P<0.05$），而 $0.5\%O_2+0.5\%$FCS 组却抑制细胞胶原生成（ $0.015\ 6\pm0.002$，$P<0.05$）。结果表明：增生期瘢痕中度缺血、缺氧促进细胞总胶原生成，消退期重度缺血、缺氧抑制细胞总胶原生成（文末彩图 2-9-9）。

3. 动态缺血缺氧对 HIF-1、VEGF、TGF-β1 和 BCL-2，P53 表达的影响　我们以 $10\%O_2+10\%$FCS，$5\%O_2+5\%$FCS 和 $0.5\%O_2+0.5\%$FCS 分别模拟正常皮肤，增生期、消退期瘢痕的氧和营养环境，Western blot 检测 HIF-1、VEGF、TGF-β1 和 BCL-2、P53 表达。结果显示：与正常组比较，$5\%O_2+5\%$FCS 组促进 HIF-1、VEGF、TGF-β1 和 BCL-2 表达，$0.5\%O_2+0.5\%$ FCS 组却抑制 HIF-1、VEGF、TGF-β1 和 BCL-2 表达，促进 P53 表达。结果表明：增生期瘢痕中度缺血、缺氧促进细胞血管化、胶原化蛋白表达，促进细胞存活，消退期重度缺血、缺氧抑制细胞血管化和胶原化的蛋白生成，促进细胞凋亡蛋白表达。

4. 动态缺血缺氧对细胞凋亡的影响　以 $10\%O_2+10\%$ FCS，$5\%O_2+5\%$FCS 和 $0.5\%O_2+0.5\%$FCS 分别模拟正常皮肤，增生期、消退期瘢痕的氧和营养环境，然后 Tunel 法检测细胞凋亡，先后使用光镜和荧光显微镜拍照。结果显示：与正常组比较，中度缺氧、营养不良诱导细胞凋亡增加，严重缺氧、营养不良却显著促进细胞凋亡（文末彩图 2-9-10）。

总结上述结果：不同程度的缺血、缺氧对细胞的影响结果不一样。中度缺血、缺氧促进细胞增殖和胶原产生，促进细胞成活。而严重缺血、缺氧则抑制细胞活性和胶原产生，促进细胞凋亡。其中 HIF-1 可能扮演重要作用。中度缺血缺氧一方面通过以 HIF-1/VEGF 轴为主的旁途径启动内皮细胞增殖、促进微血管形成。由于增生高代谢状态对氧需求提高，使组织仍处于相对缺氧状态。另一方面通过 HIF-1/TGF-β1 轴为主的自身途径促进成纤维细胞增殖和胶原的合成。血管的形成、胶原的产生共同促进瘢痕的增生过程。

为什么严重缺氧时 HIF-1 不升高反而下降呢？文献表明，严重缺氧可以诱导 P53 的稳定表达，随着 P53 的升高，反过来抑制并降解 HIF-1，使 HIF-1 的表达下降。由此引起 TGF-β1 和 VEGF 等细胞因子表达下降，胶原合成减少，细胞凋亡增加，瘢痕进入消退成熟期。

综上所述，瘢痕演变过程中，血管蜕变是重要的病理特征，动态缺血、缺氧是重要的生态特点。

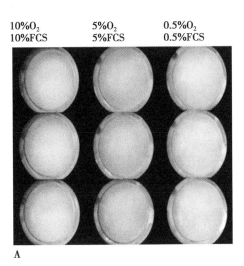

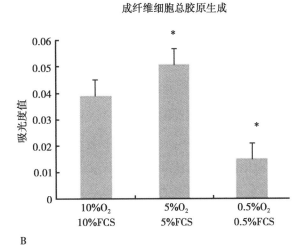

图 2-9-9　氧和营养梯度下降对成纤维细胞总胶原产生影响

A 代表三组胶原总含量大体直观图；B 代表三组胶原含量比较；* 代表与正常皮肤比较，具有显著性差异

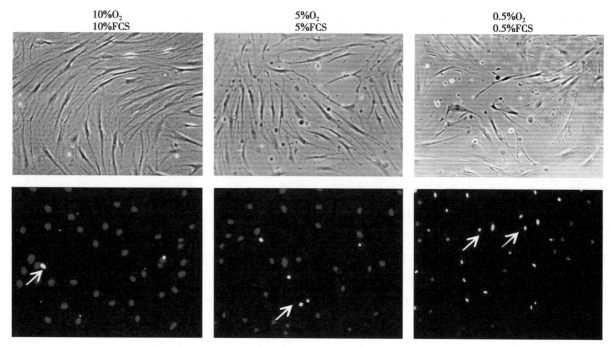

图 2-9-10　不同程度氧和营养对成纤维细胞凋亡影响
箭头示凋亡细胞（绿染）

在增生期,缺血、缺氧促进细胞增殖和胶原产生。而后大量胶原产生又导致血管蜕变,组织产生严重缺血缺氧,诱导细胞增殖下降和胶原产生减少,诱导细胞凋亡。因此,增生性瘢痕的演变是一个自发形成、又自发消退的过程,它的发生与肿瘤不同,具有自限性,其根本原因在于对严重缺血、缺氧的不耐受,这可能也是我们针对增生性瘢痕使用压力疗法具有普遍疗效的原因所在。

第四节　现代瘢痕治疗策略和原则

深度烧伤可导致瘢痕形成,瘢痕过度增生不仅导致外貌损毁,还可引起功能障碍。因此,探索瘢痕防治手段,已经成为修复与再生领域的热点课题。

一、现代瘢痕治疗策略

增生性瘢痕的发生是损伤后组织过度修复的产物,成纤维细胞功能活跃是其重要原因,但是在瘢痕发生过程中,成纤维细胞功能活跃只是生物学功能的执行者,是瘢痕发生链条的一个中间环节,其功能主要受到周边微环境的调控,因此,根据瘢痕发生和消退的原理,针对瘢痕预防和治疗思路可以分为三部分:①在创面愈合过程中,通过真皮替代物的植入来减少瘢痕的增生;②在创面愈合后,通过药物使用直接抑制成纤维细胞的功能;③抑制瘢痕血管增生、减少血运来抑制瘢痕的增生。

1. 创面真皮替代物植入治疗　目前针对深度烧伤创面,在切削痂之后,保留部分变性真皮或使用无细胞真皮基质与自体薄皮移植,实践证明成功率高、无排斥反应、创面愈合后平整光滑、无明显瘢痕增生、功能良好。另外,创伤或手术致组织深度缺损后,同样可以使用无细胞真皮基质充填。既可以减少局部组织的凹陷,又可以减少愈合后瘢痕的增生。因此,在创面愈合过程中提前干预瘢痕的形成,具有事半功倍的效果。再者,根据瘢痕模板缺损学说,真皮损伤的深浅可以预判未来瘢痕产生的轻重程度。由此可以提前做好预防措施,从而选用不同的治疗方法。

2. 抑制成纤维细胞功能治疗　关于成纤维细胞抑制治疗研究较多,目前主要有抗有丝分裂药物和放射治疗。抗有丝分裂药物包括 5- 氟尿嘧啶、丝裂霉素等。通过针对性抑制成纤维细胞增殖,促进其凋亡,从而达到抑制瘢痕增生目的。药物治疗如 5- 氟尿嘧啶、丝裂霉素等在瘢痕注射治疗中应用较多,在临床也显示了较为肯定的疗效,但使用剂量仍然需要控制,同时儿童患者禁忌使用。放射治疗是使用放射线照射组织,利用放射线在生物体内产生的次级电子,引起电离,直接或间接作用于DNA链,使其分子链断裂,从而抑制细胞分裂增殖。目前主要应用于难以控制的大面积烧伤后瘢痕和瘢痕疙瘩术后,均显示较好的效果。但控制放射剂量和远期不良反应依然值得关注。

3. **抑制血管和干预血运治疗**　根据瘢痕消退成熟的机制,可以通过抑制血管和血液供应来诱导瘢痕的消退成熟。临床上使用压力疗法,主要通过减少瘢痕血液供应来抑制瘢痕增生。目前,压力治疗依然是世界各大烧伤中心防治瘢痕最基础和最有效的方法。过去主要使用弹力衣和弹力套,对于四肢等管状部位效果良好。但对于特殊部位,如颈颌部、肩部、胸腹部等不规则和柔软的部位,弹力衣和弹力套效果欠佳。近来随着科技的发展,使用3D打印面罩和高分子聚乙烯硅酮板,在瘢痕治疗方面显示了更好的疗效(文末彩图2-9-11,文末彩图2-9-12)。其压力更确定,效果更明显,是瘢痕治疗的优选。

另外,需要提到的是激素治疗,激素一方面抑制局部炎症,另一方面主要抑制血管的增生。临床应用效果良好,因此也被视为瘢痕治疗的一线药物。目前常用的方法是瘢痕内局部注射,不足之处是容易复发,而且只能小范围应用。外用激素制剂可以较大范围使用,而且可以减少瘢痕治疗过程中的湿疹、瘙痒等症状,临床发现副作用少,儿童也可以使用。使用针剂和外用制剂副作用不同的原因在哪呢? 可能在于外用药物吸收后主要积聚在组织以内,而针剂注射后可能随破坏的血管进入血液,从而产生较多的全身副作用。因此,外用激素制剂相对安全可靠,尤其适用于早期瘢痕的治疗。

随着科技的发展,激光的治疗也显示了越来越重要的地位。目前主要有脉冲染料激光、CO_2点阵激光、等离子束激光等。其主要机制是破坏瘢痕组织内的微循环和胶原的网状结构,促进瘢痕重塑和消退成熟。早期瘢痕使用脉冲染料激光去红,可以减少和抑制血管增生。中晚期瘢痕

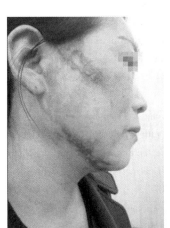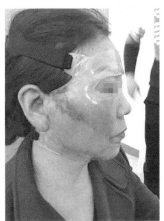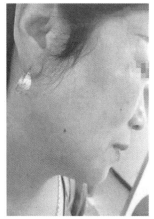

图2-9-11　患者面部瘢痕,3D面罩治疗3个月,瘢痕基本恢复正常

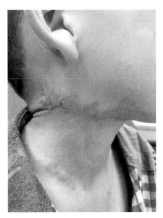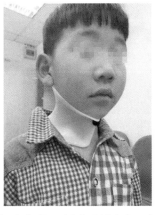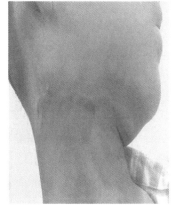

图2-9-12　患者颈部瘢痕,聚乙烯硅酮板治疗3个月,瘢痕基本恢复正常

使用 CO_2 点阵激光,可以促进胶原分解和瘢痕重塑。目前激光已成为瘢痕治疗一种重要和有效的方法,2014 年已纳入国际瘢痕治疗共识。

二、现代瘢痕治疗原则

目前关于瘢痕策略主要是防治原则和归零原则,防治原则主要为预防为主,早期干预,联合治疗。归零原则主要针对增生严重,保守治疗时间长,效果不佳的瘢痕,直接采用手术切除,愈合后再重新启动瘢痕防治。对于烧伤后瘢痕,依然推荐采用压力治疗作为首选治疗,在此基础上联合采用药物治疗和激光治疗。同时主张在创面愈合后即开始干预,越早干预效果越好。瘢痕一旦进入增生期,往往难以控制。因此,提倡早期“重拳出击”,而不是等待瘢痕增生明显后再逐步“升级”治疗,效果不佳。再者,不同的患者可能对治疗的耐受和反应不一样,因人而异采用个性化、精细化治疗,也是瘢痕治疗的策略之一。

增生性瘢痕一旦形成,其治疗难度大,时间长,费用高。因此,对医务人员,需要建立预防为主、早期干预、联合治疗的现代瘢痕治疗理念。对于患者和家属,需要加强瘢痕治疗宣教。恒心、耐心和细心是瘢痕治疗成败的关键所在。

（王西樵　陆树良）

参 考 文 献

[1] 贾生贤,廖镇江,黄伯高,等.无细胞真皮基质与自体皮片复合移植的临床应用[J].中华整形外科杂志,2001,17:227-229.

[2] 苏海涛,李宗瑜,陆树良,等.不同厚度真皮组织缺损与增生性瘢痕形成关系的临床研究[J].中华创伤杂志,2005,21(7):517-519.

[3] 向军,胡庆沈,青春,等.真皮“生物模板”与自体薄片复合移植组织学观察[J].上海第二医科大学学报,2003,23(6):492-494.

[4] 王西樵,向军,胡庆沈,等.应用真皮模板改善创面愈合质量的研究[J].中国临床康复,2003,7(23):3194-3195.

[5] 向军,王西樵,青春,等.真皮“生物模板”对创面愈合中转化生长因子 β1 及其受体和信号转导蛋白 SMad3 表达的影响[J].中华烧伤杂志,2005,21(1):52-54.

[6] 王西樵,苏海涛,向军,等.真皮模板应用对创面修复过程中细胞凋亡和 P53 基因表达的影响[J].中华烧伤杂志,2004,20(6):351-353.

[7] 刘英开,陆树良,青春,等.真皮模板对成纤维细胞生物学行为的影响[J].中国修复重建外科杂志,2005,19(1):10-14.

[8] Wang XQ, Liu YK, Lu SL, et al. Hyperactivity of Fibroblasts and Functional Regression of Endothelial Cells Contribute to Microvessel Occlusion in Hypertrophic Scarring[J]. Microvascular research, 2009,(77):204-211.

[9] Jiang Y, Tong Y, Xiao T, et al. Phase-contrast microtomography with synchrotron radiation technology: A new noninvasive technique to analyze the three-dimensional structure of dermal tissues[J]. Dermatology. 2012, 225(1):75-80.

[10] Chun Q, Zhiyong W, Fei S, et al. Dynamic biological changes in fibroblasts during hypertrophic scar formation and regression[J]. Int Wound J, 2016,13(2):257-262.

第十章 毁损烧伤

第一节 概　述

毁损烧伤是指由各种原因所致的严重深部烧伤，毁及皮肤及皮下（肌肉、神经、血管、骨等），导致大量组织坏死，甚至内脏器官受损与肢体坏死。该种损伤如不及时治疗修复可遗留严重的大块组织缺失、功能障碍、畸形甚至残疾，严重者威胁生命。毁损烧伤牵涉到多种致伤原因和不同的受伤部位与深度，治疗十分复杂。

一、毁损烧伤病因

毁损烧伤的原因有多种，包括电烧伤、热压伤、化学烧伤等。其中以高压电烧伤最为常见，约占 2/3，其次是热压伤。电烧伤、热压伤不仅牵涉的部位较广，而且病理变化和治疗亦具有一定的挑战性。

1. **电接触烧伤**　电接触烧伤是由电流直接通过身体，电能转变为热能使组织直接受热致伤，特别是高压电烧伤后，不但可造成皮肤凝固性坏死以致炭化，深部组织往往也损伤很严重，临床上常表现为"口小、底大、外浅、内深"的特点，皮肤的创面很小，而皮肤下的深部组织的损伤却很广泛。损伤的肌肉往往与正常肌肉分界不清，深浅层次不规则，可能浅层肌肉正常，而深层肌肉缺血、坏死，且其发展可为渐进性。血管病变为多发性栓塞、坏死。此外，胸壁的电烧伤可深达肋骨及肋间肌，并致气胸；腹壁损伤可致内脏坏死或空腔脏器的穿孔，如胆囊坏死、肠穿孔、肝损伤、胰腺炎等；头部电击伤常致头皮坏死、颅骨外露，甚至全层颅骨坏死以及脑组织损伤。电接触烧伤往往有一个"入口"或多个"出口"，一般入口烧伤的严重程度比出口重。

电烧伤致组织损伤的程度因电流种类、电流量大小、频率、电压、组织的电阻、皮肤湿度、持续时间、接触面积及电流径路等而异。低压、低频率触电主要影响心脏和呼吸，可无重要的软组织损伤，高压电（>1 000V）则主要产生严重的软组织损伤，可伴有或不伴有心脏呼吸系统的改变。电压大于 40 伏，即有造成死亡的危险，但大于 5 万伏仍有生存者，提示电流在人体内的径路主要依电压而定。低压电流主要循电阻最小径路通过，高压电流则主要通过接触点和接地点间的直接径路，产生大量的热能，造成组织的直接损伤。

由于人体各种组织的电阻不同，将电能转变成热能的效应也不同。骨骼的电阻相对较高，通电后，骨骼承受的热量比周围组织明显要高，可引起邻近的骨骼肌烧伤，由于大动脉的血流速度能足以消除电流产生的热，而较小的肌肉营养支血管则易被栓塞，导致肌肉坏死。电损伤后毛细血管通透性增加，组织间隙内大量积液，使筋膜间隔内压增高，是造成肌肉组织坏死的重要因素。产热的另一原因与电流密度、组织导电率有关，即接触面积越小，电密度越大，组织破坏越严重；反之，接触面积大，电密度越小，则损伤越轻。如躯干面积大，电密度小，往往损伤较肢体较轻。同时由于横断面积的变化，横断面积最小处，电场强度最强，电场强度是组织电导率和电密度的乘积，因此不同的组织横断面积比值的不同，也对电场强度产生影响。如当电流通过下肢时，因为在接近关节处电密度最高，所以膝部和踝部电场强度比小腿中部和大腿中部要强。软组织横断面积和软组织与骨比例在近关节部位较小，因此关节部位温度高得多，造成关节损伤较重（文末彩图 2-10-1）。

2. **热压伤**　热压伤是高热重物（如造纸机、印染机的盖片、热滚筒等）压在机体上致伤。热

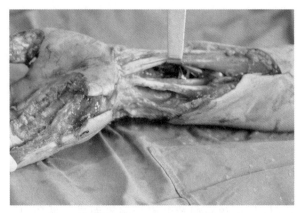

图 2-10-1 手腕高压电烧伤

压伤的特点是热力烧伤与机械压伤共存，往往伤及肢体的深部组织。而肌肉与骨骼的损伤则取决于两滚轴或压板间的间隙，由于间隙的宽窄不同，组织损伤的程度、部位可完全不同，热滚轴（筒）所致压伤对组织有碾锉，易合并有骨折和手内肌的损伤，甚至手指毁损，热平板所致热压伤由于压强小，深部组织受伤程度较热滚筒轻，预后较好。损伤的严重程度同时与机械压力大小、温度、持续时间等有关。

热压伤好发于手和前臂，手部最常见，特别是双面高温压伤损害更严重。甚至在热压伤的当时，如果未及时关闭电源，被压的手不断向近端热压，由于患者的应激反射，对抗机械作用，猛力扯拉而导致臂丛神经损伤。其次，现代汽车工业的发展，机动车翻车事故，被高温的排气管所致的热压伤可发生在身体的任何部位。由于致伤物的温度较高，接触时间长，不但导致皮肤的深度烧伤，而且可致深部的软组织烧伤、挤压伤甚至骨折，关节破坏（文末彩图 2-10-2）。

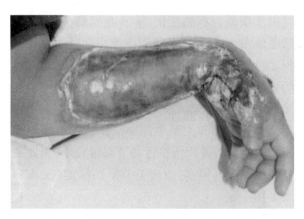

图 2-10-2 左前臂热压伤

热压伤虽然面积不大，如伴有前臂、上臂、小腿热压伤，深部肌肉组织坏死，液体的渗出量较多，可导致筋膜腔综合征，因血管内膜损伤，于伤后数天发生血管栓塞，出现肢体坏死，同时可释放出大量的肌红蛋白，对肾功能造成影响，因此输液时不能按烧伤面积计算。

3. 化学烧伤 各种原因所致的化学烧伤已成为日常一类特殊性质的烧伤，化学烧伤的致伤因子与皮肤接触时间往往较热烧伤时间长，因此，某些化学烧伤可以是局部很深的进行性损害，毁损烧伤主要表现为强酸、强碱、磷等化学物质较长时间作用于机体，导致局部组织甚至深部组织毁损，如深部脂肪皂化、液化，肌肉坏死，肌腱溶解等，当化学烧伤导致深部组织毁损烧伤时，局部伤口的处理与重建难度加大。同时，有些化学物质可从创面、正常皮肤、呼吸道或消化道黏膜等处吸收，引起中毒和内脏继发性损伤，治疗过程中应注意患者肝、肾、呼吸及血液系统的病情变化（文末彩图 2-10-3）。

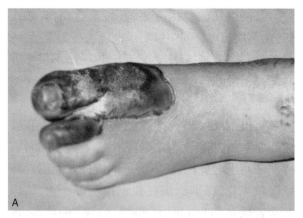

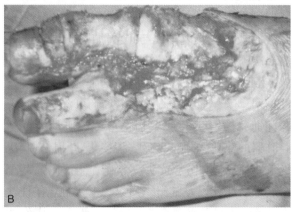

图 2-10-3 左足硫酸烧伤
A. 左足硫酸烧伤；B. 左足硫酸烧伤清创术后

4. 昏迷后烧伤　常见患者因煤气中毒、癫痫发作或其他原因致患者突发昏迷，身体某一部分贴于火炉上烧伤，烧伤深度依烧伤时间而不同，若患者于火炉上烧伤时间长，烧伤则深，常伤及深部肌肉、神经、血管，甚至骨骼烧焦炭化，临床常见面部烧伤，表现为面部软组织大片烧伤，眼、耳、鼻、唇烧伤，清创后面部软组织，包括面神经、腮腺、眼球、耳鼻等器官缺损，牙齿、上、下颌骨及颧骨外露，骨质表面可表现为焦黑，面部留下洞穿性缺损；肢体烧伤清创后常见骨质外露，关节囊烧伤后关节腔外露。同时，患者因存在 CO 中毒、癫痫等基础疾病，在治疗患者烧伤时，应注意患者基础疾病的治疗（文末彩图 2-10-4）。

二、诊断

根据患者明确的烧伤病史及典型的毁损烧伤临床表现，诊断不难，但由于电击伤所致毁损烧伤具有夹心样、节段性、跳跃性的特点，其深部组织损伤程度与外部临床表现不一致，较难从体表判断肌肉、血管、神经、骨骼等深部组织的损伤部位及程度，给临床上彻底清创带来了困难，下述检查有助于鉴别组织损伤程度。

1. 彩色多普勒超声　轻度损伤肢体彩色多普勒超声检测主要表现为血管内膜水肿，管壁增厚及血流动力学的改变。重度损伤肢体彩色多普勒超声检测则表现为血管内膜明显水肿，管壁增厚，管腔狭窄或串珠样改变，血流缓慢，甚至血栓形成。毁损烧伤肢体血管部分内膜回声大段缺失，血管壁全层受损，血流信号消失。

2. ^{99m}Tc 亚甲基二磷酸盐（MDP）　MDP 三相动态显像能够判断组织活性，核素注入机体后随血流及体液分布于全身各处，核素的浓集程度与血流灌注量呈正相关。毁损烧伤时，患肢创面远端显示放射性缺损，各种组织均不显影，近端放射性浓聚，与未受损部位的分界清晰。

3. 病理诊断　重度受损局部病理组织学检查为部分肌组织水肿，部分肌纤维有肌浆缺失，横纹不清，神经纤维髓鞘广泛水肿，血管局部有栓塞；毁损烧伤肢体组织病理检查证实肌大片溶解坏死，动脉管腔内广泛的血栓形成，局部内皮脱落，管壁全层坏死伴出血。

三、毁损烧伤早期处理

1. 了解病史掌握伤情　对有呼吸循环意外者行复苏处理，伴有颅脑损伤、内脏损伤、骨折、气胸等情况者作相应的处理。

2. 液体复苏　必须强调的是，毁损烧伤休克期的补液量，不能仅根据皮肤的烧伤面积而做出计划，还应该强化毁损烧伤中心"立体"的概念，即在毁损烧伤时往往伴有深部肌肉等组织的广泛损伤，液体的丢失量是不可低估的。此外，毁损烧伤释放的大量血红蛋白及肌红蛋白，在酸血症时，更易沉积和填塞肾小管，会加重肾脏的损害，更易导致急性肾衰的发生。根据以上两点考虑，液体

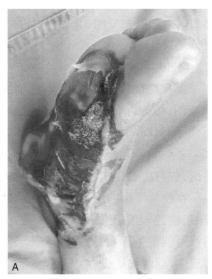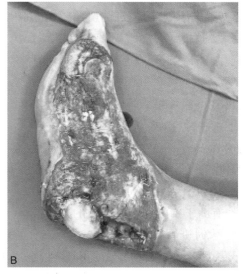

图 2-10-4　CO 中毒烧伤右足
A. CO 中毒后右足烧伤；B. CO 中毒烧伤右足清创后

复苏量应在一般烧伤的基础上根据具体病情予以增加和调整。严重高压电烧伤伴有心肺功能不全或颅脑损伤时，输液量的多少更需全面权衡，并进行严密的监护。对有血（肌）红蛋白尿患者，在静脉补液使血容量得以恢复的同时，宜用甘露醇利尿以冲洗肾小管，使每小时尿量达 200~300ml，并可酌情应用碳酸氢钠，以碱化尿液。如果肌红蛋白尿持续存在，则提示有大面积肌肉坏死，要及时对烧伤肢体等病灶进行手术探查。

3. 焦痂和筋膜切开减压术 由于毁损烧伤后 6~8 小时组织间隙内大量积液，组织水肿明显，组织间隙内的压力增加，易产生筋膜室综合征，进而导致组织坏死或缺血性肌挛缩，需及时切开减压，避免因压力而致肌肉组织坏死。切开减压的创面可用生物敷料覆盖，简单包扎，防止局部继发感染。有下列情况之一者早期需做筋膜切开减压：①远端的肢体已烧焦炭化；②脉搏微弱或不能扪及；③远端肢体失去感觉和运动功能；④有心导管测压法，测得筋膜室间隔内的压力 >30mmHg。

热压伤后手功能的障碍往往被归咎于瘢痕的形成，而手内肌肉的受损往往被忽视，手部由骨、掌背侧深筋膜形成四个潜在的腔隙，几乎闭合而缺少弹性，手部的骨间肌、蚓状肌分居于骨筋膜室内。肌肉因捻挫挤压，可造成广泛的损伤，出血、水肿易出现骨筋膜室综合征。凡伤后皮肤张力高，皮肤苍白，有感觉异常，手指不能主动活动，被动伸指时剧痛者，都应考虑骨筋膜室综合征。减压应遵循宁早勿迟的原则，因为延误切开减压的后果比延误修复的后果更严重。可于手掌背每相邻两掌骨间做切开，切开深筋膜，必要时切开肌膜。

高压电烧伤后，深部组织坏死，体液大量渗出，造成筋膜下水肿，静脉回流障碍，压力进一步增加后又加重和促进了组织的坏死。因此，即使没有形成焦痂，也应及早行焦痂和筋膜切开减压术。该减压术，不仅是治疗措施，也是一个重要可靠的诊断手段，有助于判断是否有截肢的必要或截肢的平面及手术时机等。

4. 预防厌氧菌感染 毁损烧伤是开放性损伤，且伴有深层组织的广泛坏死。该类伤口的化脓性细菌感染，为深部组织的厌氧感染提供了条件，厌氧菌感染的发生率较高。因此常规注射破伤风抗毒素和类毒素更为必要。为防止其他厌氧菌感染，尤其是梭状芽孢杆菌，可常规注射大剂量青霉素，直至坏死组织彻底清除干净。

第二节 修复方法

一、术前准备

术前了解患者年龄和伤前有否其他身心疾病，同时因毁损烧伤伴有不同的心、肺、肾等内脏器官功能损伤，术前应将患者受伤前的身心疾病控制稳定，并将心脑肺肾等内脏器官功能调整到能耐受手术的良好状态。

手术中坏死组织清除时大量出血，术前应充分估计手术范围、手术中的出血量和渗出量，一般认为，躯干烧伤每 1%TBSA 需 90ml 血或血浆，四肢每 1%TBSA 需 50ml。

术前检查和估计烧伤区附近神经、大血管等毁损的范围和程序，初步拟定坏死组织清除后缺损修复的方法，包括皮片移植和皮瓣移植，用多普勒超声血流探测仪检查血管走行，做好选择轴型皮瓣或肌皮瓣的准备。

二、毁损烧伤清创

毁损烧伤常常伴有广泛深层组织的坏死，因此既要积极清除坏死组织以防局部乃至全身性感染的发生，以及组织感染腐烂损及大血管引起大出血等并发症的发生，又要尽可能保留健康组织，以修复功能。

（一）手术时机

毁损性烧伤修复时间应视病情而定，一般火焰烧伤，可等待观察一段时间，如果是电损伤、热压伤，修复时间是一个关键。高压电烧伤创面清创修复时机应越早越好，但需要根据患者的具体情况，如有血管损伤、肢体血运障碍，应立即手术，一般在伤后 3 天内施行手术，神经、肌腱功能恢复较好，清创较晚，创面坏死组织液化，一些间生态组织可能发生坏死，易发生感染，皮瓣修复后瘢痕形成多，肌腱粘连，功能恢复差。热压伤如患者全身情况许可，局部又无急性严重感染，最好在伤后 8 小时内进行，因修复时间与结果密切相关，伤后时间越短,修复效果越好,一般应赶在创面已发生明显感染前进行。

(二)毁损伤清创

清创术切口一般选择沿Ⅲ度烧伤区外缘做切口,包括边缘的深Ⅱ度区,均予切除。切开深筋膜,彻底切除毁损区的坏死组织,继续向四周或肢体近侧切除肉眼能辨认的所有坏死组织,必要时,可延长切口,以便暴露深部坏死组织。

清创中,肢体最好不上止血带,由于毁损烧伤后往往多伴有深部血管损伤,特别是环形烧伤,临床中常见上止血带清创后出现肢体血运障碍,最终截肢。因此在清创术中不用止血带时,血管充盈较好,可避免损伤血管,特别是一些小静脉损伤,有利于肢体静脉回流,且术中能较好辨别和清除坏死组织。早期根据以下情况判断已坏死的组织:①组织的外观,切割肌肉有无收缩和出血,必要时用直流电刺激肌肉和神经,以正确判断组织的活力;②亚甲蓝染色法,术前24~48小时于焦痂下注射亚甲蓝2~4ml,术中发现坏死组织呈蓝色,生理盐水冲洗不退色,有活力组织一般不着色,但由于有血液循环存在,吸收后从尿中排出;③术中作病理组织快速切片检查,有利于充分切除坏死组织和最大限度保留尚有活力的组织;④应用 ^{99m} 锝磷酸盐扫描能显示肌肉损害的范围。扫描显示"冷"或无灌流区,提示组织已属不可逆坏死,无法保留;如显示正常灌流区,提示组织未受损害;如显示"热"或灌流量增加,提示肌肉组织有20%~80%肌纤维坏死。第1次清创无法确定清除所有已坏死的组织,创面应用异种皮暂时覆盖,等待48小时再行第2次清创。

颈部毁损烧时伤,由于颈部结构复杂,而且该部位电烧伤比较常见,大多数为直接接触电源引起,常常伴有深层结构破坏。颈外侧区和项部电烧伤往往伴有肌肉损伤,有时颈椎棘突亦有烧伤,严重者可发生脊髓损伤。颈前区因浅面结构薄弱,电烧伤时易致气管损伤及缺损,以及下颌部的损伤和下颌骨外露。胸锁乳突肌区及其前缘上部毁损烧伤,在胸锁乳突肌及其前缘上部,因其深部有颈动脉鞘的存在,且血管是电击伤最易损伤的组织,易致颈总动脉的损伤,如不及时修复,有危及生命的大出血的可能性。高度怀疑有总颈动脉烧伤时,清创探查前应作好开胸准备,手术时最好先切除部分锁骨,找到颈总动脉的起始部,套好结扎线暂不打结,然后再进行清创,避免手术过程中发生大出血。遇到颈总动脉损伤时可行颈总动脉结扎或血管移植。值得注意是,结扎一侧颈总动脉对先天存在大脑侧支循环不良的患者可引起同侧大脑缺血,造成肢体瘫痪甚至危及生命。

毁损烧伤的特点往往伴有深部的肌肉、肌腱、神经血管及骨等组织损伤,清创中,如何处理上述损伤的组织对患者的功能恢复十分重要。

1. **肌肉肌腱** 毁损烧伤术中探查可见坏死肌肉组织成棕褐色"熟牛肉"样,血管完全闭塞,呈紫黑色,切割肌肉无收缩和出血,必要时用直流电刺激肌肉和神经判断组织的活力。除有明显炭化和液化者外,烧伤的肌腱应尽量保留,以保留其解剖结构的连续性。如果肌腹坏死,清除坏死的肌腹后,可将残存的肌腱与其他肌腹缝接,由于有血供丰富的皮瓣覆盖,仍可能得到部分功能的恢复。

2. **神经** 对有炭化或液化的神经应予剪除,变性且连续性存在的神经应尽量保留,神经缺损较长者,两端做标记定位缝合待二期处理,条件允许时可采用游离神经移植术,移植神经床应是具有活力的健康组织,同时覆盖组织应为其良好血运的皮瓣或肌皮瓣。

3. **血管** 毁损烧伤多伴有深部血管损伤,深部动脉干如颈、腋、肱、肘动脉搏动良好者,可清除动脉表面的坏死组织,用健康肌肉或组织覆盖,勿使其暴露于伤口中。毁损的动脉干结扎部位,以肉眼见到的动脉壁为红润光泽的正常区近侧2cm,方属安全;行血管吻合者,在动脉内膜无分离、管腔呈喷射状出血处做吻合为妥,使其适合所拟行的皮瓣转移与覆盖。遇到肢体重要的血管损伤,肢体远端的血液循环障碍,术中应行血管移植(自体血管或人造血管),再用皮瓣覆盖避免截肢。

4. **骨烧伤坏死** 传统方法常等待坏死骨自然分离,或在骨质上钻孔形成肉芽创面用自体皮片移植封闭创面,最终造成骨缺损或畸形。目前认为毁损烧伤及时清创,保留烧伤的死骨,死骨可作为支架在血供丰富的皮瓣或游离大网膜加游离植皮覆盖创面后,坏死骨将被吸收,新生骨依靠"爬行替代"可达到骨修复的目的,减少骨缺损畸形。

三、修复原则

毁损烧伤经清创后，创面基本达到清洁无菌创面，深部组织损伤不重，可采用断层皮片移植以达到修复的目的，严重毁损烧伤清创后的创面伴有神经、肌腱、骨外露甚至内脏器官外露，有时即使无明显的肌腱或骨外露，由于高温的侵袭，软组织受到较严重的毁损，组织渗出水肿明显，血管内膜损伤，特别是毛细血管易发生栓塞，组织缺血继发性坏死，断层皮片移植往往很难成活，一般需要皮瓣移植才能达到修复的目的，选择恰当的皮瓣或肌皮瓣及时覆盖是处理毁损烧伤创面的关键。近些年来在皮瓣设计要求不只是满足创面修复，更重要的是如何较好恢复患者的功能和外形。创面修复一般遵循下述原则。

1. **清创较早，伤口尚无感染，坏死组织清除较彻底**　可按术前计划采用皮瓣移植或皮瓣移植加游离植皮。如有肌腱、骨、神经和血管损伤，可行肌腱、神经和血管移植，采用有活力的皮瓣覆盖。

2. **组织缺损不深，感染轻者**　可选用轴型皮瓣，创面感染明显、大关节外露或难以彻底清创者，可选用肌皮瓣或肌瓣转移加中厚游离植皮。

3. **创面已清创但坏死组织较深、较广泛，清创后难以确定伤口内坏死组织已被彻底清除者**　可采用新鲜或库存有活力的异体皮，先将伤口全覆盖，2~3天后再次清创，然后用皮瓣覆盖（如果再次清创，仍认为坏死组织未能清除彻底，可再用异体皮覆盖，等待进一步清创，直至伤口适合皮瓣覆盖为止）。

4. **用血管移植法以保存远侧肢体**　目前仅在少数有选择的较浅的腕部电烧伤，伴尺、桡动脉同时缺损的病例中报道移植成功。血管移植后，伤口应用皮瓣移植覆盖。

5. **为保存肢体的长度**　有时可转移轴型皮瓣于截肢残端；大血管外露、手部肌腱群环状外露，难以用皮瓣覆盖者，可用带蒂的或吻合血管的大网膜移植加中厚皮片移植覆盖。

四、皮瓣应用选择

严重毁损伤清创后一般需要皮瓣移植才能达到修复的目的，选择恰当的皮瓣或肌皮瓣及时覆盖是处理毁损烧伤创面的关键。全身各部位的皮瓣、肌皮瓣较多，可取的皮瓣遍及全身各部位，一个缺损的部位可选用多种皮瓣进行修复，一块皮瓣可修复多种创面，如何选择，决定着手术修复的效果。须认识各部位皮瓣优点与不足，供区与受区的情况、手术繁简、患者的耐受性及术者对皮瓣切取的熟悉程度进行综合考虑，以尽量不影响供区功能及美观程度、又使受区获得较好的功能与外观为目的，谨慎选择最佳皮瓣。皮瓣的选择与手术设计应遵循由简到繁，安全、可靠、有效的原则，先分支血管后主干血管，以次要组织修复重要组织，以血供可靠、部位隐蔽、破坏性少的邻近皮瓣供区为临床首选。在一般情况下，灵活应用表2-10-1中的轴型皮瓣，就能基本满足需要。

（一）根据受区部位选择皮瓣

1. **创面修复应首选邻近部位**　首选邻近皮瓣，就近取材，简便易行，而且邻近皮肤颜色、质地、厚度与受区接近、转移方便。头顶部电烧伤较常见，为防止颅骨坏死缺损，均应早期修复，由于头皮血管吻合支丰富，只需保留一根颞浅动脉或枕后动脉，头皮血供不受影响。因此皮瓣设计不受轴型血管供应范围的限制，头皮皮瓣转移较其他部位更灵活，可形成岛状、单蒂旋转或双蒂推进。腋窝部创面可选用岛状侧胸皮瓣、肩胛皮瓣修复；修复颈部毁损烧伤时选用背阔肌肌皮瓣，其供区面积较大容易分离，同时血管蒂较长，可用于修复颈部任何部位；颈前区可选择岛状胸大肌肌皮瓣，胸大肌远端较扁平，修复后创面外形不显臃肿；修复面部巨大洞穿性缺损时必须形成衬里，可采用额部皮瓣瓦合或预制衬里的方法。

2. **手腕部创面修复**　手腕部是最容易烧伤的部位，特别是电烧伤。修复结果直接关系到患者的功能恢复和生活质量。应用以旋髂浅血管或腹壁浅血管为蒂的髂腹部皮瓣带蒂移植的方式修复手腕部，有其独特之处。该方法的主要优点是可设计两套血管联合为蒂，将髂腹部皮瓣应用于手腕部不同形状创面。由于不需吻合血管，操作方法简单，便于基层单位应用，但术后三周需要断蒂。该皮瓣由于血管变异多，不恒定，而且腹壁脂肪较厚，外形显得臃肿。为了克服这一不足，可在皮瓣覆盖创面远端部分切除过多的皮下脂肪，形成真皮下血管网皮瓣用以修复手部，可获得较好

表 2-10-1 常用轴型皮瓣肌皮瓣带蒂转移修复的部位

皮瓣名称	主要轴型血管	修复部位
额部皮瓣	颞浅动脉	面、颧、口底
头部皮瓣	颞浅动脉顶支或枕动脉	头顶部
颈阔肌肌皮瓣	面动脉、甲状腺上动脉、颈横动脉	颌、颈、颜部
斜方肌肌皮瓣	颈横动脉	颈部、颌部
胸三角皮瓣	胸廓内动脉穿支	面、颌、颈部
胸大肌皮瓣	胸肩峰动脉	颈、颌部
背阔肌皮瓣	胸背动脉	枕、项、面、颈、肩、胸前、上臂、胸壁
肩胛皮瓣	旋肩胛动脉	肩、腋窝、上臂
侧胸皮瓣	胸外侧动脉	腋窝、胸壁
髂腰部皮瓣	腹壁浅动脉,旋髂浅动脉	会阴、阴茎再造、带蒂转移到手、前臂
前臂皮瓣	桡动脉	手部(逆行转移)
尺动脉皮支逆行皮瓣	尺动脉腕上皮支动脉	腕、小鱼际、虎口
示指背侧皮瓣	第一掌骨背动脉	拇指、虎口
阔筋膜张肌皮瓣	旋股外侧动脉	下腹壁、腹股沟
腹直肌皮瓣	腹壁上、下动脉	胸壁、腹股沟、大腿内侧
股前外侧皮瓣	股前外侧动脉	腹股沟、会阴、逆行到膝、胫前上端
隐动脉皮瓣	隐动脉	胫前、膝
小腿内侧皮瓣	胫后动脉	膝、小腿上部
腓肠肌皮瓣	腓肠动脉	膝、胫前
足背皮瓣	足背动脉	踝部、足跟、胫前
足底内侧皮瓣	跖内侧动脉	足跟、踝部

的效果。腕部电烧伤伴尺桡动脉损伤后远端供血障碍患者,采用自体大隐静脉移植、腹部带蒂皮瓣包埋的方法治疗可避免截肢。

3. **多指手骨烧伤的修复** 临床中患者往往有几个手指同时受伤,手术中形成并指,有利于皮瓣覆盖,然后再进行多次分指手术。腹部带蒂皮瓣可根据手部的创面设计成不同形状,如果手部没有肌腱外露,用较薄的皮瓣或真皮下血管网皮瓣修复手部,有利于手部的美观,由于去除了皮瓣皮下的部分脂肪,皮瓣较薄,手部外形不显臃肿;若存在肌腱外露采用带有深筋膜的皮瓣,深筋膜直接覆盖于裸露的肌腱,有利于肌腱的滑动,功能

恢复较好,虽然术后显得臃肿,但保存了较多皮肤,在分指时可修薄皮瓣后,以多出的皮肤覆盖创面,减少或无须再次取皮,甚至在断蒂时于腹部切断皮管蒂部,在手上保留皮管,作为分指手术的皮源,这样做虽然暂时有碍美观,但有利于最终的治疗。以大网膜为材料,采用游离移植的方式修复手部也是较好选择,其主要不足是手术切取时需要打开腹腔。

4. **阴茎的修复** 阴囊皮肤薄而无皮下脂肪,质地柔软,内含感觉神经。应用阴囊皮瓣修复阴茎皮肤缺损,具有血供丰富、取材方便、操作简单安全等特点,符合生理要求。阴囊皮肤伸缩性大,

供区能直接缝合,皮肤切口无瘢痕增生,不影响外观和功能,可采用带蒂腹部皮瓣与游离髂骨条移植一次完成阴茎缺损再造。

(二)根据受区功能的需要

足跟缺损时,由于足部是负重的部位,修复后既要有感觉,又要耐摩擦,宜首选足底内侧岛状皮瓣。上臂烧伤造成肱二头肌或肱三头肌坏死时,不但要修复皮肤缺损,而且要重建肱二头肌或肱三头肌的屈肘及伸肘功能,宜选用带有神经的背阔肌肌皮瓣,用背阔肌代替肱二头肌或肱三头肌恢复屈肘或伸肘功能。跟腱烧伤坏死需重建跟腱时,宜选用阔筋膜张肌肌皮瓣游离移植修复,将阔筋膜部分形成卷状以重建跟腱,能收到较好的效果。伴有骨缺损畸形时,宜选用骨皮瓣进行重建。腕部伴有肌腱缺损者,宜选用带有趾长伸肌的足背皮瓣。

(三)根据组织缺损、感染程度选择皮瓣

由于肌肉组织血供丰富,比一般皮瓣抗感染能力强。如果组织缺损较深或感染严重,在积极处理感染的同时,可选择肌皮瓣用肌肉组织填充缺损。有时既要修复创面又要重建功能,受区的缺损只能选用复合组织瓣进行。如采用背阔肌重建肱二头肌、肱三头肌,用阔筋膜张肌重建跟腱等。

(四)根据皮瓣移植的方法选择皮瓣

皮瓣移植的方法曾从带蒂移植发展到游离移植,至今带蒂移植仍多于游离移植。早期的带蒂移植由于受长宽比例的限制,修复的部位较局限。显微外科技术的发展使吻合血管的游离移植被广泛应用,但对吻合技术的高要求使手术仍有失败的可能。带蒂移植修复范围广,可形成岛状或半岛状,因此顺行转移或逆行转移被普遍应用。

带蒂移植分为邻近转移和远位转移两种方式,如手腕部的缺损常选用远位的以旋髂浅血管为蒂的髂腰部皮瓣修复,邻近转移以岛状皮瓣更灵活,如岛状背阔肌肌皮瓣以胸背动静脉为蒂,可修复到枕、项、面颈、胸部、上肢至腕部。

(五)根据皮瓣应用的形式选择皮瓣

近年来皮瓣应用的形式不断增多,根据缺损的范围、程度、部位及具体需要,可设计包含多种组织构成的复合组织瓣及多种形式的皮瓣。血流架桥皮瓣(flow through flap)是指利用皮瓣源血管(一级源血管,非主干血管,如旋股外侧动脉降支)的近端与受区主干血管(如桡动脉)近端吻合、其远端与受区主干血管远端吻合,在重建皮瓣血液循环的同时避免牺牲(或重建)受区主干血管的一种特殊皮瓣。显微削薄穿支皮瓣是指保留穿支血管及其浅筋膜内分支和真皮下血管网、应用显微外科器械在显微镜(或放大镜)下剔除了大部分浅筋膜层脂肪的穿支皮瓣,其核心是将穿支的解剖自肌内、深筋膜延伸到了浅筋膜层,皮瓣除了不携带肌肉、深筋膜,还不携带大部分浅筋膜层脂肪组织。分叶(多叶)皮瓣是指在同一血管远端切取两个或两个以上的同类皮瓣,移植时只需吻合一组血管蒂(即母体血管)即可重建两个或多个皮瓣血液循环,临床常用的术式为双叶皮瓣和三叶皮瓣。嵌合皮瓣是指在同一个血管供血范围内切取的包含有两个或两个以上不同种类的独立组织瓣(如肌肉、皮肤、骨骼等),这些独立组织瓣供血动脉起源于同一级源动脉,吻合一组血管蒂(即母体血管)即可同时重建多个独立组织瓣的血液循环。此外,还可以采用串联皮瓣、联合皮瓣等修复广泛皮肤软组织缺损,如将背阔肌肌皮瓣与侧胸皮瓣联合、将背阔肌肌皮瓣与髂腰皮瓣联合、将背阔肌肌皮瓣与胸大肌肌皮瓣联合等。

五、并发症

除一般烧伤并发症外,因毁损烧伤的特点,深部组织常常毁损严重,较常见并发症有以下几方面。

(一)急性肾功能不全

毁损烧伤后较常见的并发症。原因如下:①受损害组织释出大量毒性物质、异性蛋白等,如肌红蛋白,使肾脏受损。类似大量肌肉受损的"肢体挤压综合征"。②电击伤患者电流直接通过肾脏或使肾血管受损。③严重休克,其防治方法与一般烧伤者相同。但应予注意的是,如果肾功能障碍系由于肢体广泛肌肉坏死所引起,可考虑及早进行截肢。

(二)继发性出血

毁损烧伤后最常见的并发症之一。出血时间多在伤后1~3周,有时亦可长至4周以上,患者出血可能发生在清创手术前后,如果清创时间晚或坏死组织清除不彻底,则易发生伤口感染导致血

管溶解,清创术中血管结扎平面未在正常血管上,为产生术后出血的主要原因,大部分出血为动脉破裂,亦可见静脉破裂。在清创过程中,对已有损坏的血管应在血管正常平面结扎。清创后,仍应在伤员床旁或患肢的近心侧放置一止血带。医护人员应提高警惕,经常巡视检查。一旦发现出血,立即将止血带绑上或用手直接压迫止血。止血的方法,一般采用在出血近侧正常组织下切开皮肤寻找动脉结扎。不得已时才采用局部贯穿结扎的方法,因为这样处理仍有再出血的可能。对深部创面或截肢残端,可作预防性的近心段的血管结扎。

(三)气性坏疽

在各种原因引起的烧伤中,电烧伤并发气性坏疽者最多。及早进行坏死组织的清除,是预防气性坏疽最有效的措施。如怀疑有气性坏疽时,应将创面开放,彻底清除坏死组织,用双氧水洗涤创面。若已明确诊断,应及时处理,处理方法同一般气性坏疽,清除坏死组织后,高压氧治疗,对控制感染的效果较好。

(四)白内障

原因不明。在颅骨和脑部的电烧伤,常并发有白内障和视神经萎缩。目前尚无特殊治疗方法。病变范围小的白内障在2~3年后可以吸收,但大部分难以恢复。

(五)神经系统损伤

电击伤早期常表现为电流接触部位和电流通过的神经的损伤,多见于肘部和踝部附近的神经。组织深部的神经血管系统受损往往导致暂时性或永久性神经麻痹,因此在深部组织清创时特别要注意保护尚未失活的神经。某些伤员在受伤当时无局部神经损伤征象,伤后数天,甚至在伤后1~1.5年才出现神经麻痹或缺损的症状。目前对这种迟发性损伤尚无满意的解释。有人认为与血管的痉挛有关,有人认为可能是由于内皮细胞的反应性增殖影响到脊髓的血供所致。

(六)肝脏损害

电击伤电流通过肝脏常并发肝细胞坏死,临床化验检查血清中鸟氨酸羰基转移酶(SOCT),在伤后24小时以内,比正常高80倍,而一般的深度烧伤在伤后5天才出现高值。说明肝细胞已受电流的打击,要注意对肝脏的保护和治疗。

(七)胃肠道穿孔

胃肠道除常见的应激性溃疡外,当电流从腹壁或背部进入腹腔时,常可引起小肠或结肠呈跳跃性、节段性焦痂状烧伤,早期表现为肠梗阻,继而穿孔,患者一旦存在急腹症表现,须剖腹探查手术处理治疗。

(八)脑脓肿和脑脊液漏

颅骨全层烧伤和坏死者,因未去除坏死颅骨,或经颅骨钻孔后继发感染时,常可并发脑脓肿,以硬脑膜下脓肿为多见。因此早期处理坏死颅骨或用皮瓣等覆盖,是预防脑脓肿的有效措施。脑脊液漏常因高压电直接损害蛛网膜下腔所致,且易继发脑膜炎。宜选用有效抗生素局部或全身使用,然后积极修复漏口。

第三节 常用皮瓣的设计切取

毁损烧伤经清创后伴有神经、血管、肌腱及内脏器官等深部组织外露及严重软组织缺损的创面,应用皮瓣、肌皮瓣修复,具有避免截肢、恢复功能及防止继发性大出血等优点。皮瓣设计应遵循逆行设计原则,反复试样并加大15%~20%以满足创面修复需要。

一、背阔肌肌皮瓣移植

背阔肌为全身最大的阔肌,利用该肌所形成的皮瓣,不仅面积大,组织量多,适用于修复大块严重软组织缺损及功能重建,而且具有转移灵活等优点。

(一)应用解剖

背阔肌呈上窄下宽的三角形肌肉,以腱膜起于下6个胸椎和全部腰椎棘突,骶中嵴和棘上韧带以及髂嵴后部等处,止于肱骨小结节嵴,主要使臂内收,内旋和后伸,其切取后功能可由胸大肌、大圆肌、小圆肌、肩胛下肌和三角肌等适当代偿,不会造成明显的功能影响。

背阔肌的血液供应主要营养动脉来自胸背动脉,胸背动脉为肩胛下动脉的直接延续。少数直接来自腋动脉,有胸背神经伴行,胸背动脉在背阔肌上中1/3交界处进入该肌,呈树枝状分布。胸背动脉长8.4(4~13)cm,外径3mm,伴行的静脉多为1条,静脉的外径约4mm,血管解剖比较恒定（文末彩图2-10-5）。

（二）手术设计与切取

背阔肌肌皮瓣根据需要设计，其宽度10~20cm，长度可达40cm，一般不超过背阔肌为好，血供比较可靠。首先在腋窝后皱襞背阔肌的前缘作一垂直切口，找到胸背血管蒂，然后根据设计大小，从背阔肌的前缘或后缘分别切开皮肤及肌肉，由于皮肤是通过肌肉垂直动脉穿支所供血，因此背阔肌肌肉上面的皮肤均与肌肉一起切取，为了防止皮肤与肌肉分离，术中将皮肤边缘与肌肉缝合数针固定。如果修复一个比较严重的凹陷缺损，需要的皮肤面积小，肌肉面积大，在背阔肌的表面形成一个皮岛和比较宽的背阔肌，首先沿设计皮瓣边缘切开皮肤，将皮瓣外侧周围的皮肤从肌膜表面进行游离，显露出背阔肌的边缘，按常规进行游离，分离和解剖在背阔肌与深面的前锯肌之间的间隙内进行，分离较易，在上部遇到前锯肌肌支时，给予切断结扎，近腋窝时，可以看到贴着背阔肌深面行走的胸背动静脉及神经。根据需要血管蒂的长度，经腋窝内沿着血管神经束向上游离到肩胛下动脉结扎旋肩胛动脉（文末彩图2-10-5）。

二、肩胛皮瓣移植

（一）应用解剖

肩胛区皮肤血供来自旋肩胛动脉。肩胛下动脉由腋动脉分出后，于肩胛下肌前外侧缘下行至肩胛骨外缘中部平面分成胸背动脉和旋肩胛动脉，旋肩胛动脉穿过三边间隙处（三边间隙的上界为小圆肌，下界为大圆肌，外界为肱三头肌的长头）至肩胛骨腋缘稍外侧分为肩胛下支和降支，降支向背侧并从肩胛三头肌间隙沿肩胛骨外缘行进，再分出水平向下经越肩胛骨后面的肩胛皮支动脉和延伸到肩胛下角的肩胛旁皮支动脉。旋肩胛动脉分布范围为上至肩胛冈，下达肋下缘，内及脊柱的棘突，外到腋后线。旋肩胛动脉及其皮支多数有两根伴行静脉，旋肩胛动脉的起始端管径约2~3mm，静脉约3~4mm，按手术需要可在不同平面截断血管蒂以控制其蒂的长度，因而根据血管蒂可分为三种类型：A型，在降支处切断，血管蒂长度为4~6cm，动脉口径1.5~2.0mm；B型，在旋肩胛动脉处切断，蒂长7~10cm，动脉口径2.5~3mm；C型，在肩胛下动脉处切断，蒂长11~14cm，动脉口径3~4mm（文末彩图2-10-6）。

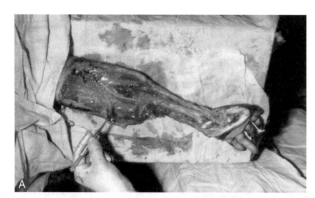
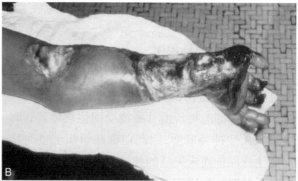
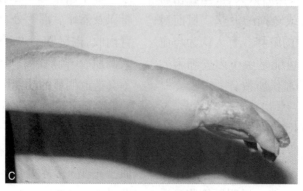

图2-10-5 岛状背阔肌皮瓣修复上肢
A. 左上肢高压电烧伤术前；B. 清创术中；C. 背阔肌皮瓣修复术后

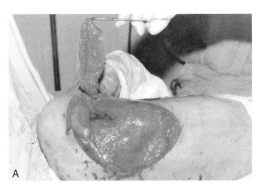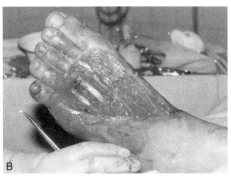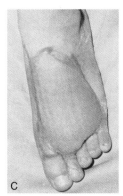

图 2-10-6 肩胛皮瓣游离移植修复足背高压电烧伤

A. 游离肩胛皮瓣；B. 足背高压电烧伤清创术中；C. 修复术后

（二）皮瓣设计及手术方法

根据皮肤的血供，可设计成横行的肩胛皮瓣、垂直的肩胛旁皮瓣及倒"L"形等多种不同形状的皮瓣。于肩胛冈中点下方 7cm，用手指触及肩胛骨的外侧缘凹陷处，确定三边间隙的体表位置，先显露旋肩胛血管蒂，切口位于三边间隙的上方自腋后皱襞沿三角肌的后缘至肩胛冈的中点，切开皮肤、皮下，显露出小圆肌，于该肌外缘的疏松结缔组内找到旋肩胛动脉，有时轻轻地拉开小圆肌，可见明显的血管搏动。稍微对血管蒂部进行分离，再从设计皮瓣的远端切开，从深筋膜的下方往近端游离，解剖到三边间隙处时，紧贴肩胛骨的外缘，必要时可带部分肌肉组织，避免损伤皮支（文末彩图 2-10-6）。

三、腹部皮瓣移植

（一）应用解剖

腹部皮肤血供来源较广，主要包括旋髂浅动脉、腹壁浅动脉、腹壁上下动脉的皮支、第十和第十一肋间后动脉和肋下动脉的皮支等。这些皮支和肌皮支之间有广泛地吻合，有利于形成较大的皮瓣。旋髂浅、腹壁浅动脉自腹股沟韧带下方 2.5cm 处发出，两动脉共干约占 48%，旋髂浅动脉发出后在大腿深筋膜深面向外上行走 1.5cm 后分成深浅两支，浅支穿出深筋膜，经过腹股沟淋巴结，浅出供应腹股沟区皮肤。深支继续沿腹股沟下方行走，在髂前上棘附近穿出后发出皮支，有时在穿出深筋膜之前，被股外侧皮神经越过，手术中注意避免损伤该神经。腹壁浅动脉在腹股沟韧带下 2~3cm 发出，向内上经腹股沟韧带中点穿腹壁浅筋膜深层，在其表面行走，发出多个分支（文末彩图 2-10-7）。

（二）皮瓣设计及手术方法

腹股沟皮瓣是吻合血管游离移植最早的一块皮瓣，由于该皮瓣血管不够恒定，变异较多，肥胖者臃肿等缺点，因此随着其他新的皮瓣出现，目前很少采用游离移植，但采用带蒂转移修复会阴、阴茎再造、手部等仍是常用的方法。

1. 髂腹部皮瓣带蒂转移　以旋髂浅或腹壁浅血管为蒂，也可设计两血管联合为蒂。根据受区创面大小，于腹股沟韧带中点下方 2cm 处触及股动脉的搏动，此点为血管蒂发出的体表投影，以此处为蒂，根据受区的需要，可将皮瓣设计成扇形、分叶形等各种形状，皮瓣的内侧缘位于脐的外侧缘，皮瓣的上缘位于锁骨中线与肋缘交界平行，皮瓣的下缘平行于髂棘，蒂部位于腹股沟处，也可设计呈球拍形，行阴茎再造术。

2. 髂腰部皮瓣　该皮瓣设计主要以旋髂浅血管为蒂，于腹股沟韧带中点下方 2cm 股动脉搏动点至髂前上脊内侧连线为轴心线，一般皮瓣的宽度为 10cm，长度可超过 20cm。从深筋膜下方，腹外斜肌表面分离至腹股沟韧带处。形成岛状转移修复会阴等处，及带蒂转移修复手部（文末彩图 2-10-7）。

四、腹直肌皮瓣

腹直肌皮瓣系利用腹壁上血管或腹壁下血管为蒂，可带蒂转移或吻合血管游离移植，以腹壁上动脉为血管蒂可用以修复胸壁的缺损和乳房再造，以腹壁下动脉为蒂可用于修复下腹部及会阴部的软组织缺损，以对侧腹壁上动脉为蒂的下腹部横行腹直肌皮瓣常用于修复较大面积的软组织缺损，远隔部位的缺损可行吻合血管的游离移植。

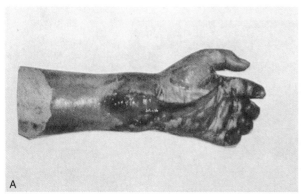
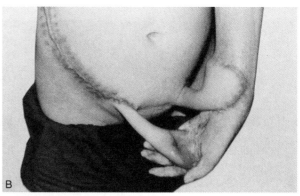
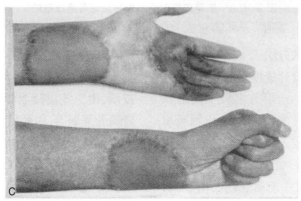

图 2-10-7　带蒂腹部皮瓣修复手腕高压电烧伤
A. 手腕部高压电烧伤；B. 带蒂双侧腹部皮瓣修复手部；C. 断蒂术后

（一）应用解剖

腹直肌为长条扁肌，位于腹部正中线的两侧，为一上部较下部宽而薄的带形多腹肌。以肌腱起于耻骨联合和耻骨嵴，止于胸骨剑突及第 5~7 肋软骨外面。整块腹直肌居于腹直肌鞘内，两侧腹直肌鞘内缘纤维交叉组成腹白线，以此分隔两侧的腹直肌。腹直肌鞘前壁完整，而鞘后壁从半环线以下（脐与耻骨联合之间的下 2/3）缺损。因此，在施术时应特别留意勿伤及腹腔内脏。在半环线以上鞘后壁完整，与腹直肌间有疏松的结缔组织联系，所以手术时极易分离。在腹直肌上部主要由腹壁上动脉供应，腹壁上动脉是胸廓内动脉的终支之一，于剑突与肋弓相交处自胸廓内动脉向下延伸，初沿腹直肌下行，从该肌后面进入肌质，行于肌质内，在脐附近与腹壁下动脉的分支吻合。腹直肌的下部由腹壁下动脉供应。腹壁下动脉在腹股沟中点由髂外动脉前内侧发出，呈弓状朝向内上方行经腹直肌外侧缘走向肌的后面，在腹直肌鞘后壁半环线下缘处进入腹直肌与腹壁上动脉吻合。腹壁上、下动脉均有静脉伴行，大多为两条伴行静脉（文末彩图 2-10-8）。

（二）皮瓣设计及手术方法

自剑突旁 3cm 向耻骨联合旁 4cm 作一连线，此线即为腹壁上血管与腹壁下血管的体表投影，两血管的终末支在脐上 4cm 处相交通，以此线为轴可设计腹壁上血管为蒂的横行或纵行上腹直肌肌皮瓣，也设计以腹壁下血管为蒂的横行或纵行下腹直肌肌皮瓣，肌皮瓣的切取范围可达整个腹直肌，上界平剑突，下界抵耻骨联合，内界为腹壁前正中线，外界为腹直肌外 3cm。

切取肌皮瓣：沿设计线切开皮肤组织、筋膜及腹直肌鞘前层。如以腹壁上动、静脉为蒂，则于肌皮瓣远端横断腹直肌，结扎、切断腹壁下动、静脉，用手指在腹直肌深面与腹直肌鞘后层间的疏松组织中由远端向近端分离、掀起，边分离边做皮肤与肌肉的暂时性缝合固定，防止肌皮穿支受损。直至分离到肌皮瓣的蒂部。腹壁上动、静脉可在蒂部明确见到，如以岛状瓣方式转移，则分离血管蒂后，切断肌皮瓣近端的肌肉和皮肤组织，如为半岛状带蒂转移，可不必进行血管的分离。

切取肌皮瓣后引起的腹直肌和腹直肌鞘前层缺损应予修复，可将对侧腹直肌鞘前层自其外侧

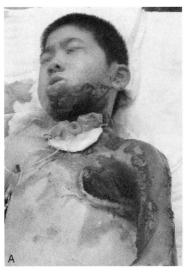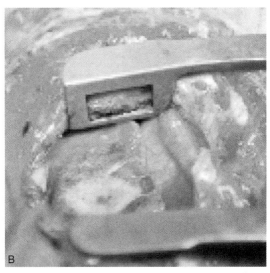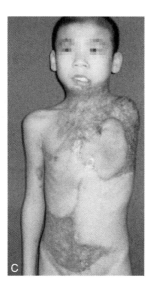

图 2-10-8　对侧腹壁上动脉为血管蒂的腹直肌皮瓣修复胸壁高压电烧伤

A. 胸壁及左上肢电击伤致胸壁及左上肢毁损性烧伤；B. 术中胸壁清创后可见近胸膜处肺叶烧伤情况；C. 对侧腹直肌皮瓣修复后情况

缘切开，自腹直肌浅面分离，以其内侧缘为蒂，翻转 180° 覆盖于供区遗留的腹直肌鞘后层上，缝合固定于对侧腹外斜肌。也可将腹外斜肌腱膜减张分离后，推进修复之。皮肤缺损另取皮片移植修复（文末彩图 2-10-8）。

五、股前外侧皮瓣

股前外侧皮瓣以旋股外侧血管降支为血管蒂，该血管恒定地发出肌皮动脉穿支或缘支供养股前外侧部皮肤。血管恒定，变异很少，蒂长径粗，带有感觉神经，供区面积较大，部位较隐蔽；既可作为吻合血管的游离皮瓣移植，也可带蒂转位，用以修复下腹部、臀部、髋部和膝关节周围的软组织缺损；可制成顺行血管蒂皮瓣，也可制成逆行血管蒂皮瓣；既可设计成单纯皮瓣移植，也可携带部分股外侧肌、阔筋膜、神经、血管等制成复合组织瓣。

（一）应用解剖

旋股外侧动脉从股深动脉或股动脉发出后，很快分为升支、横支和降支，其中最粗最长的分支为降支。降支在股直肌与股中间肌之间行向外下方，与股神经的股外侧肌支伴行，位于其内下方。约在髂前上棘与髌骨外上缘连线中点的稍上方，动脉在股外侧肌与股直肌之间分为内、外侧支。内侧支继续下行，沿途分支供养邻近肌肉，最后参加膝关节网的组成，与膝外上动脉相通。外侧支向外行，沿途发出许多分支供养股外侧肌及股前

外侧部皮肤，这些皮动脉浅出走向皮肤的方式有两种：①肌皮动脉穿支，穿过股外侧肌后分至皮肤；②缘支，由旋股外侧动脉降支的外侧支发出后，经过股直肌与股外侧肌之间的间隙穿出深筋膜直接进入皮肤。旋股外侧动脉降支一般有两条伴行静脉。血管蒂的长度为 8~12cm，旋股外侧动脉降支的第一肌皮动脉穿出点绝大部分位于髂前上棘与髌骨外侧缘连线中点为圆心、3cm 为半径的圆内，且集中在该圆的外下 1/4 区，股前外侧部皮肤为股外侧皮神经分布（文末彩图 2-10-9）。

（二）皮瓣设计及手术方法

髂前上棘外缘点到髌骨外上缘点做第一连线，从该线中点向腹股沟韧带中点做第二连线。该连线相当于旋股外侧动脉降支的体表投影。第一连线中点为第一肌皮动脉穿支的浅出点，皮瓣设计应使浅出点落在皮瓣的上半部靠中点附近。

先在第一、二连线的夹角内作皮瓣蒂部切口，向两侧牵开股直肌与股外侧肌，在股中间肌及股外侧肌之间即可找到旋股外侧动脉降支。沿降支远侧解剖，可见到第一肌皮动脉穿支。发出该支后，旋股外侧动脉降支多已进入股外侧肌，但位置尚表浅，沿肌动脉走向慢慢将肌纤维分开、切断，直至深筋膜下，将皮瓣翻向外下方，再向下找出第二、第三肌皮动脉穿支，以增加皮瓣血供，最后作皮瓣外侧切口，也可连部分阔筋膜一并切取，皮瓣游离完毕（文末彩图 2-10-9）。

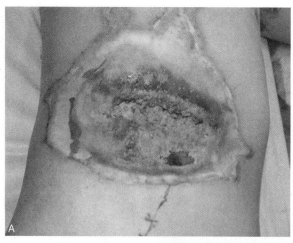
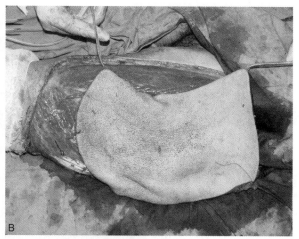
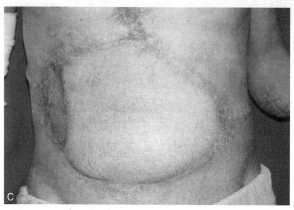

图 2-10-9 股前外侧皮瓣游离移植修复腹壁高压电烧伤
A. 腹壁高压电烧伤；B. 股前外侧皮瓣切取；C. 修复术后

第四节 展　望

毁损烧伤导致机体大块组织缺损，如面部毁损伤致面部器官缺失，肢体毁损烧伤导致部分肢体缺失等。临床上用于治疗这类周围组织严重缺损的方法中，患者自身组织移植术是最可靠的治疗手段，但供区组织功能损失以及某些组织自身无法提供相应移植物仍是不可克服的缺点。除自身组织移植外，组织工程构建复合组织、同种异体复合组织移植、赝复体及假肢的应用，在毁损烧伤治疗中展现了巨大潜力和诱惑力。

一、组织工程学

组织工程学的基本原理是从机体获取少量的活体组织，用特殊的酶或其他方法将细胞（又称种子细胞）从组织中分离出来在体外进行培养扩增，然后将扩增的细胞与具有良好生物相容性、可降解性和可吸收的生物材料按一定的比例混合，使细胞黏附在生物材料上形成细胞-材料复合物；将该复合物植入机体的组织或器官病损部位，随着生物材料在体内逐渐被降解和吸收，植入的细胞在体内不断增殖并分泌细胞外基质，最终形成相应的组织或器官，从而达到修复创伤和重建功能的目的。组织工程的四要素，主要包括种子细胞、生物材料、细胞与生物材料的整合以及植入物与体内微环境的整合。

组织工程学的发展提供了一种组织再生的技术手段，将改变外科传统的"以创伤修复创伤"的治疗模式，迈入无创伤修复的新阶段。同时，组织工程学的发展也将改变传统的医学模式，进一步发展成为再生医学并最终用于临床。组织工程技术的发展可应用于复制各种组织，如肌肉、骨骼、软骨、肌腱、韧带、人工血管和皮肤；生物人工器官的开发，如人工胰脏、肝脏、肾脏等；人工血液的开发；神经假体和药物传输等方面。

二、同种异体复合组织移植

复合组织（composite tissue）指包括皮肤、皮下、肌肉、骨组织、神经、血管等在内的多种组织复合体，主要用于机体大块组织缺损的修复与再造。随着器官移植技术、显微外科技术、移植免疫与药物的研究发展使同种异体复合组织移植成为可能。

同种异体复合组织移植（如肢体、关节、颜面等器官）与同种异体单一器官移植（如肾、心、肝、肺等内脏器官）不同，单一器官的移植往往以挽救患者生命为目的，而异体复合组织移植的目的大多是改善生命质量、恢复解剖及功能的完整性而采用的治疗手段。此外，由于复合组织的各种成分的免疫学性质各不相同，复合组织是由各种抗原性不同的组织组成，包括皮肤、肌腱、肌肉、神经、骨、血管、骨髓、淋巴结，均来源于中胚叶和外胚叶，较之单一的异体器官移植，异体复合组织移植的免疫排斥反应更为复杂。由于同种异体复合组织移植后需长期使用免疫抑制剂，经常会发生一些严重的不良反应，甚至会影响生命，因此，在将其应用于临床时应非常慎重。随着供者特异性免疫耐受机制的深入研究及新型免疫制剂药物的不断应用，同种异体复合组织移植将会有更为广阔的前景。

三、赝复体

由于颜面部器官的特殊解剖形态及组织结构，许多因毁损烧伤导致颜面部缺损如眼球缺损、眶缺损、耳缺损、鼻缺损等，手术方法尚不能达到满意的修复效果，也可以采用赝复体的形式进行修复。赝复体（假体）是应用人工材料仿真修复患者难以用自体组织和外科手术方法修复的颜面部缺损，能修复缺损部位的外形和部分功能，如义颌、义鼻、义眼、义耳等。随着现代计算机辅助设计技术与计算机辅助制造技术的发展，颅颌面赝复体的生成主要分为两个方面：一是赝复体模型的设计，二是赝复体的制作。赝复体模型的设计主要是在使用激光扫描、CT 与 MRI 等技术手段获取患者面部的数据后，对患者面部进行三维重建，利用各种计算机图形学技术获取赝复体的三维模型，并以一定的格式输出。赝复体的制作主要是利用快速成型、3D 打印等计算机辅助制造技术来制作实际修复所使用的赝复体。随着技术的发展，赝复体将达到形态仿真、质感仿真、功能仿真、颜色仿真，功能与美观协调一致。

四、假肢

在毁损烧伤中，很大一部分电击伤患者因肢体接触电源，导致肢体毁损，往往需要截肢，在患肢临床治愈后，通常需要佩戴假肢才能回归社会。假肢就是用工程技术的手段和方法，为弥补截肢者或肢体不完全缺损的肢体而专门设计和制作装配的人工假体，又称"义肢"。它的主要作用是代替失去肢体的部分功能，使截肢者恢复一定的生活自理和工作能力。临床使用的有装饰性假肢、工具手、牵引式机械假手、电动假肢、肌电假肢。目前，已有研究报告新传感器技术可实现意念操控机械假肢，即在新型传感器技术助力下，机械假肢能探测到使用者脊髓运动神经元发出的电信号，使假肢的控制更加灵活，这相当于用意念控制假肢。比起单纯依靠肌肉抽动来控制的方式，这样的操控可做到更精确，可完成的动作也更复杂，机械假肢的实用性随之提高。

五、自体组织移植

毁损烧伤的治疗目前临床采用的方法主要为自体组织移植，而自体组织移植的研究不是挖掘新的轴型皮瓣，因为那样做很难。要从皮瓣的应用选择、移植方式与改进、提高皮瓣成活率及修复质量着手，同时也应考虑到对供瓣区美观的影响，这些都是当今最重要的研究课题。虽然皮瓣移植技术的发展和临床应用，使烧伤创面的修复与重建技术发生了巨大变革，使过去无法修复的创面获得成功治疗，然而科学总是在不断地完善、发展和精化。今后的工作任重而道远，要想提高皮瓣移植成活率，还有许多基础研究需要不断改进与创新。随着对穿支血管的深入研究，以穿支血管为轴是当今或今后皮瓣移植的发展趋势。穿支皮瓣要求肌间隔穿支或肌肉皮肤穿支的动脉血管穿过深筋膜后口径仍然大于 0.5mm，能进行血管吻合。其主要优点是不损伤肢体的主干血管，不切取肌肉，运动功能不受影响，供区损伤少。穿支血管遍布全身各处，根据 Taylor 的研究，每个人平均有 374 个皮肤穿支血管符合要求，均可作为穿支皮瓣供区。穿支血管的研究使皮肤血供的范围及血供层次更加清晰,皮瓣移植更朝向微型化、微创化方向发展,同时能够根据解剖层次按需选择。

根据患者创面需要,在皮瓣的选择上"缺什么补什么、缺多少补多少"的手术方式即将出现。

（梁鹏飞 黄晓元）

参 考 文 献

［1］杨宗城.中华烧伤医学［M］.北京:人民卫生出版社,2008.

［2］杨宗城.烧伤治疗学［M］.北京:人民卫生出版社,2006.

［3］黄晓元,马恩庆.髂腹部皮瓣临床应用体会［J］.中华显微外科杂志,1990,13（2）:101.

［4］黄晓元,龙剑虹,杨兴华,等.背阔肌肌皮瓣移植修复深度烧伤［J］.中华烧伤杂志,2000;16（1）:19-21.

［5］黄晓元,张丕红,雷少榕,等.阴茎高压电烧伤的修复［J］.中华烧伤杂志,2004;20（4）:223-225.

［6］黄晓元,龙剑虹,杨兴华,等.多部位深度烧伤创面的皮瓣修复［J］.中华整形外科杂志,2000;16（2）:119-120.

［7］黄晓元,龙剑虹,谢庭鸿,等.前臂广泛软组织缺损的皮瓣修复［J］.中华烧伤杂志,2002;18（6）:334-335.

［8］黄晓元.高压电烧伤创面的处理［J］.创伤外科杂志,2007;9（4）:382-384.

［9］Guo L, Zhang M, Zeng J, et al. Utilities of scrotal flap for reconstruction of penile skin defects after severe burn injury［J］. Int Urol Nephrol, 2017, 49（9）: 1593-1603.

第十一章　烧伤康复与回归社会

第一节　烧伤康复概述

一、烧伤康复的概念

烧伤往往导致不同程度的瘢痕、色素、功能及心理障碍，即便是中小面积烧伤，其创面愈合后遗留的色素障碍和瘢痕也可对患者产生很大的困扰。而大面积深度烧伤及电烧伤等毁损性深度烧伤患者，则可导致患者生活质量低下，很多患者因此难以参与正常社会生活，甚至完全脱离社会，成为家庭和社会的负担。烧伤治疗的目标不仅是救治生命和修复创面，让患者重新回归正常的社会生活，才是烧伤治疗的终极目标。烧伤康复是指综合采用各种康复治疗手段，消除或减轻患者因烧伤所致容貌破坏、功能障碍，以及心理和社会适应能力等方面的问题，帮助患者恢复生活、学习和工作能力，从而重回社会。

二、烧伤康复的主要内容

全面的康复治疗包括四个方面的内容。

1. 医学康复　通过各种医学治疗手段帮助患者恢复身心健康，对烧伤患者而言，主要包括生命救治、创面修复、功能康复、容貌康复及心理康复。

2. 教育康复　通过教育与训练的手段，提高患者的素质和能力，包括智力、生活、工作及社会适应能力。

3. 职业康复　通过为患者提供职业培训、就业指导及其他相关帮助，帮助患者重返或获得适当的职业，获得劳动报酬并实现自我的社会存在价值。

4. 社会康复　采取各种有效措施帮助患者适应社会，不仅能生存，而且能够学习和发展，全面参与正确的社会生活并得到社会认同。

三、烧伤康复治疗的时机

国内传统上将烧伤治疗划分为早期救治和后期康复两大部分，伤后早期主要注重生命救治及创面修复，待创面基本修复后才考虑功能锻炼及瘢痕治疗，但此时多已有明显的功能障碍形成，康复治疗效果往往不理想。而国际上早已将康复作为烧伤治疗的重要组成部分，康复治疗贯穿于烧伤治疗全过程。临床上将烧伤患者的治疗过程分为休克期、感染期和创面修复期，烧伤康复治疗不是等待患者创面愈合之后再开始，此时可能错过最佳干预期，影响患者的康复治疗效果。烧伤康复治疗应从患者受伤后即开始，贯穿整个治疗过程，并延续到出院以后。

重症期患者可进行适当的被动活动和康复知识宣教，防止因长时间水肿和制动所致关节的僵化和挛缩；稳定期患者可逐渐增加治疗时间、运动强度，诱导患者主动运动；创面愈合后应给患者制定出院后的全面康复计划。烧伤康复治疗应采用"全程介入，分段治疗"，使患者最大限度的恢复伤前外形与功能。

四、烧伤康复治疗团队

由于烧伤治疗包括全身治疗、创面处理、并发症、康复等多个领域，涉及多个学科和专业的人员参与，包括烧伤外科医师、护士、康复医师及康复治疗师（康复治疗师还可以细分为运动治疗师、物理治疗师、作业治疗师、假肢矫形器制作师）、心理医师及心理治疗师、营养师及社会工作者等，此外还包括麻醉师、呼吸治疗师、药剂师，在儿童患者往往还有教育和儿童生活专家参与；广义的烧伤康复治疗团队还包括患者的家庭成员及社会志愿者等。各专业人员自患者入院时就从各自专业角度对患者情况做出评定并制订相应治疗计划，使康复治疗得以早期介入。多学科协作治疗模式使整体治疗水平得到明显提高,包括生命救治、创面处理、外貌及功能恢复、镇痛、心理及社会康复在内的全面康复水平得到最大程度的保证。

第二节　烧伤康复评定

烧伤康复评定是对烧伤患者的病情、身体功能、心理状态,以及生活、工作、学习和社会适应等能力进行评定,从而针对存在问题制订出合适的康复治疗方案。康复评定是康复治疗的基础,没有评定就无法规划治疗和评价治疗效果。康复评定不是寻找疾病的病因和诊断,而是客观地评定功能障碍的性质、部位、严重程度、发展趋势、预后和转归。康复评定采用的手段包括体格检查、仪器检测、问卷调查等。康复评定不仅需在康复治疗前进行,还应该在康复治疗的过程中及结束后进行,以不断了解患者的康复治疗效果,并据此调整康复治疗方案,以期达到最佳治疗效果。

一、烧伤康复评定的目的

康复评定贯穿于烧伤康复治疗的全过程。治疗过程中不同时期的评定有着不同的目的。从总体来讲,可以归纳为以下几点:

1. 发现和确定容貌、功能和心理障碍的部位、性质和程度;
2. 寻找和确定障碍发生的原因;
3. 指导制订康复治疗计划;
4. 判定康复疗效;
5. 判断预后;
6. 为残疾等级的划分提供依据。

二、烧伤康复评定的主要内容

1. **基本病情评定**　详细了解烧伤部位、深度、面积及前期治疗的经过,还应了解患者是否有糖尿病、高血压、心肺疾病和精神性疾病等既往病史。

2. **意识及心理功能评定**　包括意识障碍评定、简明精神状态检查、认知功能障碍评定及情绪-情感障碍的评定。认知功能障碍评定常用认知功能筛查量表。焦虑是对外部事件或内在感受的一种不愉快体验,包括主观紧张不安的体验、运动性不安以及自主神经唤起的症状。临床常用焦虑评定量表包括宗氏焦虑自评量表、状态-特质焦虑量表、汉密尔顿焦虑量表和社交焦虑量表等。抑郁的评定较焦虑复杂,不同的抑郁量表的设计所依据的抑郁概念并不一致,有的侧重心境,有的侧重认知,有的侧重生理症状如食欲、性欲、睡眠紊乱等。现行大多数量表都以抑郁症状为评定的主要内容,主观痛苦体验是评定的核心。临床上常用的主要评定抑郁的量表包括宗氏抑郁自评量表、汉密尔顿抑郁量表、蒙哥马利抑郁量表、医院焦虑、抑郁量表等。

3. **生活质量评定**　生活质量(quality of life, QOL)指的是在不同的文化背景和价值体系中,生活的个体对他们的目标、愿望、标准以及自身相关事物的生存状况的认识体验。QOL评定量表包括以下几种:①普适性生存质量评定量表,如SF-36(健康调查量表36)、WHOQOL-100(世界卫生组织生活质量-100量表)、WHOQOL-BREF、SCL-90(90项症状检核表);②针对原发病的生存质量评定量表,如日常生活活动能力Barthel指数(巴塞尔指数)量表;③改进的生存质量量表,如生活质量定量观察量表。而针对烧伤患者的专用生存质量量表有中文版精简烧伤健康量表(burn specific health scale 2 brief, BSHS2B)。

4. **关节活动度评定**　关节活动度分为主动活动度(active range of motion, AROM)和被动活动度(passive range of motion, PROM)。AROM考察被检者肌肉收缩力量对关节活动度的影响,PROM考察关节活动终末感的性质,从而确定是否存在限制关节运动的异常结构变化。关节活动度是患者活动能力的基础,可以反映瘢痕挛缩的严重程度。

5. **神经肌肉评定**　肌肉力量评定是最常用徒手肌力检查法,通过被检者自身重力和检查者用手施加阻力而产生的主动运动来评定肌肉或肌群的力量和功能。虽然随着科学技术日新月异的发展,测量肌力的仪器设备不断问世,但徒手肌力检查法仍因其简单、科学、实用而成为临床工作中无以替代的评定方法,适用于烧伤后长时间制动引起的肌力降低以及周围神经损伤、截肢、骨折后的各种肌力的评定。神经肌肉的电生理检查常用的有肌电图、表面肌电图、神经传导测定等。

6. 手功能评定　手是人体重要的功能部位，其功能评定具有特殊的重要意义。手功能评定包括运动功能、感觉功能、关节活动度、灵巧度及手的整体功能评定。整体功能包括 Carroll 手功能评定法、Jebsen 手功能测试及 Sollerman 手 ADL 能力测试等。

7. 平衡与步行能力评定　平衡是指人体所处的一种稳定状态，以及不论处在何种位置、运动或受到外力作用时，能自动调整并维持姿势的能力。可分为静态平衡和动态平衡。评定方法主要分为以下三类：①观察法，如三级分法、Semans 评定法等；②量表评定法，如 Fugl-Meyer 平衡量表、伯格平衡量表（Berg Balance scale，BBS）、Lindmark 评定法等；③定量姿势图法。步行能力常用评定方法：Hoffer 步行能力分级、Nelson 功能性步行概貌评定、Holden 功能步行分类。

8. 感觉与疼痛的评定　常见的感觉障碍包括感觉过敏、感觉过度、感觉异常及感觉缺失等，感觉功能评定包括浅感觉评定、深感觉评定及复合感觉评定，其中，手的感觉功能评定又包括触觉、痛觉、温度觉，两点辨别觉和实体觉。疼痛是烧伤患者普遍的症状，对疼痛的评定有助于临床治疗参考。

9. 残肢、假肢的评定　了解截肢原因及是否患有其他系统的疾病。目的是判断患者能否承受装配假肢后的康复训练和有无终身利用残肢活动的能力。假肢的评定还要包括其他肢体的评定，其他肢体的状况直接影响截肢后的康复过程。残肢的状况对假肢的安装和假肢的代偿功能有直接的影响，残肢的评定包括以下内容：残肢外形、关节活动度、残肢畸形、皮肤情况的评定、残肢长度、残肢痛、幻肢痛。

三、瘢痕的评定

烧伤瘢痕是导致容貌和功能障碍最重要的原因，瘢痕评定是其治疗的基础。目前瘢痕评定常用的方法包括综合评定量表、瘢痕面积、颜色、厚度、硬度、感觉异常评定，以及瘢痕的血流状况测定等。有关瘢痕评定具体内容详见本篇第九章。

第三节　烧伤后不同阶段的康复治疗

一、危重期的康复治疗

重症烧伤患者早期面临休克、感染、吸入性损伤所致呼吸功能障碍甚至衰竭，以及肝、肾、心等重要脏器功能损害，需要在重症监护环境中接受治疗并处于加强监护之中。在重症监护阶段积极开展床旁康复训练，对于预防并发症，改善功能结局并缩短 ICU 停留和住院时间等都具有重要作用。危重期的康复治疗主要包括以下内容。

1. 维持功能位及对抗挛缩的体位摆放

（1）伤后 48 小时之内应平卧。休克期后若头面部有烧伤，床头应抬高 30° 左右，有利于头面部消肿。

（2）颈前部烧伤：去枕保持颈部中立位，或头稍后仰使颈呈后伸位。

（3）腋部、胸背部、两侧胸壁、上臂烧伤：上肢充分外展 90°。

（4）肘部烧伤：如上肢屈侧烧伤或环形烧伤，肘关节应置于伸直位。背侧烧伤，一般保持肘关节屈曲 70° ~90°，前臂保持中立位。

（5）手烧伤：手背烧伤，腕关节置于掌屈位；手掌或环形烧伤，腕关节以背屈位为主；全手烧伤，将腕关节置于微背屈，各指蹼间用无菌纱布隔开，掌指关节自然屈曲 40° ~50°，指间关节伸直，拇指维持外展对掌位。

（6）臀部、会阴部烧伤：保持髋伸直位，双下肢充分外展。

（7）下肢烧伤：若膝前侧烧伤，膝部微屈 10°~20°；若膝后烧伤，膝关节保持伸直位。

（8）小腿和踝部烧伤：小腿保持中立位，踝关节背屈位。

2. 心肺及肢体功能训练　单独给心或肺增加负荷是不可能的，所有的运动均需要心脏功能和肺脏功能的协调，以及周围循环和肺循环的协调作用，即肺 - 心 - 活动肌群的概念。呼吸训练：包括腹式呼吸训练、呼吸肌训练、缩唇样呼吸训练、咳嗽训练、体位引流及吸气训练器训练等。肢体功能训练包括健侧肢体的主动运动,烧伤肢体小范围主动运动和轻柔的被动运动。

二、创面修复期康复治疗

创面修复过程中的康复治疗内容主要包括清洁创面、促进伤口愈合、防止关节僵化、维持关节功能位及预防瘢痕增生与挛缩。

1. **浸浴疗法** 浸浴疗法可有效减少创面的细菌及清除分泌物,从而有效减轻或控制感染;浸浴同时可促使全身及局部的血液循环,有利于上皮和移植皮片的生长;对需要较大面积植皮的残余创面,通过浸浴可清洁创面,提高植皮成活率,促进创面愈合。浸浴过程中结合主动与被动的功能锻炼,有利于改善患者全身血液循环,促进肿胀消退,防止肌肉萎缩和关节粘连、僵硬以及瘢痕挛缩。

2. **主被动训练** 协助患者进行锻炼,可协助患者屈伸各关节,注意避开创面,活动时间根据患者的恢复情况灵活掌握。患者行走训练可借助减重步态训练器,将患者自重降低至一半的水平,防止出现充血的情况。对于长期卧床,活动不便的患者,要鼓励做静力性肌收缩,其作用是保持肌肉张力,防止肌萎缩,改善肢体的血液循环,减轻水肿,以利于创面的愈合。

3. **物理因子治疗** 各类电、磁、声、光等物理因子治疗不仅能起到减轻组织水肿、促进创面愈合等作用,还有利于预防和减轻关节功能障碍及瘢痕形成等作用。

4. **矫形器治疗** 利用矫形器保持肢体于功能位,提供牵引力以防止挛缩,预防或矫正肢体畸形以及补偿失去的肌力,帮助无力的肢体运动等。同时它可以用于手术后的外固定。

5. **作业治疗** 从日常遇到的动开始,包括起床、吃饭、穿衣、洗漱、如厕等,逐步过渡到必要的家务劳动训练。

6. **就业前的职业训练** 重点训练与劳动和职业有关的操作技能,有助于重返工作岗位。

7. **心理康复** 创面修复阶段患者可出现恐惧、退缩、否认等不良的应激反应和心理障碍,影响精神、饮食及睡眠,不利于创面的修复。通过适当的心理干预和治疗有助于调整和恢复患者的心理平衡,增加患者信心,从而积极配合临床治疗。

三、出院后康复治疗

烧伤患者出院初期往往存在一定程度瘢痕及功能障碍,伴有不同程度社交恐惧等问题,妨碍患者正常参与家庭及社会活动。为出院烧伤患者提供必要的医疗信息,制订随访及院外康复治疗计划,对于帮助患者尽快康复及重返社会具有重要意义。有条件的单位应开展烧伤患者的门诊或社区康复治疗;定期评定身体功能及存在的问题,必要时调整治疗方案,如压力衣弹性是否松弛,矫形器调试修改,瘢痕的激光治疗等。出院后应进一步加强关节活动度等训练,对烧伤后截肢或致残的患者进行辅具适配和环境改造,改善患者的日常活动能力,减轻家人负担。

第四节 烧伤康复物理治疗

一、概述

物理治疗指通过声、光、电、磁等物理因子手段达到治疗和康复的目的,也包括水疗、压力治疗、按摩疗法和运动疗法。物理因子治疗具有减轻水肿、促进愈合、消炎镇痛及抑制瘢痕等作用。运动疗法可改善和维持关节活动度,保持肌力和肌耐力。主被动运动还可减轻组织水肿,防止因纤维增生而致的关节僵化,防止瘢痕增生与挛缩所致关节功能障碍。物理治疗在烧伤康复治疗中具有极为重要的作用。

二、常用的物理因子治疗

1. **电疗** 应用电治疗疾病的方法称为电疗法。根据所采用电流频率的不同,电疗法分为低频、中频、高频三大类,此外,还有直流电疗法和静电疗法。应用于烧伤康复的主要为中频电疗法。中频电疗的作用包括:促进局部血液循环、镇痛、消炎、软化瘢痕、松解粘连等。中频电疗可刺激运动神经和肌肉,引起肌肉收缩和防止肌肉萎缩,并有提高平滑肌张力,引起平滑肌收缩和调整自主神经功能的作用。禁忌证:急性感染性疾病、肿瘤、出血性疾病、严重心力衰竭、肝肾功能不全,局部有金属异物、孕妇腰腹部,戴有心脏起搏器者。

2. 光疗 应用人工光源或日光辐射治疗疾病的方法称为光疗法。光波的波长为 1 000μm~180nm，按波长排列，光波依次分为红外线、可见光、紫外线三部分。常见的光疗手段包括红外线、紫外线、可见光和激光等。红外线照射能减少创面渗出，促进创面愈合。紫外线具有杀菌消炎等作用。红光、蓝光、蓝紫光等可见光疗法具有改善循环和代谢，以及促进创面愈合等作用。激光可用于烧伤后色素障碍及瘢痕的治疗。

3. 超声波疗法 超声波是指频率高于 20kHz 的声波，是一种机械振动波。超声波可对组织产生机械和温热等理化作用，可用于改善组织循环及促进创面修复。800~1 000kHz 的超声治疗可用于软化瘢痕及改善组织粘连。

4. 磁疗 将磁场作用于人体以治疗疾病的方法称为磁疗法。磁疗可改善组织的血液循环，促进渗出液的吸收，可用于防止长期组织水肿所致的纤维增生，从而避免和改善组织粘连和瘢痕形成。

5. 石蜡疗法 用加热后的石蜡治疗疾病的方法称为石蜡疗法。石蜡疗法具有传导热疗的作用，可用于软化瘢痕，舒缓肌肉紧张和肌腱挛缩，并能减轻瘢痕挛缩引起的疼痛。石蜡本身的油质和其冷却凝固时对皮肤的压缩，有利于保持皮肤的柔软和弹性。

6. 冷疗 冷疗使皮肤血管收缩，局部血流减少、减慢，降低细胞新陈代谢，减轻炎症反应和疼痛。根据冷疗的面积及方式，冷疗法可分为局部冷疗和全身冷疗。局部冷疗可使用冰袋、冰囊、冰帽、冰槽、冷湿敷法和化学制冷袋等。全身冷疗包括冷水擦浴、乙醇擦浴、冰盐水灌肠等。瘢痕性关节挛缩的牵伸等治疗往往造成组织充血和肿胀，牵伸治疗结束后立即给予冷疗，能减轻充血和肿胀，并缓解牵伸治疗引起的疼痛。冷疗还常用于瘢痕及色素障碍激光治疗术后的局部降温，还可用于减轻烧伤瘢痕的充血状态。

三、水疗

应用水治疗疾病、促进功能康复的方法称为水疗法。水疗法的种类很多，例如：冲浴、擦浴、浸浴、药物浴、淋浴、蒸汽浴、气泡浴、漩涡浴、水中运动等。因所应用的水温、水的成分以及作用方式、作用压力与作用部位的不同，其治疗作用及适应范围也不同。大面积烧伤后期残余大量小创面时，常采用浸浴疗法，不仅有利于清洁创面，也能促进功能康复。浸浴结合主动与被动的功能锻炼，能促进血液循环，防止肌肉萎缩，有利于减轻关节的粘连、僵硬以及挛缩。水疗的禁忌证：精神意识紊乱或失定向力、恐水症、皮肤传染性疾病、频发癫痫、严重心功能不全、心肾功能代偿不全、活动性肺结核、肿瘤恶病质、全身极度衰弱及各种出血倾向者。此外，妊娠、月经期、过度疲劳者等也不能全身浸浴。血压过高或过低患者，可酌情选用水中运动，但治疗时间不宜过长。大便失禁者入浴前应尽可能排空大便，防止排便于池水中。

四、运动疗法

运动疗法指通过主、被动活动，促进患者关节活动、增强肌肉力量，防止因长时间缺乏运动而导致关节僵化和功能障碍。根据是否借助外力，可将运动疗法分为主动运动、被动运动、辅助主动运动、抗阻运动和牵伸运动；根据是否使用器械分为徒手运动和器械运动。增强肌力的方法有很多，根据肌肉的收缩方式可以分为等长运动、等张运动和等速运动；根据是否施加阻力分为非抗阻和抗阻力运动。

1. 主动运动 指患者肌肉主动收缩所产生的运动。又分为随意运动、助力运动、抗阻力运动。主动运动既增加肌力，促进血液循环，又可防止关节粘连和异位钙化。卧床期间可练习闭眼、张口、双臂上举、外展、屈伸肘、腕，前臂旋前旋后，握拳，伸指，双下肢练习静力肌肉收缩，外展，直腿抬高，屈伸髋、膝、踝，尤其注意练习足背伸。各个部位循环活动，每日 2 次，每次 15~30 分钟。即使手术后肢体被固定，也要行静力性肌肉收缩。在烧伤患者的生命体征平稳的早期阶段即可开始上述主动运动锻炼，早期的锻炼应以静力性肌肉收缩为主。随着患者全身情况的稳定和创面的逐渐修复，可增加抗阻主动运动，以预防肌萎缩和组织粘连，保持肌力。长期卧床患者下地之前先坐在床边，双下肢下垂，每日 2~3 次，每次 20~30 分钟，能下地时下肢戴弹力套，首先练习站立，继而走路,弯腰转体,下蹲,爬楼梯,也可利用康复器械进行各种锻炼。

2. 辅助主动运动 即凭借治疗师、患者健肢、器械装置(如滑轮、回旋器)、气垫气球、水浴等方法的辅助或消除重力的影响下,引导和帮助患者主动完成的运动。助力常加于肌肉开始收缩和结束时,尽量以主动运动为主,助力运动为辅。

3. 被动运动 根据是否使用器械分为徒手被动运动和器械被动运动。常用于烧伤后期瘢痕挛缩所致的关节活动受限。运动时肌肉不收缩,肢体处于放松状态,动作由外力来完成。外力可以来自机械力治疗师的帮助及患者健肢的帮助。比如通过持续性被动运动活动器(CPM)及推拿疗法。

4. 抗阻运动 患者在做主动运动过程中,除克服自身重力外,无其他负荷时,称随意主动运动。如需克服某些外加阻力,称抗阻主动运动。抗阻运动是在对抗外力的情况下所进行的主动运动,如利用沙袋负重训练等。此法促进和恢复肌力与耐力,增强关节的稳定性,抗阻运动注意事项:①烧伤康复早期的患者阻力不宜施加过大,否则会产生大面积创面以及水疱;②治疗师将阻力施加在受累关节的远端;③在活动范围的起始或终末施加最小的阻力;在动程中1/3段施加最大的阻力。

5. 牵伸运动 牵伸运动是指通过被动或主动牵拉,拉伸挛缩的软组织,增加关节周围软组织的延展性及关节的活动范围,防止发生不可逆的组织粘连和挛缩。牵伸运动可以分为被动牵伸和主动牵伸。被动牵伸一般由康复治疗师徒手牵拉患者因瘢痕或组织粘连所致挛缩关节的两端,也称徒手牵伸。牵伸治疗过程中患者应尽量放松,通过治疗师的牵拉使挛缩或僵化的关节缓慢伸展(图2-11-1),至最大程度后保持10~30秒,稍放松后再次牵伸,重复8~10次。治疗过程中应注意避免猛然用力造成组织损伤。被动牵伸也可借助关节牵伸治疗仪,利用软组织的蠕变效应和应力松弛原理,通过持续静态渐进性牵伸(static progressive stretch,SPS)来增加关节活动范围。通过旋转牵伸治疗仪旋钮撑开关节,至患者能忍受的轻微疼痛后保持5~10分钟,疼痛缓解后再

次调节旋钮增加角度至轻微疼痛,如此重复直至最大撑开角度。每天治疗1~2次,逐渐撑开挛缩或粘连的关节。本方法具有患者依从性高,疗效好且省时省力等优点(图2-11-2)。主动牵伸也称自体牵伸,由患者依靠自身力量来完成,也可借助器具或身体重量来完成。如烧伤后踝关节足下垂,让患者站立,利用身体重量下压,逐渐使踝关节背伸恢复正常角度。

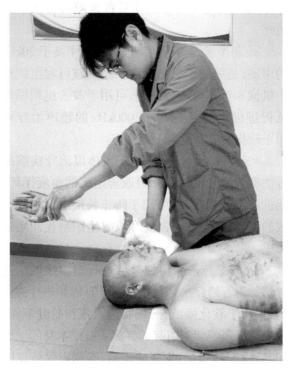

**图 2-11-1 被动牵伸(徒手牵伸)康复治疗师
通过手法牵伸挛缩的肩关节**

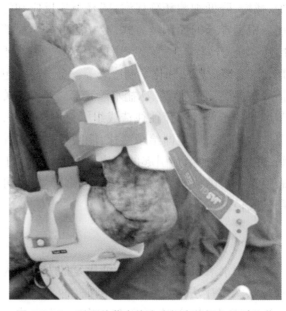

图 2-11-2 利用关节牵伸治疗仪牵伸僵化的肘关节

6. 运动疗法的注意事项　主动活动要从小范围开始,循序渐进,逐渐增加运动量及运动幅度。应鼓励患者克服治疗过程中的疼痛坚持治疗才能取得良好的效果。运动治疗时动作须轻柔,运动的方向应对抗瘢痕的挛缩方向,如颈部前侧烧伤时运动疗法应该以伸颈为主,而颈部侧面烧伤时应当向对侧牵伸和旋转。当患者有休克、脏器功能衰竭、生命体征不稳定及发热时(体温超过38℃以上),应暂停运动疗法。

五、推拿与按摩疗法

推拿与按摩疗法是治疗师用双手在患者身体上施加不同的力量,来达到一定的治疗目的。烧伤后由于组织水肿、长时间的制动等原因,关节缺乏活动及纤维增生,导致关节僵化,活动功能受限。烧伤创面愈合后形成硬韧而缺乏弹性的瘢痕,也可严重制约关节活动。推拿与按摩可消除组织水肿,松解组织粘连,增加血液循环,促进瘢痕软化,增加关节活动度,为主动运动创造条件。推拿按摩疗法是中国传统医学的组成和重要内容之一。中医理论认为,推拿按摩疗法是通过手法的各种特定动作,作用于人体体表的经络和穴位来达到治疗效果。

烧伤早期推拿按摩疗法主要用于改善组织水肿,创面愈合后则多用于抑制瘢痕增生,早期和后期均能维护和促进全身各关节的活动,防止关节的僵化。按摩治疗结束后应即刻佩戴弹力套,给瘢痕形成持续压力,抑制其增生。瘢痕按摩在烧伤创面愈合后即可逐渐开始,如果开始治疗过晚,关节的僵化已经形成,则治疗效果往往较差。

第五节　烧伤康复作业治疗

一、作业治疗的概念

作业治疗(occupational therapy,OT)是指为恢复患者功能,从日常生活及生产劳动中选择一些作业活动进行训练,帮助患者逐步恢复生活和工作能力。其宗旨是协助残疾者和患者选择、参与、应用有目的性和有意义的活动,预防、恢复或减少与生活有关的功能障碍(自理、工作、游戏/休闲)及促进最大程度的功能,达到最大限度的恢复躯体、心理和社会方面的适应,增进健康,预防能力的丧失及残疾的发生,使人可以在生活环境中得以发展,并鼓励他们参与并贡献社会。作业治疗是连接患者个人、家庭和社会的桥梁,通过患者参与的训练活动,不仅提高其生活自理和工作能力,还能提高人的自我观念、自我控制能力、社交技巧及生活满足感。

二、作业治疗的主要内容

作业治疗是根据患者的功能障碍和康复目标,选择有针对性的各种活动,对患者进行反复训练,以缓解症状,改善躯体和心理功能,提高生活质量,最大限度地恢复正常的家庭和社会生活。作业治疗的主要内容包括肢体功能、日常生活活动(ADL)能力、文娱治疗、工作技能、认知疗法、环境改造与环境适应等方面的训练。日常生活活动能力训练是作业治疗最基本的内容,通过吃饭、穿衣、如厕等日常生活动作训练,提高患者的自我生活能力,减少对家属或陪护的依赖,实现生活独立,改善生存质量。在此基础上,通过体能、心理、行为、感知、情感或社交能力等方面的训练,恢复或掌握学习、工作和娱乐等能力,实现最终重新返回社会。

三、常用的烧伤康复作业治疗

1. 日常生活活动能力(ADL)训练　日常生活活动分为基本日常生活活动和器具性日常生活活动。基本日常生活活动包括:居家转移、进食、穿脱衣物、洗澡、修饰、上厕所、基本的交流和个人卫生等;器具性日常生活活动包括:烹饪、家居整理与清洁、洗衣、园艺和房屋修缮、家庭理财、照顾他人、购物及到银行和机构办事等。从进食开始,根据患者情况定制特殊餐具,循序渐进,直至穿衣、洗漱及家务活动等。植皮术后早期由于移植皮片与创基黏附尚不够牢固,易于因外力作用而脱落,不适合动作过大的活动训练。日常活动训练应在术后2~4周进行。

2. 功能性作业活动　利用生产性活动(如木工、金工、制陶等)对患者进行训练。

3. 手工艺活动　利用具有技巧性和艺术性的精细手工活动进行训练。

4. 娱乐性活动　根据患者个人兴趣,选择适当的娱乐活动,如唱卡拉OK、棋牌、迷宫、拼图、电脑游戏、虚拟现实游戏等。

第六节 矫形器在烧伤康复中的应用

一、概述

矫形器（orthosis）是用以预防和矫正畸形，补偿功能和辅助治疗的体外装置。从事矫形器装配工作的技术人员被称为矫形技师（orthotist）。随着人体生物力学的研究的深入与新型材料的引入（如高温、低温热塑材料等高分子化合物的临床应用），现代矫形器的开发、制造、装配都有了明显进步。使用矫形器的目的主要是维持正确体位、预防挛缩、保持关节活动度、植皮后关节制动、促进功能独立、保护解剖结构、防止畸形、保护皮肤移植的完整性以及恢复功能等。矫形器包括静态和动态矫形器。静态矫形器是应用应力松弛原理，通过对挛缩部位进行被动固定，使韧带及关节囊保持长度，早期可维持肢体处于保护性体位，也有利于促进创面愈合的治疗。动态矫形器应用人体软组织蠕变原理，通过维持组织末端的弹性极限，使组织放松而被逐渐牵拉，改善活动范围，在牵引的同时进行主动运动，增加其可塑性和关节活动度。

二、矫形器的作用

1. **固定和保护作用** 通过对患处的固定和保护促进损伤的愈合，如通过植皮术后使用矫形器，可以防止身体活动以及外力导致的移位，防止皮片移动，提高植皮成功率。

2. **稳定和支持作用** 通过限制肢体或躯干的异常运动来保持关节的稳定性，恢复承重或运动能力。

3. **预防和矫正畸形** 患者治疗早期，在卧床期间，为了预防关节挛缩的产生，利用矫形器将关节处于抗挛缩体位，以预防和矫正瘢痕的挛缩畸形。

4. **代偿和助动作用** 通过某些装置如橡皮筋、弹簧等来提供动力或储能，代偿已经失去的肌肉功能，或对肌力较弱部分给予一定的助力来辅助肢体活动或使瘫痪的肢体产生运动。

三、矫形器的分类

1. **按治疗部位分类** 如上肢矫形器、下肢矫形器及脊柱矫形器。

2. **按矫形器的作用、作用目的分类** 分为装饰矫形器、稳定用矫形器、站立用矫形器、夜间用矫形器、牵引矫形器及功能性骨折治疗用矫形器等。

3. **按是否活动分类** 分为静态和动态矫形器。

4. **按矫形器的主要制作材料分类** 分为热塑板材矫形器、金属框架式矫形器、皮制矫形器、碳纤矫形器、树脂矫形器及布制矫形器等。

5. **按产品状态分类** 分为成品矫形器、订配成品矫形器、订制矫形器。

6. **按所治疗的疾病分类** 某些矫形器用于治疗特定的疾病，因此矫形器的命名与该疾病联系在一起，如马蹄内翻足矫形器等。

四、制作矫形器的常用材料

矫形器制作的主要材料主要包括石膏、木材、金属、橡胶、皮革、天然纤维织物及高分子材料等。高分子材料分为两大类，即热塑类材料和热固类材料。使用高分子材料制作的矫形器轻便、美观、卫生，在烧伤康复中的应用越来越广泛。

五、矫形器的制作及使用

1. **矫形器的设计** 制作矫形器前需进行评定，内容包括烧伤原因、创面部位、面积、深度、植皮、瘢痕、肌力、关节活动度及临床目的等情况，然后根据评定结果确定矫形器的设计和制作方案，选定合适制作材料。伴随着3D技术的发展，3D设计制作矫形器在临床应用也越来越普遍，通过3D扫描设备获取肢体数据模型，通过CAD设计、镜像、三维匹配等软件处理设计修改模型，最后打印制作成合适的矫形器。3D打印具有效率高、个性化、数据收集方便、产品贴合度好、佩戴舒适度和外观美观等优点，缺点是成本较高、材料种类少、产品难修改。

2. **矫形器的使用** 矫形器在制作及使用过程中需注意：

（1）适配恰当：即不能过松过紧。过松则不能保持体位，太紧容易产生压迫性坏死或神经损伤。

（2）安全使用：矫形器包扎过松则敷料和包扎容易滑脱、体位变化、创面浸渍。敷料绷带包扎过紧则影响血液循环，产生水肿等情况。

（3）避免压迫骨凸部位：不宜压迫骨凸部位，以免造成皮肤的压力性损伤。

（4）定时移除：长期制动可造成关节僵硬、肌肉萎缩、关节挛缩及骨质疏松等并发症。如果24小时连续使用矫形器，使用期间最好定时取下来适度活动。保护和定位的矫形器只有在更换敷料时才去除。

（5）定期检查和评定：治疗早期由于水肿、敷料和纱布变化，矫形器效果也在变，需每天检查矫正。后期通过佩戴矫形器进行牵拉和矫正，伴随挛缩的纤维结缔组织变得松弛，要定期复查评定，适时对矫形器进行调整或重新塑形。矫形器交付患者使用前应先教会穿戴、使用及保养方法，并制订使用时间表。矫形器使用过程中，应定期检查，并适时调整。矫形器应经常清洗，保持卫生，预防感染。

六、矫形器在儿童烧伤中的应用

儿童不能理解矫形器治疗的重要性，难以合作；儿童的皮肤娇嫩易于破损，增加了矫形器的应用难度。在为儿童制作矫形器时，要选择适当厚薄和硬度的材料，避免过重和过硬。设计和制作之前应积极与患儿家长沟通，使之充分理解矫形器的作用及使用方法。制作材料可采用彩色和带有图案的板材，或附加装饰物，使儿童更易接受。在低温热塑材料塑形时应垫棉纱以防烫伤。试穿试戴时应营造轻松的环境氛围，减轻患儿的紧张情绪，争取其配合。可采用分散注意力的方法，如播放动画影片，在患儿情绪放松的情况下佩戴。儿童活泼好动，如矫形器固定不当容易发生旋转、滑移等位置改变，在设计时应加以考虑。因为儿童本身生长发育快，要定期复查，根据情况进行适当调整。

第七节　假肢与辅助器具

一、概述

肢体的深度烧伤，尤其是电烧伤可造成截肢（指、趾，以下通称截肢）。假肢是为补偿截肢造成的缺损而制作和装配的人工假体，又称义肢。良好的假肢可以明显提高截肢患者的生活质量。大面积烧伤患者的截肢残端往往由移植皮肤覆盖，常伴有瘢痕增生及感觉障碍等，使安装假肢的难度明显增加。截肢残端的感觉障碍使安装假肢后残端易于发生皮肤破损，在为烧伤患者设计、制作及使用假肢的过程中，需充分考虑上述不利因素，随时调整和指导，提高患者的假肢使用效果。

二、安装假肢前的康复治疗准备

截肢者应在身体条件允许的情况下尽早接受康复治疗，为假肢的安装和使用创造条件。包括残肢的皮肤护理、弹力绷带压力治疗、关节活动训练及肌力训练、残肢末端承重训练等。必要时还需进行心理辅导，消除患者对假肢使用的顾虑，尤其是对青少年十分重要。通过系统的康复治疗，帮助患者做好生理和心理的准备，有助于患者借助假肢早日重回社会。

临时性假肢的应用：临时性假肢是由临时性残肢接受腔与其他假肢部件构成的简易假肢。临时性假肢主要用于截肢术后早期，作为正式假肢的准备与过渡。佩戴临时性假肢有助于早日活动，预防关节挛缩畸形，改善全身情况，预防长时间卧床引起的并发症，缩短康复时间。

三、残肢常见问题的预防及处理

1. **残肢肿胀**　截肢残端术后可有残肢肿胀，不利于早日安装假肢。良好的截肢手术操作，防止术后出血，避免伤口血肿及感染，争取术后伤口一期愈合，对于防止术后残肢肿胀具有重要意义。术后早期进行康复训练增强肌力，并通过压力治疗、石蜡疗法、中频电疗、红外线疗法等，促进血液循环及淋巴回流，减轻和消除肿胀，为假肢的安装和使用做好准备。

2. **残肢皮肤破溃**　残肢皮肤张力过大，骨端及假肢的机械摩擦和压迫等，常造成残端皮肤的破溃。因此截肢术前应选择合适的截肢平面。如果截肢残端反复破溃，需通过植皮或皮瓣移植创造良好的残端。

3. **残肢瘢痕**　截肢残端瘢痕往往难以满足假肢所需之承重和耐摩擦要求。如果残肢瘢痕影响到假肢的佩戴及使用，应考虑切除瘢痕移植全厚或中厚皮片,必要时应考虑皮瓣移植。

4. 残肢滑囊炎　残肢的滑囊炎一般发生在假肢接受腔与骨突起接触的部位。此时截肢者需要停止使用假肢,给予适当修整,必要时需手术切开引流或切除滑囊。

5. 残肢的过敏　如果患者对假肢接受腔的制作材料产生过敏,可引起皮炎、毛囊炎甚至引起溃疡。在平时佩戴中,要注意残肢端卫生。一旦发生过敏性皮炎,应在专科医生的指导下积极治疗。

6. 神经瘤与残肢痛　造成残肢痛的原因很多,主要分为残肢本身的原因和假肢的原因,就残肢本身而言,主要是因为炎症、粘连、骨端过长及骨刺、残端神经瘤、血液循环障碍。当出现残肢痛时,首先要检查假肢是否穿戴到位,及时找有关技术人员协助排查。正确的手术方案、妥善的截肢残端处理,以及良好的术后康复治疗,是预防神经瘤与残肢痛的关键。对于瘢痕粘连明显,神经瘤较大,残肢痛明显,影响假肢穿用者,经保守治疗无效时可考虑手术治疗。

7. 幻肢痛　截肢患者在术后几乎都有失肢依然存在的幻觉,以远端肢体部分更为清晰,约50%~80%的患者发生患肢痛,多数为闪电样痛,少数为灼烧样痛,远端肢体多数呈屈曲抽搐位置,少数为伸直位,这种现象称为幻肢痛。通常截肢1年后幻肢痛多能自行消失。残肢弹力绷带包扎、物理治疗、针灸、心理治疗以及卡马西平、神经妥乐平(牛痘疫苗接种家兔炎症皮肤提取物片)等药物治疗都对减轻幻肢痛有一定帮助。

四、辅助器具

1. 辅助器具的概念　辅助器具是指用于部分或完全替代功能丧失者或残疾人某些身体功能、发挥功能代偿作用的人工器具。早期的残疾人辅助器具是从为残肢者装配假肢和矫形器开始发展起来,是应用工程技术对残疾人进行功能代偿和康复治疗的重要手段,可用于促进完全或部分丧失功能患者的自立和社会参与能力,提高其生活质量。

2. 烧伤常用辅助器具

(1)运动功能障碍相关的辅助器具:包括各种自助具,用于家务管理,如辅助食物和饮料准备、盘子清洗、加大或加长手柄的餐具等。此外还有各种扶手及各种厕具。

(2)家庭用辅助器具:如床具、桌、椅等用品。

(3)个人移动辅助器具:如各种手杖、拐杖、助行器、轮椅车、手摇三轮车等。

(4)现代电子设备:如电子进食器、电动翻页机等。

3. 辅助器具的适应性训练　无论是选用市场购买的现成辅具,还是改制或专门设计的个性化辅具,都需要在治疗师的指导下进行适应性训练,并定期做训练效果评定,目标是使辅具和患者融为一体,达到运用自如。

第八节　烧伤心理康复与重返社会

一、烧伤患者的心理障碍

烧伤后早期患者常出现紧张、沮丧、抑郁、焦虑、睡眠困难等心理问题。创面愈合后遗留的瘢痕与功能障碍可使患者产生自卑、自闭等心理障碍,可长期与社会隔离,难以重新回到正常的社会生活。烧伤患者心理障碍发生率为10%~65%,甚至有报道高达100%;20%~38%的患者伤后一年还有创伤后应激障碍(post traumatic stress disorder, PTSD);50%患者在住院早期有中或重度抑郁症状,部分患者可持续到伤后两年。这些心理问题可对烧伤患者的治疗和生存质量造成严重影响。心理康复是运用系统的心理学理论与方法,从生物-心理-社会角度出发,对患者进行心理干预治疗。积极的心理康复干预治疗对于缓解烧伤患者伤后早期的紧张和焦虑,提高治疗依从性和疗效,帮助患者重回社会,都具有重要意义。

烧伤患者心理障碍可分为三个阶段:①入院初期,此时患者生死未卜,会产生一系列精神心理表现,如焦虑、担忧、谵妄、疼痛、睡眠障碍等;②院内康复期,此阶段患者基本没有生命危险,各项治疗逐渐减少,患者开始意识到烧伤给他带来的长期影响而变得抑郁;③重返社会初期,出院后1~2年患者重新回归家庭、社会后,常因烧伤瘢痕所致容貌改变而抑郁,严重者甚至完全与社会隔离,得不到适当心理社会支持的患者往往很难回到正常的工作和生活状态。

二、影响烧伤患者心理的相关因素

1. 创伤后应激障碍（PTSD）　与患者伤前心理素质、既往心理疾患史、人格特征、既往遭受创伤经历等相关性较大，与事故对患者暴露的程度也有关。

2. 急性应激障碍（ASD）的相关因素　一般认为 ASD 与烧伤程度及面积无关，而与神经质人格、疼痛、回避应对模式呈正相关。

3. 个人心理异常相关因素　低收入和常采取回避的防御模式者，烧伤后更易出现焦虑抑郁情绪，负性心理反应尤其是发生抑郁和焦虑者具有一定人格基础，个体烧伤前心理功能影响其伤后心理适应，有精神病史者烧伤后心理适应问题会相应增加，而且个体应对策略与情商高低相关。

4. 社会相关因素　烧伤事故发生后，患者因其外表和功能改变使其无论家庭地位及社会地位都发生显著变化，原有的人生观及价值观受到强烈冲击，以至于放弃或消极对待康复治疗。

三、烧伤心理康复治疗方法

常见的烧伤心理康复方法包括支持性心理治疗、认知治疗、行为治疗、放松治疗、音乐治疗及药物治疗等。

1. 心理干预　通过语言交流疏导和情感支持减少患者的恐惧心理。帮助患者适应住院环境，激发其对良好预后的期望及自我控制能力。及时发现患者的情绪及心理变化，鼓励其说出内心的感受，并认真倾听。用暗示和鼓励性语言，使其振作精神，接受烧伤的现实，正确面对伤痛。

2. 行为疗法　常用的方法包括：①行为技能训练（behavioral skills training），通过示范、指导、演习和反馈等来学习新行为或新技能；②系统脱敏疗法（systematic desensitization），让患者想象由弱到强不同等级的恐惧和焦虑情境，从而减轻恐惧和焦虑反应；③放松训练（relaxation training），采用放松行为对抗躯体自主神经兴奋反应，进而减轻或消除恐惧和焦虑。瑜伽练习是一种有效的放松方式，可降低烧伤患者的躯体和心理焦虑；④差别强化疗法（differential reinforcement therapy），

运用强化和消退原理来增加期望行为和减少非期望行为。

3. 认知疗法与认知行为疗法　人的情绪和行为依赖于个体认知。认知疗法（cognitive therapy，CT）是改变不良认知的一类心理治疗方法。认知疗法不仅针对情绪和行为的外在表现，还分析患者的思维活动，找出其错误认知并加以纠正。认知行为疗法（cognitive behavior therapy，CBT）是将认知疗法与行为治疗结合在一起使用的方法。认知行为疗法可减轻烧伤患者的焦虑及抑郁症状，可减轻 PTSD 症状的严重程度。

4. 游戏疗法　游戏疗法是指通过游戏来矫正心理行为障碍的一种治疗方法，尤其适合于儿童及青少年。游戏疗法包括讲故事、戏剧活动、木偶与面具、音乐、舞蹈、运动、沙盘、绘画等传统游戏及艺术活动，也包括虚拟现实游戏、视频分心游戏、播放卡通动画等现代电子游戏。当患者沉浸在游戏中时，可以将注意力从痛苦中转移开，抑制消极的暗示和厌恶性条件反射，从而发挥治疗作用。虚拟现实游戏可用于减轻烧伤换药等操作过程的疼痛和焦虑。

5. 音乐治疗　音乐治疗是指采用音乐治疗手段或治疗对象参加各种形式的音乐体验活动，达到改善情绪障碍，解决心理问题，促进身心健康的一种手段。音乐治疗不仅具有心理作用，也可通过调节多巴胺等神经肽释放发挥生理效应，起到缓解疼痛、调节情绪、减轻焦虑及抑郁等治疗作用。

6. 药物治疗　对伴严重心理障碍的患者，在心理干预治疗同时，必要时可配合使用药物治疗，但幼儿一般应慎用。以下药物可用于减轻烧伤患者的疼痛、焦虑和创伤后应激症状：阿片类药物，苯二氮草类药物，抗抑郁药，抗精神病药和 β-受体阻滞剂。阿片类药物除了有明显的镇痛作用外，还可减轻烧伤患者 PTSD 的症状。阿片类药物通常用于对非阿片类镇痛药不敏感的中重度疼痛患者，须在有临床经验的医师指导下应用，选择合适种类按需使用，注意防止药物滥用和成瘾。

四、帮助烧伤患者重返社会

烧伤的康复治疗是一个漫长的过程，短则数年，长至终身。社会支持是指患者从亲属、朋友、

同事等社会人以及家庭、工作单位、社区及社团组织所获得的帮助。良好的社会支持对心理健康有积极的作用,可改善患者的抑郁状况,协助患者重建自信。患者出院后的社会心理支持有多种形式,包括心理辅导,组织患者开展娱乐及户外活动等。很多国家在医院配备专业的社会工作者,对患者提供和协调就业辅导、职业训练及职业介绍,帮助患者回归工作和社会生活。除了帮助患者树立自尊自强的生活勇气,让其家庭成员掌握必要的护理和康复知识,还要通过宣传和教育,让患者所在的单位、学校、社区,乃至全社会理解、帮助和接纳他们。

瘢痕所致容貌变化和功能障碍常常使患者被社会隔离,相同的患者聚集在一起往往能互相得到支持,恢复对生活的信心。现在专业人员指导或患者自主的烧伤患者组织已遍布世界各地,较著名的组织有美国的 F.A.N. 俱乐部和烧伤幸存者在线等。美国的 Group by Mail 使用信件组织类似的集体心理治疗活动,专门针对不愿意公开露面参加活动的伤者。互联网的迅速发展为患者

之间的联系提供了前所未有的方便,可能是未来主要的交流方式。武汉市第三医院发起的国内首个患者互助组织华中烧伤病友会,其主要患者活动方式是利用即时通信软件的 QQ、微信病友群及病友博客,此外还通过热线电话、会讯等形式为烧伤患者服务,并组织联谊、户外拓展等活动,受到了患者的极大欢迎。

与成人患者相比,瘢痕等对儿童的心理伤害更大,可影响到其正常的人格发育和教育。以夏令营的形式让烧伤儿童在一起活动,能够帮助他们增强勇气和自信,减少孤独感,逐步适应烧伤带来的变化并重新回到学校和社会。烧伤儿童夏令营最早见于 1982 年美国北卡罗来纳州举办的 Camp Celebrate 周末营,此后烧伤儿童夏令营的形式得到推广,世界各地都开展了定期举办的烧伤儿童夏令营,主要位于美国、加拿大和欧洲。在中国,台湾于 1995 年起每年举办烫伤儿童夏令营,近年来重庆、昆明及武汉等地烧伤中心也开始举办类似活动,对帮助烧伤儿童心理康复起到了积极作用。

(谢卫国 雷 芳)

参 考 文 献

[1] 关骅. 临床康复学[M]. 北京:华夏出版社,2005.

[2] 陈斌,朱亚波,葛茂星,等. 简明烧伤健康量表中文版的信效度初步研究[J]. 中华烧伤杂志,2009,25(6):426-429.

[3] 王盛,姜文君. 徒手肌力检查发展史及分级进展[J]. 中国康复理论与实践,2015,21(6):666-669.

[4] 赵辉三. 假肢与矫形器学[M]. 北京:华夏出版社,2005.

[5] 吴晓蕾,李琳,许乐. 烧伤患者出院后社会参与水平现状及其影响因素研究[J]. 中国护理管理,2017,17(12):1663-1668.

[6] 丁汉梅,谢卫国,吴红,等. 烧伤康复患者出院后心理重建平台的构建[J]. 中华损伤与修复杂志(电子版),2012,7(2):78-79.

[7] 乔志恒. 新编物理治疗学[M]. 北京:华夏出版社,1994.

[8] 窦祖林. 作业治疗学[M]. 2版. 北京:人民卫生出版社,2013.

[9] 中华医学会烧伤外科学分会,中国医师协会烧伤科医师分会. 烧伤康复治疗指南(2013版)[J]. 中华烧伤杂志,2013,29(6):497-504.

[10] 侯春胜. 烧伤瘢痕治疗中支具的应用[J]. 中华烧伤杂志,2013,29(1):90-92.

[11] 赵辉三. 假肢与矫形器学[M]. 2版. 北京:华夏出版社,2013.

[12] 黄跃生. 烧伤外科学[M]. 北京:科学技术文献出版社,2010.

[13] 谢卫国. 烧伤康复与重回社会:中国烧伤外科的新挑战[J]. 中华烧伤杂志,2010,26(6):407-410.

[14] Tan T, Brett SJ, Stokes T, et al. Rehabilitation after critical illness:summary of NICE guidance[J]. BMJ,2009,338:b822.

[15] Markus LA, Willems KE, Maruna CC, et al. Virtual reality:feasibility of implementation in a regional burn center[J]. Burns,2009,35(7):967-969.

[16] Klinge K, Chamberlain DJ, Redden M, et al. Psychological adjustments made by postburn injury patients:an integrative literature review[J]. J Adv Nurs,2009,65(11):2274-2292.

[17] Ptacek JT, Patterson DR, Heimbach DM. Inpatient depression in persons with burns[J]. J Burn Care Rehabil,2002,23(1):1-9.

[18] Wiechman SA, Ptacek JT, Patterson DR, et al. Rates, trends, and severity of depression after burn injuries [J]. J Burn Care Rehabil, 2001, 22 (6): 417-424.

[19] Fava GA, Offidani E. Psychosomatic renewal of health care [J]. Panminerva Med, 2010, 52 (3): 239-248.

[20] IIechukwu ST. Psychiatry of the medically ill in the burn unit [J]. Psychiatr Clin North Am, 2002, 25 (1): 129-147.

[21] Cahners SS. Young women with breast burns: a self-help "group by mail" [J]. J Burn Care Rehabil, 1992, 13 (1): 44-47.

[22] Jenkinson E, Williamson H, Byron-Daniel J, et al. Systematic Review: Psychosocial Interventions for Children and Young People With Visible Differences Resulting From Appearance Altering Conditions, Injury, or Treatment Effects [J]. J Pediatr Psychol, 2015, 40 (10): 1017-1033.

[23] Blakeney P, Thomas C, Holzer C, et al. Efficacy of a short-term, intensive social skills training program for burned adolescents [J]. J Burn Care Rehabil, 2005, 26 (6): 546-555.

[24] Yang L, Zhou X, Zhou C, et al. Efficacy and Acceptability of Cognitive Behavioral Therapy for Depression in Children: A Systematic Review and Meta-analysis [J]. Acad Pediatr, 2017, 17 (1): 9-16.

[25] Goldbeck L, Muche R, Sachser C, et al. Effectiveness of Trauma-Focused Cognitive Behavioral Therapy for Children and Adolescents: A Randomized Controlled Trial in Eight German Mental Health Clinics [J]. Psychother Psychosom, 2016, 85 (3): 159-170.

[26] Kramer DN, Landolt MA. Early psychological intervention in accidentally injured children ages 2-16: a randomized controlled trial [J]. Eur J Psychotraumatol, 2014, 27: 5.

[27] Feng Z, Tang Q, Lin J, et al. Application of animated cartoons in reducing the pain of dressing changes in children with burn injuries [J]. Int J Burn Trauma, 2018, 8 (5): 106-113.

[28] Scapin S, Echevarría-Guanilo ME, Boeira Fuculo Junior PR, et al. Virtual Reality in the treatment of burn patients: A systematic review [J]. Burns, 2018, 44 (6): 1403-1416.

[29] Parry IS, Bagley A, Kawada J, et al. Commercially available interactive video games in burn rehabilitation: therapeutic potential [J]. Burns, 2012, 38 (4): 493-500.

[30] Jeffs D, Dorman D, Brown S, et al. Effect of virtual reality on adolescent pain during burn wound care [J]. J Burn Care Res, 2014, 35 (5): 395-408.

[31] Maslow GR, Lobato D. Summer camps for children with burn injuries: a literature review [J]. J Burn Care Res, 2010, 31 (5): 740-749.

[32] van der Heijden MJE, Jeekel J, Rode H, et al. Can live music therapy reduce distress and pain in children with burns after wound care procedures? A randomized controlled trial [J]. Burns, 2018, 44 (4): 823-833.

[33] Coyle JT. Psychotropic drug use in very young children [J]. JAMA, 2000, 283 (8): 1059-1060.

[34] Stoddard FJ Jr, White GW, Kazis LE, et al. Patterns of medication administration from 2001 to 2009 in the treatment of children with acute burn injuries: a multicenter study [J]. J Burn Care Res, 2011, 32 (5): 519-528.

[35] Saxe G, Stoddard F, Courtney D, et al. Relationship between acute morphine and the course of PTSD in children with burns [J]. J Am Acad Child Adolesc Psychiatry, 2001, 40 (8): 915-921.

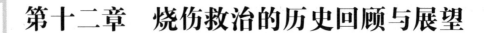

第十二章 烧伤救治的历史回顾与展望

第一节 烧伤救治的发展历史

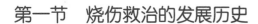

一、国外烧伤治疗的演变过程

烧伤治疗最早的证据是 3500 年前尼安德特人的洞穴壁画上描述的,穴居的尼安德特人用植物提取物治疗烧伤。公元前 2000 年,在苏美尔人最古老的铭文中记载了一个用蜂蜜治疗伤口的处方:将蜂蜜与粉状河泥加水和普通松油等混合后可敷于创面和创伤周围。公元前 1500 年,古埃及人留下的资料中显示,用咒语、树胶、山羊毛和生儿子的妇女乳汁来治疗烧伤,也有用其他如树脂和蜂蜡混合物、浸泡在油性制剂的亚麻条治疗烧伤。随后采用动物脂肪治疗烧伤较为流行。约公元前 800 年,Sushruta Samhita 用醌醯与红赭石或无花果树的树皮混合。他建议对严重烧伤进行清创。同时,Sushruta Samhita 最早描述烧伤典型症状——极度的口渴和发热。古埃及的药典埃伯斯莎草古卷 Ebers papyrus 记载的大约 147 个外用药方中多数添加蜂蜜或者将蜂蜜作为术后创面外用的消炎栓剂。古埃及的另一部医学著作史密斯莎草书 Smith papyrus 中也有蜂蜜可用于促进伤口愈合的记载。公元前 600 年,中国人和日本人使用茶叶汁和药酒(酊剂)治疗烧伤,如今使用的单宁酸喷雾剂其实与之类似,因为茶叶富含单宁。大约公元前 430 年,希波克拉底(Hippocrates)的建议:"将猪脂肪、树脂和沥青混合融化铺在一块布上,在火上加热,然后用绷带包扎"。用水、酒简单的清洗,并保持干燥避免化脓。另外,他还建议使用热醋浸泡的敷料来减轻疼痛,再用橡树皮制成的单宁溶液治疗烧伤。在古罗马,用以下三种方法:Celsus 描述了用蜂蜜和麸皮,然后用软木和灰烬的混合物来处理。公元 1 世纪,Pliny 则认为,

与其让烧伤部位涂上油脂,不如让它们暴露在空气中。他用羊粪、猪鬃胶或灰、蜡和骨髓来治疗烧伤。其实很长一段时间,男人们都有用动物粪便治疗烧伤的历史。盖伦(Galen)是用醋或酒。在这些早期文明中,当地的治疗方法似乎与现代的治疗方法相差不远,如单宁酸、涂油纱布敷料和暴露疗法。公元 6—7 世纪拜占庭人 Paulus 的著作反映了希腊罗马的思想,使用各种润肤镇痛剂减轻疼痛,另采用温和的洗涤剂,轻稀土(light rare earth)与醋混合防止水疱形成。大约在 8—9 世纪,著名的阿拉伯医师 Rhases 建议用冷水来缓解疼痛——开创了目前公认的烧伤早期冷水(玫瑰水和雪混合)冲淋的先河,同时采用较为流行的"白色油膏",即白铅粉、玫瑰油和蜡混合后治疗烧伤。公元 10 世纪,Avicenna 建议采用冰水。14世纪,Valesco de Tarenta 描述如何避免双手烧伤后并指。Bouisson 是暴露法治疗烧伤的鼻祖,指出通风可取代其他方法,干燥的表面代替潮湿将减少空气感染的机会。

1514 年,外科医生 Giovanni di Vigo 早期的一些著作中指出,当时烧伤多由于火药的使用不当造成,这种枪伤被作为有毒的烧伤,所以早期应采用热油治疗。William Clowes 是那个时代另一位杰出的外科医生。1596 年,Clowes 出版了一本关于火药烧伤的英文专著。这本书采取了病例记录的形式,在书中描述了治疗过程。16 世纪中叶,法国医师 Ambroise Pare(公元 1510—1590 年)描述了烧伤创面愈合过程,并用洋葱治疗烧伤,这可能是第一个描述早期烧伤创面治疗的方法。William Clowes(1544—1604)虽然没有对烧伤程度进行分级,但在烧伤患者治疗过程中,他根据深度、部位,使用不同的成分制成多种油性敷料。这一时期。还有 Chaumet 用柠檬水、卡伦油(carron oil)治疗烧伤的记载。

德国医师 Guilhelmus Fabricius Hildanus 于 1607 年发表了一篇文章阐述了烧伤病理生理学变化，为烧伤瘢痕治疗做出了贡献。他是第一个建议烧伤分度，并作为治疗指南的人。根据表现分为：发红起疱；萎缩和皮肤没有烧焦；以及焦痂形成和炭化。在深度烧伤时，他建议做切口，让水分流出，避免出现坏疽和感染，他是第一个做"焦痂切开术"的人。另外，他通过横向切口切断瘢痕，并用夹板避免复发来纠正手背和手指挛缩畸形。18 世纪，出现了大量有关烧伤的书籍。1739 年，Heister 提出新的烧伤分类，包括时间因素在内他将之分为四个等级，作为进一步的辅助诊断。1797 年，Edward Kentish 发表的一篇论文中描述了加压治疗可以减轻疼痛和水疱的形成，他主张在烧伤早期进行暴露疗法，后期使用封闭敷料治疗。同期 Marjolin 做出烧伤慢性创面转变成鳞状细胞癌的定义，Marjolin 溃疡（马乔林溃疡）也逐渐被人们所熟知。1799 年，Earle 报道，用冰和冰水处理烧伤主要是因为有一定的麻醉效果，并且可预防局部水肿。1804 年，Baronio 在绵羊身上做了实验，证明游离全厚自体皮片移植获得成功。1811 年，巴尔的摩医学和哲学学院描述梳棉纱在烧伤治疗中的重要性，它能够给予最完美的保护和舒适度。1828 年，梳棉纱由安德森传入英国。1814 年，Boyer 描述了烧伤的三度分法：红斑、水疱导致表面溃疡和焦痂。1827 年，Syme 提出用干棉、羊毛敷料固定的压力包扎。第一家烧伤医院是在爱丁堡（Edinburgh）由 Syme 指导下运营。1832 年，法国巴黎的外科医生 Guillaume Dupuytren 总结 50 例采用包扎疗法治疗烧伤的经验，提出烧伤深度分类并沿用至今，同时，他还相当敏锐地描述了烧伤过程中的四个阶段，称之为极其危险的阶段：刺激、炎症、化脓和衰竭期，他还是烧伤浸浴疗法的创始人，第一个认识到胃和十二指肠溃疡是严重烧伤的并发症的人。更详细的描述这一概念的是 1842 年的 Curling，因此，又称 Curling 溃疡。19 世纪，Reverdin 认识到烧伤面积和皮肤移植的重要性，明确了烧伤诊断和外科的认识。1823 年，Bunger 将大腿皮肤移植到鼻子，1843 年，Mason 也做了同样的手术。1847 年，有建议采用土豆泥、洋葱、苹果、药膏、白兰地、面粉、面包和牛奶混在一起进行创面治疗。1863

年，Baraduc 通过对烧伤死亡患者的解剖提出血流不足是导致烧伤死亡的主要原因，这一发现促使科学家开始尝试采用补液的方法来治疗烧伤患者。1869 年，瑞士外科医生 Reverdin 完成了第一例表皮移植手术。1871 年，Lusgarten 第一个建议切除烧伤组织。1875 年，在苏格兰的格拉斯哥，Wolfe 报道了一项关于下眼睑缺损的整形修复手术，用的是手臂上的游离全厚皮移植，这可能是第 1 个全厚层移植的临床报道。

第一次世界大战之后，人们达成共识，深度烧伤的最佳治疗方法包括切除、植皮和疼痛治疗。然而，尽管烧伤治疗已有数百年的历史，但仍有许多患者死于休克和感染，主要原因是对烧伤病理生理效应的基本认识尚不清楚。1921 年 Rialto 火灾和 1942 年椰子林夜总会（Coconut Grove Night Club）火灾为烧伤的病理生理学提供了第一个具有实践性的现实基础。耶鲁药学和毒理学的 Frank P. Underhill（1877—1932）教授观察了血红蛋白、血细胞比容和血清氯化物。他分析了水疱液，发现了蛋白质在烧伤损失中的重要性。他的研究表明，先前认为毒素导致烧伤休克的理论不完全正确，烧伤休克主要是由于失水引起的。1930 年，癌症外科医生 George Pack 在他关于烧伤的书中建议使用血液来治疗烧伤休克。1933 年，Philips 将蜂蜜用于烫伤治疗且认为这是最好的天然外敷药物。1937 年，Voigtlander 用蜂蜜去治疗烫伤，且发现蜂蜜有助于缓解伤口疼痛，减轻患者的痛苦。20 世纪 30 年代，由于技术的改进，可以获得断层皮片完成皮肤移植。1936 年，Humb 取皮刀问世，随后 Padgett 和 Hood 研制出有刻度的取皮刀。1942 年波士顿椰子林大火发生时，Cope 和 Moore 对烧伤中液体和蛋白质的损失进行了基础研究。Cope 和 Moore 证明失水发生在患者体内，而不仅仅是外部，因此为烧伤中隐性失水提供了一种解释。

Truman G. Blocker 医师在造成 560 人死亡、3 000 人受伤的得克萨斯州码头爆炸事件救治过程中，提出多学科协作在群体性烧伤患者治疗的重要性，之后若干年 Truman 和 Virginia Blocker 医师随访了此次事件超过 800 例患者，发表多篇相关文章，Blocker 医师因突出的事迹被美国烧伤协会授予哈维艾伦服务杰出奖。1944 年，瑞典医生

Thorsen 较早开展右旋糖酐作为胶体使用的推广，随后 Evans 的右旋糖酐与生理盐水的联合使用更广泛。1952 年，Evans 发明了一个计算烧伤液体对应面积重量的公式。目前流行的 Brooke 公式发表于 1953 年，是对 Evans 公式的修改。1962 年他在美国得州的加尔维斯顿（Galveston）成立了美国第一个烧伤研究所。1964 年，Tanner 提出网状植皮术。20 世纪 70 年代，人们发现磺胺应用过多，可造成代谢性酸中毒；应检测钠和钾水平。同时，人工皮肤出现。

然而烧伤治疗的进展基本是在第二次世界大战以后的近 70 年，在二战前后的十年，美国烧伤面积超过 50% 的小儿烧伤，因休克、败血症、多器官衰竭死亡达 50%，随着研究的不断深入，重度小儿烧伤的治疗成功率显著提高。如 1982—1996 年期间的一项大样本研究中，80%TBSA 或以上烧伤儿童的死亡率仅为 33%。之后，各国烧伤科医师普遍认识到在烧伤早期休克液体复苏、吸入性损伤的救治、感染防治、营养支持、内脏功能保护、创面的早期封闭，以及烧伤患者的整体治疗和康复治疗都得到长足发展。1981 年，Burke 研制出人工皮，对大面积烧伤缺乏供皮区的患者治疗带来希望。

二、中国在烧伤治疗中的贡献

（一）祖国传统医学在烧伤治疗中的演变

烧伤，属于突发性意外损伤，中医将其称为"意外猝疾"，由强烈热损伤致病，并将其归属于"火热"范畴，多称为烧疮、汤火伤、火疮、汤泼火伤等，《医宗金鉴》中记载："汤烫火烧，皮肤疼痛外起燎疱，将疱挑破，放出毒水，使毒轻也，其症虽属外因，然形势必分轻重。轻者，施治应手而愈，重者须防火毒热气攻里，令人烦躁作呕、便秘，甚至神昏而闷绝。初终禁用冷水井泥浸溻伤处，恐热毒内伏、寒气外束，致令皮肉臭烂、神昏便秘、端宿、气喘，多致不救。"由此可见，古代医学指出烧伤的病因为火毒。火热之邪极盛于人体皮毛、肌肉、筋脉、内腑等，皮毛损伤，失津血，热盛肉腐发而为疮疡，甚至火毒内攻脏腑造成患者死亡。

公元前 600 年中国人使用茶叶汁和酊剂治疗烧伤。公元前 206 年，西汉时期的帛书《五十二病方》有用陈年黍米、大豆研磨，用狗胆汁调和后外敷治疗小腿烧伤。公元 3 世纪，晋代葛洪《肘后方》（公元 341 年）和晋代末《刘涓子鬼遗方》（公元 483 年）中，已有治疗汤火灼伤的记载，如以柳白皮、栢白皮、山栀、白芷、丹参、甘草等具有抗炎、活血收敛作用的药物，以年久石灰敷之或猪脂熬膏外敷等方法的外用。南齐《鬼遗方》有"火烧人肉坏死，宜用麻子膏外敷"相关记载。

隋代巢元方《诸病源候论》（公元 610 年），提出烧伤疾病的初步理论，指出"凡被汤火烧者，初慎勿以井下泥、尿泥及蜜淋搨之，其热气得冷即却深搏至骨烂人筋也，所以中汤火后喜挛缩者良由此也"，指出烧伤后创面不能外涂污物，否则易致感染，甚至到达骨，加深的创面会形成瘢痕。唐代孙思邈《千金方》（公元 652 年）初步提出内服外治的原则和方法，内治首先是治疗休克，在外用抗炎保护创面的药物由麻油、黄丹和蜡混合制成。《备急千金要方·火疮》提出"凡火烧损，慎以冷水洗之"，对于冰敷、创面清洗做了描述。甚至提出烧伤早期要进行补液，如冷水和蜜饮之。当然也有糟粕，如新尿冷饮之。王焘之《外治秘药》（公元 752 年）较全面的继承和发展了前人的经验，系统阐述了创面的外用治疗。唐代以后的中医名家进一步认识到了烧伤对全身的影响，总结出调气血、健脾胃、清热解毒、排脓生肌的烧伤内治法则。清代以后受温病学的影响，认识到烧伤是外伤皮肤、内损五脏的疾病，提出了内外同治的原则。宋朝《太平圣惠方·治汤火疮诸方》收集很多外治方法，其中以"白蜜涂疮，竹膜贴之"最为引人注目。宋代另一本书《圣济总录·汤火疮》认识到烧伤可"烂骨伤筋"。用寒水石 7 两、黄柏、黄连、黄芪、山栀、大黄、赤石脂各 1 两，加冰片少许，酒或鸭子清调制治疗烧伤。明朝的《外科启玄·火烧疮》认识到"火之为物，性最急，能烧万物，重则死轻则为疮，皮焦肉卷"，并初步确定内外兼治的原则。清代陈士铎《洞天奥旨》中记载："汤烫疮……轻则害在皮肤，重则害在肌肉，尤甚者害在脏腑……治火烧之症，必须内外同治，则火毒易解也。"初步提出烧伤内外兼治的原则。

现代多数中医学者认为，烧伤病因是热损伤，病理是由于肌肤遭受热损伤后，经络阻塞，气滞血瘀,而致创面疼痛;气血津液输布失常,津液聚积或不循常道,溢于脉络之外,致创面渗出、肿胀、水疱;气血瘀滞,水湿瘀积,瘀久化热,乃生肉腐而成疮脓。因此,有人提出烧伤既是伤也是疡的观点。病机可以概括为热力损伤、气滞血瘀、郁而化热、热胜肉腐、火毒内攻、脏腑功能失调等。治疗上提倡内外兼顾,大概有以下几大治则:清热解毒、养阴生津、托里排脓。现代中医学总结出中医学治疗烧烫伤的经验:清热解毒、养阴生津、理气健脾、活血化瘀、托里排脓的五大治疗原则。外用药的作用主要体现在:早期活血止痛,减少渗出,保护创面,调节伤区微循环,抑制瘀滞区组织的进行性坏死;中期清热解毒、祛腐排脓、通畅引流;后期则祛腐生肌,促使创面组织修复,促进愈合。根据配制方法及使用方法不同,外治法所应用的中药大致可分为膏剂、散剂、汤剂、油剂、酊剂、霜剂、乳剂、擦剂、膜剂等。

限于历史条件,古代中医对于烧伤休克的直接论述较少。清代的《外科大成》中有类似烧伤休克较详细的记载,"汤泼火伤患自外来也,至热甚,则火毒内攻,令人烦躁,口干,昏聩而闷绝",描述了烫烧伤后,患者循环不足出现口干、烦躁(严重烧伤后脑缺血缺氧)及脑循环血液灌注严重不足时的神态恍惚、甚至昏迷等休克症状。在治疗上,更是进展缓慢。

(二)近代中国烧伤的发展进程

我国的烧伤事业发展在近60年也取得了非常大的成功。无论是理论还是技术都对世界烧伤治疗发展具有突出性的贡献。特别是1958年中国掀起了大炼钢铁的热潮,烧伤患者迅猛增加,为抢救烧伤伤员,各地先后成立了烧伤专科,但是专科医师的总体水平不高。1958年,上海广慈医院(现上海交通大学医学院附属瑞金医院)成功抢救了一例烧伤总面积89%,Ⅲ度烧伤面积23%的上海第三钢铁厂工人邱财康,改写了中国治疗烧伤的历史,也创造了烧伤治疗的奇迹。两年后召开的第一次全国烧伤学术会议,推动了全国治疗烧伤的高潮。

1961年,第三军医大学对450名男女青壮年、1963年对111例小儿体表面积实测结果所得到的估计烧伤面积的方法。成人头颈面积共9%,双上肢面积共为9%×2,躯干包括会阴的1%共为9%×3,双下肢包括臀部为9%×5+1%。从而制定出中国烧伤面积九分法,由于小儿发育特点是头大下肢短,随年龄增长其比例也变化,计算公式是:头颈部面积(%)=9+(12-年龄);双下肢面积(%)=41-(12-年龄)。头、躯干、双上肢、双臀(共5%)的体表面积所占百分比与成人相同。由于此法较切合我国人体实际,国内常用,所以于1970年在上海召开的全国烧伤会议把原称"新九分法"的此法定名为"中国九分法"。20世纪60年代,重庆第三军医大学西南医院和上海广慈医院根据中国人的特点,总结并制订了烧伤患者的液体复苏公式,为烧伤患者休克的平稳度过奠定了很好的基础。

20世纪60年代,北京积水潭医院在电烧伤治疗方面取得进展,显著降低了烧伤肢体的截肢率,上海广慈医院采用早期分批切痂,大张异体皮打洞嵌入自体小皮片成功救治Ⅲ度烧伤面积大于90%的烧伤患者(1966年),北京积水潭医院(1964年)开创了削痂植皮的方法,并在临床上取得非常好的效果,随后包括西南医院等多家医院都成功治疗TBSA大于90%,Ⅲ度烧伤面积大于70%的烧伤患者。

1977年,中国根据自己烧伤治疗经验与研究基础,出版第1版《烧伤治疗学》,成为国内烧伤治疗与研究的经典教科书。1983年,黎鳌教授、史济湘教授、汪良能教授、盛志勇教授等老一辈烧伤整形外科专家共同发起、创建了中华医学会烧伤与整形学组,在此基础上经3年发展,成立了中华医学会烧伤外科学分会,并于1985年创办了《中华整形烧伤外科杂志》。由于学科发展的需要,该杂志于1999年年底正式分刊,开始在重庆出版《中华烧伤杂志》。首届中美国际烧伤会议于1985年在重庆成功举办,让世界同行了解到了我国烧伤医学的光辉成就。这些学术组织、学术平台有力地促进了我国烧伤医学的发展。

20世纪八九十年代,北京积水潭医院开展了微粒皮异体皮移植、解放军304医院开展了休克期切痂植皮,大大提高了特大面积烧伤的治疗成功率。

早在1990年,黎鳌院士就提出收集全国烧伤病例的设想,并先后从军内29家主要烧伤中心收集到 1958—1998 年的 161 383 例住院烧伤伤员信息,这是当时国内最大宗的烧伤数据,对我国乃至世界住院烧伤伤员数据库的建设具有重要意义。2017 年由中华医学会烧伤外科学分会与标普医学信息研究中心合作,利用医院质量监测系统(HQMS)开始统计非军队系统、与 I-tQMS 对接的全国三级医院住院烧伤伤员资料。

第二节 理论与技术的发展与展望

一、理论的完善与发展

烧伤理论的进展主要集中在休克、感染控制、并发症防治、创面覆盖,以及烧伤康复等几方面。

(一)复苏治疗

1863 年,Baraduc 通过对烧伤死亡患者的解剖提出血流不足是导致烧伤死亡的主要原因后,人们开始尝试采用补液的方法来治疗烧伤,但并没有得到广泛应用。最早采用生理盐水治疗烧伤的是 Tommasoli(1881),但受当时医学技术限制,对微生物、无菌、渗透压及致热原等缺乏科学认知,导致许多接受静脉补液治疗的烧伤患者发生严重并发症而死亡,烧伤静脉补液的治疗手段仍然停滞不前。

1940 年是预防和治疗烧伤休克的一个重要里程碑。在此之前,患者在入院时静脉输液均是很小剂量的葡萄糖盐水或凝胶盐水,所以往往早期有短暂的症状改善,但由于总容量完全不足,长时间的低血容量将导致全身性功能障碍,被称为“毒血症”。某些并发症可能能被控制,但大多进入不可逆状态。1940 年 11 月,布莱克建议给烧伤患者提供血浆,并持续 1~2 天,每 2~3 小时检查一次患者的情况。他建议的 3~4 升是既往的 10 倍,这是现代烧伤休克疗法的开端。到第二次世界大战结束时,早期血浆输注预防休克的工作已经确立,烧伤患者中因休克而死亡的人数已下降到所有死亡人数的 5%。这是烧伤死亡率的首次显著变化。但液体复苏的时机(补液速度以及液体种类等)尚无统一的标准,所以疗效很不稳定。20 世纪 50 年代,放射性同位素技术的应用首先对血容量和红细胞破坏的测量为临床治疗提供了精确的数据,并证实胶体比电解质溶液更好地恢复血容量。60 年代,Topley 还提出,大范围的烧伤休克期,20%~40% 的红细胞可能被破坏,因此需要输血。随后发展为通过监测每个患者的血细胞比容或血红蛋白、尿量和浓度以及对治疗的其他生理反应来管理患者。以保证患者 48 小时内无周围型衰竭、肾功能衰竭或肺水肿,并发症风险最小。救治的成功率大大提高。1944 年,Lund 和 Browder 通过对大量烧伤患者进行统计学分析,建立了烧伤体表面积计算方法和相应的量表,这使得烧伤体表面积能够准确算出,对通过体表面积估算补液量奠定科学基础。20 世纪 50 年代初,Evans 和其同事提出液体的需要量应考虑到身体重量和烧伤面积。随后 Reiss 教授等人改良了 Evans 公式,提出 Brooke 公式,以乳酸盐林格液代替了正常盐水并减少了胶体的给予量。Baxter 和 Shires 发明无胶体公式,现在称作 Parkland 公式,也是现在应用最为广泛的公式,即烧伤后每 1% 体表烧伤面积给予林格乳酸盐 4ml/(kg·d)。

我国烧伤医学对于复苏的贡献与上海广慈医院[现上海交通大学医学院附属瑞金医院(以下简称瑞金医院)]成功抢救烧伤总面积 89%TBSA、Ⅲ 度烧伤面积 23%TBSA 的患者邱财康密切相关。突破当时“烧伤总面积超过 80%TBSA 难以生存”的定论,改写了国际上烧伤患者成功救治的纪录,并由此建立了我国第 1 个烧伤专业病房和严重灼伤治疗小组,为我国以后烧伤事业的系统化、正规化的发展奠定了原始的基础。1958 年抢救邱财康时,其烧伤后早期体液大量渗出,当时灼伤治疗小组根据患者实际情况就提出了加压快速输液方案,突破了当时 Evans 公式每天输液不超过 10 000ml 上限,使患者安全度过烧伤早期液体复苏关。1965 年,瑞金医院烧伤科在此基础上总结出自己的经验补液公式,即目前临床上广泛应用的烧伤早期液体复苏的“瑞金公式”,强调了根据公式计算出的补液量仅供参考,在输液过程中须密切监测患者全身循环情况如血压、心率、尿量及肢端循环的变化,适时调整输液量。“瑞金公式”目前已成为我国烧伤患者救治早期液体复苏过程中的主要参考公式,使大量重度烧伤患者的休克期平稳地度过,为后续治疗奠定了良好的基础。

（二）感染控制

1934年，Dunbar 的论文中提到："一个烧伤的病例初期是无菌的，但在12小时内，溶血性链球菌可以在80%的病例中发现并生长"。一年后，细菌学家 Robert Cruickshank 在研究烧伤病房时写道："66%的烧伤患者在入院后3至6天的伤口中含有溶血性链球菌，而入院时这一比例仅为1%"。他还观察到溶血性链球菌经常大量存在于烧伤病房的空气中，而普通外科病房中只发现少量。为了克服当时链球菌定植导致的严重移植物失败，人们用一根钝玻璃棒将移植物插入感染的肉芽组织中，这种做法被称为"肉芽的隧道"。1935年，感染的诊断得到确定。

1883年，曾由 Dunlop 使用的丹宁酸虽然很快被弃用。但20世纪二三十年代，Davidson 和 Wilson 重新用它来减少体液流失、减轻疼痛和获得更好的焦痂，由于易于应用，又广泛使用了近20年。

次氯酸钠（NaClO）是18世纪 Berthollet 发现的最早的局部抗菌剂之一，在整个19世纪被广泛用作消毒剂。它的使用经常受到刺激和局部反应的影响，但这些副作用后来发现是由于不同的溶液制剂的质量和氯的变化造成的。1915年，Dakin 成功地合成无刺激性的次氯酸盐溶液，并提出0.5% NaClO 的浓度最为有效。第一次世界大战期间，Dakin 与法国著名外科医生、诺贝尔奖得主 Alexis Carrel 合作制定了一种治疗伤口和烧伤的方案。他们规定机械清洗、外科清创和局部使用次氯酸盐溶液。Lineaweaver 等于1985年发现过氧化氢和乙酸的细胞毒性超过它们的杀菌能力，但是聚维酮碘和次氯酸钠有成纤维细胞毒性，具有持续的杀菌活性。Heggers 等人最近在体内外对次氯酸钠浓度进行了抗菌活性和组织毒性的研究，发现浓度为0.025% NaClO 的改性"Dakin's"溶液有足够的效果。

20世纪40年代末，美国的 Blocker 和英国的 Wallace 都鼓励将烧伤伤口暴露在空气或与外界接触，相对干燥会抑制一些危险细菌的生长。1942年，Harvey Allen 和 Koch 支持用油纱、大块棉絮敷料和绷带治疗，但没使用局部消毒剂或抗生素。细菌学家 Leonard Colebrook 参与了成功使用磺胺治疗产后败血症的早期试验，之后研究了战争创伤感染。他相信烧伤的感染是可以预防的，并提出三条路径预防感染：使用非接触敷料技术（即使用无菌器械）、局部抗菌软膏及正压过滤更衣室的空气。这个三重组合，逐渐被人们接受。德国人在第二次世界大战时使用醋酸磺胺米隆治疗开放性创面，在圣安东尼奥的外科研究协会，微生物学家 Robert Lindberg 和外科医师 John Monerief 使用磺胺米隆治疗烧伤。1965年，Moyer 最初使用0.5%硝酸银溶液，作为一种强有效的杀菌剂局部用于烧伤创面。伴随60年代以后各种抗菌药物的出现与合理应用，提高烧伤救治成功率方面取得了第二次重大突破。

"休克期切痂"概念的提出为创面感染控制提出了新的理念。1954年，Jackson 和同事使用切痂和移植术来治疗全身体表烧伤患者。20世纪60年代，Janzekovie 发明使用简易的非标准手术刀削痂来治疗深 II 度烧伤。传统的"早期"多指伤后4~7天即休克期过后再进行首次切痂，可在等待休克期过去的期间液体外渗、血浓缩、血黏度增加、微循环障碍、大量氧自由基与介质的释放对内脏的损伤、细菌的侵袭性感染、高代谢反应、免疫功能紊乱等对机体的危害可能会成为更大的威胁。1979年，解放军总医院第四医学中心（原解放军304医院）盛志勇院士首先提出"休克期切痂"理念。利用 Swan-Ganz 导管（斯旺-甘兹导管）、通过监测仪（Gould IM1000，美国）监测血流动力学结果表明，只要入院后经过良好的复苏，维持有效循环，患者是可以耐受休克期手术的。自1985年，北京304医院在 Swan-Ganz 导管监测血流动力学的条件下，对大面积烧伤患者开始施行休克期（伤后48小时内）切痂植皮手术，发现在血流动力学监测指标均恢复生理值时，边补液防治休克边手术，不但不会使病情加重，还可以明显减轻感染及其并发症、保护内脏器官、减轻高代谢反应、减少输血、减少用药、缩短住院日、提高治愈率。为了让没有 Swan-Ganz 导管监测条件的基层单位也能开展休克期切痂手术，304医院烧伤科治疗团队又总结提出了选择休克期切痂时机的临床观察指标：①第一个24小时入量 2.6~3.0ml/kg 1%TBSA^{-1}；②尿量 80~100ml/h；③意识清楚；④口渴明显减轻，无恶心呕吐；⑤心率100次/min 左右；⑥血红蛋白≤150g/L；⑦血细胞比容≤0.50。临床证实切实可行的、效果良好,为大面积烧伤的治疗开创了新的局面。

休克期切痂为大面积烧伤的治疗开创了一个新的局面,为抢救严重烧伤患者的生命提供了一个全新的手段,国内烧伤同仁在不断总结经验的同时正循序渐进、慎重稳妥地开展。

(三)并发症防治

1. ALI/ARDS 烧伤后(特别是严重烧伤)肺部并发症的发病率居内脏并发症的首位。早期主要表现为急性肺损伤(acute lung injury,ALI),进一步可发展急性呼吸窘迫综合征(acute respiratory distress syndrome,ARDS)。

1967年,Ashbaugh等首次提出了急性呼吸窘迫综合征(ARDS)这一病名,1994年欧美联席会议(AECC)统一了ARDS的定义,但该定义的可靠性和有效性一直备受争议。2011年,在德国柏林组建了一个专家小组来拟定ARDS新定义(柏林定义),进一步完善其可行性、可靠性及有效性(表2-12-1)。

严重烧伤后肺损伤即可是直接损伤亦可发生在间接损伤;不管是哪种类型的损伤,均可引起机体严重缺氧的表现,故治疗的重点应在治疗原发病的同时纠正缺氧,其中机械通气为重点所在。

近年来,对于ARDS患者机械通气治疗发生了很大变化:无创通气比例逐渐增加;机械通气模式发生转变,尤其是压力支持通气的应用明显增加;潮气量与PEEP水平的调整;镇静镇痛及程序化撤机的应用,在整体上对ARDS患者的预后产生着积极的影响。

一般遵循的原则:

(1)选择适合患者的通气模式。

(2)PEEP水平的调节:原则是既能使低顺应性区肺泡开放,又不使高顺应区肺泡过度扩张。一般肺泡内呼气末压力保持在7~15mmHg的范围内。给予适当氧浓度(通常<50%),PEEP可从$5cmH_2O$开始往上加,以维持$SO_2 \geq 90\%$,但PEEP最高不超过$25cmH_2O$。可根据肺力学参数变化确定最佳PEEP水平,临床上为血流导向气囊导管监测血流动力学参数和氧输送量,并为最佳PEEP水平的辅助评价指标。

(3)潮气量的选择:目前推荐小潮气量,最低可调至5ml/kg,潮气量的调节可参考气道平台压,维持平台压低于$35cmH_2O$;不宜选择以往推荐的10~15ml/kg的潮气量,这会使肺泡过度扩张,导致肺损伤。

(4)必要时可给予降低氧耗的措施,如镇静药、麻醉药等。

(5)在不能维持$SO_2 \geq 90\%$时,可变更通气模式,如IMP+PSV等。

(6)病情好转后,及时调整潮气量和PEEP,逐步脱机。

针对肺损伤的治疗,目前对干细胞的研究越来越深入,如间充质干细胞可保护肺毛细血管膜

表 2-12-1 ARDS 的柏林定义与诊断标准

急性呼吸窘迫综合征	
发病时机	在已知诱因后,或新出现或原有呼吸系统症状加重后一周内发病
胸部影像学[a]	双肺透光度减低,且不能完全用胸腔积液、肺叶不张或结节解释
肺水肿来源	无法用心功能衰竭或液体负荷过多解释的呼吸衰竭 如果没有危险因素,则需要客观评估(如心脏超声检查)排除静水压升高的肺水肿
低氧血症[b]	轻度:PEEP/CPAP$\geq 5cmH_2O$时,200mmHg$<$$PaO_2/FiO_2$$\leq$300mmHg[c] 中度:PEEP/CPAP$\geq 5cmH_2O$时,100mmHg$<$$PaO_2/FiO_2$$\leq$200mmHg 重度:PEEP/CPAP$\geq 5cmH_2O$时,$PaO_2/FiO_2$$\leq$100mmHg

CPAP持续气道正压通气;PEEP呼气末正压

[a] 胸片或CT扫描

[b] 如果海拔超过1 000m,应根据如下公式进行校正:$[PaO_2/FiO_2 \times (大气压/760)]$

[c] 轻度ARDS患者可能接受无创通气

屏障功能,减轻肺动脉高压及肺损伤,并可诱导分化为肺泡上皮细胞,从而在 ARDS 肺损伤修复过程中发挥重要作用。

展望:在治疗原发病及对症支持治疗的基础上,干细胞治疗在未来可能会越来越重要,干细胞治疗肺损伤还存在许多未知,需要进一步研究及临床应用,间充质干细胞、组织工程以及再生医学是用于交换受损细胞或组织与新功能细胞或组织的新的多学科领域;另外,随着祖国医学的不断研究发展,在未来也许会成为治疗 ARDS 的主要方法。

2. 急性肾损伤 急性肾损伤(acute kidney injury, AKI)在严重烧伤患者中较为常见,如不及时纠正会进一步加重,导致肾功能衰竭,死亡率高。急性肾衰竭是指肾小球滤过功能在数小时至数周内迅速降低而引起的以水、电解质和酸碱平衡失调以及含氮废物蓄积为主要特征的一组临床综合征。

2002 年急性透析质量倡议组(ADQI)制定了 ARF(急性肾衰竭)的 RIFLE 分级诊断标准。2004 年,ASN、ISN 和 NFK、ADQI、欧洲重症医学协会(ESICM)的肾脏病和急救医学专家成立了急性肾损伤网络工作组(acute kidney injury network, AKIN)。2005 年 9 月 AKIN 举行了第一次会议,提出采用 AKI 替代 ARF,并在 RIFLE 基础上对 AKI 的诊断及分期标准进行了修订,即 AKIN 标准。

AKI 的诊断标准为:肾功能在 48 小时内突然减退,表现为至少两次血肌酐升高的绝对值 ≥26.5μmol/L;或血肌酐较基础值升高≥50%;或尿量 <0.5ml/(kg·h),时间超过 6 小时(排除梗阻性肾病或脱水状态)。改善全球肾脏病预后组织(KDIGO)在 2012 年 AKI 临床实践指南中提出了全面统一的 AKI 诊断和分级标准(表 2-12-2)。

对于烧伤后 AKI 治疗,近年越来越多的研究提示,早期开始(Ⅰ期或Ⅱ期)CRRT 治疗可改善危重患者的预后,而在Ⅲ期选择 CRRT 则难以改善预后。干细胞的干预治疗现如今也逐步开始应用于临床,并对肾实质损伤起到一定的治疗作用。

展望:烧伤后 AKI 的早期诊断对于避免烧伤患者肾功能进一步恶化具有重要意义,现有相关标准与指南有待进一步优化,以提高 AKI 早期诊断率。虽然目前对于烧伤后 AKI 的治疗有补液、抗感染、抗炎、抗氧化应激、肾脏替代治疗等多种途径,但仍缺乏系统有效的治疗方案。在未来的研究中,可以针对与烧伤后 AKI 发生发展相关的信号分子,利用药物或生物技术进行靶向干预,影响信号分子参与调节的炎症反应、肾细胞凋亡等过程,从而预防和治疗烧伤后 AKI。

3. 胃肠道功能障碍 正常状态下,胃肠道依赖于胃肠黏膜屏障的防御机能,能够保护宿主免受肠腔中细菌、内毒素的侵袭;胃肠黏膜屏障包括机械屏障、生物屏障和免疫屏障三部分,他们共同作用形成一个多方面、多层次的防护网。严重烧伤后发生的急性胃肠黏膜缺血损害以及由此而引起的胃肠道屏障功能的改变,是导致烧伤后 SIRS 和 MODS 发生的重要原因,也是降低烧伤休克复苏质量,诱发肠源性感染和内毒素血症的危险因素。严重烧伤后保护胃肠道功能,减轻其打击,是对患者能否治愈的关键。

20 世纪 80 年代以来,随着"肠道是外科应激中的中心器官"和"肠源性感染"的提出,早期肠内营养受到更多的重视。严重烧伤后及早营养支持不仅有助于胃肠道功能的恢复,更有利于抗休克治疗。但如何把握烧伤后经胃肠道营养支持的时机,仍然存在争议。*Practice Management Guidelines for Nutritional Support of the Trauma Patient* 指出,伤后 12 小时内开始胃中管饲效果

表 2-12-2 AKI 分级标准

分期	血肌酐标准	尿量标准
1	升高达基础值的 1.5~1.9 倍;或升高值≥26.5μmol/L	<0.5ml/(kg·h),持续 6~12 小时
2	升高达基础值的 2.0~2.9 倍	<0.5ml/(kg·h),持续≥12 小时
3	升高达基础值的 3.0 倍;或升高值≥353.6μmol/L;或开始肾脏替代治疗法[或 <18 岁的患者,eGFR 下降至 <35ml/(min·1.73m²)]	<0.3ml/kg/h,持续时间≥24h 或无尿≥12 小时

较好；徐风瑞等研究表明，严重烧伤患者最早在6小时内予营养支持，能更好地改善其营养、降低机体炎性反应。解伟光甚至提出了烧伤治疗的新概念"零禁食"，即烧伤后即可进食少量流质饮食。周继涛等的临床试验发现，对于重症烧伤患者采取"零禁食"，不仅没有增加患者胃肠道症状，不加重糖代谢异常，却能有效预防患者低蛋白血症、上消化道出血的发生。

（四）烧伤创面的治疗过程

1. **大张异体或异种皮打洞嵌植自体小皮片混合移植**　1959年，上海广慈医院严重灼伤治疗小组（以下简称治疗小组）就提出了"及早切除焦痂、予以皮肤移植在减少感染机会、降低病死率、缩短治疗日程上有很大意义"的观点。但大面积烧伤患者自体皮源匮乏，切除坏死组织后的创面如何覆盖成为了一个重大临床课题。治疗小组在Jackson方法即自体皮和异体皮间隔移植的基础上，发展了自体皮和异体皮砌砖式移植的方法。后来瑞金医院（即上海广慈医院）烧伤科又利用自体皮片增殖从皮片周边开始的原理，设计了将自体皮片剪成小皮片以扩大其周长，再用大张异体皮覆盖创面、以手术刀和剪刀等距开孔，嵌入自体小皮片的手术方法。运用此法，若自体皮片面积为0.09cm²，且皮片之间的距离不超过1cm，则用于覆盖创面的自体皮与受皮创面面积之比最高可达到1∶10。因异体皮皮源有限，以后瑞金医院烧伤科又采用自体皮与异种（猪）皮混合移植的方法，治疗烧伤总面积≤80%TBSA、Ⅲ度烧伤面积≤50%TBSA的严重烧伤患者，也取得了良好的效果。

瑞金医院大张异体（异种）皮打洞小块自体皮嵌植法（以下简称"嵌皮法"）的具体操作如下：创面切痂后以大张打洞（洞长0.5cm，间距1.0~1.5cm）异体（异种）皮覆盖，丝线缝合固定，以敷料加压包扎。1~3天后取自体刃厚皮，以特制轧皮机制成0.3cm大小，经洞将其移植于创面，外层以敷料加压包扎，自体皮源有限时，此后同法再次或多次移植。后国内各大医院在运用"嵌皮法"中虽然多有改进、但均是以此为基础。

"嵌皮法"系上海瑞金医院最早创用，1963年便成功用于大面积烧伤患者的救治，挽救了很多重度烧伤患者的生命。虽然供皮面积扩大比例

较小，且需二次或多次手术，但方法成熟、疗效可靠，国内少部分单位至今依然采用。

2. **微粒皮移植**　在大面积深度烧伤患者的治疗中，解决自体皮源有限与创面面积较大这一矛盾，始终是最具挑战性的难题之一。上海瑞金医院于20世纪60年代开始应用大张异体皮打洞嵌植自体小皮片手术方法，明显节约了自体皮源、且愈合过程中无明显创面暴露。但其不足之处在于仍需一定量的自体皮源才能满足嵌皮需要，有报道称通常情况下需要自体皮面积与创面面积的比例是1∶（5~8）。如四肢同时进行自体皮嵌植往往自体皮源不足，同时嵌皮手术也费力、费时。随着烧伤事业的发展，1986年北京积水潭医院张明良等最早报道、提出了"微粒皮移植法"。通过对比发现，自体微粒皮移植既有自体供皮面积要明显少于打洞嵌皮移植，又有手术省时、省力的优点。张明良等又报道了在自体微粒皮移植中1%自体皮可修复10%~16%的创面，即比例可达1∶（10~16）。微粒皮移植为治疗自体皮源有限的大面积烧伤患者提供了一个更好的选择方法。

微粒皮制备早期采用剪刀手工剪制，虽然现在已可以机械制备、但是由于手工方法简单、不需特殊器材，仍然被很多医院采用。由于微粒皮皮片要求小于1mm²，为了能使皮粒真皮面朝向创面及皮粒均匀分散，北京积水潭医院常致德、张明良等发明了盐水漂浮法及绸布转移法。微粒皮法因操作简便，手术多可一次完成，供皮面积扩大比例适中，基本可以满足一次切痂面积达45%的需要，外层覆盖物可以采用异体皮或异种皮，选择多样，故被临床广泛采纳。由于微粒皮创面覆盖物既要保护微粒皮的生长又要保护大面积裸露的创面，异体活皮自然最为理想，异体皮成活后可良好的覆盖创面1个月左右，微粒皮有充分的时间生长、扩张并相互融合，但是其来源较困难且不易储存。

自1985年微粒皮移植术应用于临床以来，迄今已34年，国内已广泛采用，对于治疗大面积深度烧伤，特别是Ⅲ度烧伤面积80%TBSA以上的患者，效果良好。目前该法仍然是修复大面积深度创面的主要手术方法之一，在国外也得到了应用。同时自体微粒皮移植所用的是刃厚皮且供皮区多选用头皮：一方面是因头皮血供好、愈合快、

其厚度厚,能满足反复取皮需要且预后不留瘢痕。另一方面也尽可能多地保留了其他部位的正常皮肤,留作后期瘢痕整形所需。

3. Meek 植皮 1958 年,Meek 首先推出 Meek-Wall 皮刀,将切取的皮片制成很多排列整齐的皮片,1963 年他通过特制的可扩展的纱布将 Meek-Wall 皮刀切割的微型皮片进行成倍扩展,但由于当时人工操作的 Meek-Wall 皮刀影响了该技术的推广。1994 年 Kreis 等推出了压缩气体驱动的滚动切割机 -Meek 植皮机,使人工操作变成了机械操作,该技术被广泛推广。21 世纪初期,随着我国烧伤事业的发展、大面积深度患者治疗的需要,Meek 植皮术由荷兰被引进,它以独特的皮片扩展技术和半机械化的简化操作,在节省自体皮源的基础上大大改变了传统徒手操作的植皮方式,深受中国烧伤外科同仁青睐,目前已成为修复大面积深度烧伤创面的较佳手段。南京大学医学院附属鼓楼医院杨定文、谭谦等于 2004 年 10 月—2005 年 4 月在国内首先应用 Meek 植皮机行皮片移植,修复了 7 例患者创面,效果良好。安徽医科大学第一附属医院烧伤科徐庆连团队将 Meek 植皮较早地运用到小儿烧伤创面的治疗上。

对于大面烧伤患者,在皮源严重不足情况下,微粒皮移植手术提供了封闭创面的解决办法;但由于伦理的问题、移植物带来的感染问题等,优质异体皮来源越来越困难,从而促进 Meek 微型皮片移植技术引进与发展,该技术具有手术操作简单、效果确切、覆盖物为人工合成的材料等优点,故临床应用也越来越多,其可将皮肤按 1∶4、1∶6、1∶9 比例进行扩展,提高手术效率,大大缩短了手术时间,改变了大面积深度烧伤手术中受皮创面暴露时间长、麻醉时间长、医务人员劳动繁重等问题。使用 Meek 微型皮片移植修复大面积烧伤创面,局部瘢痕增生情况较邮票皮、微粒皮轻,节约下来的大张皮皮源用于特殊部位的修复,使关节和外观部位愈合后功能和外观最大程度得到了的保留。

4. 皮瓣概念的更新 纵观皮瓣发展的历史,我们尝试将其分成三个阶段。第一阶段(1989—2000 年):概念的提出与发展。这一阶段,为数不多的专家学者执着于穿支皮瓣的研究和普及,进行了大量开拓性的工作,我国专家学者也积极参与其中。第二阶段(2000—2010 年):全面普及。第三阶段(2010 年至今):推广应用,回顾反思。穿支皮瓣的技术在更多医学专业得到进一步的推广使用,专家们对穿支皮瓣的应用经验开始进行深入的回顾和反思。

穿支皮瓣(perforator flap)是指仅以管径细小的皮肤穿支血管(穿过深筋膜后口径仍≥0.5mm)供血的皮瓣,属轴型血管的皮瓣范畴。穿支皮瓣的概念起源于 20 世纪 80 年代末期,Kojima、Wei、Blondeel、Morris 等学者专家是先驱代表。自 1997 年开始,国际上每年都定期召开一次穿支皮瓣交流会。德文《手外科、显微外科与整形外科》杂志(*Handchir Mikrochir Plast Chir*)在 2002年 7 月,英文《整形外科临床》杂志(*Clin Plast Surg*)在 2003 年 7 月均出版过一期穿支皮瓣的专辑。经过 10 多年的发展,关于穿支皮瓣的定义、命名等许多以前存在争论方面的认识也渐趋统一。2005 年 10 月 Blondeel 等的专著 *Perforator Flap: Anatomy, Technique, and Clinical Applications*出版,标志着穿支皮瓣的发展已基本成熟,在我国创面的修复中也开始大量被使用。上海长征医院侯春林教授在穿支皮瓣的研究方面积累了丰富的经验,是我国在这方面的领军人物。

随着穿支皮瓣技术的逐渐普及,尤其是 2003年关于穿支皮瓣概念、术语和分类等的"根特共识(the "Gent" consensus)"的发表,极大地促进了穿支皮瓣在世界范围内的研究和应用,我国的穿支皮瓣在烧伤尤其是电击伤创面修复方面也取得了长足的发展。

穿支皮瓣的出现使皮瓣移植走向了自由王国,临床医生既可根据具体需要在创面的周围设计穿支皮瓣进行局部转移,又可在身体任何具有穿支血管的部位设计穿支皮瓣进行游离移植。随着皮瓣技术的不断进步,穿支皮瓣越来越受到重视,其既可实现"成活、功能、外形和供区微创"的完美统一,又可实现皮瓣供区选择自由化、切取微创化、皮瓣受区与供区的美观化。根据专家共识,穿支皮瓣临床应用应坚持:①以次要部位修复主要部位原则;②皮瓣高质量成活原则;③重视受区功能与形态重建原则;④尽可能减少皮瓣供区外观与功能损害原则。

目前在烧伤治疗中,穿支皮瓣应用最多的为

电烧伤创面以及热压伤创面。有研究显示,电烧伤患者早期行皮瓣或肌皮瓣治疗,可有效保护电损伤创面的神经、肌腱和骨骼等重要深部组织,对功能恢复起到关键作用。北京积水潭医院沈余明等采用血流桥接皮瓣,在早期修复创面的同时改善了电烧伤肢体的血供,提高了肢体挽救的成功率。在烧伤创面涉及骨外露、肌腱、血管等组织外露时,应用皮瓣修复创面,既可以保护外露组织,也可以减少瘢痕组织增生,为后期功能康复及重建提供基础条件。

(五)烧伤康复的发展

1607 年,德国医师 Guilhelmus Fabricius Hildanus 发表了一篇文章阐述了烧伤病理生理学变化,为烧伤瘢痕治疗做出了贡献,算得上烧伤康复的启蒙。国际现代康复医学是在 20 世纪 40 年代至 50 年代初步形成,20 世纪 60 年代至 70 年代发展较快,20 世纪 90 年代得到了逐步完善。烧伤康复也是伴随这一进程逐步形成的。我国康复医学更是一门新兴的学科,20 世纪 70 年代至 80 年代刚刚引进现代康复医学的概念,20 世纪 90 年代逐步推广,进入新世纪发展较快,但仍未到达普及程度。不同地区、不同层次的医院发展很不均衡,特别是大面积深度烧伤的救治和康复水平参差不齐。烧伤患者尤其是大面积烧伤或面部、功能部位烧伤的患者自受伤开始,其生理、心理和社会健康水平受到很大影响,所产生不同程度的负性情绪反应包括,恐惧、焦虑、抑郁、自怜、悲观及创伤后应激障碍(posttraumatic stress disorder, PTSD)严重影响患者的日常及社会生活。烧伤后综合康复包括医疗康复、社会化综合康复和康复教育的几方面。医疗康复又包括烧伤早期创面封闭(如植皮、皮瓣的覆盖)、抑制瘢痕治疗和瘢痕的物理、化学和生物治疗,烧伤的医疗康复与功能锻炼等治疗手段是整体康复的基础,在整体康复中占有重要地位。尚没有某一康复手段能解决所有问题,烧伤康复需要个人、家庭、社会综合治疗改善肢体的功能,促进伤员恢复工作、生活能力,改善情绪。心理康复主要针对患者心理上出现的障碍及问题,进行干预、引导、帮助治疗,建立烧伤患者的心理状况常用简易健康量表(abbreviated burn specific health scale, ABSH)测量。

20 世纪 70 年代,Andrew 开始注重于严重烧伤后患者的生活质量,在当时清创手术和其他方面的进展使死亡率显著性地降低的情况下,他首次出版的自己制定的烧伤特定健康量表成为现代烧伤康复研究的里程碑!

按照国家卫生健康委员会(原国家卫生部)要求,1984 年起我国三级甲等医院设立康复科,各大医学高校开设康复医学课程。1994 年,解放军总医院第四医学中心(原解放军第三〇四医院)在国内首次报道 3 264 例(1974—1992 年)烧伤后瘢痕患者综合治疗(压力治疗、矫形器应用、体疗、按摩、药物治疗等),取得了较好的康复效果。随后,武汉市第三医院烧伤科、昆明医科大学第二附属医院烧伤科、广东省工伤康复医院、陆军军医大学第一附属医院烧伤科(原第三军医大学西南医院)、空军军医大学第一附属医院(原第四军医大学西京医院)烧伤科等组建了烧伤康复治疗小组。2000 年前后,国内部分医院烧伤科掀起了开展烧伤康复治疗的小热潮,包括压力治疗、低温热塑板材支具的应用、肢体主被动运动等项目。商丘市第一人民医院烧伤科于 2002 年报道了其于 1995—2000 年收治的 560 例烧伤患者的精神分析情况,这是中国第 1 份较大样本量的烧伤后患者精神分析报告。随后,关于烧伤幸存者心理健康调查的报道逐渐增多。2013 年,吴军教授等在 Burns 杂志发表了第 1 份关于中国烧伤康复的调查报告,分析了中国烧伤康复的现状与面临的挑战,为中国烧伤康复发展的顶层设计和健康发展提供了依据。2013 年,中华医学会烧伤外科学分会和中国医师协会烧伤科医师分会制订了中国的第 1 部烧伤康复治疗指南,同时启动了首部烧伤康复专著的编写。2014 年,中国康复医学会烧伤治疗与康复学专业委员会成立,这标志着中国烧伤康复从零散的、自发的工作到有组织、有规模、成体系、有学术的专业烧伤康复的转变。2015 年人民卫生出版社出版了由中外烧伤外科专家、康复专家联合编写的中国第 1 部烧伤康复领域专著《烧伤康复治疗学》。2016 年陆军军医大学第一附属医院购买了澳大利亚新西兰烧伤学会的版权,于 2018 年由科学出版社出版了比较符合中国国情的翻译专著《烧伤康复指南》。2018 年人民卫生出版社出版了《康复医学系列丛书——烧伤康复》。

二、展望

回顾历史、着眼现在、展望未来，随着科技的发展，越来越多的新技术、新项目、新材料等不断应用于临床，使烧伤创面的治疗和康复治疗将呈现多元化趋势，如光疗、磁疗、水凝胶等各种新型敷料、GM-CSF 等各种生长因子、脱细胞异体真皮支架、干细胞移植、体外细胞培养、细胞膜片技术等也开始不断应用于烧伤创面的治疗与康复。新老方法的结合及发展在临床烧伤创面的治疗上已取得了良好的效果。但不论何时，烧伤后瘢痕增生一直都是烧伤整形外科面临的重大课题，在烧伤后尽早进行康复治疗，已得到烧伤整形界专家的高度认可。近年来，针对烧伤后增生性瘢痕的预防也越来越受到重视，特别是小儿，结合具体烧伤后瘢痕增生的特点，制订个体化康复治疗方案，可获得更好的临床治疗效果。根据最新的"国际瘢痕治疗指南"：综合性治疗方案也可明显改善瘢痕治疗的效果，对于大面积烧伤后广泛增生性瘢痕的预防措施，推荐首选硅凝胶产品结合压力治疗，其次使用洋葱提取物等其他产品结合压力治疗；我们还可通过三维生物打印来制造精准贴附的压力治疗器具，打印出来的产品不仅可以实现个体化、精准化的快速制作，而且还可以提高穿戴的舒适性及美观度，从而可以显著提高患者的依从性、大大改善瘢痕治疗效果；同时干细胞技术还可再生自体全层皮肤及附属器。可预见随着世界科学技术的不断进步，再生医学治疗技术将会为烧伤医学的发展呈现美好的未来。

（徐庆连　李兴照　宋均辉　程　飚　付小兵）

参 考 文 献

［1］常致德,张明良,孙永华.烧伤创面修复与全身治疗［M］.北京:北京出版社,1993:46-61.

［2］陈郑礼,袁克俭.烧伤创面深度对患者休克期补液量的影响［J］.上海交通大学学报（医学版）,2011,31（1）:64-67.

［3］郭振荣,盛志勇,高维谊,等.休克期切痂有助于控制或减轻感染并发症［J］.中华外科杂志,1995,33:406-408.

［4］郭振荣,盛志勇,贺立新,等.大面积烧伤休克期切痂植皮时机的临床指标［J］.中华整形烧伤外科杂志,1998,14:192-196.

［5］黎鳌.烧伤治疗学［M］.上海:上海科学技术出版社,2001:125-126.

［6］李如兵,李敏雄,郭光华,等.三维生物打印在烧伤整形领域的应用进展［J］.中华烧伤杂志,2017,33（10）:650-652.

［7］史济湘,杨之骏,许伟石.烧伤的治疗:22 年经验的总结［J］.中华外科杂志,1982,20（5）:259-261.

［8］史济湘.我国烧伤治疗的进展［J］.中华外科杂志,1982,20（5）:257-258.

［9］孙永华,汪仕良,肖光夏.不懈努力成就辉煌:中华医学会烧伤外科学会采撷［J］.中国卫生画报,2004（6）:6-7.

［10］唐举玉,魏在荣,张世民,等.穿支皮瓣的临床应用原则专家共识［J］.中华显微外科杂志,2016,39（2）:105-106.

［11］吴军,陈建.中国烧伤康复治疗的现状与思考［J］.中华烧伤杂志,2013,29（6）:505-508.

［12］吴军.中国烧伤康复的希望与挑战［J］.中国医刊,2017（12）:1-2.

［13］徐庆连,宋均辉.小儿烧伤后瘢痕增生特点与康复治疗方案［J］.中华烧伤杂志,2018,34（8）:509-512.

［14］杨宗城.中华烧伤医学［M］.北京:人民卫生出版社,2008.

［15］张劲松.ARDS 临床诊治的又一里程碑:ARDS 柏林标准问世［J］.中华急诊医学杂志,2012,21（9）.

［16］张明良,曹大鑫,常致德,等.微粒皮肤移植在大面积烧伤病人中的应用［J］.中华整形烧伤外科杂志,1987,2（3）:100-103.

［17］张明良.微粒皮移植术的回顾及展望［J］.中华烧伤杂志,2008,24（5）:343-345.

［18］张世明,徐达传,顾玉东.穿支皮瓣［J］.中国临床解剖学杂志,2004,22（1）:32-33.

［19］周继涛,张艳红,谢向群,等."零禁食"对重症烧伤患者近期疗效的影响［J］.中华全科医学,2013,11（4）:639-640.

［20］Blondeel PN, Van Landuyt KH, Monstrey SJ, et al. The "Gent" consensus on perforator flap terminology: preliminary definitions［J］.Plast Reconstr Surg, 2003, 112（5）:1378-1383.

［21］Colson P, Prunieras M. Treatment of massive burns. Behavior of skin grafts（auto-and homografts）in the Mowlen-Jackson procedure［J］. Lyon Chir, 1960, 56:182-198.

［22］Esteban A, Ferguson ND, Meade MO, et al. Ventila Group . Evolution of mechanical ventilation in response to Clinical research［J］. Am J Respir Crit Care Med, 2008, 177（2）: 170-177.

［23］Esteban A, Frutos F, Alfonso Muriel A, et al. Evolution of Mortality over time in patients receiving mechanical ventilation［J］. Am J Respir Crit Care Med, 2013, 188（2）: 220-230.

［24］Gold MH, Berman B, Clementoni MT, et al. Updated international clinical recommendations on scar management: part 1 evaluating the evidence［J］. Dermatol Surg, 2014, 40（8）: 817-824.

［25］Jackson D. A clinical study of the use of skin homografts for burns［J］. Br J Plast Surg, 1954, 7（1）: 26-43.

［26］Kreis RW, Mackie DP, Vloemans W, et al. Widely expanded pos-tage stamp skin grafts using a modified Meek technique in combination with an allograft overly［J］. Burns, 1993, 19: 142-145.

［27］Marini JI. Mechanical ventilation : past lessons and the Near future［J］. Crit Care, 2013, 17（Suppl 1）: S11-17.

［28］Meek CP. Extensive severe burn treated with enzymatic debridement and microdermagrafting: case report［J］. Am Surg, 1963, 29: 61-64.

［29］Meek CP. Successful microdermgrafting using the Meek-Wall microdermatome［J］. Am J Surg, 1958, 96: 557-558.

［30］Wei FC, Mardunu S. Free-style free flaps［J］. Plast Reconstr Surg, 2004, 114（4）: 90-916.

［31］Zhan Q, Sun B, Liang L, et al. Early use of noninvasive positive pressure ventilation for acute lung injury: A multicenter randomized controlled trial［J］. Critical Care Medicine, 2012, 40（2）: 455-460.

第三篇 再生医学

第一章　胚胎干细胞

胚胎干细胞（embryonic stem cell，ES cell）是胚胎发育早期着床前囊胚（blastocyst）的内细胞团（inner cell mass，ICM）在体外特定条件下得以建立并维持的具有自我更新（self-renewal）和多能性（pluripotency）的一类细胞。这类细胞可以在合适的体外培养体系中长期大量扩增，而同时保有其分化为机体内任何种类细胞的潜能，由于这些特性，使 ES 细胞在胚胎早期发育、基因生理功能等研究领域获得广泛应用。而以人类 ES 细胞分化产生特定细胞为基础的应用，在临床疾病的细胞治疗和药物毒性试验等方向上都让人充满期待。因此，越来越多的研究工作关注 ES 细胞的自我更新和多能性的调控机制，并为人类发育相关疾病机制和 ES 细胞的临床应用奠定基础。

第一节　胚胎干细胞系的建立和鉴定

一、ES 细胞的分离和培养

ES 细胞的建系是从囊胚中分离 ICM 并建立细胞株的过程，成功建系后的 ES 细胞可以在体外长期扩增并维持未分化状态。囊胚期胚胎呈囊状球形，外侧为一层扁平的滋养层（trophoderm，TE），TE 外侧被透明带（zona pellucida）包裹，囊胚中间为囊胚腔，ICM 位于腔内一侧，在未来的发育中，TE 将发育到胎盘、绒毛膜等胚外组织，而整个胚胎个体则来源于 ICM。

（一）小鼠 ES 细胞的分离培养

早在 20 世纪 80 年代初，英国科学家 Martin John Evans 和 Matthew Kaufman 首次建立了小鼠的胚胎干细胞系。小鼠 ES 细胞是从小鼠胚胎

3.5 天囊胚的内细胞团分离培养获得，小鼠 ICM 的分离可以直接用全胚培养法实现。最初的小鼠 ES 细胞分离培养体系模拟了早期胚胎中内细胞团的生长环境，即利用了小鼠胚胎成纤维细胞（mouse embryonic fibroblast，MEF）构成的滋养层和含血清的培养基，来维持 ES 细胞的稳定未分化状态，其中 MEF 用丝裂霉素 C 或 γ 射线处理，使其在维持活力的前提下停止分裂。之后的研究表明，MEF 主要通过分泌白血病抑制因子（leukemia inhibitory factor，LIF）来起作用，LIF 也成为经典的小鼠 ES 细胞培养体系中的关键细胞因子。血清中维持 ES 细胞未分化状态的主要成分是骨形态发生蛋白（bone morphogenetic protein，BMP）。迄今为止，血清和 LIF 仍然是最经典小鼠 ES 细胞培养体系的关键成分，在这样培养条件下，ES 细胞呈现椭圆团块状克隆生长，克隆圆润、边缘光滑，克隆内每个细胞紧密连接，边界不清，细胞核质比高，增殖速度快，每 2~3 天传代一次。

基于前面对 ES 细胞培养体系的成分研究，Austin Smith 研究组成功实现了无血清 ES 细胞培养体系，即在含有 LIF 和 BMP 的培养条件下，可以不依赖饲养层细胞和血清，维持 ES 细胞的自我更新和多向分化能力。之后，该研究组又创建了应用 MEK 和 GSK3β 这两种激酶的抑制剂的 2i 培养体系，即在没有饲养层细胞、血清、LIF 和 BMP 的条件下，只在培养液中加入 2i 就能建立并维持小鼠 ES 细胞系。2i 体系下的 ES 细胞集落形态更加圆润光滑，不易分化，细胞增殖速度相对慢。

（二）人 ES 细胞的分离培养

1998 年，美国科学家 James Thomson 从体外受精（in vitro fertilization，IVF）获得的胚胎中建立了首株人 ES 细胞系。人胚来源是辅助生殖成

功后患者捐赠的剩余胚胎。在 ES 细胞建系过程中，TE 的滋养层细胞会影响 ICM 的生长，因而需要将囊胚中的 TE 与 ICM 分离，分离 ICM 的方法主要有免疫外科法、全胚培养法、机械法和激光法。免疫外科法是最早提出的分离办法，1998 年 James Thomson 使用的就是这个方法，其原理是首先用链霉蛋白酶（pronase）消化透明带，随后用抗体和补体免疫溶解滋养层细胞，最后用机械的方法挑出 ICM，免疫外科法能够有效去除滋养层细胞，但操作烦琐，使用的抗体和补体会造成动物源性污染，因此已不被采用。全胚培养法是将消化透明带后的胚胎直接接种到培养皿中，该方法虽无潜在污染风险，但由于没有去除 TE，其建系效率及质量都较低。机械法是在显微镜下用玻璃针手工剥离 ICM 的方法，避免了免疫外科法中抗体补体的潜在污染，但操作过程中容易造成 ICM 的损伤，因此对操作技术要求较高。激光法是利用激光束精准灼烧滋养层细胞从而完整的分离 ICM 的方法，对 ICM 伤害小，作用时间短，但成本较高，对设备要求也高。

最初的人 ES 细胞同样是在 MEF 上建立，MEF 作为饲养层细胞能比较好地支持人 ES 细胞的长期培养。但是由于人 ES 细胞建系时间长，而 MEF 在长时间培养中存在状态和支持能力下降的问题，同时也有动物源性污染的问题，为了解决这些问题，研究者实现了以成年人包皮成纤维细胞、胎儿皮肤成纤维细胞等人源性细胞作为饲养层细胞来进行人 ES 细胞的建系和培养。但为了简化人 ES 细胞的建系培养，无饲养层的方法是必要的。已经建立的无饲养层培养体系需要利用细胞外基质对培养皿进行包被，包括纤连蛋白、层粘连蛋白、人工基膜（Matrigel）等。胎牛血清作为经典的培养液添加剂，为 ES 细胞提供养分，但由于成分未知且不稳定，容易造成细胞分化，因此，人 ES 细胞的培养中逐渐用血清替代物（serum replacement，SR）取代血清。不同于小鼠，人 ES 细胞培养中的关键性细胞因子是碱性成纤维细胞生长因子（basic fibroblast growth factor，bFGF）。最初的无饲养层培养体系为了保证营养充分，用到了条件培养基（conditional medium），即将含有 SR 的培养基先加到饲养层细胞上，1 天后收获培养液并过滤

死细胞，添加 bFGF 后，结合 Matrigel 等基质的使用，进行人 ES 细胞的正常培养。SR 虽然能很好地支持人 ES 细胞的建系培养，但是其成分中仍然含有动物源性成分，进一步的研究发现，无血清培养基 N2B27 再添加高浓度的 bFGF 就能维持人 ES 细胞的未分化状态。经典的人 ES 细胞呈单层克隆状生长，相较于小鼠 ES 细胞生长更为缓慢，其传代方式与小鼠 ES 细胞不同，胰酶消化导致的单细胞化过程会使人 ES 细胞无法建立依赖 E-cadherin 的细胞间连接，引起细胞的应激反应进而导致凋亡，因而人 ES 细胞对单细胞培养及其敏感，在传代时多采用机械法传代，这种方法能通过人工筛选最大限度地保持细胞的未分化状态。但同时机械法传代也有工作量大，难以大量扩增的问题，因此，胶原酶、分散酶（dispase）等温和的酶消化法常被用来将人 ES 细胞分离成小团块来进行扩增。在人 ES 细胞培养过程中也常采用机械法和酶消化法结合的方式进行传代。

二、ES 细胞的鉴定

基于已有的研究成果，研究者们总结出了 ES 细胞特有的生物学属性，在 ES 细胞鉴定过程中，通常需要检测其形态学特点、自我更新能力、特异基因表达情况以及多向分化潜能。

首先，ES 细胞具有其独特的形态及近乎无限的自我更新能力。在体外培养时，小鼠 ES 细胞形成致密的克隆样集落，克隆边界明显，较为光滑，克隆内细胞排列紧密界限不清晰，细胞体积小，细胞质较少，细胞核大而明显，核质比高。人 ES 细胞的克隆内细胞呈单层分布，细胞界限相对清楚。在正常培养条件下，ES 细胞能够不断地进行对称分裂，产生大量未分化的子代群体，即自我更新能力。这种能力与 ES 细胞的细胞周期特点相关，ES 细胞分裂快，G_1、G_2 期短，无明显的 G_1 期检查点（checkpoint）并有较高的端粒酶活性。另一方面，ES 细胞的这种快速的增殖能力也使其易于发生染色体变异，因此，正确的核型（karyotype）也是判断 ES 细胞质量的一个关键指标。

目前检测其自我更新能力除连续传代外，常用的方法是克隆形成实验（colony forming assay）。

首先将 ES 细胞以较低的密度接种,经过培养后,具有自我更新能力的单个细胞能够通过不断地增殖形成独立的克隆,并且碱性磷酸酶(alkaline phosphatase, ALP)染色呈强阳性。小鼠 ES 细胞的单细胞克隆形成能力很强,可达到 90% 以上;而人 ES 细胞单细胞形成克隆的能力非常低,约 0.1%。现在常用 ROCK 蛋白家族的小分子抑制剂(Y27632)来大幅提高人 ES 细胞的克隆形成能力。

其次,ES 细胞表达特有的标志性基因及特异性细胞表面抗原。在初步判断 ES 细胞的形态学特点后,还需利用定量 PCR 或免疫荧光染色对 ES 细胞进行特异性基因的检测,例如 *Oct4*、*Sox2*、*Nanog* 等多能性相关转录因子及一些细胞表面标志物(如小鼠 ES 细胞表达 SSEA1,人 ES 细胞表达 SSEA3 和 SSEA4)。

ICM 在体内发育中逐步形成个体各种组织器官,理论上正常 ES 细胞拥有分化成各个胚层乃至完整个体的能力,因而鉴定其多向分化的潜力是 ES 细胞鉴定的核心之一。现阶段,鉴定 ES 细胞发育多能性主要通过体外(*in vitro*)实验及体内(*in vivo*)实验来完成。体外实验中最为经典的是拟胚体(embryoid body, EB)形成实验。将 ES 细胞使用去掉关键抑制分化因子(小鼠 ES 细胞为 LIF,人 ES 细胞为 bFGF)的培养基进行悬浮培养时,ES 细胞会自发地集聚成团并分化成具有三胚层(内胚层、中胚层、外胚层)来源细胞的拟胚体,以其过程一定程度上类似胚胎早期发育而得名,当把拟胚体接种在细胞培养皿上,拟胚体中的细胞会继续生长、分化和迁移,通过免疫染色可确定分化细胞的类型,或用 PCR 检测三胚层特异性基因的表达情况。如果检测到三个胚层来源的细胞类型,或三个胚层来源细胞的特异性基因表达,则说明被鉴定的 ES 细胞具有在体外培养条件下多向分化的能力。体内实验中较为经典的是畸胎瘤(teratoma)形成实验。将适量 ES 细胞注入到免疫缺陷小鼠或与 ES 细胞同品系小鼠体内(皮下、肌肉内或肾包膜下等部位),待 ES 细胞在小鼠体内成瘤后,取出瘤体并进行组织切片及染色,具有多能性的 ES 细胞应在移植部分生长和分化,形成的畸胎瘤含有三个胚层来源的多种组织或细胞类型。

受伦理限制,对于人 ES 细胞的分化多能性检测仅限于拟胚体形成实验及畸胎瘤形成实验。而对于小鼠、大鼠等非人 ES 细胞的多能性检查还包括嵌合体实验(chimera assay)、生殖系传递(germline transmission)以及四倍体囊胚互补实验(tetraploid blastocyst complementation assay)。嵌合体实验是将 ES 细胞注射到受体囊胚并移植到假孕母鼠子宫后,具有多能性的 ES 细胞能够与囊胚的内细胞团共同参与胚胎的发育,形成包括生殖细胞在内的各种成体细胞,使得到的个体表现为嵌合体的形式,这种方式能真正体现 ES 细胞在体内环境中的多向分化能力。四倍体囊胚互补实验与嵌合体实验类似,唯一不同的地方是受体囊胚为通过细胞融合得到的四倍体囊胚,这种四倍体胚胎在后续的发育过程中只能贡献到胚外组织而导致不能正常产生个体,将待鉴定的 ES 细胞注射到这种囊胚后,胚胎个体完全由 ES 细胞分化发育获得,具有完全多能性的 ES 细胞将分化为个体所有的细胞、组织类型,形成各个器官和健康的个体,任何一种细胞的分化缺陷都将导致个体正常发育失败,因此,四倍体囊胚互补实验是唯一能充分证明 ES 细胞完全多能性的方法,也被称为检测 ES 细胞多能性的“金标准”。

第二节 胚胎干细胞的类型

胚胎干细胞来源为着床前囊胚的内细胞团,因此依据获取囊胚的来源可将 ES 细胞分为正常受精胚胎来源的 ES 细胞、核转移胚胎来源的 ES 细胞、孤雌发育胚胎来源的 ES 细胞以及单倍体胚胎来源的 ES 细胞。同时,近年来的研究发现在不同的培养环境下 ES 细胞表现出不同的分化潜能,进一步丰富了对 ES 细胞类型的认识,主要包括原始态(naïve state)、始发态(prime state)以及潜能扩展多能干细胞(extended pluripotent stem cell, EPS cell)。

一、依据来源分类

(一)正常受精胚胎来源的 ES 细胞

正常受精胚胎是最经典的 ES 细胞来源,该方法发展至今已经十分成熟,可用于获取包括小鼠、大鼠、猴、人等众多哺乳动物的 ES 细胞,动物的囊胚可从动物体内获取,人的囊胚绝大多数都是经由卵母细胞体外受精发育而来。该方法获得人 ES 细胞虽然技术水平成熟,细胞质量较高,但经由该方法获得 ES 细胞表达父本和母本的表面抗原,对包括卵母细胞及精子供体在内的其他个体都会产生同种异体排斥,该免疫反应极大地影响了其临床应用潜力。此外,ES 细胞的建立需要消耗胚胎,也导致一直以来的伦理学争论。

(二)核移植胚胎来源的 ES 细胞

体细胞核移植(somatic cell nuclear transfer, SCNT),即将体细胞核注射到去核的卵母细胞中,经激活和体外培养后可形成克隆胚胎。利用克隆囊胚分离出 ICM 可最终获得 ES 细胞,即核移植胚胎干细胞(nuclear transfer embryonic stem cell, ntES cell)。由于 ntES 细胞的基因组与细胞核供体基因组基本一致(仅线粒体中保留了卵供体的遗传物质),因而所获得的 ntES 细胞理论上表达细胞核供体的表面抗原,从而解决了正常胚胎来源的 ES 细胞临床应用中的免疫排斥问题。该方法虽然操作技术难度较大,但近几年发展迅速,包括人在内的多种哺乳动物的 ntES 细胞已经成功建立。然而,ntES 细胞的应用依然受制于匮乏的卵细胞供体以及相对较低的核移植效率,同时,克隆胚胎的消耗以及潜在的克隆人应用也导致克隆技术备受伦理攻击,因此通过人 ntES 细胞的策略实现个体特异性的 ntES 细胞临床应用在短时间内仍然难以实现。

(三)孤雌发育胚胎来源的 ES 细胞

通过电刺激或化学刺激等方法激活未受精卵母细胞可使其发育,经体外培养可以形成囊胚,继而分离出 ICM 并最终获得 ES 细胞。这种仅由未受精囊胚所产生的 ES 细胞称为孤雌胚胎干细胞(parthenogenetic embryonic stem cell, pES cell)。相较于上述两种来源,从孤雌囊胚分离出的 pES 细胞具有效率高,研究受限较少的优势。首先,pES 细胞来源于单个卵母细胞,其表达的表面抗原与卵供体完全相同,从而避免了 ntES 细胞中线粒体基因与供体不同所带来的潜在免疫排斥风险,排卵期妇女可以直接利用其自身卵细胞所诱导成的 pES 细胞治疗自身的疾病或组织损伤。其次,对

细胞和器官移植影响巨大的免疫配型主要取决于主要组织相容性复合体(major histocompatibility complex, MHC),人类的组织相容性复合体被称为人类白细胞抗原(human leucocyte antigen, HLA),而 HLA 基因在人群中的高度复杂性使杂合型的 ES 细胞免疫配型极其困难,由于 pES 细胞是只含有母本染色体的纯合子,其免疫适配性远胜于正常受精胚胎来源的 ES 细胞及 ntES 细胞,再结合其操作上相对核移植较为简便,所带来的高效率使得 pES 细胞有利于建立覆盖大多数 HLA 位点的 ES 细胞的细胞库,为其大规模临床应用打下坚实的基础。最后,由于 pES 细胞无法发育为个体的特性使建立 pES 细胞系的研究规避了克隆人的伦理争议。现阶段,通过该方法已经成功获得包括人在内的多种哺乳动物的 pES 细胞系。

(四)单倍体胚胎来源的 ES 细胞

与以上介绍的三种由二倍体胚胎分离出的二倍体 ES 细胞不同,单倍体胚胎干细胞(haploid embryonic stem cell, haES cell)是通过外源刺激卵母细胞或将精子注入去核卵母细胞使其发育成单倍体胚胎,并从中分离建立单倍体 ES 细胞。根据其细胞核来源不同,haES 细胞可分为孤雌单倍体胚胎干细胞(parthenogenetic haploid embryonic stem cell, PG-haES cell)和孤雄单倍体干细胞(androgenetic haploid embryonic stem cell, AG-haES cell)。与正常受精来源的 ES 细胞相似,haES 细胞具有在体内外分化为三胚层的能力,通过卵胞浆内孤雄单倍体胚胎干细胞显微注射(intra cytoplasmic AG-haESC injection, ICAI),能够发育成有生殖系传递能力的半克隆小鼠,但其发育率远低于正常受精来源的胚胎。该方法已经构建食蟹猴、大鼠及人的孤雌单倍体细胞系。

haES 细胞最大的优势在于只具有一套染色体,不存在杂合体,在构建细胞及动物模型进行遗传筛选方面有着得天独厚的优势,通过与基因编辑的联合应用,haES 细胞能够极大的加速我们对哺乳动物基因功能的认识。但 haES 细胞系构建过程难度较高,同时单倍体状态不稳定,需要不断进行流式筛选以保证其单倍体特性,应用成本及对操作人员的要求都较高(表 3-1-1)。

表 3-1-1　不同来源 ES 细胞比较

ES 细胞来源	优点	缺点	主要应用前景
正常受精来源	经典的 ES 细胞来源，操作简单	同时表达精子供体及卵子供体表面抗原，免疫配型困难；来源限制，伦理问题	较小
核移植胚胎	表面抗原基本为卵细胞供体抗原，免疫排斥表现较好	卵细胞供体少，核移植效率低，技术门槛较高；伦理问题	可用于再生医学治疗及疾病模型建立
孤雌发育胚胎	仅表达卵细胞供体表面抗原，诱导效率较高，HLA 配型相对简单	操作较为复杂，卵供体受限	可用于再生医学治疗及建立覆盖大多数人群 HLA 配型的细胞库
单倍体胚胎	单倍体 ES 细胞	单倍体状态不稳定，操作较为复杂	反向遗传学研究

二、依据细胞分化潜能分类

（一）primed 和 naïve

随着对干细胞研究的不断深入，人们发现即使同为囊胚内细胞团来源的灵长类 ES 细胞与啮齿类 ES 细胞在形态及分化能力上仍然存在着明显的差异，非人灵长类 ES 细胞并不具有啮齿类 ES 细胞形成嵌合体的能力，早期研究将其归结于物种差异，但随着来源于小鼠着床后胚胎的外胚层干细胞（epiblast stem cell，EpiSC）的建立，研究者们逐步发现传统的灵长类 ES 细胞和啮齿类 ES 细胞代表着不同的发育阶段。EpiSC 与传统的灵长类 ES 细胞在诸多方面表现出了一致性，例如其体外培养都依赖于细胞因子 activin A 和 / 或 bFGF，都形成单层扁平克隆，增殖速度较啮齿类 ES 细胞要慢，对单细胞消化敏感，嵌合效率很低等。

基于以上研究，2009 年，Nichols 和 Smith 提出根据细胞所处的发育阶段、嵌合能力、基因表达谱以及表观遗传修饰等生物学属性，将 ES 细胞分为原始态与始发态，原始态与始发态 ES 细胞区别见表 3-1-2。

在啮齿类动物中，primed 及 naïve 态 ES 细胞能够在一定条件下相互转换。ES 细胞直接分化可以获得 EpiSC，而通过过表达 E-cadherin 则可使 primed 态的 EpiSC 重新获得 naïve 潜能。而对于人类来说，获得 naïve 态 ES 细胞的过程相对来说更加复杂，由于灵长类动物与啮齿类动物在胚胎早期发育阶段有较大不同，直接获取 naïve 态 ES 细胞较为困难，

表 3-1-2　原始态与始发态比较

属性	原始态（naïve）	始发态（Pprimed）
来源	早期胚胎	着床后胚胎
干细胞种类	啮齿类 ES 细胞	啮齿类 EpiSC，灵长类 ES 细胞
形态	多层团块状	单层扁平状
单细胞克隆形成能力	高	低
传代方式	单细胞传代	团块传代（机械传代）
EB 形成	能	能
畸胎瘤形成	能	能
嵌合体形成	能	否
维持状态关键分子	LIF，BMP	bFGF，activin
X 染色体状态	XaXa（双激活）	XaXi（单激活）
Oct4 增强子	远端	近端

早期研究主要集中于通过在 primed 态培养体系中添加诸多细胞因子（2i、LIF、bFGF、KSR）的方式将其诱导为 naïve-like ES 细胞。2015 年，Austin Smith 实验室通过将瞬时表达 Klf2 和 Nanog 的 primed 人 ES 细胞培养在添加有 2i/LIF 及 PKC 抑制剂的培养基中，获得了基因表达谱类似小鼠 ES 细胞且两条 X 染色体呈现活化状态的具有 naïve 态的 "reset" 人 ES 细胞。2016 年，研究人员通过分离 6.5 天的人类囊胚内细胞团并用 accutase 酶消化成单细胞，将其

种植在饲养层细胞上并在添加 2i/LIF/GO6983 的培养条件下培养,首次直接获得了具有 naïve 态的人 ES 细胞。

(二) EPS 细胞

最新诱导出的潜能扩展多能干细胞(extended pluripotent stem cell, EPS cell)表现出了与 ES 细胞在功能和分子特征上的明显差异。2017 年,邓宏魁研究组通过化学小分子筛选,用一种全新的培养体系,建立了具有胚内和胚外发育潜能的小鼠和人类干细胞系,也就是 EPS 细胞。单个小鼠 EPS 细胞即可同时嵌合到小鼠不同发育时期的胚内和胚外组织中,并发育成各种胚内和胚外组织类型,人类 EPS 细胞注射到早期小鼠胚胎后,也能够极大提高人鼠异种嵌合效率。

EPS 细胞是世界上首个同时具有胚内和胚外的发育潜能的干细胞系,这种更加接近全能性的细胞为研究早期胚胎发育、胚外发育和全能性提供了一种新的工具。人 EPS 细胞的异种嵌合能力也为未来利用异种嵌合技术制备人体组织和器官奠定了基础,为干细胞技术治疗重大疾病提供了新的可能。

第三节　维持胚胎干细胞特性的分子基础

ES 细胞多能性的维持保证了自我更新产生的子细胞始终保留祖细胞的多向分化潜能。多能性的调控是一个非常复杂的过程,涉及核心转录因子、关键信号通路以及特异性表观遗传调控。阐明胚胎干细胞多能性的维持以及向各种特定细胞分化的分子机制,不仅有助于我们了解胚胎发育过程,细胞命运决定的分子机制,更能有效推进 ES 细胞的临床应用进程。

一、维持胚胎干细胞特性的重要转录因子

(一) Oct4

Oct4(octamer-binding transcription factor 4)(又名为 Oct3, Pou5f1)是 POU(Pit-Oct-Unc)家族第五类转录因子。它含有同源异形域(homeodomain),通过结合基因调控区域的 ATGCAAAT 八碱基保守序列来调控下游基因表达。在胚胎发育过程中,Oct4 主要表达于受精卵、桑葚胚、囊胚 ICM、着床后胚胎的上胚层和原始生殖细胞(primordial germ cell, PGC)。在小鼠中,Oct4 的敲除会引起囊胚的 ICM 缺失,导致胚胎着床期致死。ES 细胞中的 Oct4 需要被维持在合适的水平,当 Oct4 表达量低于正常水平 50%,ES 细胞将自发分化为滋养层细胞,而 Oct4 高于正常水平两倍又会导致 ES 细胞向原始内胚层和中胚层分化。Oct4 在 ES 细胞中受到的这种精密调控,也说明了它的重要性。Oct4 基因上游含有 2 个增强子:近端增强子(proximal enhancer, PE)和远端增强子(distal enhancer, DE),在不同的细胞中 Oct4 受到不同增强子的调控。作为 ES 细胞中关键性转录因子,Oct4 能够直接结合到 Sox2、Rex1/Zfp42、Utf1、Fgf4 以及 Oct4 自身等多能性相关基因的启动子区,在维持 ES 细胞多能性和自我更新中起到关键作用。

(二) Sox2

Sox2(SRY(sex determining region Y)-box 2)属于 Sox 转录因子家族,该家族具有 HMG(high mobility group)box 结构域。Sox2 通过结合基因近端启动子的 A(T)A(T)CAAAG 保守序列来调控下游基因表达。Sox2 蛋白最早可以在受精卵中检测到,随着胚胎发育过程表达于内细胞团、上胚层、前部外胚层(anterior ectoderm)、胚外外胚层(extraembryonic ectoderm)和生殖细胞。与 Oct4 不同的是,Sox2 在胚外外胚层和神经外胚层中都有表达,说明 Sox2 的功能不仅局限于维持 ES 细胞的多能性。随着发育的进行,Sox2 表达于神经干细胞,而在其他组织细胞中表达逐渐减弱。Sox2 的敲除将导致小鼠胚胎致死于胚胎发育 5.5 天,表现为原始外胚层发育缺陷。在小鼠 ES 细胞中,抑制 Sox2 的表达会引起细胞向滋养层等多个方向分化,提示 Sox2 对于维持 ES 细胞多能性的重要性。在胚胎发育早期,Sox2 被认为是 Oct4 的协同因子,共同调节与自我更新、多能性以及分化有关的下游基因。Oct4 和 Sox2 的表达还通过自身正反馈调控得到进一步的巩固。

(三) Nanog

具有同源异形域的 Nanog 同样是多能性维持的关键因子。在体内发育过程中,Nanog 主要表达于致密桑葚胚的内部细胞、囊胚 ICM、原肠

胚的上胚层及外胚层中,在形成中胚层和限定性内胚层时下调,在体外则表达于 ES 细胞和胚胎生殖细胞中。*Nanog* 基因的敲除将会导致 ICM 不能继续发育成上胚层而导致胚胎致死。*Nanog* 缺失的 ES 细胞多能性丧失,向胚外内胚层分化,Gata4 和 Gata6 和 Cdx2 有明显的升高。过表达 *Nanog* 可以使 ES 细胞不依赖于 LIF 而维持其未分化状态,可见 *Nanog* 在多能性维持中的重要作用。

Oct4、*Sox2* 和 *Nanog* 这三个核心转录因子在维持 ES 细胞特性上发挥着非常重要的作用。在 *Oct4*、*Sox2* 和 *Nanog* 各自调控的靶基因中,三者中两两参与调控的靶基因占据了大多数,其中还包括相当一部分三者共同调控的靶基因。*Oct4*、*Sox2* 和 *Nanog* 共同调控的靶基因包括与自我更新和多能性维持相关的基因,也包括与谱系特异性决定相关的基因。同时,*Oct4*、*Sox2* 和 *Nanog* 均分别正反馈调控了自身的表达,而且自身的表达还受到其他两者的正调控。核心转录因子之间的这种正反馈调控机制,可以稳定它们的表达水平并维持 ES 细胞的自我更新。

除了三个核心转录因子外,还有其他转录因子也在 ES 细胞多能性调控上起到重要作用。通过 RNAi 筛选,人们发现了一系列关键基因,例如 *Esrrb*、*Tbx3*、*Tcl1* 和 *Dppa4* 等,这些基因的缺失将导致 ES 细胞的分化。

二、维持 ES 细胞自我更新的主要细胞外信号

(一) LIF 信号通路

LIF/STAT3 信号通路是维持小鼠 ES 细胞自我更新的重要信号通路。白血病抑制因子(leukemia inhibitory factor, LIF)属于白介素 6 家族,胚胎发育中的滋养层细胞和 ES 细胞培养中使用的饲养层细胞能够产生和分泌 LIF。LIF 能够与 ES 细胞膜上的 LIF 受体结合并使其活化,继而招募 gp130 并与之形成异源二聚体,进而激活 JAK 激酶(Janus kinase),包括 JAK1、JAK2、JAK3 和 Tyk2,使其胞内段的酪氨酸残基磷酸化,继而成为含 SH2(src homology 2)结构域的蛋白质的募集位点,这类蛋白一旦与之结合,就成为 JAK 的磷酸化底物而被磷酸化,STAT(信号转导及转录激活蛋白)是 JAK 的主要磷酸化底物。

在小鼠 ES 细胞中,LIF 主要激活 STAT3,磷酸化的 STAT3 相互结合成同源二聚体并转入到核内,作为转录因子激活靶基因表达。转录因子 *c-Myc* 是 LIF/STAT3 通路的重要靶基因,STAT3 直接激活 *c-Myc* 的表达,抑制小鼠 ES 细胞的分化。稳定表达 c-Myc 的小鼠 ES 细胞能不依赖于 LIF 而保持其自我更新和多能性,当 c-Myc 功能缺失后,ES 细胞失去多能性并向中胚层和原始内胚层分化。STAT3 和中胚层标志蛋白 T(brachyury)能够结合到小鼠 *Nanog* 基因上游,参与 *Nanog* 的表达调控,*Nanog* 又能与 STAT3 协同作用调节下游基因的表达。同样,Oct4 与 STAT3 也能调控一系列相同的下游基因,如 polycomb 抑制因子 Eed、锌指蛋白 Zfp-57、孤核受体 Dax1。此外,LIF 通过 gp130 还激活其他多种信号蛋白,如 ERK、RSK、CREB 和 Src 家族酪氨酸激酶 cYes 等。与小鼠 ES 细胞不同的是,人 ES 细胞多能性的维持并不依赖于 LIF-STAT3 信号通路。

(二) BMP 信号通路

富含各种细胞因子的血清对小鼠 ES 细胞的体外增殖和多能性维持来说,与 LIF 一样不可或缺,这提示血清中的某些因子可能激活了另一条与 LIF/STAT3 相对独立的信号通路,之后的研究发现该关键因子是 BMP4。BMP4 属于 TGF-β 超家族,能够激活 Smad 蛋白,诱导 Id(inhibitor of differentiation)表达,抑制细胞向神经外胚层方向分化。无 LIF 时,BMP 诱导中胚层的分化,当有 LIF 存在时,BMP 通过抑制神经外胚层的分化来促进 ES 细胞多能性的维持。STAT3 参与激活了转录因子 *Nanog*,而后者通过结合 Smad1 抑制 BMP 诱导小鼠 ES 细胞向中胚层细胞的分化。此外,BMP 还通过抑制 ERK/MAPK 和 p38/MAPK 信号通路,促进小鼠 ES 细胞的自我更新和多能性维持。BMP 信号通路在小鼠 ES 细胞和人 ES 细胞中的作用截然不同,BMP 不仅不能维持人 ES 细胞的多能性,还促进其向滋养外胚层和原始内胚层的分化。

(三) TGF-β 超家族信号通路

TGF-β 超家族是一群结构相关的信号蛋白,它们通过与细胞膜上的 Ⅱ 型和 Ⅰ 型丝氨酸 - 苏氨酸激酶受体结合从而介导一系列生物学效应。该超家族成员包括 TGF-β、activin A、Nodal、GDF 和

BMP。activin A 和 Nodal 都具有抑制人 ES 细胞分化的作用。与 LIF 之于小鼠 ES 细胞类似,饲养层细胞分泌的 activin A 能够代替小鼠饲养层细胞或条件性培养液的作用,与 bFGF 共同维持人 ES 细胞的未分化状态。在缺少饲养层细胞、条件性培养液以及血清的培养条件下,activin A 或 Nodal 的加入可以延迟人 ES 细胞的分化。与 BMP/GDF 信号通路激活 Smad1/5/8 不同,TGF-β/activin A 信号使 Smad2/3 磷酸化,并与 Smad4 结合后入核并促进 ES 细胞核心转录因子 *Nanog* 的转录,从而调控人 ES 细胞多能性的维持。在未分化的人 ES 细胞中,Smad2/3 处于活化状态而 Smad1/5 被抑制,分化后转变为 Smad1/5 的活化和 Smad2/3 的抑制。GDF 可以通过拮抗 BMP4 引发的分化并提高 Nodal 活性从而维持人 ES 细胞的自我更新。

(四)经典 Wnt 信号通路

Wnt 为分泌性糖蛋白,在进化上高度保守,通过结合膜受体 frizzled 以及辅助受体 LRP5(low-density lipoprotein receptor-related protein 5)和 LRP6 向细胞内转导调节信号。经典 Wnt 通路(canonical Wnt pathway)又称 Wnt/β-catenin 信号通路,该通路的异常激活与肿瘤发生密切相关。当没有 Wnt 信号输入时,GSK-3β(glycogen synthase kinase-3β)磷酸化细胞质中的 β-catenin,使之被 β-TrCP 识别并与之结合,导致 β-catenin 被由 GSK-3β、axin 和 APC 构成的降解复合体所降解。当 Wnt 与 frizzled 及 LRP5/6 结合后,Dishevelled 被激活,活化的 Dishevelled 抑制了 GSK-3β 的活性,β-catenin 逃逸磷酸化及随后的降解,得以进入核内,与 LEF/TCF 家族转录因子结合,共同调节下游基因转录。

在多种培养体系中,添加 GSK-3β 特异性小分子抑制剂 BIO(6-bromoindirubin-3-oxime)来激活经典 Wnt 通路,可提高小鼠和人 ES 细胞中多能性基因的表达,如 *Oct4*、*Rex1*、*Nanog* 等。即使在无饲养层、无血清和无 LIF 的培养体系中,添加 BIO,也能使 ES 细胞维持未分化状态,当 BIO 撤除后,ES 细胞恢复其体外的多向分化能力和体内的嵌合体形成能力。

(五)PI3K 信号通路

磷脂酰肌醇 3 激酶(phosphoinositide 3-kinase, PI3K)激酶家族分为Ⅰ型、Ⅱ型和Ⅲ型,能磷酸化质膜中的磷酸肌醇(phosphoinositide, PI),产物 PI（3,4）P2 和 PI（3,4,5）P3 是细胞内第二信使,参与多种信号通路,发挥多种生物学功能。在小鼠 ES 细胞中,PI3K 信号通路有内源活性,促进 ES 细胞的自我增殖。PI3K 通路与 gp130 偶联,并可被 LIF 激活和加强,参与小鼠 ES 细胞多能性的维持。在含 LIF 的 ES 细胞培养基中添加 PI3K 的可逆性抑制剂 LY294002,小鼠 ES 细胞自我增殖能力明显降低,并伴随某些细胞的分化,而持续激活形式的 AKT 可使 ES 细胞在去除 LIF 情况下仍保持未分化状态。PI3K 的抑制导致了 PKB、AKT、GSK-3α/β 和 S6 蛋白的磷酸化水平下降及 ERK 磷酸化水平上升。PI3K/AKT 还可以激活 *Nanog* 的表达来维持 ES 细胞多能性。

三、ES 细胞特性维持的表观遗传调控

表观遗传(epigenetics)是指在不改变 DNA 序列的情况下,生物体或细胞发生可遗传性的基因表达水平和细胞表型的改变。表观遗传调控主要包括 DNA 甲基化、组蛋白修饰、染色体重塑以及非编码 RNA 介导的基因表达改变。

(一)DNA 甲基化

DNA 甲基化是指甲基（—CH3）基团被共价添加到 DNA 上的过程,通常发生在脱氧核糖核酸中胞嘧啶的第五位碳原子上,形成 5- 甲基胞嘧啶(5-methylcytosine,5-mC)。DNA 甲基化过程由 DNA 甲基转移酶(DNA methyltransferase, DNMT)催化完成,DNMT3a 和 DNMT3b 介导了 DNA 的从头甲基化,而 DNMT1 则负责 DNA 甲基化的维持。体细胞中的 DNA 甲基化多发生在 CpG 位点,而在 ES 细胞中 5-mC 也出现在非 CpG 位点。DNA 甲基化是基因表达调控的重要方式,基因启动子区 CpG 位点的甲基化将导致基因表达的抑制。这一表观遗传修饰通过改变基因表达参与了多种生物学现象,比如染色体失活、基因组印记、DNA 稳定性、染色体结构等等。DNA 甲基转移酶的敲除会导致小鼠胚胎致死,胚胎来源 ES 细胞中该酶的敲除仍能自我更新,但是失去分化能力,这表明 DNA 甲基转移酶在维持 ES 细胞多向分化能力上具有非常重要的作用。在全基因组水平上,ES 细胞处于的低甲基化修饰状态(hypomethylation),表明染色质处于一个非常开放或者动态的过程,在分化过程中,DNA 甲基化水平逐渐升高,

提示染色质趋向于一个更加紧缩化、有序化的过程。

（二）组蛋白修饰

组蛋白修饰是组蛋白上的翻译后修饰，是一大类重要的表观遗传调控方式，包括组蛋白上的甲基化、乙酰化、磷酸化、泛素化等各种修饰，通过改变染色质结构和提供各种调控因子的结合位点，从而影响基因转录、染色质开放状态、DNA 损伤等各种生物学过程。组蛋白 H3 是具有最多修饰类型的组蛋白，H3 第 4 位赖氨酸的三价甲基化修饰也就是 H3K4me3 通常与基因表达激活相关，而 H3K9me3 则相反。从内细胞团到 ES 细胞建立的过程中，抑制性的表观遗传因子，如组蛋白去乙酰化酶、H3K9 和 H4K20 甲基转移酶显著上调，活化性的表观调控因子，如 p300、H3K9 和 H3K27 去甲基化酶显著下调，这表明和囊胚期的内细胞团相比，ES 细胞具有一个相对比较开放的染色质结构，具有高水平的组蛋白乙酰化修饰和 H3K4 三甲基化修饰。H3K4 三甲基化富集在多能性关键转录因子 Oct4、Sox2 和 Nanog 的启动子区域，对维持 ES 细胞的自我更新能力具有重要作用。在谱系决定的细胞中，抑制性的染色质区域随着 H3K9 和 H3K27 甲基化水平的升高而迅速扩张，这一特性也表示了表观遗传修饰在 ES 细胞自我更新和命运决定中起着非常关键的作用。除组蛋白的甲基化修饰外，组蛋白的乙酰化修饰也参与基因表达的调控，一般来说，组蛋白的乙酰化修饰正向调控转录活性。ES 细胞基因组总体上处于高组蛋白乙酰化和高 H3K4me3 状态。当 ES 细胞分化时，染色质结构蛋白失去高动态性，组蛋白乙酰化水平出现下调。

（三）染色体重塑

染色质是一个由 DNA 及被其缠绕的组蛋白和其他相关蛋白组成的一个复合物，而 DNA- 组蛋白结构的动态装配和解装配过程对 DNA 复制、修复和转录调控等生物学过程有非常重要的作用。之前的研究表明，ES 细胞相对于终末分化的细胞具有更松散的染色质结构。这种松散的染色质结构使其在分化过程中具有高动态性以及具备 DNA 重新组装所需的空间结构。染色质的重塑是一个 ATP 依赖的过程，在此过程中，染色质重塑因子（chromatin remodeler）介导 DNA 和组蛋白的相互作用，从而调控转录因子或其他辅助因子与 DNA 的结合。主要的染色质重塑因子有 SWI/SNF、NuRD、Tip60/p400 和染色质域解旋酶 DNA 结合蛋白（chromodomain helicase DNA binding protein, CHD）。Brg1 是 SWI/SNF 复合物的一个具有 ATP 酶活性的亚基，研究表明 Brg1 可以和多能性转录因子 Oct4、Sox2 和 Nanog 发生相互作用，并且和这三个转录因子的在基因组水平上具有高度一致的结合模式，提示 Brg1 在维持 ES 细胞未分化状态有着重要作用。NuRD 复合物具有 ATP 依赖性的染色质重塑活性和组蛋白去乙酰化酶活性，它通过使组蛋白去乙酰化从而调控 ES 细胞的自我更新和分化。Tip60/p400 复合物具有 ATP 酶和乙酰转移酶活性，p400 的 DNA 结合谱与 H3K4me3 具有一致性，提示 Tip60/p400 复合物在维持细胞多能性方面具有重要作用。CHD 重塑子具有对甲基化的组蛋白高度亲和性，在小鼠 ES 细胞中，CHD1 维持着松散和开放的染色质构象。

（四）非编码 RNA

非编码 RNA（non-coding RNA, ncRNA）是从基因组上转录但是不编码为蛋白质的 RNA，主要包括微 RNA（microRNA, miRNA）、干扰小 RNA（short interfering RNA, siRNA）和 Piwi 相互作用 RNA（Piwi-interacting RNA, piRNA）这样的短 ncRNA 和长 ncRNA（long non-coding RNA, lncRNA）。ncRNA 可以在转录和转录后水平调控基因表达，还对异染色质形成、DNA 甲基化、组蛋白修饰等过程起到重要调控作用。在发育过程中，许多 miRNA 的表达呈现组织和时期特异性，说明它们可能参与到细胞命运的调控和组织特异性决定过程。miR-296、miR-470 以及 miR-134 能够结合在 *Nanog*、*Oct4* 和 *Sox2* 的 mRNA 编码区抑制它们的表达，并影响细胞分化。lncRNA Xist（X inactive specific transcript, X 染色体失活特异转录因子）和它的反义链转录产物 Tsix 在 ES 细胞的多能性和分化中具有重要调控作用，在 ES 细胞分化过程中介导了 X 染色体的失活过程。

总而言之，ES 细胞自我更新和多能性发育潜能的调控是一个精细、复杂和动态的过程。转录因子、胞外信号和胞内的信号通路及其相互作用和表观遗传修饰对 ES 细胞的命运决定至关重要。更加系统和深入的研究转录调控网络，信号通路之间的相互作用和表观遗传修饰,有助于我们更加全面的了解 ES 细胞自我更新和多能性维持的分子机制,为多能干细胞的临床细胞治疗应用奠定坚实的基础。

第四节 胚胎干细胞的定向诱导分化

一、ES 细胞向外胚层来源细胞的分化

胚胎发育早期,外胚层(ectoderm)细胞形成表皮(epidermis)和神经组织,这里仅介绍神经组织的诱导分化。外胚层细胞发育为神经上皮细胞组成的神经板的神经诱导(neural induction)过程是脊椎动物神经发育早期最早的神经命运决定步骤。ES 细胞向神经细胞分化的第一步也需要进行神经诱导,即 ES 细胞分化为神经上皮细胞。神经诱导发生后,神经板逐渐合拢形成神经管。与此同时,组成神经管的神经干细胞依据前后、背腹位置的不同,随着发育的不同时间形成各种类型的神经元、星形胶质细胞和少突胶质细胞。

在神经诱导领域中占主导地位的理论依旧是"默认模型(default model)"。默认模型是指,外胚层细胞发育成神经上皮细胞是通过抑制中胚层和内胚层的诱导信号,如 Nodal 和 BMP,而不是通过诱导发生的机制。同样,还可以解释为上胚层细胞在不受任何外界细胞因子刺激下将会默认分化成为神经细胞。除此之外,在爪蟾和鸡胚的研究中显示 Wnt 和 FGF 信号通路也参与到神经外胚层形成的过程中。在非哺乳动物中有研究发现Wnt 信号通路对神经诱导起到抑制作用,而有的研究结果显示早期的 Wnt 信号刺激对神经诱导是必须的。与之相反,FGF 信号通路多被证明可以诱导神经发生,且不依赖于 BMP 信号的抑制。另外,一些其他信号通路也有参与到早期神经发育过程中。

在早期神经诱导产生神经外胚层后,位于不同位置和不同发育时间的神经前体细胞(neural progenitor cell)特化成为不同亚类群的神经元细胞和胶质细胞。这些细胞的正确特化对于最终建立一个完整而精确的中枢神经系统是非常重要

的。不同类型神经细胞的产生是极为复杂的,其调控模式是由不同的信号分子的浓度梯度来控制的。这些信号因子包括 Wnt、FGF、BMP4、维 A 酸/视黄酸(retinoic acid, RA)和 sonic hedgehog(SHH)。它们通常由周围细胞分泌,并依据不同空间和时间秩序形成浓度梯度从而使细胞依据其前后或者背腹轴的不同形成不同功能的神经细胞。例如,已知 RA 能够诱导神经前体细胞发育成为胚胎后端相关神经细胞,而如果使用 Dikkopf(DKK1)抑制 Wnt 信号通路则细胞向胚胎前侧神经细胞分化。在分化后期加入 FGF8 可以得到有中后脑特性的神经细胞。另外,SHH 决定腹侧神经细胞的命运,BMP 和 Wnt 则为背侧神经细胞发育所必需。如此,在动物体发育不同时间点,不同信号分子组合作用下诱导产生中枢神经系统形成所需要的各种类型的神经细胞。以上这些参与神经细胞前后轴、背腹轴决定的信号通路的发现大多数源于爪蟾、鸡胚以及其他低等模式生物中的探索。同样,这些信号通路在小鼠 ES 细胞神经分化的模型中也已得到了验证,提示神经细胞依赖于信号通路的命运决定在进化上具有保守性。接下来,本文将介绍三种常用的 ES 细胞神经分化方法。

(一)类胚体形成的神经分化方法

1. "4-/4+ 方案" 将小鼠 ES 细胞在超滑板上无 LIF 培养 4 天时间,形成类胚体;然后用 RA 培养 4 天,之后将 ES 细胞转移到用明胶(gelatin)或层粘连蛋白(laminin)包被过的细胞培养皿上。培养 6 天之后,细胞出现明显的神经细胞形态,开始表达神经特异性基因,如神经微丝轻链(neurofilament light chain, NfL)、微管相关蛋白 2 和 5 等,并且这些分化的细胞对一系列神经递质和去极化电流有应答,证明它们是可以传递兴奋的神经元。另外,这种培养条件下也可出现神经胶质细胞,多数为星形胶质细胞,但也会出现少突胶质细胞。RA 是一类促神经生长因子,不仅对 ES 细胞有诱导作用,还对神经前体细胞有促进增殖、成熟的作用。RA 与受体 RAR、RXR 结合,后者活化后与 RA 反应原件 RAR 结合,激活神经细胞相关基因并抑制中胚层相关基因的转录。Wiles 等人的实验表明 RA 通过激活卵泡抑素抑制骨形成蛋白而使 ES 细胞向神经细胞方向

分化。

该方案时间短、成本低，是目前使用较为广泛的神经细胞诱导方法。其不足之处是类胚体分化的不均一性，类胚体外层的细胞更易分化而内层细胞仍然保持未分化状态，因此得到的细胞状态不一，不易区分。

2. "五步法"方案 ①首先扩增未分化的 ES 细胞；②然后将 ES 细胞转移到超滑板上，去除分化抑制剂或促有丝分裂素，使 ES 细胞悬浮生长形成类胚体；③去除生长因子，筛选 nestin（神经上皮干细胞蛋白）阳性细胞；④使用神经细胞培养液，添加生长激素、神经营养因子，扩增神经前体细胞；⑤利用促神经元存活因子诱导并维持神经元成熟。该方案不用 RA 处理类胚体，而是将类胚体在一种选择性的无血清培养基上培养。因为类胚体中的非神经细胞不能在这种培养条件下生存，所以大部分存活下来的细胞是 nestin 阳性的神经前体细胞，这些神经前体细胞可被高效的诱导分化成为神经元。

该方案主要优点是进一步分化成为神经元或神经胶质细胞之前，神经前体细胞已经得到筛选，这有利于特定类型神经细胞的获得。但是，培养条件中添加的各种生长激素、神经营养因子增加了成本且不利于分化机制的阐明。

ES 细胞通过类胚体途径分化而来的神经元多数为 γ-氨基丁酸（GABA）能神经元，少数是谷氨酰胺能神经元。通过改变诱导分化的条件，可以得到不同类型的神经元和神经胶质细胞，并提高分化效率。腹侧中脑和后脑是多巴胺能神经元和5-羟色胺能神经元产生的部位，SHH 和 FGF8 对这两部分的形态发生起到重要作用，Lee 等人用这两种分子处理类胚体，得到了腹侧脊髓运动神经元。2005 年 Tsuchiya 等人在经典的"五步法"方法基础上，在最后的诱导过程中去除 bFGF，用含有层粘连蛋白的 N2 培养基成功诱导分化出微小胶质细胞，并进一步用含有胎牛血清和粒细胞-巨噬细胞集落刺激因子（GM-CSF）的 RPMI-1640 培养液扩增细胞，得到 89% 的小胶质细胞。

（二）基质细胞共培养的神经分化方法

2000 年 Kawasaki 等人描述了一种经基质细胞诱导 ES 细胞分化为多巴胺能神经元的方法。这一方法中，神经细胞的分化通过 ES 细胞与小鼠骨髓来源的基质细胞 PA-6 细胞单层共培养而实现。实验结果表明，92% 的细胞表现为神经细胞黏附分子（nerve cell adhesion molecule，NCAM）阳性，其中多数为酪氨酸羟化酶（tyrosine hydroxylase，TH）阳性细胞。酪氨酸羟化酶是多巴胺生物合成的限速酶，因此是多巴胺能神经元的一个很好的分子标志。2005 年 Yamozoe 等人用含有肝素的磷酸盐缓冲液冲洗培养的 PA-6 细胞得到含有所谓神经诱导因子（neural inducing factor，NIF）溶液，用此溶液培养小鼠 ES 细胞，发现小鼠 ES 细胞可以在含有 33% NIF 溶液的培养液中生存，并且随着培养基中肝素浓度的增加，ES 细胞分化为神经细胞的比例也提高。值得注意的是，PA-6 具有的基质细胞来源的诱导活性（stromal cell-derived inducing activity，SDIA）作用并不能使所有类型的干细胞诱导分化为多巴胺能神经元，例如，2005 年 Roybon 等人报道，对于神经前体细胞，PA-6 细胞不能促进其向多巴胺能神经元分化，而是促进其向星形胶质细胞的分化。

2003 年 Barberi 等人描述的一种经基质细胞诱导分化的方法可以将 ES 细胞分别诱导分化为多种神经细胞。这一方法将小鼠骨髓来源的基质细胞 MS5 或 S17 或主动脉-性腺-中肾区来源的原始基质细胞作为饲养层细胞与 ES 细胞在血清替代培养基中共培养，得到神经前体细胞，再用不同的细胞因子依次处理这些前体细胞，分别可以得到较高百分比的胆碱能神经元、5-羟色胺能神经元、多巴胺能神经元、γ-氨基丁酸能神经元、星形胶质细胞和少突胶质细胞。将得到的多巴胺能神经元注射到 6-OHDA（6-羟多巴胺）诱导的帕金森模型动物的患侧纹状体内，8 周后中枢神经系统兴奋剂 amphetamine（苯丙胺）或者纹状体D1、D2 受体激动剂 apomorphine 所诱导的旋转不稳定症状得到了显著改善，并且可以在注射细胞的纹状体内发现大量的酪氨酸羟化酶阳性细胞。基质细胞诱导神经细胞分化的方法可以高效获得某种特定的神经细胞，例如，多巴胺能神经元和胆碱能神经元。

（三）单层贴壁细胞诱导的神经分化方法

2002 年 Pachernik 等人在不形成 EB 和不用 RA 处理的情况下，将小鼠 ES 细胞培养在含有胰岛素（insulin）、转铁蛋白（transferrin）、硒元素

（selenium）和纤连蛋白的无血清 DMEM/F12 培养液中，发现分化的细胞多数表达 MAP-2 等神经细胞的标志蛋白。2003 年 Ying 等人将小鼠 ES 细胞培养在 0.1% 明胶包被的组织培养皿上，以 N2B27 作为培养基，培养 4 天后，60% 以上的细胞分化为神经前体细胞。该方法形成的神经前体细胞具有良好的可塑性：神经前体细胞在 N2B27 培养基中培养，得到的细胞多数为 GABA 能神经元；用 FGF8 和 SHH 处理神经前体细胞可以得到较多的多巴胺能神经元。

此方法将形成 EB 的三维培养模式简化为单层黏附培养的模式，降低了复杂程度，有利于神经细胞分化早期事件的分子机制研究，而培养基中各成分发挥的作用需要进一步阐明。

二、ES 细胞向内胚层来源细胞的分化

哺乳动物发育中，内胚层的分化经过两次事件：第一次在胚胎植入前形成胚外内胚层（extraembryonic endoderm）；第二次则是在原肠胚形成过程中分化形成定型内胚层（definitive endoderm, DE）。在小鼠原肠胚形成过程中，E5.5 天多能性的上胚层（epiblast）细胞分化形成，随后形成内、中、外 3 个胚层。大约 E6.5 天前侧上胚层细胞形成外胚层，而后侧上胚层细胞随着细胞的迁移、嵌入形成原条（primitive steak, PS）。2002 年 Davidson 等人在非洲爪蟾（Xenopus laevis）的胚胎发育中发现，中胚层与内胚层的祖细胞为"中内胚层"。同年 Hardy 等人在小鼠胚胎发育中同样证实"中内胚层"的存在。因此认为中胚层与内胚层来自于相同的前体细胞——原条，也称之为中内胚层。在胚胎发育 E7.0~7.5 天，原条期的细胞经过上皮 - 间质转化（epithelial-mesenchymal transition, EMT）由前侧原条（anterior primitive steak, APS）产生前侧定型内胚层（anterior definitive endoderm, ADE），随着胚胎的发育，在 E8.5 天定型内胚层沿着前后轴线分化形成不同的前肠、中肠以及后肠区域，从而形成消化道、呼吸道以及甲状腺、肝、胰、肺等器官；而后侧原条（posterior primitive steak, PPS）则形成中胚层，之后中胚层可以形成心脏、血管等循环系统的组织器官以及骨骼、肌肉及其他结缔组织。在 ES 细胞向内胚层细胞分化过程中，TGF-β、经典 Wnt/β-catenin、FGF/MAPK 等信号通路具有重要作用。

activin/Nodal、BMP、TGF-β 信号通路均属于 TGF-β 超家族，TGF-β 超家族分子是可溶性配体，能够结合Ⅰ型受体和Ⅱ型受体。TGF-β 超家族调控下游靶基因的转录与表达主要依赖于 Smad 家族。Mesnard 等人研究发现，在原始内胚层阶段，Nodal 与近侧内脏内胚层的表型分子 Lefty1 与 Hex 同时表达，参与了内脏内胚层的形成。Vallier 等人发现，activin/Nodal 信号通路通过 Smad2/3 复合体控制多能性细胞因子 Nanog 的表达，从而维持 ES 细胞的多能性。同时作者还发现，Nanog 能够减弱 Smad2/3 的活性，限制 activin/Nodal 信号通路诱导中内胚层向定型内胚层的分化。Wills 和 Baker 发现，辅因子 E2a 作为信号分子 Nodal 的转录受体，能够改变 Smad2/3 在 Nodal 的抑制因子 lefty 上的结合位置，从而抑制 lefty 表达而促进中内胚层的特化。2011 年，Teo 等人发现，EOMES 作为内胚层分化开始的早期标志分子，能够与 activin/Nodal 信号通路主要胞内受体 Smad2/3 相互作用，从而促进内胚层的特化。当抑制 activin/Nodal 信号通路时，内胚层不能够表达 Eomes、Mixl1、Goosecoid、Sox17 和 Foxa2 等表型分子。Jiang 等人发现，lncRNA DEANR1（definitive endoderm-associated lncRNA 1）也能够促进 FOXA2 启动子招募 Smad2/3，正调控内胚层转录因子 Foxa2 的表达而促进 ES 细胞向内胚层的分化。

经典 Wnt/β-catenin 主要由受体蛋白 Frizzled 和 LRP5/6，受体抑制蛋白 Dickkopf，β-catenin 以及 Axin，GSK-3β，CKI 和 APC 多蛋白复合体组成。当 Wnt 信号不存在时，受体抑制蛋白 Dickkopf 能够与 LRP5/6 结合，从而阻止其与 Frizzled 发生作用。此时细胞质中的 axin、GSK-3β、CKI 和 APC 组成的降解复合体发生磷酸化修饰，诱导 β-catenin 发生磷酸化，之后 β-catenin 能够被泛素化酶修饰发生泛素化，终由蛋白酶体进行降解。当 Wnt 信号结合到细胞表面受体 frizzled 上时，LRP5/6 与 Disheveled（Dvl）能够解除降解复合体，从而使 β-catenin 能够被转运到细胞核中，结合并激活转录因子 Tcf/Lef，诱导中内胚层靶基因 *Bra*、*MixL1* 表达。Sherwood 等人在小鼠发育 E7.5 的胚胎中发现，细胞能够表达内胚层标志基因 *Foxa2* 以及 *β-catenin*。在体外诱导小鼠以及人 ES 细胞分化

时，采用 activin A 诱导产生内胚层细胞；当添加低剂量的 GSK-3β 抑制剂时能够增加内胚层细胞的产生；当采用 Wnt 拮抗剂时则阻止内胚层细胞的分化。

另外，FGF/MAPK 信号对内胚层的形成同样有重要作用。FGF4 处理小鼠胚胎可以诱导剂量依赖的表达内胚层前部标志分子 Neuro D 和内胚层后部标志分子 Somatostatin。FGF2 和 activin A 具有诱导 ES 细胞分化为表达 Sox17 和 PDX 细胞的加和作用。

以上提到各种信号通路协同作用从而诱导内胚层的形成。Pauklin 和 Vallier 发现，一方面低浓度 activin A 能够维持多能性基因 Oct4、Nanog 表达，另一方面 activin A 通过减少 Smad1/5 磷酸化（由 BMP 信号激活）抑制 BMP 介导的细胞分化过程。这一点充分证明，单独采用 activin A 并不能够有效诱导 ES 细胞向内胚层分化。Touboul 等人在 2010 年通过将 activin A、FGF2、BMP4 以及 PI3K 抑制剂相结合，能够有效抑制 activin A 在维持 ES 细胞多能性中的作用，从而使 ES 细胞向着定型内胚层方向分化，最终分化形成肝祖细胞。高剂量的 activin A（100ng/ml）能够增强内胚层细胞有效表达标志分子 Sox17、Gsc 与 Mixl1，同时伴随着多能性细胞因子 Oct4 与 Nanog 的表达；而抑制 PI3K 信号通路能够促进 activin A 向内胚层诱导分化的作用，但是并不能抑制其在维持 ES 细胞多能性中的作用；而采用 activin A、FGF2、BMP4 以及 PI3K 抑制剂相结合诱导的方式能够有效阻止多能性基因 Nanog 的表达。Loh 等人在含有 activin A 的培养体系中抑制 BMP 与 Wnt 信号之后，人 ES 细胞不能够正常分化为原条。随后在分化形成的原条细胞中采用抑制剂中和内源性 BMP，结果发现中胚层标志基因 Mesp1 出现 3 000 倍下调而内胚层标记基因 Sox17、Hhex、Foxa1 和 Foxa2 则表达上调；采用 IWP2、Dkk1 或者 XAV939 抑制内源性的 Wnt 信号也能够阻止人 ES 细胞向中胚层的分化。因此认为 BMP 和 Wnt 信号不仅能够诱导原条的分化，同时对于中胚层的诱导也起着一定的作用，且持续提供 BMP 并不能够促进 DE 的形成。Gertow 等人在 2013 年同样证实在缺少 activin A 培养的条件下，Wnt3a 与 BMP4 能够协同促进中胚层的形成，而不能够诱导 ES 细胞向内胚层的分化。Baxter 等人诱导人 ES 细胞分化形成肝样细胞，当添加 activin A 后细胞在分化 2~3 天时高表达 Bra，随后 Foxa2、Gata4 与 Sox17 的表达量逐渐升高。同时还发现在分化前两天添加 Wnt-3a 能够有效抑制低血清状态下分化细胞的死亡，且提高 Foxa2、Gata4 与 Sox17 的表达量。因此，现有的研究可以提示，在 ES 细胞向内胚层细胞分化过程中，activin A 信号通路起到主要作用，但是依然需要其他信号通路协同调节。

三、ES 细胞向中胚层来源细胞的分化

中胚层的形成始于原肠胚形成开始，在小鼠 E6.5 天从上胚层（epiblast）细胞分化而来。上胚层后部细胞经历了上皮-间充质转变，形成原条。中胚层细胞从原条迁移，产生具有特异表型的中胚层细胞来源的组织，包括骨骼、骨骼肌、心肌、皮肤的真皮、结缔组织、心血管系统、血液细胞、泌尿生殖系统和脾脏。在胚胎发育过程中，最早出现的中胚层细胞主要参与了胚外组织包括卵黄囊（yolk sac）内的血液和血管细胞。Brachyury，也称 T，是新生中胚层细胞的最常用的分子标记。但是，当中胚层细胞进一步分化为特定的组织和细胞时，T 的表达下降，而同时各种组织特异的标志基因表达上调。

利用 ES 细胞和类胚体形成的方法，以 T 表达定义中胚层细胞，在 ES 细胞分化开始的 48 小时就出现中胚层细胞，持续到第 5 天，之后 T 的表达消失。因此，在类胚体形成过程中，表达 T 的细胞只是短暂的存在。分离纯化这些 T 阳性细胞并进行基因组表达谱系检测，发现与中胚层形成关系最密切的基因有 Connexin-43、Nodal 和 TDGF1（teratocarcinoma-derived growth factor 1）。Nodal、Lefty1 和 ZIC3 对于中胚层和体轴的形成都是必需的。TDGF1 在决定上胚层细胞形成中胚层的过程中起作用。有趣的是，与多能性相关的转录因子，Oct4、Sox2、Nanog 以及 Klf4 在 T 阳性细胞中也有低表达。与此类似的是，T 阳性细胞也表达一些正常在外胚层表达的基因，如 ErbB3 和 Xrcc5。由此可见，T 阳性细胞群是处于中间状态、具有高度可塑性细胞群体，根据细胞所处环境的不同，它们可以继续分化为中胚层的各个谱系，也可以去分化回到多能性状态。

除转录因子外,信号通路在中胚层的形成和分化过程中发挥重要作用。原肠胚形成开始之后,Wnt3a 信号参与诱导上胚层细胞分化为轴旁中胚层。在 Wnt3a 基因敲除的小鼠,进入原条的上胚层细胞没有形成中胚层,反而分化为神经外胚层的细胞,导致在正常体节的部位出现类似神经管的结构。因此,Wnt3a 信号对中胚层的形成是必需的。同样的表型也出现在转录因子 Tcf1 和 Lef1 基因共敲除的小鼠,因为 Wnt3a 通过 Tcf1 和 Lef1 诱导 T 在轴旁中胚层的表达。Wnt 信号通路与 FGF 信号通路相互作用诱导中胚层的形成。研究表明 Fgfr1 缺失导致细胞失去从原条穿过的能力,而形成异位神经管。除 Wnt3a 外,BMP 信号对在中胚层和外胚层之间的命运选择也十分关键。有研究报道,Bmp4 基因敲除小鼠胚胎不能形成原肠胚和中胚层。Bmp4、Bmpr1 和 Bmpr2 缺失在小鼠有相似的表型,它们有可能主要通过形成受体之间的二聚体,激活 Smad1/5/8 并与 Smad4 相互作用而调控基因表达。虽然,对于上胚层细胞的增殖、原肠胚及中胚层的形成 Smad4 是必需的,BMP 信号的拮抗分子对于胚胎的正常发育也是不可或缺的。在胚胎发育过程中,BMP 信号的拮抗分子,Chordin 和 Noggin 的表达促进神经前部分化。不同 BMP 信号通路分子在特定的中胚层来源的组织中有不同表达。比如,在 α-MHC 阳性的心肌细胞中,Bmp2、Id2、Smad6、Bmpr2、Smad3、Id3、Bmp5、Acvr1 及 Tfgb2 高表达,而在 Acta2 阳性的平滑肌细胞中,Bmp7 和 Bmpr1a 高表达。此外,作为 TGF-β 家族成员的 Nodal1 在整个上胚层细胞都有表达,它的缺失导致不能形成完整的原条,而且中胚层的发育也受到严重影响。TDGF1 对 Nodal1 信号功能的实现十分重要,它的缺失使上胚层细胞无法迁移到原条,前部脏内胚层细胞也不能迁移到正确的位置。而 Nodal 拮抗分子,Lefty 和 Activin 的缺失会产生与 Nodal 缺失相反的表型,表现为增大的原条和中胚层。对这些胚胎发育过程中转录因子和信号分子表达模式的了解将有利于我们在体外定向诱导 ES 细胞向中胚层细胞以及中胚层来源的组织和细胞的定向分化。

中胚层来源的心血管系统是一个庞大而复杂的多细胞系统,由 HSC、各谱系祖细胞和成熟血细胞构成,Notch 信号通路一直被认为是造血干细胞产生所必需的,研究人员发现 Ncor2、Gpr183 和 TLR4-Myd88-NF-κB 通路可以通过不同方式影响 Notch 信号,进而调控造血干细胞的产生。Ncor2 在 AGM 区表达,且其表达降低会影响造血干细胞的产生和 T 细胞发育。Ncor2 可以通过调控 Fos 表达,促进 Vegfd-notch 信号抑制生血内皮的命运决定,进而影响造血干细胞的产生。Notch 信号对造血干细胞的调控是阶段性的,在胚胎造血干细胞发育早期阶段 Notch 信号是必需的,但在内皮 - 造血转换过程(endothelial-hematopoietic transition,EHT)发生阶段 Notch 信号需要被下调。对 Gpr183 负调控 Notch 的机制研究发现,生血内皮里的 Gpr183 经配体 7α-25-OHC 激活招募 β-arrestin1 和 E3 连接酶 Nedd4,通过泛素化的蛋白酶体途径降解 Notch1。外源添加 7α-25-OHC 可以促进 EHT,加速造血干细胞的产生。炎性信号 TLR4-Myd88-NF-κB 信号通路在造血干细胞中高表达,并可以通过 Notch 信号通路影响造血干细胞的产生。除了 Notch 信号通路外,BMP-FGF 和 Fev 等信号通路在造血干细胞产生中也发挥重要作用。BMP-Smad1/5 招募共抑制因子 HDAC1 到 Erk1/2 的启动子区,使其乙酰化水平下降,从而在转录水平上抑制 Erk1/2 的表达。BMP-Smad1/5 对 Erk1/2 的抑制作用能够将 Erk 维持在低水平,从而有利于造血干细胞的产生。ETS 家族转录因子 Fev 在造血干细胞分化、自我维持和迁移至胸腺和肾脏中也有重要作用,Fev 直接结合在 Erk2 启动子序列并调控其表达,然后通过 Erk 信号通路影响造血干细胞发育,并且这种影响是细胞自主性的。

另外,肌肉细胞也是由中胚层细胞分化而来。体内肌肉的形成有两种途径,其一是由全能性胚胎干细胞分化为肌肉细胞;其二是由多能性成体肌肉干细胞分化为肌肉细胞。在体外由胚胎干细胞向骨骼肌的分化效率很低(<5%),由胚胎干细胞分化为肌肉干细胞的方法目前还很不成熟。研究人员建立了由胚胎干细胞分化为轴旁中胚层细胞,再由轴旁中胚层细胞分化为肌肉细胞的两步体外分化系统。两步诱导法在胚胎干细胞体外分化系统中重现了体内轴旁中胚层形成的过程。胚胎干细胞在无滋养层细胞、不形成拟胚体的情况

下,加入小分子诱导后依次经过上胚层和中内胚层阶段,分化为轴旁中胚层。在已建立的体外分化系统中,经诱导后,胚胎干细胞分化为轴旁中胚层细胞的诱导效率在 40%~60%。后续的研究发现,T 细胞诱导的急性炎症是肌肉干细胞增殖的重要体内微环境,并成功地找到了 T 细胞所分泌的 4 种促炎因子 IL-1α、IL-13、TNF-α 和 IFN-γ,作为最小细胞因子组合,有效地促进肌肉干细胞在体外的增殖和长期传代。长期培养后的肌肉干细胞不仅保持了高效的体外分化能力,而且能在体内高效修复肌肉损伤,效率非常接近体内的肌肉干细胞。

第五节　胚胎干细胞应用面临的困惑与挑战

ES 细胞可以在体外长期维持自我更新,并可在特定条件下分化为成体所有 200 多种细胞类型。因此,ES 细胞对于探索胚胎发育、细胞命运决定等基础科学问题,以及细胞治疗和药物筛选等临床应用上都具有非常重要的价值。近年来,人 ES 细胞的体外培养条件不断优化,大量的研究投入到人 ES 细胞定向诱导分化领域,一些 ES 细胞来源的细胞替代治疗也进入临床试验阶段。尽管如此,由于人 ES 细胞伦理和技术上的限制,目前其应用还面临诸多困惑和挑战。

一、伦理问题

目前,用于建立人 ES 细胞的囊胚主要来源于临床上以治疗不孕症为目的的常规 IVF(体外受精)或卵胞质内单精子注射(intracytoplasmic sperm injection, ICSI)周期中剩余的胚胎,后经患者知情后自愿捐献获得。但由于这些胚胎是治疗周期中因质量较差而被淘汰的,因而在体外培养后只有极少数能够发育到囊胚阶段,能够成功建系的胚胎则更少。因而后来出现了以研究为目的的、由捐献者专门为研究机构捐献的配子进行体外受精产生的人类胚胎。此外,由体细胞核移植技术将人类体细胞核移植入人或动物的卵母细胞中产生的人类胚胎或嵌合体胚胎,即"治疗性克

隆胚胎",也是胚胎干细胞的来源之一。

由于获得 ES 细胞需要破坏胚胎,因而其研究和应用涉及伦理问题。其主要源于如何看待人类胚胎的问题。不同来源的胚胎干细胞的伦理敏感度不同。除了使用自然流产的胎儿细胞或人工授精后的剩余胚胎之外,是否可以运用体外受精技术制造胚胎? 是否还可以利用无性生殖技术复制出胚胎以供研究? 如果这样可以的话,那么是否可以允许克隆人? 一旦一步步放开许可,其伦理尺度也将越来越大。由此,人们对干细胞的未来发展充满担忧。由于它们都牵涉到对胚胎的看法,因此早期堕胎议题辩论的观点很自然地延伸到后来人工授精、克隆以及胚胎干细胞研究上来。反对者反对胚胎干细胞研究和应用的理由一直以来都没有大的变化,主要集中于谋杀潜在生命、工具化、人类尊严等;而支持者则认为早期胚胎缺乏神经系统及感觉,终止早期怀孕或者为了科学研究、医学治疗使用早期胚胎是可以接受的,力图使争议脱离道德层面进入医学治疗层面。在科学界,一般认为,受精后 14 天是胚胎头到尾轴发育的开始,体外人类胚胎的研究被限制在发育 14 内,即科学界所遵循的"14 天准则"。

ES 细胞的研究和临床应用的伦理问题,被2018 年底贺建奎"基因编辑婴儿"事件推到了全社会关注的风口浪尖。国际干细胞研究学会(ISSCR)发布官方评论称:"在对重大的伦理、社会和安全问题进行深思熟虑之前,任何对人体生殖细胞进行基因编辑的临床应用或人类胚胎在生殖治疗中的应用,都不应该再进一步了。ISSCR支持在实验室研究中对人类的精子、卵细胞或胚胎进行基因编辑,但仅仅在这些研究受到严格审查和监督的条件下。当前我们并不支持任何对人类生殖细胞或胚胎进行基因编辑的临床应用。"与此同时,国内也已出台干细胞研究和临床应用相关的伦理规范,指导干细胞领域的研究与应用。

二、分化技术问题

ES 细胞最诱人的前景和用途是生产组织和细胞,用于"细胞疗法",为细胞移植提供材料。理论上任何涉及丧失正常细胞的疾病,都可以通过移植由胚胎干细胞分化而来的特异组织细胞

来治疗。如用神经细胞治疗神经退行性疾病(帕金森病、亨廷顿舞蹈症、阿尔茨海默病等)、用胰岛细胞治疗糖尿病、用心肌细胞修复坏死的心肌等。ES细胞不能直接作为移植用细胞,而需要将其分化为目标细胞,因此完善的分化技术是其临床应用的重要一环。

ES细胞分化技术在实现临床使用之前需要达到非常高的安全性和有效性。首先需要确定进行移植的ES细胞衍生细胞最优的分化阶段。如果在体外分化得到的细胞不完全成熟,可能影响其发挥功能以及移植后的治疗效果,但用于移植的细胞也并非是分化程度越高越好,终末分化的细胞可能由于生存能力或者与宿主细胞的整合能力问题而影响效果。因而,ES细胞衍生细胞的分化程度直接关系到移植后是否能发挥正常功能,是其发挥治疗效果的关键。其次,移植细胞需要保证一定纯度,一旦混入未分化的多能干细胞或干祖细胞,移植后可能会产生畸胎瘤或组织细胞特异的肿瘤,即使非干细胞的混入也可能影响移植细胞发挥功能。在实际应用中,除不断优化体外分化条件提高分化效率外,还可以通过特异性标志物分离进行正向或负向筛选来纯化移植细胞,保证其细胞纯度,因此对干祖细胞和功能性细胞的特异性标志物的明确也是极其重要的。此外,

人ES细胞一般来自IVF剩余胚胎,表达父本和母本的表面抗原,对包括卵母细胞及精子供体在内的其他个体都会产生同种异体排斥,ES细胞未分化前具有很低的免疫原性,但分化后可以表达MHC分子而表现出较高的免疫原性,因此对ES细胞相关细胞治疗,需要进行细致的HLA配型,或在治疗时采用免疫抑制方法以降低宿主排斥反应。

三、胚胎干细胞的标准化

由于细胞自身的生物学特性,ES细胞的应用可能导致一些风险增加。如,干细胞的来源、分化状态、扩增能力、细胞因子分泌、导入机体排斥反应、侵入非目标组织或非目标分化而引起不同疾病的易感性增加、致瘤性等。因而,用于临床应用的胚胎干细胞需要有标准化的分离、培养、鉴定及目标细胞的分化流程以及防止基因修饰、制剂的制备、冻存及复苏等过程中可能引入的病原微生物污染的鉴定。2019年2月26日,中国细胞生物学学会发布《人胚胎干细胞》标准,这是中国乃至国际首个针对胚胎干细胞的产品标准。标准指出规范了什么样的干细胞可以临床应用,对于"活"的细胞,标准化的技术要求、检验方法和严格的质量控制将帮助它们符合临床要求。

(陈康 康岚 高绍荣)

参 考 文 献

[1] 艾宗勇,赵淑梅,李天晴.灵长类原始态多能干细胞的研究与挑战[J].中国科学:生命科学,2015,45(12):1203-1213.

[2] 陈枕枕,牛昱宇.人胚胎干细胞建系的研究进展[J].生命科学,2018,30(08):906-910.

[3] 康岚,陈嘉瑜,高绍荣.中国细胞重编程和多能干细胞研究进展[J].遗传,2018,40(10):825-840.

[4] 王芳,陈绍威.胚胎体外培养及胚胎干细胞系的建立[J].中国组织工程研究,2015,19(14):2273-2277.

[5] Chen Y, Niu Y, Li Y. et al. Generation of cynomolgus monkey chimeric fetuses using embryonic stem cells[J]. Cell Stem Cell, 2015, 17(1):116-124.

[6] Cortes JL, Sanchez L, Catalina P, et al. Whole-blastocyst culture followed by laser drilling technology enhances the efficiency of inner cell mass isolation and embryonic stem cell derivation from good- and poor-quality mouse

embryos: new insights for derivation of human embryonic stem cell lines[J]. Stem Cells Dev, 2008, 17(2):255-267.

[7] Guo G, von Meyenn F, Santos F, et al. Naive pluripotent stem cells derived directly from isolated cells of the human inner cell mass[J]. Stem Cell Reports, 2016, 6(4):437-446.

[8] Klimanskaya I, Chung Y, Becker S, et al. Derivation of human embryonic stem cells from single blastomeres[J]. Nat Protoc, 2007, 2(8):1963-1972.

[9] Nichols J, Smith A. Naive and primed pluripotent states[J]. Cell Stem Cell, 2009, 4(6):487-492.

[10] Strom S, Inzunza J, Grinnemo KH, et al. Mechanical isolation of the inner cell mass is effective in derivation of new human embryonic stem cell lines[J]. Hum Reprod, 2007, 22(12):3051-3058.

[11] Thomson JA, Itskovitz-Eldor J, Shapiro S, et al. Embryonic stem cell lines derived from human blastocysts [J]. Science, 1998, 282(5391): 1145-1147.

[12] Yang Y, Liu B, Xu J, et al. Derivation of Pluripotent Stem Cells with In Vivo Embryonic and Extraembryonic Potency [J]. Cell, 2017, 169(2): 243-257.

[13] Strubing C, Ahnert-Hilger G, Shan J, et al. Differentiation of pluripotent embryonic stem cells into the neuronal in vitro gives rise to mature inhibitory and excitatory neurons [J]. Mech Dev, 1995, 53(2): 275-287.

[14] Guan K, Chang H, Rolletschek A, et al. Embryonic stem cell-derived neurogenesis: Retinoic acid induction and lineage selection of neuronal cells [J]. Cell Tissue Res, 2001, 305(2): 171-176.

[15] Kim JH, Auerbch JM, Rodriguez-Gomez JA, et al. Dopamine neurons derived from embryonic stem cells function in an animal model of Parkinson's disease [J]. Nature, 2002, 418(6893): 50-56.

[16] Heldin CH, Miyazono K, ten Dijke P. TGF-beta signalling from cell membrane to nucleus through SMAD proteins [J]. Nature, 1997, 390(6659): 465-471.

[17] Pauklin S, Vallier L, Activin/Nodal signalling in stem cells [J]. Development, 2015, 142(4): 607-619.

[18] Schroter C, Rue P, Mackenzie JP, et al. FGF/MAPK signalling sets the switching threshold of a bistable circuit controlling cell fate decisions in embryonic stem cells [J]. Development, 2015, 142(24): 4205-4216.

[19] Funa NS, Schachter KA, Lerdrup M, et al. β-Catenin regulates primitive streak induction through collaborative interactions with SMAD2/SMAD3 and OCT4 [J]. Cell Stem Cell, 2015, 16(6): 639-652.

[20] Wang Q, Zou Y, Nowotschin S, et al. The P53 family coordinates Wnt and Nodal inputs in mesendodermal differentiation of embryonic stem cells [J]. Cell Stem Cell, 2017, 20(1): 70-86.

第二章 体细胞重编程与再生医学

第一节 体细胞重编程的研究概述

哺乳动物生命始于受精,精卵融合形成的合子经历一系列复杂的分化过程,逐步发育到成熟的个体,每个细胞的命运受到精密的时空调控,一步步的分化在正常发育中既不能停止也无法逆转,每个个体经历的发育几乎完全一样,整个过程就好似运行着一个编写好的程序。在 1981 年发现胚胎干细胞之后,矛盾共存的应用潜力和局限促使科学家们努力寻找替代方案,过去几十年,干细胞领域出现了各种突破性的进展,体细胞核移植、诱导多能干细胞的发现,成功实现了将分化的细胞逆转到类似胚胎干细胞的状态,被形象地称为体细胞重编程,也将再生医学往前推进了一大步。

迄今为止,经典的体细胞重编程主要包括体细胞核移植也就是克隆,转录因子介导的重编程也就是诱导多能干细胞,以及细胞融合。这几种方法各具特点,在下文中将一一介绍。

第二节 核 移 植

克隆(clone)一词源于希腊语的"klōn",又称为核移植(nuclear transfer, NT)或者体细胞核移植,是指将供体细胞的细胞核通过显微操作注射到去核的卵母细胞质中,得到重构的克隆胚胎,然后通过重新激活,恢复克隆胚胎分裂及分化能力,促使其发育成为与供体细胞的基因型完全相同的克隆动物。该技术在过去的 60 多年里,对核质关系、细胞分化、细胞多能性、表观遗传学、发育生物学和生殖生物学等方面的研究以及转化医学和遗传资源保存等方面做出了巨大的贡献。

一、核移植的历史

20 世纪 50 年代,科学家们成功地克隆出两栖类美洲豹蛙(*Ranapipiens*)和非洲爪蟾,揭开了体细胞核移植的新篇章。由于哺乳动物卵母细胞的直径小,卵母细胞取材困难,且数量相对较少,哺乳动物的核移植研究相对于两栖类动物更为困难。1983 年,美国费城 Wistar 研究所 McGrath 教授和 Solter 教授通过将受精后合子的细胞核移植入去核的小鼠卵母细胞中,最终获得了发育至成年的小鼠。1986 年,英国剑桥大学 Willadsen 教授将发育至 8-细胞或 16-细胞时期胚胎中的细胞与去核的羊卵母细胞融合后,成功得到了健康的克隆绵羊。直到 1997 年 2 月,英国爱丁堡大学罗斯林研究所 Ian Wilmut 领导的研究小组用一只 6 岁成年母羊的乳腺上皮细胞作为供体成功地克隆出世界上第一只体细胞克隆羊"多莉"(Dolly)。"多莉"羊的成功克隆震动了整个世界,它向全世界证明了高度分化的体细胞具有遗传的全能性和发育的可逆性,在科学领域引发了克隆动物研究的高潮。之后全世界不断克隆出两栖类、鱼类和哺乳类等。2018 年,中国实现了世界第一例非人灵长类体细胞核移植的突破,诞生了克隆食蟹猴(*Macaca fascicularis*),两只存活的食蟹猴分别被命名为"中中"和"华华",成为该领域发展中的又一重大里程碑。

体细胞核移植技术作为细胞生物学及发育生物学领域取得的最伟大成就之一,应用前景和潜在的经济效益都非常巨大。这项技术在生物学方面如在保护濒危动植物的遗传资源、新物种的培育、优良畜种培育以及转基因动植物生产方面前景十分广阔。而在再生医学领域,核移植技术作为多能干细胞的一大来源,将为细胞和组织治疗提供助力。

二、核移植过程

体细胞核移植技术主要过程包括受体细胞选择与去核、供体细胞的选择和核移植、细胞周期的调控以及重组胚胎细胞的激活等。

(一)受体细胞选择与去核

克隆技术的第一步就是选择受体细胞。在哺乳动物体细胞核移植的实验中,可以作为受体的细胞主要有去核的受精卵、去核的 MII 时期卵母细胞以及去核的早期胚胎细胞。早期人们使用去核受精卵,但因为受精卵已被激活,重编程能力差,所以越来越多的试验使用 MII 期卵母细胞为受体。

受体细胞需进行去核处理,才能进行供体核的移植。受体细胞去核必须完全,如果去核不完全,一方面可能导致重组的胚胎细胞染色体形成非整倍体或多倍体从而使克隆失败,另一方面也可能使卵母细胞产生异常分裂进而发育受阻,导致胚胎的早期死亡从而使克隆最终失败。为了减少实验中的干扰因素,需要缩短体外操作的时间并快速而准确的去除受体细胞核以避免孤雌发育。大体上受体细胞去核的方法可以分为两种,即化学去核法和机械去核法。现在使用最为广泛的还是机械去核,损伤较小,但对操作者有较高技术要求。

(二)供体细胞选择与核移植

实验中可用于核供体的细胞很多,常用有胚胎干细胞、卵丘细胞、颗粒细胞、睾丸支持细胞、精子细胞、乳腺细胞、神经细胞以及成纤维细胞等,其中最常用的是卵丘细胞以及胎儿或成年成纤维细胞。

将供体细胞核移植进入受体细胞的常用方法主要可分为融合法以及注射法两类。其中融合法中最常用的是电融合的方法,通过细胞在强电场短时间的作用下,使细胞膜产生一过性的击穿,当电流使两个相邻的细胞膜接触的区域发生击穿时,两侧的细胞膜就可以在击穿的瞬间发生接触并融合成为一个细胞。注射法一般分为透明带下注射和胞质内注射。透明带下注射是把整个供核细胞注射至受体细胞卵周隙,这就需要在注射后还需使供体细胞与受体细胞进行融合。胞质内注射一般是用压电-陶瓷微注射系统,直接把供体核注入胞质内。

(三)细胞周期的调控

第一次体细胞核移植获得成功的重要因素之一就是对细胞周期同步化的认识,目前体细胞核移植中常用的方法就是将处理后的供体细胞核移入到去核的 MII 期卵母细胞中。大多数研究者认为用成熟的去核 MII 期卵母细胞作为核受体,有利于启动已分化的供体核在重构胚中的再程序化,保证一定的核移植成功率。当用去核的 MII 期卵母细胞作为受体细胞时,使供体细胞与受体细胞的细胞周期同步化,这样有助于重组胚胎的发育。

(四)重组胚胎细胞的激活

因为缺少了受精这一步骤,在以成熟的卵母细胞作为受体的核移植实验中,缺少了自然受精过程中受精卵的激活过程,所以必须进行人工激活核移植后重构的卵母细胞,从而促使其进一步分化发育。用于卵母细胞激活的方法主要分为单一激活和联合激活。常用的单一激活主要有电激活、钙离子载体 A23187、离子霉素及乙醇等;联合激活主要是单纯的物理刺激或化学刺激以后再用蛋白质合成抑制剂或蛋白质磷酸化抑制剂或细胞松弛素 B 联合处理的一种激活方式。现在越来越多的研究证明联合激活效果要优于单一激活,但是同一种激活方法对不同的动物激活效果不一样,究竟哪种激活方法效果较好还是没有定论。

三、克隆动物表型

绝大多数克隆哺乳动物胚胎在植入子宫后难以继续发育,并且出生后的个体表现出不依赖于供体细胞类型的普遍异常。例如,新生的克隆动物通常过度发育,并且有一个增大的胎盘,其症状被称为大子代综合征。绝大多数克隆动物无法通过刚植入子宫后和出生这两个关键时期,这可能是对基因表达错误最为敏感的两个关键性发育时期。新生的克隆动物常伴有呼吸衰竭,以及肝、肾、心和脑的疾病。即便长期存活的个体也可能在其生命后期出现异常。例如,老年克隆小鼠常变得肥胖,并出现严重的免疫疾病,或过早死亡。

现在认为克隆存在的问题是因为植入的供体核发生错误的"表观遗传重编程",而非在供体细胞核中获得的体细胞突变。

四、克隆重编程伴随的表观遗传学变化

体细胞核移植的效率一直较低,其中供体细胞 DNA 甲基化和组蛋白修饰的不完全重编程是被认为低效率的重要原因。慕尼黑大学的 Dean 教授和剑桥大学的 Reik 教授发现核移植胚胎中存在异常的甲基化水平,而降低核移植胚胎中的 DNA 甲基化有助于提高核移植胚胎的发育潜能。此外,许多报道也证实了核移植胚胎中存在异常的组蛋白修饰,而组蛋白乙酰化酶抑制剂 TSA 和 scriptaid 可显著提高核移植胚胎的发育率。2007 年,高绍荣教授课题组揭示了核移植胚胎发育第一个细胞分裂周期中,组蛋白 H3K9、H3K14、H4K16、H4K8 和 H4K12 上乙酰化修饰的动态变化规律,并进一步发现 H3K9me3 和 H3K9me2 在核移植后逐渐去甲基化。2014 年,哈佛大学张毅教授提出体细胞基因组 H3K9me3 是体细胞核移植的一个主要障碍,过表达 H3K9 去甲基化酶或降低体细胞中 H3K9me3 水平能极大改善核移植的效率。此后,高绍荣课题组和张勇课题组联合通过建立早期克隆胚胎命运追溯系统,结合单细胞/微量细胞测序技术,绘制了不同发育命运胚胎细胞的基因表达图谱,也进一步证实 H3K9me3 是体细胞核移植胚胎表观重编程的一个主要障碍,同时也证明体细胞基因组上 H3K4me3 的存在也是体细胞基因组不能被完美重编程的一个障碍。2018 年,张毅教授和高绍荣教授再次发表相关工作,分别证明 H3K27me3 和 DNA 再甲基化是克隆胚胎发育的表观遗传障碍。这些对核移植胚胎异常表观遗传修饰的研究极大促进了该技术的发展,并促成了克隆猴的成功。

第三节　细胞融合方式获得重编程干细胞

细胞融合,也称为细胞杂交、原生质体融合或体细胞杂交,是指在体外条件下,通过特定操作,将两种或者多种类型的细胞融合为一个整体,从而获得具有新的特性的细胞。

诱导细胞融合的方法主要分为生物法、物理法和化学法。生物法主要是用仙台病毒诱导,1962 年日本冈田善雄偶然发现仙台病毒能够引起艾氏腹水瘤细胞融合成多核细胞的现象,随后的研究工作证明了在生物法诱导细胞融合的过程中,其有效促融因子存在于细胞膜,病毒膜片能使细胞间产生凝聚和融合,因此可以用紫外灭活的此类病毒诱导细胞融合;物理法主要包括显微操作、电场刺激,细胞电融合的现象是科学家 Zimmermann 在 1978 年发现,并采用电脉冲方法成功诱导了细胞融合,电融合技术操作简单、电参数容易精确调节、无化学毒性,对细胞损伤小,融合率高,可应用于许多不同的细胞,因此成为细胞融合的主要技术手段;化学法主要是用聚乙二醇诱导,1974 年华裔加籍科学家高国楠发现聚乙二醇能促使植物原生质体融合,当加入一定量的聚乙二醇时,融合效率较病毒诱导法提高 1 000 倍以上,但是聚乙二醇对细胞毒性较大,极大影响了融合率和融合后细胞的存活率。

用于体细胞重编程的细胞融合,是将已经分化的体细胞与胚胎干细胞、胚胎生殖细胞或胚胎癌细胞进行融合。细胞融合产生的多核细胞称为异核体,随着现代分子生物学技术的发展,人们发现,在特定的条件下,将多能性细胞与体细胞融合,多能性细胞可以改变体细胞的分化状态,使体细胞早期被沉默的基因重新激活。因此,细胞融合技术被用来研究重编程过程中相关的调控机制。

一、诱导体细胞的特定基因表达

最初关于异核体的研究观察到了细胞核肿胀,DNA 和 RNA 合成,但是并没有发现沉默基因的激活,这种现象的产生可能是由于之前研究选用的是具有细胞核但是很难被重编程的鸡红细胞。随后,研究人员用人类非肌性羊膜细胞与小鼠肌细胞进行融合,在得到的异核体中观察到了定向分化,并且有几种人体肌肉蛋白表达,表明肌细胞特异基因启动表达。随后,由小鼠肌肉细胞和多种细胞类型形成的异核体,包括人成纤维细胞(来自中胚层)、肝细胞(来自内胚层)和角质形成细胞(来自外胚层),证明了在代表所有三种

胚层的细胞中之前沉默的肌肉细胞可以被重新激活。总之，这些异核体实验表明，在已分化哺乳动物的细胞类型中先前沉默的典型的基因可以在其他类型的分化细胞中诱导表达，甚至在体内也是如此。此外，研究人员逐渐认识到，体细胞的分化状态不是固定不可逆的，而是由任何特定时间内在调节机制调控的，为细胞核具有可塑性提供了证据。

二、诱导体细胞的多能性基因表达

随着技术的发展，人们逐渐将细胞融合技术应用于研究细胞多能性及其调控机制。研究人员首先将来自于雌性小鼠的原始生殖细胞和成年小鼠的胸腺细胞进行融合，他们检测了异核体的DNA去甲基化以及印记基因的激活程度，非常值得注意的是，当研究人员将异核体进行嵌合体实验后发现其可以发育到三个胚层，由此证明了这种融合后的异核体具有多能性。

随后研究人员证明了当体细胞和胚胎干细胞融合之后可以获得多能性。当人们将雄性小鼠的胚胎干细胞和雌性小鼠的胸腺细胞进行融合，并且同时将绿色荧光蛋白GFP和多能性基因 Oct4 的启动子区域进行融合表达，实验发现原本失活的 X 染色体以及胸腺细胞的 Oct4-GFP 重新获得活性。进一步的研究发现，组蛋白 H3、H4 高度乙酰化，组蛋白 H3K4 高度二甲基化和三甲基化，这些都充分证明融合之后的异核体表观遗传特点正向多能性状态转变。同时研究发现，提高胚胎干细胞中 Nanog 基因的表达水平能够在胚胎干细胞和体细胞融合中，大大提高其重编程的效率。另外，研究人员也将人源的体细胞和人源的胚胎干细胞以 1∶1 的比例融合后，也重编程获得了多能干细胞。

以上的研究都是基于同一物种来源的细胞融合，研究人员也对不同物种来源的细胞进行融合，这样就可以根据物种之间的特异性检测所有基因的变化趋势。但是，异种来源的细胞融合后存在是否会产生染色体的丢失、重排和非整倍性，以及将成熟的体细胞和快速分裂的胚胎干细胞进行融合是否会导致细胞生长停滞和多能性丧失等问题。最后实验结果表明，当将小鼠的胚胎干细胞和人的 B 细胞或者成纤维细胞进行融合之后，多

能性基因 Oct4 和 Nanog 被激活，并且它们的启动子区域的甲基化水平降低。因此，异种来源的细胞融合后同样可以经历重编程获得多能性，并且这一过程要比同一种属细胞融合速率更快。研究人员同时发现，不同细胞类型的异种细胞融合重编程的效率、基因激活以及 DNA 去甲基化时间上有差异。这种差异产生的原因主要是由于融合起始细胞的细胞核大小以及含有的转录调节因子不同决定的。

细胞融合技术有比如细胞染色体倍性改变、融合率低、具有细胞特异性等缺点，并且随着技术的发展已经有了更好的获得重编程干细胞的方法，但是细胞融合是在细胞不发生分裂的条件下即发生主动 DNA 去甲基化等重编程过程，因此细胞融合仍然是研究主动去甲基化等重编程机制的良好模型。

第四节　特定转录因子
介导的体细胞重编程

一、iPS 细胞的发现历程

随着人类社会的不断进步，科学技术的不断提高，人们逐渐发现机体的发育似乎是一个程序性的不可逆过程，已经完全分化的体细胞似乎不再具有全能性，20 世纪初，德国科学家，实验胚胎学先驱汉斯·斯佩曼（Hans Spemann）（1869—1941）博士，用胎发在两个分裂球之间加以结扎，发现不同的结扎时间对胚胎后续发育的结果影响很大。1920 年，斯佩曼博士又进行了异位移植实验，提出胚胎中可能有某些特定的"组织者（organizer）"或"组织中心（orgnize center）"进而控制着胚胎发育，并因此获得了 1935 年的诺贝尔生理学或医学奖。这是人类第一次发现有些物质可以控制胚胎的发育过程，同时斯佩曼博士也提出用核移植方法克隆整个有机体，为后续的研究者指明了方向。

40 年后，英国著名发育生物学家，约翰·伯特兰·戈登爵士（Sir John Bertrand Gurdon）（1933—）更进一步，他将美洲爪蟾的小肠上皮细胞核注入去核的卵细胞中，发现一部分卵可以继续发育成

蝌蚪,乃至成熟的爪蟾,这一划时代的研究表明,已经分化的细胞在适宜的条件下仍具有生成完整个体的遗传潜力,而卵细胞的细胞质中存在着这种物质,能够将诱导成熟细胞的细胞核发育为完整的个体。自戈登爵士后,科学家们将这种体细胞核移植用到哺乳动物乃至非人灵长类动物上,1996 年英国科学家伊恩·维尔穆特博士(Ian Wilmut)(1944—)所获得的克隆羊"多莉"引起世界轰动,2018 年关于中国科学家孙强团队获得的体细胞克隆猴的报道是克隆领域的又一里程碑。

2006 年,日本科学家山中伸弥博士(Shinya Yamanaka)(1962—)做出了革命性的研究成果,基于对胚胎干细胞基因表达模式以及其特异性基因的研究,其团队将 24 个在 ES 细胞中高表达的转录因子基因通过逆转录病毒导入小鼠的胚胎成纤维细胞中,经过两个星期的培养,他们成功得到了一种与 ES 细胞十分相似的细胞——诱导多能干细胞(induced pluripotent stem cell, iPS cell)。更为重要的是,通过逐个筛选,他们证明只需要四个关键转录因子 Oct4、Sox2、Klf4、c-Myc 就能成功将小鼠的胚胎成纤维细胞诱导为 iPS 细胞。这一革命性的发现彻底打破了 ES 细胞临床应用中的细胞来源和伦理问题,极大的解决了干细胞治疗中的免疫排斥问题,开辟了重编程和再生医学的全新领域。山中伸弥博士与约翰·戈登爵士也因为在重编程领域所做出的突出贡献而一同获得 2012 年诺贝尔生理学或医学奖。

二、iPS 技术的新发展

在小鼠 iPS 细胞建立后的第二年,Yamanaka 和 Thomson 实验室分别成功建立了人的 iPS 细胞。同年,Jaenisch 实验室将 iPS 技术应用于镰刀型贫血的小鼠模型的治疗上,提出利用 iPS 细胞治疗单基因遗传疾病的策略。此后,大量工作报道了利用 iPS 技术获得患者特异性多能性细胞,可应用于单基因遗传病治疗模型和患者特异性病理筛查。

作为多能性细胞,iPS 细胞是否真的具有多能性,是 iPS 技术投入应用前必须回答的问题,尤其是 2006 年 Yamanaka 发表的工作中 iPS 细胞甚至没能产生嵌合体小鼠。2009 年,中国科学家周琪和高绍荣两个团队同时发表独立工作,通过四倍体胚胎互补得到了完全由 iPS 细胞来源的 iPS 小鼠,证明 iPS 细胞是具备完全多能性的,至此打破了对 iPS 细胞质量的质疑,使 iPS 技术的发展更进一步。2010 年,通过对具备和不具备完全多能性的小鼠 iPS 细胞的基因表达对比,Hochedlinger 和周琪课题组都找到了位于染色体 12qF1 区域的 Dlk1-Dio3 基因簇,这个基因簇的转录产物,尤其是 Gtl2 和 Rian,在嵌合体实验中嵌合率很低并不能通过四倍体胚胎互补得到 iPS 小鼠的 iPS 细胞系中被异常沉默,但在具有完全多能性的 iPS 细胞中则表达正常,这样,这个区域的表达情况可能可以作为完全多能性 iPS 细胞的候选标记。

经典的 iPS 细胞建立需要利用逆转录病毒将重编程因子导入体细胞使其实现过表达,而无论转基因还是逆转录病毒的使用都是阻碍 iPS 技术走上临床的重要因素。在数年的时间里,国内外科学家做了大量尝试,影响基因组稳定性的逆转录病毒可以用腺病毒、瞬时表达质粒甚至 mRNA 或重组蛋白来代替,而部分重编程因子也不断被发现可以被化学小分子所取代。2013 年,中国科学家邓宏魁课题组成功实现了完全利用小分子化合物诱导小鼠体细胞重编程为多潜能干细胞(CiPS 细胞),实现了 iPS 技术的革命性突破。在供体细胞方面,最初使用的成纤维细胞由于取样不便,对患者造成一定创伤,对临床应用非常不利,因此外周血淋巴细胞和尿道上皮细胞的成功重编程,极大地简化了供体细胞来源,推进了 iPS 技术临床转化进程。

重编程过程实现了两种完全不同的细胞类型的转变以及多能性的重新建立,深入探究该过程的机制对于理解"细胞命运如何决定"这一细胞生物学关键科学问题具有重要意义。重编程过程涉及细胞增殖、MET、表观调控、分化相关基因沉默、多能性调控网络建立等众多的生物学过程,大量研究工作致力于探究其中的分子机制提高重编程效率,也发现了大量关键性因子和具有促进作用的小分子。然而相比体细胞核移植,iPS 技术的重编程过程更加长时低效,该过程的黑匣子仍然有待进一步打开。

随着 iPS 技术的日趋成熟,iPS 细胞也逐渐走向临床。来自日本理化研究所（RIKEN）的高桥雅代（Masayo Takahashi）和山中伸弥关于年龄相关性黄斑变性（age-related macular degeneration, AMD）的研究，是世界上第一例 iPS 细胞治疗临床试验，标志着 iPS 细胞开始逐步走向临床。研究人员用一位女性患者的皮肤细胞重编程得到了 iPS 细胞，再将 iPS 细胞诱导分化出为视网膜色素上皮细胞（RPE），进而将细胞制备成了一个 1.3mm×3.0mm 的薄片。2014 年 9 月研究人员将细胞片移植给了患者。术后三个月，研究人员在患者右眼中发现了大量有功能的 RPE，直到 2016 年 12 月，接受了移植的右眼情况稳定。尽管患者右眼的矫正视力并没有明显的改善，但是也没有出现排斥和癌变，更没有再接受过其他治疗。初步证明了 iPS 细胞移植手术的安全性。然而 2018 年 1 月研究者宣布，一名近 70 岁的眼疾患者于 2017 年移植了异体 iPS 细胞所培育的视网膜细胞后，出现了视网膜水肿，这是相关临床研究开展后首次出现并发症。因此，iPS 技术距离真正广泛应用于临床治疗还有很长的路要走。

三、iPS 细胞与再生医学的关系

相比于传统医学，再生医学的核心是研究组织器官受损后的修复与再生，其最终目的是通过再生组织或器官来治愈疾病。再生医学除了能够提高人类寿命，亦可大幅度提高患者的生存质量，是药物治疗和手术治疗后的又一次医学革命。但现阶段受制于器官来源及异体免疫排斥问题，以异体器官移植为代表的治疗方式不仅成本居高不下，受制于其来源不足和配型困难，在实际应用中亦是步履维艰，以造血干细胞为代表的干细胞疗法虽然成效显著，但其治疗范围依然较为狭窄。

为解决上述问题，能够大量扩增且能够多向分化的干细胞成为再生医学的必然选择，1998 年 Thomson 首次建立人 ES 细胞是多能干细胞应用于再生医学的开山之作，但受制于来源及伦理限制且在免疫排斥问题上表现不佳。2006 年，能够解决上述问题的 iPS 细胞横空出世，迅速成为了未来再生医学的希望之一。由于用于治疗的细胞是由自体细胞重新编程分化而来，因而可以极大解决免疫排斥问题，使患者摆脱终身免疫抑制药物的使用。可以说 iPS 技术是为再生医学而诞

生。经过在各种动物模型上的多年探索，现阶段，iPS 细胞已经初步开始临床试验，除前面讲到的黄斑变性治疗以外，近几年日本批准了世界上第一个利用 iPS 细胞治疗脊髓损伤的临床试验。

四、iPS 细胞相比其他干细胞优势

iPS 细胞的优势主要体现在具有多能性，来源便捷，操作较简单，其最大优势就是可以获得患者特异的多能性干细胞，从而实现个体化治疗。

相较于成体干细胞来说，iPS 细胞拥有与 ES 细胞近乎相同的分化潜能，可以分化成几乎所有种类的细胞，这是以间充质干细胞，造血干细胞为代表的多能干细胞所不能比拟的，使 iPS 细胞的应用范围和潜力更广。

与来源于人受精囊胚内细胞团的 ES 细胞不同，iPS 细胞可以由成体细胞直接诱导而成，从而规避了破坏植入前囊胚所带来的伦理问题，同时也回避了卵细胞获得困难的问题，使得 iPS 技术操作门槛和成本大幅度降低，更易于应用。同时，由于 iPS 细胞可以由患者自身的细胞诱导，从而极大地解决了潜在的免疫排斥问题。

五、iPS 技术的临床意义

iPS 细胞以其拥有和 ES 细胞近乎相同的分化潜能，但其具有更广泛的来源及更少的免疫排斥，目前，iPS 细胞的临床意义主要集中在构建疾病模型、药物筛选及细胞治疗三部分。

iPS 细胞当前最主要的临床应用之一就是构建疾病模型。策略基本为获得患者的体细胞继而重编程为患者特异性 iPS 细胞，再将其诱导分化为疾病相关的细胞类型，从而实现体外疾病模型的构建，对疾病病理研究具有重要意义。受制于物种差异，传统的小鼠模型不能很好地模拟某些人类疾病，甚至无法感染某些疾病，而患者 iPS 细胞模型不仅能更好地解决这个问题，还能建立患者个体特异的疾病模型，更精准反映疾病的真实状况，对精准治疗有着重要的指导作用。随着技术的不断发展，传统的 2D 细胞疾病模型已经逐渐被 3D 的类器官疾病模型所取代，后者可以更精准反映人体真实的复杂结构。目前，研究者们已经利用 iPS 细胞建立了包括脑、肠、肝脏、胰腺、肾及肺等相关的多种类器官疾病模型，对临床个

体化精准治疗具有重要意义。

借由 iPS 细胞在疾病模型上得天独厚的优势,iPS 细胞在药物有效化合物的筛选及药物毒性验证上将发挥出重要的作用。在有效化合物的筛选上,由于 iPS 细胞所构建的疾病模型能够更精准的反映出疾病相关细胞的状态及表型,提供更加接近临床的药物数据,因而在高通量筛选及药物优化上都发挥着重要的作用。在药物毒性检测上,利用 iPS 细胞建立的患者特异性细胞有利于评价药物对不同患者的治疗效果及副作用水平。

iPS 细胞在细胞治疗方面同样存在着极其重要的意义,由于其诱导来源及多向分化潜能,iPS 细胞在再生医学及精准医疗上都有着无可比拟的巨大潜力。其原因及现阶段应用情况在前文已有详细阐述,在此不再赘述。

(一)iPS 技术在人造皮肤方面的潜力

在临床上用于治疗重度烧伤和诸如压疮之类的慢性皮肤损伤的人造皮肤来源于动物的骨骼和腱,甚至是来源于人的尸体。iPS 细胞作为拥有与 ES 细胞功能相似的多能干细胞,理论上拥有分化为各种体细胞的能力,包括皮肤细胞。其难度在于皮肤组织结构复杂,可控分化难度较大,且体外 3D 分化条件尚不充足。2016 年,日本宣称在实验鼠身上用鼠源的 iPS 细胞诱导出完整皮肤,其策略是首先利用实验鼠的 iPS 细胞培养出胚样体的细胞块,再将多个细胞块包覆在胶原蛋白中移植到实验鼠身上。实验表明,这些由 iPS 细胞诱导而来的胚样体能够形成多种类型的上皮组织,而这些上皮组织成功再生出了带有皮肤附属器的完整皮肤系统,且可以安全有效地移植到其他实验鼠身上。

(二)iPS 技术在人造血管中的应用

麻省总医院的研究人员使用人 iPS 细胞制造出血管前体细胞,然后将这些前体细胞移植到实验鼠大脑表面。两周后,这些前体细胞变成了功能性血管,而且持续工作 280 天。在这段时间内,这些人造血管的表现同实验鼠天生的血管毫无二致。2019 年初,奥地利科学家 Wimmer RA 首次用 ES 细胞及 iPS 细胞诱导出了体外血管类器官,其采用了凝胶包埋的办法获得其 3D 结构,随后通过体内及体外验证证明其结构与生物学功能。

研究表明,其诱导出的血管类器官同样被基底膜包裹,其含有内皮细胞和周细胞,能够自组装成毛细血管网络。移植到小鼠体内的血管类器官形成稳定的灌注血管树,包括动脉、小动脉和小静脉,正常发挥其生物学功能,且能够稳定存活。此外,该实验还证明诱导出的血管类器官在高糖的条件下可以表现出糖尿病血管病变的特点,进而作为糖尿病血管病变的模型。

(三)iPS 技术在治疗血液疾病中的应用

通过 iPS 诱导技术把 β- 地中海贫血症重型患者的成纤维细胞重编程为具有自我更新能力及多向分化潜能的干细胞。并且,运用经典的基因打靶技术及同源重组技术,在未影响干细胞多能性的前提下,将导致该疾病的突变基因修复成功。移植修复后 iPS 细胞来源的造血祖细胞的 SCID 小鼠在放射性照射后,其血红蛋白及红细胞水平能较快恢复到正常值,并产生出正常的人的 β- 珠蛋白。在血细胞分化方面,目前主要通过调节培养微环境进而诱导 iPS 细胞定向分化为不同的血细胞,现阶段主要用于定向分化成红细胞及血小板。2010 年,Lapillonne 用类胚体法将来源于胎儿和成人体细胞的 iPS 细胞诱导分化为红细胞。实验表明,人的 iPS 细胞和 ES 细胞均可分化为红细胞,且二者在细胞标志物及功能上完全相同,但人 iPS 细胞的分化效率远低于 ES 细胞。同年,Takayama 用 iPS 细胞分化产生了血小板,经移植实验证明 iPS 细胞来源的血小板能参与血栓形成,具有正常的功能。

(四)干细胞和生殖创伤修复

干细胞包括胚胎干细胞、骨髓干细胞和脂肪干细胞等都被证明在卵巢损伤和早衰中有一定的修复作用,而且 Tilly 团队从卵巢中发现了干细胞可以分裂并产生卵子,挑战了一直以来卵子不可复制再生的观点。日本 Saitou 实验室已经成功用 ES 细胞和 iPS 细胞在体外诱导生成了原始生殖样细胞,然后通过移植到小鼠细精管或卵巢内可以获得具有功能的精子或卵子,这为干细胞用于以后治疗生殖疾病提供了一定的基础。

(五)干细胞技术在再生医学临床应用中的难点

随着干细胞技术的发展,传统的胎牛血清培养基与饲养层细胞相结合培育方式既不适应大规模培育的需求,又很难满足 GMP 的要求。医用级无污染(主要是细胞污染)的干细胞迫切需要一种全新的细胞培养技术;此外,细胞的定向分化技术也将随着干细胞技术的突破而大幅度发展,截至目前,许多细胞的定向分化机制还未完全清楚,而三维类器官的分化技术还是起步阶段,现阶段的移植大多停留在细胞层面,随着干细胞技术的突破,定向分化技术也必然随之进步。除了细胞培养与分化外,生物材料也将得到相应的发展,部分分泌细胞诸如胰岛细胞的移植需要用生物材料进行包裹,进而在其不影响分泌能力的基础上解决免疫排斥问题。

六、iPS 技术的挑战

(一)解开重编程黑匣子的挑战

相比体细胞核移植,iPS 细胞的重编程过程更加长时低效,虽然这种缺陷不影响其在病理药理上的应用,但是在急性损伤性修复的细胞治疗应用上,还是会造成很大的阻碍。而真正打开该过程的黑匣子需要进一步深入探究其中的分子机制,虽然在这方面已有大量的研究进展,但是仍然任重而道远。

(二)实现临床可用技术优化的挑战

实验技术走向临床需要解决很多原来不需要考虑的问题,包括前面已经提到的重编程方式和供体细胞的优化,以及前一章提到的无饲养层无血清的多能干细胞培养体系,都为 iPS 技术的临床转化提供了极大的助力。而三者实现结合,最终实现只利用小分子,在完全无动物源性的条件下,高效地将外周血淋巴细胞或尿道上皮细胞重编程为优质人 iPS 细胞,这才是临床期望的理想状态。

七、总结

总而言之,相较于细胞核移植和细胞融合,iPS 技术有着得天独厚的优势,其来源广泛,操作便捷,没有伦理问题并且在免疫排斥问题上表现出色。从经典的 OSKM 诱导出的 iPS 细胞到全小分子诱导而产生的 CiPS 细胞,iPS 技术正向临床应用稳步迈进。随着以单细胞多水平测序技术为代表的新技术不断诞生,人们对重编程的理解不断加深,对其机制解读更加细致,

将促进重编程诱导效率和质量的提升。此外,对细胞命运决定及发育过程的研究进展能够极大的促进干细胞的体外分化技术的发展。相信在不久的将来,iPS 细胞将在干细胞生物学和再生医学领域大放异彩,一个崭新的时代即将到来。

第五节　体细胞重编程的
局限与未来发展趋势

以体细胞核移植和 iPS 技术为代表的重编程技术在建立个体化治疗体系上具有重大价值,iPS 技术还完美解决了通过核移植技术建立患者特异 ES 细胞的两大难点,即卵细胞来源限制和伦理争议,同时,iPS 细胞也有其自身的局限性。

一、体细胞重编程的局限

干细胞治疗主要包括利用 ES 细胞或 iPS 细胞及其分化细胞的细胞治疗和成体干细胞治疗两大类。ES 细胞的临床应用主要存在伦理限制,而 iPS 细胞的临床应用仍受限于以下技术障碍。

1. 首先是 iPS 细胞的安全性问题　利用传统 OSKM 诱导获得的 iPS 细胞进行小鼠嵌合体实验产生的嵌合体小鼠或通过四倍体互补实验产生的 iPS 小鼠,在出生后的肿瘤发生率很高,这可能是由于在 iPS 细胞诱导过程中引入了原癌基因 *c-Myc* 所致。为了提高 iPS 细胞的安全性,科学家们对诱导方法进行了很多改进。目前,人 iPS 细胞的诱导多采用非整合载体的方式。此外,小分子诱导重编程的成功,也极大地改善了 iPS 细胞的安全性。另外有报道称,人 iPS 细胞基因组携带有基因的拷贝数变异和点突变,这可能与细胞的长时间体外培养相关,也可能与体细胞有关,有一些可能是在重编程过程中产生的,因此在 iPS 细胞衍生细胞应用于临床之前需要对 iPS 细胞进行全基因组序列、表达谱以及表观遗传的检测,以确定这些细胞在移植治疗中的安全性。

2. iPS 细胞诱导的效率问题　目前 iPS 细胞的诱导效率低、耗时长,很难在短时间内获得

高质量的 iPS 细胞并将其扩大培养进一步分化成目标细胞,使其将来的个体化治疗应用受到一定限制。

3. iPS 细胞的异体移植与免疫反应 iPS 细胞最大的优势是可以获得患者特异的多能干细胞,移植给患者时不会产生免疫排斥。然而,随着研究的深入,科学家们发现 iPS 细胞和胚胎干细胞还是存在些差异。由于重编程不完全,iPS 细胞会带有起始细胞的印记,即心肌细胞来源的 iPS 细胞更容易分化成心肌细胞,而向其他类型细胞分化的能力受到一定影响。iPS 细胞衍生细胞用于自体移植是否会引起免疫排斥,至今还未有定论。理论上讲,iPS 细胞衍生细胞用于自体移植时,不应该发生免疫反应,但来自不同实验室的研究也对此产生怀疑,需要基于更多 iPS 细胞系及其分化细胞进行系统的自体移植的可行性研究。

4. iPS 细胞来源衍生细胞的致瘤性 除免疫原性外,移植细胞产生肿瘤是细胞治疗的另一大潜在风险。如果在衍生细胞中,含有残余的 iPS 细胞或者干、祖细胞,可能会产生畸胎瘤或组织特异性肿瘤。因此,需要高效诱导 iPS 细胞向特定细胞类型分化,并严格选择所需要细胞类型,从而降低产生肿瘤的风险。

要突破以上这些局限,需要我们对 iPS 细胞的形成过程的分子、细胞基础有全面深入的了解。虽然目前已有大量的研究提供了多能性诱导的动态过程和分子调控基础,但依然有很多问题尚待解决。

二、体细胞重编程的临床应用现状和未来发展趋势

iPS 细胞在细胞特性和应用范围上与 ES 细胞极为相似。鉴于技术和伦理的限制,目前进入临床试验阶段的胚胎干细胞项目屈指可数。2009 年,美国 FDA 批准加州的 Geron 公司开展胚胎干细胞临床试验,用胚胎干细胞分化成的少突胶质前体细胞治疗脊髓损伤。2010 年,美国 FDA 批准 Advanced Cell Technology 公司开展第 2 例胚胎干细胞临床试验,用胚胎干细胞分化成的视网膜色素上皮细胞治疗黄斑变性。2014 年,美国 FDA 批准 ViaCyte 公司开展胚胎干细胞分化成的胰腺 β 细胞治疗糖尿病。2017 年,中国科学院开展胚胎干细胞分化的神经前体细胞治疗帕金森病和老年黄斑变性的临床研究。

现阶段,iPS 细胞的临床应用主要来自日本。2014 年,Masayo Takahashi 团队利用患者自身的 iPS 细胞分化成视网膜色素上皮细胞治疗黄斑变性。2017 年日本批准其开展该疾病的异体 iPS 细胞的临床试验。随后,日本厚生劳动省为 iPS 细胞的临床应用大开绿灯。2018 年 5 月,批准将 iPS 细胞用于心力衰竭的临床试验。大阪大学心脏外科医生 Yoshiki Sawa 带领团队承担此项临床试验,研究者将向患者心脏表层植入一层心肌膜(厚度约 0.1 毫米),主要通过这些细胞分泌蛋白质等物质来改善心脏功能。2018 年 11 月,日本京都大学宣布,该校研究人员已经开展了利用 iPS 细胞治疗帕金森病的临床试验,向一名患者脑部移植了由 iPS 细胞培养的神经祖细胞。目前,各国均积极开展 iPS 细胞的临床前和临床应用研究。在临床试验网站上登记注册 iPS 细胞相关的临床研究,包括用于修复糖尿病视网膜病变中的退行性血管、产生癌症抗原特异性 T 细胞、用于治疗尼曼 - 皮克病等。

由于获得高质量的患者特异的 iPS 细胞需要大量的时间和费用,因而在 iPS 细胞的临床应用方面,可以采取提前建立干细胞库的方式解决这些问题。在建立干细胞库上有两个比较重要的策略:第一,建立人群内高 HLA 配型比例的 iPS 或 ES 细胞库,用尽量少的细胞系覆盖尽量多的人群。第二,根据临床需求,对个体化 iPS 细胞库的分化衍生细胞建立子库。例如,烧伤患者需要大量表皮细胞,很难通过创伤后再从头进行 iPS 细胞诱导并进一步分化获得大量的表皮细胞用于覆盖创伤及组织再生,因此临床上就需要快速高效的分化体系或是提前制备高纯度的、符合临床应用级别的目标细胞库,以备不时之需。

总之,现在存在的各种问题恰恰是因为 iPS 细胞在未来应用中的无限潜力,科学家甚至公众都对它报以巨大期望,也期待在不久的将来,iPS 细胞推动再生医学的蓬勃发展,为患者带来新生的希望。

(陈 康 康 岚 高绍荣)

参 考 文 献

［1］康岚,陈嘉瑜,高绍荣.中国细胞重编程和多能干细胞研究进展［J］.遗传,2018,40（10）:825-840.

［2］瞿超,李劲松.诱导多能干细胞的临床应用研究［J］.中国细胞生物学学报,2018,40（S1）:2180-2190.

［3］王晓,邹立津,曾元临,等.诱导多能干细胞向表皮干细胞分化的研究进展［J］.重庆医学,2018,47（23）:3084-3087.

［4］周丽霞,叶洁瑜,连祺周,等.iPS 细胞技术在血液系统的研究及应用［J］.中国实验血液学杂志,2015,23（2）:601-604.

［5］Aoi T. 10th anniversary of iPS cells: the challenges that lie ahead［J］. J Biochem, 2016, 160（3）: 121-129.

［6］Hanna J, Wernig M, Markoulaki S, et al. Treatment of sickle cell anemia mouse model with iPS cells generated from autologous skin［J］. Science, 2007, 318（5858）: 1920-1923.

［7］Hou P, Li Y, Zhang X, et al. Pluripotent stem cells induced from mouse somatic cells by small-molecule compounds［J］. Science, 2013, 341（6146）: 651-654.

［8］Mandai M, Watanabe A, Kurimoto Y, et al. Autologous Induced Stem-Cell-Derived Retinal Cells for Macular Degeneration［J］. N Engl J Med, 2017, 376（11）: 1038-1046.

［9］Sinnecker D. Cardiac regeneration using HLA-matched induced pluripotent stem cells-no monkey business, but still a long and winding road ahead［J］. J Thorac Dis, 2017, 9（3）, 492-494.

［10］Takahashi K, Yamanaka S. Induction of pluripotent stem cells from mouse embryonic and adult fibroblast cultures by defined factors［J］. Cell, 2006, 126（4）: 663-676.

［11］Blau HM, Baltimore D. Differentiation requires continuous regulation［J］. J Cell Biol, 1991, 112（5）: 781-783.

［12］Peterson JA, Wei ss MC. Expression of differentiated functions in hepatoma cell hybrids: induction of mouse albumin production in rat hepatoma-mouse fibroblast hybrids［J］. Proc Natl Acad. Sci. USA, 1972, 69（3）: 571-575.

［13］Pavlath GK, Blau HM. Expression of muscle genes in heterokaryons depends on gene dosage［J］. J Cell Biol, 1986, 102（1）: 124-130.

［14］Chiu CP, Blau HM. Reprogramming cell differentiation in the absence of DNA synthesis［J］. Cell, 1984, 37（3）: 879-887.

［15］Baron MH, Maniatis T, Rapid reprogramming of globin gene expression in transient heterokaryons［J］. Cell, 1986, 46（4）: 591-602.

［16］Johansson CB, Youssef S, Koleckar K, et al. Extensive fusion of haematopoietic cells with Purkinje neurons in response to chronic inflammation［J］. Nature Cell Biol, 2008, 10（5）: 575-583.

［17］Tada M, Takahama Y, Abe K, et al. Nuclear reprogramming of somatic cells by in vitro hybridization with ES cells［J］. Curr. Biol, 2001, 11（19）: 1553-1558.

［18］Silva J, Chambers I, Pollard S, et al. Nanog promotes transfer of pluripotency after cell fusion［J］. Nature, 2006, 441（7096）: 997-1001.

［19］Cowan CA, Atienza J, Melton DA, et al. Nuclear reprogramming of somatic cells after fusion with human embryonic stem cell［J］. Science, 2005, 309（5739）: 1369-1373.

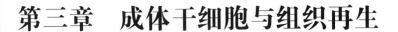

第三章　成体干细胞与组织再生

第一节　成体干细胞概述

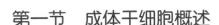

一、成体干细胞的研究历史

成体干细胞（adult stem cell, ASC）是指存在于成年个体组织中，具有高度自我更新和增殖潜能的一类干细胞，在维持机体结构和功能稳态中发挥着重要作用。针对成体干细胞的研究最早始于造血干细胞（hematopoietic stem cell, HSC）。1908 年，俄国组织学家 Alexander Maximow 就提出了干细胞的假说，认为血液中所有的组分都来源于同一祖细胞。20 世纪 50 年代得益于放射生物学的研究手段，Jocobson 等和 Ford 等分别在小鼠放射保护实验中证明，骨髓中存在有一类细胞能够重建经致死剂量射线照射过小鼠的造血系统。1961 年，加拿大科学家 Till 和 McCulloch 在小鼠骨髓移植过程中首次发现了脾集落生成单位（colony-forming units-spleen, CFU-S），提出了造血干细胞学说，并由此开启了现代干细胞研究及临床应用的新纪元。20 世纪 50 年代后期，美国弗雷德·哈钦森癌症研究中心的 E. Donnall Thomas 医生完成了世界首例同基因人体骨髓移植，并于 1990 年获得诺贝尔生理学或医学奖。1978 年，首次在人脐带血内分离获得了造血干细胞。1975 年，Rheinwald 等报道体外培养人表皮角质细胞获得成功。体外扩增培养的表皮细胞经 2~3 周即可形成复层上皮，回植患者能够解决严重烧伤的皮肤缺损修复问题。近年来，随着人们对干细胞特性及移植免疫学的深入认识，干细胞移植技术已日臻成熟，应用于临床治疗各类恶性肿瘤，严重创伤及一些自身免疫性疾病等。特别是 1998 年，Thomason 等从人类胚囊内细胞群中提取获得第一个人类胚胎干细胞（ESC）株，也由此引发了世界范围内干细胞研究的热潮。1999 年，Jackson 等在 PNAS 首次报道小鼠肌肉组织干细胞可以"横向分化"为血液细胞。这一发现引起了生命科学研究领域的极大震动，并很快被世界各国的科学家们证实。在 Nature、Science 及 Cell 等权威杂志上相继出现了大量有关成体干细胞"可塑性"的研究报道，证实了成体干细胞具有跨谱系甚至跨胚层分化的能力。成体干细胞在骨髓、外周血、大脑、骨骼肌、血管、皮肤、牙齿、胃肠、肝脏等机体组织内普遍存在，且具有组织特异性，能够多向分化形成特定组织的细胞类型，是研究细胞生物学基础科学问题的理想种子细胞。而且成体干细胞一方面规避了 ESC 的伦理争议，另一方面又可以克服异体细胞移植带来的免疫排斥反应，因此成体干细胞及其可塑性研究在再生医学领域有着巨大的应用前景。1990—2000 年，干细胞研究被 Science 杂志连续入选年度世界十大科学进展。

进入 21 世纪，日本京都大学的 Takahashi 和 Yamanaka 于 2006 年首次报道，通过外源导入特定的转录因子能在体外诱导小鼠皮肤成纤维细胞重编程（reprogramming）形成类似 ESC 的诱导多能干细胞（induced pluripotent stem cells, iPS cells）。2007 年 Yamanaka 团队再次借助逆转录病毒介导法，将 4 个"干性"相关基因 Oct4、Sox2、c-Myc 和 Klf4 导入人皮肤成纤维细胞中，诱导这些细胞重编程为 iPS 细胞。IPS 技术是干细胞研究领域、表观遗传学研究领域以及生物医学研究领域内里程碑式的突破。Yamanaka 由于其在 iPS 方面的重要贡献与英国科学家 Gurdon 共同荣获 2012 年诺贝尔生理学或医学奖。iPS 技术的重要性还在于为研究疾病的发生机制、筛选和研发新的药物治疗方法提供了理想的体外模型。2008 年 Dimos 等首次将来自于 80 多岁的患有肌萎缩侧索硬化症患者的皮肤细胞重编程为 iPS 细胞，并诱导其再分化形成运动神经元。Zhou 等采用腺病毒将 3 个调控 β- 细胞发育所需的转录因子（Ngn3、Pdx1 和 Mafa）导入小鼠胰腺外分泌细胞，诱导这些细胞直接重编程（direct reprogramming）转分化成为胰岛 β- 细胞。Zhou 等的研究结果为采用 iPS 技术改变细胞的谱系，治疗糖尿病和其他退行性疾病提供了一条新的研究策略。随后通过基因编辑导入与发育相关的转录因子科学家们已经实现对单个核细胞、心肌细胞、神经细胞、成纤维细胞等多种成体细胞的命运调控，直接重编程这些细胞为其他谱系来源的体细胞或祖细胞。2018 年，Kurita 等借助体内重编程技术诱导间质细胞跨谱系分化在创面原位再生皮肤组织，促进大面积创面的快速愈合。

个体化、量身定制的人工干/祖细胞应用于基础研究与临床治疗是借助重编程技术调控细胞可塑性的最大魅力及应用价值所在。近年来以干细胞工程、基因组编辑及组织工程相互交叉为特征的生物治疗已悄然兴起，成为继外科手术、药物治疗、放射治疗之后的第四大治疗手段，且得到全球的广泛认同。2000 年，日本启动"千年世纪工程"，把以干细胞工程为核心技术的再生医疗作为四大重点之一，并在第一年度的投资金额即达 108 亿日元。2005 年，美国食品药品监督管理局（FDA）批准将神经干细胞植入人体大脑。2010 年，Osiris 公司申报人异基因骨髓间充质干细胞（prochymal）作为药品上市，得到加拿大 FDA 的批准，这是世界上首个人工干细胞治疗药物。干细胞研究及临床应用虽面临诸多难题，但由于前景广阔，有关干细胞应用的临床实践越来越多，范围也越来越广，涉及的领域有：心脏系统疾病、神经系统疾病、下肢缺血性疾病、肝脏类疾病、内分泌与代谢疾病等。

二、成体干细胞的定义及分类

1. **成体干细胞的定义及特征**　如文末彩图 3-3-1 所示，干细胞（stem cells）是一类具有自我复制（self-renewing）及多向分化潜能的细胞。干细胞可根据其潜能被分为：①全能干细胞（totipotent stem cell），如胚胎干细胞（embryonic stem cell, ESC）；②多能干细胞（pluripotential stem cell）；③专能干细胞（limited potential stem cell）。后两者被见于成体，又称为成体干细胞（adult stem cell, ASC）。成体干细胞是指存在于已发育成熟的组织或器官中未分化的细胞，具有不断增殖、自我更新和多向分化的特点。虽可以分化为特定组织或器官，但失去了发育成完整个体的潜能。成体干细胞有以下几个特征：①成体干细胞普遍存在，但数量很少。其基本功能是参与组织更新，维持机体内微环境的生理稳态。②成体干细胞具有有限的增殖能力。其周围的支持细胞，细胞外基质（extracellular matrix, ECM）成分，黏附蛋白，信号分子等组成一个特定的区域，即干细胞"壁龛"（niche，文末彩图 3-3-2），为干细胞提供保护和支持。壁龛通过细胞间的直接接触或间接联系，从旁分泌、免疫调节、机械应力、局部代谢水平等方面调控干细胞的行为，维持干细胞的基本特征。而机体的损伤信号能够激活壁龛内的干细胞，使其从休眠状态重新进入细胞周期，参与修复损伤的组织结构。③成体干细胞具有异质性，且具有严格的层次等级，能够按照既定的程序定向分化形成特定组织的细胞类型，从而保持组织器官生长与衰老间的动态平衡。而在特定条件下，成体干细胞可以突破其谱系限定，转分化（transdifferentiation）为其他谱系来源的细胞类型。这种现象被称为干细胞的"可塑性"。可塑性是成体干细胞参与组织修复与再生，治疗各种难愈性疾病的理论基础。

目前，科学家们尚未就成体干细胞的鉴定标准达成一致，通常会采用以下的一种或多种方法：

（1）形态及生长特征：干细胞依据其种类和来源的不同，具有独特的形态特征，增殖缓慢且稳定。例如，间充质干细胞形态与成纤维细胞类似，贴附在支持物表面呈梭形或不规则三角形生长。成体干细胞有两种增殖分裂方式——对称分裂（symmetric division）和不对称分裂（asymmetric division）。成体干细胞通过对称分裂形成两个完全相同的子代细胞。而通常状态下成体干细胞通过不对称分裂，一方面形成一个与亲代完全相同的具有干细胞特性的子代细胞（自我更新），另一方面则形成一个具有有限自我更新潜能的祖细胞，如短暂扩充细胞（transit amplifying cells, TA cells）。成体干细胞通过对称和不对称分裂来维持干细胞库（stem cell pool）的数量稳定，以及自我更新和分化间的动态平衡。

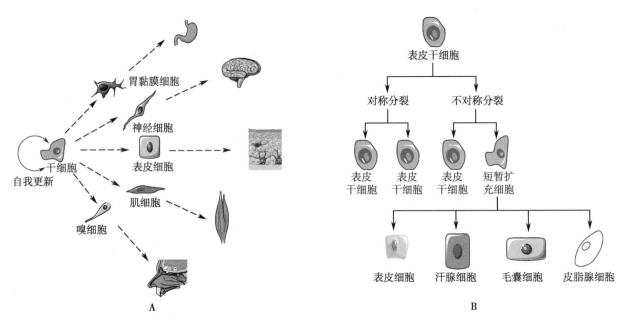

图 3-3-1　干细胞的自我更新与分化

A. 成体干细胞具有不断增殖,自我更新和多向分化的特点,在组织的修复与再生中起着重要的作用;B. 以表皮干细胞为例,表皮干细胞有对称分裂和不对称分裂两种方式。通常表皮干细胞通过不对称分裂,一方面形成一个与亲代完全相同的具有干性的子代细胞,另一方面则形成具有有限自我更新潜能的短暂扩充细胞。短暂扩充细胞进入定向分化进程,形成皮肤谱系来源的细胞类型,如毛囊、汗腺皮脂腺等。总之,成体干细胞通过对称和不对称分裂来维持干细胞自我更新和分化间的动态平衡

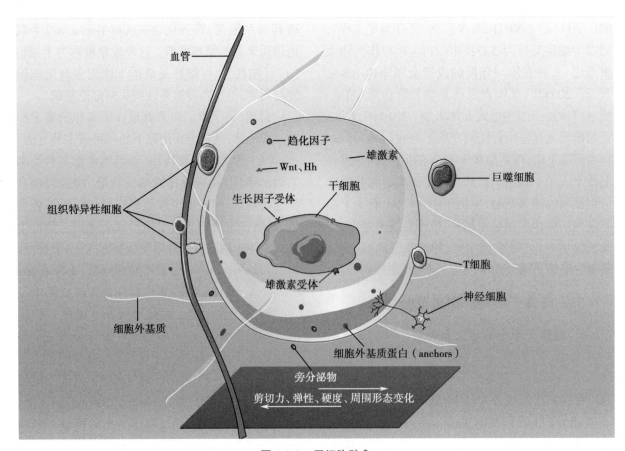

图 3-3-2　干细胞壁龛

（2）细胞标记物：细胞表面标记物是基因和蛋白产物，科学家常用表面标记分子来分离和鉴定干细胞，对干细胞进行功能分析。例如间充质干细胞表达的主要标记物包括 CD105、CD73、CD90 等。皮肤干细胞的分子标记物包括 Lgr6、Lrig1、a₆-integrin（整合素）、CK19 等。由于成体干细胞是复杂、异质性的细胞群体，且缺乏特异性的表面标志物，阻碍了对成体干细胞生物学特性的进一步认识。随着细胞示踪及成像技术（molecular imaging techniques）、干细胞分离和培养体系的发展与成熟，将有助于我们从空间时序上更加深入地了解成体干细胞的来源及其在发育再生中的演变规律。结合以高通量组学技术为基础筛选得到特异性的分子标记物。这对于成体干细胞的识别、分离以及进一步阐述其自我更新和分化调控的机制意义重大。

（3）分化潜能：干细胞根据来源不同可分为胚胎干细胞和成体干细胞。来源不同的干细胞其分化潜能也不尽相同。分化过程中干细胞将产生形态、结构、功能等方面的改变，科学家们将具有多向分化潜能作为鉴定干细胞的"金标准"之一。例如，胚胎干细胞具有全能性，将其注入裸鼠体内形成畸胎瘤以及在体外形成类胚体，可作为鉴定胚胎干细胞及 iPS 细胞的标准之一。虽然和胚胎干细胞相比，成体干细胞具有有限的增殖分化潜能。但体外经定向诱导后细胞分别呈现骨细胞、软骨细胞、脂肪细胞及血管内皮细胞的表型特征可作为鉴定间充质干细胞的标准之一。

2. 成体干细胞的分类　成体干细胞可根据其组织来源进行分类，我们熟悉的主要有：造血干细胞、骨髓间充质干细胞、内皮干细胞、神经干细胞、脂肪干细胞、肌肉干细胞、肝脏干细胞、胰腺干细胞、睾丸干细胞、牙周韧带干细胞、视网膜干细胞等。

三、成体干细胞的应用

各种原因导致的组织、器官损伤或功能障碍是危害人类健康的主要因素之一。很多疾病都与特定器官、组织、细胞的病变或受损有关，如心血管疾病、糖尿病、恶性肿瘤、帕金森病、严重烧伤、脊髓损伤、肝硬化等。成体干细胞移植用于临床实践最早始于第二次世界大战结束后，自 1963 年 Till 和 McCulloch 在 *Nature* 上报道了他们的研究发现，干细胞相关的基础与临床研究显著改变了临床医学的思考模式。通过移植自体或异体来源的正常干细胞，诱导其增殖分化以修复或重建损伤的组织结构和生理功能——即替代治疗（replacement therapy），成为治疗上述疾病的理想手段。20 世纪 60 年代骨髓移植就开始应用于治疗急慢性白血病，使急性白血病的长期生存率提高到 50%~70%。90 年代以来，外周血和脐血干细胞移植也逐步普及，用于治疗各种恶性血液病及非血液系统的实体瘤等。近年来随着高通量组学、生物芯片等新兴技术的普及应用，人们对成体干细胞认识的不断深入。围绕干细胞调控、基因组编辑、智能生物材料为核心，以对病变部位实行细胞替代、微环境重建为目的的新型组织工程模式正在逐步拓展其在临床应用中的治疗领域。例如，糖尿病已经成为人类三大慢性疾病杀手之一。2010 年，全球已有约 2.85 亿糖尿病患者，而我国高达 9 700 万，数量居世界第一。糖尿病及其并发症给患者及其家庭、卫生系统和国家经济造成的损失难以估量，而成体干细胞替代治疗为亿万糖尿病患者带来了希望。Gao 等从人胰腺导管分离得到表达 CK19（细胞角蛋白 19）为阳性的前体细胞，诱导其分化为胰岛样细胞。这些细胞具有葡萄糖依赖的胰岛素分泌反应，移植到裸鼠肾囊区可分化形成胰腺的内分泌和外分泌细胞。此外，间充质干细胞是一种被广泛研究和应用的成体干细胞。大量研究表明，骨髓、脂肪等组织来源的间充质干细胞可在体内、外被诱导分化为具有分泌功能的内分泌细胞。这些细胞具有类似胰岛的形态结构，表达胰岛素、胰高血糖素等胰岛特异性基因产物，而且葡萄糖作用后可引起胰岛素的分泌水平上调。另外有研究发现，将骨髓来源的间充质干细胞和胰岛组织共同移植能从一定程度上抑制炎性细胞浸润，减弱胰岛素抵抗。骨髓间充质干细胞还可以分泌一些免疫抑制因子，促进调节性 T 细胞（regulatory T cell，Treg）在移植部位的聚集。上述研究提示我们，间充质干细胞在修复胰岛 β 细胞功能、纠正糖尿病代谢紊乱、改善胰岛素抵抗等方面具有一定的应用前景。

神经系统疾病目前是仅次于心血管疾病的

人类第二大致死性疾病。据统计,世界范围内脊髓损伤的平均发病率为25.5/1 000 000,在我国每年新发脑卒中约200万人。近年来神经系统疾病的发病率趋于年轻化,其后遗症更是严重影响患者的生活质量。除了传统的药物、手术及康复治疗外,近年来细胞移植治疗神经系统疾病相关研究得到了广泛开展。Kondziolka等将人神经细胞立体定向移植给缺血性脑卒中患者,实验证实了细胞移植的安全性。但患者在接受移植后其大脑的认知功能的恢复程度不够显著。然而Savitz等通过4年的随访发现,接受过细胞移植的患者其神经功能随时间呈现逐步恢复态势。该团队还证明了异体干细胞也可用于修复受损的神经组织。Jablonska等将人脐血衍生的神经干细胞移植入缺血性卒中大鼠模型中证明该方法可通过激活内源性干细胞促进内源性神经发生,上调脑损伤区域内神经营养因子的表达分泌。此外,以帕金森病(Parkinson disease,PD)和阿尔茨海默病(Alzheimer disease,AD)为代表的中枢神经系统退行性疾病是成体干细胞治疗应用的另一个热点之一。Nishino等将神经干细胞植入大鼠PD模型纹状体中,发现经植入的神经干细胞可分化为多巴胺能神经元,缓解半数以上模型动物的症状。Gray等将神经干细胞注射入AD模型动物脑内,观察到胆碱能神经元表型和胶质细胞表型,并且受试动物表现出认知功能恢复。Park等对神经干细胞进行体外修饰使其过表达乙酰胆碱转移酶并将这些细胞移植至AD模型脑组织内,能使AD模型大鼠的乙酰胆碱表达及学习记忆能力恢复至正常水平。目前干细胞应用于神经系统疾病治疗的主要途径有:①将成体干细胞在体外扩增或修饰诱导后,直接移植到病损组织部位;②诱导内源性成体干细胞的激活、迁移和增殖分化来修复损伤的神经组织。因不同的体内移植途径和技术可显著改变成体干细胞在体内的生物学行为,因此对干细胞识别和定向诱导关键技术的研究将有助于研发新的细胞替代方法应用于中枢神经系统损伤和相关疾病的临床治疗。

下肢缺血性疾病多由动脉粥样硬化闭塞症、血栓闭塞性脉管炎及糖尿病引起,晚期会出现长久不愈合的溃疡甚至坏疽,使患者面临截肢的

后果。成体干细胞移植,无论是局部肌内注射或是下肢动脉腔注射,都将有助于下肢血管新生。2002年,Tateishi等首次在 Lancet 报道了应用自体骨髓单个核细胞(bone marrow-mononuclear cells)移植治疗下肢动脉缺血性疾病的临床报告。接受细胞移植的43例患者均获得了满意的治疗效果,且未发现任何明显的移植相关不良反应。Tateishi等的结果开创了成体干细胞再生血管在临床应用的先例。随后,国内外多家机构相继报道了应用骨髓或外周血来源的干细胞治疗下肢缺血的基础及临床研究。目前,成体干细胞移植在增加侧支循环,改善患肢供血等方面的效果已得到广泛认可。尽管如此,成体干细胞应用于治疗下肢缺血性疾病的时间尚短,缺乏多中心、大样本的回顾性研究对其远期疗效进行评价。而且,局部组织的缺血缺氧及炎症微环境导致移植后细胞成活率低,也是限制成体干细胞用于下肢缺血性疾病治疗的一个技术瓶颈。

关节是人体组织中承受体重负荷最大的组织,是最容易磨损的部位。关节损伤引发的退行性疾病由于受损部位缺乏血液供应,且软骨细胞自身修复能力有限而成为棘手难题。自2002年日本学者首次报道了骨髓干细胞治疗关节软骨退化的临床应用,以干细胞为基础的治疗方案已成为促进关节软骨修复的新型方法。MSC具有良好的免疫调节活性和旁分泌能力,归巢至特定组织部位进行分化,替代受损的细胞,从而起到修复受损组织的作用,这使MSC成为理想的种子细胞,在骨组织工程研究领域备受关注。已有文献报道,在培养体系中添加特定物质,如转化生长因子(TGF)-β、地塞米松、抗坏血酸等,能诱导骨髓间充质干细胞(BMSC)向软骨细胞分化,且移植后机体不会发生排斥反应。Qi等将大鼠BMSC移植至半月板缺损动物模型中,结果显示BMSC能有效促进半月板再生,抑制膝骨性关节炎的病程进展。目前已有一些干细胞药物在临床中得到应用。例如,可特立(cartistem)是利用新生儿围产组织中抽取的干细胞为原料研制出细胞制剂。其适应证主要为软骨疾病和退行性关节炎。cartistem是唯一获得FDA认证用于骨关节炎预防和治疗的异体干细胞产品。通过手术将该药物注射到患者膝盖,能有效地促进软骨细胞再生,

6~8周内重建受损的软骨组织,解决骨关节炎的临床症状和关节障碍。

成体干细胞来源于患者自身组织。由于成体干细胞具有多向分化潜能,且自体干细胞不存在免疫排斥反应问题和胚胎干细胞的伦理道德压力,因此被广泛认为是应用于再生医学领域最为理想的"种子"细胞。尽管如此,成体干细胞仍存在限制其临床应用的瓶颈。

首先,组织中成体干细胞的数量有限,缺乏特异性的表面标志物为获取临床应用级干细胞带来极大困难。因此,如何发展和完善成体干细胞分离纯化及体外扩增培养的技术体系,以满足临床应用过程中对细胞"质"和"量"的需求是解决这一瓶颈问题的关键。

第二,成体干细胞的分化调控问题。目前国内外许多机构所开展的成体干细胞移植实验大都是直接移植。然而成体干细胞的可塑性使其在分化进程中具有诸多可能。尤其在受损组织的病理微环境作用下,成体干细胞可能分化形成不利于组织修复的细胞类型,甚至发生恶性转化形成肿瘤细胞。因此,于体外对成体干细胞进行诱导驯化,或通过基因编辑的手段进行改造优化,再结合智能生物载运系统将修饰后的成体干细胞移植至病变组织,以提高种子细胞在体内的分化效率和治疗的靶向性将更具有临床意义。

第二节 成体干细胞的可塑性

细胞分化贯穿于生物体发育的整个过程,细胞在表现出可识别的分化特征之前就已经限定了未来的发育命运,按照特定的方向进行分化。而且细胞的分化行为具有高度的稳定性和时空性。细胞分化的稳定性(stability)是维持生物体生命活动的前提基础。自然状态下,细胞的分化过程是单向、不可逆的。在这一过程中,细胞的分化潜能逐渐降低,直至丧失。但近期研究表明,终末分化的细胞具有可塑性,即在某些理化因素的作用下已分化的终末组织细胞其基因表达模式也可以发生可逆性变化,重新获得干细胞或组织前体细胞的表型和潜能,这一过程被称为去分化(dedifferentiation)或体细胞重编程(somatic cell reprogramming)。体细胞重编程的代表性工作就是利用iPS技术来制造诱导多能干细胞。终末分化细胞不但能发生去分化,还可以转变形成其他组织来源的细胞类型。细胞这种改变命运的方法被称为转分化(transdifferentiation),或谱系重编程(lineage reprogramming)(成体干细胞的可塑性见图3-3-3)。

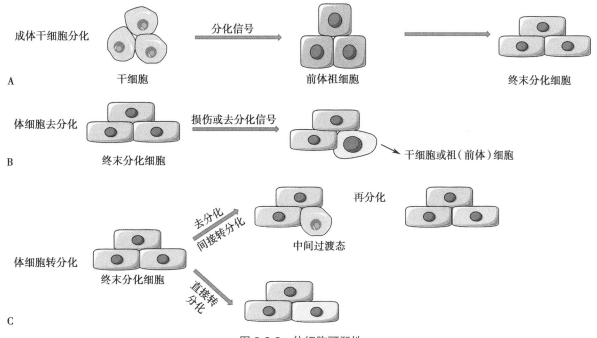

图 3-3-3 体细胞可塑性

A. 成体干细胞分化;B. 体细胞去分化;C. 体细胞转分化

成体干细胞具有有限的分化潜能,只能分化形成几种或一种成体组织细胞。但是近年来由于干细胞研究在理论和技术上的突破,特别是转分化现象的发现,更新了人们对成体干细胞概念的传统认识。使以成体干细胞分化调控为基点的可塑性研究成为许多学科研究的焦点。

一、成体干细胞可塑性机制

1. **成体干细胞存在可塑性**　细胞可塑性最经典的实验是源于对果蝇睾丸内生殖细胞谱系分化的研究。与哺乳动物睾丸的生精过程相似,果蝇生殖干细胞(germline stem cells,GSCs)被锚定在特定的微环境内,即干细胞龛(niche)。干细胞龛为GSCs提供了一个控制增殖、抑制分化的场所。在干细胞龛内,早期生殖细胞的自我更新和分化过程严格地受到细胞内源性和外源性信号的共同调控。龛内信号的变化可引起干细胞命运发生改变。研究表明,JAK-STAT信号通路在维持GSCs"干性"及自我更新中发挥着重要作用。Brawley等通过条件性操控JAK-STAT通路在GSCs中的表达,发现已进入分化进程的精原细胞能够逆向分化即去分化,重新获得GSCs的表型特征,补充壁龛内丢失的干细胞。在哺乳动物中去分化现象也同样普遍存在。例如,有研究显示小鼠的精原细胞在含有胶质细胞源性神经营养因子(glial cell line-derived neurotrophic factor,GDNF)或碱性成纤维细胞生长因子(fibroblast growth factor 2,FGF2)的体系中能够去分化,形成生殖细胞团,移植至辐射诱导的生精障碍小鼠睾丸内,能重建生精上皮。2001年,Fu等在 *Lancet* 上首先报道了表皮细胞通过去分化(dedifferentiation)途径转变为表皮干细胞的重要生物学现象。Fu等的研究结果为组织修复和再生提供了原创性的理论根据。瘢痕是皮肤创伤修复的必然结果。如何避免瘢痕,促进毛囊、汗腺等皮肤附件的再生是当今再生医学面临的一个科学难题。然而研究人员发现非洲刺鼠能够完美无瘢痕地修复损伤的皮肤组织,包括毛囊、汗腺等皮肤附属器结构。在非洲刺鼠皮肤的修复过程中会出现与两栖类断肢再生相类似的再生原基样结构。提示我们,去分化是非洲刺鼠皮肤组织无瘢痕、无延迟修复的前提基础。

转分化是细胞可塑性的另一重要表现。转分化还可分为直接转分化(direct trans-differentiation)和间接谱系转化(indirect lineage reprogramming)。直接转分化是将体细胞直接转化成其他类型的祖细胞或功能细胞,一般需要过表达相应谱系的特异性转录因子。例如,Huang等将14种肝细胞特异性转录因子通过慢病毒载体分别导入小鼠和人成纤维细胞中,诱导这些细胞转分化为诱导性肝细胞样细胞(induced hepatocyte like cell,iHep)。Ieda等通过导入心肌细胞谱系特异转录因子Gata4、Mef2c和Tbx5将小鼠心脏及真皮来源成纤维细胞直接转分化为具有功能的心肌样细胞。与直接重编程相比,间接谱系转化则需要使体细胞逆分化回到可塑的中间过渡态,然后通过谱系特异性信号诱导其再分化形成特定组织来源的祖细胞或功能细胞。Kurian等首次报道采用电穿孔法将重编程转录因子Sox2、Oct4、Klf4、MYCL1、LIN28及shP53导入人成纤维细胞中,在iPSC培养体系中培养8天后使其重编程回到可塑的中间过渡态,然后应用中胚层条件性培养基(mesodermal induction medium,MIM)诱导这些细胞再分化形成CD34⁺的中胚层祖细胞。采用相同的研究策略,Ding等诱导小鼠成纤维细胞通过谱系重编程形成神经干细胞、胰腺β细胞和心脏前体细胞等。裴端卿研究组也通过非转基因法诱导人尿液来源的上皮样细胞重编程为神经干细胞。

再生生物学的终极目标就是基础研究的转化应用。成体干细胞可塑性研究为人类遗传性疾病的治疗以及相关的药物筛选提供了一条新的思路。Zhang等从新西兰大白兔中分离出脂肪干细胞,培养后移植到冠状动脉左前降支结扎的大白兔体内后,心肌瘢痕组织中可形成心肌岛和血管状组织,改善心脏功能。近年来随着重编程技术的发展,转录因子导入细胞的方式也从早期以整合性病毒为载体(例如逆转录、慢病毒等)陆续发展为腺病毒载体导入、质粒反复瞬转、转座子、修饰的RNA等非整合的导入方式。近年来应用小分子化合物诱导体细胞重编程和转分化也取得了重大进展。相比传统的操作方式,小分子化合物由于更加安全、可控和易操作,其在细胞重编程及可塑性研究方面的应用前景广阔。

2. 成体干细胞可塑性机制　细胞的去分化及转分化涉及转录水平，转录后水平及细胞生物学水平的大规模重组。而且细胞外信号在调控细胞表型转变过程中具有精确的时空特异性。现有的实验显示，成体干细胞的可塑性可能涉及多种不同的机制，主要包括以下几种：

（1）再生胚基：众所周知，物种之间的再生能力大相径庭，但过程相似。有尾目两栖动物（如蝾螈）被截断肢体、尾巴后能再生出新的肢体器官。这一过程主要经历三个阶段，创面上皮移行期（wound epidermis）、再生胚基（blastema）、组织塑形期（patterning regeneration）。上皮移行期是由附近的表皮基底层细胞迁移至损伤部位，覆盖伤口形成的多层表皮细胞，又称为顶端表皮帽（apical epidermal cap）。与此同时，损伤边缘的成熟组织细胞发生去分化，迁移聚集形成具有增殖能力的祖细胞——即再生胚基。再生胚基的形成是调控组织器官再生能力的关键。而顶端表皮帽和再生胚基二者之间相互依存。表皮帽内的细胞能够分泌多种生长因子（如 FGF1/2/4/8、Wnt3a 和 Wnt5a、MMPs 等），调节再生胚基的增殖和分化过程。再生胚基启动组织再生程序后，向远端延伸重新分化形成缺失的肢体。Tanaka 等通过显微细胞谱系示踪技术研究蝾螈肢体再生过程中细胞的命运转归，发现再生胚基主要通过去分化重建修复缺失的组织器官，例如软骨、肌肉、真皮和神经胶质等。在这一过程中，重新编程细胞的表型转归具有谱系（lineage）特异性。再生胚基的相关研究为在同一时空范围内调控细胞的可塑性，原位再生损伤组织的结构和功能，促进创伤后无延迟、无瘢痕的完美修复提供一条新的研究思路。

（2）异质细胞群体：对成体干细胞的可塑性的另一种解释与细胞的纯度、同质性有关。为了证明某种成体干细胞的可塑性首先要排除多种干细胞同时存在所导致多向分化的可能性。异质细胞群体中可能含有未分离的造血干细胞、非造血间质干细胞、造血祖细胞和肌肉祖细胞等，所谓的某种成体干细胞的可塑性可能是多种干、祖细胞单项分化的结果。

（3）核移植：核移植是最早用于体细胞重编程的手段之一。随着治疗性克隆的发展，核移植重编程一直是再生医学领域研究的热点。1958年 Gurdon 等首次成功实现了非洲爪蟾（Xenopus laevis）的核移植重编程，将破裂细胞获得的 DNA 注入去核未受精卵内后，大部分移植卵开始发育，发生皮质旋转及早期卵裂，而且部分移植卵能通过胚胎发育，最终发育为成体爪蟾。这一里程碑式的发现获得了 2012 年诺贝尔生理学或医学奖。1997 年，Wilmut 等通过核移植技术将饥饿处理的乳腺细胞与去核的卵母细胞进行融合，成功复制了世界上第一只克隆羊——"多莉"。随后小鼠、牛、山羊、猪、猫、兔、马等哺乳动物中相继获得了克隆动物。体细胞核移植这项技术在基础理论研究中被广泛采用，但是该技术的成功率很低，一般只有 1%~3%。而且研究表明，不同分化程度细胞的可塑效率差异很大，供核细胞分化程度越高，核移植重编程效率越低，连续核移植可提高重编程的效率。例如，小鼠尾尖成纤维细胞核移植胚胎，其中约 50% 能发育形成囊胚；而桑葚胚/囊胚及胚胎干细胞的核移植囊胚率却高达 44%。

（4）细胞融合：即一种细胞可通过与其他细胞相互融合而表现出其他细胞的生物学特性。生理状态下细胞融合能改变细胞的表型。精子和卵子间的融合是脊椎动物发育过程的起始。成体动物中也存在细胞融合如成肌细胞融合形成多核骨骼肌纤维，单核/巨噬融合形成破骨细胞，病理状态下肺结核中朗汉斯巨细胞的形成，HIV-1 感染的 T 淋巴细胞的合胞体等等。近年来细胞融合被用于解释移植的骨髓细胞向肝细胞、心肌细胞和浦肯野神经元的转化。

（5）诱导重编程：早在 1987 年科学家们就提出，过表达一种或几种转录因子可以深刻影响细胞的表型及生物学特性。2006 年 Yamanaka 团队通过过表达 4 个转录因子将 MEF（小鼠胚胎成纤维细胞）诱导为多能性干细胞（iPSC），这无疑是干细胞研究领域里程碑式事件。iPSC 在形态学、增殖性、转录组、表观遗传学等方面具有和 ES 相类似的特征。同时，iPSC 来源于自身的成体细胞，避免了核移植、细胞融合等技术的伦理问题；且不存在免疫排斥反应，使其很快成为再生医学等领域的热点。在借鉴 iPS 技术和对转分化研究的基础上，科学家们还拓展出了谱系重编程技术。Vierbuchen 等从 19 个与神经发育相关的基因中筛选出 3 个转录因子 Ascl1、Brn2 和 Mytl1，共同作用于小鼠成纤维细胞,将其重编程为神经样细胞。这些细胞不但能表达神经特异性基因 *Tau*,经诱导后还可以产生动作电位,形成功能性突触。Ambasudhan 等运用 miR-124 并结合转录因子 *Myt1l* 和 *Brn2*,将人表皮成纤维细胞重编程为功能性神经元。特别是 2013 年,邓宏魁团队开辟了一条全新的细胞重编程诱导途径——仅使用 VPA、CHIR99021、616452(Repsox)等七种小分子化合物的组合实现了体细胞重编程。Thoma 等采用 VPA、Noggin、TGF-β 抑制剂 SB431452 和 CP21 将人成纤维细胞转分化成施万细胞(induced Schwann cell, iSC)。Hu 等报道通过七种小分子化合物组合(VPA、CHIR99021、Repsox、Forskolin、SP600125、GO6983 和 Y-27632)将正常人和阿尔茨海默病患者的成纤维细胞直接诱导转分化为成熟的神经元(human chemical induced neuron, hciN)。周琪团队通过使用 CHIR99021、6616452、Forskolin、VPA、Tranylcypromine(Parnate)和 TTNPB 六个小分子的化学鸡尾酒组合,实现了小鼠胚胎和尾尖成纤维向心肌细胞的转分化。体细胞重编程的关键是有效开启基因组,从而使得重编程因子(例如, *Oct4*、*Nanog* 和 *Sox2*)与基因组的调节区域结合,抑制分化调节因子,介导"干性"相关基因的表达。小分子化合物除了能提高细胞重编程的形成效率,还可以部分或完全替代外源性基因的插入,大大降低了因重编程而带来的基因突变的风险,因此在理论研究和临床应用等方面都起了很大的推动作用。

(6)表观遗传学调控:表观遗传学调控指在不改变基因 DNA 序列的前提下,通过 DNA 甲基化、组蛋白修饰、染色体重塑以及非编码 RNA 调控等途径影响和调节基因表达或细胞表型变化的分子机制。表观遗传调控是生命现象中一种普遍存在的基因表达调控方式,在生长发育、衰老与疾病发生中扮演着重要的角色。在成体干细胞中,决定其分化和成熟的调控因子由于受到表观遗传学的修饰(如组蛋白去乙酰化、DNA 甲基化等)而沉默。随着干细胞的分化进程,这些基因因组蛋白乙酰化或者 DNA 的去甲基化而开始表达。近年来依赖于大规模测序技术的发展,使得在全基因组范围内研究表观遗传学的变化成为可能。Mikuelsen 等通过基因组学分析方法对重编程的

机制进行了研究,结果提示 iPSC 形成效率低的主要原因是:①重编程过程中对分化相关的转录因子抑制不完全;②由于 DNA 的去甲基化不完全。Jaenisch 等指出,DNA 新生的甲基化和整体低甲基化水平对于启动细胞重编程和维持干细胞的多能性非常关键。特别是,组蛋白修饰和 PcG(polycomb group)蛋白是 ES 细胞干性维持的必要条件,需要在重编程生成 iPSC 过程中重新表达。此外,研究表明,多种靶向表观遗传学调控的小分子化合物能够提高体细胞重编程的效率。例如,BIX-01294(G9a histone methyltransferase inhibitor)是一种 G9a 组蛋白甲基转移酶抑制剂;DNA 甲基转移酶抑制剂和组蛋白脱乙酰化酶抑制剂亦可提高重编程效率。尤其是 Huangfu 等研究报道 VPA(valproic acid)作为一种组蛋白脱乙酰化酶抑制剂可以提高重编程效率超过 100 倍。而且据国内外的大量研究表明,VPA 可以在不依赖于基因修饰的条件下联合其他小分子化合物实现体细胞的重编程。

二、不同组织来源成体干细胞的可塑性

1. 造血干细胞的可塑性 造血干细胞是具有自我更新能力、极高的增殖潜能和分化发育为各系血细胞潜能的组织特异性干细胞,由各个不同发育阶段的、具有极强异质性的细胞群体构成。骨髓和外周血来源的造血干细胞通常通过表面标记来识别、分离、纯化。未分化的造血干细胞、造血祖细胞通常表达 c-Kit、CD34 和 H-2K,不表达或者低表达 Lin,通常用于移植的细胞为 $Thy1^+CD34^+Lin^-$。按照增殖状态不同,造血干细胞分为永久造血干细胞和短暂造血干细胞。短暂造血干细胞又分化为淋巴样和髓样前体细胞,这两种细胞构成了血细胞的两大类。有研究表明短暂造血干细胞是异质群体,其中各种细胞自我更新和补充造血系统的能力是不同的。造血干细胞的分化受到间质细胞的调控。间质细胞产生的细胞外基质经浓缩后其中的多种细胞因子可以作用于造血干细胞,调节其分化。间质细胞产生的细胞外基质中的黏附分子与造血干细胞的相互作用也是调节其增殖和分化的重要因素。

2. 间充质干细胞的可塑性 间充质干细胞是一群中胚层来源的多能干细胞,具有自我更新

能力和多向分化潜能但没有发育成完整个体的能力。间充质干细胞在体内分布广泛,科学家已从多种组织中分离出间充质干细胞。研究显示间充质干细胞的生长具有种属差异性,此外取材的条件、培养的方法、接种的密度、是否与邻近细胞直接接触,以及直接接触的细胞种类等多种因素也影响其生长状况。许多体内外研究显示间充质干细胞具有强大的多向分化能力,它在适当的条件下可被诱导分化为脂肪细胞、骨细胞、软骨细胞、韧带细胞、骨骼肌细胞、心肌细胞、胰腺细胞、肝脏细胞等。

3. 神经干细胞的可塑性　成体神经干细胞存在于成年脑的某些特定部位,是中枢神经系统中保持分裂和分化潜能的细胞,能分化为神经元、星形胶质细胞和少突胶质细胞,具有自我更新能力,并能提供大量脑组织的细胞群。1992 年,Reynolds 和 Weiss 最先从鼠的纹状体和海马体中分离出能够不断增殖并具有分化潜能的细胞群落,提出了神经干细胞的概念。目前主要通过三个方面鉴别神经干细胞:是否具有分裂增殖能力,是否具有分化成各种类型的神经细胞的能力以及是否具有未分化的原始神经细胞的表面标记物。目前的研究发现神经干细胞具有很强的多向分化能力,分化的细胞中是否具有神经元特异性烯醇化酶、胶质纤维酸性蛋白和小胶质细胞特异性抗原标志物 Galc,已成为鉴定神经干细胞分化能力的特异性指标。

对神经干细胞可塑性最早的认识源于 Clarke 将神经干细胞注入鸡胚和小鼠胚中产生嵌合体的研究,同时他也证明了其他各胚层的细胞如肝、胃、小肠、中期肾、心脏、肌肉脊索等分化细胞可能来源于神经干细胞。另外 Rietze 等发现神经干细胞与肌细胞系共培养时可以分化成肌肉细胞。同时也有实验证明神经干细胞能向造血细胞分化。最早是有研究报道称单个脑细胞具有多能造血干细胞的功能,能在放射线照射的宿主脾脏中形成造血集落。Bjornson 将转基因 LacZ 的 ROSA26 小鼠克隆源性的神经干细胞移植给亚致死剂量照射的小鼠,结果证明神经干细胞可转化为造血细胞。

4. 皮肤干细胞的可塑性　目前证明皮肤中至少存在 6 种成体干细胞,如表皮干细胞、真皮间

充质多能干细胞、黑色素干细胞、造血干细胞以及内皮干细胞等。目前对皮肤干细胞的研究主要集中在表皮干细胞及真皮间充质干细胞领域,表皮干细胞的可塑性是目前的研究热点。

毛囊是表皮干细胞栖息的微环境。毛囊隆突处的皮肤干细胞既能产生毛囊又能生成表皮,也能够分化生成毛囊基质细胞和皮脂腺,可用来在体内人工重建毛囊。Tumba 等和 Morris 等的研究均证实毛囊隆突处的表皮干细胞在正常的毛囊循环期间能够产生完整毛囊包含的所有皮肤细胞类型。然而,表皮干细胞不仅能够分化成为皮肤相关结构,而且只要具备一定的微环境条件,也能分化为其他组织的细胞。Liang 和 Bickenbach 将绿色荧光蛋白(GFP)标记的小鼠皮肤干细胞显微注射到小鼠囊胚(3~5 天)中发现在小鼠胚胎和成年小鼠中都存在 GFP 阳性的肝脏细胞、大脑细胞以及脊椎骨细胞,说明表皮干细胞在胚胎发育过程参与三个胚层的分化,具有与胚胎干细胞相似的分化潜能。而有证据表明皮肤中所含的其他干细胞也具有可塑性。Toma 等的研究表明,啮齿类动物和人真皮起源的祖细胞能产生神经元、胶质细胞、平滑肌细胞和脂肪细胞。成年哺乳动物真皮乳头内和小鼠的胡须毛囊都存在多能的神经鞘样干细胞。小鼠毛囊隆突处的神经上皮干细胞蛋白(nestin)阳性细胞不仅能够形成毛囊而且可以帮助真皮血管化,甚至能被诱导成神经元、平滑肌和黑素细胞。包括表皮干细胞在内的成体干细胞在体外实验中显示出很多与胚胎干细胞相似的分化潜能。

第三节　成体干细胞与组织再生

间充质干细胞(mesenchymal stem cell, MSC)是一类来源于中胚层的成体多能干细胞,自我更新能力强,是一群广泛异质性的细胞,并在特定条件下能够向不同的谱系细胞分化。MSC 存在于多种组织和器官中,从骨髓、脂肪、滑膜、骨骼、肌肉、肺、肝、胰腺等组织以及羊水、脐带血中均可分离和制备 MSC。由于其具有来源丰富,取材方便,易分离培养,低免疫源性等特点,是组织工程理想的种子细胞。近年来,MSC 作为细胞治疗在创面再生愈合方面受到极大关注,已成为继药物和生

物制剂以外的新的极具潜力的临床治疗手段。但是,目前研究者对于MSC的命名,以及在体内自我更新和可塑性的认识尚未达成共识。多数学者认同MSC主要通过旁分泌机制发挥生物学效应,在体内自我更新和可塑性研究方面,研究者认为首先要排除这群异质性细胞中有多种干细胞同时存在所导致多向分化的可能性。另外,细胞融合即一种细胞可通过与其他细胞相互融合而表现出其他细胞的生物学特性的可能性也需要排除。异质性假说、细胞融合假说等对MSC的干细胞特性提出了挑战。随着MSC条件培养基及细胞外囊泡或外泌体生物效应的发现,MSC旁分泌机制的研究再次成为再生医学各领域的热点。

1. MSC在组织工程中的应用

组织工程主要是将具有功能活性的细胞与生物支架复合,在生长因子的协同作用下促进组织的形成从而修复病变的组织或器官。MSC在骨、软骨、肌腱组织工程的治疗中均显示出良好的应用前景。

2. MSC用于临床疾病的治疗

(1) MSC与糖尿病治疗:糖尿病是威胁人类健康的主要疾病之一,目前全世界约1.5亿人患糖尿病。不论是1型糖尿病还是2型糖尿病,其共同特征是由于胰岛β细胞缺陷或缺失导致胰岛素分泌绝对或相对不足,造成糖、脂、蛋白质以及水、电解质代谢紊乱。药物治疗和长期注射外源性胰岛素是目前糖尿病的主要治疗措施,但这些方法并不能从根本上解决糖尿病患者对胰岛素的依赖问题,也不能很好地防止糖尿病并发症的发生。

胰岛移植是治疗糖尿病的有效方法,从1990年Scharp等报道首例人同种异体胰岛细胞移植治疗1型糖尿病获得成功,迄今已有约1 000例糖尿病患者接受了胰岛细胞移植的治疗。研究早期,患者接受胰岛细胞移植治疗1年后脱离外源性胰岛素的比率约为10%。2000年埃德蒙顿方案(经皮肝穿刺门静脉置管输注胰岛细胞)的提出显著提高了胰岛细胞移植的成功率,使患者接受胰岛细胞移植治疗1年后脱离外源性胰岛素的比率提高到80%,同时患者糖、氨基酸、脂肪代谢恢复稳定。但是目前1例患者接受移植的胰岛细胞数平均为$(1\sim4)\times10^6$,通常需要两三个供体才

能满足。供体来源不足成为限制胰岛细胞移植广泛临床应用的瓶颈,因此需要寻找新的途径与方法实现胰岛功能的恢复。

1型糖尿病的主要病因为由于各种原因导致的β细胞的缺失。许多研究已经证实,MSC能够促进1型糖尿病动物模型中β细胞的再生,从而显著改善糖尿病动物的随机血糖,增加血胰岛素水平。但是,由这种方法转化的β细胞的功能与正常β细胞相比较仍然存在一定的不足,因此,应继续探求新的方法来进一步完善再生β细胞的功能。

2型糖尿病患者约占糖尿病人群的95%,主要是由于胰岛素抵抗和胰岛β细胞功能的下降。其中,胰岛素抵抗作为最重要的病因之一,在2型糖尿病的整个发生、发展过程中均起到了关键作用。胰岛素抵抗的靶器官包括肝脏、骨骼肌和脂肪细胞,这些器官在正常的胰岛素分泌的水平下不能够引起相应的生化反应,最终造成了糖脂的代谢紊乱。有研究证实在2型糖尿病大鼠模型中尾静脉输注骨髓MSC可以观察到大鼠血糖的显著改善,通过钳夹实验证实MSC能够改善2型糖尿病大鼠的胰岛素抵抗,并进一步分析了参与胰岛素抵抗信号通路上的相关蛋白的表达,寻找MSC改善胰岛素抵抗的相关通路。但是,其中的具体机制仍不明朗,有待于更进一步研究探讨。

不仅是在动物实验水平,目前MSC治疗糖尿病的临床研究也在开展。在2006年国际干细胞研究年会上,Femandez等报道了应用自体骨髓MSC经脾动脉移植治疗糖尿病的初步临床研究结果,其中23例1型糖尿病患者MSC移植治疗后90d血糖水平平均降低9.7%,C肽水平显著增加55%,外源性胰岛素用量减少17%;16例2型糖尿病患者干细胞移植治疗后90天血糖水平平均降低29%,C-肽增加26%,体内胰岛素水平增加19%,84%的患者在90天观察期内可以不用降糖药物或注射胰岛素治疗。

(2) MSC与心肌细胞损伤性疾病治疗:严重心脏疾病如心肌梗死等,由于心肌缺血坏死,纤维化及瘢痕的形成,造成心室重塑,心功能急剧下降,阻止这一进程发生的最好办法是通过增加梗死相关动脉的血供,减轻心肌损伤,同时能使损伤的心肌获得修复或再生。2001年德国杜塞尔多

夫大学医学院报道将自体骨髓干细胞直接注射到6例心肌梗死患者的冠状动脉内，术后10周患者心肌梗死面积缩小近1/3，心功能得到了改善。

2004年Wollert等选取60例急性心肌梗死后ST段抬高的患者，随机分为对照组30例（接受常规梗死后治疗）及骨髓MSC移植组30例（接受常规治疗及冠状动脉支架置入后平均4.8天通过冠状动脉移植自体骨髓MSC治疗）。以MRI检测左室功能，随访6个月，发现对照组LVEF（左室射血分数）增加0.7%，骨髓MSC移植组增加6.17%，同时左心室梗死区附近心肌收缩功能增强。且随访期间治疗组临床心血管事件（支架再狭窄、心律失常等）发生率并未增加。

最近，Schachinger等报道的REPAIR-AMI研究（reinfusion of enriched progenitor cells and infarcted remodelling in acute myocardial infarction）是首个评价MSC移植治疗缺血性心脏病临床疗效的随机、双盲、安慰剂对照、大样本、多中心研究，共纳入204例心肌梗死患者，移植时间平均为心肌梗死发生后4天，随访发现骨髓MSC移植组患者治疗后1年内不良事件（死亡、心肌梗死再发、心脏重构）发生率明显低于安慰剂对照组，表明骨髓MSC治疗心肌梗死是有效的。

（3）MSC与神经损伤性疾病的治疗：中枢神经系统的损伤如脑挫裂伤、脑干损伤或脊髓横断性损伤等常常导致患者残疾或死亡。中枢神经系统损伤的修复一直是医学界研究的热点和难点，干细胞移植可以替代受损细胞分泌促进再生的神经营养因子，保护神经元，减轻继发损伤；在损伤空洞区形成桥接引导神经再生，酶解胶质瘢痕，去除细胞碎片，调节免疫反应，修复脊髓中的非神经组织。目前可供选择的成体干细胞类型有神经干细胞、骨髓MSC等。近来研究发现骨髓MSC在体内外可以分化为神经细胞和星形胶质细胞。大鼠脊髓半切损伤后在损伤部位移植未经基因修饰的人骨髓MSC，移植细胞可长期存活并良好整合入脊髓组织中，而且可见轴突在移植物中生长。MSC移植治疗神经损伤性疾病虽有大量的报道，但仍处于起步阶段，必须进一步进行深入的基础和临床研究。包括细胞移植的时机和途径的选择，同时目前神经再生修复研究大多是在啮齿类小动物如大鼠身上进行的，尽管取得了一定的疗

效，但需要进一步在较为高等的大动物如犬、猪、羊等动物身上得以验证。

（4）MSC用于创面修复：皮肤创面愈合是在损伤后恢复皮肤完整性的高度而有序的生理过程，是参与创面愈合的细胞与细胞，细胞与ECM之间的相互作用结果。涉及凝血、肉芽组织形成、再上皮化和细胞外基质（ECM）重塑，通常被分为炎症、增殖、重塑三个重叠的阶段。各种细胞因子和生长因子、细胞、ECM构成了创面愈合的三大要素，任何一个要素在时间和空间上的异常，均会导致创面愈合异常。MSC已经被研究证实在创面愈合的三个阶段都具有促进创面再生愈合作用。早期研究认为，MSC促进创面治疗是由于MSC归巢并分化、代替损伤组织。但是，后来发现移植的MSC大部分都停留在肺、肝和脾，到达损伤部位的数量不到1%，到达靶组织的MSC也在几天内大部分消失。随后，研究者发现MSC的培养基在心脏、肺、肾脏以及神经元损伤的模型中起到了显著的保护作用，借助基因图谱技术证实再生的细胞来自模型中存活的固有细胞，因此推测MSCs可能通过自分泌和旁分泌的方式分泌营养因子，减轻创面炎症反应，促进组织修复。MSC的旁分泌修复作用模式包括分泌生长因子、细胞因子、激素，以及含修复作用的肽与蛋白、mRNA和micoRNA（miRNA）的细胞外囊泡（extracellular vesicles，EVs）或者外泌体（exosome）等作用机制。早期的研究主要集中在MSC分泌的可溶性因子如细胞因子、炎症趋化因子和生长因子等。EVs由Pan和Johnstone在1983年首次报道，由绵羊网织红细胞分泌。1989年Johnstone等人将这些细胞外囊泡定义为"exosomes"，并且发现体内所有的细胞都可以分泌外泌体，外泌体广泛存在于血液、尿液、唾液、母乳等多种体液中。2010年Lai等分离出了起修复作用的MSC营养因子，证实其为MSC外泌体（MSCs-exosomes，MSCs-Exos）。目前多将直径在50~1 000nm细胞外囊泡称为EVs，40~100nm（30~150nm）细胞外囊泡称为exosomes，exosomes是EVs中含量最多的部分。MSCs-EVs或MSCs-Exos是MSC在生理或者病理状态下分泌同质性囊泡，有与细胞质膜相同的脂质双分子层包裹的亚细胞结构，含有丰富的蛋白质、脂质、miRNA、mRNA和DNA等活性物质，它

们像是信号储存池，通过交换蛋白质和基因信息的方式，促进细胞间信息沟通，调节免疫、炎症反应，促进损伤细胞自我修复，在干细胞与损伤细胞信息交流中发挥关键作用。目前 MSCs-EVs 或 MSCs-Exos 被多数研究者认为是 MSC 旁分泌的主要有效成分并发挥着与 MSC 几乎等效的生物学效应。

3. MSC 用于基因治疗　大量的实验证实附壁生长的骨髓 MSC 经过介导，易导入外源性基因，并可以在体内高效、长期的表达。Lee 等报道转入人白细胞介素 3 基因的骨髓 MSC 仍具有旺盛的增殖能力，可以持续分泌人白细胞介素 3 达 6 个月。Lieberman 等通过腺病毒将 *BMP-2* 基因转入骨髓 MSC，1 周内可见 BMP-2 的有效表达，在此基础上他们应用转染后的细胞与脱钙骨基质复合后植入免疫缺陷鼠体内，发现有丰富的异位骨形成，且新生骨有良好的血管化。患有恶性肿瘤的患者预后不佳的部分原因是无法遏制癌细胞的转移。有学者研究了一种综合的免疫治疗方法来控制在 3 种晚期癌症模型（B16 恶性黑色素瘤、4T1 乳腺癌、Hca 肝癌）中预先设定的多级淋巴结和内脏转移，结果显示细胞因子组织工程化 MSC 可以用来治疗晚期恶性肿瘤。

第四章　干细胞库与组织器官再生

干细胞自我复制和多向分化的生物学特性使其成为组织器官再生的理想种子细胞。干细胞库是深低温储存干细胞的场所,同时保存所存干细胞的技术指标和供者信息等相关资料。一个完善的干细胞库具备能随时提供健康干细胞供临床使用的技术及运行机制。临床级干细胞库的建设,是干细胞治疗以及基于干细胞的组织器官工程的必备设施,具有重要的科学研究和临床应用价值。

尽管在实验室水平上,多种来源的干细胞的分离、培养扩增技术已获得成功,但如果用于临床,其规模制备及质量监管过程却是一项具有挑战性的工作。用于临床治疗的干细胞和组织工程产品,实质上是新型的生物制品,须按药品生产质量管理规范要求进行操作和管理。

治疗用干细胞库按其所储存的干细胞来源和种类分脐血、骨髓和外周血造血干细胞库、胎盘脐带间充质干细胞库、脂肪干细胞库、胚胎干细胞或诱导多能干细胞库等。按实际保存内容分资料库和实物库。骨髓或外周血造血干细胞库通常为资料库,只是将健康供者进行 HLA 配型和供者相关资料登记,待需要时再采集骨髓或外周血造血干细胞。脐血、胎盘脐带、脂肪和胚胎干细胞库是实物库。实物库在进行 HLA 配型和资料登记的同时采集储存可供移植用的干细胞。

干细胞库按其提供和使用方式又可分为公共库和自体库。公共库储存的干细胞是为满足需要移植但自体干细胞没有被保存或不能使用的患者的治疗需求,目前有骨髓库和脐带血造血干细胞库。自体库是将供者自己的健康干细胞采集一部分予以保存,如将小孩出生时的胎盘脐带组织,成人的脂肪或骨髓等来源中分离的干细胞储存起来,在今后需要时从库中取出使用。从医疗角度来看,使用别人的干细胞需要解决免疫排斥反应的问题,特别是异基因造血干细胞移植,需要严格进行 HLA 配型,同时为了抗免疫排斥反应需使用免疫抑制剂来控制。但间充质干细胞移植并不会产生明显的免疫排斥,相反,人们可以利用间充质干细胞的免疫调节功能去治疗造血干细胞和组织器官移植后产生的免疫排斥。研究发现,虽然异基因间充质干细胞由于免疫原性低,且有免疫调控作用,移植到异体体内不会很快被排异清除,但随着其分化成熟,最终于 1~2 个月后将被完全清除。所以,作为组织器官工程的种子细胞,最好是选用自体组织来源的干细胞或诱导性多能干细胞。已知干细胞的数量和功能随着年龄的增大而减低,因此,用于细胞治疗或组织工程再生医学的自体干细胞来源的组织越年轻越佳,伴随小孩出生的胎盘脐带组织便成为干细胞的最佳来源之一。

目前,实物干细胞库主要有胚胎干细胞库、诱导多能干细胞库、脐血库和胎盘脐带干细胞库等。胚胎干细胞和诱导多能干细胞因为伦理问题、致瘤问题(体外分化技术目前还不成熟,很难控制稳定得到期望的分化细胞类型)等安全性问题,目前离临床应用还有距离。脐血造血干细胞移植目前是治疗多种恶性和非恶性血液病方法之一,但由于其中所含造血干细胞数量仅够儿童使用,因此限制了其临床应用。而胎盘源干细胞却没有胚胎干细胞、诱导多能干细胞和脐血干细胞的缺点,显示出以下优势:①是一种医疗废弃物,对供者无伤害,没有伦理道德问题;②分化能力介于亚全能干细胞和多能干细胞之间,能够向三个胚层细胞分化;③增殖能力虽然没有胚胎干细胞强,但因来自分娩前后组织,比成体干细胞强;④因为胎盘屏障,携带病毒等有害微生物风险低;⑤分娩时保存下来,可大大缩短移植等待时间;⑥胎盘含有多种干细胞,包括造血干细胞、间充质干细胞、血管干细胞、上皮干细胞和神经干细胞等,数量丰富,功能活跃,其中所含造血干细胞数是脐血10倍,可以供成人使用;⑦低免疫原性,除造血干细胞之外,其他干细胞的使用可以不考虑免疫排斥。

用于组织器官再生的干细胞库,其干细胞来源选择的要点是:①自体或半相合供体,或诱导性多能干细胞,以避免免疫排斥;②干细胞数量多、增殖分化能力强,利于组织分化再生;③来源丰富、取材方便、无伦理障碍;④细胞安全性可靠,形成肿瘤或感染病原微生物风险低。综合上述条件,胎盘脐带组织以及健康成人骨髓和脂肪组织是较理想的干细胞来源。因此,本章主要概述临床用胎盘干细胞库及其管理规范,其他组织来源的干细胞库可以借鉴。

第一节 胎盘干细胞及其分离技术

胎盘(placenta)是母体与胎儿间物质交换的器官,也是重要的造血和免疫组织。胎盘由羊膜(amnion)、绒毛膜(chorion)和底蜕膜(decidua)等构成,通过脐带(umbilical cord)连接母体。胎盘组织由滋养细胞及间充质和血管共同组成,为免疫"豁免"组织。

胎盘干细胞指的是存在于胎盘组织中的干细胞。近十年,胎盘干细胞技术的发展和临床应用的不断推进,国际上关于胎盘干细胞的研究成

果呈现了井喷之势(如图3-4-1所示)。2008年,Evangelista等在国际学术杂志 *Cytotechnology* 上发表论著,阐述了胎盘干细胞是未来细胞治疗的新希望这一事实。随后的几年里,针对胎盘干细胞的研究如雨后春笋般出现。2012年,美国奥克兰研究所儿童医院(CHORI)的研究者在国际杂志 *Stem Cells Translational Medicine* 刊登了最新成果,系统阐述了胎盘干细胞的高度治疗应用价值。

一、胎盘富含多种干细胞

目前已证明的胎盘干细胞包括造血干细胞、血管干细胞、间充质干细胞、亚全能干细胞、皮肤干细胞、神经干细胞等多种干细胞。本节将就其中一些类型的干细胞进行介绍。

1. 胎盘造血干细胞 胎盘具有造血功能的观点早已有之,1967年即有报道小鼠胎盘中含有造血前体细胞。1987年科学家发现胎盘绒毛膜存在基质和血管前体细胞,1989年又在胎盘绒毛膜鉴别出分化成血液细胞和血管细胞的血液血管干细胞。大量的研究表明胎盘是一个自主的造血干细胞的起源,从胚胎形成后3周开始造血,具有和AGM区(Aorta-gonad-mesonephrosregion,主动脉-性腺-中肾区)、卵黄囊一样的造血功能。胎盘组织造血微环境包括造血因子的表达,血管内皮的类型,血流切力影响,表面分子的改变,血氧浓度,等等(如图3-4-2所示)。

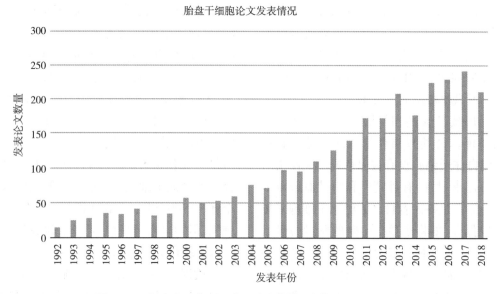

胎盘干细胞论文发表情况

图3-4-1 国际上胎盘干细胞文献发表情况(截至2018年底)

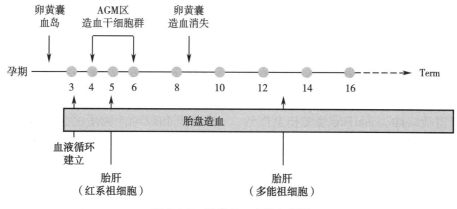

图 3-4-2 胎盘是一个造血组织

对胎盘造血干细胞的研究不但能了解造血干细胞的发育过程与调控机制,而且可以提供新的造血干细胞移植细胞来源。近 10 余年,国内外学者对胎盘组织来源的造血干细胞的鉴别、分离和应用进行了大量的研究。2002—2006 年期间,国内学者率先发现胎盘组织含有造血干细胞,并对其分离、富集和生物功能进行了研究。随后,国外许多著名研究机构的研究进一步明确胎盘组织造血干细胞的存在及其体内外造血功能,一致认为胎盘是临床移植用造血干细胞的一个新的来源。运用流式细胞计数技术检测脐血、胎盘血、血管、胎盘中造血干细胞(CD34$^+$CD38$^-$ 细胞)以及造血祖细胞(CD34$^+$CD38$^+$ 细胞)的含量,结果显示,胎盘中含有 1.1% ± 0.79% 的造血祖细胞和 0.39% ± 0.21% 的造血干细胞。与之相比,脐带血含有 0.31% ± 0.05% 的造血祖细胞和 0.06% ± 0.01% 的造血干细胞。胎盘血中含有 0.43% ± 0.16% 的造血祖细胞和 0.06% ± 0.04% 的造血干细胞。同时,运用免疫荧光染色技术检测到 16 周的胎盘中就含有造血干细胞(CD34$^+$CD45$^+$ 细胞)。

(1)胎盘造血干细胞的特性和优势:人足月胎盘可以提供大量的 CD34$^+$、CD133$^+$ 细胞以及其他原始的造血祖细胞,适合人类移植。目前公认 CD133$^+$ 的造血干细胞比 CD34$^+$ 造血干细胞更早期,由胎盘取得的造血干细胞或培养出的群落形成单元的总数量可以是同一来源脐带血可得造血干细胞的 10 倍。

Exp Biol Med 杂志编辑部认为,这些研究结果对于血液学的应用有很大的重要性,因为脐带血分离的干细胞数量少会限制它使用的受众范围,只能用在一个幼儿或少年患者的移植,该研究证明了胎盘可以提供数量充足的自体干细胞用于重建成年人的造血系统。可见胎盘造血干细胞可以取代骨髓、外周血和脐血的移植,将会深刻改变整个造血干移植治疗领域。

(2)胎盘组织造血干细胞库:基于上述国内外研究成果,国内于 2011 年创建了全球首个胎盘组织造血干细胞库,并通过了 ISO 9001:2008 国际治疗标准体系的认证。在国外,虽然目前尚无胎盘造血干细胞库问世,但美国、英国和加拿大等国家的多个机构正在开发和完善胎盘造血干细胞库的建设。预计在不久的将来,全世界将出现多个胎盘造血干细胞库,以满足临床的实际需求。

2. 胎盘亚全能干细胞 胎盘亚全能干细胞是来源于新生儿胎盘组织的一族胚胎后亚全能干细胞(post-embryoni pluripotent stem cells),其在发育阶段与胚胎干细胞接近,具备分化形成三个胚层的组织细胞的能力,但与胚胎干细胞的不同之处是不会形成畸胎瘤,这一特性使亚全能干细胞可以直接用于体内而不必担心在体内产生畸胎瘤。

胚胎后亚全能干细胞这个名词最早于 2004 年由中国医学科学院血液学研究所的博士研究生房佰俊在其博士论文中提出。该论文认为,在人体胚胎发育过程中,多种组织中存留着具有多系分化能力的原始干细胞群体,并系统阐明了成体原始干细胞的等级结构性和功能。它们在胚胎发育成熟后逐渐失去部分原始干细胞表型,但在胚胎发育为成体后仍具有亚全能基因组,其中组织特异性基因在适当的微环境下可以被激活,因各自所处的微环境不同而向不同的组织分化,能够全方位地选择分化为各种组织细胞。

亚全能干细胞作为胚胎干细胞的后代,可与其他各个成熟阶段的干细胞和祖细胞共存于组织中。如同骨髓中存在造血干细胞、髓系祖细胞、淋系祖细胞、T前体细胞和B前体细胞一样,组织中具有干细胞"等级结构"。处于等级结构上层的亚全能干细胞在胚胎发育成熟后逐渐丧失部分分化潜能,随后储存在某些组织器官中进入细胞增殖期以维持人体发育和新陈代谢的平衡。在胎盘羊膜等组织中也富含亚全能干细胞。亚全能干细胞的鉴别标志有不同,房佰俊等采用Flk1$^+$CD31$^-$CD34$^-$组合细胞表面标志来鉴别亚全能干细胞。通过查询发现,国内某公司在其专利中公开了一种胎盘亚全能干细胞的制备方法。其细胞制备方法为:将胎盘组织破碎、蛋白酶降解、过筛,分离得到原代单个核细胞,使用常规的磁式细胞分选法,以CD184$^-$CD151$^+$OCT4$^+$为细胞表面组合标志来分选,从采集的单个核细胞中分选出目的细胞。分离得到的胎盘亚全能干细胞具有强大的增殖能力和多向分化潜能。在适宜的体内或体外环境下具有分化为间充质干细胞、上皮干细胞、神经干细胞、肝干细胞,肌细胞、成骨细胞、软骨细胞、基质细胞等多种细胞的能力。可以用来修复受损或病变的组织器官,治疗心、脑血管疾病、神经系统疾病、肝脏疾病、骨组织病、角膜损伤、烧伤烫伤、肌病等多种疾病。

胎盘亚全能干细胞具有来源方便,细胞数量充足,易于分离、培养、扩增和纯化,传代扩增30多代后仍具有干细胞特性。取材限制小:胎盘在胎儿娩出后就完成了使命,成为"废弃物",正常分娩的健康产妇,在知情同意的基础上就能够提供胎盘。与捐献骨髓相比,患者无痛苦,污染机会小。应用不存在伦理学问题。

3. 胎盘间充质干细胞 近年来,间充质干细胞(MSC)生物学的兴起为再生医学的发展及多种顽固性疾病的治疗带来新的希望。MSC作为多能干细胞,不仅具有干细胞的共性即无限增殖能力和多向分化潜能,还具有低免疫原性以及免疫抑制作用,这就使得治疗用的MSC不仅可以来源于自体,也可以来源于异体。因其具有强大的免疫调节作用,使得移植到体内的MSC在修复受损组织的同时,还可以调节患者的免疫炎症反应。MSC具有向特定细胞定向分化的特性,避免了胚胎干细胞等全能干细胞致瘤性风险。MSC来源非常广泛,骨髓、胎盘脐带为富含MSC的组织,此外,在脂肪、脐带血以及其他成体组织器官中也能分离到MSC。

胎盘含有现在称为MSC样的基质细胞最早发现于1977年。随后,大量的研究发现,胎盘的各个部位,如脐带、羊膜、绒毛膜,以及底蜕膜均含有间充质干细胞,包括婴儿的以及母亲自己的间充质干细胞。不同组织来源的间充质干细胞有共同的特征,但也存在一些不同之处,因此,临床上使用应根据其不同特点选择最合适的来源。

二、胎盘干细胞的临床研究

胎盘干细胞技术是继骨髓、外周血和脐带血来源的干细胞技术后的最新的非胚胎干细胞技术,从推出伊始,就受到了国际上许多专家学者的关注。目前已经在临床上广泛开展应用研究。目前国际上已经有很多胎盘源干细胞的临床研究,在美国国立卫生研究院的最大临床试验注册库ClinicalTrials.gov网站上,胎盘干细胞的临床实验已有22项。治疗相关的疾病包括:重型再生障碍性贫血、骨髓增生异常综合征、白血病等恶性或非恶性血液疾病,还有2型糖尿病、特发性肺纤维化、强直性脊柱炎、溃疡性结肠炎等非血液系统疾病。

另外,世界上各大制药企业已启动多项胎盘干细胞治疗药物相关的临床前研究和临床实验,评估细胞疗法对克罗恩病、下肢动脉血管疾病、辐射病、血液病等多种疾病的作用。2018年,干细胞药物AstroStem在日本福冈三一诊所被批准商业化使用,用于治疗阿尔茨海默病。4月12日起,该诊所可开始使用干细胞药物治疗阿尔茨海默病。这是一种静脉注射自体脂肪组织来源间充质干细胞的方法。

三、胎盘干细胞——细胞治疗和组织器官再生的新希望

无论是众多学者的基础研究工作,还是临床应用中的实际佐证,都证明了富含多种类珍贵干细胞资源的胎盘组织是未来细胞治疗的优秀种子细胞来源。

在干细胞种类上,胎盘干细胞覆盖并明显超越了其他组织源干细胞,一份胎盘组织可以提取

多种干细胞：婴儿的干细胞（包括亚全能干细胞、间充质干细胞、造血干细胞、上皮干细胞、神经干细胞等）以及母亲的间充质干细胞。胎盘干细胞

库技术可以为孩子和母亲今后所需的细胞治疗和组织器官再生医学保存年轻、组织分化增殖能力很强的种子干细胞（如图3-4-3所示）。

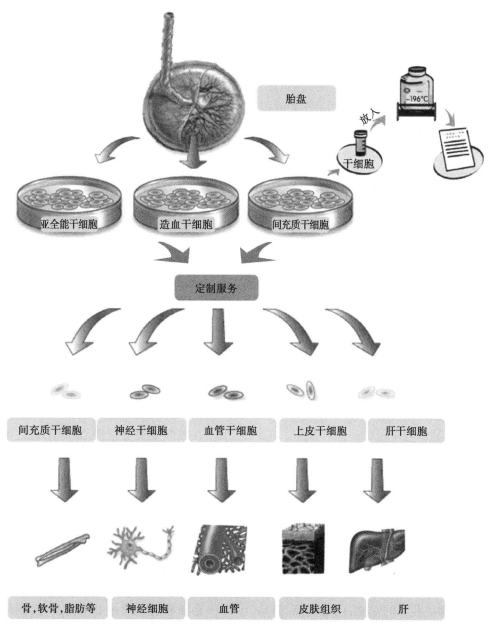

图 3-4-3 胎盘干细胞库及其应用潜能

在干细胞数量上，尤其是造血干细胞数量上，实现了质的飞跃。相关的研究数据表明，一份胎盘造血干细胞，相当于统一供体脐带血造血干细胞的 5~10 倍。由于脐带血造血干细胞的数量缺陷，导致其利用率极低。胎盘造血干细胞能很好地弥补脐带血造血干细胞的缺陷，并最终取代脐带血。胎盘组织富含的亚全能干细胞和间充质干细胞更是组织器官再生的优质种子干细胞。

第二节　干细胞库及细胞治疗产品制备的科学管理

人类使用细胞、组织进行疾病治疗的尝试可追溯 100 多年前，但真正兴起却是近年来的事，这是随着现代细胞生物学的理论和方法的发展而发

展起来的。临床级干细胞库保存的干细胞是供临床治疗使用的,由于细胞疗法以及组织器官再生医学的多样性、复杂性,干细胞库及其产品使用的科学管理是一项极富挑战性的工作,监管法规常常滞后于研究。

一、美国的管理体系

对细胞治疗的监管是 FDA 的一项新职责。FDA 行使该项权力的法律依据包括《公共健康服务法案》(Public Health Service Act,用于监管生物制品)和《食品、药品及化妆品法案》(Food, Drug, and Cosmetic Act,用于监管食品和药品,但也涵盖医疗器械)。随着细胞治疗的出现,FDA 开始积极寻求监管这些产品的方法并对细胞产品进行定义。目前以人类细胞、组织或细胞组织衍生品(human cells, tissues, or cellular or tissue-based products, HCT/Ps)这一术语统称,并将 HCT/Ps 区分为受公共健康服务法案 351 监管的产品和仅受公共健康服务法案 361 监管的产品。

仅受公共健康服务法案 361 监管的产品必须满足四个标准,包括:

1. 最少操作;
2. 同源使用;
3. 非复合产品;
4.
        I. 无全身影响且不依赖代谢活动;
        II. 有全身影响或依赖代谢活动,但
            i. 自体使用;
            ii. 一二代血亲使用;
            iii. 用于生殖。

而大部分 HCT/Ps 受公共健康服务法案 351 监管,因同时也满足药品的定义,也受食品、药品及化妆品法案监管。受公共健康服务法案 351 监管的产品,需要市场准入,应该向 FDA 申请新药临床研究(investigational new drug),以收集安全性和有效性数据。产品在制备过程中,必须遵守药品生产管理规范(good manufacturing practice, GMP)和 GTP(good tissue practice,人体细胞组织优良操作规范)的要求。而仅受公共健康服务法案 361 监管的产品,不需要申请新药临床研究,但需要登记和满足 GTP 的要求。所有 HCT/Ps 必须满足供者资质要求。

二、欧盟的管理体系

在欧盟委员会指令 2001/83/EC 中,体细胞治疗产品被归为医药产品。为了确保产品的质量,必须遵循人体细胞治疗医药产品制备指南和质量控制考虑要点(CPMP/BWP/41450/98)和 GMP 的要求。另外,指令 2004/23/EC, 2006/17/EC 和 2006/86/EC 也为打算用于人体的人组织和细胞制定质量和安全标准,包括应按要求进行捐赠、获取、检测、储存、分发、跟踪、标记、不良反应报告等。在人类医药产品委员会(Committee for Human Medicinal Products, CHMP)下成立细胞产品工作组(Cell-based Products Working Party, CPWP)负责细胞产品的技术要求及指南的制定。

由于组织工程产品没有被监管,条例 1394/2007/EC[45] 对组织工程产品进行定义,并将基因疗法、细胞疗法和组织工程医疗产品归为新技术治疗医疗产品(advanced therapy medicinal products),成立新技术治疗委员会(Committee for Advanced Therapies, CAT),并成立一个临时工作组,取代 CHMP 下 CPWP 的工作。这个新的 CPWP 为 CAT 提供关于细胞治疗(包括体细胞治疗产品和组织工程产品等)的建议。

在欧盟委员会指令 2009/120/EC 中对基因治疗和体细胞治疗医疗产品进行重新定义。新的细胞医药产品指南(CHMP/410869/06)也取代以前的人体细胞治疗医药产品制备和质量控制考虑要点,涵盖了所有细胞医药产品的质量,包括非临床和临床要求。

三、我国的管理

由于政府的重视和大力支持,我国干细胞研究和开发发展迅速。近年来,除造血干细胞外,我国研究并应用多种组织来源的干细胞,尤其是间充质干细胞,取得大量的有意义的进展,同时也存在一些问题。

目前,国家对干细胞治疗产品的监管分为两个层面。其一,向药品的方向发展,国家药品监督管理局监管,依据《中华人民共和国药典》《人体细胞治疗研究和制剂质量控制技术指导原则》,相关法规和文件要求细胞在生产过程中必须遵守《药品生产质量管理规范》及其实施指南。对干细胞库的管理，目前骨髓或造血干细胞资料库由中国红十字会统一管理，而脐带血造血干细胞库则按特殊血站处理，由国家卫生健康委员会或其授权的省级卫生行政部门管理。对其他来源的干细胞库，如胎盘脐带干细胞库、脂肪干细胞库等，将按照《中华人民共和国人类遗传资源管理条例》（2019 年 3 月 20 日国务院第 41 次常务会议通过，自 2019 年 7 月 1 日起施行）的规定，由国家科技部人类遗传资源管理办公室批准开展人体组织和干细胞的保藏工作，获得批准后由各省市科技厅进行监管。

其二，干细胞技术作为一种临床新技术应用于临床是目前多数医院使用的依据。2009 年，卫生部印发了关于《医疗技术临床应用管理办法》，将干细胞治疗列为第三类医疗技术，受卫生部监管。2016 年 5 月，随着"魏则西事件"持续发酵，免疫细胞治疗和干细胞治疗均被卫生部叫停。2017 年 10 月 26 日，为贯彻落实中共中央办公厅、国务院办公厅《关于深化审评审批制度改革鼓励药品医疗器械创新的意见》（厅字〔2017〕42 号）和《国务院关于改革药品医疗器械审评审批制度的意见》（国发〔2015〕44 号），国家食品药品监督管理总局组织对《药品注册管理办法》进行了修订，起草了《药品注册管理办法（修订稿）》，重申：细胞治疗类产品可以按药报。这一规定为干细胞药物的申报指明了道路。由于多方面的原因，我国目前对干细胞治疗产品的监管专业上可参考的法规、标准不多，在某种程度上影响了干细胞研究的健康发展。但可喜的是，政府正加大这方面的支持力度，相信在不久的将来，我们一定可以建立自己的科学的、全面的、专业的法规、标准。

第三节 干细胞治疗产品的国际标准

对于细胞治疗产品，除了各国制定的必须强制执行的法律、法规外，国际上一些专业组织也纷纷推出自己的细胞治疗标准。这些标准最早大多是为规范输血和造血移植而制定的，随后扩展至整个细胞治疗领域。在制定这些标准时，一个显著的特点是引入质量管理体系的指导思想。质量管理体系最早为国际标准化组织（ISO）设计，是国际通用的质量体系标准。目前，这种模式已被许多监管和认证机构所采用。

一、AABB 细胞治疗标准

美国血库协会（American Association of Blood Banks，AABB）成立于 1947 年。成立的原因之一是由于二战期间美国血库的迅速发展，血库成为一个专门的医学领域，需要寻求专业的指导和合作。AABB 成立后一直致力于为促进血库和输血满足监管要求而制定专业标准。随着现代公共卫生服务体系的发展，最早为血液中心、医院血库和输血服务制定的这些标准已经增加为包含多种不同的标准。2002 年，AABB 董事会批准合并造血祖细胞标准和脐血标准，同时增加体细胞标准，如胰岛素细胞和供者淋巴细胞。2005 年，第 1 版新合并的细胞治疗产品标准生效，包括脐血、造血祖细胞和从存活或死亡供者获得的其他体细胞。细胞治疗产品标准的修订周期是 24 个月，目前是第 4 版。

AABB 对细胞治疗产品标准的规格进行标准化。按照 10 个质量管理体系要点将标准分为 10 章，分别为：组织；资源；设备；协议；过程控制；文件和记录；偏离和不合格品或服务；内审和外审；过程改进；安全和设施。

参加 AABB 细胞治疗产品标准制定的成员除了 AABB 内部的专家外，还包括 FDA 和其他组织的联络员、公众代表，如伦理学家、顾问等。除了经过内部的修改外，还能得到外部的反馈和评论，这有助于提高 AABB 标准的透明度，促进了标准的形成。

二、FACT 细胞治疗标准

细胞治疗认证机构 FACT（Foundation for the Accreditation of Cellular Therapy）成立于 1995 年，为从事细胞治疗的两个专业组织负责认证工作。其中一个组织，国际细胞治疗协会（International Society for Cellular Therapy，ISCT）成立于 1992 年，由从事造血细胞处理的科学家和医生组成，负责制定造血细胞采集和加工标准。另一个组织美国血液和骨髓移植协会 ASBMT（American Society for Blood and Marrow Transplantation，ASBMT）成立于1993年,由从事造血细胞移植的医生和研究人员组成,负责制定造血细胞移植临床标准。考虑到只有实验室和临床都得到控制,质量才能保证,1994年将实验室标准和临床标准合并,这也为以后制定造血祖细胞采集、加工、移植标准打下了基础。2001年,除了造血细胞外,增加了间充质干细胞、免疫细胞、基因修饰细胞等细胞治疗产品的治疗标准。

FACT联合JACIE(Joint Accreditation Committee of ISCT-Europe and EBMT(European Group for Blood and Marrow Transplantation))制定了细胞治疗产品采集、加工和移植国际标准。该标准由临床、采集和实验室处理三个标准组成。这些FACT-JACIE标准为从事相关细胞治疗的机构和个人提供指南,旨在提高细胞治疗质量。FACT标准要求所有的临床、采集和加工机构建立和维护全面的质量管理体系,至少包括以下几个方面:清晰的组织架构;人员要求;工艺过程开发;协议;结果分析;审计;错误、事故及不良反应的管理;文件控制;产品跟踪;验证和资质。

所有FACT标准基于已确定的证据经内部修订,然后公布标准的草案并收集ASBMT、EBMT、ISCT、NetCord成员、细胞治疗领域的其他从业者和广大公众的评论,标准委员会经过仔细考虑和讨论后生效。标准的修订周期为3年,目前是第5版。

第四节 间充质干细胞

间充质干细胞治疗产品的制备包括从供者筛查、供者检测、采集、加工、储存、标签、包装、分发等全部过程。和以往的化学药物和生物制品不同,其制备面临独特的挑战。例如,为了获得足够数量的高纯度临床用间充质干细胞,必须对细胞进行体外扩增。但目前的体外扩增过程是一种"开放"的模式,在培养过程中,可能会引入微生物。而细胞产品的活性成分是活细胞,不可能通过传统方式对最终产品进行除菌。如果输注新鲜制备的产品,在效期内又不可能得到无菌检测结果。因此,控制微生物污染是制备过程中面临的挑战之一;又如,长期体外扩增可能会引起细胞某些生物学特性肉眼不可

见的改变,而其中某些微观变化可能与其有效性直接相关;再如,细胞的整个制备过程,从采集到临床,受多种因素的影响,如何保证产品的稳定性也是制备过程中面临的挑战之一。为了解决这些问题,确保治疗用细胞的安全性、有效性、稳定性,明智的选择是建立按药品生产质量管理规范及其实施指南要求进行管理的多级细胞库。

一般情况下,间充质干细胞库可分为种子库和成品库。当然,还可以进一步细分,其种类和数量主要是根据临床需求而设计的。建立细胞库的好处是,可以对细胞进行全面的鉴定、检测。不能把质量简单地寄希望于对最终产品的检测,产品的质量、安全性和有效性与整个制备过程有关。因为最终产品不能有效除菌,细胞治疗产品的过程控制应该更加严格。多级细胞库的设计相当于在制备过程中设置不同的节点,除了日常的细胞形态、细胞数、无菌检测外,在这些节点,可以有机会进行更全面的鉴定、检测。一方面可以确保细胞的质量,另一方面可以及时剔除不合格的细胞,避免后续更大的投入。

间充质干细胞库必须按药品生产质量管理规范的要求进行管理。影响产品质量的所有因素,都必须进行严格控制。

1. 组织和人员 间充质干细胞库的工作流程见图3-4-4。

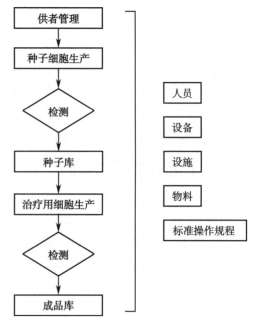

图3-4-4 间充质干细胞库流程图

由流程图可见,间充质干细胞库主要是围绕细胞生产和质量控制这两大主线来开展工作的。因此,细胞库应设立相应的部门,如细胞生产部、质量部、行政办公室、市场部、采购部、工程部、财务部等来承担相应的工作,履行相应的职责。细胞生产部负责细胞生产,质量部负责检测和质量保证,行政办公室负责人员招聘,市场部负责供者管理,采购部负责物料采购,工程部负责设施设备维护,财务部负责财务。各部门及岗位应有详细的书面工作职责。需要指出的是,质量部应独立于其他部门,直接受细胞库负责人领导,负责整个过程的质量管理工作,行使质量否决权。

不同岗位的人员应具有适宜的资质(学历、工作经验、健康状况和卫生习惯等)。如前所述,目前细胞生产过程是一种"开放"模式,可能会引入微生物,而这种风险其中一个主要来源是操作人员。皮炎、严重头皮屑、伤风、流行性感冒、慢性咳嗽、过敏引起的瘙痒等情形都会增加污染的机会。虽然进入洁净室时,有严格的穿衣程序,但工作人员还是有责任养成良好的卫生习惯,如每天洗澡、保持头发清洁和定期剪发等。

人员上岗前,应接受必要的培训并合格。所有人员应明确并理解自己的职责,熟悉与其职责相关的要求。如果岗位人员能够严格按要求履行自己的职责,影响产品质量的主观因素就得到控制。当然,这是终极目标,需要通过对人员进行持续性培训并定期考核、淘汰来实现,让参与该过程的所有人员从主观上真正理解按要求履行自己职责的重要性。

2. 设施、清洁及环境监测

(1)设施:细胞生产用设施位置应适宜,选址时要充分考虑其外部环境条件。内部布局应合理,根据工艺流程,设计出合理的人、物流走向。洁净室房间大小合适,不同供者来源的组织、细胞需要在独立的空间操作。最大限度避免污染、交叉污染,并确保生产有序进行,避免混淆和差错。

设施要配备照明、通风、给水、排水系统。参照我国及欧美相关的规范和指南,细胞生产用洁净室空气洁净度等级目前定为万级,在此背景下,细胞分离、换液、培养等工作在百级的生物安全柜中完成。

必须制定细胞生产用设施的维护程序,使设施保持良好使用状态。并有防火、防静电等安全措施。

(2)清洁:细胞生产用洁净室地面、墙面及顶棚应平整、光滑,没有卫生死角。装修材料应耐腐蚀。必须制定清洁和消毒程序,包括清洁和消毒的周期、方法、清洁消毒剂的浓度及作用时间等,保持细胞生产用设施清洁和卫生,防止微生物的引入、传出和扩散。

生产过程中的废弃物、垃圾应及时、安全、卫生地处理。

(3)环境监测:环境是引起产品污染、交叉污染的重要原因之一,因此必须严格控制和监测环境,为生产提供适宜的条件。为了得到适宜的环境条件,必须做好以下几件工作:

①温度和湿度的监控;

②压差的监控;

③洁净室及生物安全柜空气洁净度的监控;

④房间和设备的清洁和消毒;

⑤未经批准的人员不准进入洁净室;洁净室工作人员进入时,按要求程序进行净化;

⑥进入洁净室的物料按要求程序进行净化处理。

3. 设备 根据用途进行细胞生产用设备的选型、购买。设备的表面、内壁应光滑,避免卫生死角。设备能够耐腐蚀,比如可以选用不锈钢材质。安装前,综合房间/设备尺寸、设备生产商要求、使用方要求等情况,计划好布局。摆放适当的话,可以防止使用过程中的污染和交叉污染。当然,主要还是为了满足工艺的要求,便于操作,包括清洁和维护。

所有设备,不管是自动化的、机械的、还是电子的,是用于细胞生产的,还是用于检查、测量和检测的,都必须是准确的,要进行设备确认(IQ、OQ、PQ)。

某些计量设备,比如细胞库液氮罐中温度监测设备,必须定期校准。为了制定适宜的校准时间表,可以参照操作手册或和设备制造商联系,制定适宜的设备校准时间间隔。也可根据设备的用途决定是否需要进行更频繁的校准以确保设备的状态。精确度应该满足公认/已知的标准,或生产商提供或推荐的标准。

必须建立设备清洁、消毒和维护程序,定期对设备进行清洁、消毒和维护,防止出现故障、污染、交叉污染和其他一些可能导致微生物引入、传播和扩散的情况。设备清洁、消毒程序必须经过验证。对设备的清洁、卫生状况和校准情况需要进行日常检查。

所有设备使用、维护、清洁、消毒和校准记录必须存档并保留。近期设备维护、清洁、消毒和校准记录必须置于设备上或设备附近,便于责任人和使用者看到。设备使用记录必须保留,在追溯产品的生产设备时,应能查到。

4. 细胞/组织供者及物料管理 细胞产品生产物料包括供者组织/细胞,和其他多种试剂、耗材,如培养基、细胞因子、血清等。

如果细胞产品用于异体治疗的话,必须进行供者筛查,供者必须符合国家对献血员的要求。需要提供供者的既往病史、现病史、家族史等资料,并抽取供者血样检验证明 HBV 抗原、抗HCV、抗 HIV-1/2、梅毒抗体、细菌、霉菌等均为阴性。以上检测的病毒种类是最低要求,事实上,不同地区应根据区域流行病情况及临床医生的意见,进行更宽泛的病毒检测。另外,采集的方法、环境及随后的保存和运输条件也应描述,以防病毒等有害因子污染。

目前,大部分细胞产品生产用辅料是没有GMP 级别的,需要使用"仅供研究用"材料。这些材料中有些是会和细胞直接接触的。物料生产商提供的质检报告中常常没有说明这些产品在生产纯化过程中是否会混杂一些未经检测的有害因子。比如一些重组的细胞因子、抗体等,其纯化过程通常是采用亲和层析法,所用的鼠源抗体是否经过鼠源病毒检测,一般情况下,生产商是没有提供相关信息的。因此,在使用这些材料时,应建立严格的检验制度,以确保材料的可用性。还有一些标明是动物源的产品,比如血清、消化酶等,必须是非疫区来源的,并按相关法规检验证实不含有害因子。

应对主要的物料供货商进行评估,物料的接受、储存、发放应建立标准操作规程,并留存相关记录。

应对终产品中一些辅料残留进行检测。如,细胞因子、抗生素、动物血清等。细胞因子有毒副作用,而抗生素和动物血清可能会引起某些患者过敏。

5. 标准操作规程及文件控制体系 细胞治疗产品通常源于实验室的研究成果。在实现技术转化时,首先要建立标准操作规程和文件控制体系,确保整个生产过程是受控和模式化的,保证产品的稳定性。

每一个对产品质量、人员安全、设备和环境安全有影响的过程都应该编写一个标准操作规程。全面,但要避免重复、繁杂。可以参照其他机构的标准操作规程。编写前,在文件控制体系里先规定统一的编号体系,格式和内容,编审批的程序,分发和回收,培训,修改及年度复核等。尽可能让实际操作者起草标准操作规程,应该用简洁易懂的语言,避免使用像"适当的""充足的"等字眼。最根本的原则是"说你所做,做你所说"。检验新起草的标准操作规程是否清楚,最好的方式是让一个不相关人员实际操作一次,他们总是能发现一些不清楚或难以理解的地方。当文件的准确性和完整性审核完成后,进行批准并指定生效日期。在生效日期前,安排员工培训。如果是修订的标准操作规程,必须回收所有旧版本的文件,确保员工接触到的是最新版本。所有文件必须进行年度复核,年度复核的目的是评估现有文件的适宜性,也可以作为一种辅助手段,用于判别文件有无必要进行变更或改进。

高效的文件控制体系和标准操作规程建立后,在此基础上,产品的质量、安全性和可重复性才有保障。

6. 质量体系 细胞治疗产品最终会用于人体,必须建立质量控制和质量保证体系,系统地贯彻到供者筛查、组织采集、细胞分离、培养、冻存、复苏、放行、运输、使用等全过程中,确保产品的安全性、有效性及稳定性。

对质量控制来说,由于细胞治疗产品是近年来才出现的,某些项目的检测方法还没有法定标准。在建立这些检测方法时,应根据我国现行有关法规的要求,并参照国际组织和先进国家相关标准的要求,征询相关机构和专家的意见,起草制定并通过验证。表 3-4-1 列举了供临床用细胞库一些需要检测的项目。

表 3-4-1 临床用细胞库检验项目范例

检验项目
无菌、支原体、内毒素、病毒、细胞形态、细胞生长曲线、传代时细胞融合率、表型（鉴别试验）、细胞数、细胞活率、细胞基因分析、细胞蛋白分析、细胞免疫表型、细胞生物学效力、牛血清残留、细胞因子残留

对质量保证来说，应建立健全文件系统，特别是变更控制，偏差处理，风险管理，纠正和预防措施，质量回顾等内容，切实负起监督保障责任。

7. 间充质干细胞临床移植效果 在质量保证的前提下，我们曾经和血液研究所合作，用自体间充质干细胞治疗了 1 例超重型再生障碍性贫血，取得很好的效果。干细胞治疗前，该患儿出现肛周及左上臂皮下脓肿、皮肤破溃、耐药铜绿假单胞菌感染，同时伴有双肺感染，当时患儿中性粒细胞绝对值小于 $0.2 \times 10^9/L$，处于严重的中性粒细胞缺乏时期，存在生命危险。在取得监护人同意后，进行了自体干细胞移植。移植后，患儿肛周及左臂皮损处逐渐修复，肺部感染逐渐控制，中性粒细胞逐渐恢复至正常，骨髓造血功能逐渐恢复。患儿在干细胞输注过程中及随后定期随访中无不适。

结语

干细胞库与组织器官再生治疗是近年来才出现的新疗法，建立在干细胞生物学、生物材料及细胞分离和组织器官培养能力等方面发展的基础上。由于其巨大的科学研究及临床应用潜能，成为生命科学领域的一个热点，得到迅速发展。但其发展历程却经历了起起伏伏，时而充满希望，时而又引起巨大怀疑。这与我们对生命的认识、科技的发展等方面的局限性有关。当然，也有人为的因素，包括过度的、非科学的宣传，及对其疗效非理性的期待。然而，人类对生命奥秘及健康的渴望从来都不会因为这些困难而停下脚步。

由于干细胞产品的特殊性，为了确保治疗用细胞的安全性、有效性、稳定性，目前最好的选择是建立按药品生产质量管理规范及其实施指南要求进行管理的多级细胞库。而在所有的实体库中，由于胎盘（羊膜、绒毛膜、底蜕膜）中含有多种干细胞，特别是胎盘组织来源的造血干细胞，生物学特性和脐血来源造血干细胞无明显差别，但数量是其 10 倍，在造血干细胞移植时，可以供 1~2 个成人使用，克服脐血中造血干细胞数量少的缺点。另外，胎盘在母胎耐受过程中的重要作用，因此胎盘来源细胞可能有免疫调节的特性。因此，胎盘干细胞库是最具应用前景的实体干细胞库之一。

（韩忠朝）

参 考 文 献

[1] 房佰俊. 胚胎后亚全能干细胞生物学特征及其向造血细胞分化机制的研究[J]. 北京协和医学院, 2004.

[2] 国家食品药品监督管理局. 人体细胞治疗研究和制剂质量控制技术指导原则[S]. 2003.

[3] Dancis J, Jansen V, Gorstein F, et al. Hematopoietic cells in mouse placenta[J]. Am J Obstet Gynecol. 1968, 100(8): 1110-1121.

[4] Demir R, Kaufmann P, Castellucci M, et al. Fetal vasculogenesis and angiogenesis in human placental villi[J]. Acta Anat(Basel), 1989, 136(3): 190-203.

[5] Dzierzak E, Robin C. Placenta as a source of hematopoietic stem cells[J]. Trends Mol Med, 2010, 16(8): 361-367.

[6] Gekas C, Dieterlen-Lièvre F, Orkin SH, et al. The placenta is a niche for hematopoietic stem cells[J]. Dev Cell. 2005, 8: 365-375.

[7] Serikov V, Hounshell C, Larkin S, et al. Human term placenta as a source of hematopoietic cells[J]. Exp Biol Med(Maywood), 2009, 234(7): 813-823.

[8] Robin C, Bollerot K, Mendes S, et al. Human placenta is a potent hematopoietic niche containing hematopoietic stem and progenitor cells throughout development[J]. Cell Stem Cell, 2009, 5(4): 385-395.

[9] Serikov V, Hounshell C, Larkin S, et al. Human term placenta as a source of hematopoietic cells[J]. Exp Biol Med(Maywood), 2009, 234(7): 813-823.

[10] Fang B, Shi M, Liao LM, et al. Multiorgan engraftment and multilineage differentiation by human fetal bone marrow Flk1+/CD31-/CD34- Progenitors[J]. J Hematother Stem Cell Res. 2003, 12(6): 603-613.

［11］Pittenger MF, Mackay AM, Beck SC, et al. Multilineage potential of adult human mesenchymal stem cells［J］. Science. 1999, 284（5411）: 143-147.

［12］Haigh T, Chen C, Jones CJ, et al. Studies of mesenchymal cells from 1st trimester human placenta: expression of cytokeratin outside the trophoblast lineage［J］. Placenta, 1999, 20（8）: 615-625.

［13］Lu LL, Liu YJ, Yang SG, et al. Isolation and characterization of human umbilical cord mesenchymal stem cells with hematopoiesis-supportive function and other potentials ［J］. Haematologica, 2006, 91（8）: 1017-1026.

［14］Dominici M, Blanc KL, Mueller I, et al. Minimal criteria for defining multipotent mesenchymal stromal cells. The International Society for Cellular Therapy position statement［J］. Cytotherapy, 2006, 8（4）: 315-317.

［15］Li G, Wang H, Wang X, et al. Comparative proteomic analysis of mesenchymal stem cells derived from human bone marrow, umbilical cord, and placenta: implication in the migration［J］. Proteomics. 2009, 9（1）: 20-30.

［16］Liu M, Yang SG, Shi L, et al. Mesenchymal stem cells from bone marrow show a stronger stimulating effect on megakaryocyte progenitor expansion than those from non-hematopoietic tissues［J］. Platelets, 2010, 21（3）: 199-210.

［17］Yang ZX, Han ZB, Ji YR, et al. CD106 identifies a subpopulation of mesenchymal stem cells with unique immunomodulatory properties［J］. PLoS One, 2013, 8（3）: e59354.

［18］US Food and Drug Administration. Draft Guidance for Industry Eligibility Determination for Donors of Human Cells, Tissues, and Cellular and Tissue-Based Products （HCT/Ps）［S］. 2004.

［19］Points to consider on the Manufacture and Quality Control of Human Somatic Cell Therapy Medicinal Products（CPMP/BWP/41450/98）.

［20］Jasen O. Standards for Cellular Therapy Product Services［S］. 4th ed, 2008.

［21］Processing and Administration. FACT-JACIE International Standards for Cellular Therapy Product Collection［S］. 4th ed, 2008.

［22］Rameshwar P, Moore CA, Shah NN, rt al. An Update on the Therapeutic Potential of Stem Cells［J］. Methods Mol Biol, 2018, 1842: 3-27.

［23］Fu Y, Karbaat L, Wu L, et al. Trophic Effects of Mesenchymal Stem Cells in Tissue Regeneration［J］. Tissue Eng Part B Rev, 2017. 23（6）: 515-528.

第五章 组织库与损伤组织的修复与再生

组织库是人体各种组织的储存库,采用深低温储藏或冷冻干燥等技术保存组织,供移植用。根据存储组织的不同分为骨库、皮库、眼角膜库等。现代战争、交通事故和突发自然灾害均可造成大量的组织损伤伤员,包括骨骼、肌腱韧带、血管、神经、皮肤等组织缺损。这些伤病员在早期抢救成功后仍将遗留众多的晚期组织修复问题,如果组织缺损等不能得到及时有效修复将导致严重的残疾或功能受限。不仅给本人带来极大的痛苦,也给家人和社会带来沉重的负担。对于战争或不可预期的灾害后期的组织修复来说最常用的修复材料是同种异体组织材料。供体通过一定的技术手段处理后成为各种组织替代材料,根据需要可以用来修复各种骨缺损、皮肤缺损等。鉴于以上原因,组织库的功能和地位便显得十分重要。

第一节 骨 库

一、骨库的历史与发展

骨库(bone bank)是按照一定标准和技术选择供体,收集、加工、灭菌、检验、储存和发放骨组织的机构。

人类历史上第一个骨库出现在 20 世纪 50 年代,美国马里兰国家海军医疗中心的 George Hyatt 建立了海军骨库以应对朝鲜战争中伤员的救治对骨组织的大量需求。然而遗憾的是该骨库于 1982 年停止了运作,但在人类骨移植史上它仍有举足轻重的地位。1971 年美国麻省总医院建立的院内骨库则可被认为是现代骨库的典型代表,目前大多数院内骨库均参照该骨库建立。

1950 年屠开元和朱通伯曾在上海中美医院建立我国第一所骨库,利用硫柳汞浸泡来保存异体骨。1988 年中国核辐射研究所在联合国原子能机构资助下建立了我国第一个组织库——山西省医用组织库,并成为国内目前最大的骨供应单位。在发展专业化骨库的同时我国各大医院也在院内建立许多现代院内骨库,其中历史悠久的有北京积水潭医院、解放军总医院、解放军总医院第四医学中心(304 医院)、上海九院以及西京医院,以上院内骨库均积累了丰富的异体骨保存、骨库管理及临床骨移植的经验。

1999 年我国食品药品监督管理局正式将异体骨列为三类医疗器械进行管理,对异体骨产品实行注册制度,将异体骨的加工、流通和应用纳入正规的监控之中。

2003 年,随着国家药监局对异体组织移植材料监管要求,解放军总医院第四医学中心组织库与相关企业合作,把组织库加工生产的组织移植材料申报成为三类植入性医疗器械,获得了药监局发布的三类医疗器械注册证,使得组织移植材料作为商品进入了市场,极大地扩大了组织材料的使用范围,也进一步促进了组织移植材料的生产、加工、管理和流通的发展。

二、骨库的建立和标准化

近 50 年来,随着对同种异体组织移植的免疫学基础、疾病控制、组织贮存和灭菌方法、骨骼内固定和感染控制技术研究的深入,同种异体组织的安全性和有效性都得到了肯定,国内外异体组织移植的临床病例数也大幅度增加。我国骨库的建立与发展虽然远落于发达国家,但我国政府吸收国外先进的经验,在骨库发展初期就将其置于原国家食品药品监督管理局的管理之下,这使得我国骨库的发展有了正确的导向,使同种组织材料的安全性和有效性得到了保障。

(一)组织库的建立

建立符合国家有关标准的正规骨库,并由具

备相关知识的专业人员管理,向临床提供安全、有效的异体组织材料显得非常重要,建立骨库应做到如下几点:

1. 按照国内外相关权威机构发布的组织库标准,完成供体筛选,组织获取、加工、灭菌、包装、检验,档案记录,产品发放、产品追踪以及设备维护等过程。

2. 同种异体骨材料被国家列为三类医疗器械,应按照我国医疗器械行业标准《无菌医疗器具生产管理规范》的要求建立洁净度达标的生产环境,使产品的灭菌保证水平达到标准,同时配备生产和检验所需的设备以及具有相应资质的技术人员。

3. 根据药监局要求,制定注册产品标准,进行注册产品的型式检验,并在临床实验基地进行临床验证,申请产品注册证。

4. 建立质量管理体系,通过国家的质量体系考核,最好通过 ISO 9000 认证或 GMP 认证。

5. 组织库机构设置应树立明确的目的,应保证所有的工作人员有专业能力胜任其工作,并且必须提供适当的培训。组织库应成立医学顾问部,提供技术方面的指导。

(二)组织库的标准

1. 组织的获取

(1)组织来源:手术切除的骨组织或其他软组织;自愿捐献的新鲜尸体。

(2)供体筛选方法:目前国际公认的是参考美国组织库协会颁布的最新版的组织库标准中所规定。一般项目如下:

1)常规:应依据医学史、社会史、临床状态、体检以及血清学检验。

2)医学史的要求:供体的医学史应有经过培训的工作人员复核,以明确供体潜在性社会和性生活史。医学史由有资格的医师审定。

有下列情况之一者,不应用为供体:

A. 慢性病毒性肝炎史。

B. 急性病毒性肝炎史或不明原因的黄疸。

C. 慢性血液透析史。

D. 有艾滋病病史、临床证据,怀疑或有血清学证据。

E. 有艾滋病、乙型肝炎和丙型肝炎高危经历。

F. 感染源的中枢神经系统退行性疾病。

G. 应用垂体激素(如生长素),硬脑膜移植史。

H. 败血症,全身病毒性、霉菌性感染或活动性结核者。其他细菌感染者,只有在应用有效地灭菌方法,并且得到医学指导批准后方可应用。

I. 患恶性肿瘤或有恶性肿瘤病史。原发几处细胞皮肤癌、组织学证实未转移的原发性脑瘤除外。

J. 结缔组织疾病史(如系统性红斑狼疮、类风湿关节炎)或有免疫抑制药物治疗史。

K. 暴露到毒性物质中(如氰化物、汞、金中毒),且毒性剂量能分布到切取组织者。

L. 取骨部位存在感染或者接受过大剂量放射性核素辐照者。

M. 死因不明者。此时病理解剖应完成。

N. 切取关节软骨者,应切取时直接排除关节的异常和退变。

3)体检要求:切取前体检,排除切取部位感染或影响切取组织质量的创伤。

4)尸体解剖:假如尸体解剖已完成,组织发放前应由医学主管核查。

5)血清学检验:血清学检验至少应该包括乙肝、丙肝、艾滋病和梅毒,必要时对艾滋病和丙肝要行 PCR 检测。

6)细菌学研究:若组织仅在无菌条件下加工,所有切取组织检验样本必须做细菌学检验。

7)年龄标准:活软骨、骨关节或半月板的供体应为 45 岁以下。肌腱和筋膜供体应小于 65 岁。如果供体骨切成小块或用于非负重的目的,供体则无年龄限制。当大块骨用于结构支撑时,供体应无骨质疏松症。当干骺端用于支撑时,供体的骨骺生长盘应已闭合。

(3)组织切取方法:供体组织应尽早进行。一般来说,未冷藏的尸体的组织切取应在死后 12 小时内完成。无菌切取时,无菌技术应贯穿全过程。切取部位应按标准的手术规则灭菌,所有操作按手术室的要求进行。切取宜用适当的方法,以使组织的最终应用更为有利。

(4)组织包装和转运:每一组织块应按无菌操作程序,用无菌容器单独包装。包装不能打开,直到应用或组织被进一步处理。包装上贴标签以明确供体和组织类型、部位。获取的组织应立即冷冻或贮存在 1~10℃ 环境中转运。

2. 组织的加工 切取组织进入组织库后应在深低温冰箱内冷藏至少 4 周，然后贮存在低温冰箱保存。根据所要制备的产品的生产工艺要求进行加工生产。冻干骨块骨粒等需要进行切割、超声清洗、消毒、冻干、密封包装；大段深冻骨根据要求切割，冲洗后密封包装；软组织如肌腱或半月板等，按照要求修整后冲洗包装；所有包装完好的产品最后都需要进行灭菌处理，目前一般采用辐照灭菌。

3. 组织的发放 检验合格的产品入产品库房，依据产品特点和要求进行常温保存或冷冻保存。根据临床需求发放产品。组织可发放到医生和有资质的医学从业人员，也可发放到有贮存设施的机构或其他组织库。发放过程中包装上的标志不能更换、模糊或丢失。

三、遗体捐献工作

遗体捐献，是指自然人生前自愿表示在死亡后，由其执行人将遗体的全部或者部分捐献给医学科学事业的行为，以及生前未表示不同意捐献的自然人死亡后，由其家属将遗体的全部或部分捐献给医学科学事业的行为。

中国人民解放军骨科研究所同红十字会一道经过多年的摸索，于 2007 年 10 月 10 日成立了江西红十字医用组织库——具有独立法人的一个非营利、公益性组织机构，是我国第一家完全依照人道主义伦理规范，采纳国际先进技术及运行模式进行工作的供体获取和处理机构。之后又陆续成立了南京红十字医用组织库和郑州红十字医用组织库等机构。

四、同种异体骨的制备及保存

（一）取骨

供体取骨应按骨、关节、韧带、肌腱的解剖学部位切取所需的骨骼。当从多处取骨时其顺序依次为：四肢、躯干、下颌骨。切取的骨段一般分为全关节骨段、半关节骨段和单纯骨段。全关节骨段的切取一般在该关节远、近端的骨干中段截骨；半关节骨段一般在关节间隙平台面和远或近骨干中段截断；单纯骨段多在两端干骺交界处截骨，

可根据需要保留骨段软骨和韧带。在清洁条件下切取脊柱、骨盆、肩胛骨、胸骨、肋骨。

异体骨取下之后，应尽量去除骨膜、多余的骨端附着组织及骨髓，然后用无菌生理盐水冲洗干净，并常规送骨膜、骨髓组织、附着组织作细菌培养（需氧、厌氧），三点取材，即异体骨两端及中间。此外，还将上述组织常规作病理学检查。对有关节面、骨关节、半关节的异体骨应用 15% 的二甲基亚砜、甘油浸泡 30 分钟后，然后进行无菌包装，置 -30℃ 冰箱保存 8~12 小时后移入 -80℃ 超低温冰箱内保存，既便于长期保存，又可降低骨材的免疫原性。

（二）制备

根据临床需求的不同，可以将获取的同种异体骨分别制成长骨段、骨条、骨块、骨板、骨钉、骨粒、骨粉、脱钙骨、全关节移植物，以及骨 - 腱移植物等。通常的制备过程包括将经过深低温保存的同种异体骨解冻，在无菌条件下进一步去除残留的肌肉、骨膜、骨髓，用生理盐水或蒸馏水彻底清洗，洗净骨髓组织。根据需要将皮质骨和松质骨锯裁成不同尺寸的骨段、骨条、骨板等。更小颗粒的骨粒和骨粉则需要在低温保护下进一步粉碎制成。骨材通常可以用 1∶1 氯仿甲醇混合液在室温下脱脂，蒸馏水冲洗后用 0.6mol/L 盐酸脱钙，以便使骨内活性成分充分暴露，增强其诱导成骨活性。最终用蒸馏水冲洗至 pH 值接近中性。

（三）灭菌

目前常用于同种异体骨移植的灭菌方法有烷基化剂和电力辐照灭菌。同种异体骨灭菌的原则是在降低骨材微生物水平的基础上，同时能够保证其机械性能。目前，国际通过的灭菌保证水平为 SAL10^{-6}。

环氧乙烷是一种广谱灭菌剂，可在常温下杀灭各种微生物，包括芽孢、结核杆菌、细菌、病毒、真菌等。目前医疗器械广泛采用环氧乙烷来灭菌。环氧乙烷在灭菌的同时又能降低同种异体骨的免疫原性，普遍认为其对同种异体骨骨诱导能力和力学强度不会造成损害，但可能损害冷冻骨移植物的骨传导性。另外，因为环氧乙烷是易燃、易爆、有毒性物质，滑膜及软组织对该气体的刺激会产生强烈反应，容易导致骨关节移植失败。加之其穿透能力差，对致密皮质骨仅能穿透 6mm，

目前仅推荐用于颗粒状骨材的消毒灭菌。

辐射灭菌是利用电磁辐射产生的电磁波杀死大多数物质上的微生物的一种有效方法。大多数国家以平均吸收剂量25kGy作为医疗器械用品灭菌的合适剂量,可保证残存活菌减少至10^{-6}。但是,γ射线辐照同样会导致同种异体骨骨诱导活性和生物力学强度的损害,有资料表明,辐照后皮质骨抗三点弯曲和剪切能力明显下降,25kGy γ射线辐照处理使脱钙骨诱导活性丧失40%。由此可见,如何制定一个既安全又使辐照骨符合生物力学要求的辐照剂量,仍是值得研究的。

鉴于化学灭菌和辐照灭菌的不足,许多学者目前致力于新的异体骨灭菌方法的研究,例如Thomas EM等人研究的生物清洗灭菌法(biocleanse),包括Katsufumi Uchiyama等人介绍的低温微波灭菌法以及Shimizu的低温等离子体灭菌法等,但这些新的灭菌方法最终能够成功在骨库应用还需要一段路要走。

(四)保存

同种异体骨的保存是在骨移植临床与植骨成骨基质的研究中发展起来的。目前国内外骨库普遍采用的保存方法为深低温冷冻法和冷冻干燥法。

深低温冷冻对移植骨的生物力学性能无明显影响,是要求保留软骨活性的同种异体骨、关节保存的首选方法,也适用于各种移植骨材料的保存。美国组织库协会骨保存标准为,深度冷冻骨保存于-70℃以下,保存期为5年,-20℃保存时间不超过半年。

冷冻干燥又称升华干燥,是借助冷冻干燥设备将含水物料冷冻到冰点以下,使水转变为冰,然后在较高真空下将冰转变为蒸气而除去的干燥方法。同种异体骨经过冷冻干燥后含水量可降低到6%以下,密封后可室温保存5年,因而这种方法已成为现代骨库的重要保存手段。冷冻干燥后骨材的生物学性能几乎没有受到影响,但是力学强度却有不同程度的降低。因此,对于大段骨和需要承重的骨材料,应避免使用此种方法。

五、同种异体骨产品

(一)国外产品

骨库的产业化和集中化有利于贯彻严格的质量管理,国外很多大型骨库已经通过国际ISO 9000质量体系认证。美国每个大型的产业化组织库都有自己的专利技术与产品,以及高水平的技术开发队伍、设备和资金。美国的产业化骨库不仅提供传统的小块骨和大段骨,还开发了很多新技术和新产品,例如国外某公司制成的3种脱钙的具有骨诱导和骨传导功能的Grafton系列产品,一是可弯曲的骨片DBM Flex,用于包绕骨折断端和剪切成不同形状后用于填塞;二是可捏压骨团DBM Putty,像"腻子"一样充填不同形状的间隙;三是可注入骨胶DBM Gel,用于联结植骨界面和充填。该公司还从1998年起提供用于脊柱融合的骨笼,称为螺旋皮质骨柱,配合专用推进器械代替金属骨笼,其形状与国内使用的骨笼相似。为了增加椎体间融合的支撑强度LifeNet组织库用皮质骨制成用于脊柱前路融合的支撑骨垫VertiGraft,表面刻槽有利于固定,强度优于骨笼和既往使用的髂骨。

(二)国内产品

1995年8月召开了我国首届异体骨移植与骨库方面的专题研讨会,1999年国家食品药品监督管理局正式将异体骨列为三类植入医疗器械,对异体骨实现注册制度。

山西组织库、解放军总医院第四医学中心骨科研究所组织库较早的同国内多家医院相联系,如北京协和医院、解放军总医院第四医学中心、中日友好医院等,主要根据这些医院的骨科专家的临床要求设计生产固定规格骨条、骨块、骨钉、脊柱融合骨笼等,都已应用于临床。国内有企业同解放军总医院第四医学中心骨科研究所组织库紧密合作,已开发出一系列新的产品,如脱钙骨基质、颈腰椎椎间融合器(intervertebral cage)及其配套器械、异体半月板等(图3-5-1),在临床上取得了较好的应用效果。

六、同种异体骨移植的临床应用

(一)同种异体骨移植的免疫排斥反应

新鲜的异体骨移植可引起类似肝、肾等实质性器官移植的急性排斥反应,冷冻的库存异体骨移植则引起慢性排斥反应且较持久。免疫排斥反应的主要表现为异体骨周围炎症细胞浸润,再生血管变性闭塞,造成骨诱导和骨传导作用下降及

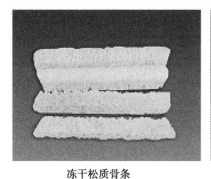
冻干松质骨条

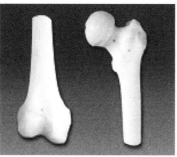
深冻大段骨

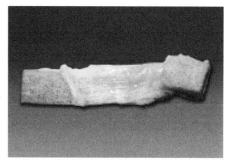
异体髌腱骨

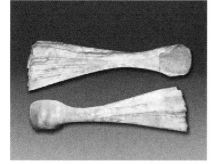
异体跟腱骨

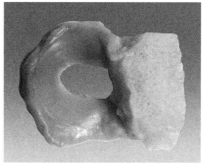
异体内侧半月板

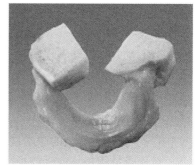
异体外侧半月板

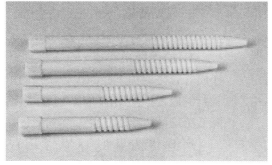
骨螺钉

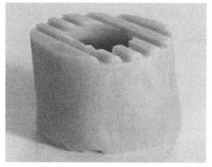
椎体置换骨柱

图 3-5-1　国内产品举例

广泛的骨吸收,引起骨延迟愈合、不愈合、骨质疏松、骨折等。

在吻合血管的大段异体骨移植中,若供受者间无血缘关系,以移植前通过组织配型选择供体为妥,或移植手术后长期应用免疫抑制剂到骨愈合为止。Urist 认为异体骨移植为植入物(implant),而不是移植物(transplant),但没有被大家采用。现在骨科更多使用笼统的 allograft(同种异基因移植物),但异体骨移植为结构移植,移植骨可以没有存活细胞,因此可以采用多种方法,尽量去除或杀灭在移植骨内的细胞成分,以减弱抗原性,如彻底刮除移植骨的骨髓、骨膜及反复洗涤,进行深低温冷冻或冻干等处理方法。

(二)同种异体骨移植的愈合机制

同种异体骨移植愈合的过程:同种异体骨松质和皮质骨移植后的早期反应相似。最初在移植骨周围出现炎症和水肿,以后巨噬细胞侵入,吞噬骨髓腔和哈弗斯管(Haversian canal)内的坏死组织。这时,毛细血管伴随原始间充质细胞长入骨髓腔,第 2 周时可见纤维肉芽组织增加,炎症细胞数量减少,破骨细胞活性增强。同时位于深层的骨细胞发生自溶,而且坏死范围和界限得到了确定。2 周以后,随着毛细血管的长入,骨松质内原始间充质细胞分化成为成骨细胞,这些成骨细胞排列于坏死骨小梁的表面,并沉积为一层类骨质,围绕于坏死骨形成的中心核周围。在造模期,这些被包裹的坏死核由破骨细胞逐步吸收。这样,经过较长时间,坏死的基质被排列于骨小梁上的骨组织所替代。最后,骨髓细胞充满髓腔。骨松质移植约 2 天,其毛细血管迅速与宿主骨及周围的血管端吻合,移植骨周围被血管覆盖,约2周时间,移植骨可完全被再血管化。而皮质骨移植的修复愈合过程与骨松质有所不同。首先是破骨细胞扩大哈弗斯管,并吸收暴露骨缘,这样形成的腔隙内充满了毛细血管和原始间充质组织。这些新形成的哈弗斯管扩大到一定程度后,吸收过程即终止,而成骨细胞开始进行修复,类骨质充满这些腔隙,封密暴露的骨缘,造成对深层坏死骨单位的进一步吸收停止。新骨剩余的坏死基质与破骨细胞相隔离,使进一步的骨替代过程减慢。有学者观察到,皮质骨移植2周~6个月内,新骨形成速度较慢,6个月~2年内,新骨形成和坏死骨替代处于平衡状态。皮质骨移植后再血管化速度较慢,完全血管化时间至少是骨松质移植的2倍以上。

(三)异体骨移植的手术目的

对于骨缺损较小或骨髓炎清创后部分骨质缺损骨不连,异体骨移植的主要目的是填充骨缺损,并使之愈合。异体骨被完全替代,最终使得骨缺损修复。因此在不需考虑机械支撑时,常常使用成骨能力较高的异体骨材料,如松质骨块、松质骨粒、脱钙骨等。其抗原处理彻底,排斥反应低,应用时可结合皮质骨板做内固定。胫骨平台和跟骨骨折,由于骨质压缩成骨质缺损,也常采用骨粒进行植骨。

对于修复大段骨缺损而言,异体骨移植的主要目的是要求骨端连接,并保持骨的力学强度,其次才是异体骨替代问题。因此,大段异体骨移植并非要求将异体骨完全变为宿主骨,而是要求异体骨和宿主骨发生骨性连接,不被吸收,能够满足长期的支持和运动功能。临床应用时要求采用坚固的内固定,一般采用钢板和髓内针做内固定物。

(四)骨移植的手术适应证

1. 填充由于骨囊肿、肿瘤或其他原因所致的骨缺损或空腔。
2. 关节间桥接进行关节融合。
3. 提供骨性阻挡以限制关节活动(关节制动术)。
4. 促使假关节愈合。
5. 在骨延迟愈合、畸形愈合、新鲜骨折或进行截骨术时促进骨愈合或填充骨缺损。

(五)骨移植的手术禁忌证

1. 凡肢体上有炎症存在时,需待半年至1年炎症完全消除后方能考虑植骨。

2. 有开放性创口存在时,一般需待创口完全愈合半年至1年后方能考虑植骨。
3. 肢体创伤后有广泛的瘢痕组织存在时,需先做整形手术,创造血液供应良好的软组织床3个月后方可考虑植骨。

(六)骨移植术前准备

1. 仔细检查需要植骨的手术部位体表是否有化脓性病灶
2. 预行植骨部位软组织血运不佳或瘢痕紧贴骨面者,应先行改善皮肤条件和血运的处理
3. 健康教育 向患者解释移植骨的基本情况,介绍国内外骨移植治疗的发展状况和技术水平,使患者增加信心,密切配合。
4. 术前检查 术前摄X片,了解病骨情况,根据病情设计手术(包括植骨部位、植骨大小和植骨方式)。
5. 加强营养支持
6. 预防感染,术前应用抗生素

(七)临床应用及效果

1. **松质骨粒移植——腔隙性骨缺损的修复**
松质骨粒主要用于腔隙性骨缺损的填塞或粉碎性骨折的修复。使用前可以在抗生素溶液中浸泡以降低感染的风险。

病例:患者男性,18岁,主因右腕关节疼痛10个月就诊,拍片示右桡骨远端低密度区,手术刮除囊性物(病理提示为骨巨细胞瘤)后出现骨缺损,给予异体松质骨粒填塞,术后一个月显示有骨痂生长,移植物发生愈合(文末彩图3-5-2)。

2. **骨关节移植——用于关节附近的瘤段切除后肢体的重建**
病例:患者男性,48岁,主因右膝关节肿胀疼痛3个月就诊,拍片示右胫骨近端骨质破坏,手术切除瘤段(病理提示为软骨母细胞瘤)后给予异体胫骨近端(含关节面)重建肢体,采用髓内针固定异体骨,术后患者功能良好(文末彩图3-5-3)。

3. **大段骨移植——用于骨恶性肿瘤切除后肢体的重建**
病例:患者女性,56岁,主因左侧髂骨疼痛1个月就诊,拍片示左侧髂骨大面积骨折破坏,手术切除瘤段后给予异体半骨盆移植重建肢体,采用钢板螺钉固定异体骨,术后患者功能良好(文末彩图3-5-4)。

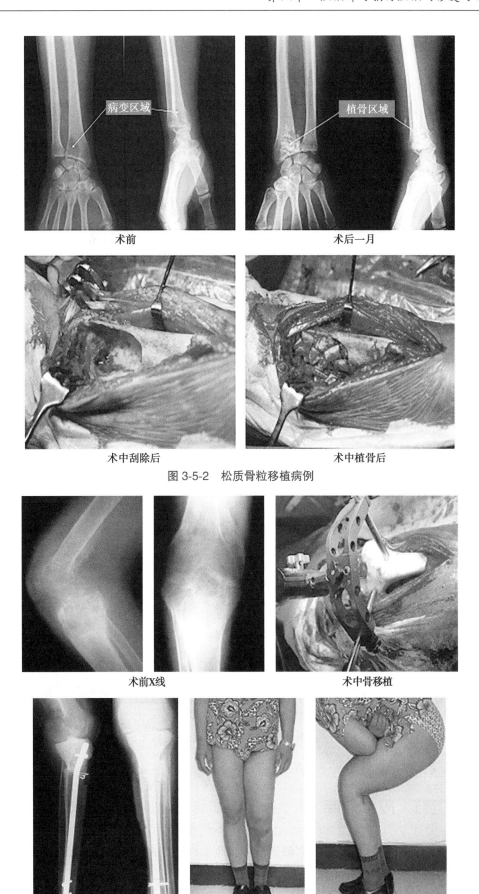

术前　　　　　　　　　　　　　术后一月

术中刮除后　　　　　　　　　术中植骨后

图 3-5-2　松质骨粒移植病例

术前X线　　　　　　　　　　　术中骨移植

术后X线　　　　　　　　术后功能良好

图 3-5-3　骨关节移植病例

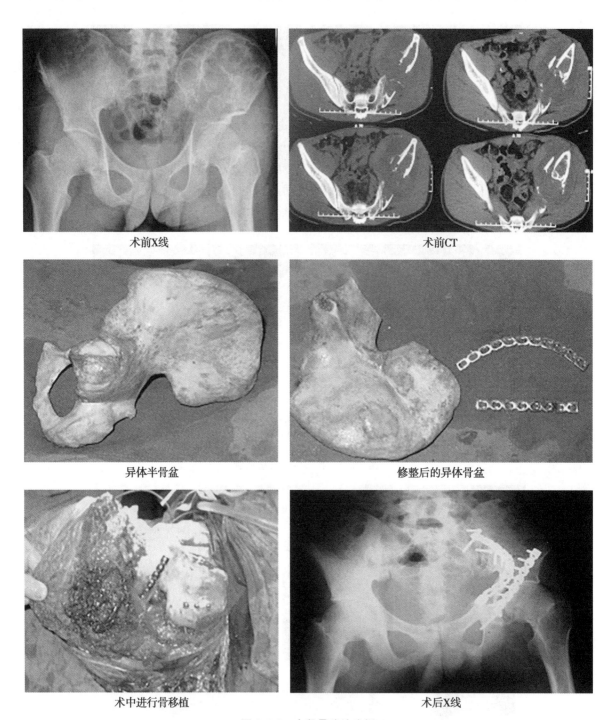

术前X线　　　　　　　　　　　　术前CT

异体半骨盆　　　　　　　　　　　修整后的异体骨盆

术中进行骨移植　　　　　　　　　术后X线

图 3-5-4　大段骨移植病例

第二节 皮　　库

创伤、烧伤或先天发育异常造成组织缺损或畸形时均需要组织移植来修复和重建,以改善其结构与功能。若创面持续存在,则会导致休克、水电失衡和感染等并发症。因此,尽早封闭创面是大面积创伤、烧伤等治疗的关键。既往临床上大多采用自体皮片移植修复创面,但由于大面积创伤、烧伤等患者自体皮源的严重缺乏,导致创面得不到及时、有效的修复。近年来皮肤组织库的快速发展逐渐弥补了这一缺陷。

一、皮库的历史与发展

皮库是伴随着皮肤移植术的发展而逐步建立和发展起来的。早在 1710 年 Addison 和 Steele

在一篇文章中记载 Talicotious 在德国的一个小城镇成功移植异体鼻子。1816 年 Carpue 曾记录他的朋友 Sawrey 先生叙述过的两个男孩之间互相交换移植一块上肢皮肤作为友谊永恒纪念的事。

异种游离皮肤移植始于 1872 年。Reverdin 关于异种皮肤移植的文章中称由动物到人的皮肤移植为动物皮肤移植。稍后 Coze 报告了 3 例顽固性小腿溃疡用兔子的皮肤移植而治愈的病例。论文在科学学会上宣读并引起了轰动，被推荐至医学委员会申请医学奖。这样，动物皮肤移植的时代开始了。

人类皮肤组织库始于 19 世纪初期，Wentscher 报告了经过冷冻 3~14 天的皮肤组织的移植手术。直到 19 世纪 30 年代，血库和组织库已经在临床医学中得到了应用。1938 年，Bettman 报道了他自己为一位全层皮肤损伤的儿童做治疗，至此用于修复烧伤患者的同种异体皮肤才正式出现。Webster（1944）和 Matthews（1945）报道了把同种皮肤成功保存于 4~7℃长达 3 周。1949 年，美国海军组织库的建立标志着现代皮肤组织库的正式开始。

在 1948 年，Baxter 探讨了冷冻对人体皮肤的组织学影响，并且确认发生了冰晶体的形成和组织的破坏。随后，Billingham 和 Medawar 开创性的证明，皮肤组织可以用甘油来有效保存。Taylor 证明，使用甘油可以减低由于冻结而形成的冰晶。不久之后，Brown 和 Jackson 将同种皮肤移植普及到大面积烧伤以及组织剥蚀的修复中。到 1966 年，Zaroff 报道了 10 年来布鲁克陆军医疗中心接受同种皮肤移植治疗的烧伤患者的案例。在报道中，作者阐述了同种皮肤的力学与生物学的优点。不久，Morris 报道同种异体皮在治疗感染溃疡和其他感染伤口时的有益作用。Shuck 基于越南战争的经历，将同种皮肤的应用进一步拓展到了战争创伤修复。这些同种皮肤移植的临床应用致使研究人员去进一步研究其在创伤修复中发挥功效的机制，包括减少细菌感染，刺激心血管形成等。

1971 年，Bondoc 和 Burke 被认为是第一个功能皮肤组织库的建立者。他们丰富的同种皮移植经验使得他们完成了一篇报道，报道中称他们成功为一位受到巨大伤害的儿童进行了烧伤结痂切除和暂时免疫抑制的皮肤移植手术。如今，同种皮仍是皮肤和软组织缺损修复的理想替代品，目前在国际上比较有规模的皮组织库有欧洲的 the Euro Skin Bank、日本的 Japan Skin Bank Network，以及新加坡的 the SGH Skin Bank，美国的一些组织库也有相应的异体或异种的皮组织产品，如 Lifenet 等。而在国内，皮组织库的发展还是主要以小型的医院内皮库的形式存在。

二、同种皮移植的临床应用

（一）同种皮移植的优点

1. 减少水、电解质和蛋白质的流失。
2. 防止组织干裂。
3. 抑制细菌增长。
4. 减少伤口疼痛。
5. 减少能量需求。
6. 促进上皮形成。
7. 为伤口的完全愈合做准备。
8. 提供真皮生长的基础。

（二）适应证

1. 自体组织不可用的创伤大伤口修复。
2. 广泛的表皮脱落。
3. 大面积烧伤切痂后暂时覆盖和封闭创面。
4. 大面积Ⅲ度烧伤切痂后自体微粒皮或自体皮浆移植时的载体，并封闭覆盖创面。
5. 深度烧伤创面削痂后的封闭。

（三）供体的选择和取皮方法

同种异体皮来源于新鲜尸体。为了保证异体皮的安全使用，选择捐献者应遵守美国组织库协会制定的基本标准。捐献者年龄以 15~45 岁为佳，死前应做血、尿及其他体液的细菌培养和生化检查。取皮时间距离死亡时间越短越好，一般在室温下不要超过 6 小时，若有冷冻条件下可延长至 24 小时内完成。

取皮方法：

1. **备皮**　先将四肢体毛、腋毛刮净。
2. **取皮**　上肢沿肩部、腕部做环形切开，内侧作纵向直线切开至筋膜层；下肢沿腹股沟、踝关节处作环形切开，前侧正中纵向切开至筋膜层，在筋膜层上将皮肤、脂肪组织一并剥离。
3. **制皮**　将皮肤表面紧贴取皮鼓鼓面，用取皮刀片削除脂肪及部分真皮层，保留表皮及部分真皮，厚度约 0.35~0.45mm。制皮时应注意皮肤表面平整,以免刀片切破皮肤,影响皮片的质量。

4. 消毒及防冻处理 将制备好的皮片用0.9%生理盐水冲洗3次后,置于0.05%氯己定溶液中消毒15分钟,再用生理盐水冲洗,放入5 000ml 10%二甲基亚砜(DMSO)林格磷酸盐缓冲液中(内加庆大霉素40万单位)浸泡15分钟,做防冻处理后放入无菌密封胶袋内,注明部位、大小及生产日期。

5. 入库 先放入4℃冰箱内冷藏1小时,再放入–73℃低温冰箱内保存。

6. 解冻 将密封胶袋置于40℃恒温水盆中,用手轻轻搓揉加快异体皮解冻,一般在2分钟内完成解冻,用生理盐水冲洗后备用。

(四)应用

同种异体皮可补充皮源少的问题。对早期切削痂扩创的创面以同种异体皮覆盖可过渡缓解皮源少的问题,再适时分批移植自体小皮片。封闭创面。大张同种异体皮开窗嵌入自体小皮片法,可使自体皮扩展7~10倍。随自体皮互相融合后,异体皮不断脱屑,创面最终随自体皮扩展而被永久覆盖。同种异体皮自体微粒皮移植。更是将皮片分割成很小的微粒,使皮片得到最充分利用,自体皮的扩展率可高达20倍。

在临床上应用较广的是深冻皮产品,以及脱细胞真皮。深冻皮产品通过传统的取皮和制备方法得到的,储存于–73℃低温冰箱。脱细胞真皮基质(ADM)则是通过化学和生化手段去除表皮及真皮内细胞成分,仅保留完整的胶原纤维及基底膜等细胞外间质成分。因此,去除了表达抗原的细胞成分,抗原性下降,可避免排斥反应。国内有研究者将异种无细胞真皮与自体皮复合移植,成功的用于深度烧伤创面的修复,并且在脱细胞真皮上种植成纤维细胞、血管内皮细胞等构成活性真皮替代物,较好的模拟真皮组织。

第三节 其 他

组织库材料除骨组织材料和皮组织材料应用广泛之外,像异体肌腱、异体神经、异体半月板、眼角膜、血管和心脏瓣膜等在临床上也有应用。

一、同种异体肌腱及其临床应用

肌腱主要成分为胶原纤维和少量肌腱细胞,主要起到连接作用,但肌腱一旦缺损自身很难生长和修复,只有进行自体肌腱移植或转位,以及异体肌腱移植进行重建才能恢复功能。而相对自体肌腱来说,异体肌腱来源丰富,取材方便,易于操作,且不破坏宿主正常结构,保持其原有生物结构特性能满足重建及修复手术对供体与质量的要求,减少切口与出血,缩短手术时间等优点。

目前制备异体肌腱相对简单,取材后去除肌肉及其他相连组织,清洗后置于深低温冰箱冷冻4周,取出后密封包装后辐照灭菌。由于冷冻干燥会降低肌腱的生物力学强度,目前很少使用。异体肌腱一般取材于供体的上肢和下肢的长肌腱,要求长度大于等于15cm,根据肌腱的粗细确定规格,较细的肌腱可以在术中制备成双股或多股以增强强度。其中跟腱和髌腱取材时往往携带部分骨块,从而形成腱骨复合体,更利于临床的使用。

异体肌腱移植主要用于膝关节交叉韧带的重建、前臂和手部缺损肌腱的重建以及跟腱的重建等。其中膝关节交叉韧带的重建往往可以在关节镜下操作。异体肌腱在临床上应用非常广泛,获得了不错的临床效果。在重建膝交叉韧带中,Peterson等对两组各30例患者进行了前瞻性非随机研究。术后随访,两组临床效果无明显差别。说明异体肌腱在重建膝交叉韧带中能适应膝关节复合运动的需要,在症状缓解、功能恢复及膝关节稳定程度上有不可替代的作用;近几年来,国内应用异体肌腱移植修复手部肌腱缺损也取得了一定的进展。高新生等报道自1992年以来共应用深低温冷冻肌腱274条,冻干肌腱56条,临床修复手部肌腱损伤230例,最长随访时间为术后3.5年,疗效满意。

二、同种异体神经及其临床应用

目前来说,异体神经移植尚处于不断探索之中,部分研究结果和临床应用效果令人鼓舞。研究的热点主要是化学去细胞异体神经。供体神经进行无创取材后经过一系列的化学试剂处理,脱去细胞,保留神经的管状结构,然后密封包装后辐照灭菌。

国内衷鸿宾等对化学去细胞神经进行了系列的研究,从低级动物狗到高级灵长类动物猴子的动物实验结果均是令人满意的,作者同时对异体神经移植后的病理生理学变化进行了详细的研究,认为异体神经能够为受体神经生长提供管道,促进自体神经的尽快生长和修复,对于一定范围内的周围神经缺损的治疗效果等同于自体神经移植。

病例:患者,男孩,10岁,炸伤致右侧骨神经缺损半年,缺损长度达到12cm,伤口愈合后来医院进行化学去细胞异体神经移植手术,术前患者右侧股四头肌肌力为0级,术后1年时随访,右侧股四头肌肌力恢复到3级,效果让人惊喜(文末彩图3-5-5)。

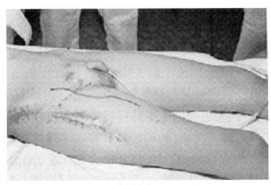

伤后半年

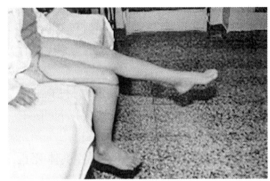

术前肌无力

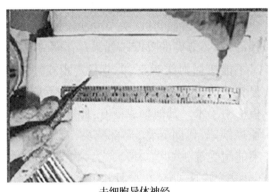

去细胞异体神经

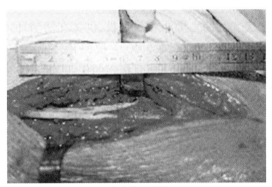

术中神经移植

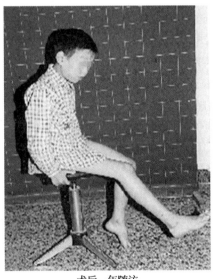

术后一年随访

图3-5-5 化学去细胞异体神经移植病例

三、同种异体半月板及其临床应用

（一）异体半月板制备

半月板的取材：半月板取材前必须仔细检查，如果发现半月板有破损不可取材。取材时半月板应连着胫骨平台上段的骨软骨关节面一起锯下，然后根据临床需求进行切割分离内外侧半月板。其中内侧半月板前后两角应分别连接骨块以备移植时固定；而外侧半月板两角距离较近，应该保留前后两角之间的骨桥，修整成条状或柱状以备手术时卡槽固定。取材后的半月板应精确测量大小，做好登记，分别包装，保存备用。

半月板的保存有四种形式：新鲜取材（fresh）、新鲜冷冻（fresh-frozen）、冷冻干燥（lyophilized，frozen-dried）、超低温保存（cryopreserved）。

1. **新鲜取材** 取材要求程度高，供体死亡后 8 小时内在无菌条件下完成取材，无菌包装、运送，12~24 小时内植入受体体内。

2. **新鲜冷冻** 要求相对宽松，供体在清洁环境取材，通过 -40℃冷冻 2 周，去抗原化，随后行处理、包装、灭菌，适用于半月板库的作业。

3. **冷冻干燥** 取材过程同新鲜冷冻，经 -40℃冷冻 2 周，去抗原化后，进行 30%~50% 干燥处理，然后行处理、包装、灭菌，适用于半月板库的作业。但近年来，文献报道，冷冻干燥半月板移植后发生明显皱缩，半月板质地松脆，中远期疗效欠佳。

4. **超低温保存** 措施、取材过程同新鲜取材，此后无菌半月板组织浸泡在二甲基亚砜或其他冷冻液中，置于液氮环境中，约 -196℃，使用前复温。

上述 4 种方法中，新鲜取材、超低温保存的处理措施，均可保存供体半月板软骨细胞于存活状态。但在半月板移植后，约 6 周，供体细胞已消失，逐渐被受体细胞所替代，因而临床使用越来越少。因此使用超低温没有必要，而冻干半月板植入人体后发生皱缩，约皱缩 10%~15%，长期疗效较差。

半月板的灭菌方法：新鲜取材和超低温保存取材、清洗、保存、运送等均在无菌环境中进行，不需要特殊灭菌措施，仅植入前行抗生素生

理盐水清洗即可。新鲜冷冻和冷冻干燥取材、清洗在清洁环境中进行，需要在密封包装后行灭菌处理。常规方法是用 γ 射线照射灭菌，剂量 2.5~3.5Mrad。研究显示，2.5Mrad 照射灭菌不能消灭芽孢和 HIV 病毒，3.5Mrad 照射灭菌可以消灭芽孢和 HIV 病毒，但同时对半月板纤维结构和生物力学性质有一定损伤。

（二）异体半月板临床应用

1. **半月板移植的适应证** 首选，适应证是半月板切除或大部切除术后存在疼痛影响运动和工作生活，年龄小于 50 岁，膝关节骨骺发育成熟的患者。若同时存在轻度的力线异常，软骨损伤，可同时或分期矫正的关节不稳，也可作为适应证。另一适应证是前交叉韧带损伤合并内侧半月板损伤，同时进行内侧半月板移植和 ACL 重建可重新获得膝关节稳定，同时延长移植半月板和重建韧带的生存时间。对于无症状半月板切除术后患者，预防性手术的必要性尚存在争议。

2. **半月板移植的禁忌证** 在半月板移植前，应充分明确下肢力线，关节的稳定性，软骨损伤的程度，骨关节炎的程度。如果存在明显异常，患者又不能接受力线矫正、关节稳定术或韧带重建明显骨关节炎、Ⅲ度以上软骨损伤，均不应进行半月板移植手术。其他禁忌证有：肥胖、类风湿、痛风、免疫缺陷、代谢异常、局部感染、对术后康复锻炼不能耐受等。

3. **临床应用** 半月板移植可行开放手术，也可以在关节镜下操作，移植后的近期疗效是十分肯定的，远期疗效尚待进一步的随访观察。国内章亚东等在关节镜下进行了数十例半月板移植手术，术后均未见排斥反应，近期疗效均为满意。

四、同种异体血管和心脏瓣膜及其临床应用

血管移植：在临床上进行各种血管外科手术时，均需要合适的血管移植材料。目前主要有自体血管、异种血管、异体血管和人造血管等。自体血管虽说是较为理想的材料，但来源有限，且很难用作各种血管代替；异种血管虽然来源丰富，但是存在较强的免疫排斥反应，导致移植手术失败；人工血管虽广泛应用于临床，但由于其吻合口处

易发生内膜增生及血栓形成,不能让人满意。异体血管移植免疫排斥较异种血管弱,在临床应用上特别是小血管移植中具有较高的实用价值。目前,应用异体血管进行治疗的疾病有各种血管损伤、动脉瘤、多种复杂心脏病及建立血液透析通路等。

瓣膜移植:1962 年, Ross 将同种瓣原位移植成功,此后,同种瓣替换在世界各地广泛开展。早年,由于保存及处理技术不完善,限制了其进一步发展,1986 年, O. Brien 首创了液氮超低温保存技术保持了同种主动脉瓣在体内的活性,防止了瓣膜的组织退变,这一方法引起临床重视,活性同种瓣再次被广泛应用。

近年来,国内外许多医院还应用同种瓣管道作右房或右室和肺动脉之间的外通道,或用带单瓣的同种主动脉片跨环补片疏通右室流出道,或用于二尖瓣及三尖瓣替换,使同种瓣的应用范围进一步扩大。

同种瓣具有天然结构、正常血流方式,低跨瓣压差,术后无需抗凝,极少血栓形成和溶血,且对感染有一定的抑制力等优点,但来源困难,保存和制备需要一定的技术和设备,远期仍然存在着因退化致瓣失灵而需再次手术的可能。为解决上述问题,满足临床需要,应进一步加强合作与研究,建立专业心脏瓣膜库,提高同种瓣的耐久性(图 3-5-6)。

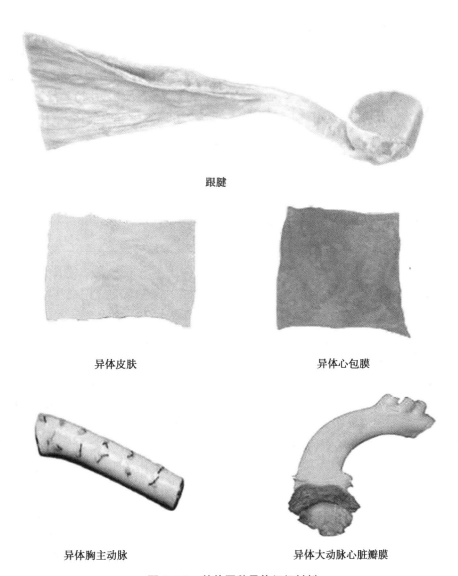

跟腱

异体皮肤　　　　　　　　异体心包膜

异体胸主动脉　　　　　　异体大动脉心脏瓣膜

图 3-5-6　其他同种异体组织材料

五、眼角膜库

角膜移植就是用正常的眼角膜替换患者现有病变的角膜,使患眼复明或控制角膜病变,达到增进视力或治疗某些角膜疾患的眼科治疗方法。一些引起患者严重视力受损甚至是失明的角膜疾病,通过进行角膜移植,完全可以治疗,使这些不幸的患者远离痛苦。

(一)角膜移植材料的来源

角膜移植材料根据其来源可分为:活体捐赠与尸体捐赠。所谓活体捐赠,供体是活人,因外伤、视神经疾患、颅内疾患等原因导致失明(无光感)而角膜却是完好无损的眼球,均是合适的供体。但是,目前国内的角膜移植材料绝大多数还是来源于新鲜尸体(供体),一般情况下6个月~60岁且角膜健康者均适合,尤其死于急性疾病或外伤,其中以介于18~35岁最佳;6个月以内的婴儿与90岁以上的老年人,因其角膜功能差而不适合捐献。一般情况下在死后6小时以内、冬季在死后12小时以内摘取才有价值,角膜上皮完整、基质透明、厚度不变者(无水肿)为佳,如果将新鲜角膜材料经保存液或深低温特殊处理,则可保持数天或数周后待用。

目前,我国一些大城市已经建立了自己的眼库,正在使更多的角膜盲患者获得角膜移植的机会。如上海眼库设在上海市第十人民医院。眼库负责中心任务是采集、保存、研究角膜材料及其他眼组织,为角膜移植开刀等及时、合理地提供角膜材料以满足广大失明患者的需求。

(二)临床应用

1. 术前准备、麻醉

(1)一般检查及处理同内眼手术。

(2)患者术前1~2天0.3%诺氟沙星眼液滴眼。

(3)术前夜0.25%毒扁豆碱眼膏包眼,或术前1小时1%毛果芸香碱眼液滴眼2次。

(4)感染性角膜病作病原学检查(涂片检菌+培养)。

(5)化学烧伤查泪膜破裂时间和泪液分泌试验。

(6)穿通伤做B超或X线摄片。

(7)术前1小时服乙酰唑胺0.5g和地西泮5mg,小儿20%甘露醇(4ml/kg)静脉滴注。

(8)麻醉:成人球后、眼轮匝肌。小儿基础麻醉加局部麻醉、压迫眼球10分钟。

2. 手术步骤

(1)缝线或开睑器开睑。上、下直肌固定缝线。角膜瘘、穿孔、无晶体眼和小儿患者缝fleiringa环。

(2)根据角膜病变范围选择环钻,一般用7~7.5mm环钻钻取植床。成人一般选比移植片小0.25mm的环钻,钻通植床并剪下病变角膜。

(3)钻取移植片从上皮面,左手握以纱布包绕角膜向上的供眼,右手持环钻垂直置于供眼角膜中央,钻透后,用角膜剪剪下角膜植片。从内皮面取材,应预告取下带有巩膜瓣的角膜片。将角膜片内皮面朝上置于切割枕上,以锋利的环钻压切下角膜植片。

(4)固定植片,把植片放置在移植孔上,10-0尼龙缝线在12、6、3、9点固定。间断缝合,一般16针,连续缝合22~24针,间断缝合易于术后调整缝线减少散光,连续缝合刺激小,伤口封闭严,减少手术时间。缝合要达角膜厚度的4/5。

(5)重建前房,从植片缘注入生理盐水或消毒空气,以减少虹膜前粘、植片混浊,以达到水密为好。

(6)散光检查,使用角膜散光盘在显微镜下,调整缝线松紧度。

(7)术毕结膜下注射庆大霉素2万单位、地塞米松2.5mg,包双眼。

3. 术后处理

(1)术后每天换药,双眼包扎2~3天。

(2)抗生素的应用视病情而定,一般全身用药2~3天。

(3)糖皮质激素静滴3~5天,改口服,10天后改生理量服1~3个月(真菌感染者慎用),一周后局部加1%环孢霉素A眼药水滴眼。

(4)针对不同感染的原发病继续使用有效的抗感染药物。

(5)裂隙灯显微镜每日观察术眼充血情况、缝线、植片透明度、厚度、前房、瞳孔及定时测眼压。

(6)拆线:成人缝线无刺激症状,无明显新生血管伸入,可在半年~1年间拆线,如角膜散光明显,在3个月后拆除部分缝线以矫正散光,小儿(2岁以下)一般在术后1~2个月拆线。

参 考 文 献

[1] 张永刚,王继芳,卢世璧,等.现代骨库的标准和规章制度[J].中华骨科杂志,2000,20(12):87-89.

[2] 王沛涛,邵翠华,李强.移植用同种异体组织库流程及质量管理[J].中国组织工程研究与临床康复,2011,15(18):3381-3386.

[3] 孙磊.美国组织库事业发展情况[J].中国修复重建外科杂志,2006,20(11):1145-1146.

[4] 张旗.同种骨移植与骨库的历史与现状[J].生物骨材料与临床研究,2004,1(4):46-48.

[5] 袁鸿宾,侯树勋,姚长海,等.冷冻干燥骨临床应用的初步报告[J].中国矫形外科杂志,2003,11(16):1093-1095.

[6] 李宝兴.山西省医用组织库20年[J].中国修复重建外科杂志,2009,23(5):112-114.

[7] 陆军,吴苏稼,赵建宁,等.骨库现状[J].医学研究生报,2001,14(2):146-149.

[8] 丛宪玲,王金成,王亮,等.骨库的特点及发展趋势.中国组织工程研究与临床康复,2011,15(33):6235-6238.

[9] 裴国献,陆海波,等.同种异体骨移植[M].北京:科学技术出版社,2007.

[10] 陈晨,曹学成,桑成林.同种异体骨移植治疗大段骨缺损的研究进展[J].现代生物医学进展,2010,10(22):4386-4388.

[11] De Boer HH. The history of bone grafts[J]. Clin Orthop, 1988(226): 292-298.

[12] Mericka P. Current trends in safety assurance for tissue grafts used in burn treatment[J]. Acta Chir Plast. 2006, 48(2): 51-58.

[13] AATB.Standards for tissue banking[C]. American Association of Tissue Banks, 2001.

[14] Michael s The US Navy Tissue Bank: 50 yeats on the cutting edge[J]. Cell and Tissue Banking, 2000, 1: 9-16.

[15] Matthews DN. Storage of skin for autogenous grafts[J]. Lancet , 1945, 2: 775-778.

[16] Herndon DN, Rose JK. Cadaver skin allograft and the transmission of human cytomegalovirus in burn patients: benefits clearly outweigh risks[J]. J Am Coll Surg, 1996, 182: 263-264.

[17] Richard J, Kagan MD, Edward C, et al. Human Skin Banking[J]. Clin Lab Med, 2005, 25(3): 587-605.

[18] Webster JP. Refrigerated skin grafts[J]. Ann Surg, 1944, 120(4): 431-439.

第六章 组织工程学与再生医学

20世纪80年代初,随着细胞生物学研究的发展、细胞体外培养技术的完善,组织工程学研究应运而生。20世纪90年代以来,随着细胞生物学、分子生物学、免疫学以及遗传学等基础学科的迅猛发展,以及干细胞和组织工程技术在现代医学基础研究和临床中的应用,学者们进一步提出再生医学的概念。组织工程及再生医学已成为当今生物医学和医学界共同关注的焦点和研究的热点。

第一节 组织工程学

组织工程(tissue engineering)是应用生命科学与工程学的原理与技术,在正确认识哺乳动物的正常及病理两种状态下的组织结构与功能关系的基础上,研究、开发用于修复、维护、提高人体各种组织或器官损伤后的功能和形态的生物替代物的一门新兴学科。

(一)组织工程学的建立和发展

我们平常所说的组织工程学通常主要指传统组织工程学,是综合应用工程学和生命科学的基本原理、基本理论、基本技术和基本方法,在体外预先构建一个有生物活性的种植体,然后植入体内,修复组织缺损,替代组织、器官的部分或全部功能,或作为一种体外装置,暂时替代器官部分功能,达到提高生活质量、生存质量,延长生命活动的目的。这一内涵的核心是活的细胞、可供细胞进行生命活动的支架材料以及细胞与支架材料的相互作用,这是组织工程学研究的主要科学问题。如果能够按照患者需要,在体外的实验室或工厂里大批量地重建组织,是组织工程最理想的治疗方法;然而,在体外模拟体内环境再生组织、器官是非常困难的。迄今为止,只有皮肤、角膜等少数组织可在体外重建。鉴于传统组织工程存在的缺陷,Shimizu于1998年提出原位组织工程(in situ tissue engineering)的概念。原位组织工程是运用组织工程学基本原理,通过各种方法诱导移植的外源性种子细胞或内源性的缺损组织局部细胞(包括体细胞及成体干细胞)发生迁移、增殖、分化,形成新生组织以修复缺损。原位组织工程最大的特点是不依赖体外的细胞培养装置——生物反应器。原位组织工程是传统离体组织工程的有益补充。

组织工程学是在细胞生物学与生物材料学交叉与融合的基础上,逐步建立并发展起来的。20世纪80年代初,随着细胞生物学的发展、细胞体外培养技术的完善,学者们进行了大量的通过单纯细胞移植方法治疗组织或器官缺损的探索,经远期临床观察发现单纯细胞移植不能形成理想的组织与器官。生物活性材料领域的研究与实践也证明,仅通过改善材料本身的性状,应用不具备生物学活性的材料亦不能达到理想的组织再生修复效果。组织工程学研究即在此背景下,联合应用细胞培养技术与生物活性可降解材料,通过将细胞与生物材料相结合的方式成功构建出多种新的组织。"组织工程"一词首先由Wolter于1984年提出,用来描述植入体内的PMMA(聚甲基丙烯酸甲酯)骨替代材料表面形成的内皮样结构。将软骨细胞种植于可降解生物材料聚羟基乙酸(polyglycollic,PGA)形成软骨组织,肝细胞接种于中空纤维以替代部分肝组织工程的研究,可认为是组织工程研究的最初尝试。"组织工程"这一概念由美国国家科学基金会于1987年正式确定,组织工程学也首次以一新的学科的形式得到权威确立。

应用组织工程技术构建组织工程化组织至今主要经历了三个发展阶段,代表了组织工程的发展历程。在20世纪80年代末至20世纪90年代中期的第一阶段，主要进行了组织工程化组织构建的初步探索，证明了应用组织工程技术能够形成具有一定结构与形态的组织。至20世纪90年代中期，主要在免疫功能缺陷的裸鼠体内构建组织工程化组织，在此阶段成功构建了骨、软骨、肌腱等组织。其中，在裸鼠体内构建具有皮肤覆盖的人耳郭形态软骨的成功，标志着组织工程技术可以形成具有复杂表面结构的软骨组织，展示了组织工程研究的广阔前景。但是，在裸鼠体内的组织工程学研究，不能全面反映机体与细胞、生物材料及组织工程化组织之间的相互作用，因此，组织工程的研究成果向临床应用过渡，必须先实现在具有完全免疫功能的哺乳动物体内构建组织工程化组织，修复组织缺损，重建组织功能，此即组织工程学发展的第二阶段。此阶段的大部分研究集中于20世纪90年代末期，几乎进行了所有组织器官组织工程构建的尝试，为临床应用积累了丰富的实际参数并奠定了理论基础。随着近20年的飞速发展，目前组织工程已经进入了其发展最为重要的第三阶段，即组织工程的临床应用与初步产业化阶段；世界上众多研究机构、公司正在进行组织工程产品的研发，并有诸多产品上市及应用临床。

（二）组织工程学基本原理及研究方向

组织工程学是应用生命科学和工程学的原理与方法，研究、开发用于修复、增进或改善人体各种组织或器官损伤后的功能和形态的一门学科。它能以少量种子细胞经体外扩增后与生物材料结合，修复较大的组织或器官缺损，重建生理功能，是符合创伤修复原则的生理性修复技术。组织工程的核心是建立由细胞和生物材料构成的三维空间复合体。因此，组织工程研究的方向主要集中于三个方面，即组织工程的三要素：种子细胞研究、组织工程用生物材料和组织工程化组织构建及构建环境优化。

1. 种子细胞研究　应用组织工程的方法再造组织与器官所用的各类细胞统称为种子细胞。种子细胞的培养是组织工程的基本要素，种子细胞研究的目的在于获取足够数量的接种细胞，同时保持细胞增殖、合成基质等生物功能并防止细胞老化。随着组织工程研究的发展，用于某一种组织构建的细胞来源已不再局限于这种组织，种

子细胞分类也倾向于按细胞分化程度进行。组织工程种子细胞主要有以下几个来源：

（1）成体组织细胞：主要通过自体软骨细胞、皮肤细胞（如角质形成细胞和成纤维细胞）、血管内皮细胞和肝细胞等组织同源性细胞来修复相应的组织缺损。这些细胞经简单扩增后即可用于同种组织的修复。但存在缺点，如缺损较大无法获得足量的同种组织自体细胞，获取组织时存在一定的自体伤害等。

（2）成体干细胞：成体干细胞（adult stem cell, ASC）是一类成熟较慢但能自我维持增殖的未分化细胞，通常是指分布在成年动物和人体组织中具有构建和补充某种组织细胞功能的干细胞。成体干细胞主要包括骨髓间充质干细胞等具有多向分化潜能的多能干细胞及皮肤、肌肉前体细胞等具有定向分化潜能的专能干细胞。此类细胞经过体外分离、纯化、诱导分化与基因修饰等技术，定向分化为其他组织类型的细胞，同时保持了干细胞可大量扩增、特异性基质合成与不易老化的特征。

成体干细胞，也称为器官特异性干细胞。Jay Vacanti介绍了源于成体干细胞的组织工程器官技术，并称其为类器官单位（OU）。以类器官单位作为供体细胞来源的组织工程已成功地产生多种组织工程器官，如小肠、结肠、肝脏和食管。人类和小鼠的组织工程小肠（TESI）均证实具有消化和吸收功能。由OU产生的TESI具有所有关键的分化细胞类型（肠细胞、肠内分泌细胞、帕内特细胞、杯状细胞、神经元、平滑肌、神经胶质）。

间充质干细胞（mesenchymal stem cell, MSC）是一种多能干细胞，在胚胎发育中来源于中胚层，它能在一定的条件下分化成几种不同功能的体细胞。成体MSC主要存在于骨髓、骨膜下、胸腺、脂肪、肌肉等组织中，是目前研究最广泛的间充质干细胞。间充质干细胞具有以下特性：①强大的增殖能力和多向分化潜能，在适宜的体内或体外环境下不仅可分化为造血细胞，还具有分化为肌细胞、肝细胞、成骨细胞、软骨细胞、基质细胞等多种细胞的能力；②免疫调节功能，通过细胞间的相互作用及产生细胞因子抑制T细胞的增殖及其免疫反应，从而发挥免疫重建的功能；③来源方便，易于分离、培养、扩增和纯化，多次传代扩增后仍

具有干细胞特性,不存在免疫排斥的特性;④面目模糊,表面抗原不明显,异体移植排斥较轻,配型要求不严格。

间充质干细胞用于治疗十余种难治性疾病的研究,用来促进恢复造血,与造血干细胞共移植提高白血病和难治性贫血等;间充质干细胞还用于心脑血管疾病、肝硬化、骨和肌肉衰退性疾病、脑和脊髓神经损伤、老年痴呆及红斑狼疮和硬皮病等自身免疫性疾病的治疗研究,已经取得部分令人鼓舞的临床试验结果。

(3)胚胎干细胞:胚胎干细胞(embryonic stem cell,ES 细胞)是一类源于早期胚胎、原始生殖细胞或畸胎瘤等组织的干细胞,其基本特性是具有稳定的体外自我更新能力,能维持正常核型和发育的全能性或多能性。在个体发育中,不同的发育阶段中存在着许多发育潜能参差不同的干细胞,有的干细胞可分化为包括三个不同胚层以及胚外组织的各种类型细胞;有的干细胞则只能分化为三个胚层的细胞。因此,按个体发育中细胞的发育潜能性来分,胚胎干细胞基本上可分为全能和多能两类。在胚胎发育最早阶段,如卵裂期,各个裂球(blastomeres)发育潜能几乎是等同的,每个细胞可独立地产生完整的机体,并形成胚外组织,属于全能性(totipotency)的胚胎干细胞;随着进一步发育,有的胚胎干细胞逐渐失去产生完整个体的能力,但仍属于未分化干细胞,依然能被诱导分化为成体中几乎所有类型的细胞,包括产生嵌合体动物的生殖细胞系,属于具有多能性(pluripotency)的胚胎干细胞,如 ICM、EC、ES 和 EG 细胞等。

由于胚胎干细胞独特的高度未分化特性以及所具有的发育全能性,即在适当条件下可以在体外培养增殖而不改变进一步形成全身各种组织器官的能力,因而在未来的组织工程种子细胞研究中占有重要的地位。胚胎干细胞将作为组织工程的"上游"研究,为组织工程的进一步发展提供技术储备。

(4)诱导多能干细胞(induced pluripotent stem cell,iPS 细胞):诱导多能干细胞是通过向体细胞的培养基中添加几种胚胎干细胞表达的转录因子基因,诱导成体细胞转化成的类多能胚胎干细胞。诱导多能干细胞最早是 2006 年由日本的 Kazutoshi Takahashi 和 Shinya Yamanaka 报道,发表于《细胞学》杂志,并因此获得 2012 年诺贝尔生理学或医学奖。作者最初的思路来自体细胞核移植入未受精卵细胞内能使该细胞核进行重新编程,认为未受精卵和胚胎干细胞中含有某些能给予体细胞全能性或者多能性的因子,对 24 个符合此类条件的候选基因进行筛选,将这些基因导入鼠体细胞中(采用逆转录转染的方式)诱导体细胞成为多能干细胞,最终确定了 Oct3/4、Sox2、c-Myc 和 Klf4 这四个因子起关键作用。此技术打破了人们对干细胞能分化为体细胞这一过程不可逆的偏见,为我们获取干细胞增加了途径。

组织工程技术修复组织缺损不能仅局限于个体化治疗模式,应用诱导分化胚胎干细胞植入体内同样面临免疫排斥问题,进一步走向规模化治疗是组织工程未来的发展方向。探索同种异体干细胞或通用型种子细胞应用的可行性,将是解决组织工程种子细胞来源问题的重要途径。

未来干细胞的发展方向,一个方向是通过干细胞技术和组织工程技术融合形成原位治疗;另一个方向是利用干细胞活性成分(细胞因子等)或亚单位(囊泡或外泌体)进行治疗。干细胞活性成分相对容易操作、储存、复苏和运输。利用 MSC 亚细胞结构——囊泡,或称外泌体进行疾病的临床治疗,比活细胞更容易操作,冻存、复苏、运输都相对要求不高。干细胞与组织工程临床应用的潜力巨大,前景广阔。

2. 组织工程用生物材料 回顾组织工程的发展历史,最具革命性的思路就是将生物材料的概念引入组织工程的研究中。生物材料为种子细胞提供了适合其生长和基质合成及发挥其他功能的生物学空间。生物材料支架的应用,克服了以往单一的细胞移植中细胞不易成活、基质合成能力低下等缺点,支架降解前为三维组织形成提供了临时的机械支撑,同时也是未来所构建的组织与器官的三维形态模板。

适用于做组织工程的支架材料应具有:①良好的生物相容性;②良好的表面活性,有利于细胞贴附,并为细胞在其表面生长、增殖和分泌基质提供良好的微环境;③良好的生物可降解性,材料应是可被吸收的,在组织形成过程中逐渐分解,而不影响新生组织的结构和功能;④可制备成三维立体结构的支架材料，具有多孔性和高孔隙率，内表面积大，既有利于细胞的贴附和长入，又有利于营养成分的渗入和代谢产物的排出；⑤可塑性，便于加工成所需的形状，并有一定的机械强度，在植入体内后的一定时间内仍可保持其形状，从而使新形成的组织具有所需的外形等。

用于组织工程种子细胞载体的生物材料以可降解材料为最佳，主要分为两类：一类是合成的生物高分子可降解材料，如聚乳酸和聚羟基乙酸等，目前的研究主要集中于材料的改性，以提高材料的生物相容性、减少材料降解后代谢产物的副作用等方面；另一类常用的材料主要包括经过特殊工艺处理的天然材料，如具有一定孔径与孔隙率的天然珊瑚、采用脱细胞技术制造的胶原、脱钙骨等，这类材料具有较好的组织相容性，但存在着力学特性较差、性质不稳定等缺点。

目前生物材料的研究已经从单纯研究材料的组成、降解、相容性，发展到制备有机与无机结合、天然与合成材料结合的复合型材料。通过整合缓释的生长因子或相关基因到材料中以形成具有生物诱导活性的生物材料，使得种子细胞能够在更接近于体内环境的生物材料上增殖、分泌基质并最终形成相应的组织，是生物材料研究的重要方面。

3. 组织工程化组织构建及构建环境优化
根据所构建组织的结构与功能的不同，组织构建的研究主要可划分为两个领域：①结构复杂并具有不同代谢功能器官的组织构建研究，如肝脏、肾脏、心脏等复杂器官的组织构建；②结构较为简单，不执行或仅执行简单代谢功能的结构性组织的组织工程化构建研究，如骨、软骨、肌腱、神经等组织的构建。根据种子细胞接种途径与组织形成环境的不同，组织工程化组织构建主要有三种方式：①体内构建，指种子细胞与生物材料复合后，组织尚未完全"成熟"时就植入体内，组织形成与生物材料降解在体内完成；②体外构建，即在体外模拟体内环境，应用生物反应器形成组织与器官；③原位组织构建，单纯植入生物材料支架于体内组织缺损部位，依靠周围组织细胞迁移并黏附于生物材料支架并形成再生组织，这种方式并非经典的组织工程概念。体内组织工程化组织构

建，植入时因组织尚未完全形成，其生物支架存在较多的孔隙，有利于周围组织液与营养物质的渗入，也有利于血管的长入，但因细胞外基质成分较少，细胞直接暴露于周围环境，抗感染能力差，因此，对植入部位创面要求较高。

组织工程的科学目标是在细胞水平和分子水平构建具有生命力的组织与器官。经20年的逐步调整发展，组织工程研究发展的重点已经由广泛地进行器官组织工程（如肝脏、肾脏等）、微囊化细胞治疗（胰岛细胞微囊）等，逐渐集中于结构性组织的组织工程研究，并应用于体内组织创伤的修复。

通过模拟体内环境，体外构建组织工程化组织，是近年来组织工程发展的新趋势。生物反应器通过模拟组织内环境可在体外进行组织构建，它的发明与应用在组织工程化组织体外构建中起到了关键作用。总体上讲，体内组织特异性微环境不但决定了组织局部干细胞的分化命运，同时也维持了成熟细胞的分化状态。生物力学也是内环境的重要组成部分，直接影响着组织的形成。组织内环境对组织形成作用机制的阐明，将有助于优化组织构建条件，通过进一步在体外模拟体内微环境，观察组织工程化组织在体外的形成和成熟过程，丰富和完善体外组织构建技术。

（三）组织工程临床应用研究进展
目前，组织工程的临床应用研究包括多种组织，如皮肤、软骨、骨等。

1. 皮肤 大面积皮肤全层缺损是一挑战，主要为自体皮肤供区的短缺和瘢痕形成，尤其儿童会导致残疾和毁容。组织工程化皮肤是理论上解决这一问题的理想途径。

1975年Rheinwald和Green描述了角质形成细胞膜片的滋养层培养法，使表皮角朊细胞（KC）体外培养实现了真正突破。此后皮肤替代物的研究和制作日渐广泛。1982年，Ham建立了现在角朊细胞的无滋养层培养方法。1981年，O'Connor首次报道将培养的自体表皮细胞膜片成功应用于患者，封闭了大面积烧伤患者的切痂创面。1984年，Gallico等报道了用培养的自体表皮细胞膜片治疗2例烧伤面积达95%的儿童，成功覆盖了1/2以上的创面。此后，体外培养的自体表皮细胞膜片移植一直应用于烧伤临床治疗，并且随

着表皮细胞体外扩增技术的提高而不断发展。Matsuzaki 等在削去网状植皮遗留瘢痕的表层后用培养的自体表皮细胞覆盖治疗，获得了较好的创面愈合与皮肤弹性。一些国家和地区已将体外培养自体表皮细胞膜片技术商品化，制成表皮替代物并被批准进入临床应用。1979 年，Bell 在酸溶鼠尾胶原凝胶中混入成纤维细胞，并在其上接种角质形成细胞，开创了皮肤双层结构模型的基础。现在包含表皮和真皮的双层创面覆盖概念已被广泛接受。

目前，组织工程的研究只有活性皮肤达到了临床应用这一步，已经应用于烧伤创面、溃疡和部分皮肤病的治疗。皮肤移植仍然是目前最常用的皮肤替代治疗方法。皮肤组织工程的局限性主要为代价昂贵，皮肤结构亚正常，仍不具备完整的皮肤结构，尤其是缺乏毛囊、皮脂腺、汗腺等附属结构及功能，并非真正意义上的功能皮肤；与植入区域不一致。

2. **软骨** 软骨组织再生能力极低，缺损或损伤后难以完全达到自身修复。组织工程技术为软骨缺损修复带来了希望。

自从 1994 年自体软骨细胞移植用于治疗创伤性膝关节损伤以来，该技术经过不断改进，已经成为软骨组织工程产品的最重要的方法。同时，其应用范围也得到了拓展，从膝关节创伤性损伤扩大到其他膝关节软骨缺损（如关节炎），还可以应用到其他关节的软骨缺损（如颞下颌关节）。第一例组织工程软骨的临床应用是 90 年代中期报道的。利用自体软骨与 PGA 支架构建的组织工程软骨，成功修复了 1 例 12 岁男孩因 Poland 综合征（波伦综合征）导致胸骨及肋软骨凹陷畸形，并获 4 年随访。

目前，软骨组织工程的研究内容主要集中在以下几方面：①三维生物材料载体支架研究；②体外组织细胞培养最佳条件和环境的研究；③组织工程软骨性能、实验动物模型和临床试验评价的研究等。尽管真正意义上的组织工程软骨应用于临床仍面临许多挑战，但随着研究的深入，软骨组织工程的发展速度和临床应用前景也将十分广阔。

3. **骨** 1995 年 Crane GM 系统提出了骨组织工程的概念、研究方法、研究现状及发展前景，引起了广大学者的关注。随后多个团队报道了组织工程骨的临床应用，取得良好效果。

因为骨缺损多发生于创伤、交通事故之后，需要急症处理，没有足够的时间构建组织工程骨，因此目前市面上仅有少数几种基质材料与种子细胞复合的组织工程化骨组织产品。如，德国公司生产的 BioSeed-Oral Bone 可以用于颌骨手术；德国公司生产的 Co.Don 骨移植物可以用于骨修复手术。

骨组织工程支架可为骨细胞提供良好的附着，可作为抗骨质疏松药物的载体，对修复骨缺损有积极的作用。其中，陶瓷和聚合复合材料的骨支架具有良好的组织相容性。3D 生物制造和生物打印技术可使支架实现个体化的定制，对于构建显微结构和空间内容的精确度得到明显提高。动物实验中，体外合成的骨组织尽管可以存活，但在临床治疗中应用仍不广泛。骨组织工程学研究中尚存在许多科学问题，包括最佳种子细胞的优选及工程化种子细胞系的建立；适合构建不同组织的最佳支架材料；细胞与支架材料的相互作用及不同应力对细胞的影响；体内植入过程，血管化与生长发育的关系，对药物的反应；人体内存活及功能状态的检测方法；组织工程产品的质量标准；产业化研究以及克服医学伦理学障碍等。

4. **组织工程血管** 临床上尽管人造合成血管在大口径血管修复中取得了满意的效果，但在小口径血管修复中效果并不理想。血管组织工程的迅速发展使利用组织工程学方法构建良好的人造血管已成为可能，从再生的角度为血管修复提供了新的途径。

瑞士科学家通过在异体脱细胞血管支架上种植患者自体骨髓来源内皮细胞/平滑肌细胞，成功开展了一例 10 岁儿童的门静脉搭桥手术。2001 年，Shin'oka 等首次在人体中应用组织工程血管，治疗了一例先天性单右室和肺动脉闭锁的 4 岁患儿，结果令人鼓舞。随后，多个研究团队报道了组织工程血管的应用。2011 年，Niklason 团队将捐赠人的平滑肌细胞种植到 PGA 支架上，经过生物反应器培育，再经脱细胞处理后得到人类脱细胞组织工程血管。该团队以狒狒为动物模型开展了动静脉旁路手术，结果展示出良好的通畅性。2016 年,该团队再次报道了用这种人类脱细胞组织工程血管为 60 名肾功能衰竭的患者进行血液透析,植入 1 年后血管支架结构完整,没有免疫排斥的现象,并且大量自体细胞长入组织再生。

5. 其他组织工程器官 目前组织工程膀胱、肝脏、心脏、胰腺、肾、食管、气管、小肠、尿道、生殖器、腺体等的研究方兴未艾,其中部分已进入临床应用前期阶段。

Koizumi 等采用羊膜为支架材料,将角膜缘干细胞与起滋养作用的 3T3 成纤维细胞共同培养形成角膜细胞羊膜复合体,治疗由 Stevens-Johnson 综合征等原因导致的角膜缘干细胞缺乏患者 11 例 13 只眼,术后 6 个月,10 只眼视力恢复良好。Nishida 等从 4 例双侧角膜干细胞完全缺乏的患者收集 3mm×3mm 口腔黏膜组织培养成组织工程上皮细胞膜片,直接移植到去除表面结膜纤维血管组织的 4 只眼角膜表面。术后 1 周均出现角膜的再上皮化,平均随访 14 个月,角膜恢复透明,术后视力明显改善,没有出现任何并发症。

2006 年,美国 Wake Forest 大学研究小组报道了组织工程化膀胱的应用。新的组织工程膀胱继续生长并与原有膀胱"重组",取代原有膀胱中丧失功能的部分,所有患者的肾功能均得以保全。这是世界上首次将完整的组织工程器官成功植入患者体内,这一重大突破为人体组织工程器官的研究增添了希望。

2008 年,组织工程气管有了突破性进展。Macchiarini 等成功地用一段组织工程气管将一例 30 岁女性患者的左主支气管予以置换,避免了左肺切除手术。构建组织工程气管的支架材料(移植气管基质)源于异体气管,来自颅内出血死亡的 51 岁妇女,并去除了细胞和主要组织相容性抗原复合体(MHC),种子细胞来源于自身的上皮细胞及间充质干细胞源性软骨细胞。

肝脏组织工程发展历程如下:2007 年,Ohashi 等研发了一种可获得均匀连续的肝脏组织薄片的方法;2009 年,Baptista 等使用一种新的方法来帮助形成完整的肝脏血管网;2010 年,Shupe 等示范了一种经肝脏原位脱细胞化再构建出完整组织工程肝脏的方法;Uygun 等在 2010 年将成熟的肝细胞种植到脱细胞肝脏支架上,检测再细胞化后肝脏白蛋白、尿素合成等功能,再将再细胞化成功的肝脏移植到单侧肾切除的大鼠体内;Yagi 等于 2013 年将脱细胞及再细胞化技术应用于人体尺寸的肝脏,将组织工程肝脏向临床应用推进了一步。

6. 利用药物缓释技术的组织工程学 生物反应性高分子材料是一种能对热、光和 pH 值等外部刺激做出应答,进而发生较大理化性质变化的高分子材料,应用此类材料可以实现药物释放的调控。类似的药物缓释原理可以应用于组织工程领域,在体内实现多种细胞生长因子的缓释,进而实现生物组织的再生诱导。例如,成纤维细胞生长因子(fibroblast growth factor,bFGF)的缓释技术可以治疗缺血性疾病,通过诱导血管新生,对骨、软骨、脂肪、皮肤的再生愈合起到促进作用。bFGF 缓释治疗糖尿病皮肤溃疡、软骨及牙周组织等的再生诱导临床试验,已经得到很好的治疗效果。胰岛素样生长因子(insulin like growth factor,IGF)-1 缓释治疗失聪的临床研究,也取得了很好的治疗效果。通过细胞培养制作出的表皮 - 真皮双层皮肤样组织,与 bFGF 缓释系统一起移植,可以提高存活率和治疗效果。目前,组织工程学的再生诱导治疗已经在许多患者身上得到实际的应用。在各种移植过程中,细胞生长因子缓释带来的血管新生都是治疗成功的关键。

(四)3D 生物打印技术在组织工程中应用

3D 打印是真实打印三维物体的一种技术,通过逐层增加材料来形成 3D 实体。3D 打印设备为研究者提供了灵感:将打印机的墨水盒内按需装入配比好的混入种子细胞的液态材料,组成"生物墨水";依据彩色喷墨打印机具有不同颜色的墨盒槽的原理,选择不同的细胞、营养成分、支架材料等按不同配比装入不同的色槽,构成"彩色生物墨水",实现按需的组织学装配。

3D 生物打印技术具有如下优势。

1. 高精度 有利于局部衡量供给生物活性因子及药物,从而有利于控制组织的局部生长发育。

2. 可以同时打印种子细胞和支架材料,更利于整体三维结构的构建 使用多颜色墨盒的原理,实现同时打印组织 / 器官内的不同组分,使用不同的细胞、细胞外基质和生物活性因子,并可使用精确的配比。

3. 构建速度快

4. 可以按需制造出个性化的器官或组织,实现个性化需求

5. 种子细胞来自患者自己的细胞,从根本上解决了排斥反应的问题

生物打印的组织工程支架有骨和软骨组织,生物打印支架内形成的软骨组织在组织学上与正常弹性软骨相似。Lorber 等第一次从成熟的成人神经系统中打印细胞。Tse 等第一次打印神经元和神经胶质细胞组合。打印的细胞保持高活力,且打印的神经细胞表现出更早和更长的神经生长。神经元和神经胶质细胞的成功打印,使产生具有完整神经网络的大型组织支架成为可能。

2000 年美国克莱姆森大学的 Thomas Boland 教授提出了"细胞和器官打印"的新概念代表了现代 3D 生物打印技术的起源。具有生理功能的组织结构通过层层打印各种材料和含有种子细胞,生长因子,和营养成分"生物墨水"形成,然后进行组织或器官的培养。

打印组织或器官的最大挑战是复制器官的复杂血管网络。南加州健康科学大学和密歇根大学混合琼脂糖和细胞,3D 打印了小于 3 毫米的血管网络。哈佛大学的科学家打印了整合有复杂微血管的活的组织结构。迈克尔等利用激光辅助生物打印技术将成纤维细胞和角质形成细胞放置在一 3D 精确空间结构创造了一全细胞化的皮肤替代物。曼诺尔等通过 3D 打印生成仿生耳郭。仿生耳郭是在人耳形状和耳蜗形电极的结构中将软骨细胞接种于藻酸盐水凝胶基质,注入银纳米粒子形成,打印的仿生耳朵拥有更好的无线电频率听觉感知。密歇根州大学的研究人员将 3D 打印的人工气管植入体内有出生缺陷的婴儿的气管辅助呼吸,代表世界首例成功的 3D 打印人体器官移植。

肝细胞移植、生物打印人工器官为解决供肝短缺问题的核心方案。Alkhouri 等正在探索使用 3D 生物打印技术制造微型肝脏,在实验室培育出来替代终末期肝衰竭病患的肝脏。

6. 原位组织工程与离体组织工程 在体外模拟体内环境再生组织、器官是非常困难的。迄今为止,只有少数组织可在体外重建。由于传统组织工程存在的缺陷,Shimizu 于 1998 年提出了原位组织工程(in situ tissue eering)的概念。原位组织工程是运用组织工程学基本原理,通过各种方法诱导移植的外源性种子细胞或内源性的缺损组织局部细胞(包括体细胞及成体干细胞)发生迁移、增殖、分化,形成新生组织以修复缺损。原位组织工程最大的特点是不依赖体外的细胞培养装置——生物反应器。原位组织工程是传统离体组织工程的有益补充。

原位组织工程在某些方面具有独特优势。某些组织细胞的再生能力较强,如黏膜上皮、骨骼组织等,尤其适用原位组织工程修复。在某些解剖结构复杂,组织成分多样,存在含气结构等部位的组织缺损,如耳鼻咽喉、胃肠道等处组织缺损,运用传统离体组织工程培养的细胞常需与外界接触,且难以在短期内形成血管化,得到足够的营养来源,应用原位组织工程将极大地降低修复难度,减轻患者痛苦。应用原位组织工程,利用体内微环境和精细的调节机制在组织缺损局部培养"种子细胞",可以避免离体组织工程中种子细胞来源、免疫排斥反应、变异、功能退化、培养、保存等一系列问题,并且更贴近临床实际,具有很好的研究应用前景。

原位组织工程研究主要集中在三个方向:第一,支架材料的研究。所用支架应适用不同部位、不同组织的物理学要求及组织再生需要,并具有生物相容性和降解可控性。第二,局部组织再生机制研究。第三,成体干细胞研究。研究成体干细胞分化特性以及体内分化调控机制,利用成体干细胞多向分化特性,使多种组织缺损在局部精细调节因素作用下同时得到完整修复。

(五)展望

组织工程学研究已取得了可喜成绩,组织工程学应用前景广泛。组织工程技术仍是一项新兴技术,缺乏长期随访和回顾性研究。如何更精准、更快捷、更高效地实现组织缺损修复仍面临着许多困难,完全模拟人体组织或器官需要生物学、工程学、材料学、化学、基础医学、临床医学和生物医学工程学等多学科交叉,有机结合,共同攻关。阐明组织工程化组织形成和转归过程中的影响因素与调控机制,以应用于临床实践为目标,将进一步

推动组织工程研究的发展。展望未来,相信在不远的将来,随着科学技术的不断进步和科研人员的不懈努力,理想的组织工程化组织定将造福于人类。

(康深松 姜笃银)

第二节 再生医学

再生医学(regenerative medicine)是研究如何生成有生命力、有功能的组织,来修复或代替因为先天缺失、疾病、受损或衰老导致功能障碍的组织或器官的科学,是一门涉及生物学、化学、工程学、医学、外科的综合学科。

(一)再生医学的历史及与组织工程学的关系

1. 再生医学的历史 再生医学是研究组织再生的一门科学,历史十分悠久。因为自人类出现就有创伤,就有组织修复和再生,且科学家们一直迷恋于自然界中的再生现象,试图利用再生现象来促进组织、器官缺损与创伤的生理性修复以及功能重建。2016年,Willyard总结其之前历史大事件如下:公元前600年印度外科医生Suruta开始尝试植皮;1740年瑞典自然学家Abraham trembley发现水螅具有再生能力;1901年美国科学家Thomas Hunt Morgan在研究果蝇染色体遗传的同时写了一本专著《再生》;1907年美国生物学家Ross Granville Harrison开始尝试体外培养青蛙胚胎细胞;1952年美国科学家Robert Briggs和Thomas King报道了第一例核移植技术实验;1963年加拿大科学家James Till和Ernest McCulloch发现小鼠骨髓中的干细胞具有自我更新和分化为血细胞的能力,干细胞理论开始出现;1981年英国科学家Martin Evans和Matthew Kaufman第一次成功分离小鼠胚胎干细胞;1981年生物学家Eugene Bell利用患者自己的细胞,获得人造皮肤,并对患者的伤口处进行移植治疗;此外,Bell还发现了器官形成;1997年美国哈佛医学院的研究者Joseph Vacanti成功在小鼠背部种植出了人的外耳郭;1998年美国James Thomson第一次成功分离人胚胎干细胞;2001年美国总统布什宣布禁止利用联邦基金开展人类胚胎干细胞研究。同年,英国开始对这类研究进行松绑;2006年日本学

者Shinya Yamanaka发明了诱导多能干细胞(iPS)技术;2006年美国外科医生Anthony Atala成功将体外构建的人造膀胱移植到7位具有先天性缺陷的儿童和青少年中;2009年美国总统奥巴马宣布对人胚胎干细胞研究进行解禁;2010年首位脊髓损伤患者接受了胚胎干细胞分化得到的细胞的治疗。同年,更大规模的研究表明,健康人来源的角膜组织可以在体外培养,并进一步移植到患者受损部位,可恢复视力;2013年波兰Shoukhrat Mitalipov利用核移植技术建立了第一株具有治疗意义的人类干细胞株;2014年日本学者发现酸处理可以诱导细胞进入多潜能状态,从而产生所谓STAP细胞,为干细胞治疗和研究带来无限遐想,然而,紧随其后的研究表明STAP并不存在;2015年细胞治疗开始走向市场,欧洲委员会准许利用Holoclar治疗具有严重角膜损伤的患者,这是第一个被准许进入市场的干细胞治疗产品。再以后基础研究不断深入,再生医学的临床应用与转化亦广泛开展,展示出诱人前景。

2. 再生医学与组织工程学的关系 组织工程学概念则是1987年得以明确。狭义上讲,再生医学与组织工程学有区别,再生医学主要是体内研究,组织工程学主要是体外研究;再生医学的研究范围更广,组织工程学研究范围相对较窄,再生医学包括超出组织工程领域使用的传统工具的方法和策略。所以国际再生医学基金会(International Foundation Regenerative Medicine, IFRM)明确把组织工程定为再生医学的分支学科。

但随着研究的深入,两者的关系越来越密切。再生医学广义上可以理解为通过研究机体的正常组织特征与功能、创伤修复与再生机制及干细胞分化机制,寻找有效的生物治疗方法,促进机体自我修复与再生,或构建新的组织与器官以维持、修复、再生或改善损伤组织和器官功能;组织工程学的内涵亦不断延伸,凡是能引导组织再生的各种方法和技术均被列入组织工程学的研究范畴内。所以大家有时并不严格明确区分组织工程学与再生医学,体外组织构建和体内组织再生理论、技术都是组织工程学研究内容,也是再生医学研究范畴。

(二)再生医学研究现状

目前正在进行研究的再生医学策略主要包

括：细胞治疗、生长因子及化学药物治疗、物理治疗、生物活性支架诱导再生和组织工程等。

细胞治疗

（1）体细胞移植：组织移植是目前创伤或病灶切除术后组织修复的较好方法，但限于供体有限，目前除了用于重要或复杂的组织或器官修复，主要用于皮肤软组织创面、骨修复的皮肤移植、皮瓣、肌肉瓣、骨瓣。由于体细胞培养、扩增困难，无转分化能力，应用受到限制，目前在细胞水平临床应用的主要有成分输血、Recell 技术、肝细胞移植、胰岛细胞移植等。

Recell 技术是自体细胞收集，处理和传递技术，外科医生和临床医生在手术过程中使用患者自身的细胞来治疗皮肤缺损。先收集正常小面积表皮，破碎后制备细胞悬液，总的时间大约 20~30 分钟。处理后的细胞悬液，立即使用喷于手术创面，可以覆盖治疗领域的捐助活检面积高达 80 倍。这种技术一方面能合理调节黑素细胞的增殖与分化，另一方面也能维护黑素细胞的功能与形态，目前用于促皮肤愈合和稳定期白癜风的治疗。

（2）干细胞移植：因为干细胞具有自我更新复制和分化潜力，其成为近年来生命科学基础研究与临床应用中进展最为迅速的领域之一，在细胞治疗、组织器官修复、发育生物学、药物学等方面都显示出了巨大的发展潜力。干细胞分为体内的全功能干细胞、多功能干细胞、单能干细胞三种类型，还有体外诱导干细胞（iPS 细胞）。全功能干细胞，如胚胎干细胞具有体外培养无限增殖、自我更新和多向分化的特性，无论在体外还是体内环境，胚胎干细胞都能被诱导分化为机体几乎所有的细胞类型。多功能干细胞，这种干细胞具有分化出多种细胞组织的潜能，但却失去了发育成完整个体的能力，发育潜能受到一定的限制，如骨髓多能造血干细胞，多组织来源的成体干细胞等。单能干细胞这类干细胞只能向一种类型或密切相关的两种类型的细胞分化，如肌肉中的成肌细胞。iPS 细胞是通过病毒介导或者其他的方式将若干多个多能性相关的基因导入分化的宿主细胞，使其重编程而得到的类似胚胎干细胞的一种细胞类型。

尽管胚胎干细胞是最原始的全能干细胞，但如果剖析伦理问题，这些干细胞在医学上的应用需要暂缓进行。简单地说，胚胎干细胞需要 MHC 匹配。几乎没有报道显示胚胎干细胞具有免疫抑制作用，而报道的其诱导体液和细胞免疫应答问题仍未解决。即使胚胎干细胞能够通过免疫抑制能力移植穿过同种异体屏障，也不能解决这些干细胞不稳定性形成肿瘤的问题。由于人类胚胎破坏和安全问题的伦理问题，多年来在胚胎干细胞开发治疗方法方面引起了争议，并刺激研究人员寻找替代方法以获得 ESC 样细胞。近年来随着分子生物学研究的深入，经体外不同方法、不同基因转染后的具有全分化能力的 iPS 细胞移植以及体内直接 iPS 也取得较好的研究进展。尽管成体干细胞首先从骨髓细胞中分离出来，所以也被称为骨髓间充质干细胞，但随后研究者自不同部位分离出成体干细胞，包括脂肪组织、骨骼、肌肉、肝脏、滑膜、脐带血、骨膜、外周血、胎盘组织、羊水和月经血。近年来，关于成体多能干细胞的生物学和特性的研究越来越多。研究发现的成体干细胞易于分离、体外培养和扩增，低免疫原性可用于异体移植，免疫调节功能、旁分泌功能和炎性和损伤部位聚集能力，使人们对其应用于目前没有有效手段治疗的退行性疾病、创伤性损伤充满期望。

干细胞移植是再生医学的重点策略，安全、有效、实用的移植途径是干细胞再生治疗成功的关键所在，这主要是为了确保驱动再生有效的细胞剂量，治疗区域靶向性，以及非靶向区域的较少分布和将血源播散的危险性降到最低。目前给药途径主要有三种：注射干细胞到血液内到达受损组织或器官或直接注射移植干细胞到受损组织或器官进行修复；干细胞与生物支架复合移植到损伤或病患部位替代治疗。体外分离或扩增的干细胞自外周血管注入后，随血流到达机体各个部位，在受损区域局部微环境调控下，增殖、定向分化为受损组织并发挥旁观者效应等生理功能。目前干细胞移植在血液、免疫疾病、脑萎缩、帕金森病、心肌病等退行性疾病治疗实验中展示了良好的应用前景。干细胞直接注射到局限受损组织或器官进行修复能够在一定程度上相对解决干细胞迁徙及归巢问题；与生物材料复合移植能够同时解决迁移、归巢、诱导分化等问题。此外，基因转染干细胞可以同时携带治疗基因等多种优点决定了其是具有广泛应用前景的方法。

（3）生长因子及化学药物：伤口愈合和组织修复需要多种细胞协同作用，包括免疫细胞，相邻的组织固有细胞，从骨髓中招募的前体细胞或干细胞。因此，原位组织的再生将从损伤部位特异性的微环境信号输入开始，包括损伤细胞，感觉神经元、固有组织细胞、临时基质和血凝块。它们富含多种生长因子、趋化因子、促炎细胞因子、抗炎细胞因子、神经激素、神经肽、细胞外基质及受损细胞降解产生的功能碎片。当这些物质浓度蓄积到足以扩散到循环中时，会作为损伤诱导信使到达高灌注的富集成体干细胞和前体细胞的远位器官，如骨髓、肝、肺、肾脏。修复性干细胞会感受到这些损伤信号，进行细胞增殖和迁移进入循环，进而归巢到达特定损伤部位进行循序修复。

目前干细胞移植组织修复再生的临床转化难点在于可控的定向分化、体外大量扩增、培养成本，有效的植入率，治疗细胞较短的半衰期。认识到体内小分子或生长因子能调控干细胞自更新和迁徙后，可以无须体外细胞培养，利用组织和器官的内源性干细胞就可以达到组织修复的目的。利用这些细胞因子或生物制品可以更迅速和有效的启动自体组织原位修复，可以对急诊患者进行治疗，如心肌梗死、脑卒中。

现在已经明确了几种刺激内源性干细胞库内细胞增殖和动员的因子。临床等级的重组生长因子中，粒细胞集落刺激因子（G-CSF）、粒细胞 - 巨噬细胞集落刺激因子、成纤维细胞生长因子、血管内皮生长因子（VEGF）、促红细胞生成素、基质细胞衍生因子 1α 及其组合，利用它们的血管内皮祖细胞和干细胞动员能力，临床转化来治疗缺血性血管疾病，如急性心肌梗死、糖尿病溃疡、缺血性肢体疾病和脑卒中。其他候选分子，如 P 物质，因为具有骨髓间充质干细胞的动员能力，也被广泛用于缺血、损伤疾病的研究。目前小分子药物的较好例子是 Eltrombopag（艾曲泊帕），它能刺激巨核细胞祖细胞的增殖和分化，产生血小板，并被批准为治疗特发性血小板减少症的药物。而抗抑郁药，因其具有促进神经发生作用，而神经发生的活动可能是他们情绪提升的原因。因此，抗抑郁药物以后可能会被认为是促进原位组织再生的小分子药物。

生长因子综合利用的典型代表为富血小板血浆（platelet-rich plasma，PRP），它通过抽取自体外周血、离心，提取中间富含血小板的中间层制备而成。它含有大量的多种生物活性蛋白，包括血管内皮生长因子（VEGF）、血小板源性生长因子（PDGF）、表皮生长因子（EGF）、转化生长因子 -β（TGF-β）、成纤维细胞生长因子（FGF）和胰岛素样生长因子（IGF）。这些生物因素可以影响各种细胞，包括干细胞归巢、细胞迁移、增殖和分化、血管生成、巨噬细胞活化、胶原和基质合成等过程，因而应用于创面修复、肌肉骨骼再生、毛发再生、皮肤年轻化、隆乳等，均取得较好效果。且 PRP 制作简便、成本低、副作用小，逐渐成为一种具有前景的安全、有效的治疗方法。

（4）物理方法：生物的三维结构受到各种物理因素的影响，包括重力、气压和水压。事实上，这些持续的、看似不明显的机械力对于形成、维持和改变我们的细胞、组织和器官的动态结构和功能是必不可少的。机械传导是物理应力转化为生化和电信号，进而导致细胞产生相应反应的过程。"机械生物学"是研究机械力触发的分子级联和细胞反应的学科。对机械生物学的更全面和更深入的理解可能极大地促进通过控制机械力作用诱导所需的分子、细胞形成组织和 / 或器官进行修复的新疗法的发展，有学者称之为机械疗法。以机械传导信号通路为靶点的机械疗法主要通过干预下列四个时相接点：①机械耦合相，外部机械信号转化为细胞附近的机械信号；②生化耦合相，局部机械信号转化为生化信号，最终使基因、蛋白改变；③信号传输过程，即生化信号从感受细胞传输到效应细胞；④效应细胞反应期，使效应细胞归巢、增殖、分化。涉及这一过程的多种分子通路的发现及阐明使大家对组织和器官的生成与发育的基础和临床认识产生了革命性的变化。这些机械信号通路包括转化生长因子（TGF）-β/SMAD、整合素、钙离子途径、MAPK 和 G 蛋白、Wnt/β- 联蛋白、肿瘤坏死因子（TNF）-α/NF-κB 和白细胞介素途径。机械力载荷激活的修复反应同样可以通过信号通路的药理学干预获得，所以机械生物学的深入研究也会促进药物干预的发展。

在临床上，许多基于机械生物学理论的装置得到开发和应用，目前比较成熟的有：牵张成骨器械、诱导再生膜，皮肤软组织扩张器，负压吸引装置、促进骨折愈合的微波、直流电刺激,促进皮肤上皮组织再生的热疗及光疗设备,正畸装置、体外冲击波治疗仪,高压氧舱等。

随着创伤修复与再生机制基础研究的深入,应有越来越多的生物物理手段将单独或与其他手段相结合起来应用,以更好地促进组织再生、修复。

(5)生物活性支架:研究表明,几乎机体所有组织内都含有各种类型干细胞或前体细胞,包括血液、脑、肝、心脏、皮肤、脂肪、肾脏、肌肉等。这些细胞通常大部分在干细胞龛内处于静息状态,维持应对机体日常疲劳及应力,当组织损伤或产生病变时,这些细胞就会被激活、迁徙、分化。而研究发现体内植入材料表面会附着自体来源的干细胞。生物活性再生医学材料是指材料本身或经过改性处理后,具有一定形态、结构及生物信号分子,植入体内后能引发机体的自我再生修复机制,在这一过程中,材料能募集体内修复性干细胞,并诱导其向目的细胞分化,在降解同时引导或诱导组织器官再生,达到结构、功能、形态的恢复。与组织工程中所应用的材料不同之处在于生物活性材料不需与细胞同时应用,可单独用于组织修复再生,属智能材料或功能材料。通过受损部位植入生物活性材料这种组织再生策略,成为再生医学的一个重要策略。其优点是自体内源性细胞的招募,无需外源性细胞提取、扩增、移植,耗时短,费用低;同时活性支架可以提供未分化细胞归巢、分化的相似立体微环境,利于组织功能性修复。

生物活性材料是目前的研究热点。生物材料根据材料成分可以分为有机材料、无机材料和复合材料,根据成分是否能降解分为可降解和不可降解材料,根据材料来源分为天然材料和合成材料。如聚左旋乳酸复合物是合成有机材料,胶原蛋白和透明质酸是天然有机材料,珊瑚羟基磷灰石为天然无机材料,生物陶瓷为无机合成材料。活性生物材料要求与宿主细胞产生互动反应,促进组织修复,必须仿照组织的多孔立体生理结构,创造细胞吸附、增殖、分化的微环境,需要在制作工艺上不断进步。目前研究的有熔融沉积成型技术、相分离技术、气体发泡技术、冷冻干燥技术、选择性激光烧结成型、光固化、静电纺丝技术和基于影像学研究的3D打印快速成形技术。3D打印技术又包括为直接3D打印、间接3D打印。除了复合材料成分不同研究外,目前研究应用较多的还有材料的表面预处理技术,包括氨解、水解、血浆处理、包埋技术、生物活性分子共价功能化等。

生物材料支架会因目标组织的不同而采用不同的材质、不同的空间结构,但都要满足以下要求:无毒、生物相容性、临时结构完整性及生物降解性。此外,生物材料支架的内部多孔结构应该利于营养渗透及血管新生,为细胞聚集、定植提供空间,也可以封装诱导、促进细胞的迁移、增殖和分化的生物活性因子,形成具有生物学功能的干细胞龛。设计诱导原位组织再生的生物活性支架需要注意以下三点:①尽量减少异物反应和纤维化;②利用宿主微环境激活/募集宿主干/祖细胞;③控制目标组织内的特异性细胞分化。

目前组织再生中应用研究最多的生物材料是组织衍生基质。组织衍生基质是由特定组织细胞外基质加工获得的生物材料,而细胞外基质则是多细胞生物细胞嵌入其中的物质,除提供支撑外,还能调节细胞外分子的活性,影响细胞基因表达、迁徙等过程。细胞外基质由大约300多种蛋白质形成,其关键成分可以分为纤维蛋白、蛋白多糖和糖蛋白。理想的组织衍生基质材料应像机体正常细胞外基质一样,能提供与损伤组织或器官相同的理化特性结构支架,还能调节生长因子信号转导、调节蛋白水解酶活性,与嵌入细胞通过受体相互作用,诱导干细胞定向分化。目前制备组织衍生基质材料的脱细胞方法,如酶解法、冻融法、超声法、机械法、化学洗剂法,都以不同的方式或多或少对细胞外基质产生损害,影响材料性能。实际应用中,因为各种组织基质各不相同,学者常择优选取,或续贯、综合运用这些方法来制备理想的组织衍生基质材料,并应用中和剂、酶解抑制剂减少细胞外基质产生损害。目前组织衍生基质材料在临床应用主要有脱细胞真皮基质用于烧伤、疝修补等软组织重建,心包衍生基质用于血管、心瓣膜重建。

(三)组织工程

狭义组织工程是再生医学的重要策略之一,它就是在前述四种策略深入研究的基础上并进行综合运用,在体外构建组织、器官,再移植到体内进行组织替代和修复。其近几年有别于再生医学的代表技术主要有基于脱细胞支架的器官制造技术,基于细胞片层的器官制造技术,基于快速成形的器官支架制造技术,基于细胞打印的器官制造技术,基于微制造的器官制造技术,器官芯片制造技术和生物反应器,而这些技术均有各自的优缺点。采用细胞片层技术进行实质器官制造,其优势在于可以建立稳定的细胞-细胞接触与通信,并且采用了细胞外基质而非生物材料作为细胞载体,可有效避免体内植入后因免疫排斥而形成的纤维包裹,从而有利于植入细胞的活性与功能。但是,该方法仅局限于在体外具有较强增殖能力的细胞,在构建血管化器官时需要复杂而烦琐的叠加或卷裹工艺,目前尚无法构建出自然器官内部复杂的血管系统。因此,当构建的组织或器官尺寸较大时,也必然存在营养供给难题。快速成形技术适合直接支架成形的生物材料极其有限,并且多为人工合成材料,与自然器官基质材料差异较大,从而限制其广泛应用。细胞打印技术成形精度较低($>400nm$),无法制造出复杂而精细的器官内部血管系统;打印成形的细胞,水凝胶结构强度较弱,并具有一定的溶胀特性,预制的微结构系统在动态培养状态及复杂体内环境条件下的长期稳定性是难点;凝胶成形过程中细胞活性保持与细胞-凝胶复合体结构稳定的统一是实现复杂器官三维打印的关键。基于微制造的器官制造技术目的多为对生物材料的性能评价,制造过程缺乏设计人员的积极参与,使得构建的器官微结构单一,所使用的人工合成材料与器官基质差异较大;成形的组织结构多为平面特征;多种细胞在成形的微结构内的高密度均匀有序种植将是难点。

生物反应器是近年来组织工程的重要进展。种子细胞最初是在培养皿和培养板中培养扩增,与体内三维立体分布不同,特别是在机体内存在细胞与基质的相互影响,还有血流、因子等理化因素对细胞分化的影响。从仿生学角度来看,组织工程需要在三维立体结构中培养、扩增种子细胞,并定向诱导其分化,而生物反应器的目的就是提供给种子细胞模拟的体内微环境,利于目的组织器官更安全、快速、有效地构建。目前生物反应器关键概念在于控制有效的氧气、营养和生长因子供给,压力、张力和剪切力等机械应力,电信号,材料表面特性和有效血管营养系统建立。由于体外组织构建的复杂性,目前体外生物反应器无法调控所有影响因素来完全模拟体内环境,且尚无体外有效营养管道系统建立策略,目前应有学者开始研究体内生物反应器,以期更好的结果。

(四)目前再生医学存在的问题

干细胞移植是组织再生的主要策略,但仍有许多问题没有解决,需要深入研究。可以产生任何细胞类型的成体干细胞移植治疗某些疾病虽然在临床上已经成熟,但对于其他需要特殊细胞替代的疾病来说,这并不是一个可行的解决方案。目前,怎样在体外快速扩增大量的干细胞并且同时保持其稳定的基因型和表现型仍是难点。异体细胞移植的免疫问题如何解决及建立细胞库能不能用于解决细胞来源及其时效性问题。干细胞怎样能同时或循序定向转分化为目的细胞是细胞组织器官修复时需要解决的问题。简化临床级细胞系的产生流程并降低肿瘤发生的风险是与干细胞治疗广泛临床应用息息相关的重要问题。成体干细胞存在于所有器官中,而每个器官都有自己独特的微环境,这就需要在器官内环境中研究干细胞,或者至少开发重现器官的实验模型;如果组织的内环境因炎症过程而改变,研究是否可以通过药物来改变微环境?而不是改变内源性干细胞;怎样提高诱导及转染的效率和安全性?尽管干细胞血液移植创伤小,但怎样才能避免血液移植的大部分干细胞停留在肺、肝或脾等无效外周器官部位,让足够数量的细胞定向迁徙、归巢在目标病损部位、存活并发挥后续的修复作用,甚至怎样让血液中的干细胞通过病变的微循环(如糖尿病患者)到达目标部位是这种治疗策略目前需要解决的重点和难点;还有移植时机、移植量、移植途径等问题都需要解决。

现在活性生长因子策略的临床应用在皮肤软组织创面愈合、单一组织损伤方面效果尚可,但也有一些临床研究的结果尚未达到预期要求,究其原因可能在于成人的组织修复在一定程度上不同于器官重新发育。所以,需要根据损伤组织器官发育的特性研究,解决各种因子在时间和空间上对细胞进行精细调节和调控的问题。例如,大部分诱导干细胞到达损伤区域的生物因子的局部和全身浓度尚不清楚;其他辅助细胞(骨髓细胞、淋巴细胞）在局部炎症控制微环境影响方面的作用尚未被充分重视、研究；siRNA 和 miRNA 干预；等等。尽管存在很多挑战和未解决的问题，细胞因子和相关药物在再生医学中必然会扮演越来越重要的作用。

生物材料植入后的一系列急性炎症反应，或会导致潜在邻近组织损伤和纤维化的慢性炎症，或会产生伴随组织愈合的抗炎性反应。生物材料植入体内会引发宿主细胞什么反应？生物材料介导的炎性反应对干细胞的影响？干细胞在异物反应中扮演什么角色？材料怎样调节干细胞的局部反应才能促进组织再生？了解表面化学和生物材料的表面特征对免疫反应的影响和指导对再生医学生物材料开发、设计至关重要。随着生物材料支架设计和制备的进展，正在使研制新一代具有复杂物理编码信息、生物和化学结构的诱导性材料成为可能。今后深入研究材料的纳米结构，阐明细胞趋化性的分子复杂性，明了细胞与材料界面相互作用，识别决定干细胞转运的基本分子及其应用标准，改善从植入的生物材料中释放出的生物活性分子的药代动力学和生物分布，以及针对不同病理类型开发的产品，综合应用三维支架制备和表面处理技术，结合细胞植入、生长因子释放的生物打印技术，设计能够进行充分干细胞募集和组织再生的医疗材料，从而提高对严重损伤组织或器官修复的益处。

（五）展望

化学、分子生物学、细胞生物学、生理病理学、免疫学、材料学、实验动物学等学科进展是再生医学的应用基础，学科的进展将积极推动再生医学的发展。

再生医学的临床转化仍存在很多瓶颈，解决这些瓶颈是下一步研究的重点。通过原位细胞促进组织再生的新策略开辟了一个充满希望的新领域，它可以规避外源性组织移植相关的免疫原性风险。推进这一方法需要解决常驻干细胞群的目标特定效应和长期耗竭问题。更具前景但目前临床可能性不大的是旨在体外或通过种间嵌合体产生人体器官的方法，能够培育器官会对减少对供体组织的需求产生相当大的影响。其关键挑战包括仿生材料的研制，除成分外，其理化性质，材料 - 细胞生物作用影响，生成具有运送营养物质的复杂血管功能网络和 3D 结构的体外器官样体，以及龛优化以促进有效的人类种间嵌合。

再生医学领域的未来发展不仅是转化目前的临床策略，也要推动新的和互补的策略以治疗更多的疾病，这需要进行大量的实验研究和临床前期工作，需要多学科、多中心的通力合作实现这一目标。

（王吉昌 姜笃银）

参 考 文 献

［1］付小兵. 再生医学基础与临床［M］. 北京：人民卫生出版社，2013，5.

［2］关广聚，姜笃银. 人体组织工程学概论［M］. 济南：山东大学出版社，2012.

［3］Advancing tissue science and engineering: a foundation for the future. A multi-agency strategic plan［J］. Tissue Eng, 2007, 13 (12): 2825-2826.

［4］Langer R, Vacanti JP. Tissue engineering［J］. Science, 1993, 260: 920-926.

［5］Selvam S, Thomas PB, Yiu SC. Tissue engineering: current and future approaches to ocular surface reconstruction ［J］. Ocul Surf, 2006, 4 (3): 120-136.

［6］Rager TM, Olson JK, Zhou Y, et al. Exosomes secreted from bone marrow-derived mesenchymal stem cells protect the intestines from experimental necrotizing enterocolitis［J］. J Pediatr Surg, 2016, 51: 942-947.

［7］Grant CN, Mojica SG, Sala FG, et al. Human and mouse tissue-engineered small intes- tine both demonstrate digestive and absorptive function［J］. Am J Physiol Gastrointest Liver Physiol, 2015, 308 (8): G664-G677.

［8］Mavila N, Trecartin A, Spurrier R, et al. Functional human and murine tissue- engineered liver is generated from adult stem/progenitor cells［J］. Stem Cells Transl , 2017, 6 (1): 238-248.

［9］Murphy SV, Atala A. 3D bioprinting of tissues and organs ［J］. Nat Biotechnol, 2014, 32: 773-785.

［10］Lee V, Singh G, Trasatti JP, et al. Design and fabrication of human skin by three-dimensional bioprinting［J］. Tissue Eng Part C-Me, 2014, 20: 473-484.

［11］Olausson M, Patil PB, Kuna VK, et al. Transplanta-tion

of an allogeneic vein bioengineered with autologous stem cells : A proof-of-concept study [J].Lancet, 2012, 380 (9838): 230-237.

[12] Lawson JH, Glickman MH, Ilzecki M, et al. Bioengineered human acellular vessels for dialysis access in patients with end-stage renal disease: Two phase 2 single-arm trials [J]. Lancet, 2016, 387 (10032): 2026-2034.

[13] Yan Q, Dong HB, Su J, et al. A review of 3Dprinting technology for medical applications [J]. Engineering, 2018 (4): 729-742.

[14] Willyard C. Timeline: regrowing the body [J]. Nature, 2016, 540 (7632): S50-S51.

[15] Grande DA. Regenerative medicine in 2016: Important milestones on the way to clinical translation [J]. Nat Rev Rheumatol, 2017 , 13 (2): 67-68.

[16] Holmes Iv JH, Molnar JA, Carter JE, et al. A Comparative Study of the ReCell® Device and Autologous Spit-Thickness Meshed Skin Graft in the Treatment of Acute Burn Injuries [J]. J Burn Care Res. 201817, 39 (5): 694-702.

[17] Sneddon JB, Tang Q, Stock P, et al. Stem Cell Therapies for Treating Diabetes: Progress and Remaining Challenges [J]. Cell Stem Cell, 2018 , 22 (6): 810-823.

[18] Anna G, Yong Y. Decellularization Strategies for Regenerative Medicine: From Processing Techniques to Applications [J]. BioMed Research International, 2017, 2017: 1-13.

[19] Keshtkar S, Azarpira N, Ghahremani MH. Mesenchymal stem cell-derived extracellular vesicles: novel frontiers in regenerative medicine [J]. Stem Cell Res Ther, 2018 , 9 (1): 63.

[20] Willadsen M, Chaise M, Yarovoy I, et al. Engineering molecular imaging strategies for regenerative medicine [J]. Bioeng Transl Med, 2018, 21, 3 (3): 232-255.

[21] Grath A, Dai G. Direct cell reprogramming for tissue engineering and regenerative medicine [J]. J Biol Eng, 2019, 13: 13-14.

[22] Milne CP, Mittra J, Kojima N, et al. Prospects for Harmonizing Regulatory Science Programs in Europe, Japan, and the United States to Advance Regenerative Medicine [J]. Ther Innov Regul Sci, 2016, 50 (6): 724-733.

第七章　皮肤组织工程

第一节　皮肤组织工程的概念

皮肤作为覆盖和保护体表的重要组织器官，容易受到外伤、烧伤、炎症、溃疡、肿瘤术后及先天疾病等因素的损害。当皮肤严重缺损时需要进行自体皮肤移植才能修复。然而在重度创伤或造成大面积皮肤缺损的情况下，常因缺乏可供移植的自体皮肤而致创面难以修复，从而严重影响机体形态和功能，甚至危及生命。因此，寻求可以替代自体皮肤的移植材料，解决自体皮源供应紧张以及供皮区所形成的新损伤等医学难题，是临床亟待解决的关键科学问题之一。近年来，细胞学、材料学、组织工程学的发展，各种皮肤替代物相继出现，为实现皮肤的修复与再生带来了巨大的希望。特别是具有与天然皮肤结构相似的组织工程皮肤替代物，因其能模拟皮肤的真、表皮结构而比其他替代物具有更优越的性能，是当前组织工程学的研究热点。

"组织工程"（tissue engineering）的概念由美国国家科学基金会于1987年正式提出，这一概念的提出标志着损伤、缺失的组织器官修复或替代方法出现重大革新。由于皮肤结构相对简单，组织工程皮肤是最早研究和应用于临床的组织工程产品。具体方法是将体外培养的功能细胞与适当的细胞外基质（extracellular matrix，ECM）相结合，然后将其移植到皮肤受损部位。在ECM逐步降解过程中，种植的细胞通过增殖分化形成具有功能作用的活性皮肤组织，或者发挥趋化作用动员宿主自身正常细胞参与组织修复。按照组织工程原理构建或预制皮肤组织是人类由来已久的梦想，而且也是解决大面积皮肤缺损修复时皮源缺乏问题的最根本途径。

人工皮肤的出现要先于组织工程概念的提出，自1975年人类表皮细胞培养技术获得突破以来，就有许多学者设计出多种暂时性或永久性的皮肤替代物，并进行了大量实验和临床应用研究。之后在20世纪90年代又相继成功构建基于成纤维细胞和角质形成细胞的双层皮肤替代物，此后含类似双层结构的人工皮肤相继在美国和欧洲获得政府监管部门批准，形成产品用于临床。可用于临床的人工皮肤初见端倪后的近30年来，国内外研究机构均在皮肤组织工程的基础研究与临床应用方面取得了较大的进展，部分成果和产品已成功地应用于各种皮肤缺损创面的修复和再生，显示了良好的应用前景。尽管如此，组织工程皮肤还是存在诸多明显缺陷，如缺少皮肤附属器官再生，皮肤无色素，真皮弹性和伸缩性不足等问题。另外，由于患者个体间伤口形状、深度等方面存在较大差异，传统组织工程皮肤制备方法难以满足要求。近年来，生物3D打印皮肤的出现在一定程度上解决了组织工程皮肤的瓶颈问题，全球范围内出现的3D打印皮肤产品的研发与合作也表明了此类新型人工皮肤的重大需求。但目前生物3D打印皮肤还是主要用于化妆品和化学测试以及基础生物学研究等方面，在皮肤移植和修复创面上具有应用前景，但距离真正走上临床还有很长的一段路要走。

第二节　皮肤组织工程的分类

目前，组织工程皮肤的种类包括表皮替代物、真皮替代物和表皮真皮复合替代物。理论上虽然可以构建出正常皮肤的最简单结构，但是由于皮肤组织错综复杂的结构及其与周围组织的相互作用，其生物学表现与正常生理状态下相比还是有较大的差距，无论数量还是质量都还不能满足临床修复的实际需要。

一、表皮替代物

1975年，最早由 Rheinwald 等学者利用 3T3 成纤维细胞作为滋养层，大规模培养人表皮细胞，并在高钙浓度下连续培养 3~4 周使其形成片状，再用酶消化法使细胞膜片整块从培养瓶底脱落，这便是表皮替代物的雏形。因其形态与天然人表皮层的相似性，Green 等于 1979 年首次将这种自体表皮膜片应用于临床封闭大面积烧伤患者切痂后的创面获得成功。之后，国内外一些学者通过大量实验和临床研究，均证明了自体表皮膜片覆盖全层皮肤缺损的可行性和安全性。但不可否认的是，这种方法存在着耗时长（从取材活检到膜片形成至少需要 3~4 周）、不易操作、膜片过薄、耐磨性差、创面接受率低，且愈合后组织弹性差，易发生破溃、收缩和瘢痕增生等缺点，至今未能在临床推广应用。组织学证实表皮膜片覆盖创面后重建的基底膜结构并不十分完整，缺乏成熟的Ⅳ型胶原和锚着纤维等。因此，有部分学者认为表皮膜片中大部分细胞为终末分化细胞，已失去进一步增殖的能力。另外，在获取时，需用酶将膜片从培养皿上消化下来，这在一定程度上也破坏了基底层细胞的黏附性。还有一个更为重要的原因是缺乏真皮层的支持，修复很难达到理想的效果。

为了克服以上问题，有学者提出表皮替代物应结合真皮替代物以形成复合皮结构；也有研究认为可以利用载体负载具有旺盛增殖潜能的干细胞或增殖前体细胞等直接代替表皮细胞种植到创面。比如生物膜等载体，体外实验证明对细胞无毒并可作为底物有效支持表皮细胞生长，在特定的培养条件下，细胞在膜上可以保持旺盛增殖潜能，待达到汇合状态时连同薄膜一起直接移植到创面，无需酶消化过程。细胞贴附创面后，可自行从薄膜上移行到创面继续增殖分化以形成新生表皮。此类方法目前在研究或临床上均有进展，包括硅胶薄膜和整合胶原颗粒的尼龙网、聚氨酯、含有激光微孔的透明质酸膜、胶原海绵等。除生物膜外，还有学者应用纤维蛋白胶（主要是由血浆提取的纤维蛋白原和凝血酶组成，市售的纤维蛋白胶将两种成分分开包装，两者均为透明液体，可以利用其中之一将细胞制成悬液，然后用特制的注射器边推注边与另一种成分相混合，形成具有

黏性的凝胶状物）载体负载表皮细胞涂抹创面，这种凝胶状载体不仅能为细胞生长代谢和迁移提供支架，而且其中还含有纤维蛋白原、纤维连接素及Ⅷ因子等对细胞功能有一定促进作用的有效成分，更有利于创面愈合。

生长因子在表皮替代物的发展过程中也有所应用，在表皮细胞培养中可通过基因修饰来影响细胞因子的合成和分泌以增强细胞对创面的促愈合效应。如血小板源性生长因子（platelet derived growth factor，PDGF），它可由正常表皮细胞在创面修复中合成，用反转录病毒将编码人 PDGF 的基因转染到培养的表皮细胞中，再将这种表皮细胞移植到动物创面上，产生的结缔组织明显高于未经修饰的表皮细胞并有丰富的血管长入。也可用基因修饰使细胞产生正常情况下并不产生的物质，如将胰岛素样生长因子（insulin like growth factor，IGF）基因导入培养的人表皮细胞后，细胞维持旺盛的增殖而不需外加 IGF 或胰岛素。

二、真皮替代物

单纯以真皮作为替代物的报道并不多见，绝大多数都是结合表皮替代物以形成复合皮的研究。1991年，Copper 等用聚羟基乙酸（polyglycolic acid，PGA）和 polyglactin-910（PGL）两种高分子材料制成网状结构膜片移植新生儿包皮成纤维细胞制成人工真皮（Dermagraft）。Dermagraft 可分泌多种基质蛋白，如胶原、弹力纤维和纤维连接素等，均为构成 ECM 所必需的成分。其中纤维连接素表达能接近其在胎儿皮肤中的水平，纤维连接素能促进上皮细胞的生长迁移，促进基底膜形成。因此，这使得此种真皮替代物具有重要的应用前景。1994年，有研究报道一种表面为可防止体液丧失的硅胶膜，底层是由硫酸软骨素和胶原合成的材料作为双层皮肤的替代物，移植于烧伤创面后可诱导血管长入和产生新的结缔组织，3 周后再在其表面移植一层菲薄的表皮皮片后能够取得较好的临床疗效。

同年 Hansbrough 等还报道了一种暂时性真皮替代物（Dermagraft-TC、DG-TC），即将新生儿包皮成纤维细胞接种到一种作为敷料用的合成薄膜上制成人工真皮。这种膜由一层硅胶薄膜和与之相贴的尼龙网组成，硅胶薄膜可防止创面水分

丢失和环境中细菌侵入，在其尼龙网眼中成纤维细胞几周后形成致密细胞层并可分泌多种ECM蛋白及各种生长因子，其中成纤维细胞生长因子（fibroblast growth factor，FGF）、角化细胞生长因子（keratinocyte growth factor，KGF）、转化生长因子（transforming growth factor，TGF）等的mRNA水平接近于新生儿皮肤，而且具有高度生物活性。由于新生儿成纤维细胞免疫原性很低，可用来做异体移植。DG-TC易于操作，可以规模化制备并冻存待用。在冻存时，供者及其母亲可被重复检测有无感染，从而使得种移植物携带病毒的可能性几乎为零。在人工真皮上移植网状皮片可获得良好的贴附和血管化，并通过上皮化闭合创面。人工真皮已被证明具有很好的临床应用前景。

三、表皮真皮复合替代物

表皮真皮正常交界处的基底膜部分有参差不齐的网状棘结构，从而大大增加了接触面积，这对皮肤的强度和耐磨性都具有重要意义。在分子水平，真皮能促进表皮的生长和成熟，锚着纤维帮助表皮牢固的贴附于真皮。全厚创面缺乏真皮组织，仅仅移植表皮不能获得良好的贴附及愈后皮肤的质量。构建表皮和真皮的复合皮片更接近生理状态。最早出现的接近天然皮肤的人工皮肤是由新生儿包皮成纤维细胞与牛I型胶原制成ECM，上面再接种人体表皮细胞而制成的。Boyce等在胶原-乙酰葡萄糖胺（gollagen-glycosaminoglycan，GAG）膜上移植入成纤维细胞以构成一种人工真皮，再在其表面移植表皮细胞，表皮细胞可汇合生长，其下方的基底膜蛋白——IV型胶原和层粘连蛋白水平明显高于单独培养的表皮细胞。这种复合皮在临床应用取得良好的效果，贴附性好，新生皮肤瘢痕增生少，基底膜具有明显的棘状结构和良好的抗牵拉性，而单一的表皮皮片移植只能形成平坦的基底膜。由于胶原-GAG膜移植后遭受创面中多种蛋白酶的攻击而影响复合皮片的贴附，改用PGA网的人工真皮具有更好的组织相容性和可降解性，更有利于网状表皮的贴附和血管长入，无免疫反应和炎性反应，表皮细胞在其表面汇合生长并形成复层表皮，并能成功闭合裸鼠创面。商品名为AlloDerm的人工皮肤是将尸体皮处理，制成无细胞的去表皮的真皮组织（deepidermalized dermis，DED），这样做大大降低了免疫原性又保留了ECM支架和完整基底膜，可与培养的成纤维细胞和表皮细胞结合构成复合皮片。表皮细胞可在DED表面形成分化完全的多层表皮。临床试用证明这种复合皮具有极好的耐磨性并未见排斥反应。

在国内关于复合皮肤的发展也很迅猛，虽然比西方发达国家起步晚，但是，近年来已受到高度重视。陆军军医大学武津津和空军军医大学金岩等在此领域都做出了大量研究成果，并申请了相关专利，2007年，由金岩教授领衔研发的人工皮肤技术便获得我国第一个组织工程产品注册证书。目前，复合型人工皮已用于大面积深度烧伤创面的修复，节省了伤者自体皮源，提高了救治率。在临床上的广泛使用有待时日。

理想的皮肤替代物应具有表皮和真皮两层结构。而皮肤替代物的制备过程应该在1~2周内，手术中便于操作，移植到创面后很快即与创面形成良好贴附，其中表皮和真皮成分能尽快参与皮肤增殖、分化和功能成熟，形成更接近于生理的永久性的皮肤替代物。目前，皮肤组织工程的困难在于：以何种形式移植表皮细胞；采用何种细胞投递系统，在何种状态时移植；真皮成分中ECM的选择，它既要有效促进表皮细胞和成纤维细胞的增殖迁移，又要诱导创面基底处的纤维血管组织长入，而且要在新生皮肤成熟后自动降解，整个过程中无炎性反应，并确保不携带任何致病源。因此，如何解决以上问题是未来皮肤组织工程研究的突破口和重要方向。

第三节 皮肤组织工程的关键策略

组织工程的核心就是建立细胞与生物材料的三维空间复合体，即具有生命力的活体组织，用以对受损组织进行形态结构和功能的重建并达到永久性替代。此三维的空间结构为细胞提供了获取营养、气体交换、排泄废物和生长代谢的场所，也是形成新的具有形态和功能的组织器官的物质基础。皮肤组织工程是综合应用工程学和生命科学的基本原理和理论、基本技术和方法，将体外培养扩增的正常皮肤组织细胞吸附于一种具有优良细胞相容性并可以被机体降解吸收的生物材料上面形成复合物,即在体外预先构建一个有生物活性的种植体,然后将细胞、生物材料复合物植入创面或皮肤的病损部位,在作为细胞生长支架的生物材料逐渐被机体降解吸收的同时细胞不断增殖、分化,形成新的并且其形态、功能方面与皮肤一致的组织,修复组织缺损,替代组织器官的一部分或全部功能,或作为一种体外装置,暂时替代器官部分功能,达到提高生活生存质量,延长生命活动的目的。这一概念的核心是活的细胞,可供细胞进行生命活动的支架材料以及细胞与支架材料的相互作用,这是组织工程学研究的主要科学问题。在此,种子细胞、可降解的支架材料与细胞生长调节因子并称为皮肤组织工程的三大要素。

一、传统组织工程方法

传统皮肤组织工程一般采用以下三种策略:

(1)细胞和生物医用材料的杂化体系:如从小块皮肤活组织中分离组织特异细胞,经过体外扩增,将其种植生物相容性可降解聚合物构建的多孔支架内,将细胞-支架结构物回植受损创面,随聚合物降解,可重建新组织。

(2)细胞体系:通过直接移植皮肤细胞或干细胞在宿主微环境中发展形成新组织结构。

(3)只有生物材料的体系:通过仿生化生物材料移植促进宿主细胞迁移完成创面修复。组织工程技术作为可能改善治疗水平的重要技术,其产品势必会具有较大的临床应用前景。同时,此技术与细胞生物学以及生物材料学的研究密切相关。

二、生物 3D 打印等创新策略

随着科学技术的日益发展,一些创新生物制造技术,如光固化(SLA)、选择性激光烧结(SLS)、熔融挤出或熔融沉积成型(FDM)和喷墨打印或 3D 打印(3DP)等,制备出的支架材料在增强精度、分辨率以及重现性方面均有更好的表现,可以解决由于制备过程中有生物相容性差的有机溶剂等存在、时间较长、支架制备过程中不易加入活细胞和活性因子等传统组织工程策略中的瓶颈问题。特别是 3D 打印技术,采用逐层方法自动化制造出三维空间支架,可有效增加结构的复杂性和异质性,对支架的属性也能取得更好地

控制。

加载细胞的结构体或基质复合体的创新策略正是基于上述创新技术而逐步出现的。利用上述技术制备出的异质性三维细胞外环境,有望更好解决细胞-支架模式所带来的局限性。在体外构建含有细胞和信号分子以及活性因子的支架,并利用生物材料制备出模拟组织发生的特定微环境,不仅从结构学角度仿生,而且从生化角度看是模拟出了机体靶组织的原生细胞外基质。目前生物 3D 打印已成功为组织器官修复提供了一项全新的临床医学技术,同时,也为再生医学、组织工程、干细胞等研究领域提供了非常好的研究工具。

第四节 皮肤组织工程的种子细胞

目前应用于皮肤组织工程的种子细胞主要是来源于自体或异体的表皮细胞、真皮成纤维细胞以及血管内皮细胞等,最理想的组织工程皮肤应具有表皮和真皮两层结构,含有接近正常皮肤结构的皮肤附属器官。提取自体细胞都要从自体取材,不仅会造成新的损伤,而且体外扩增能力极为有限,多次传代后即丧失形成能力。对大面积Ⅲ度烧伤、广泛瘢痕切除、外伤性皮肤缺损以及皮肤溃疡等导致的严重皮肤缺损,仅靠自体取材难以实现皮肤的再生,因此要构建出满足临床需要的皮肤替代物,各种干细胞等也成为一种新的理想的种子细胞。

一、自体皮肤细胞

从理论上讲,最理想的皮肤组织工程种子细胞需携带全部基因组型,满足此条件的目前只有自体组织细胞,如成纤维细胞、血管内皮细胞与表皮细胞。表皮细胞是最早出现的皮肤组织工程种子细胞,虽然取得了很好的效果,但是表皮细胞的培养受自身增殖能力的限制,需要三四周的培养时间,对于急需覆盖创面的大面积创伤患者,还不能满足治疗需要。成纤维细胞是皮肤组织损伤后的主要修复细胞,在修复过程中,成纤维细胞主要是通过分泌胶原纤维和基质成分,重新建立真皮与表皮之间的再次连接,为表皮细胞的覆盖创造条件。将成纤维细胞与胶原混合构成的类真皮层可促进上皮细胞生长及真皮与表皮的重组,提高

愈后皮肤的结构性能并改善移植后创面的外观。此外,成纤维细胞还可以分泌成纤维细胞生长因子,调节与表皮细胞间相互作用,从而促进表皮细胞的增殖、迁移及分化,在调节表皮细胞形态及细胞外基质的合成方面也起到重要的作用。虽然细胞来源方便和生长速度相对较快,但是成纤维细胞功能单一,对构建皮肤附属器结构无明显优势。在自体皮肤移植的实验中,血供不足是造成移植物成活率低的重要原因。将内皮细胞引入支架材料中,可以促进人工皮肤的血管化速度。将血管内皮细胞与成纤维细胞共培养,还可形成毛细血管样结构。但其同样受到来源和自身增殖能力的限制,在临床上应用不太广泛。

二、干细胞

表皮干细胞、真皮干细胞以及毛囊干细胞等因其在表型上与皮肤细胞有非常高的相似性,且具有更强的增殖能力和更多的生物学功能,作为皮肤组织工程的种子细胞有更多的优势。另外,有报道称骨髓或脂肪来源的间充质干细胞等其他来源的干细胞也能作为皮肤组织工程的种子细胞,虽然其向皮肤分化的过程尚需进一步明确,但毕竟也为皮肤组织工程的研究提供了新的获取种子细胞的途径。

1. **表皮干细胞** 表皮干细胞在皮肤形成过程中起重要作用,皮肤的多层表皮结构通常是由表皮干细胞再生而来。因此,表皮干细胞最有可能成为构建组织工程皮肤的种子细胞。表皮干细胞是各种表皮细胞的祖细胞,来源于胚胎的外胚层,具有双向分化的能力。一方面可向下迁移分化为表皮基底层,进而生成毛囊;另一方面则可向上迁移,并最终分化为各种表皮细胞。表皮干细胞在胎儿时期主要集中于初级表皮嵴,至成人时呈片状分布在表皮基底层。表皮干细胞在组织结构中位置相对稳定,一般是位于毛囊隆突部皮脂腺开口处与竖毛肌毛囊附着处之间的毛囊外根鞘。表皮干细胞与定向祖细胞在表皮基底层呈片状分布,在没有毛发的部位如手掌、脚掌,表皮干细胞位于与真皮乳头顶部相连的基底层;在有毛发的皮肤,表皮干细胞则位于表皮基部的基底层。表皮干细胞最显著的是慢周期性(slow cycling)、自我更新能力以及对基底膜的黏附。慢周期性在

体内表现为标记滞留细胞(label-retaining cell)的存在,即在新生动物细胞分裂活跃时掺入氚标的胸苷,由于干细胞分裂缓慢,因而可长期探测到放射活性,如小鼠表皮干细胞的标记滞留可长达2年。表皮干细胞慢周期性的特点足以保证其较强的增殖潜能和减少 DNA 复制错误;表皮干细胞的自我更新能力表现为在离体培养时细胞呈克隆性生长,如连续传代培养,细胞可进行 140 次分裂,即可产生 1×10^{40} 个子代细胞;表皮干细胞对基底膜的黏附是维持其自身特性的基本条件,也是诱导干细胞脱离干细胞群落,进入分化周期的重要调控机制之一。对基底膜的黏附,其主要通过表达整合素来实现黏附过程,而且不同的整合素作为受体分子与基底膜各种成分相应的配体结合。此外,体外分离、纯化表皮干细胞也是利用干细胞对细胞外基质的黏附性来进行的。

2. **真皮干细胞** 真皮干细胞又叫真皮多能干细胞或真皮间充质干细胞,具有自我更新和多向分化潜能。真皮干细胞的自我更新性表现为高度增殖能力即克隆性生长。国内外学者研究均发现多次传代后仍能保持很强的增殖活性。同时通过多系诱导分化证实真皮干细胞具有多向分化能力,可以向骨、脂肪、血管、肝脏和神经细胞分化。研究还表明,利用基因芯片方法检测到真皮干细胞表达多种不同细胞类型的特定转录因子,包括骨、神经、肌细胞等,这可能是其多向分化的分子基础。大量实验已证实真皮干细胞通过诱导可分化为成纤维细胞而参与皮肤组织损伤修复和结构重建,真皮结构主要由成纤维细胞及其分泌的体液因子和细胞外基质组成,共同构成真皮干细胞微环境,以维持皮肤动态平衡。同时,由于真皮干细胞通过表达 VEGF、PDGF、HGF、TGF-β、ICAM-1、VCAM-1 和纤连蛋白等细胞因子,能激活成纤维细胞刺激胶原分泌,促进其增殖,并在一定条件下可从静止期转入细胞周期而增殖分化为成纤维细胞,进而合成胶原和弹力纤维。真皮来源的干细胞在环境改变的情况下将发生细胞衰老(cellular senescence)现象,并且这种现象最终将导致真皮干细胞丧失自我更新能力。不同年龄的真皮干细胞对这种细胞衰老的过程具有不同的抵抗能力。一系列研究实验表明,真皮干细胞的衰老与 PI3K-Akt 信号通路有密切的关系:应用

LY294002 及 Akt 抑制剂Ⅷ抑制该信号通路，能够迅速促使真皮干细胞进入细胞衰老状态；与之相反，加入 PDGF-AA 以及 bpv（pic）激活该通路则能够有效地抑制真皮干细胞的衰老，促进其自我更新，并且不会影响该细胞的分化能力。该研究不仅为探索人类皮肤衰老的细胞分子机制奠定了基础，并且为今后应用成体皮肤干细胞进行组织工程皮肤的构建以及应用再生医学与转化医学进行皮肤相关疾病的治疗提供了理论依据与技术支持。

3. 毛囊干细胞 毛囊是皮肤附属物之一，多位于真皮。由于最初在毛球部发现有显著的细胞分裂，因而早期人们认为毛球是细胞分裂及毛囊生长期起始的重要部位。1990 年，Cotsarelis 等对小鼠皮肤进行 ^{3}H-TdR 掺入实验，4 周后发现毛母质细胞不含有标记而 95% 以上的毛囊隆突部细胞仍保持标记。同时，从形态学上看，隆突细胞体积小，有卷曲核，透射电镜检查发现其胞质充满核糖体，而且缺乏聚集的角蛋白丝，细胞表面有大量微绒毛，是典型的未分化或"原始状"细胞。因而提出了毛囊干细胞定位于隆突部。随后的多个实验进一步支持了毛囊干细胞定位于隆突部的理论。毛囊干细胞最重要的特点之一也是慢周期性，而且可以有无限多次细胞周期。一个完整的毛囊周期要经过生长期、退化期和休止期。在毛囊生长期时，位于隆突部的细胞可快速增殖，产生基质细胞，进而分化出髓质、皮质和毛小皮等。而后，毛基质细胞突然停止增殖，进入退化期。最后毛乳头被结缔组织鞘牵拉，定位于毛囊底部，在毛囊处于休止期时，通过毛乳头上移，使毛囊进入下一个循环。有报道认为，在毛囊的外根鞘也有黑色素干细胞定居，这些黑色素干细胞逐渐分化成为毛母质黑色素细胞和表皮黑色素细胞，分泌黑色素，构成了表皮和毛发的颜色。另外，SCF 等细胞因子对毛囊和黑色素细胞的生长发育有明显的调控作用。色素细胞的干细胞也存在于毛囊的隆突区域。曾经认为毛囊细胞分化出来的毛母细胞是毛囊的干细胞。在皮肤损伤时，除表皮细胞外，毛囊干细胞也被活化，参与表皮再生。

4. 间充质干细胞 间充质干细胞是一种近年来被广泛关注的种子干细胞，它具有向多种中胚层和神经外胚层来源的组织细胞分化的能力。当把间充质干细胞植入体内，其可在多种组织如肺、骨、软骨、皮肤等处增殖和分化，并表现出相应组织细胞表型。自体骨髓间充质干细胞接种于表皮细胞诱导体系 3 天后细胞即发生形态改变，诱导分化的细胞大部分为表皮干细胞；将骨髓间充质干细胞和支架材料复合后移植可明显促进皮肤缺损创面愈合。因此，骨髓间充质干细胞作为种子细胞构建具有生物学功能的组织工程化全层皮肤具有很好的可行性。除此以外，脂肪间充质干细胞由于其可直接从抽吸出的皮下脂肪颗粒中分离获取，即使是大面积皮肤缺损的患者，也可以通过脂肪抽吸术获取足够量的脂肪颗粒悬液或脂肪组织。脂肪间充质干细胞在体外可大规模培养和扩增并且具有多向分化的潜能，相对于从骨髓中获取骨髓间充质干细胞对患者造成的创伤小得多，同时脂肪间充质干细胞可被诱导分化为中胚层的众多细胞系，包括骨细胞、软骨细胞、肌肉细胞和脂肪细胞等。脂肪干细胞分化为表皮细胞的研究目前还不多，如果能取得突破性进展的话，将对解决临床上严重创伤、大面积烧伤患者的皮肤来源紧张问题和促进难愈创面的修复等问题提供很好的解决方法。

5. 其他干细胞 尽管干细胞研究的发展如此迅猛，但目前干细胞治疗及组织工程所用的干细胞均难以实现再生医学成果的产业化。建立低免疫原性干细胞，以实现跨个体应用的通用型种子细胞，是实现组织工程产业化的需要。2006 年日本科学家山中伸弥（Yamanaka）研究组和美国威斯康星大学 James Thompson 研究团队分别在 *Science* 和 *Cell* 杂志上发表有关 iPSC 的研究成果，立即引起轰动，其基本内容是用诱导的成体细胞经重新编程（reprogramming）可获得在形态和功能上与胚胎干细胞相同或相似的细胞即多功能干细胞。体细胞重编程技术可为更多的患者提供异种的多功能干细胞，并且不涉及伦理问题，因而在临床应用上（如器官培养和移植）有良好的前景。以往 iPSC 必须用逆转录病毒载体才能进行基因组整合，由于基因组整合的随机性，可能会发生突变，甚至引起癌症和遗传疾病，现在已尝试用无病毒载体诱导 iPSC。有的用单因子诱导 iPSC，有的用蛋白诱导 iPSC。哈佛大学儿童医院的研究人员通过把普通人体皮肤细胞经过一系列实验快速地诱导转变成 iPSC，从而消除了因注射病毒和致癌基因造成的风险。而且，这一技术的效率约为传统方式的 100 倍。以往研究将 iPSC 定向分化为功能细胞的程序是成体细胞-iPSC-定向功能细胞，目前最新进展是一步到位，即成体细胞-定向功能细胞。这一技术也为再生医学发展开辟了一条新的途径和思路。

尽管人们在皮肤组织工程种子细胞领域已经取得了很多突破性的进展，但还是有很多重要的问题没有探明，例如：如何增加自体细胞的增殖能力、延长细胞的生命期以及提高细胞的分泌能力等；如何优选不同组织来源的同一功能的最佳细胞，建立标准细胞系，使研究工作有更好的可比性和科学性；细胞与人工细胞外基质的相互作用及影响因素以及引导多能干细胞定向发育成目的细胞的分子机制、如何精确有效的改造基因组、克服移植过程中的免疫学障碍等，这些问题都将会成为今后长期的研究重点。

第五节 皮肤组织工程的生物支架材料

组织工程技术随着生命科学、材料科学及相关物理、化学学科的发展，越来越演变成在细胞和组织水平上操作的生物工程。支架材料是组织工程材料的最基本组成，作为再生的模板和基材，细胞获取营养、生长代谢的场所，支架材料不仅为细胞和组织生长提供了适宜的环境，为细胞的增殖提供了赖以附着的物质基础，还能调控和诱导细胞与组织的分化，形成新的功能性组织、器官。支架材料则随着组织的构建而逐渐降解和消失，并将新的空间提供给组织和细胞，最终达到组织再生与修复的目的。根据来源不同，皮肤组织工程生物支架材料可分为天然生物材料和人工合成高分子材料。单独使用时，这些材料往往不能满足组织修复与再生的要求，需要通过几种成分复合的方式来改善单一组分的缺陷，因此复合支架材料的研究是目前的热点方向之一。

一、天然生物类支架材料

皮肤组织工程中常用的天然支架材料有明胶、胶原、壳聚糖、透明质酸、羧甲基壳聚糖等。明胶是变性的胶原，此类材料广泛存在于人和动物的结缔组织中，具有高度的细胞黏附性，在细胞的迁移中起到良好支持吸附的作用，还可诱导一些细胞生长因子的释放，可降解性良好，其产品通常被作为构建组织工程皮肤支架的基材应用。Integra 就是以牛胶原为主要成分共价交联而成，在治疗大面积烧伤创面时可利于创面组织的浸润生长，不易感染，同时在增生性瘢痕的治疗方面也具有显著的效果。透明质酸是天然的细胞外基质中的重要多糖成分，具有较好的生物相容性和黏弹性，通过化学交联和表面改性更能提高其力学性能和细胞亲和力。壳聚糖是一种天然多糖，能够为细胞黏附和迁移提供更多的结合位点，制备成多孔材料后具有一定的弹性和柔韧度，与自体皮同时移植修复烧伤创面时，愈合后可明显减小关节活动受限。羧甲基壳聚糖是一种重要的壳聚糖水溶性衍生物。与壳聚糖相比，其具有良好的水溶性、成膜性及生物相容性。近年来被广泛应用于防粘连、高级化妆品添加剂、药物缓释剂等诸多方面。胶原-磺化羧甲基壳聚糖-硅橡胶制备的多孔支架可有效促进成纤维细胞的增殖，可有效诱导创面真皮层再生，血管化能力良好，可实现深度烫伤创面的全层修复。天然支架材料也有其缺点和局限性，如由于材料的来源、处理方法等不同，常会造成产品性能难以重现，而且天然材料的力学性能、加工性能也较弱。某些天然性质难以进行控制，不易加工改性，获取来源有限等。

二、高分子合成类支架材料

与天然材料相比，高分子合成材料在生物降解速度、力学性能、均一性、加工性能和价格等方面都有着一定的优势。目前用于构建组织工程皮肤合成支架的材料主要包括聚乳酸、聚羟基乙酸、聚氨酯等。这类生物降解性高分子一般在主链上都含有可被水解的基团，如酯键、酸酐键、碳酸酯键、酰胺键、脲键和氨酯键等。其中，脂肪族聚酯类高分子由于具有优良的生物相容性、生理毒性小，以及可调节的物理、化学和生物化学性能，已成为研究最多的一类生物降解性高分子。聚乳酸的聚合物有较好的机械性能，降解速率易于调解，进入人体后可被降解成乳酸单体，最终被分解为二氧化碳和水排出体外。聚羟基乙酸进入体内后可逐步降解为羟基乙酸，作为机体正常代谢中间产物，参加体内代谢。Dermagraft是在聚羟基乙酸纤维网架上接种新生儿包皮成纤维细胞得到的真皮替代物产品，它已成功用于烧伤创面和糖尿病溃疡的治疗。将表皮细胞接种于聚氨酯膜片上，可分泌较高含量的细胞因子。修复全层皮肤缺损时，可表达细胞外基质蛋白，并具有较好的顺应性和气体、水蒸气通透性，有助于维持创面湿润。

三、支架材料结构和制备方法

组织工程生物支架材料要给细胞生长提供适宜的空间，所以支架必须是多孔的。随着皮肤组织工程的发展，生物支架材料的制备技术也日趋成熟。主要可分为微米级多孔支架材料与纳米纤维支架材料。微米纤维支架材料和纳米纤维支架材料的区别：纳米纤维支架在结构上的特点较微米级支架更接近天然细胞外基质，表面积巨大，能提供大量的细胞接触点，可使单位体积内的细胞数量增加，为细胞的黏附、增殖、维持生理功能提供更好的微环境，并可改善蛋白质吸附，更有利于药物和生物大分子的释放，因而被认为比传统的微米级支架更有利于细胞的黏附和生长。此外，纳米支架材料所特有的尺寸效应和表面效应使其更能有效地为引导组织的再生与修复提供理想的细胞生长微环境。

目前，已有很多种成功制备支架材料的方法，如相分离法、分子自组装法、溶液浇铸-粒子滤取法等。相分离法是将聚合物溶于易挥发溶剂中，溶剂挥发过程中聚合物凝聚形成微孔，但空隙大小控制较难；分子自组装法是利用分子之间或高分子与纳米粒子之间非共价键的相互作用，自发地将体系中的分子组装成有序的结构，能够有效设计具有特定物理和化学特性的复合材料；溶液浇铸-粒子滤取法通过控制致孔剂的形态、颗粒大小以及与可降解材料的比例，能够方便地控制三维支架的孔隙率、孔隙尺寸和形态；冷冻干燥法是将含水的支架材料，经过冷冻固定，在低温高真空干燥，利用此技术制备的胶原海绵是目前用于处理严重的皮肤烧伤、溃疡和皮肤移植创口的主要敷料产品。静电纺丝法是近年来兴起的一种能快速、简便制备纳米纤维支架材料的方法，其原理是利用外加电场力使聚合物溶液或熔体克服表面张力形成射流，短时间内被拉伸千万倍，并随溶剂挥发射流固化形成直接、连续的亚微米、纳米级超细纤维。利用电纺技术制备的支架材料孔隙率高，孔道连通性好，有利于维持创面血运和氧气交换，可有效防止创面水分和蛋白质的流失。此外，这些性能还可通过调节加工参数来控制。

目前，支架材料领域的研究又开始向如何提高支架性能的方向迈进。如在支架中引入一些细胞调控因子甚至活细胞，支持细胞在其内部生长、增殖和迁移，提高组织形成率。含有表皮生长因子的纳米纤维支架使上皮角化细胞特异性基因的表达得到了显著的提高，表皮生长因子受体在表皮生长因子-纳米纤维上也得到了高表达，可以作为提高创伤修复材料性能的有效方法。通过表面改性提高材料的生物相容性，获得机体与涂层之间较强的结合力也是提高纤维支架性能的重要手段。经过低温等离子体表面处理的电纺纤维，较之前能够有效地促进真皮成纤维细胞在材料表面的生长和增殖，这可能是由于处理后纤维表面形成极性活性中心，有效地降低了纤维的表面张力，使蛋白溶液能够在其表面均匀浸润。同时，活性中心还可以同胶原大分子链上均匀分布的极性基团在界面上形成很强的分子间作用力，从而尽可能多地结合分子键。一些水溶性高分子基材电纺纤维的机械强度可通过交联方法提高，并在使用过程保持三维网状的骨架结构。电纺胶原纳米纤维膜经1-乙基-3-(3-二甲基氨基丙基)碳二亚胺盐酸盐（EDC）交联之后，其机械强度得到明显提高。

皮肤组织工程中的生物支架材料的发展和材料学、物理学等学科的发展密切相关。如何制备出孔隙结构与表皮、真皮组织相当、孔道贯通性良好的支架材料，使细胞在支架中的分布更加均匀，能最大限度地获取营养物质、生长因子或药物活性分子；如何根据特殊需要使特定应力方向上的力学强度得到显著提高，防止治疗过程中细胞脱落，以及如何得到更加仿生的生物材料等都是未来生物支架材料研究中有待解决的问题和发展的方向。

四、生物 3D 打印墨水

经典的组织工程技术是将细胞种植在已成型的三维材料上,而生物 3D 打印技术则需要材料包裹细胞像打印墨水一样打印成型,因此保持细胞活力是选择材料时的主要问题。水凝胶是一类聚合物材料,亲水的性质使其在三维结构中包含大量水,具有特定的合成方式和可知的理化性质,以及生物相容性或生物可降解性,此外它本身就是重要的细胞外基质材料,可以进行细胞保护、细胞间的黏合扩展及器官的构型。因此,水凝胶是生物 3D 打印墨水包裹细胞的首选。

为了满足生物 3D 打印的需要,针对水凝胶的特性有异于常用水凝胶的新的要求。不仅要具有可打印的机械性能,还要求在打印后有合适的方法进行交联来维持打印出结构的形貌。尽管水凝胶打印和交联的过程中会对细胞造成一些伤害,但仍能保持大部分细胞的活性。目前常用的水凝胶交联方法有物理交联和化学交联,用特定波长光刺激和温度改变引起的交联方法被称为物理交联法,通过特定化合物或离子作用引起的交联称为化学交联法。目前较常见的生物墨水用水凝胶如海藻酸盐(alginate),是一种可以用钙离子进行交联的水凝胶,可以作为支架维持细胞的生长,但由于缺少细胞亲和性,需通过与其他水凝胶如具有很高的生物活性的明胶(gelatin)等结合用于 3D 打印。另外,明胶经过甲基丙烯酰胺修饰之后也可以通过紫外线进行交联,并通过添加透明质酸提高强度,从而更利于打印。

第六节 皮肤组织工程的其他要素

组织工程的核心是建立由细胞和生物材料所构成的三维复合体。其中,细胞外基质(ECM)不仅是细胞的物理支架,而且在细胞的分化、增殖中起重要作用,对组织的再生与器官的形态也非常关键。由生物材料所构成的细胞支架在为细胞增殖提供空间的同时,还担负着为细胞提供营养的重任。组织工程相关生物营养物质主要是具有多种生物学活性的生长因子等,生长因子是强有力的细胞行为的调节剂,可调节细胞的增殖、迁移、分化及蛋白表达,并且在组织再生中具有治疗作用。生长因子不仅对促进移植细胞的增殖与分化有直接的作用,而且可维持它们的生物功能。细胞外基质在存储、显示及释放生长因子中起关键作用,复合生长因子的支架,尤其采用天然生物材料所构建的支架可有效模拟这种细胞外基质的功能,加速组织的再生。

生长因子在组织工程中的应用方法有许多种,其中将生长因子直接加入到损伤的组织促进细胞分化及增殖是最简单的方法。然而由于蛋白本身的特性,生长因子易受外界条件的影响,例如温度、pH 值及有机试剂等。直接注入受损部位的生长因子将迅速弥散及降解。而且,在不同的浓度,同一种生长因子还可能表现出功能相反的作用。因此,如何有效地保护和释放生物因子是组织工程需要解决的问题。于是就有学者将药物学中药物释放系统(drug delivery system, DDS)的概念引入组织工程。这种方法具有广阔的前景,就是将生长因子加入到合适的载体,使生长因子能在需要的部位长时间的可控释放。通过与合适载体的结合,生长因子免受蛋白水解,从而保持了生物活性。生物因子的释放系统应该达到以下几条标准:生物相容、载体本身的降解产物或其本身可被生物体吸收、易于使用、无菌、半透、可以抑制病理过程、有利于愈合与再生且可以作为新组织生成时的结构支撑。

虽然生长因子直接与支架材料复合后都可以达到一定的缓释效果,但距离组织再生的需求还有很远的距离。如何使生长因子持续高效地发挥作用,是研制复合生长因子的功能性组织工程产品亟待解决的问题之一。越来越多的研究表明:借助生长因子控释系统实现活性药物的缓慢释放,将是解决问题的关键。随着药物控释技术的迅猛发展,生物降解高分子材料受到了极大的关注。产生了不同种用于药物控释材料的生物降解高分子材料,其中多种材料在实验室及临床研究中都取得了很大的进展。但仍有一些问题需要深入研究:

(1)"突释效应"造成早期药物大量释放的问题。药物缓释系统在释放初期,系统通过载体表面的微孔迅速吸水,快速溶胀,有时体积会增加

10倍甚至几百倍,导致载体表面微孔广泛开放,同时通透性增加,造成绝大多数药物在极短的时间内迅速释放(释放行为遵守溶胀控制机制),即所谓的"突释效应";而溶胀达到平衡后,只有少量的药物通过骨架扩散或通过系统的降解释放(释放行为遵守扩散控制机制),这种释药方式使得释放后期药物不能达到有效的治疗浓度,达不到药物真正缓释的目的。

(2)制备控释系统的载体材料问题还没有真正解决。例如,多聚体类材料价格昂贵、来源有限;某些载体材料在降解过程中产生的分解物会对细胞产生影响,引发炎症反应等。如壳聚糖类材料虽然体外实验表现出良好的细胞相容性,但动物实验过程中却发现其组织相容性并不理想,都出现了较为严重的炎症反应。药物载体材料是实现药物按照设计要求进行释放的关键,于是国内外许多学者均致力于材料的选择和改进的研究。

(3)保持生长因子持久生物活性的问题。生长因子控释系统作为活性因子的一种剂型,应具有较长时间保持生长因子生物活性的能力,然而目前的载体系统还没能达到要求。另一方面,载体系统制备过程中均有不同程度的活性丧失。因此,由于很多载体材料在控释系统制备过程中工艺复杂、反应条件和溶剂性质欠温和,一方面大大降低了载药量,另一方面吸附药物可能不及包封药物的释放效果。

(4)生长因子的控释虽然取得了一定的进步,但离临床需要还有较大的距离。要想达到生长因子真正控释的目的,实现生长因子定量、持续、高效释放,持续促进组织再生,必须借助控释给药技术和载体材料上的创新和发展。目前人们已经把解决问题的主要方向从材料上的重大突破转移到了对现有的材料进行改性方面。包括通过共聚、共混、分子修饰等方法;合成含亲水和疏水链段的共聚物;合成含功能侧基的聚合物增加化学反应官能团等改善材料的特性。如何研制出更为合理、高效和完美的,能满足各种需求的控释载体材料,还有待于材料学上的设计以及与分子生物学基础上对于生物材料和蛋白之间相互作用的进一步解释。

组织工程的目的是构建一个具有生命力或生物活性的生物体,用来替代或修复受损的组织或器官。因此,组织工程领域的发展方向应该向细胞的多样化,材料应用的智能化和工程化,细胞外基质的仿生化方向发展。最终目的是使得组织工程皮肤更加适合临床需求,相关产品早日得到普及和应用。

第七节　皮肤组织工程的研究展望

组织工程皮肤是组织工程领域发展较快的领域,也是最先进入商业性应用开发的较为成熟的组织工程产品。目前,其代表产品有Biobrane,Integra,Dermagraft,Apligraft等,并且在烧伤、慢性难愈性创面、溃疡及先天性皮肤畸形等疾病的治疗中取得了良好的效果。尽管如此,组织工程皮肤的开发研究还是处于初级阶段。目前的研究和产品开发仅仅是应用组织工程技术修复临床简单组织缺损这条路,尚有诸多制约组织工程应用与发展的基本科学问题没有阐明。首先,如何拓展种子细胞来源,加快组织特异性材料的开发以及探索复杂器官的重建等都是目前面临的难题,除此以外,还必须开展组织工程基础问题的研究,如工程化组织在体外或体内形成过程中的演变规律,以及这些演变规律与正常组织发育再生及创伤修复等的异同等,影响工程化组织形成与成熟过程的相关因素及作用机制等。这些问题涉及皮肤组织工程技术临床应用的有效性、稳定性和安全性。只有通过系统地阐明组织工程化皮肤形成、成熟及体内转归过程中的一系列重要问题的内在机制,才能真正实现组织工程皮肤的临床应用与产业化。但不可否认的是,与传统的自体或异体组织器官移植相比,组织工程皮肤还是在一定程度上克服了供体来源不足等临床亟待解决的难题,必将为从根本上解决组织器官缺损的修复和功能重建等问题开拓一条新的思路和方向。

未来的新一代组织工程皮肤应具有更全面和仿真的生理功能,在各方面都要得到进一步的提高。通过选择具有高度增殖潜能的细胞,统一方法对细胞进行分选,并建立完善的培养和扩增体系,将为临床皮肤缺损修复提供更加稳定的治疗手段。选择支架材料方面要在降解速率方面与新生组织更加匹配,并通过改进材料性能和技术方法上保证在短时间内获得合适的细胞支架复合物,保证移植后能快速与创面贴附,尽快完成自身增殖、分化和功能成熟。在治疗中进一步降低移植创面的感染率,采用加入抗生素或具有抗菌抑菌作用的生物活性物质等。在产品结构上要力求具有完整的仿生表皮和真皮结构,包括血管、神经组织以及皮肤附属器等以改善因血管化延迟而造成的营养支持障碍,以达到尽可能与邻近组织完整愈合,从而提高创面移植成功率和修复质量,最终使创伤部位的修复效果能与自体皮肤接近,达到改善瘢痕的美容效果。

要达到上述目标,必须依靠创新技术的不断涌入,对组织工程策略进行革新。传统组织工程手段是先将细胞沉积在生物支架上形成细胞-材料复合物,然后将含细胞支架植入体内,利用体内环境进行诱导形成相应的组织或器官,实现创伤修复和功能重建。在此过程中,多细胞空间定位和不同细胞密度的沉积一直是难以攻克的技术壁垒。随着生物科技的迅猛发展,再生医学的前沿性得到不断提升,其与现代医学研究理念和策略的结合将推动医学科学迅速达到一个前所未有的高度。特别是生物3D打印技术的出现,其优势恰好针对组织工程技术的瓶颈,在于完美解决多细胞空间定向操控及不同细胞密度的可控沉积等难题,达到组织再生的最终目标。

目前皮肤组织工程研究仍是组织工程领域最具挑战性的前沿学科之一,这一学科的崛起为再生医学的发展开辟了崭新道路,从移植组织器官到工程化组织器官在治疗理念上是一个质的飞跃,具有划时代的意义。

(黄沙 付小兵)

参 考 文 献

[1] Lavik E, Langer R. Tissue engineering: current state and perspectives[J]. Appl Microbiol Biotechnol, 2004, 65: 1-8.

[2] MacNeil S. Progress and opportunities for tissue-engineered skin[J]. Nature, 2007, 445: 870-880.

[3] Rheinwald JG, Green H. Epidermal growth factor and the multiplication of cultured human epidermal keratinocytes [J]. Nature 1977, 265: 421-424.

[4] Phillips TJ, Gilchrest BA. Cultured epidermal grafts in the treatment of leg ulcers[J]. Adv Dermatol, 1990, 5: 33-48.

[5] Wright KA, Nadire KB, Busto P, et al. Alternative delivery of keratinocytes using a polyurethane membrane and the implications for its use in the treatment of full-thickness burn injury[J]. Burn, 1998, 24: 7-17.

[6] Eriksson E, Vranckx J. Wet wound healing: from laboratory to patients to gene therapy[J]. Am J Surg, 2004, 188 (1A Suppl): 36-41.

[7] Copper ML, Hansbrough JF, Spielvogel RL, et al. In vivo optimization of a living dermal substitute employing cultured human fibroblasts on a biodegradable polyglycolic acid or polyglactin mesh[J]. Biomaterials, 1991, 12(2): 243-248.

[8] Kaiser HW, Stark GB, Kopp J, et al. Cultured autologous keratinocytes in fibrin glue suspension, exclusively and combined with STS-allograft (preliminary clinical and histological report of a new technique)[J]. Burns, 1994, 20(1): 23-29.

[9] Hansbrough JF, Morgan J, Greenleaf G, et al. Development of a temporary living skin replacement composed of human neonatal fibroblasts cultured in Biobrane, a synthetic dressing material[J]. Surgery, 1994, 115(5): 633-644.

[10] Wright KA, Nadire KB, Busto P, et al. Alternative delivery of keratinocytes using a polyurethane membrane and the implications for its use in the treatment of full-thickness burn injury[J]. Burns, 1998, 24(1): 7-17.

[11] Wainwright DJ. Use of an acellular allograft dermal matrix (AlloDerm) in the management of full-thickness burns[J]. Burns, 1995, 21(4): 243-248.

[12] Stocum DL. Regenerative biology and engineering: strategies for tissue restoration[J]. Wound Repair Regen, 1998, 6(4): 276-290.

[13] Coulomb B, Friteau L, Baruch J, et al. Advantage of the presence of living dermal fibroblasts within in vitro reconstructed skin for grafting in humans[J]. Plast Reconstr Surg, 1998, 101(7): 1891-1903.

[14] Lee DY, Lee JH, Yang JM, et al. A new dermal equivalent: the use of dermal fibroblast culture alone without

exogenous materials［J］. J Dermatol Sci, 2006, 43（2）: 95-104.

［15］Chen JK, Green G, Weinberg CB. Cultured vascular endothelial cells secrete a protein factor（s）that promotes the contraction of collagen lattices made with fibroblasts［J］. Exp Cell Res, 1991, 193（2）: 297-302.

［16］Zhang C, Fu X, Chen P, et al. Dedifferentiation derived cells exhibit phenotypic and functional characteristics of epidermal stem cells［J］. J Cell Mol Med, 2010, 14（5）: 1135-1145.

［17］Primo FL, de Paula LB, de Siqueira-Moura MP, et al. Photobiostimulation on wound healing treatment by ClAlPc-nanoemulsion from a multiple-wavelength portable light source on a 3D-human stem cell dermal equivalent［J］. Curr Med Chem, 2012, 19（30）: 5157-5163.

［18］Liu S, Liu S, Wang X, et al. The PI3K-Akt pathway inhibits senescence and promotes self-renewal of human skin-derived precursors in vitro［J］. Aging Cell, 2011, 10（4）: 661-674.

［19］Fujiwara H, Ferreira M, Donati G, et al. The basement membrane of hair follicle stem cells is a muscle cell niche［J］. Cell, 2011, 144（4）: 577-589.

［20］Jackson WM, Nesti LJ, Tuan RS. Concise review: clinical translation of wound healing therapies based on mesenchymal stem cells［J］. Stem Cells Transl Med, 2012, 1: 44-50.

［21］Primo FL, da Costa Reis MB, Porcionatto MA, et al. In vitro evaluation of chloroaluminum phthalocyanine nanoemulsion and low-level laser therapy on human skin dermal equivalents and bone marrow mesenchymal stem cells［J］. Curr Med Chem, 2011, 18（22）: 3376-3381.

［22］Collawn SS, Banerjee NS, de la Torre J, et al. Adipose-derived stromal cells accelerate wound healing in an organotypic raft culture model［J］. Ann Plast Surg, 2012, 68（5）: 501-504.

［23］Huang S, Fu X. Naturally derived materials-based cell and drug delivery systems in skin regeneration［J］. J Control Release, 2010, 142（2）: 149-159.

［24］Muangman P, Engrav LH, Heimbach DM, et al. Complex wound management utilizing an artificial dermal matrix［J］. Ann Plast Surg, 2006 Aug, 57（2）: 199-202.

［25］Nguyen DQ, Dickson WA. A review of the use of a dermal skin substitute in burns care［J］. J Wound Care, 2006, 15（8）: 373-376.

［26］Ehrenreich M, Ruszczak Z. Update on dermal substitutes［J］. Acta Dermatovenerol Croat, 2006, 14（3）: 172-187.

［27］Collier M. The use of advanced biological and tissue-engineered wound products［J］. Nurs Stand, 2006, 21（7）: 68, 70, 72 passim.

［28］Metcalfe AD, Ferguson MW. Tissue engineering of replacement skin: the crossroads of biomaterials, wound healing, embryonic development, stem cells and regeneration［J］. J R Soc Interface, 2007, 4（14）: 413-437.

［29］Rnjak-Kovacina J, Wise SG, Li Z, et al. Electrospun synthetic human elastin: collagen composite scaffolds for dermal tissue engineering［J］. Acta Biomater, 2012, 8（10）: 3714-3722.

［30］Choi JS, Leong KW, Yoo HS. In vivo wound healing of diabetic ulcers using electrospun nanofibers immobilized with human epidermal growth factor（EGF）［J］. Biomaterials, 2008, 29（5）: 587-596.

［31］Schneider A, Wang XY, Kaplan DL, et al. Biofunctionalized electrospun silk mats as a topical bioactive dressing for accelerated wound healing［J］. Acta Biomater, 2009, 5（7）: 2570-2578.

［32］Gil ES, Panilaitis B, BellasE, et al. Functionalized silk biomaterials for wound healing［J］. Adv Healthc Mater, 2013, 2（1）: 206-217.

［33］Macri L, Clark RA. Tissue engineering for cutaneous wounds: selecting the proper time and space for growth factors, cells and the extracellular matrix［J］. Sin Pharmacol Physiol, 2009, 22（2）: 83-93.

［34］Naughton GK. From lab bench to market: critical issues in tissue engineering［J］. Ann N Y Acad Sci, 2002, 961: 372-385.

［35］Layman H, Spiga MG, Brooks T, et al. The effect of the controlled release of basic fibroblast growth factor from ionic gelatin-based hydrogels on angiogenesis in a murine critical limb ischemic model［J］. Biomaterials, 2007, 28（16）: 2646-2654.

［36］Simón-Yarza T, Formiga FR, Tamayo E, et al. PEGylated-PLGAmicroparticles containing VEGF for long term drug delivery［J］. Int J Pharm, 2013, 440（1）: 13-18.

［37］Huang S, Yao B, Xie J, et al. 3D bioprinted extracellular matrix mimics facilitate directed differentiation of epithelial progenitors for sweat gland regeneration［J］. Acta Biomater, 2016. 32: 170-177.

［38］Jones N. Science in three dimensions: the print revolution［J］. Nature, 2012, 487: 22-23.

［39］Takagi R, Ishimaru J, Sugawara A, et al. Bioengineering a 3D integumentary organ system from iPS cells using an in vivo transplantation model [J]. Sci Adv, 2016, 2 (4): e1500887.

[40] Pati F, Jang J, Ha DH, et al. Printing three-dimensional tissue analogues with decellularized extracellular matrix bioink [J]. Nature communication, 2014, 5: 3935.

[41] Lee CH, Rodeo SA, Fortier LA, et al. Protein-releasing polymeric scaffolds induce fibrochondrocytic differentiation of endogenous cells for knee meniscus regeneration in sheep [J]. Sci Trans Med, 2014, 6 (266): 266ra171.

[42] Murphy SV, Atala A. 3D bioprinting of tissues and organs [J]. Nat Biotechnol. 2014, 32 (8): 773-785.

第八章 关节软骨的精准修复再生

关节软骨是人体运动系统的重要组成部分。本章首先介绍关节软骨的生理学知识，接着介绍关节软骨的病理分型和诊断，最后介绍目前关节软骨病损的临床治疗手段和精准修复再生的最新研究进展，在此基础上提出关节软骨修复再生的"5T"原则和方向。

第一节 关节软骨损伤的概述

一、关节软骨的生理学

（一）软骨大体解剖学

关节面是参与组成关节的各相关骨的接触面。关节面上终生被覆有关节软骨，多数由透明软骨构成，少数为纤维软骨，其厚薄因不同的关节和年龄而异，平均厚度为 1~5mm，最厚可达 7mm。关节软骨所承压的应力及弹性均很好，相当于汽车外胎橡皮。人在走路时，髋、膝关节的关节软骨的负荷可达自身体重的 4 倍；若人从 1 米高处落下，膝关节所受瞬间负荷可达自身体重的 25 倍。关节软骨不仅能缓冲并吸收震荡，还可以借助滑液的浸透，降低软骨之间的摩擦系数，方便关节活动。另外，关节软骨是一种黏弹性材料，其中有许多孔隙，组织间隙充满了液体，在应力作用下，这些液体可以流进或流出，这是它获得营养的重要途径（与关节腔中的滑液进行交换）。

（二）软骨组织胚胎学

软骨组织是一种由软骨基质和软骨细胞组成的特殊结缔组织，不含有血管、神经和淋巴管。软骨基质由无定形基质和包埋在基质内的胶原原纤维组成。其中无定形基质主要含有 3 种糖胺聚糖：聚透明质酸、硫酸软骨素和硫酸角质素。此外，基质中还存在多种糖蛋白，如软骨粘连蛋白和锚蛋白 CII 等，它们对于软骨细胞黏附在软骨基

质上起重要作用。软骨细胞所在的小腔称为软骨陷窝。光镜下，软骨基质呈嗜碱性，软骨陷窝周围的基质称为软骨囊，含硫酸软骨素较多，嗜碱性更强，染色更深。软骨囊含VI型胶原组成的细丝网。关节软骨中的胶原原纤维由Ⅱ型胶原蛋白组成，其含量约为软骨基质的 40%。胶原原纤维直径为 10~20nm，相互交织形成三维网格，维持软骨的机械稳定性。由于胶原原纤维纤细，且折光率与软骨基质相近，故在光镜下难以分辨。此外，基质中尚有少量其他胶原，如VI型、IX型、X型、XI型胶原，它们参与胶原原纤维网络的稳定及其与基质和细胞的相互作用等。

软骨细胞充满于软骨陷窝内，但在组织切片上，由于软骨细胞皱缩，软骨细胞和软骨囊之间常出现空隙。位于软骨组织边缘的软骨细胞体积较小，呈扁圆形，常单个分布，是未成熟的软骨细胞。自边缘向深部，软骨细胞逐渐成熟，形状接近圆形，常成群分布，每群 2~8 个细胞不等，但每个细胞都有各自的软骨陷窝和软骨囊。这些细胞是由一个幼稚软骨细胞分裂增殖而来的，故称同源细胞群。软骨细胞核有 1 个或多个，呈圆形或卵圆形，染色较浅；细胞质呈弱嗜碱性。软骨细胞是合成软骨组织基质和纤维的场所。由于远离血流，软骨细胞主要以糖酵解的方式获得能量。

关节软骨自浅向深可分为：切线层（浅表层）、中间层（移行层）、深层（辐射层）以及钙化软骨层。不同层之间的组成、结构及力学特性均不相同，细胞的形态和功能也有所差异，但层别只是人为划分，层与层之间并无明显界限。

1. **切线层（浅表层）** 切线层最薄，约 40μm，占关节软骨厚度的 5%~10%。本层内的软骨细胞相对较小，呈梭形，其长轴与关节软骨表面平行。本层的基质中，胶原、纤维连接蛋白和水含量高，而蛋白多糖含量低。胶原直径较细，排列致密，平

行关节面方向走行,水基本上不能透过这一层,这是关节产生液压负重机制的基础。另外,这些纤维还具有孔隙状结构,能够摄入滑液分子,排出蛋白质以及透明质酸等较大的分子。蛋白多糖中每一核心蛋白上附着的糖胺多糖比较少,部分蛋白多糖与细胶原纤维交织成网,难以分离,能有效抵抗剪切力。

2. 中间层(移行层) 这层的厚度往往是切线层的数倍,占整体厚度的40%~45%。从整体形态而言,该层介于切线层和深层之间。本层中软骨细胞多呈圆形或卵圆形,细胞代谢较切线层活跃,内含大量粗面内质网、高尔基体等具有分泌功能的细胞器。与切线层相比,该层基质内胶原纤维直径粗大,排列不规则,其中斜行方向的纤维含量较多,与抵抗关节表面的剪切力有关。基质组分中的蛋白多糖含量高,易分离,但胶原和水含量低。

3. 深层(辐射层) 这层是四层中最厚的一层。本层中的软骨细胞体积大,数量多,多呈圆形或卵圆形,垂直于关节面排列。本层内胶原纤维最粗,可能与它们需要抵抗蛋白多糖膨胀性的压力有关。胶原纤维垂直关节面方向走行,并通过潮线进入钙化层,部分穿过关节软骨到达软骨下骨,使关节软骨不易从骨上脱落。本层基质组分中的蛋白多糖含量最高,而水含量最低。光镜下,HE染色切片上,有一条淡蓝色的波状条纹介于深层和钙化层之间,表现为嗜碱性的细线,称为潮线。潮线是深层和钙化层之间的分界线。

4. 钙化软骨层 这层较薄,处于深层和软骨下骨之间,占整体厚度的5%~10%。本层中软骨细胞数量很少,部分已退变。细胞内粗面内质网、高尔基体等细胞器极少,细胞被周围钙化的组织包埋,表现为软骨细胞镶在陷窝内。

(三)软骨发育学

关节软骨起源于胚胎时期中胚层内的间充质。软骨的发生一般认为是从人胚胎发育的第5周开始,间充质细胞开始在软骨形成部位密集成团,称为软骨形成中心,中央的间充质细胞逐渐分化形成软骨母细胞,软骨母细胞能分泌基质和纤维,将周围的细胞分隔开来。当软骨母细胞完全被基质包围时,即成为软骨细胞。关节形成的第一个明显标志是在类软骨样的肢体雏形上以后出现关节的部位产生软骨细胞,这些软骨细胞数量较少,垂直于肋软骨原基纵轴方向排列,之后去分化形成扁平的成纤维细胞样间充质细胞,并丧失周围的软骨基质,排列更加紧密。随后,这些间充质细胞变密、增厚,形成间带。间带由三层构成:中间层较薄,组织疏松;两端为两个致密层,分别覆盖在类软骨样肢体的相对骺面上。两个致密层细胞成为软骨祖细胞,之后分化软骨母细胞,这些新形成的软骨细胞附着在骨骺端,参与纵向生长,并经过进一步分化形成关节软骨细胞。同时,中间层细胞通过坏死或凋亡,在相邻骨骼之间形成不连续组织,最终形成关节腔。

胎儿时期的关节软骨只能大致分为表层和中深层两部分,主要含有两种细胞,相对细长的细胞分裂活动旺盛,类圆形的细胞相对稳定。表层结构呈膜样,与两侧的结缔组织相连,层内为细长形细胞,有小的软骨囊,早期呈波浪状起伏,随着胎龄增加逐渐趋于平滑。中深层含细长形和类圆形两种细胞。在整个胎儿期,关节软骨以两种方式生长。一种称为软骨内生长,一般发生在中深层,主要通过软骨细胞的分裂增殖,形成新的软骨细胞和基质;另一种称为附加性生长,即由关节软骨周边的细胞进行分裂分化形成软骨母细胞,软骨母细胞产生新的基质,并转化为新的软骨细胞附加在原有软骨的两侧,以增加其宽度。

二、关节软骨的病理诊断分型

1. 软骨退变的分期

(1)早期:关节面开始出现小裂缝,变得不平整,但裂缝尚未超过浅表层,软骨细胞轻度增多,黏多糖的微小减少不延至移行带或中层以上。镜下关节软骨表层的消失是最早的组织学改变,软骨细胞数的弥漫性增多,异染性染色轻度减少,说明蛋白多糖的消耗。

(2)轻度进展期:关节面的损害加重,小裂缝延伸到关节软骨中层,偶有累及钙化层;中层黏多糖减少;软骨细胞群或细胞分裂数增多。镜下软骨表面开始出现垂直劈裂,起初劈裂通过移行层。病程进一步加重,裂缝不断加深,延伸至钙化带,产生纤维和软骨软化,糖蛋白进一步消失。这个阶段,软骨细胞最突出的表现是代谢活动亢进,软骨细胞数增加,聚集成群或簇系。

（3）进行期：软骨厚度减少；小裂缝延伸至软骨下骨，关节软骨全层的黏多糖明显减少；关节面的有些区域关节软骨完全丢失，露出致密的软骨下密质骨。软骨细胞出现侵蚀，最后表面的局灶病变区完全消失，软骨剥脱露出硬化和致密的骨质。软骨下骨囊肿形成，骨表面可覆盖有部分新软骨修补区，并延伸至边缘骨赘。

2. 关节软骨变性　早期表现为关节软骨局灶性软化，表面粗糙，失去正常弹性；继而出现小片脱落，表面有不规则小凹陷或线条样小沟，多见于负荷较大部位，如膝关节。

中晚期表现为，关节软骨出现微小裂隙、糜烂、溃疡等，软骨大片剥脱可致软骨下骨板裸露。关节运动时摩擦刺激，骨质逐渐变为致密、坚硬，被称之为"象牙样变"。镜检可见基质黏液样软化、软骨细胞减少、裂隙附近软骨细胞成堆增生、软骨撕裂或微纤维化、溃疡面可被结缔组织或纤维软骨覆盖及新生血管侵入。

三、关节软骨的治疗发展历史

过去，我们曾尝试使用关节镜下关节腔灌洗去治疗软骨损伤。当时，在关节镜检查的同时会进行关节腔灌洗，灌洗液主要采用生理盐水、林格液、乳酸盐溶液等。这种方式被认为可以有效缓解骨关节炎（osteoarthritis，OA）和创伤患者的关节疼痛（主要是膝关节），但直至目前这种疗效产生的确切机制仍然不明确。有学者认为，这可能是由于关节腔的冲洗去除了关节内的某些疼痛介质，并清除了关节表面黏附的蛋白多糖和聚蛋白多糖，从而有利于修复细胞的黏附，但没有任何生物学证据证实其对软骨损伤有修复作用。也有学者通过临床随机对照试验发现，灌洗组与非灌洗组的疼痛缓解情况并无明显差别，认为关节腔灌洗并未实际解决患者的疼痛，而更多的是作为一种安慰剂来对患者进行干预。现在常用的治疗包括：运动疗法（可以分为肌力练习、关节活动练习以及持续被动运动），理疗（利用电、光、声、磁、冷热等物理因素作用于人体），Pridie钻孔术和微骨折术，自体、异体骨软骨移植。然而，虽然方法很多，但是目前的软骨修复对医生来说仍然是一大挑战！将来的软骨精准修复可以应用"5T"准则进行：①组织科学（tissue science）；

②组织病理（tissue pathology）；③组织工程（tissue engineering）；④组织康复（tissue rehabilitation）；⑤组织功能（tissue function）。

第二节　关节软骨病损的病理分型和诊断

一、软骨损伤患者局部表现的分析

（一）红肿热痛

关节软骨损伤后的临床症状有多种表现，小面积的缺损可能无任何不适症状。但随着损伤的面积和深度增加，可出现关节疼痛、肿胀、绞锁、畸形及活动受限等表现。疼痛是最常见的症状，常伴随肿胀或绞锁。与活动相关的疼痛，往往可以提示损伤的部位。疼痛是由于关节软骨失去缓冲功能的结果。软骨下骨暴露在持续增长的压力作用下，这个区域的痛觉纤维则受到刺激。逐渐增加的静脉血流伴随着骨质硬化、松质骨充血的发生，这样形成一个恶性循环。肿胀是由于酶降解关节软骨，导致关节囊扩张和滑膜炎，可使症状加重。

在软骨损伤中，不同的年龄层次也有会不同的表现。青少年好发骨软骨损伤。患者膝关节疼痛剧烈，而且由于软骨下骨区血运丰富，常可导致关节内积血、肿胀。体检时膝关节内血肿具有较高的诊断意义。另外，软骨下骨松质骨中的脂肪滴也可进入关节腔，因此关节腔穿刺不仅可抽出不凝血，还常常带有脂肪颗粒。成年人好发单纯软骨损伤。常见症状为膝关节绞锁、打软，以后可能出现关节内游离体症状。体检常少有阳性体征，患者可能仅有局部轻微压痛，膝关节可出现轻中度肿胀，但多无关节内血肿形成。

（二）X线

关节软骨的急性损伤可造成关节表面软骨的剥脱。软骨损伤的深度决定了剥脱碎片的成分是软骨性还是骨性。纯软骨碎片在X线片上是不显影的，而如果碎片中包含了钙化软骨或骨性成分，则可在X线片上显影，但X线片上的骨折碎片要比实际的小。另外，无论软骨碎片或骨软骨碎片都可导致明显的关节肿胀，这也是一个继发性的 X 线征象。损伤后，关节表面剥脱的部分可仍停留在原处、轻度位移或游离于关节腔内。大多数情况下，碎片黏附到滑膜组织上最终可被吸收。如果碎片与原剥脱处相连，它可经历血管化而形成新骨，在 X 线片上显示。游离的软骨碎片和骨软骨碎片可经历：①增生形成新层软骨和骨；②由于表面重塑而被吸收；③包括原来和新生的软骨经历退变钙化。这些改变在 X 线片上有不同的表现。游离体可由于增生或退变钙化而在 X 线片上变的更明显。

X 线平片并不能直接显示软骨早期退变状况，只能根据其在平片上的间接表现来推测软骨的损伤情况。软骨损伤最常见的间接表现是关节间隙进行性狭窄。当然，其他因素也可能导致这种狭窄；且软骨损伤也不一定表现为关节间隙的狭窄。此外，X 线平片还能显示骨关节炎（osteoarthritis, OA）患者关节面的骨质硬化，骨赘形成以及关节畸形等。

根据以上这些 X 线表现，并结合相关临床症状，OA 可分为 4 级，即 Kellgren/Lawrence 分级（K/L 分级）：

1 级，关节间隙可疑狭窄和关节边缘可疑唇样骨赘；

2 级，关节边缘明确骨赘形成和可疑关节间隙狭窄；

3 级，小的多发骨赘形成，明确的关节间隙狭窄，骨质硬化和可疑关节畸形；

4 级，大的骨赘形成，明显的关节间隙狭窄，严重的骨质硬化和关节畸形。

当然，由于 X 线并不能显示早期 OA 的软骨改变，当 X 线平片表现出一些改变时，OA 往往已处于进展期。因此，X 线平片对于显示 OA 的早期软骨损伤的意义不大。

（三）MRI

磁共振成像（magnetic resonance imaging, MRI）在关节软骨病损的检查上相较于其他辅助检查手段具有较大的优势，如成像分辨率高；显示关节软骨时与周围组织对比度高；可以多角度、多序列、多参数成像；属于无创检查等。这使得 MRI 成为了目前关节软骨病损检查方面最有价值的手段。

MRI 可以显示软骨及软骨下骨损伤程度，软骨残余量等关节软骨病损的信息。此外，MRI 还

能显示骨髓的水肿，骨髓水肿意味着 OA 的快速进展期，因此对临床诊断意义重大。根据 MRI 上显示的软骨表面光滑程度、软骨丢失程度等将软骨病变分为 5 级（Recht 标准）：

0 级，正常关节软骨；

Ⅰ级，软骨分层结构消失，软骨内出现局灶性低信号区，软骨表面光滑；

Ⅱ级，软骨表面轮廓轻至中度不规则，软骨缺损深度未及全层厚度的 50%；

Ⅲ级，软骨表面轮廓中至重度不规则，软骨缺损深度达全层厚度的 50% 以上，但未见完全脱落；

Ⅳ级，软骨全层缺损、剥脱，软骨下骨质暴露伴或不伴软骨下骨质信号改变。

此外，近年来发展了多种 MRI 的新技术，进一步提高了软骨组织的分辨率，对软骨厚度的显示更为精确。

1. T_2 mapping 即 T_2 弛豫时间图成像，能反映关节软骨中的水含量。由于水分增加是软骨早期退变的表现之一，因此在关节软骨退变的早期，T_2 mapping 技术就能检测到。此外，由于软骨中的胶原 - 蛋白多糖结合水分子中的质子后会降低 T_2 值，因而当软骨基质中的胶原 - 蛋白多糖含量降低，T_2 值升高。Hannila 等采用了常规梯度回波序列测定了 OA 患者和健康人的 T_2 值，结果发现 OA 组相较于健康组 T_2 值上升明显，但轻度 OA 组与中重度 OA 组之间 T_2 值却无显著差异。可能是因为软骨基质的退变在 OA 早期即已发生，而中晚期 OA 主要影响软骨下骨。

2. $T_{1}\rho$ mapping 能较准确的标记软骨基质中蛋白多糖的含量变化，具有较高的敏感性和特异性。蛋白多糖对于关节软骨正常功能的维持意义重大。关节软骨的蛋白多糖减少会使 $T_{1}\rho$ 值增加（110~170ms），蛋白多糖和 $T_{1}\rho$ 值呈明显相关。$T_{1}\rho$ 值在软骨的浅表层信号最高，中间层逐渐减低，在软骨下骨又有升高。$T_{1}\rho$ 值所反映的可能是软骨内多重生化改变，与蛋白多糖、胶原含量及水化有关。

3. dGEMRIC 成像，延迟动态增强技术 该技术主要用于显示软骨中糖胺聚糖（glycosaminoglycan, GAG）的含量和分布。采用磁共振对比剂 Gd-DTPA2 可以探测组织中因蛋白多糖缺失而导致

的固定电荷密度（fixed charge density，FCD）的改变，而 FCD 的改变与基质中 GAG 浓度变化密切相关。此种对比剂能渗透进入软骨的内部，并与软骨内部的电荷相互作用，最终可以分布在关节软骨中蛋白多糖缺失的部位，在图像上则显示为软骨内部的局部信号增高，可以对软骨退变早期蛋白多糖作出定量诊断。该技术对软骨中的 GAG 具有高度的敏感性和专一性。

4. 磁化传递对比（MTC）　该技术主要依靠组织中的水和大分子内部质子的磁化转移率的不同而使不同的软组织产生对比。关节软骨基质中的胶原结构和含量是形成 MTC 的基础，同时，关节内滑液则无明显 MTC 出现。这使得关节软骨的信号较周围环境下降。这种变化使原本信号差异不太大的关节滑液和软骨形成强对比。其中最常用的磁化传递成像技术是梯度回波技术。

5. 弥散加权成像（DWI）　DWI 反映组织内水分子自由扩散的程度，根据不同组织结构水分子自由扩散程度的差异，从而评估组织结构是否改变，判断组织是否损伤。在软骨退变的早期，软骨基质开始降解，因而对水分子自由扩散的限制作用减弱，使水分子自由扩散的程度增大，在 DWI 上则表现为信号的降低，因此 DWI 能在 OA 的早期即显示出软骨结构的改变，有助于 OA 的早期诊断。

（四）关节镜

关节镜是目前公认诊断关节软骨损伤的"金标准"。它可以在直视下明确关节软骨损伤的部位、大小、深度以及有无合并损伤的情况。膝关节内软骨损伤关节镜下诊断国内主要将其分类为：①软骨挫伤；②软骨划伤；③软骨裂伤与软骨骨折；④关节内骨折。软骨挫伤是关节软骨损伤最常见的类型，在关节镜下表现为，软骨表浅的缺损和摩擦痕迹。软骨划伤可由关节镜手术中器械操作不当造成。软骨裂伤与软骨骨折是较严重的关节软骨损伤，镜下可见到软骨裂伤、掀起、缺损或游离体形成等。关节内骨折通常会影响到表层的关节软骨，在治疗过程中可一并处理。

关节软骨退行性变损害的关节镜分级采用 Outerbridge 标准：

0 级，正常关节软骨；

Ⅰ级，软骨软化水肿或出现表面泡状结构；

Ⅱ级，软骨变薄出现轻中度纤维化；

Ⅲ级，软骨重度纤维化，呈现蟹肉样改变；

Ⅳ级，软骨退行性变深达骨皮质，全层软骨缺损、软骨下骨质裸露。

二、软骨损伤病灶的分析

国际软骨修复协会（ICRS）制定了对关节软骨损伤权威的分类系统。它考虑到了损伤的深度（0~4 级）和面积（正常至严重病变）。具体如下：

ICRS-0 级（正常）：肉眼下观察到正常的关节软骨而没有明显的缺损。

ICRS-1 级（接近正常）：分为两型。

1a 级指关节软骨表面完整，仅有纤维素样变和 / 或软化。

1b 级指软骨表面有撕裂和裂隙。

ICRS-2 级（不正常）：软骨损伤的深度不超过软骨厚度的 50%。

ICRS-3 级（严重病变）：软骨损伤的深度超过软骨厚度的 50%，可分为四种亚型。

3a 级指软骨损伤的深度超过软骨厚度的 50%，但尚未到达钙化层。

3b 级指软骨损伤的深度超过软骨厚度的 50%，且已至钙化层。

3c 级指软骨损伤的深度到达但未穿透软骨下骨。

3d 级指有水疱形成。

ICRS-4 级（严重病变）：全层软骨损伤，而剥脱性骨软骨炎（OCD）不包括在内。

ICRS 分级对关节软骨损伤的治疗也具有指导意义。对 ICRS-1 级，推荐保守治疗。对 ICRS-2 级软骨损伤，治疗的目的是通过清创术清除软骨表面不稳定的部分，阻止病变继续发展。对 ICRS-3 和 ICRS-4 级损伤，依据损伤的面积和临床表现，有多种方法可供选择，如骨髓刺激术（钻孔术、微骨折术）、骨软骨移植、自体软骨细胞移植术等。

三、患者滑液的分析

（一）细胞因子

1. IL-1　白细胞介素 -1（interleukin-1，IL-1）是机体内炎症过程的重要环节。早在 20 世纪 70 年代，Howell 等就发现体外培养的巨噬细胞上清液具有促进软骨降解的功能,还能刺激软骨细胞产生基质金属蛋白酶(matrix metalloproteinase,MMP),对炎症具有强烈的促进作用。在正常关节软骨中,IL-1仅在最外层的少量细胞中可检测到,但在损伤后的关节软骨中,损伤部位附近的细胞和基质中均可检测到IL-1表达量的显著升高。IL-1还能在IL-6及内源性NO的介导下,抑制人软骨细胞的增生,减少蛋白聚糖的合成。

2. TNF-α 肿瘤坏死因子(tumor necrosis factor,TNF)因最早发现能使多种肿瘤发生出血坏死而得名,后续的研究发现TNF可作为炎症介质产生多种生物学效应。其中TNF-α主要由巨噬细胞、软骨细胞、成纤维细胞等产生,在关节软骨损伤中具有重要作用。TNF-α在软骨组织中的破坏作用与IL-1类似,主要表现为抑制软骨胶原的合成,同时促进软骨基质的降解。在OA模型中,TNF-α及其受体在软骨各层中表达均有提高,且提高程度与软骨损伤程度呈正相关。

3. LIF 白血病抑制因子(leukemia inhibitory factor,LIF)是IL-6家族的一员,最初因发现能抑制鼠造血系统肿瘤细胞生长并能诱导其分化而得名,目前发现LIF同样具有多种功能。LIF在关节软骨中能刺激软骨细胞产生MMP(基质金属蛋白酶)和胶原酶,同时抑制软骨基质的合成。与此同时,LIF还通过刺激其他细胞因子的产生对软骨细胞产生间接影响。Lotz等在OA患者的关节液中发现了具有生物活性的LIF;同时,体外的实验还发现IL-1β、TNF-α、LPS、IL-6等多种细胞因子均能诱导软骨细胞产生LIF。

(二)反应软骨基质合成和降解的生物学标记物

1. MMP和TIMP MMP是金属蛋白水解酶的一种,因其需要金属离子辅助才能发挥作用而得名。目前认为MMP是造成软骨基质降解的直接原因。组织金属蛋白酶抑制物(tissue inhibitor of metalloproteinase,TIMP)是MMP的特异性抑制剂。目前共发现TIMP的4种亚型,TIMP-1、2、3、4。Stefano等的研究发现正是MMP与TIMP之间比例的改变导致了关节软骨的降解,且这个比例与关节镜下疾病的严重程度相关;尤其是MMP-3与TIMP-1之比,在关节软骨损伤早期,血清及关节液中的该比值就已发生变化,因此可作为早期

诊断的辅助标志物。

2. PIICP和PIINP Ⅱ型胶原C前肽(procollagen Ⅱ C-terminal propeptide,PⅡCP)和Ⅱ型胶原N前肽(procollagen Ⅱ N-terminal propeptide,PⅡNP)是Ⅱ型胶原合成代谢的标志物。Kobayashi等采用夹心ELISA的方法检测出OA患者关节液中的PIICP水平为正常关节液中的3倍,且与OA的严重程度相关。有研究表明,关节液中PⅡCP水平在损伤早期和中期逐渐上升,损伤晚期逐渐下降。造成这种现象的原因可能是在OA的早中期,软骨损伤逐渐加重,软骨细胞中的Ⅱ型胶原合成代谢逐渐旺盛,PⅡCP水平逐渐上升;但在OA的晚期,由于软骨损伤严重,软骨细胞大量死亡,合成能力下降,因此PⅡCP水平也逐渐下降。

3. CTX-Ⅱ Ⅱ型胶原C端肽(C-telopeptide-Ⅱ,CTX-Ⅱ)是Ⅱ型胶原的降解产物。因分子量小,CTX-Ⅱ产生后可全部进入尿液中,因此更便于临床检测。Mazzuca等发现OA患者的尿CTX-Ⅱ水平较正常水平显著上升。CTX-Ⅱ因能在血、尿、关节液等多种样本中同时检测,且稳定性良好,故被认为是关节软骨损伤的生物标志物中的首选指标。

4. HA 透明质酸(hyaluronic acid,HA)属于酸性黏多糖,是软骨基质和关节滑液的重要成分,具有保持水分,润滑关节,促进创伤愈合等多项维持关节正常功能的作用。杜国辉等认为在关节软骨损伤后蛋白多糖被大量破坏,释放HA进入血液,使血液中的HA水平显著上升。血液HA水平与关节软骨的病理损伤程度呈正相关。其他因素(如肝病、肿瘤等)也可导致血液中HA水平的改变。在依据HA进行OA的早期诊断时应注意。

5. COMP 软骨寡聚基质蛋白(cartilage oligometric matrix protein,COMP)是一种重要的细胞外基质,属于凝血栓蛋白家族。COMP最早发现于关节和鼻软骨中,目前发现几乎所有的软骨、玻璃体及肌腱细胞等内部均有COMP存在。Dodge等研究发现,滑膜及软骨母细胞等均能分泌COMP,并认为关节液中COMP浓度高低可以作为反映关节软骨是否退变的指标。Sharif等检测了OA患者血清COMP浓度后发现,血清COMP浓度与OA的进行性关节损害相关。有学者认为,COMP

相比于其他生物标记物,对关节炎症的指示作用更为特异。但此看法想要获得更广泛的认可并运用于临床,尚需进一步的研究。

6. YKL-40　软骨基质蛋白 YKL-40 是壳质酶蛋白家族的一种糖蛋白,因其一条肽链 N 端起始 3 个氨基酸为酪氨酸(Y)、赖氨酸(K)、亮氨酸(L),且相对分子量为 40kDa,故名 YKL-40。目前已知可由关节软骨细胞、滑膜细胞、激活的巨噬细胞及中性粒细胞分泌。Johansen 等的研究表明,当膝关节 OA 发展至晚期时,患者关节液和血清中的 YKL-40 水平是同龄正常水平的 1.5 倍;而滑膜炎患者的关节液和血清中 YKL-40 的水平也显著高于正常水平,因此,他们认为 YKL-40 可以作为判断关节损伤的一个局部诊断性标记物,在 OA 的早期诊断中具有一定意义。

第三节　关节软骨病损的临床治疗及进展

一、概论

关节软骨属于透明软骨,由软骨细胞和软骨外基质组成,是一种特异化的结缔组织。成熟的软骨是一种无血管的组织,主要依靠细胞外基质分泌形成的生长因子、细胞因子、基质金属蛋白酶和抑制因子,以及自身的分子结构维持它的功能和形态。当关节发生创伤或退变后,软骨细胞及基质的组成、代谢均发生相应的变化,表现为软骨细胞合成反应减少及软骨基质的断裂和丢失。而关节软骨无血管和淋巴管提供养分,且软骨细胞自身增殖能力有限,一旦损伤,自身难以修复。因此,关节软骨损伤的治疗在临床上仍是一个难题。

软骨损伤面积大小是采用不同治疗方法首先要考虑的因素。目前临床上常见的治疗方法包括关节清理、镶嵌式成形术、微骨折术及自体软骨细胞移植技术等,而没有研究表明这些治疗方法可以达到满意的长期疗效,特别是全层软骨损伤,修复的纤维软骨在生物性能上无法与正常的透明软骨相比拟,且在机械性能上也无法达到自身软骨的要求,更不能阻止软骨下骨的退变,从而进一步导致骨性关节炎的发生。

近年来随着组织工程技术的发展,关节软骨的修复进入了新的阶段。有研究发现,组织工程技术能促进透明软骨再生,但其形成的透明软骨不能长期维持组织学和力学性能。目前组织工程的研究重点包括种子细胞,细胞因子和生物支架材料三个方面,如何培养出胶原含量高、生物性能好的透明软骨引起了广大科研及临床工作者的兴趣。但目前组织工程技术修复关节软骨损伤仍处于动物实验阶段,临床尚处于起步阶段。

二、表浅软骨损伤的治疗

(一)常规临床处理及手术干预

1. 保守治疗　轻微的表浅软骨损伤不会影响关节活动,合适的保护和康复有利于重塑和修复。保守治疗包括口服非甾体抗炎药缓解疼痛或营养软骨药保护软骨、减轻体重、改变活动方式、康复训练。然而,保守治疗仅能暂时缓解疼痛症状,却不能从根本上恢复软骨的正常结构和功能,因此不能阻止病程的发展。

2. 手术干预

(1)磨削术:软骨损伤区基质金属蛋白酶产物增加,破坏了损伤区周围软骨及相对的咬合面软骨组织,导致生物力学性能改变。研究认为对表浅软骨损伤或软骨缺损伴局部疼痛的患者采用磨削清创术,并指出磨削的目的是彻底清除不稳定的软骨,充分磨蚀软骨钙化层以便新组织的再生。

(2)微骨折术:微骨折是通过克氏针或微骨折尖锥在软骨损伤区钻孔至软骨下骨,使软骨下骨的骨髓细胞、软骨源性和骨源性细胞渗透到损伤区产生纤维软骨予以修复。手术需去除关节软骨深层的钙化层并钻孔才能暴露软骨下骨板。与传统的 Pridie 钻孔法相比,微骨折法能减少软骨下骨的热损伤,能创造粗糙的软骨下骨面便于修复组织附着,且易于镜下操作。

(二)临床效果及局限性

磨削术在短期内可缓解疼痛症状,随着随访时间的延长,患者症状又逐渐加重,且对早期骨性关节炎型关节镜下磨削术效果不佳。微骨折术通过募集骨髓间充质干细胞(MSC)至软骨缺损区域,在细胞微环境的作用下,促进 MSC 分化为软骨细胞,是浅表小面积软骨缺损的首选治疗方法。

多项研究表明,微骨折术可在短期内使患者症状改善,超过 5 年效果减退,且 35 岁以下的患者的恢复优于 35~45 岁的患者。Knustsen 和 Steadman 等对微骨折术后修复组织进行组织学观察,发现微骨折修复形成的是纤维软骨,在机械性能和生物性能都较正常的透明软骨有很大的差距。因此微骨折术仅适用于小的($<2cm^2$)单级Ⅲ、Ⅳ级软骨缺损且不伴有软骨下骨缺损的患者。

(三)结构和功能精准修复再生

1. 细胞因素促进软骨的精准修复再生　曾有研究者直接将软骨细胞在体外培养成细胞片(cell sheet),多片叠加后能维持软骨细胞表型,长期黏附在猪关节的浅层软骨缺损处,保护关节软骨的进一步损伤,但在进一步应用于全层软缺损修复时效果并不理想。研究者尝试用干细胞来修复浅层软骨缺损。滑膜干细胞(SD-SCs)在体外经 TGF-β 诱导能合成软骨 ECM 如Ⅱ型胶原、GAG 等,在脱细胞基质上培养扩增的 SD-SCs 关节腔注射到小型猪的浅层软骨缺损处,同样可以看到Ⅱ型胶原和 GAG 生成升高。人类脂肪组织来源的间充质干细胞复合胶原 / 壳聚糖支架用于成年绵羊内侧股骨髁浅层软骨缺损修复实验中,移植6 个月后根据国际软骨修复协会(ICRS)评分标准,修复评分最高。也有研究者尝试用全能型干细胞去修复浅层软骨缺损。Olee 等用胚胎干细胞体外分化成间充质软骨祖细胞,这些祖细胞体外能合成软骨特异性 ECM,将其用于来自人类关节炎关节的骨软骨离体样本的浅层软骨缺损,可以很好地与人体样本整合。

2. 支架因素促进软骨的精准修复再生　软骨细胞在体外培养扩增时的一大问题就是去分化,有研究者使用肝素水凝胶包裹软骨细胞体外培养,可以使去分化的软骨细胞再分化,使用该水凝胶递送去分化的软骨细胞到兔子浅层软骨缺损处,观察到优质的软骨再生,且与周围软骨有良好整合。Jennifer 的研究组基于软骨细胞外基质成分,构建了以硫酸软骨素(CS)为基础的关节软骨生物胶水,该胶水能迅速促进水凝胶在关节表面的黏附与成型,并且在体外培养和体内裸鼠实验中都能保持结构与功能稳定,在兔子与山羊的浅层关节软骨缺损模型中,促进表层软骨修复与ECM 生成。进一步将该生物胶水应用于 15 例临床人体关节软骨缺损修复治疗,也获得了很好的修复效果。我们组曾构建复合 SDF-1 的Ⅰ型胶原支架用于浅层软骨缺损的修复,发现该支架能促进间充质干细胞的黏附,促进周围的间充质干细胞迁移到缺损处,从而促进浅层软骨的缺损修复。Kim 等试图将多孔支架和水凝胶的优点结合在一起,用静电纺丝技术制作复合明胶构建多孔支架(PLCL 支架),再将包裹软骨细胞的肝素水凝胶注射到 PLCL 支架内形成复合支架,该支架更能促进软骨相关基因的表达和 GAG 的合成,移植到兔子关节浅层软骨缺损处可观察到有与周围软骨相似的组织生成。

3. 因子因素促进软骨的精准修复再生　转化生长因子(TGF-β)在骨与软骨发育和缺损修复中有重要作用。有研究者将 TGF-β1 化学交联到可注射的壳聚糖(MeGC)水凝胶体系,能持续释放 21 天,该体系体外能促进脂肪来源的间充质干细胞(AD-MSC)软骨分化,在大鼠浅层软骨缺损模型中,复合 AD-MSC 的 TGF-β1 水凝胶处理诱导生成透明软骨样组织,组织学评分相较其他处理最高。骨形态生成蛋白(BMP)通常认为在骨和软骨的发育与缺损修复有重要作用,其中BMP2 和 BMP4 已经被较多研究证实能促进软骨修复。过表达 BMP4 的去分化软骨细胞体外培养时可重新再分化,移植到浅层关节软骨缺损部位后,软骨修复效果显著优于其他治疗组。过表达BMP2 的 MSC 复合 PGA 支架应用到浅层软骨缺损部位,6 周后即可观察到富含Ⅱ型胶原的基质生成,且新生组织的力学强度与正常透明软骨接近。而 Zhang 等研究 BMP3 在兔子关节软骨修复中起抑制作用,诱导 ECM 降解,干扰缺损周围软骨细胞的存活,抑制 BMP2 和 BMP4 的表达。

三、全层软骨损伤的治疗

(一)常规临床处理及手术干预

1. 保守治疗　研究表明,当软骨全层缺损直径 <3mm,且在关节软骨损伤的早期,或者患者受条件限制无法进行手术时,保守治疗仍是一种较好的治疗方法。保守治疗包括口服非甾体消炎药缓解疼痛或营养软骨药保护软骨、减轻体重、改变活动方式、康复训练。总的来说,保守治疗能够暂时缓解疼痛症状,但不能从根本上恢复软骨的正

常结构和功能。

2. 手术干预 对于软骨全层缺损直径 >3mm，磨削术及微骨折术无法获得满意的临床效果，因此组织工程技术被视为最有希望从根本上解决关节软骨损伤的方法。

（1）自体软骨细胞移植（autologous chondrocyte implantation，ACI）：Britterg 等在 1994 年首次报道了第一代 ACI 技术，即 ACI-P，它分为两步，首先，关节镜下在股骨髁非负重区获取软骨，分离软骨细胞，并在体外培养软骨细胞；其次，把体外培养的软骨细胞以悬浊液形式注射到缺损部位，用骨膜缝合缺损区。第二代 ACI 技术在第一代 ACI 的基础上做了改进，用生物胶原膜代替骨膜缝合缺损部位，即 ACI-C。第三代 ACI 技术将获取的软骨细胞预先培养在可降解吸收的生物支架上，并在体外进行培养扩增，然后一起移植到缺损部位。

（2）一步法软骨修复技术：一步法软骨修复技术简化了操作技巧，目前分为软骨细胞-载体复合物（chondrocyte-matrix complex，CMC）和基质诱导的软骨发生技术（autologous matrix-induced chondrogenesis，AMIC）。CMC 技术根据软骨缺损的面积、形态制作支架，从自体非负重区获取软骨并分割成约 $1mm^3$ 的软骨碎片或将已扩增的软骨细胞种植在支架中，使其与缺损区域完美贴合。研究表明，CMC 可以使软骨细胞从软骨碎片中迁移出来，并与载体整合，能使软骨细胞均匀地分布在软骨缺损区，从而促进软骨再生。体外实验发现，CMC 可以促进透明样软骨再生并能提供足够的代谢活动。AMIC 技术先用微骨折处理软骨缺损区，再将自体松质骨或骨髓凝胶和生物胶原膜一起覆盖在软骨缺损区。体外实验发现，松质骨或骨髓凝胶和微骨折均能刺激间充质干细胞（MSC）的释放，并能均匀分布在软骨缺损区，在基质微环境的作用下，MSC 向软骨系分化，从而促进软骨再生。

（二）临床效果及局限性

目前，第一代 ACI 已较广泛的应用于临床。已发表的 9 篇国际临床随访专业文献共报道了 653 例，其中 0~4 年随访 90 例，5~9 年随访 224 例，10 年以上随访 339 例，且每例患者的软骨缺损面积均大于 $4cm^2$。在持续的随访过程中发现，膝关节功能较术前均有明显改善，临床症状明显减轻，有的甚至维持长达 13 年。此外，也有些文献报道了利用第二代 ACI 技术治疗大于 $4cm^2$ 的软骨缺损，其临床效果同样令人满意。第三代 ACI 以支架为核心，通过支架提供三维空间，维持移植软骨细胞的表现型，促使细胞移动，利于细胞基质的分泌，从而提高软骨修复效果。目前临床上应用最多的主要是胶原、纤维凝胶及透明质酸支架。目前有 8 篇随访文献报道了 457 例利用第三代 ACI 技术治疗股骨髁软骨缺损（$>4cm^2$）的患者，早期、中期、晚期的随访结果表明膝关节功能评分较术前均有明显的改善，患者疼痛及酸胀感的症状明显缓解。与微骨折和自体骨软骨移植术相比，对于小面积软骨缺损（$<2cm^2$），ACI 在临床功能改善及软骨愈合方面没有明显的优势，而对于大面积软骨缺损（$>4cm^2$），ACI 能显著的改善临床功能。然而，Roberts 等报道发现 15.4% 经过 ACI-C 和 23.3% 经过 ACI-P 治疗的患者，1 年后经活检为透明软骨或透明软骨和纤维软骨混合。同样的，McCarthy 等和 Gobbi 等用 ACI-C 和 MACI 治疗软骨缺损的患者，1 年后关节镜检查 80% 修复良好，经活检不足一半为透明软骨。

ACI 的并发症较少出现，若出现并发症，常在移植后两年内出现，相关研究表明不良发生率为 3.8%，在所有的并发症中，常见的有骨膜增生（18%）、骨膜瓣分叶（22%）、与周围组织整合不良（16.2%）、移植物失活（25%）。对于第一代 ACI 来说，骨膜增生是最常见的并发症，常在术后 1 年内发生；其次，移植细胞分布不均，与周围组织整合不良，移植物失败也常见于第一、第二代 ACI。尽管第三代 ACI 避免了第一代 ACI（骨膜增生）和第二代 ACI（移植细胞分布不均）等缺陷，但与周围组织整合不良，支架材料的降解毒性仍会对治疗效果造成不利影响。此外，第三代 ACI 技术目前尚未获得美国食品及药物管理局（FDA）的批准，限制了其进一步的研究发展。

ACI 技术修复软骨缺损虽然能获得很好的效果，但也存在一些问题：①软骨细胞的来源有限，对于大面积软骨缺损，移植需要大量软骨细胞，供体常常无法满足移植所需的细胞数量；②软骨细胞在体外培养过程中存在反分化现象，且寿命短；

③修复软骨缺损的费用高;④整个过程需两次手术,操作复杂。

一步法软骨修复技术利用细胞载体或细胞黏附支架来简化 ACI 的操作,仅需一次手术就能完成修复。目前该技术正处于火热研究中,临床研究尚处于起步阶段。与 ACI 相比,CMC 和 AMIC 技术更适合大面积软骨缺损(>6cm²)的患者。Cole 等在 2011 年首次发表了利用 CMC 治疗软骨缺损,经过 2 年的随访发现,无论是临床功能评分还是 MOCART 评分均显著优于术前状态。另外,Tompkins 等在 2013 年报道了 13 名接受 CMC 治疗的患者,平均年龄 26.4 岁,经过 2 年的随访发现,这些患者的功能评分较术前明显改善,有 80% 的缺损完全填充;另外,Gille 等利用 2 年的随访发现,57 名经过 AMIC 治疗的患者,其临床功能评分明显改善,且大部分患者的软骨缺损区得到完全填充。Gobbi 等在 2014 年报道了 25 名接受 AMIC 治疗的患者,平均缺损面积 8.3cm²,经过 2 年的随访发现 80% 的患者缺损软骨完全填充。此外,Gobbi 等和 Enea 等对经过 AMIC 治疗的患者行组织学检查,发现新生软骨均为透明样软骨,极少为纤维样软骨,由此说明 AMIC 治疗软骨缺损是可行且有效的。尽管这些技术的修复效果尚未得到充分论证,但前期研究表明一步法软骨修复技术操作简便,康复期短,临床疗效好,未来甚至可以取代 ACI 技术,当然这还需要更深入的基础、临床研究。

(三)结构和功能精准修复再生

1. 细胞因素促进软骨的精准修复再生(软骨细胞移植) 目前基于细胞的全层软骨病损的临床治疗主要用自体来源的软骨细胞,但关于修复组织是否完全是透明软骨组织的问题还有待解决。因此,为了提高修复组织的效率,并避免受自体软骨细胞来源有限的问题,研究者们开始尝试其他的细胞来源,并在体外和体内实验中进行功能验证。

(1)其他来源的软骨细胞:有研究显示,鼻中隔来源的软骨细胞(nasal chondrocytes,NCs)与关节软骨细胞相比,有更强的软骨组织生成能力和更稳定的供体来源。利用该种细胞在羟基磷灰石(HA)网片或聚氨酯海绵状支架培养 2 周构建组织工程软骨,在模拟生理压力荷载作用下,生成比关节软骨细胞构建的组织工程软骨更多的胶原、GAG,并呈现更强的力学性能。在炎症因子如 IL-1β 等促病理条件解除后,能迅速恢复并继续合成 GAG,这种能力在低氧条件下更为明显。在山羊等动物模型中,NCs 移植形成的软骨组织细胞外基质更多,成分更接近透明软骨。利用该来源的软骨细胞在胶原膜上扩增培养后构建组织工程软骨移植片,并首次将其移植到 10 位全层软骨缺损(2~6cm²)患者关节内,24 个月后患者疼痛明显减轻,关节功能提高,影像学检查显示缺损部位已不同程度地被新生类软骨组织填充替代。

(2)软骨干细胞/前体细胞:我们研究组尝试从软骨细胞中分离出来一群软骨前体细胞,这些细胞在体外培养时动态表达Ⅱ型胶原和 CD146,它们与骨髓间充质细胞具有相似的特性,但呈现出更强的软骨分化能力。不论是在动物模型,还是前期临床大面积膝关节软骨缺损(6~13cm²)治疗过程中,软骨组织修复效果更佳。

(3)骨髓间充质干细胞(BMSC):为了促进骨髓间充质干细胞在软骨修复中的作用,有很多研究组采取将 BMSC 进行基因修饰的办法。如过表达 Sox9 的骨髓间充质干细胞 BMSC 在体外呈现更强的软骨分化能力,将其与 PGA 支架复合移植到兔子体内,有更多透明软骨组织及Ⅱ型胶原、GAG 等 ECM 生成。过表达结缔组织生长因子(CTGF)的 BMSC 体外表达黏多糖(GAG)和胶原量明显高于单纯 BMSC,同时与支架复合后移植到全层软骨缺损的兔子模型中,生成的组织呈现与透明软骨类似的结构、ECM 类型。另外一个研究组则用 BMP-2 和 TGF-β3 转染 BMSC,体外单独培养时Ⅱ型胶原、*Sox9* 和 *ACAN* 基因表达增强,复合脱细胞基质构建的支架移植到体内全层关节灌入缺损处后,生成透明关节软骨样组织,Ⅱ型胶原和番红 O(safranin O)染色及组织学评分(O'driscoll score)均明显强于其他处理组。

(4)其他来源的间充质干细胞:经脱敏处理后,胚胎干细胞来源的间充质干细胞(hES-MSC)经双层胶原支架复合移植到兔子全层软骨缺损部位,新生组织表达较多Ⅱ型胶原,呈现良好的力学性能,移植部位 CD4 阳性细胞浸润减少,移植的

hES-MSC 长期存活并参与软骨修复。

2. 支架因素促进软骨的精准修复再生 基于透明质酸的自体软骨细胞移植（MACT）在长期的全层软骨缺损临床治疗中获得了很好的疗效，且能稳定保持 10 年。有研究者将葡糖胺（glucosamine, GlcN）与明胶/透明质酸（GH）构建不同含量的 GlcN 冷冻凝胶支架（GH-GlcN9 与 GH-GlcN16），随着 GlcN 含量的增加，支架的孔隙率增加，杨氏模量、储能模量等力学相关性能降低，同时，体外软骨细胞培养实验表明高含量的 GlcN 有利于维持软骨细胞表型，移植到兔子全层软骨缺损处，新生组织的 GAG 和Ⅱ型胶原染色强阳性。也有研究者模拟天然软骨 ECM 成分，制备明胶、硫酸软骨素和透明质酸（GCH）的大孔径支架，进一步复合壳聚糖（chitosan）构建 GCH-chitosan 支架，该复合支架孔径变大，杨氏模量和存储模量升高，软骨细胞在支架上面合成 GAG 和Ⅱ型胶原增加，同时体内全层软骨缺损模型结果显示修复组织高表达 GAG 和Ⅱ型胶原，弹性模量接近正常软骨。

为了促进周围组织的细胞迁移到缺损部位参与修复，研究者制备特殊结构如取向性的支架并分析其在全层软骨缺损中的作用。Dai 等用甲基丙烯酸酯化透明质酸制备径向取向的多孔支架，移植力学增强的该支架到兔子关节，组织学（Wakitani）评分最佳，且炎性因子 IL-1β 表达降低，呈现较好的抗炎性能和促软骨修复功能。孙伟研究组运用热诱导相分离（TIPS）技术制备定向软骨细胞外基质（ECM）衍生的支架，该支架的杨氏模量比无取向支架高 3 倍，复合骨髓间充质干细胞移植到兔子全层软骨缺损部位，组织学和免疫组织化学分析显示移植后 6 周和 12 周软骨再生和软骨基质分泌均有显著性差异，GAG、胶原水平和生物力学值均高于随机组，再生软骨的生物化学和生物力学性质与天然软骨相似。

3. 因子因素促进软骨的精准修复再生 本研究组比较了骨形态形成蛋白4（BMP-4）和 BMP-4 对于软骨修复的效果，体外实验证实 BMP-4 更能促进骨髓间充质干细胞的软骨分化，将其与胶原双层支架复合后移植到兔子全层关节软骨缺损部位，缺损部位有较多新生组织填充，

组织学评分与修复组织的力学性能高于其他处理组。南京大学研究者将小分子药物 kartogenin（KGN）关节腔注射到全层软骨缺损的兔子关节，与单纯微骨折处理组相比，KGN 注射处理的组内兔子在 4 周缺损有较多新生组织填充，12 周后有较多透明软骨组织样组织生成，且根据估计软骨组织修复协会评分标准，组织学评分更高。除了局部注射，也有研究组采取全身给药的方式进行小分子药物的处理。

四、骨软骨损伤的治疗

（一）常规临床处理及手术干预

对于小到中等的全层骨软骨缺损（<2.5cm²）且软骨下骨深度不超过 6mm 的患者，可使用自体骨软骨移植，即马赛克技术。马赛克技术在软骨缺损区域钻取圆形空隙成马赛克样图案后，从自身非负重区获取透明软骨后填入孔内进行修复。该术式的优势在于软骨缺损区被成熟透明软骨填充而非纤维软骨修复软骨缺损，并且能同时处理软骨与骨缺损。

（二）临床效果及局限性

Ollat 等对 142 例接受马赛克技术治疗软骨缺损的患者进行了平均 8 年的随访，他们的平均缺损面积为 2.29cm²，有 81.8% 的患者的临床评分较术前明显好转。然而，由于缺乏足够的自体骨软骨来源，大面积软骨损伤不适合采用马赛克技术。

（三）结构和功能精准修复再生

1. 细胞因素促进软骨的精准修复再生 国家组织工程中心的研究组将自体来源的骨髓间充质干细胞 BMSCs 种植到 PGA/PLA 支架，体外培养不同时间后生成工程化软骨（BEV-vitro），发现这些 BEC-vitro 能在体外生成透明软骨细胞外基质，将这些 BEC-vitro 移植到猪的骨软骨缺损部位后，体内也能生成与正常骨软骨组织类似的透明软骨和软骨下骨，同时还呈现出与正常软骨组织接近的力学性能和细胞外基质含量，从而证实了体外应用成熟的工程化软骨组织修复骨软骨缺损的可能性。韩国的研究组则将脐带来源的间充质干细胞复合透明质酸移植到大面积骨软骨缺损（27mm×22mm×15mm）的患者关节，1 年后缺损部位依然有大量修复的软骨组织填充，且与周

围组织整合良好；5 年后患者的关节面影像学检查结果依然比较完整，同时疼痛和活动仍有较大改善。

2. **支架因素促进软骨的精准修复再生**　为促进骨软骨缺损修复，有研究者将软骨组织细胞外基质作为支架材料成分，也有研究者仿照软骨组织生理结构构建多层支架。Jennifer 研究组将软骨细胞外基质成分之一硫酸软骨素（chondroitin sulfate，CS）结合聚乙烯醇（polyvinyl alcohol，PVA）做成纳米纤维支架，体外能促进间充质干细胞的软骨系分化，体内移植到大鼠骨软骨缺损处时，与单纯 PVA 纳米支架相比，能有效促进Ⅱ型胶原的合成。Giannoni 等用羟基磷灰石和 PCL 构建双层支架用于骨软骨缺损修复，在裸鼠异位骨软骨修复实验中分别有软骨和骨层基质生成。Tanya 等就仿照软骨组织天然生理结构，用Ⅰ型胶原、Ⅱ型胶原、透明质酸等材料构建 3 层支架（浅层软骨层 - 中间钙化层 - 软骨下骨层），并移植到兔子和山羊等骨软骨缺损处，通过大体观察、组织学染色和 micro-CT（小动物计算机体层显像仪）等观察到软骨层、中间潮线和软骨下骨层的生成。为了促进移植的支架材料与周围正常组织的整合，有研究者开始开发可注射的水凝胶材料，裸鼠实验结果证明新生的软骨组织与周围宿主组织整合加强。运用 3D 打印技术构建具有不同孔分布密度的支架（单相高密度、单相低密度、双相密度、三相密度），体外能促进人间充质干细胞的软骨分化。

3. **因子因素促进软骨的精准修复再生**　骨髓来源的间充质干细胞移植用于骨软骨缺损修复过程中，经常会伴随着终末分化而导致新生软骨组织的骨化或钙化，有研究表明甲状旁腺激素相关蛋白（parathyroid hormone-related peptide，PTHrP）能有效抑制生长板软骨的肥大，因此，我们组在胶原 - 丝素蛋白双层支架移植到骨软骨缺损处后，分别在不同的术后时间将 PTHrP 注射到关节腔内，结果在术后 4~6 周注射 PHTrP 组呈现更好的软骨生成，同时肥大、钙化等终末分化现象被有效抑制。此外，我们还发现，含锂的多孔生物玻璃支架（Li-MBG）能同时促进透明软骨和软骨下骨的再生，这种促进作用是通过锂离子的释放同时激活 Wnt 信号通路促进 BMSC 的成骨分

化和激活自噬保护骨关节炎炎症环境下的软骨细胞实现。其他研究者将不同浓度的生腱蛋白 C（tenascin-C，TNC）复合天然结冷胶 - 结冷胶硫酸盐海绵支架（Gellan-GS）并移植到兔子关节全层骨软骨缺损处，中等浓度的 TNC（10μg/ml）的处理组骨软骨修复相对最好，有透明软骨样组织生成。

五、软骨精准修复的未来展望

基于目前针对浅层软骨、全层软骨和骨软骨缺损的临床治疗手段与基础研究中存在的不足与问题，将来的软骨精准修复可以用"5T"准则进行。

1. **组织科学（tissue science）**　从天然软骨组织发育、成熟的角度出发，研究该过程中不同细胞成分、ECM 成分的作用，软骨干细胞或前体细胞生物标志筛选，细胞分化的调控与特定小分子筛选。

2. **组织病理（tissue pathology）**　从骨性关节炎、创伤性关节炎等病理条件出发，研究疾病亚型的分类、炎症微环境调控对病理进程的影响、关键信号通路或分子对病理进程的作用及具体机制、衰老退变对病理进程的影响等。

3. **组织工程（tissue engineering）**　从组织工程基本要素的角度出发，研究各种生物材料对构建组织工程软骨的作用、种子细胞扩增的技术与方案、细胞 - 材料之间相互作用及反应，构建合适的药物缓释体系、组织工程生物反应器与 3D 打印技术，组织工程化软骨的安全功能评估及组织工程技术的临床转化。

4. **组织康复（tissue rehabilitation）**　从组织康复角度出发，研究合适的康复装置、康复方案等。

5. **组织功能（tissue function）**　从组织功能的角度出发，研究修复的软骨组织功能的评估标准和方案。

第四节　小结与展望

关节软骨由于自身无血管、无淋巴、无神经的生理特点，创伤后难以自我修复。目前临床上以影像学手段评估病损等级，并指导临床治疗手段。

关节软骨病损的临床治疗经过传统的清创止痛，发展到目前基于细胞因子、结构材料等因素的精准修复再生方式，取得了可喜的成果。为了进一步推动关节软骨的完美再生，我们提出基于"5T"原则的修复再生方式，从组织科学、组织病理、组织工程、组织康复和组织功能的角度出发，全方位多角度进行关节软骨再生技术手段的研究和开发。

（欧阳宏伟 章淑芳 沈炜亮 蔡友治）

参 考 文 献

［1］邓道善．运动解剖学［M］．北京：北京体育学院出版社，1993．

［2］柏树令．系统解剖学［M］．7版．北京：人民卫生出版社，2010．

［3］高英茂，李和．组织学与胚胎学［M］．2版．北京：人民卫生出版社，2010．

［4］杜国辉，贺艳丽，陈建英，等．骨关节炎早期诊断的生化指标［J］．中国生化药物杂志，2009，30（3）：209-211．

［5］Buckwalter JA，Mankin HJ. Articular cartilage：tissue design and chondrocyte-matrix interactions［J］. Instructional Course Lectures，1998，47（4）：477-486．

［6］Pacifici M，Koyama E，Iwamoto M，et al. Development of articular cartilage：what do we know about it and how may it occur?［J］. Connective Tissue Research，2009，41（3）：175-184．

［7］Archer CW，Morrison H，Pitsillides AA. Cellular aspects of the development of diarthrodial joints and articular cartilage［J］. Journal of Anatomy，1994，184（Pt 3）：447-456．

［8］Chang RW，Falconer J，Stulberg SD，et al. A randomized，controlled trial of arthroscopic surgery versus closed-needle joint lavage for patients with osteoarthritis of the knee［J］. Arthritis & Rheumatology，1993，36（3）：289-296．

［9］Gillespie WJ，O'Connell DL. Arthroscopic lavage of osteoarthritic knees［J］. Journal of Bone & Joint Surgery British Volume，1991，73（6）：922-926．

［10］Roos H，Roos E，Ryd L. On the art of measuring［J］. Acta Orthopaedica，1997，68（1）：3-5．

［11］Panseri S，Russo A，Cunha C，et al. Osteochondral tissue engineering approaches for articular cartilage and subchondral bone regeneration［J］. Knee Surgery Sports Traumatology Arthroscopy，2011，20（6）：1182-1191．

［12］Buckwalter JA，Mankin HJ. Articular cartilage：tissue design and chondrocyte-matrix interactions［J］. Instructional Course Lectures，1998，47（4）：477-486．

［13］Blumenkrantz G，Majumdar S. Quantitative magnetic resonance imaging of articular cartilage in osteoarthritis［J］. European Cells & Materials，2007，13（1）：76-86．

［14］Recht MP，Kramer J，Marcelis S，et al. Abnormalities of articular cartilage in the knee：analysis of available MR techniques［J］. Radiology，1993，187（2）：473-478．

［15］Choi JA，Gold G. MR Imaging of Articular Cartilage Physiology［J］. Magnetic Resonance Imaging Clinics of North America，2011，19（2）：249-282．

［16］Hannila I，Nieminen MT，Rauvala E，et al. Patellar cartilage lesions：comparison of magnetic resonance imaging and T2 relaxation-time mapping［J］. Acta Radiologica，2007，48（4）：444-448．

［17］Chang EY，Ma Y，Du J. MR parametric mapping as a biomarker of early joint degeneration［J］. Sports Health，2016，8（5）：405-411．

［18］Jazrawi LM，Alaia MJ，Chang G，et al. Advances in magnetic resonance imaging of articular cartilage［J］. Journal of the American Academy of Orthopaedic Surgeons，2011，19（7）：420-429．

［19］O'Byrne E，Pellas T，Laurent D. Qualitative and quantitative in vivo assessment of articular cartilage using magnetic resonance imaging［J］. Novartis Foundation Symposium，2003，249：190-198；discussion 198-202，234-238，239-241．

［20］Sampson B，Hart A. Clinical usefulness of blood metal measurements to assess the failure of metal-on-metal hip implants［J］. Annals of Clinical Biochemistry，2012，49（Pt 2）：118-131．

［21］Hulejová H，Baresová V，Klézl Z，et al. Increased level of cytokines and matrix metalloproteinases in osteoarthritic subchondral bone［J］. Cytokine，2007，38（3）：151-156．

［22］Pelletier JP，Dibattista JA，Roughley P，et al. Cytokines and inflammation in cartilage degradation［J］. Rheumatic Disease Clinics of North America，1993，19（3）：545-568．

[23] Blanco FJ, Lotz M. IL-1-Induced Nitric Oxide Inhibits Chondrocyte Proliferation via PGE2 [J]. Experimental Cell Research, 1995, 218 (1): 319-325.

[24] Lotz M, Moats T, Villiger P M. Leukemia inhibitory factor is expressed in cartilage and synovium and can contribute to the pathogenesis of arthritis [J]. Journal of Clinical Investigation, 1992, 90 (3): 888-896.

[25] Hegemann N, Kohn B, Brunnberg L, et al. Biomarkers of joint tissue metabolism in canine osteoarthritic and arthritic joint disorders [J]. Osteoarthritis & Cartilage, 2002, 10 (9): 714-721.

[26] Zhang J, Bai S, Zhang X, et al. The expression of novel membrane-type matrix metalloproteinase isoforms is required for normal development of zebrafish embryos [J]. Matrix Biology, 2003, 22 (3): 279-293.

[27] Kobayashi T, Yoshihara Y, Samura A, et al. Synovial fluid concentrations of the C-propeptide of type II collagen correlate with body mass index in primary knee osteoarthritis [J]. Annals of the Rheumatic Diseases, 1997, 56 (8): 500-503.

[28] Mazzuca SA, Brandt KD, Eyre DR, et al. Urinary levels of type II collagen C-telopeptide crosslink are unrelated to joint space narrowing in patients with knee osteoarthritis [J]. Annals of the rheumatic diseases, 2006, 65 (8): 1055-1059.

[29] Christgau S, Garnero P, Fledelius C, et al. Collagen type II C-telopeptide fragments as an index of cartilage degradation [J]. Bone, 2001, 29 (3): 209-215.

[30] Dodge GR, Hawkins D, Boesler E, et al. Production of cartilage oligomeric matrix protein (COMP) by cultured human dermal and synovial fibroblasts [J]. Osteoarthritis & Cartilage, 1998, 6 (6): 435-440.

[31] Sharif M, Kirwan JR, Granell R, et al. Change in serum cartilage oligomeric matrix protein (COMP) after total knee replacement for osteoarthritis (OA) [J]. Rheumatology, 2004, 43: 51.

[32] Takahashi M, Naito K, Abe M, et al. Relationship between radiographic grading of osteoarthritis and the biochemical markers for arthritis in knee osteoarthritis [J]. Arthritis Research & Therapy, 2004, 6 (3): R208-212.

[33] Oldershaw RA. Cell sources for the regeneration of articular cartilage: the past, the horizon and the future [J]. International Journal of Experimental Pathology, 2012, 93 (6): 389-400.

[34] Hunziker EB. Articular cartilage repair: basic science and clinical progress. A review of the current status and prospects [J]. Osteoarthritis & Cartilage, 2002, 10 (6): 432-463.

[35] Redman SN, Oldfield SF, Archer CW. Current strategies for articular cartilage repair [J]. European Cells & Materials, 2005, 9 (9): 23-32.

[36] Chang NJ, Lam CF, Lin CC, et al. Transplantation of autologous endothelial progenitor cells in porous PLGA scaffolds create a microenvironment for the regeneration of hyaline cartilage in rabbits [J]. Osteoarthritis & Cartilage, 2013, 21 (10): 1613-1622.

[37] Hubbard M J. Articular debridement versus washout for degeneration of the medial femoral condyle. A five-year study [J]. Bone & Joint Journal, 1996, 78 (2): 217-219.

[38] Panseri S, Russo A, Cunha C, et al. Osteochondral tissue engineering approaches for articular cartilage and subchondral bone regeneration [J]. Knee Surgery Sports Traumatology Arthroscopy, 2011, 20 (6): 1182-1191.

[39] Steadman JR, Briggs KK, Rodrigo JJ, et al. Outcomes of microfracture for traumatic chondral defects of the knee: Average 11-year follow-up [J]. Arthroscopy. 2003, 19 (5): 477-484.

[40] Knutsen G, Engebretsen L, Ludvigsen TC, et al. Autologous chondrocyte implantation compared with microfracture in the knee. A randomized trial [J]. Journal of Bone & Joint Surgery-american Volume, 2004, 86 (3): 455-464.

[41] Kaneshiro N, Sato M, Ishihara M, et al. Cultured articular chondrocytes sheets for partial thickness cartilage defects utilizing temperature-responsive culture dishes [J]. European cells & materials, 2007, 13 (8): 87-92.

[42] Kaneshiro N, Sato M, Ishihara M, et al. Bioengineered chondrocyte sheets may be potentially useful for the treatment of partial thickness defects of articular cartilage [J]. Biochemical & Biophysical Research Communications, 2006, 349 (2): 723-731.

[43] Ebihara G, Sato M, Yamato M, et al. Cartilage repair in transplanted scaffold-free chondrocyte sheets using a minipig model [J]. Biomaterials, 2012, 33 (15): 3846-3851.

[44] Pei M, He F, Li J, et al. Repair of large animal partial-thickness cartilage defects through intraarticular injection of matrix-rejuvenated synovium-derived stem cells [J]. Tissue Engineering Part A, 2012, 19 (9-10): 1144-1154.

[45] Zorzi AR, Amstalden EM, Plepis AM, et al. Effect of Human Adipose Tissue Mesenchymal Stem Cells on

the Regeneration of Ovine Articular Cartilage[J]. International Journal of Molecular Sciences, 2015, 16 (11): 26813-26831.

[46] Olee T, Grogan SP, Lotz MK, et al. Repair of cartilage defects in arthritic tissue with differentiated human embryonic stem cells[J]. Tissue Engineering Part A, 2014, 20(3-4): 683-692.

[47] Kim M, Kim SE, Kang SS, et al. The use of de-differentiated chondrocytes delivered by a heparin-based hydrogel to regenerate cartilage in partial-thickness defects[J]. Biomaterials, 2011, 32(31): 7883-7896.

[48] Wang DA, Varghese S, Sharma B, et al. Multifunctional chondroitin sulphate for cartilage tissue-biomaterial integration[J]. Nature Material, 2007, 6(5): 385-392.

[49] Sharma B, Fermanian S, Gibson M, et al. Human cartilage repair with a photoreactive adhesive-hydrogel composite[J]. Science Translational Medicine, 2013, 5(167): 167ra6.

[50] Zhang W, Chen J, Tao J, et al. The use of type 1 collagen scaffold containing stromal cell-derived factor-1 to create a matrix environment conducive to partial-thickness cartilage defects repair[J]. 2013, 34(3): 713-723.

[51] Kim M, Hong B, Lee J, et al. Composite system of PLCL scaffold and heparin-based hydrogel for regeneration of partial-thickness cartilage defects[J]. Biomacromolecules, 2012, 13(8): 2287-2298.

[52] Gelse K, Mühle C, Franke O, et al. Cell-based resurfacing of large cartilage defects: long-term evaluation of grafts from autologous transgene-activated periosteal cells in a porcine model of osteoarthritis[J]. Arthritis & Rheumatology, 2008, 58(2): 475-488.

[53] Zhe Z, Yang W, Cao Y, et al. The Functions of BMP3 in Rabbit Articular Cartilage Repair[J]. International Journal of Molecular Sciences, 2015, 16(11): 25934-25946.

[54] Lu Y, Adkisson HD, Bogdanske J, et al. In vivo transplantation of neonatal ovine neocartilage allografts: determining the effectiveness of tissue transglutaminase[J]. Journal of Knee Surgery, 2005, 18(1): 31-42.

[55] Tateishi K, Ando W, Higuchi C, et al. Comparison of human serum with fetal bovine serum for expansion and differentiation of human synovial MSC: potential feasibility for clinical applications[J]. Cell Transplantation, 2008, 17(5): 549-557.

[56] Zhang C, Cai YZ, Lin XJ. Autologous chondrocyte implantation: Is it likely to become a saviour of large-sized and full-thickness cartilage defect in young adult knee?[J]. Knee Surgery, Sports Traumatology, Arthroscopy, 2016, 24(5): 1643-1650.

[57] Roberts S, Menage J, Flannery CR, et al. Lubricin: Its Presence in Repair Cartilage following Treatment with Autologous Chondrocyte Implantation[J]. Cartilage, 2010, 1(4): 298-305.

[58] Gobbi A, Kon E, Berruto M, et al. Patellofemoral full-thickness chondral defects treated with second-generation autologous chondrocyte implantation: results at 5 years' follow-up[J]. The American journal of sports medicine, 2009, 37(6): 1083-1092.

[59] Mccarthy HS, Roberts S. A Histological Comparison of the Repair Tissue Formed When Using Either Chondrogide® or Periosteum during Autologous Chondrocyte Implantation[J]. Osteoarthritis & Cartilage, 2013, 21(12): 2048-2057.

[60] Cole BJ, Farr J, Winalski CS, et al. Outcomes after a single-stage procedure for cell-based cartilage repair: a prospective clinical safety trial with 2-year follow-up [J]. American Journal of Sports Medicine, 2011, 39 (6): 1170-1179.

[61] Tompkins M, Hamann JC, Diduch DR, et al. Preliminary results of a novel single-stage cartilage restoration technique: particulated juvenile articular cartilage allograft for chondral defects of the patella [J]. Arthroscopy the Journal of Arthroscopic & Related Surgery, 2013, 29(10): 1661-1670.

[62] Gille J, Schuseil E, Wimmer J, et al. Mid-term results of Autologous Matrix-Induced Chondrogenesis for treatment of focal cartilage defects in the knee[J]. Knee Surgery Sports Traumatology Arthroscopy, 2010, 18(11): 1456-1464.

[63] Gobbi A, Karnatzikos G, Sankineani SR. One-step surgery with multipotent stem cells for the treatment of large full-thickness chondral defects of the knee[J]. American Journal of Sports Medicine, 2014, 42(3): 648-657.

[64] Enea D, Cecconi S, Calcagno S, et al. One-step cartilage repair in the knee: Collagen-covered microfracture and autologous bone marrow concentrate. A pilot study[J]. Knee, 2015, 22(1): 30-35.

[65] Scotti C, Osmokrovic A, Wolf F, et al. Response of human engineered cartilage based on articular or nasal chondrocytes to interleukin-1β and low oxygen [J]. Tissue Engineering Part A, 2012, 18(3-4): 362-372.

[66] Pelttari K, Pippenger B, Mumme M, et al. Adult human neural crest-derived cells for articular cartilage repair [J]. Science Translational Medicine, 2014, 6 (251): 251ra119.

[67] Mumme M, Barbero A, Miot S, et al. Nasal chondrocyte-based engineered autologous cartilage tissue for repair of articular cartilage defects: an observational first-in-human trial [J]. Lancet, 2016, 388 (10055): 1985-1994.

[68] Jiang Y, Cai Y, Zhang W, et al. Human Cartilage-Derived Progenitor Cells From Committed Chondrocytes for Efficient Cartilage Repair and Regeneration [J]. Stem Cells Translational Medicine, 2016, 5 (6): 733-744.

[69] Zhu S, Zhang B, Man C, et al. Combined effects of connective tissue growth factor-modified bone marrow-derived mesenchymal stem cells and NaOH-treated PLGA scaffolds on the repair of articular cartilage defect in rabbits [J]. Cell Transplantation, 2014, 23 (6): 715-727.

[70] Wang X, Li Y, Han R, et al. Demineralized bone matrix combined bone marrow mesenchymal stem cells, bone morphogenetic protein-2 and transforming growth factor-β3 gene promoted pig cartilage defect repair [J]. Plos One, 2014, 9 (12): e116061.

[71] Zhang S, Jiang YZ, Zhang W, et al. Neonatal Desensitization Supports Long-Term Survival and Functional Integration of Human Embryonic Stem Cell-Derived Mesenchymal Stem Cells in Rat Joint Cartilage Without Immunosuppression [J]. Stem Cells & Development, 2013, 22 (1): 90-101.

[72] Chen CH, Kuo CY, Wang YJ, et al. Dual Function of Glucosamine in Gelatin/Hyaluronic Acid Cryogel to Modulate Scaffold Mechanical Properties and to Maintain Chondrogenic Phenotype for Cartilage Tissue Engineering [J]. International Journal of Molecular Sciences, 2016, 17 (11): 1957.

[73] Kuo CY, Chen CH, Hsiao CY, et al. Incorporation of chitosan in biomimetic gelatin/chondroitin-6-sulfate/hyaluronan cryogel for cartilage tissue engineering [J]. Carbohydrate Polymers, 2015, 117: 722-730.

[74] Dai Y, Gao Z, Ma L, et al. Cell - Free HA - MA/PLGA Scaffolds with Radially Oriented Pores for In Situ Inductive Regeneration of Full Thickness Cartilage Defects [J]. Macromolecular Bioscience, 2016, 16 (11): 1632-1642.

[75] Jia S, Zhang T, Xiong Z, et al. In Vivo Evaluation of a Novel Oriented Scaffold-BMSC Construct for Enhancing Full-Thickness Articular Cartilage Repair in a Rabbit Model [J]. Plos One, 2015, 10 (12): e0145667.

[76] Jiang Y, Chen LK, Zhu DC, et al. The inductive effect of bone morphogenetic protein-4 on chondral-lineage differentiation and in situ cartilage repair [J]. Tissue Engineering Part A, 2010, 16 (5): 1621-1632.

[77] Xu X, Shi D, Shen Y, et al. Full-thickness cartilage defects are repaired via a microfracture technique and intraarticular injection of the small-molecule compound kartogenin [J]. Arthritis Research & Therapy, 2015, 17 (1): 20.

[78] Ollat D, Lebel B, Thaunat M, et al. Mosaic osteochondral transplantations in the knee joint, midterm results of the SFA multicenter study [J]. Orthopaedics & Traumatology Surgery & Research Otsr, 2011, 97 (8): 160-166.

[79] He A, Liu L, Luo X, et al. Repair of osteochondral defects with in vitro engineered cartilage based on autologous bone marrow stromal cells in a swine model [J]. Scientific Reports, 2017, 7: 40489.

[80] Park YB, Ha CW, Lee CH, et al. Restoration of a large osteochondral defect of the knee using a composite of umbilical cord blood-derived mesenchymal stem cells and hyaluronic acid hydrogel: a case report with a 5-year follow-up [J]. Bmc Musculoskeletal Disorders, 2017, 18: 59.

[81] Coburn JM, Gibson M, Monagle S, et al. Bioinspired nanofibers support chondrogenesis for articular cartilage repair [J]. Proceedings of the National Academy of Sciences of the United States of America, 2012, 109 (25): 10012-10017.

[82] Giannoni P, Lazzarini E, Ceseracciu L, et al. Design and characterization of a tissue-engineered bilayer scaffold for osteochondral tissue repair [J]. Journal of Tissue Engineering & Regenerative Medicine, 2012, 9 (10): 1182-1192.

[83] Levingstone TJ, Ramesh A, Brady RT, et al. Cell-free multi-layered collagen-based scaffolds demonstrate layer specific regeneration of functional osteochondral tissue in caprine joints [J]. Biomaterials, 2016, 87: 69-81.

[84] Hu X, Wang Y, Tan Y, et al. A Difunctional Regeneration Scaffold for Knee Repair based on Aptamer-Directed Cell Recruitment [J]. Advanced Materials, 2017, 29 (15): 1605235.

[85] Nowicki MA, Castro NJ, Plesniak MW, et al. 3D printing of novel osteochondral scaffolds with graded microstructure [J]. Nanotechnology, 2016, 27 (41): 414001.

[86] Zhang W, Chen J, Tao J, et al. The promotion of

osteochondral repair by combined intra-articular injection of parathyroid hormone-related protein and implantation of a bi-layer collagen-silk scaffold[J]. Biomaterials, 2013, 34(25): 6046-6057.

[87] Wu Y, Zhu S, Wu C, et al. A Bi-Lineage Conducive Scaffold for Osteochondral Defect Regeneration[J]. Advanced Functional Materials, 2014, 24(28): 4473-4483.

[88] Ikemura S, Hasegawa M, Iino T, et al. Effect of tenascin-C on the repair of full-thickness osteochondral defects of articular cartilage in rabbits[J]. Journal of Orthopaedic Research, 2014, 33(4): 563-571.

第九章　组织工程角膜的进展

第一节　眼球的解剖结构

眼球的解剖结构(图 3-9-1)包括眼球壁和眼球内容两个部分。

眼球壁包括外层的角膜和巩膜,中层为葡萄膜,内层是视网膜。

角膜位于眼球的最前端,透明、无血管、有弹性,表面被泪膜覆盖,作用是维持眼球的完整、透过光线并参与屈光等。

巩膜外面是眼球筋膜囊,内层紧靠脉络膜,前部通过巩膜突与角膜相连。巩膜与角膜共同构成

眼内容的外屏障,遮光为眼内成像创造暗室,为眼肌提供附着点。

葡萄膜自前向后分为虹膜、睫状体和脉络膜三个相连续的部分。虹膜中央有圆孔,称为瞳孔,瞳孔通过括约肌的作用可以开大和缩小,参与调节光线。睫状体分为两部,睫状冠以及睫状体平坦部,其中睫状冠上的睫状突可以分泌房水协助维持眼压,房水可以提供角膜后部、晶状体和小梁网代谢所需的物质。睫状体上有由平滑肌纤维束组成的睫状肌,睫状肌收缩可以改变晶状体的曲度,使眼睛能够看清近距离的物体。脉络膜是一层富含血管的棕色膜,为视网膜

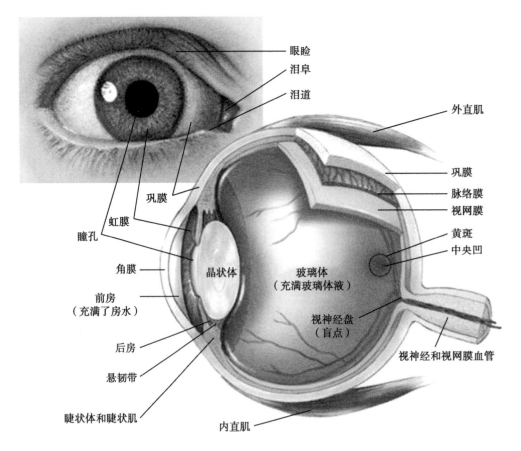

图 3-9-1　眼球解剖示意图

神经上皮层的外层、视神经和黄斑中心凹提供营养。

视网膜由内层的神经上皮和外层的色素上皮组成，能够捕捉外界的光，通过视锥细胞、视杆细胞将捕捉到的光转换为电刺激。

眼球内容包括眼内腔与眼内容物两部分。眼内腔包括前房、后房、玻璃体腔。眼内容物包括房水、晶状体和玻璃体，三者是光线进入眼内到达视网膜的通路，与角膜一起构成眼的屈光系统。房水由睫状体的睫状突上皮产生。晶状体位于虹膜后表面和玻璃体前表面之间，通过睫状肌的收缩与松弛可以带动整个晶状体厚度的变薄或增厚，从而改变其曲折力。玻璃体为无色透明的胶体，位于玻璃体腔内，具有黏弹性、渗透性和透明性，对晶状体、视网膜等周围组织有支持、减震和营养作用。

第二节　角膜的解剖结构

角膜（cornea）是眼球壁的组成部分之一。眼球壁的最外层纤维膜包括角膜和巩膜。角膜是透明组织，位于眼球正前方，占纤维膜的1/6，从后面看角膜为正圆形，从前面看角膜为椭圆形。成年男性角膜的横径平均值为11.04mm，女性为10.05mm，成年男性角膜的竖径平均值为10.13mm，女性为10.08mm。中央瞳孔区约4mm直径的角膜区域近似球形——各点的曲率半径基本相同，中央区以外的角膜较为扁平，中央角膜最薄，平均厚度0.5mm，周边约1mm。

一、角膜的组织结构

角膜（图3-9-2）从前向后依次分为：上皮层（epithelium）、前弹力层（lamina elastica anterior）、基质层（stroma）、后弹力层（lamina elastica posterior）和内皮层（endothelium），泪膜覆盖于上皮层表面，角膜缘干细胞位于角膜与巩膜交界区域，是角膜上皮更新的来源。

1. 上皮层　角膜上皮是一种非角化鳞状复层上皮，中央有4~6层细胞，周边有8~10层。上皮细胞分为3种：表皮细胞（superficial cell）、翼状细胞（wing cell）、基底细胞（basal cell）。该层易与前弹力层发生分离。正常生理状态下，表皮细胞不断退化、脱落，基底细胞增生、修复脱落细胞，干细胞由周边向中央移行补充基底细胞，角膜上皮细胞每1~2周更新一次，全角膜上皮细胞修复仅需3~5天。所有上皮细胞之间依靠桥粒互相连接保持其稳定性和完整性，在脱落过程中，桥粒裂解，表皮细胞脱离上皮层。表层上皮细胞固有的连接复合体构成细胞之间的带状紧密连接，既能阻止物质从泪膜进入上皮细胞间隙，也能抵抗

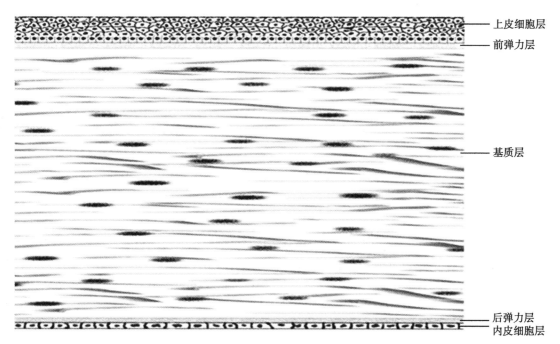

图3-9-2　角膜组织示意图

（右侧标注，从上到下：上皮细胞层、前弹力层、基质层、后弹力层、内皮细胞层）

水分穿越上皮层,故当内皮损伤或眼压升高时,会造成上皮水肿或上皮大疱。该层损伤修复后多不遗留瘢痕。

2. 前弹力层 由Ⅰ型胶原和Ⅴ型胶原组成,厚约8~14μm,脱髓鞘神经纤维穿行于角膜上皮基底细胞层与前弹力层之间。前弹力层前表面光滑,与上皮层基底层相毗邻,后面与基质层融合。前弹力层的功能主要为抵御外界损伤,与后弹力层相比,前弹力层对机械性损伤的抵抗力更强,而对化学性损伤的抵抗力则较弱,前弹力层受损后不能再生,局部形成瘢痕进行组织修复。

3. 基质层 基质层是构成角膜的主体部分,占角膜厚度的90%。基质层胶原主要以Ⅰ型胶原和Ⅵ型胶原为主,其中Ⅰ型胶原占基质胶原的50%~80%。Ⅰ型胶原为粗横纤维,呈网状排列,构成基质的支架,Ⅵ型胶原为丝状结构,在胶原纤维中起连接作用,两者对维持角膜的机械张力起主要作用,胶原纤维的规整排列是角膜透明的决定因素。角膜基质共包含有200~250个胶原纤维板层,每个板层的厚度一致,且板层内的胶原纤维走向相同并与角膜表面平行。虽然板层之间相互重叠,但是由于间距可容可见光穿过,故角膜基质在外观上是透明的。胶原纤维之间充满细胞外基质,角膜水肿时水分会与这些细胞外基质结合。基质层的层状结构使角膜在剥离术中容易分离。基质层不能再生,损坏后会成为不透明的瘢痕组织。

4. 后弹力层 是角膜内皮细胞的基底膜。基质层中的纤维连接蛋白与前弹力层是连续的,而与后弹力层的纤维连接蛋白不连续,很容易与相邻的基质层及内皮细胞分离,在外伤或某些病理状态下可发生后弹力层脱离或破裂。与前弹力层比较,后弹力层对化学性及病理性损伤的抵抗力较强,而对机械性损伤的抵抗力较弱,损伤后可以再生。

5. 内皮层 位于角膜最内侧,由大约500 000个六边形单层细胞组成,在婴幼儿时期,内皮细胞可以进行有丝分裂,成年后内皮细胞不能进行分裂。因损伤、炎症、眼部手术引起内皮细胞丢失,其缺损区域由邻近的内皮细胞增大、扩展和移行填补覆盖,代偿完成损伤修复。成年后内皮细胞

密度平均为3 015/mm²,随着年龄的增长,内皮细胞总数不断下降,内皮细胞密度可从10岁时的3 300/mm²下降到2 200/mm²,当密度低于350/mm²,可引起角膜水肿。内皮细胞后壁的细胞膜表面有微绒毛凸向前房,每个细胞大概有20~30个微绒毛,这些微绒毛对于吸收前房内的营养物质和调节角膜内含水量有重要作用。该层细胞具备有限的再生能力。

二、角膜缘

角膜缘(limbus)(文末彩图3-9-3)位于结膜、角膜和巩膜的交汇处,是角膜与巩膜之间的移行区,与角膜没有明显的分界线,前起于角膜前弹力层的止端,后缘止于后弹力层的止端,即前房Schwalb线,总共约1mm宽度。角膜缘上皮细胞的层数明显增加超过10层以上,上皮细胞层呈小而圆的颗粒状,在基底部乳头形成特殊的栅状结构,称为Vogt栅栏(palisades of Vogt),其中含有色素上皮细胞和丰富的血管及淋巴管。

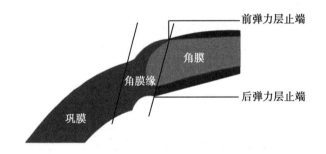

图3-9-3 角膜缘的解剖示意图

角膜上皮干细胞存在于角膜周边部的角膜缘基底细胞层,是角膜上皮自我更新和增殖的源泉。其具有所有干细胞的共同特点,包括分化程度低,细胞周期长,对创伤和应激反应速度快,具有快速增殖的能力。角膜上皮干细胞通过不对称分裂实现自我更新,一部分成为子代干细胞,一部分成为瞬时增殖细胞,后者再经有丝分裂逐步演变为成熟的角膜上皮细胞。角膜上皮干细胞的作用是结膜与角膜之间的屏障,阻止结膜入侵角膜,因此,存在于角膜缘的角膜上皮干细胞是维护眼表健康的重要结构。角膜缘干细胞所处的角膜缘局部基质环境称为微环境(niche),良好的微环境对维持角膜缘干细胞正常的结构与功能非常重要。角膜

缘处的朗格汉斯细胞、色素细胞、上皮细胞、上皮细胞附着的基底膜、局部角膜基质、血管、淋巴管、神经和表面覆盖的泪膜等细胞以及组织结构构成了角膜缘干细胞微环境。当各种原因引起微环境破坏，必然会导致角膜缘干细胞结构与功能的损害，从而导致角膜缘干细胞功能障碍（limbal stem cell deficiency, LSCD）。

三、角膜的血管

角膜内没有血管，这是角膜透明的主要原因，也是角膜免疫赦免的主要原因。当角膜发生炎症时，可导致角膜缘新生血管产生，并生长进入角膜基质层，浅层基质新生血管呈网状，深层新生血管呈毛刷状。

四、角膜的神经

角膜内的神经起源于三叉神经节的鼻睫状神经，在神经节的中上缘离开，经眶上裂进入眶内，在该处向下偏颞侧，相当于视神经的顶端，抵达上直肌。在进入巩膜以前，鼻睫神经分出 1~3 根长睫状神经，在距视神经几毫米处穿入巩膜，沿巩膜内面行进，在脉络膜上腔经数次分叉，形成疏松网络，当抵达角巩膜缘时，已多达 12~16 根神经分支，其中含有肾上腺素能神经纤维（交感神经纤维）与感觉神经纤维，它们呈环形分布，支配角膜缘周围的结膜及该处的角膜上皮。神经纤维在角膜缘进入角膜以后，神经呈放射状穿过角膜基质的中 1/3，向前继续分叉，形成密集的上皮下神经丛，继而穿过前弹力层，其终末部分到达角膜上皮。

第三节 角膜的生理特点

一、角膜的生理功能

角膜的生理功能主要包括：维持眼球的完整及对眼内容物的保护，透过光线并参与屈光，感知环境及外界刺激。

1. **维持眼球的完整及对眼内容物的保护** 角膜和巩膜共同构成眼球的外壁，承受眼压，对维持眼球的形状具有重要的作用。

2. **角膜的透明性** 维持透明性主要是由于角膜特殊的解剖结构和相对脱水状态。特殊的解剖结构是维持其透明性的组织学基础，具体表现为：①角膜组织内无血管和色素细胞；②上皮与内皮细胞排列整齐而规则，无角化；③各层细胞折光指数相近，交界面无反光；④胶原纤维排列平行，纤维之间的网络距离接近或相等，胶原纤维直径一致，且小于光波的一个波长。

相对脱水的状态是保持角膜长期透明的必要因素，具体表现为：①脱水状态使角膜具备与体内任何组织都不同的特殊解剖结构；②上皮、内皮之间的紧密连接能够阻止泪膜中的水液成分和房水直接进入角膜基质；③内皮泵将角膜基质内的水分泵出角膜，上皮细胞的紧密连接使得其不透水。

3. **角膜的屈光性** 基质胶原纤维的折光指数为 1.047，而周围的糖胺聚糖的折光指数为 1.340，这种微小差别所致的光线散射，使角膜略带半透明。光线在穿过角膜时由于其前后表面的曲率不同而引起了光线折射。角膜的前表面中央部的平均曲率半径为 7.8mm，为眼球最主要的屈光表面，屈光力为 48.8D，后表面的平均曲率半径为 6.6mm，屈光力 –5.8D，前后表面屈光力的代数和为 +43D，约占整个眼球屈光力的 75%。

4. **角膜的渗透性** 角膜上皮细胞膜由脂蛋白和膜蛋白组成，因此脂溶性的物质易于通过角膜上皮，而角膜基质层内主要为水分和胶原纤维，因此水溶性物质易于通过基质层。理想的眼药水应同时具备脂溶性和水溶性。小分子量的物质和离子也容易通过角膜上皮的细胞间隙。当角膜上皮受损后，泪膜和角膜通透性增加，药物的分子更容易通过。

5. **感知环境及外界刺激** 角膜是人体最敏感的区域，有丰富的神经末梢，能敏感地感受外界的刺激，对机体感受外界不良刺激并迅速反应具有十分重要的意义。

二、角膜的化学成分

1. **水分** 角膜内的水分主要在基质层内，生理状态下，角膜处于半脱水状态，含水量约为 75%~80% 之间。

2. **蛋白质** 约占角膜成分的 18%~20% 之

间,其中胶原蛋白约 15%,以Ⅰ型胶原为主,Ⅳ胶原含量其次。

3. **黏多糖**　由 50% 硫酸胶蛋白、25% 软骨素和 25% 硫酸软骨素 A 组成,存在于胶原纤维之间,起水和作用,黏多糖代谢紊乱时可以引起角膜混浊。

4. **无机盐**　含有钠、钾、钙、镁、锌等无机离子,以及氯化物、硫化物、硫酸盐和磷酸盐等无机盐离子。

5. **酶类**　含有磷酸酯酶、淀粉酶、三磷酸腺苷、胆碱酯酶、胶原酶,这些酶在上皮层和内皮层含量较基质层高,说明上皮和内皮的代谢较旺盛。

三、角膜的代谢

角膜周边的代谢主要依靠角膜缘血管网,而角膜中央部的营养物质则是通过角膜上皮或内皮进入角膜。维持角膜代谢的能量由细胞内的线粒体提供,65% 的葡萄糖是通过糖酵解的途径在细胞内进行代谢的,其余通过磷酸戊糖途径进行代谢。低温时,角膜内皮细胞有氧代谢受到抑制。角膜的氧来源于泪膜和房水,部分来源于角膜缘毛细血管网。

四、角膜的知觉

角膜产生知觉主要是依靠三叉神经的眼支。三叉神经分支由结膜进入角膜,分布在周边角膜,痛觉和触压觉由角膜上皮层与前弹力层之间的脱髓鞘神经纤维末梢感知,其中中央角膜感觉最明显,可以感知冷热觉、痛觉和触压觉。在角膜移植术后 6 个月上皮下神经纤维可以部分修复,基质层内的神经纤维生长较慢,但角膜植片的感觉通常无法完全恢复。角膜知觉对于角膜上皮生长非常重要,在角膜知觉明显减退或消失的患者中发现,由于缺乏角膜上皮下神经纤维的营养,角膜上皮长期不愈合,会导致神经性角膜溃疡。

第四节　组织工程角膜上皮的进展

组织工程角膜上皮是目前比较成熟的角膜组织工程技术,主要包括种子细胞、载体材料以及合成或培养技术。

一、角膜上皮种子细胞来源

在正常角膜上皮基底层,有干细胞以及瞬时扩增细胞。角膜上皮干细胞体积较小,核浆比大,阳性表达 CK19 和 CK15,提示细胞增殖能力旺盛。一般认为角膜上皮干细胞不表达角膜上皮特异性表面标记物 CK3 和 CK12,阳性标记物有:p63、ABCG-2、integrin(整合素)α9、N-cadherin(神经钙黏素)。角膜上皮主要来源于角膜缘干细胞,目前研究已发现,一部分其他来源的成体干细胞,通过体外扩增或诱导分化可以变成具有角膜上皮细胞功能特性的上皮细胞,已经发现的组织来源包括骨髓、口腔黏膜、脂肪、皮肤以及循环系统等。

1. **自体或同种异体角膜缘干细胞**　随着干细胞技术不断发展,特别是对角膜缘干细胞的深入研究,角膜缘干细胞已经越来越多地应用于各种原因引起的角膜缘干细胞缺乏症的治疗。尽管应用自体角膜缘干细胞可以完全规避免疫排斥的风险,但是移植自体角膜缘干细胞需要在健侧眼取材,会对患者造成不可避免的损伤,而且对于双侧眼都有损伤的患者并不适合,因此同种异体角膜缘干细胞移植具有更大的治疗价值。然而,同种异体角膜缘干细胞移植不仅存在新鲜供体角膜来源不足的问题,其存在的最大问题是如何控制移植后发生的免疫排斥反应。当同种异体角膜缘干细胞通过移植到眼表后,因其微环境发生重大变化会导致部分移植细胞发生凋亡及坏死,同时异基因供体细胞因为其表型被机体免疫系统所识别,可能接着引发免疫排斥。有研究表明,另一个导致移植失败的主要原因是眼表的慢性炎症,因此术前及术后积极的抗炎、控制免疫反应可以提高移植的成功率。

2. **体外培养的角膜缘干细胞**　近年来,角膜缘干细胞培养技术不断发展和完善,为使用培养的角膜缘干细胞移植提供了平台。干细胞的来源可以是自体角膜缘也可以是同种异体角膜缘,移植可供选用的载体有羊膜、卵壳膜、聚乳酸膜、角膜接触镜、纤维素膜等,其中脱细胞的羊膜具有较强的生物活性,适合干细胞生长,且可以改善眼表炎症,因此是较理想的移植载体。Tsai 等以羊膜为载体构建自体角膜缘上皮细胞移植片,移植于角膜上皮损伤患者,效果显著,其方法具体为:取健侧眼的角膜缘组织(1mm×2mm),将角膜缘组织置于35mm的羊膜培养基上,2~3周后,待上皮细胞生长并形成直径为2~3cm的圆形细胞片,将培养的上皮细胞片移植到患侧眼,D为术前表现,E为术后表现。

目前,体外培养的自体角膜上皮干细胞移植用于重建眼表的技术已经成熟,我们已经作为常规的移植技术在临床广泛开展,获得不错的临床效果。但如何缩短培养时间,维持培养后角膜缘干细胞的特性仍然需要进一步研究。

3. 其他成体干细胞来源的角膜上皮 由于角膜上皮干细胞来源有限,一部分其他来源的成体干细胞通过体外扩增或诱导分化可以变成具有角膜上皮细胞功能特性的上皮细胞。目前已经报道的组织来源包括骨髓、口腔黏膜、脂肪、皮肤以及循环系统等。Vladimir等从骨髓以及角膜缘中提取了间充质干细胞,将细胞培养在纳米纤维载体上,形成移植片后转移到兔碱烧伤模型的受损眼上,对其治疗效果进行比较,发现骨髓间充质干细胞与角膜缘干细胞具有相似的治疗效果。术后应用免疫组织化学检测角膜上皮,CK3/CK12表达呈阳性,表明骨髓间充质干细胞具有分化为角膜上皮的能力,可用于治疗角膜缘干细胞缺乏症。Nishida等首次使用口腔黏膜中的成体干细胞作为角膜上皮干细胞来源治疗角膜上皮干细胞缺乏的患者。口腔黏膜上皮干细胞在体外扩增后,通过温度培养法获得复层上皮片,将该上皮片进行自体移植,对治疗角膜上皮干细胞缺乏导致的角膜混浊效果显著。

4. 胚胎干细胞来源的角膜上皮 胚胎干细胞(embryonic stem cell, ESC)来源于早期的胚胎内细胞团,可以在一定条件下分化为三个胚层的细胞,属于全能干细胞。Brzeszczynskab等通过在含有Ⅳ型胶原的人角膜缘成纤维细胞条件培养基中诱导人类ESC向角膜上皮分化,可得到角膜上皮样细胞,检测细胞标记物发现,角膜上皮特异性角蛋白CK3、CK12表达增加,人类ESC细胞标记物表达下调,表明人类ESC细胞可以向角膜上皮方向分化。目前我国的大动物研究显示,来源于胚胎干细胞的角膜上皮细胞移植具有较好的安全性,而且能够达到治疗的目的。

5. 诱导多能干细胞来源的角膜上皮 2006年,Takahashi和Yamanaka通过注入外源性的转录因子Oct3/4、Klf4、Sox2、c-Myc获得了诱导多能干细胞(induced pluripotent stem cell, iPSC)。与培养的角膜缘干细胞不同,iPSC可以通过活跃的端粒酶实现持续繁殖,并且可以长期冷冻保存,这些优势使得iPSC有强大的临床应用潜力。Artur Cieślar-Pobuda等利用表面涂有明胶的分化培养基,将iPSC与人角膜缘基质细胞进行共培养,21天后得到角膜上皮样细胞,测试角膜上皮标记物ΔNp63、CK3、CK12、C/EBPδ、ITF2、ABCG2和Pax6的免疫染色均呈阳性。为了确定其特异性,对CK10进行染色,结果分化的细胞确实表达CK10,且与人角膜上皮细胞中表达水平相似,表明利用iPSC可以获得角膜上皮细胞,且其在形态学和特异性方面与原角膜上皮接近。但是也有相关文献显示,利用iPSC技术和细胞重编程技术所得到的角膜上皮样细胞即使在同基因宿主中也可能具有免疫原性而发生排斥,在体内试验会形成畸胎瘤,但其仍可作为角膜上皮的新来源,并具有治疗角膜缘干细胞缺乏症的临床潜力。

二、角膜上皮载体

生物衍生材料因其结构和生物成分更接近于活体组织而具有一定的优越性,以羊膜为载体构建组织工程角膜上皮已成为研究的热点。羊膜是一种无血管、神经和淋巴管的半透明膜,免疫原性低,且具有抗新生血管、抑制纤维化以及减少瘢痕形成等特点。羊膜基底膜含有Ⅳ型和Ⅴ型胶原、层粘连蛋白、纤维连接蛋白及各种螯合蛋白,这些成分有利于细胞的分化移行。目前,羊膜已广泛应用于组织工程研究,并成功构建出了角膜上皮层、基质层和内皮层。羊膜被认为是组织工程角膜较为理想的载体材料(文末彩图3-9-4)。但是羊膜菲薄,不能构建复层角膜组织,羊膜的应用还有可能传播肝炎、人类免疫缺陷病毒(human immunodeficiency virus, HIV)等感染性疾病的风险。其他组织来源的薄载体可以用于培养上皮和内皮细胞参与构建组织工程角膜,主要有:角膜后弹力层、羊膜的基底膜、合成的明胶膜、晶体前囊膜以及皮肤来源的纤维膜。

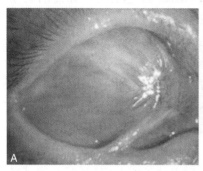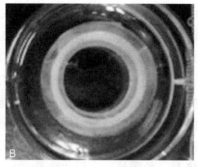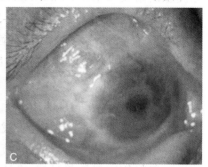

图 3-9-4　基于新型羊膜组织构建的组织工程角膜上皮移植

A. 患者接受移植术前表现；B. 以新型羊膜组织为载体构建的组织工程角膜上皮；C. 移植术后 2 个月表现

三、组织工程角膜上皮的构建

1. **角膜上皮细胞分离**　将活检或尸眼获得的新鲜角膜上皮经酶消化处理后，可获得完整的角膜上皮片。

2. **角膜上皮细胞体外扩增**　将获得的上皮细胞置于去上皮的人羊膜上培养（或 3T3 上）至上皮片直径超过 2cm。

3. **角膜上皮细胞片移植手术**　以 Kohji Nishida 等研究（*Corneal reconstruction with tissue-engineered cell sheets composed of autologous oral mucosal epithelium*）为例：术前可见角膜表面结膜化，手术去除角膜上的结膜直至暴露出透明的角膜基质植床，使用支撑物将组织工程角膜上皮细胞片摊平并置于角膜基质植床上方，将上皮片黏附于角膜基质，并固定。

组织工程角膜上皮技术已发展成熟，随着角膜上皮干细胞培养、储存、运输等产业化标准的建立，组织工程角膜上皮将广泛应用。组织工程角膜上皮在组织工程角膜方向中进展最快。意大利、印度、日本、中国等国家近十年已在临床中加以应用，并初步评估了不同培养方法、不同手术方式对组织工程角膜上皮移植术后的治疗效果。

第五节　组织工程角膜基质的进展

组织工程角膜基质目前主要为寻找角膜基质的支架材料，虽然已有报道将角膜基质细胞与支架材料共同培养获得带有细胞的组织工程角膜基质，但目前仅限于实验阶段，而临床主要应用的还只是角膜基质支架材料。

一、角膜基质种子细胞来源

有学者认为角膜基质内存在干细胞，并表达干细胞的特异性表面标记物，如 Bmi-1、Notch-1、Six2、Pax6、ABCG2、Spag10、p62 等。使用胶原酶将角膜基质分解，可以获得角膜基质细胞。骨髓间充质干细胞也可以作为角膜基质种子细胞的来源之一。

二、组织工程角膜基质支架

1. **可降解高分子材料**　人工合成的可降解高分子材料，如聚乳酸、聚羟基乙酸和聚乳酸羟基乙酸等可以作为组织工程角膜基质支架。聚羟基乙酸作为第一批可降解材料已被美国 FDA 批准用于临床。但是这些材料的酸性降解产物会对细胞的活性产生不利影响，在植入术后易引起无菌性炎症反应，不利于组织的修复和再生，故目前已不作为组织工程角膜基质的支架材料，只是在体外培养角膜种子细胞中使用。

2. **不可降解的高分子聚合物**　使用不可降解的高分子聚合物制备的角膜称为人工角膜。人工角膜最早于 60 年代开始在临床实验中出现，最初使用玻璃材质将其直接缝于眼表面。虽然这种治疗方法可以提高患者的视力，但是由于短时间内易发生排斥反应，导致人工角膜周围组织溶解，人工角膜脱落，使得手术失败。随着材料科学的不断进步，人工角膜不断发展，目前在临床上使用的人工角膜主要有 BostenKPro、AlphaCor 和 Osteo-Odonto，它们均获得 FDA 批准进入临床。由于排斥率高，人工角膜的手术适应证相对较窄，一般选择严重眼表外伤导致的结膜囊或泪液系统受损无法进行常规的角膜移植手术患者进行治疗。

3. 天然高分子材料 天然高分子材料来源于天然材料的提取物。对天然高分子材料用于组织工程角膜的早期研究较多,其中胶原是常用的材料之一。胶原纤维是角膜基质层的主要组成成分,胶原蛋白占角膜干重的75%。胶原无抗原性,组织相容性好,含有某些特异的氨基酸序列,有利于种子细胞的黏附与生长。胶原的不足之处在于稳定性较差,机械强度小,降解较快。

甲壳素,亦称几丁质或甲壳质,是自然界中含量仅次于纤维素的天然多糖,广泛存在于昆虫、甲壳类动物外壳及真菌细胞壁中。经脱乙酰化反应变成甲壳胺,即壳聚糖。这类天然多糖具有明显碱性、良好的生物相容性和生物可降解性。壳聚糖在体内溶菌酶、甲壳酶的作用下水解成低聚糖。甲壳素作为组织工程角膜植入材料的不足之处在于:①单纯使用甲壳素交联形成的支架质地坚硬,韧性差易折断,且缝线不易穿过;②在体内降解快,易在组织修复前完全降解。

4. 生物衍生材料 由于大部分天然材料合成的组织工程角膜稳定性较差、机械强度小、降解快,因此主要作为组织工程角膜上皮和内皮的载体,直接用于构建组织工程角膜基质较少。目前,天然材料合成最成功的研究是加拿大Griffth等将I型胶原和Ⅲ型胶原通过醛交联的方法,构建出厚度达400μm的透明角膜基质支架(图3-9-5),并移植给20例角膜白斑和圆锥角膜患者,术后24个月观察角膜上皮完整,基质透明。这项研究成果为天然材料构建组织工程角膜基质指出了新的方向。

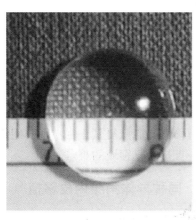

图 3-9-5 使用胶原交联制备的组织工程角膜

三、异基因来源的角膜基质

正常角膜基质因其天然成分及结构优势克服了合成基质的种种不足。完整的天然角膜基质具有原有组织的三维立体结构和细胞外基质,其保留的化学信号可诱导和促进种子细胞的生长和分化。脱细胞角膜基质是近年来的研究热点。脱细胞角膜基质具有天然角膜的板层纤维结构、韧性及厚度,其微环境最接近于生理状态,有利于细胞附着、移行和增生,促进组织再生。同时由于去除了脂质膜、膜相关抗原和可溶性蛋白质,其免疫原性大大下降。由于人角膜基质来源有限,一般采用异种如猪角膜基质。猪角膜基质只表达微量的异种糖基抗原,且胶原的物种差异小,是较有前途的组织工程角膜材料来源。

异基因来源的角膜通过脱细胞处理,可以成为组织工程角膜的细胞外支架。目前国际上有10余种通过将动物源性角膜基质细胞脱去,制备成板层组织工程角膜的方法。主要包括:①化学试剂法,使用酸性、碱性溶液、去垢剂等方式破坏细胞中的蛋白质、脂质和核酸,并使细胞碎屑溶解于溶剂内,脱离细胞外基质;②生物试剂法,通过使用核酸酶水解细胞中的核苷酸以及脱氧核苷酸,使用蛋白酶溶解变性的蛋白质,使用磷脂酶A_2水解细胞的磷脂成分,应用生物试剂可以有效地将细胞从支架材料中移除,但同时也可能破坏天然角膜基质的超微结构,需要进一步改进;③物理脱细胞法,通过改变材料外部的温度、压强、渗透压等物理因素,破坏细胞膜与核膜,但此方法不能十分有效地使细胞失活并从支架材料中移除。

以上脱细胞方法各有优势也各有弊端,总之作用时间越长,对细胞外基质影响越明显。角膜基质由少量的基质细胞(约占基质成分的5%)和大量排列紧密有序的胶原纤维(约占基质成分的95%)组成,这种排列紧密有序的胶原纤维结构是角膜透明的主要因素。因此,通过单一方法将基质内的细胞完全去除对角膜的透明度影响很大,有研究表明,使用经过化学试剂处理方法处理后的角膜基质移植,需半年以上的时间才能使移植的角膜基质完全透明。

异基因来源的组织工程角膜具有来源广泛、价格低廉、制备方法简单等诸多优点,我国在此领域发展很快。不同动物来源的角膜在角膜曲率、角膜大小、厚度、前后表面形状等方面存在较大差异。通过比较猪、狗、猴、兔、猫这几类动物的角膜地形图结果,猪的角膜曲率和角膜前后表面的形状与人类最接近。在动物实验和初期的临床实验中发现,猪来源的板层组织工程角膜可以长期保持透明,厦门大学眼科研究所通过活体共聚焦显微镜观察发现,组织工程角膜移植术后1年,角膜上皮下神经丛和基质内的角膜基质细胞和神经纤维均长入组织工程角膜。此研究结果证明,猪来源的板层组织工程角膜适宜作为异基因组织工程角膜支架,具有良好的临床应用前景(文末彩图3-9-6),我国目前已批准2个产品,而且还有一些产品正在开展临床试验。

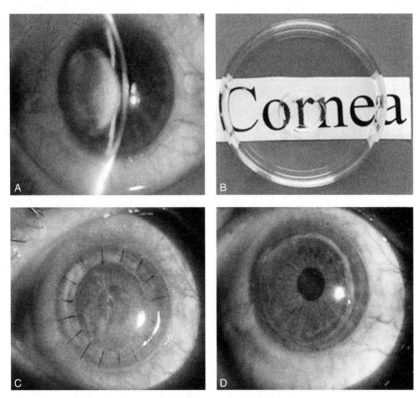

图 3-9-6　猪来源的板层组织工程角膜移植

A. 角膜移植前;B. 经脱细胞处理后的猪角膜基质;C. 使用脱细胞的猪角膜基质对患者实施部分板层角膜移植术后1周;D. 移植术后1年

在构建组织工程角膜基质的同时将角膜上皮共培养于基质表面,可获得含有角膜上皮细胞功能的组织工程角膜基质,但此方法仅在离体实验中获得成功,尚未进行动物实验。通过将支架材料植入皮下,受体细胞长入支架材料内达到构建的作用,但由于组织工程角膜要求透明度高,该方法会降低其透明度,因此较少使用。

我国组织工程角膜基质的临床研究走在了国际的前列,最先报道了将猪来源的组织工程角膜移植给瞳孔区角膜浑浊的角膜营养不良患者,在移植术后角膜立即恢复了透明,超过7年的随访观察并未发现排斥反应。同时我国组织工程角膜基质已完成了大样本的临床实验,证明了其安全性和有效

性。将组织工程角膜移植给细菌性角膜溃疡的患者,可以治愈感染性角膜溃疡,明显提高视力。

第六节　组织工程角膜内皮的进展

角膜内皮由于不能再生,如果发生功能障碍,需要进行移植才能恢复其正常功能。组织工程角膜内皮一直是角膜领域的难点。

一、同种异体角膜内皮移植

移植同种异体角膜内皮是目前解决角膜内

皮病变最主要的方法,由于手术设备的改进,如飞秒激光的应用等,角膜内皮移植手术已由原来的大切口发展到微创。手术方式也在不断演变,从最初开窗的角膜内皮移植到闭合式的角膜内皮移植,手术的创伤与并发症均明显减少。目前开展比较多的手术方式是后弹力层剥除角膜内皮移植术(descemet stripping endothelial keratoplasty, DSEK),DSEK采用手工制备植片,剖切深度为80%~90%基质厚度,植片带有后弹力层、内皮层以及一部分的后基质层,受体角膜去除了后弹力层以及内皮层但保留完整基质层(图3-9-7)。随着处理方法的不断创新和先进仪器的更新,发展出自动角膜板层刀取材的角膜后弹力层撕除角膜内皮移植术和飞秒激光辅助取材的角膜后弹力层撕除角膜内皮移植术,新术式可降低供体角膜的穿孔率以及角膜内皮细胞的丢失率,且不改变角膜的球镜当量,术后视力恢复较好。

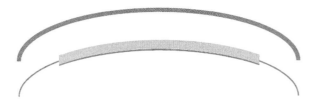

图3-9-7　后弹力层剥除角膜内皮移植术(DSEK)
受体角膜组织层以灰色表示,供体角膜组织层以红色表示。DSEK以供体后基质层、后弹力层和内皮层替代宿主后弹力层和内皮层

近年来发展的后弹力层角膜内皮移植术(descemet membrane endothelial keratoplasty, DMEK)具有更明显的优势,其单纯以后弹力层联合内皮细胞层作为供体,去除了植片的基质层(图3-9-8)。这种手术设计更加符合眼的解剖结构,同时还使植片更加光滑与整齐,有利于术后视力的恢复。Melles等首先报道了DMEK,术后一周的矫正视力达到1.0,测量角膜内皮细胞计数为2 350个/mm²,DMEK开拓了角膜内皮移植手术领域的新局面。但用于DMEK供体植片的制备要求较高,主要体现在后弹力层的取材困难,容易破坏内皮细胞,植片植入后在眼内的展开和黏附较困难,易发生脱位。目前关于DMEK的手术方法、手术技术以及手术仪器的改进等仍有待进一步的研究。

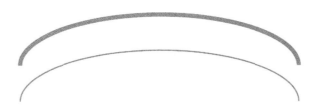

图3-9-8　后弹力层角膜内皮移植术(DMEK)
受体角膜组织层以灰色表示,供体角膜组织层以红色表示。DMEK以供体的后弹力层和内皮层替代宿主后弹力层和内皮层

二、体外构建角膜内皮片

成年人角膜内皮细胞主要停留在细胞周期的G₁期,其仍具有有丝分裂的潜力,若能促使角膜内皮细胞从G₁期进入到S期,那么恢复角膜内皮细胞的再生是可行的。活体上的人角膜内皮细胞是不能通过有丝分裂来繁殖再生的,这是由于前房内生长因子不足,同时房水中又存在生长抑止因子,阻断了细胞的DNA合成。但是角膜内皮上各种生长因子受体的存在表明内皮细胞具有潜在的分裂能力。角膜内皮细胞在体外的生长、增殖还受细胞来源的影响,有资料表明,婴儿体内的角膜内皮细胞在一定条件下可以有丝分裂;超过20岁以上者的内皮细胞培养成功率则大大降低。所以在人类角膜内皮细胞移植的实验中,培养的内皮细胞多来源自胎儿、婴幼儿或20岁以下的年轻人。随着人均寿命的延长,供体角膜越来越趋向于老龄化,其内皮细胞多已发生形态学改变及密度降低,不宜再作为穿透性角膜移植手术的供体材料,供体来源更为有限。1952年Stocker建立了角膜内皮细胞组织培养方法,在此基础上1972年Maurice首次提出了将培养的角膜内皮细胞移植到内皮细胞不健康的角膜上的设想,开辟了角膜内皮细胞移植(corneal endothelium transplantation)这一崭新的研究领域。1979年GoSpodarowicz将培养的牛角膜内皮细胞接种在去除自身内皮的兔角膜上,术后观察发现,对照组未接种内皮细胞的植片7天内变得混浊,并一直未恢复透明,而覆以牛角膜内皮细胞的角膜片保持透明超过100天。此后InSler和Lopoz使用去除内皮的人角膜植片作为载体,接种以培养的婴儿内皮细胞,培养一段时间后移植到非洲绿猴,结果6个植片在长达12个月随访期内保持透明,

而无内皮的对照组植片进行性水肿并伴有新生血管。Koizumi 等将在以 I 型胶原上培养的猴角膜内皮细胞移植片移植到剥脱了角膜内皮的猴眼中。手术后 24 小时，移植物与宿主角膜结合良好。手术后一个月，角膜变得透明并保持透明长达 8 个月。

但是，由于动物角膜内皮细胞的增殖能力与人角膜内皮不同，目前的动物实验结果还不能作为证明人角膜内皮细胞可以作为组织工程角膜内皮种子细胞来源的有力证据。

组织工程角膜内皮的构建方法是利用载体在体外培养成连续片状的单层细胞片供移植手术使用。角膜内皮细胞移植片载体应具备以下条件：①透明性好，移植后不影响视力，便于观察细胞

的生长情况；②机械性强，能经受移植手术操作；③通透性好，对水及其他液体有一定的渗透性，利于细胞与外界进行物质交换；④生物相容性好，能与宿主角膜牢固结合。研究中使用过的载体有明胶膜、水凝胶膜、胶原膜和后弹力层等，尽管取得了一些成果，但它们都有不足之处。Wang 等设计了一种利用壳聚糖 - 聚己内酯膜作为载体进行角膜内皮细胞移植的方法（图 3-9-9）：将角膜内皮细胞片从后弹力层上剥离并接种在聚苯乙烯组织培养基上。细胞扩增后，将角膜内皮细胞高密度接种在壳聚糖 - 聚己内酯膜上。用 O 形环固定膜，防止膜漂浮。当角膜内皮细胞铺满膜表面后，去除 O 形环收集整个角膜内皮细胞片。

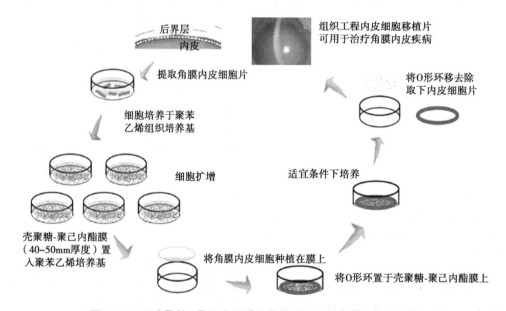

图 3-9-9　以壳聚糖 - 聚己内酯膜为载体组织工程角膜内皮的构建

三、角膜内皮细胞的替代细胞

由于角膜内皮细胞的增殖能力有限，多年以来，研究者一直希望能找到一种细胞能替代角膜内皮细胞。有研究发现，血管内皮细胞与角膜内皮细胞在形态学、功能学方面有相同点，它们均为单层内皮细胞，细胞膜均可以维持细胞内外钠水平衡等。但目前仅停留在实验室的研究，尚未有任何临床方面的报道。

四、角膜内皮细胞前房内注射

近期，Kinoshida 教授团队在《新英格兰杂志》

上报道了一项临床试验结果，他们向 11 例诊断为大疱性角膜病患者的前房注射含有 rho 相关蛋白激酶（rho-associated protein kinase, ROCK）抑制剂的体外培养的人角膜内皮细胞，通过 2 年的随访，观察患者角膜内皮细胞的状况。结果显示，术后患者的角膜透明度恢复，11 例患者角膜中央的内皮细胞密度均超过每平方毫米 500 个细胞，角膜厚度均小于 630μm，视力得到了有效的提高。此前，Kinoshida 教授团队就已经使用选择性 ROCK 抑制剂 Y-27632 在兔和猴角膜内皮功能障碍模型中，将角膜内皮细胞与 Y-27632 联合移植，成功恢复了动物角膜的透明度。重建的角膜内皮

呈单层六角形细胞形状,并正常表达相关标记物,如 ZO-1 和钠 - 钾泵。这些研究成果拓展了角膜内皮疾病的治疗领域,使得治疗方法上有了更多的选择。

第七节 组织工程全角膜的进展

组织工程全角膜的构建方式是按照正常角膜的组织学形态将角膜上皮及其载体,角膜基质支架及其种子细胞和单层的内皮细胞共培养构建而成。组织工程全角膜可以满足临床上各种角膜病变的应用,具有良好的前景,得到了国内外学者的关注。1999 年 Griffith 等以胶原和硫酸软骨素为细胞支架材料、加入角膜细胞生长因子和维生素 C,将组成角膜的上皮细胞、成纤维细胞和内皮细胞利用气 - 液界面培养法合成了首个功能性组织工程角膜。2010 年 Fu 等将猪角膜进行脱细胞处理,形成的角膜基质作为细胞支架,以角膜上皮、基质及内皮细胞为种子,在脱细胞的猪角膜基质上共同培养,成功构建了包含上皮、内皮及基质细胞的组织工程全角膜。形态上,上皮细胞在上皮面可以维持复层结构,内皮细胞于内面维持单层结构。2012 年 Yoeruek 等在前人基础上进行改进,将人角膜缘干细胞、角膜基质细胞、内皮细胞分别在脱细胞猪角膜基质的上皮面、基质及内皮面共培养,分别于移植术后第 2 周、第 4 周观察,各层细胞生长状况良好且组织结构与正常角膜类似。但是,目前全角膜移植的主要问题是解决组织工程全角膜的功能性问题和排斥问题,同时如何构建稳定培养组织工程全角膜系统也是有待解决的问题。

此外,3D 打印技术在组织工程角膜中的应用也正在被重视,例如可以应用 3D 打印技术根据患者的需求定制人工角膜(图 3-9-10)。通过精确的 3D 打印技术有望控制如胶原、明胶、壳聚糖等安全且生物相容性好的天然高分子材料,使这些组成细胞外基质的成分按照天然结构排列,最终替代人源或动物源性的角膜支架,并同时将角膜所需的干细胞一起通过 3D 打印构建,从而实现定制的个性化组织工程角膜。

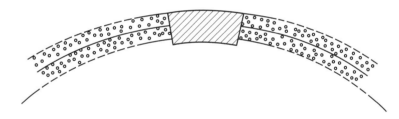

图 3-9-10 3D 打印人工角膜

通过三维打印技术,一体成型的人工角膜,特殊的网状多孔结构,使角膜细胞长入并延伸其中,形成与周边角膜组织天然的紧密连接,嵌合更牢固

(刘祖国 刘 靖 韩 忆)

参 考 文 献

[1] 刘祖国.眼表疾病学[M].北京:人民卫生出版社,2003.

[2] 刘祖国.干眼[M].北京:人民卫生出版社,2017.

[3] 葛坚,王宁利.眼科学[M].北京:人民卫生出版社,2015.

[4] Ahmad S, Mathews PM, Lindsley K. Boston Type 1 Keratoprosthesis versus Repeat Donor Keratoplasty for Corneal Graft Failure: A Systematic Review and Meta-analysis[J]. Ophthalmology, 2016, 123(1): 165-177.

[5] Tan A, Tan DT, Tan XW. Osteo-odonto keratoprosthesis: systematic review of surgical outcomes and complication rates[J]. Ocul Surf, 2012, 10(1): 15-25.

[6] Jirásková N, Rozsival P, Burova M. AlphaCor artificial cornea: clinical outcome[J]. Eye(Lond), 2011, 25(9): 1138-1146.

[7] Fagerholm P, Lagali NS, Merrett K. A biosynthetic alternative to human donor tissue for inducing corneal regeneration: 24-month follow-up of a phase 1 clinical

study [J]. Sci Transl Med, 2010 , 2 (46): 46-61.

[8] Westphal M, Hänsel M, Nausch H. Culture of human brain tumors on an extracellular matrix derived from bovine corneal endothelialcells and cultured human glioma cells [J]. Methods Mol Biol, 1990, 5: 113-131.

[9] Tsai RJ, Li LM, Chen JK. Reconstruction of damaged corneas by transplantation of autologous limbal epithelial cells [J]. New England Journal of Medicine, 2000, 13 (2): 86.

[10] Price MO, Gupta P, Lass J, et al. EK (DLEK, DSEK, DMEK): New Frontier in Cornea Surgery [J]. Annu Rev Vis Sci, 2016, 3 (01).

[11] Koizumi N, Okumura N, Kinoshita S. Development of new therapeutic modalities for corneal endothelial disease focused on the proliferation of corneal endothelial cells using animal models [J]. Experimental Eye Research, 2012, 95 (01): 60-67.

[12] Wang TJ, Wang IJ, Hu FR, et al. Applications of Biomaterials in Corneal Endothelial Tissue Engineering [J]. Cornea, 2016, 35 Suppl 1: S25.

[13] Kinoshita S, Koizumi N, Ueno M, et al. Injection of Cultured Cells with a ROCK Inhibitor for Bullous Keratopathy. [J]. New England Journal of Medicine, 2018, 378 (11): 995-1003.

[14] Okumura N, Koizumi N, Ueno M, et al. ROCK inhibitor converts corneal endothelial cells into a phenotype capable of regenerating in vivo endothelial tissue [J]. American Journal of Pathology, 2012, 181 (1) : 268-277.

[15] Nishida K, Yamato M, Hayashida Y. Corneal reconstruction with tissue-engineered cell sheets composed of autologous oral mucosal epithelium [J]. N Engl J Med, 2004, 351 (12): 1187-1196.

[16] Liu ZG, Li W, Liang LY, et al. Porcine corneal equivalent for xenographs [J]. Sup, Science, 2012, 24-26.

[17] Price MO, Gupta P, Lass J, et al. EK (DLEK, DSEK, DMEK): New Frontier in Cornea Surgery. Annu Rev Vis Sci, 2017, 3: 69-90.

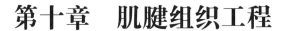

第十章　肌腱组织工程

第一节　肌腱的损伤与修复概述

一、肌腱的结构及营养

肌腱是连接骨骼肌与骨骼之间的致密结缔组织,每一块肌肉都有不同长度的肌腱与骨骼附着,由于肌腹的收缩,通过肌腱的牵拉,带动骨骼产生运动,使人体完成各种生活及工作所需要的各种动作,因此肌腱在人一生的生命活动中,有十分重要的作用,它既是人体主要的支持结构,又是完成各种活动、生产劳动、参与社会活动的重要组织。在临床医学中,手的功能特别重要,修复后的功能恢复又较差,近100年来,不少学者对手的肌腱进行了不同深度的研究,但至今尚未取得突破性进展。近年来,随着再生生物学和再生医学的兴起以及干细胞和组织工程技术的发展,为肌腱的再生与修复提供了新的途径。

(一)肌腱的结构

1. 肌腱的大体结构　肌腱是肌肉的延续部分。新鲜的肌腱标本呈银白色,有光泽,质地坚韧。肌腱表面有一层疏松结缔组织膜,称腱周膜,有从外周来的血管通过腱膜进入肌腱。腱周膜内有腱外膜包裹整个肌腱。腱外膜内层称腱内膜,又分隔包裹腱束,称腱束膜。腱周膜、腱内膜和腱束膜既能固定腱束,又能提供肌腱的营养及物质交换,同时还是保持肌腱滑动功能的重要结构。在手和足部的某些区域,肌腱被一层膜状结构所包绕,称之为腱鞘。腱鞘又分为脏层和壁层两层,脏层位于肌腱表面。两层之间形成一个腔隙,中间充满滑液,其主要成分为透明质酸,有利于肌腱在其中的滑动。

2. 肌腱的显微结构　肌腱由细胞外基质和肌腱细胞组成。肌腱细胞属成纤维细胞类,约占

20%。肌腱细胞在活体上呈梭形,成行排列,伸出翼状突起围绕胶原纤维。肌腱细胞分泌胶原蛋白、弹性蛋白和糖蛋白等基质,占80%,其中胶原蛋白占有形成分的65%~70%,主要是I型和少量的Ⅲ型胶原,但也有其他多种胶原的存在,如Ⅳ、Ⅴ和Ⅵ型等。

胶原纤维呈白色,粗细不等,直径在1~12μm之间,其上有明暗交替的周期性横纹,横纹周期约为6.4μm,这是胶原纤维独有的特征。胶原纤维有分支,分支间互相交织成网,使胶原纤维能承受较大的拉应力。胶原纤维被交联在一起,使得胶原的力学特性结构更加稳定而组织的抗张强度更高,胶原交联主要是通过半胱氨酸间形成的二硫键来进行的。肌腱中还含有一定量的弹性蛋白,使得肌腱和韧带组织具有一定的弹性。

蛋白多糖是肌腱细胞外基质中的另一个重要组成部分,对于组织的黏弹性和其他力学特性的形成具有重要作用。蛋白多糖由核心蛋白和糖胺多糖支链所组成,这些具有负电特性的支链形成特征性的"瓶刷"结构可以吸引水分子使得组织水化,蛋白多糖则被包埋在胶原之间提供组织的抗压特性,水化也使得水溶性分子能够在组织中快速的弥散。

(二)肌腱的营养与代谢

人体肌腱是一种少血供、低代谢组织,其营养主要来自营养血管和滑膜组织的弥散作用,代谢活动又通过滑膜和血管来调节。

1. 屈指肌腱的血管分布

(1)肌腱表面的血管:肌腱表面的血管来自肌腹与肌腱的结合部、肌腱与骨的结合部、肌间隙血管网、腱系膜根部血管弓和长、短腱纽。有纵向血管、网状血管和祥状血管三种血管形式。

(2)肌腱内的血管:肌腱内的血管来源于肌腹内血管的延续;肌腱止点处由骨膜发出的血管

进入肌腱内；由腱表面血管发出的横支进入肌腱内后，向近、远端走行。肌腱内血管多以三条平行、纵向走行，但并不贯穿肌腱全长，其纵向走行的距离长短不一，位于中间的血管管径较细、恒定，而两侧的血管管径较大。肌腱内纵行血管与横行血管间有部分吻合。

采用体视学方法研究成人屈指肌腱的血管密度，在不同手指其血管密度变化不大。同一手指不同平面肌腱的血管密度有所不同，位于鞘管区内的屈指肌腱血管密度较掌腕及前臂段明显减少。对肌腱血管分布的研究表明，肌腱虽然为少血供组织，但仍具有内在血管分布，这些血管为肌腱提供营养及进行物质交换。提示我们在肌腱组织工程研究中，应注意工程化肌腱的血管化过程。

2. **滑液对肌腱的营养作用** 在人体鞘管区内的肌腱位于滑液系统中。滑液由鞘管的滑膜细胞分泌，为透明、微黄色黏性液体，主要成分是蛋白质、糖和电解质。在蛋白质中主要是透明质酸，正常腱鞘滑液含量约为 2mg/ml，是鞘内肌腱的主要营养来源，同时也为肌腱的滑动提供润滑剂。在肌腱的代谢活动中，腱表面的滑膜结构起了十分重要的作用。肌腱的超微结构观察中发现，腱表面滑膜有微孔，在腱内膜、腱束膜之间有网状结构，可允许滑液自由通过。当肌肉松弛时，肌腱像海绵样吸收滑液进入肌腱，营养肌腱；当肌肉收缩时，肌腱内压升高，挤出滑液进入鞘管中，同时排出代谢产物。提示在我们构建组织工程肌腱的支架材料设计时，应考虑到这种滑液营养所需要的微孔结构。

二、肌腱的生物力学

肌腱的结构特点赋予其强大的抗张强度和一定的黏弹性。据估计当人在跑步时跟腱承受的应力为 9 000N，约相当于人体重的 12.5 倍，不同的运动状态下肌腱所受的应力不同，人屈指肌腱在被动运动时受力为 1~6N，相同的主动运动其受力为 9N，而不受限活动手指，肌腱受力达 35N。机体的运动也可以引起肌腱组织结构的重构，改变其生物力学性能。习惯长跑者跟腱比不长跑者的跟腱粗大，跳跃摄食的兔 35 天后，其跟腱和髌韧带力学强度均优于不跳跃兔。研究发现适当

应力刺激使 I 型胶原合成和分解均增强，而合成代谢占优势，表现为合成增加。鼠尾肌腱束在无应力培养 48 小时内，与新鲜肌腱比较，I 型胶原基因表达虽无显著变化，但组织蛋白酶 K、基质金属蛋白酶 -3（matrix metalloproteinase, MMP-3）和 MMP-13 等与组织溶解有关的酶类持续升高，制动使组织溶酶及其抑制物的比例升高，提示无应力条件下的肌腱组织的变化可能与组织的降解有关。肌腱因应力刺激引起的结构改变是应力引起的一系列基因表达变化的结果。周期性牵张应力可刺激各类生长因子的含量，如转化生长因子 β（transforming growth factor-β, TGF-β）、血小板源性生长因子（platelet derived growth factor, PDGF）、碱性成纤维细胞生长因子（basic fibroblast growth factor, bFGF），从而促进肌腱细胞的增殖、分化和基质的合成，白介素 -6（interleukin- 6, IL-6）分泌也增加，IL-6 参与炎症反应，从而促进肌腱修复。

生长发育、创伤修复和某些病理过程中，由于应力的变化，胶原纤维的合成与障碍发生适应性改变，包括各型胶原含量和空间排列的重建。正常情况下，肌腱的细胞外基质主要是 I 型胶原，但是断裂伤后Ⅲ型胶原分泌增多。长时间过度的应力刺激可引起肌腱的微损伤，在形态上表现为细纤维增多，胶原连续性部分中断。这可能由Ⅲ型胶原生成增加来愈合，长期累积导致组织拉伸强度的下降，容易发生肌腱断裂。

在制动条件下，肌腱的应力低于生理范围，抗张强度显著下降；相反，当应力大于生理范围时，抗张强度增大，组织学表现为胶原纤维增粗增多。应力影响胶原蛋白合成与聚合，使胶原纤维的数量和直径发生变化，引起组织器官的力学性质发生相应的变化。因此，适当的牵拉和运动有利于肌腱的伤后修复，而长期制动则有妨碍作用。但是，在处理神经和肌腱联合外伤时，如果完全不限制运动，却会妨碍神经内部胶原化，并减少神经吻合段的血管生成；而如果完全去除吻合部位张力，则有助于外周神经的再生。

影响肌腱力学强度的另一个重要因素是年龄。随年龄增长，胶原蛋白分子内和分子间交联增加，使胶原纤维变得硬而脆，改变了肌腱力学性能。

三、肌腱的损伤和愈合

（一）肌腱损伤模式

急性和慢性损伤是肌腱的两种主要损伤模式，损伤模式不同治疗方式也会有所不同。急性损伤通常由创伤所致，而慢性损伤通常出现在反复的肌腱过度负荷受损后，并伴随着炎症反应。急性伸肌腱损伤（如手部和腕部的闭合伤）可以通过非手术方法来治疗，但是急性闭合屈肌腱损伤则需要进行手术治疗。慢性肌腱损伤可以伴有炎症反应（肌腱炎）或无炎症反应（肌腱变性）或涉及周边组织（腱鞘炎）。早期的诊断对明确病因和手术干预及预防永久性功能障碍的出现具有重要的意义。

过度使用损伤常见于肩关节囊肌腱套的损伤，急性撕裂伤多见于人体上部的运动损伤，而慢性退行性病变和撕裂伤则多见于老年不太活动的个体。跟腱常受到外伤性的损伤，多出现在运动员或经常活动的个体，在承受超过极限的负荷后受损，通常需要手术治疗，以防在以后的运动中再次出现断裂。跟腱慢性损伤通常是由于反复的微小损伤加上退行性变和愈合不良引起。

（二）肌腱损伤的愈合过程

肌腱的愈合过程与其他结缔组织愈合方式相似，包括炎症期、组织形成期和组织重塑期。炎症期中有多种炎症介质的释放，如组胺、激肽、前列腺素、补体和淋巴因子等。在组织形成期中，随着成纤维细胞的迁入和毛细血管的长入，肉芽组织形成。在组织重塑期，肉芽组织被新合成和沉积的胶原所替代，进一步被肌成纤维细胞重塑并沿肌腱长轴收缩。此阶段，伤口细胞和它们分泌的细胞外基质以一种互动方式存在，即细胞不断分泌和沉积新的基质，而基质分子则调控相关基因和细胞基质受体的表达。随之，通过细胞-细胞相互作用和细胞-细胞外基质的相互作用，胶原纤维与成纤维细胞平行排列并与其他原纤维首尾相接产生共价键的交联，而大部分成纤维细胞进入凋亡期，最终将高细胞含量的肉芽组织转化为细胞含量低的瘢痕组织。

肌腱愈合过程中的几个重要因素包括愈合的细胞来源、营养的来源和肌肉-肌腱复合体断裂时存在的空隙以及保守治疗是否足以愈合肌腱的伤口。首先是肌腱的愈合方式。内源性愈合完全依赖肌腱组织自身的细胞来完成；而外源性修复则依赖外部组织（包括腱鞘）的细胞浸入。通常情况下，两种模式均参与了肌腱的修复过程，外源性主要在早期起作用，而内源性则在晚期起作用。外源性愈合的结果是肌腱与外周组织的粘连和瘢痕形成，常见于屈肌腱的愈合过程，可导致肌腱活动范围受限。其次是营养的来源。在肌腱愈合过程中，绝大部分区域通过血管化以提供充分的营养和氧气供应，但是在滑车部位，肌腱的营养主要依赖于滑液中营养成分的渗透；其次是断端间的空隙是否被去除将会直接影响到肌腱的活动范围和愈合肌腱的力学性能；最后是治疗方式的选择，一般来讲保守治疗和手术治疗是否有效取决于各自的适应证。相比而言，手术治疗能够更好地形成肌腱断端之间的愈合，特别是手部屈肌腱的修复常常需要手术来促进两个肌腱断端间的良好对合及后续的良好愈合和功能康复。

四、肌腱的修复

修复肌腱的最基本方法是直接缝合和肌腱转位。如果存在肌腱缺损就需要在断端之间进行桥接。桥接材料可来自自体、异体、异种、人工材料和组织工程材料。在这些材料中，自体材料是最常采用的传统方法。可用于修复肌腱缺损的自体材料包括自体肌腱和筋膜条。在自体肌腱中尤以同源肌腱修复效果最好。可采用鞘内肌腱修复鞘内肌腱，采用鞘外肌腱修复鞘外肌腱。若不能用同源肌腱修复，常采用掌长肌腱，其次是趾长伸肌腱、跖肌腱，有时还可用指浅屈肌腱。同种异体肌腱移植修复肌腱缺损可不受自体取材的种种限制，但所取材料需要特别处理，否则修复效果会下降。异种肌腱、人工材料修复肌腱缺损仍处于实验阶段，但已取得了一些进展。组织工程肌腱的理念和研究进展提供了一条新的、更为理想的、符合生理特点的肌腱损伤的治疗方法。

（一）自体肌腱移植

自体肌腱移植对于肌腱缺损的受区来讲是一种较好的选择。因为自体肌腱的组织相容性最好，没有免疫原性。但来源受限，在选择供区时为了尽可能地减少供区功能障碍，所选供区肌腱往往较细，不能完全满足受区的需要。自体肌腱移植主要包括自体肌腱游离移植、肌腱转移术和吻合血管肌腱复合组织瓣移植术。

1. 自体肌腱游离移植　目前常用的自体肌腱游离移植来源主要有掌长肌腱、跖肌腱和趾长伸肌腱三个部位。将来源于上述供区的游离肌腱桥接于肌腱缺损的两断端，使肌腱的连续性得以恢复。有时由于供区肌腱较受区肌腱细，需要将移植肌腱折叠后与受区肌腱缝合。

2. 肌腱转移术　肌腱转移术的方法是将邻近缺损的正常肌腱切断，以其近端与缺损肌腱的远端缝合，达到修复肌腱的目的。肌腱转移术是以牺牲邻近关节部分功能为代价，换取被修复关节功能恢复的一种手术。如指深屈肌腱在手掌内陈旧性断裂，近端回缩较多，不能直接缝合时，可用邻近指浅屈肌腱移位至伤指替代其功能。

3. 吻合血管肌腱复合组织瓣移植术　手部肌腱缺损伴皮肤软组织缺损或瘢痕化，可以考虑采用吻合血管的肌腱复合组织瓣移植术修复。可以作为吻合血管肌腱复合组织瓣移植供区的有带血管蒂的掌长肌腱复合组织瓣和以足背动脉为蒂的趾长伸肌腱复合组织瓣。采用吻合血管肌腱复合组织瓣移植的优点是一次同时修复软组织缺损和肌腱缺损。缺点是风险较大，技术及条件要求高，因而其应用受到限制。

综上所述，无论是游离肌腱移植、肌腱转移术还是吻合血管肌腱复合组织瓣移植术，对于供区来说，不仅增加了创伤，而且多少会遗留一些功能障碍。

（二）同种异体肌腱移植

自体肌腱来源有限，特别是在多条肌腱同时缺损时，自体肌腱移植或转移往往均不能满足修复的需要。而且肌腱被转位切取后，总会在原功能部位造成不同程度的功能减低。

同种异体肌腱是目前临床应用较多的肌腱移植材料。目前，同种异体肌腱制备的方法可归为两大类：深低温处理肌腱和化学处理肌腱，前者以物理方法为主，后者以化学药物处理为主。

1. 深低温处理肌腱　其机制可能是在降、复温过程中由于冰晶的形成破坏细胞主要组织相容性复合体（major histocompatibility complex，MHC）抗原结构，从而降低了肌腱细胞的抗原性。这种方法尽管使肌腱细胞抗原物质遭到破坏、变性，但

这些变性的抗原成分还是没有消除，没有发生量的变化，仍有弱的免疫原性。异体肌腱通常可来自经检查合格的合法健康供体。在无菌条件下切取肌腱时应保留腱周组织，制成15cm左右长度的腱段。腱段经冲洗干净后置入保存液中浸泡后，再置入无菌容器中密闭并标记，采用慢冻法将温度降至 −85℃，保存10天后即可用于临床。临床应用时，取所需肌腱，按快融法将肌腱解冻，冲洗后用于桥接肌腱缺损，方法与自体肌腱移植方法相同。术后应用糜蛋白酶清除血肿。

2. 化学方法处理肌腱

（1）药物浸泡肌腱：药物主要有戊二醛丝裂霉素、三氯甲烷/甲醇混合液、脱氧鸟苷培养液、95% 乙醇等，其原理也是使肌腱细胞抗原变性从而降低免疫原性。

（2）重组 α-半乳糖酶去抗原法：依次将新鲜肌腱冷冻、解冻、脉冲式灌洗、重组 α-半乳糖酶去除肌腱膜上半乳糖抗原、0.1% 戊二醛浸泡12小时使胶原适当交联、甘氨酸中和残存戊二醛、置入密封容器后立即消毒、储存于 −70℃冰箱中直到使用。

（3）去细胞处理方法：Cartmell 等研究了磷酸三丁酯（tributyl phosphate，TBP）与十二烷基硫酸钠（sodium dodecyl sulfate，SDS）的去细胞方法，结果发现用 SDS 去细胞可达 90%，用 TBP 达84%，但 TBP 处理的韧带更有利于细胞增殖及长入。还有研究报道利用 Trypsin-Triton 去细胞法处理肌腱：依次用 5% Trypsin 溶液浸泡、37℃水浴恒温振荡器上消化6小时、0.5% Triton X-100浸泡50值守、超声波清洗机中震荡洗涤、75% 的酒精浸泡30分钟、磷酸盐缓冲溶液震荡漂洗、袋装密封后用 ^{60}Co 照射消毒、储于冰箱备用。这种方法去除细胞抗原彻底，处理后的肌腱几乎不残留细胞抗原成分，且保留了因子如 bFGF、血管内皮生长因子（vascular endothelial growth factor，VEGF）的生物活性。

（三）异种肌腱移植

异种肌腱制备、保存方法及修复方式大体与同种异体肌腱相似。研究发现：肌腱移植早期以细胞免疫为主，晚期仅有体液免疫参与。2007年，Stone 等用重组 α-半乳糖酶去除猪韧带半乳糖抗原，移植修复恒河猴前交叉韧带发现移植肌

腱以韧带化相似的机制逐渐塑型,生物力学与自体肌腱远期评估没有差别。同年,该研究团队用同样方法处理猪髌腱,移植修复6位前交叉韧带损伤的患者,结果发现在6位移植患者中有5位成功,并且均通过了所有的功能稳定性评估;酶联免疫试验检测到6位实验患者都产生多种抗猪异基因蛋白非半乳糖抗体,术后2~6个月达高峰,2年后消失。但目前异种材料还需要深入研究,另外也特别需要注意人畜共患病等问题。

(四)人工材料替代

为了解决肌腱缺损后的修复问题,许多研究者进行了人工材料方面的探索。早在1900年,Lange就试用过蚕丝作为人工肌腱替代物。但在随后的几十年中,也许由于这种替代物效果不佳,一直没有人工肌腱方面的报道。直到20世纪50年代,随着新的材料的出现,人工肌腱的研究又出现高潮。

1953年,Arkin等用钽丝作肌腱成形术。1956年,Sarkin用尼龙鱼线穿过聚乙烯管做成人工肌腱,并用于替代严重损伤的屈指肌腱。随后,又有许多研究者试用了其他材料,如用聚乙烯覆盖的蚕丝、特氟隆(聚四氟乙烯)棒等。但是,所有这些人工材料的植入都带来了严重的异物反应,并且材料本身僵硬,妨碍了它们在手部肌腱修复中的应用。严重者还阻碍手指的被动活动,反而造成手指关节的僵硬。为了克服这一缺点,又有研究者用硅橡胶做人工肌腱,但由于硅橡胶耐受拉应力极差,又易撕裂,难于缝合,也不适于临床应用。20世纪70年代末,出现了碳纤维制品,其异物反应小,组织可长入纤维之间,有人将它制成肌腱或韧带植入体内。戴尅戎等1983年进行了以硅橡胶、桑蚕丝和涤纶制成的"中空"人工肌腱,并认为这种人工肌腱可作为肌腱的持久替代物,但该材料在手部"无人区"反应较大。近年来的研究表明,碳纤维编织带仍存在许多缺点,它不能作为永久性肌腱,植入体内最终被逐渐降解、碎裂、吸收。1988年,黄凤鸣用人发做人工肌腱,发现组织相容性好。1994年刘连璞将人发用理化方法处理后做成人工肌腱植入体内,8~10个月后能完全腱化,达到正常肌腱水平。不难看出,现有的替代材料虽然有组织相容性好的优势,但是它们不是与肌腱断端愈合不良,永远作为异物存留体内;就是植入物被吸收,不能成为良好的永久性肌腱。因此,肌腱的替代材料还需要进一步研究。

(五)组织工程肌腱

就目前的认识,理想的肌腱替代物应能完全替代肌腱的功能,并接受机体的调控,参与机体的自我更新。肌腱组织工程的原理是获取肌腱种子细胞,培养扩增后与生物材料结合形成复合物,将其植入到肌腱缺损部位可使植入的种子细胞继续增殖、分化并分泌细胞外基质,形成修复组织,随后生物材料逐渐降解,最终达到生物学意义上的完全修复。

组织工程肌腱除具有不受来源限制、不传播疾病、无免疫反应等优点外,与传统修复肌腱的方法相比还具有以下优点:修复后的肌腱组织具有正常的生理活力和功能,可达到永久性治愈;可达到完美的形态修复和功能重建;以相对少量的肌腱种子细胞经体外培养扩增后可修复严重的肌腱缺损。

组织工程肌腱的理念和研究进展提供了一条新的、更为理想的、符合生理特点的肌腱损伤的治疗方法。组织工程肌腱主要内容包括种子细胞、支架材料、生长因子及细胞与支架材料复合培养等方面的研究。

第二节　组织工程肌腱的种子细胞研究

肌腱组织包括了腱膜、腱纤维以及肌腱间的血管、淋巴管等,其细胞成分也包含了成纤维细胞、滑膜细胞、血管内皮细胞和肌腱细胞等,肌腱组织的功能细胞是肌腱细胞。目前种子细胞的研究主要有肌腱细胞、皮肤成纤维细胞、骨髓间充质干细胞(bone marrow mesenchymal stem cell,BMSC)、肌腱干细胞(tendon derived stem cells,TDSCs)及脂肪干细胞(adipose derived stem cell,ADSC)等多种发展思路,各有利弊。

一、肌腱细胞

肌腱细胞是肌腱固有细胞。在形态学分类上,肌腱细胞属于成纤维细胞类。从兔腱外膜和腱实质分别分离培养细胞,在贴壁时间,倍增时间及Ⅰ型、Ⅲ型胶原表达方面有一些不同,提示构建组织工程肌腱以肌腱细胞为好。早在1971年,就有学者体外培养成功获得鸡胚腱细胞,为肌腱细胞作为种子细胞培养奠定了基础。1994年,Cao等将肌腱细胞与条索状未编织的聚羟基乙酸(polyglycolic acid, PGA)网状支架复合,于裸鼠皮下再生出在组织学、生物力学等方面与正常肌腱相似的组织。但裸鼠属于尚不具备完善免疫系统的动物。张兆锋等在成年家鸡体内培养出大体、组织学等方面均与正常肌腱相似的肌腱样组织。研究表明,在免疫功能正常的自体动物体内也能够再生出肌腱。以猪的自体肌腱细胞介导修复肌腱缺损,也可再生出大体、组织学和胶原排列等方面与正常肌腱相似的组织,生物力学显示其最大拉力、最大应力和弹性模量均达到理想要求,说明可以构建组织工程化肌腱并修复肌腱缺损。

肌腱细胞是一种分化程度很高的细胞,在体外培养条件下,肌腱细胞增殖相对缓慢,尤其是经多次传代后,肌腱细胞甚至丧失进入增殖期的能力。这对组织工程化肌腱的研究是不利的。因此,寻找调控肌腱细胞生长的方法是研究的主要问题。在促进肌腱细胞分裂增殖研究方面,四川大学华西医院杨志明教授研究团队在已建立的人胚肌腱细胞系的培养基中加入胰岛素生长因子-1(insulin-like growth factor-1, IGF-1),观察其对肌腱细胞生长的作用。结果发现,IGF-1对肌腱细胞的增殖有明显的促进作用,并且在一定浓度范围内有量效依赖关系。为了明确IGF-1促进肌腱细胞生长的作用机制,进一步研究了IGF-1作用后细胞周期的改变,结果表明,IGF-1对肌腱细胞生长的促进作用是通过加快G_1期和G_2M期的进程实现的。IGF-1受体系统的活跃是维持细胞增殖能力的重要保证,而IGF-1 mRNA在多次传代(第13代)的肌腱细胞中不表达,可能是导致肌腱细胞出现增殖能力下降等细胞衰老现象的重要因素之一。

该研究团队继续对人胚胎肌腱细胞的生物学特性进行了系统研究,发现传代13代后肌腱细胞形态及分泌Ⅰ型胶原功能均发生改变,出现复制衰老现象。如何能让肌腱细胞得到增殖,但又不影响功能传代是一个要解决的难题。因此,提出并开展了肌腱细胞的永生化研究。肌腱细胞的永生化是肌腱细胞获得持续生长增殖能力的特性,对肌腱细胞的永生化研究不仅在于在排除或控制其致肿瘤的可能性后用于构建组织工程肌腱,更在于利用它保存细胞的功能特性和容易长期大量繁殖的特性,为研究肌腱细胞的免疫学和体外构建模式等方面提供容易繁殖的标准细胞株。该研究团队进一步利用ptsA58H质粒转染人肌腱细胞,转染后细胞增殖能力增强,可长期连续传代,冻存、复苏不改变其生长特性,从而建立了无肿瘤化倾向、相对永生化的组织工程研究用标准细胞系,并用该细胞系筛选评价了多种肌腱组织工程支架材料;通过重建细胞端粒酶活性,进一步延长了人胚肌腱细胞寿命。为组织工程肌腱种子细胞标准化,科学化评价支架材料奠定了基础。

二、成纤维细胞

皮肤作为人体最大的器官,成纤维细胞的来源与肌腱细胞相比分布广泛、取材容易,且其与肌腱细胞同属中胚层来源的细胞,具有相似的生物学特性,均为梭形,均可以合成和分泌胶原蛋白、弹性蛋白、糖胺多糖和糖蛋白等,具备成为肌腱种子细胞的可能性。实验已证实,皮肤成纤维细胞能很好地贴附于支架材料生长。陈兵等通过比较皮肤成纤维细胞和肌腱细胞构建的组织工程肌腱,观察到大体形态、组织学、胶原排列方向和生物力学特性均相似,至26周后的实验组细胞基质比值达到较理想程度,力学达到正常肌腱的74%。提示成纤维细胞可以替代肌腱细胞应用于肌腱组织工程。

体外培养的原代细胞有丝分裂活动能力低,增殖能力有限。董志宁等将重组人bFGF转染人皮肤成纤维细胞,形成稳定有效的表达,并释放到胞外,对成纤维细胞的生长有明显的促进作用,表明重组人bFGF可以提高组织工程所需的种子细胞的增殖能力。有研究还通过不同浓度的人皮肤成纤维细胞接种于PGA材料上,测定出了较佳的细胞接种浓度范围,从而节约成本,减少取材。

三、干细胞

(一)骨髓间充质干细胞

成体间充质干细胞是最为常用的干细胞类

型。BMSC 是存在于骨髓中的具有高度自我更新能力和多向分化潜能的干细胞群体,在特定条件下可分化为多种成熟机体细胞,并有向特定组织分化的潜能,如骨、软骨、脂肪、肌腱、肌肉等,具有很强的可塑性。因其具有取材方便、体外培养和冷冻保存后仍具有多向分化潜能、遗传背景稳定、具有特殊免疫调节功能、易于临床应用等优点,已成为组织工程中较为理想的种子细胞。研究表明,BMSC 在体外培养未经诱导即具备分泌 I 型胶原的能力,与肌腱细胞的主要功能相同,符合构建组织工程肌腱时对种子细胞的要求。Young 等将培养增殖的 BMSC 吸附于胶原凝胶上,并将此复合物回植于肌腱的接缝上,发现用 BMSC 处理的肌腱较对照组更粗大,胶原纤维的排列方向、接缝的质量和生物力学性能均优于对照组。龙剑虹等将分离培养的 BMSC 接种至 I 型胶原 -PGA 支架上,混合培养后 2 周 BMSC 生长良好,保持 89% 以上的细胞活力,透射电镜示实验组细胞仍保持旺盛的分泌功能。表明胶原 -PGA 与 BMSC 的细胞相容性良好。

有研究报道 BMSC 在肌腱修复中发生了异位成骨的现象,提示有效调控 BMSC 腱向分化是将其应用于组织工程肌腱的一个重要前提。Hoffmann 等将 Smad-8 和 BMP-2 基因转入小鼠 BMSC 细胞株,发现这些细胞呈现出长条状细胞形态(肌腱细胞的典型形态)并表达肌腱细胞相关分子,如 I 型胶原(Col-I α1)、six1、six2、scleraxis、eyal 和 EphA4 等;在体内实验中,将这些转基因的 BMSC 植入小鼠可以异位形成肌腱样组织;将这些过表达 Smad-8 和 BMP-2 基因的细胞种植在胶原海绵支架上,然后植入裸鼠 3mm 的跟腱缺损,手术后 5~7 周可见有新生肌腱组织的大体结构形成,组织学也显示类似肌腱样的结构形成,表明了 BMSC 用于肌腱组织再生治疗的可行性。但在实际的应用中,还需进一步验证基因转染是否对从骨髓中新鲜分离出来的 BMSC 具有同样的成肌腱诱导分化能力,基因转染的安全性问题等均是需要继续探索的科学问题。Yin 等利用逐步式的诱导分化策略:首先用 TGF-β1 处理 3 天,然后联合结缔组织生长因子(connective tissue growth factor, CTGF)继续处理 7 天,发现该策略可启动和维持 BMSC 的高效腱向分化,在原

位修复肌腱大鼠髌腱损伤模型中,经逐步式诱导腱向分化的 BMSC 构建的组织工程化肌腱形成的再生肌腱组织,具有更致密的细胞外基质结构,更多的胶原含量和更高的生物力学性能。Le 等研究了肌生成抑制蛋白(myostatin/GDF-8)不同浓度(0、50 和 500ng/ml)和不同作用时间(24、48 和 72 小时)对大鼠原代 BMSC 增殖、迁移及腱向分化能力的影响,结果发现:与未处理组相比,高剂量的 myostatin(500ng/ml)随着作用时间的延长可显著地促进 BMSC 的增殖、迁移及腱向分化($P<0.01$),提示 myostatin/GDF-8 在体外可有效地诱导 BMSC 腱向分化。

然而,BMSC 作为组织工程的种子细胞,产业化所需的细胞数目很大,需长期传代。研究表明,从骨髓捐赠者骨髓分离出来的 BMSC 经过体外培养能传代 24~40 代,但逐步出现了老化,>25 代的 BMSC 有部分出现凋亡的特征。目前有学者认为,可以通过影响 BMSC 中人类端粒末端反转录酶基因的表达而保留延长端粒酶的活性,使细胞突破极限,细胞寿命延长。但是通过这种方式增殖可能会增加基因表达的不稳定性,可能致瘤。此外,BMSC 的细胞来源也是一个重要的问题,目前仍没有十分完善的获取和培养扩增 BMSC 的方案以获得足够多数量、功能化肌腱样细胞,其定向诱导分化的效率不太理想,相关研究尚需进一步深入。

（二）肌腱干细胞

TDSCs 作为肌腱组织特异性干细胞,被证实具有普遍的干细胞特性,包括:呈克隆样生长、具有自我更新能力和多向分化潜能。自 2007 年首次被发现并报道存在于人和小鼠的肌腱组织中,便引发了围绕这一新的组织特异性干细胞的研究热潮。之后,不断有研究者相继从马、兔以及大鼠的肌腱组织中分离获得 TDSCs。因此,TDSCs 作为间充质干细胞家族的一个全新成员,逐渐被视为一种应用于肌腱损伤修复与再生最具前景的细胞类型。香港中文大学 P. P. Lui 教授研究团队发现,将 TDSCs 培养至片层结构后包裹于移植物表面,能够有助于大鼠前交叉韧带的损伤修复,并且通过 scleraxis 转染后的 TDSCs 能够更好地促进大鼠髌腱缺损的修复。同时 TDSCs 还可以与其他生物来源性的基质联合使用,如富含血小板

的血浆（platelet rich plasma，PRP），利用PRP中丰富的生长因子促进TDSCs的增殖及腱向分化。有研究报道将单纯的PRP、TDSCs与TDSCs-PRP复合物进行了大鼠跟腱炎治疗的对比研究，发现TDSCs-PRP复合物的修复能力要显著强于单纯的PRP或TDSCs。香港中文大学李刚教授研究团队发现TDSCs具有自发腱向分化的倾向，在体外培养过程中，随着培养时间的延长，干细胞标志物（CD90和nucleostemin）表达显著下降，而腱向分化相关的标志物（collagen type Ⅰ、tenomodulin、decorin和fibromodulin）均显著升高，胶原合成也相应地增加，该研究认为TDSCs自发腱向分化的可能原因在于其具有"记忆"功能，可优先分化为组织来源的细胞类型。该研究团队将大鼠来源的BMSC与TDSCs以不同比例（20∶1、10∶1、5∶1和1∶1）混合后进行共培养，发现共培养体系（尤其是1∶1比例）显著促进了腱向分化标志性基因的表达以及胶原基质的产生，在大鼠髌腱窗口形缺损实验中，共培养体系形成的细胞片层也比单一细胞形成的细胞片层更好地促进了缺损肌腱的修复。浙江大学欧阳宏伟教授研究团队发现在肌腱发育的不同阶段，所分离获得的TDSCs自我更新能力和多向分化潜能不同，与来源于1天龄和56天龄大鼠跟腱组织的TDSCs相比，来源于7天龄大鼠跟腱组织的TDSCs表现出最高的自我更新能力、细胞增殖及多向分化潜能，揭示了选择合适的干细胞来源对于有效构建组织工程肌腱的重要性。该研究团队进一步利用单细胞基因分析技术解析肌腱细胞亚群，在肌腱细胞群中鉴定了一个nestin⁺TDSCs亚群，并在体内外证实nestin对于肌腱干细胞的表型维持及分化决定中的关键作用，发现nestin⁺TDSCs比nestin-TDSCs具有更高的自我更新能力和更强的腱向分化能力，*nestin*基因敲除后TDSCs的克隆形成能力以及腱向分化能力均显著下降。

虽然TDSCs是目前较理想的肌腱组织工程种子细胞，但对其研究仍然存在很多问题和不足，首先是TDSCs的纯化，以现有的TDSCs分离技术还不能得到纯化度非常高的细胞，通常我们分离出的TDSCs当中还含有一部分的肌腱细胞，准确地说这应该是一个细胞混合体；其次，对于TDSCs在机体内所处的微环境研究还不够透彻，并不

能将此微环境中涉及的每一个因素完全构建出来；再次，TDSCs的来源、数量以及如何能满足肌腱修复规模化临床应用的问题仍待解决。因此，TDSCs作为肌腱组织工程种子细胞，还需要研究人员进一步深入仔细的发掘和研究。

（三）脂肪干细胞

ADSC是一类存在于脂肪组织中，能够自我更新、具有多向分化潜能的成体干细胞，在一定的条件下可以分化成许多有特定功能的细胞系，具有普遍的干细胞特性，由于其具有取材容易、对机体损伤小、来源广泛、体内储备量大、适宜自体移植、没有伦理学争议等优点，被认为是构建组织工程肌腱具有独特优势的种子细胞选择。Lee等发现将人来源ADSC植入大鼠跟腱缺损处，可提高肌腱愈合的生物力学性能，分泌腱向分化相关蛋白（collagen type Ⅰ和tenascin-C），促进损伤肌腱修复与再生。Yang等研究发现利用脱细胞肌腱基质的可溶性提取物联合TGF-β3可提高诱导ADSC腱向分化的能力。Long等发现人来源ADSC与肌腱细胞直接共培养，可协同促进两种细胞的增殖及Ⅰ型胶原产生，而且ADSC还可以促进肌腱细胞的迁移，提示ADSC可用于促进损伤肌腱的再生和修复。

尽管上述文献报道了ADSC在肌腱组织修复与再生中具有一定的应用潜能，然而这类干细胞在体内具有比其他干细胞更高的成脂分化能力，而且关于ADSC以及生长因子同肌腱的愈合关系并不明确，因此ADSC作为肌腱组织工程种子细胞，还需进一步的深入研究。

（四）其他干细胞

近年来，仍有不少学者在继续探索适用于组织工程肌腱的新种子细胞来源。Zhang等发现通过逐步改变物理基质的策略，人诱导性多能干细胞（human-induced pluripotent stem cell，hiPSC）在经过明胶包被的孔板培养和高度取向排列的壳聚糖基超细纤维复合支架培养后发生腱向分化，进一步在原位修复大鼠跟腱缺损模型中，hiPSC-MSC与高度取向排列的壳聚糖基超细纤维复合支架构建的工程化肌腱复合物显著提高了损伤肌腱的组织结构及力学性能，揭示hiPSC在肌腱组织修复与再生方面具有潜在的应用价值。Liu等发现小鼠孤雌胚胎干细胞（parthenogenetic stem cell, pSC)具有与正常胚胎干细胞类似的特性, 具有自我更新能力和多向分化潜能, 通过拟胚体自主分化所获得的类间充质干细胞(parthenogenetic mesenchymal stem cell, pMSC), 可表达间充质干细胞的表面标志物且具有向成骨、成软骨和成脂方向分化的能力, 进一步将诱导所得的 pMSC 在体外施加周期性单轴拉伸力学刺激, 发现经 10 天的周期性单轴拉伸刺激后 pMSC 发生腱向分化, 然后将诱导腱向分化后的细胞接种至聚乳酸 - 羟基乙酸共聚物[poly(lactic-co-glycolic acid), PLGA]支架构建细胞 - 支架复合物, 植入裸鼠皮下后发现可形成类肌腱样组织, 因此认为 pSC 是一种可用于构建组织工程肌腱具有吸引力的种子细胞来源。Chen 等发现在人牙髓组织可表达肌腱相关的标志物(scleraxis、tenascin-C、tenomodulin、eye absent homologue 2、collagen type Ⅰ 和 collagen type Ⅵ), 进一步将牙髓干细胞(dental pulp stem cell, DPSC)接种在取向排列的 PGA 纤维支架表面, 在体外施加静态力学刺激, 成肌腱相关标志物表达均显著提高; DPSC-PGA 复合物在裸鼠背部皮下动态力学刺激下, 可形成成熟的类肌腱组织, 揭示 DPSC 有望成为构建组织工程肌腱潜在的种子细胞来源。Zheng 等分离培养经血源子宫内膜干细胞(menstrual blood stromal stem cell, MenSC), 将 MenSC 与肌腱细胞共培养 3 周后, 发现共培养组 MenSC 腱向分化标志物(thrombospondin 4、tenascin C 和 scleraxis)显著高于对照组($P<0.05$), 提示具有对机体无损伤、来源广泛、易分离、无伦理道德方面等优势的 MenSC 有望成为肌腱损伤修复与再生的一种具有潜力的种子细胞来源。

尽管这些干细胞的前景令人憧憬, 但实际应用起来并非那么容易, 这些干细胞在体外长期培养过程中是否具有稳定性, 如何精确地控制其增殖及分化程度, 以及植入体内后的安全性等问题都有待于更多的临床前实验证实。

第三节　组织工程肌腱的支架材料研究

由于肌腱具有特殊的组织结构和较强的力学特性, 组织工程肌腱的支架材料曾被广泛认为需要具备以下条件: ①具有良好的生物可降解性, 且其降解率可被很好地控制; ②无论是在材料降解前、降解过程中或降解后, 材料本身或其降解产物均对细胞和宿主的组织有良好的生物相容性; ③具有优良的力学性能并在组织再生过程中仍然能维持很好的力学特性; ④具有良好的生物功能特性, 有利于细胞增殖和分化及基质分泌和组织形成; ⑤具有良好的可加工特性, 包括能被制备成特殊的结构和形状, 如可被进一步针织或编织加工。然而, 随着组织工程和再生医学的快速发展, 对支架材料的要求已经不再只是提供暂时的结构支撑作用。支架材料不仅是支持细胞并维持组织形状的支架, 同时也是决定细胞命运的重要信号来源库。因此, 模拟天然肌腱组织细胞外基质的生物性能已成为当前组织工程肌腱支架材料设计的一个重要研究方向。近年来, 应用于组织工程肌腱或损伤肌腱修复再生的支架材料主要有以下四大类, 包括: 天然高分子材料、人工合成材料、复合材料和生物衍生材料等。

一、支架材料

(一)天然高分子材料

来源于自然界的天然高分子材料, 如蚕丝、胶原及壳聚糖等, 由于自身及其降解产物无毒、具有良好的生物相容性、保留了组织正常的三维网架结构、不易引起免疫排斥反应、植入人体后无刺激性及可被人体吸收等优点, 被认为是一类较为理想的组织工程支架材料。合适的蚕丝基质, 除了提供独特的力学特性以及生物相容性和缓慢降解速度以外, 还能提供合适的生物材料基质为成体干细胞腱向分化提供支持。丝素蛋白可被加工成薄膜、纤维和网状结构等多种形态, 具有形成复杂支架的潜力。丝素独特的力学特性及侧链化学过程多样性, 使该材料在组织工程中应用越来越广泛, 不过也有报道其生物相容性的一些问题, 可能原因是蚕丝脱胶不够彻底, 剩余的丝胶(丝胶蛋白)污染所导致。将人发经物理、化学方法处理, 除去角化的毛小皮, 保留毛髓质, 编织成带, 具有诱导细胞再生、适于肌腱细胞附着和生长的能力等。经特殊处理过的人发具有抗原性小、可以被机体吸收的特点, 已有一些临床应用报道。壳聚糖是由自然界广泛存在的几丁质经过脱乙酰作用得到的多聚糖,它具有良好的生物相容性及可降解性。Funakoshi 等在以壳聚糖为基础的透明质酸混合纤维支架上接种成纤维细胞,用来治疗兔肩袖损伤,结果发现该支架材料可促进支架上的成纤维细胞产生 I 型胶原并提高了肩袖再生组织的力学强度。Zheng 等将胶原海绵蚕丝支架进行三维仿生改进,以编织状蚕丝支架为基础,模拟天然肌腱组织的取向排列结构,将复合的胶原海绵从无序改良成平行有序排列,在体外可显著地促进 TDSC 的长入及腱向分化,在兔肩袖缺损修复模型中,取向排列的胶原/蚕丝支架修复组织的结构及力学性能均优于对照组,提示该支架可促进损伤肌腱修复与再生。

天然高分子材料应用前景广阔,但是它存在着降解速度无法调节、碎解后物质残留、机体排斥、难以加工塑形等不足,尚需要深入研究。

(二)人工合成材料

与天然高分子材料相比,人工合成材料具有丰富的原料来源,理化性质稳定,且结构、性能等可进行任意的修饰和调控的优势,因此很早就被应用于组织工程肌腱的研究,比如涤纶、尼龙、硅橡胶等均被使用过。但是由于它们植入人体后难以与受体肌腱愈合,不能被自体组织替代,因此逐渐被淘汰。在 20 世纪 80 年代用碳纤维作为人工肌腱已有临床应用的报道。在体外实验研究中,研究者发现碳纤维有很好的细胞相容性。在体内实验研究中发现碳纤维有较好的力学性能和组织相容性。因此曾经被认为是组织工程肌腱研究较好的支架材料。但存在如下缺点:①碳纤维易折断,韧性差;②体内降解极慢,很难被自体组织所替代;③碳纤维分子被吞噬后进入淋巴结,有可能导致异物反应。因此其临床使用尚有争议。

目前在组织工程领域,常用的人工高分子材料有 PGA、聚乳酸(polylactic acid , PLA)、PLGA、聚己内酯(polycaprolactone, PCL)、聚乙烯醇(polyvinyl alcohol, PVA)等。Wang 等将人胚胎伸肌腱细胞与 PGA 纤维复合培养 6 周后,植入到裸鼠体内,结果发现含细胞的 PGA 纤维有望成为肌腱替代物。秦廷武等将 PGA 与肌腱细胞复合培养,植入鸡深屈肌缺损处,发现 PGA 降解太快,新生肌腱其生物力学性能均小于正常肌腱。在 PVA 作为肌腱支架材料的研究中,发现 PVA 虽具有良好的组织相容性及力学性能,但单纯的 PVA 其细胞黏附性较差。Rothrauff 等以 PCL 和 PLLA 为原材料,探讨编织状和叠层状的电纺纳米纤维支架在构建组织工程肌腱/韧带的可行性,研究发现编织状支架具有更高的促进干细胞腱向分化的能力,拉伸强度和缝合保留强度也显著高于叠层状支架,但细胞难以长入编织状支架内部,提示在未来的支架设计中,需要综合考虑编织方式、新的聚合物以及修复位点特异性的生理微环境信号在促进接种的干细胞腱向分化的同时,也能够提供足够的力学性能。Wang 等构建了一种壳芯结构支架材料[内层为 PGA 无纺布纤维、外层为 PGA/PLA(4:2)网状纤维],利用单纯支架或与自体或同种异体皮肤成纤维细胞复合后修复兔跟腱部分缺损,术后 7 个月和 13 个月的实验结果显示三组均可以达到体内肌腱再生的目的,支架复合自体皮肤成纤维细胞组较其他两组表现出更好的组织形成能力,包括更好的支架降解能力和形成直径更大的胶原原纤维,但三组之间力学性能参数无显著性差异。

然而,人工合成材料普遍存在亲水性差、细胞黏着力弱、组织相容性不理想的特性。在强免疫的大动物体内应用时,其降解产物可能会导致机体局部有大量炎细胞浸润,生物相容性不如天然高分子材料优越等问题,其安全性和有效性有待于更多的研究证实。

(三)复合材料

基于天然高分子材料及人工合成材料均具有明显的缺陷,单独使用可能受限,因此有研究者提出将二者进行复合可能有利于改进材料的综合性能,克服不足之处,以期能构造出满足应用要求的新型复合材料。如丝素与胶原组植入兔肌腱缺损处后修复的效果比单纯丝素组好,复合材料具有良好的力学性能,可促进胶原纤维的形成。Thomas 等也发现丝素与 PLGA 复合材料具有良好的细胞相容性,可促进细胞的增殖及胶原蛋白的生成,在临床应用具有一定的潜力。龙剑虹等通过 MSC 接种至 I 型胶原-PGA 支架观察细胞生长,发现细胞功能活性无明显改变,表明胶原 PGA 是良好的负载 MSC 的可降解生物材料。由四川大学华西医院杨志明教授领导的研究小组采用了多种复合材料,如碳纤维与 PGA 复合,经过处理的人发与

PGA复合,胶原与PGA复合,人发、胶原和PGA复合等,发现在PGA降解过程中,肌腱细胞分泌的胶原能沿支架材料分布,逐渐取代可降解部分,大大提高了新形成肌腱的力学性能和肌腱细胞的附着力,体内植入3个月后,新生肌腱的抗拉强度达到原来肌腱的75%,肌腱细胞分泌的胶原量增加。Zhang等将壳聚糖、明胶与PLLA混合后利用稳定射流电纺丝法制备高度取向的壳聚糖基超细纤维复合支架,发现通过逐步改变物理基质的策略可诱导hiPSC腱向分化并促进大鼠缺损跟腱的修复与再生。Wang等利用PCL复合明胶通过静电纺丝技术制备纳米纤维支架,发现取向排列的纳米纤维支架可促进皮肤成纤维细胞平行排列,并诱导皮肤成纤维细胞形态拉长呈梭形,腱向分化的标志物表达显著提高,体外培养的细胞-支架复合物植入裸鼠皮下可形成类肌腱组织,进行大鼠跟腱缺损修复的实验结果显示该支架材料能够募集内源性细胞参与损伤肌腱的修复与再生。

(四)生物衍生材料

生物衍生材料是由经过特殊处理的天然生物组织形成的生物支架材料,具有最接近人体的网架结构、生物力学性能和部分活性因子,有利于细胞的黏附、生长及发挥生理功能,具备人工合成材料无法比拟的优点。典型的生物衍生肌腱材料为同种或异种脱细胞肌腱组织,在目前尚没有办法利用纯化的组分模拟重建复杂的天然肌腱细胞外基质(extracellular matrix,ECM)时,其有望成为组织工程肌腱支架材料最为理想的一种来源。近年来,脱细胞肌腱组织,不断地被发现包含有多种生长因子以及其他的生化/物理信号,可为接种的干细胞提供腱向分化的刺激因素,再加上天然的生物力学依从性,在肌腱组织修复与再生中引起了广泛的研究兴趣。Ning等利用反复冻融结合核酸酶处理比格犬跟腱组织制备了一种厚度为300μm脱细胞肌腱片状材料(decellularized tendon slices,DTSs),发现其同时具备天然肌腱固有表面拓扑结构、保存良好的肌腱ECM生化组分(两个蛋白聚糖:双链蛋白聚糖和纤调蛋白聚糖;四个生长因子:CTGF、VEGF、TGF-β1和IGF-1)以及接近于天然肌腱的力学特性等多方面ECM微环境信号,在体外具有诱导大鼠来源TDSC和BMSC取向排列、增

殖及腱向分化的能力。Pan等进一步将DTSs支架三层叠加后修复兔肩袖肌腱全厚撕裂缺损,结果发现DTSs支架在提高修复肌腱的生物力学性能的同时,可为宿主细胞的迁移和增殖提供合适的诱导性微环境,增强了宿主组织与支架材料的整合。考虑到未来的临床应用大规模获取狗跟腱来源组织不切实际以及DTSs支架高度取向排列的结构可能导致较差的缝合保留强度等因素,Ning等继续探究未来可能应用于肌腱组织修复和重建的新的生物衍生肌腱材料,发现新生小牛跟腱组织经压缩处理、反复冻融、核酸酶处理和α-半乳糖苷酶处理等脱细胞处理程序后获得的脱细胞小牛肌腱压片(decellularized bovine tendon sheet,DBTS)支架,具有与完整肌腱近似的生物力学特性、保留了天然肌腱组织的固有超微结构以及天然肌腱ECM中多种生化组分,包括:I型胶原、糖胺聚糖、生长因子bFGF和TGF-β1、纤连蛋白和饰胶蛋白聚糖等,且表现出良好的细胞相容性和组织相容性,提示从大动物获取肌腱组织,制备兼具力学强度和肌腱ECM生物活性因子的脱细胞肌腱生物衍生材料,有望更好地实现损伤/缺损肌腱的修复与再生。2016年4月获得国家Ⅲ类医疗器械产品注册证【国械注准20163460735】的"同种异体肌腱修复材料",是国内首个获批的肌腱修复材料产品,适用于肌腱组织损伤、缺损需要进行肌腱桥接、移位等移植修复的患者,可避免因取自体肌腱而产生的二次损伤或弥补自体肌腱不够的情况,可为临床提供急需的肌腱修复产品。这一产品化的生物衍生材料亦可进一步作为组织工程肌腱的支架材料。

到目前为止,还不能确定哪一种支架材料是肌腱组织工程学研究中的最佳材料,它涉及材料学、化学、工程学、生物工程学、细胞学和医学等多学科领域,需要跨学科的紧密结合,联合攻关,不断探索,才能找到较为理想的实用型肌腱组织工程支架材料。

二、支架材料制备技术

人工肌腱制备技术不仅要使制备出的支架促进细胞增殖和迁移,还应具有足够的结构整体性能,以使其在体内保持一定的形状。组织工程肌

腱支架材料制备方法主要有以下两种。

（一）静电纺丝

利用静电纺丝获得的支架材料在纳米尺度上模仿天然细胞外基质,可促进细胞的迁移和增殖,具有孔隙率高、精细程度高、比表面积大、均一性好等优点。通过不同的物质共混,可以获得不同特性的生物支架材料。目前,静电纺丝工艺在软骨、肌腱再生等领域取得较大进展。Bosworth 等利用静电纺丝技术制备出 PCL 纳米纤维,用于再生肌腱损伤的修复。与其他制备方法相比,静电纺丝技术可较容易地产生纳米结构细胞外基质及可控的机械性能和体系结构,可为细胞和组织生长提供更好的环境。

（二）编织法

由于肌腱本身的生理结构,常将支架做成绳索状或纤维状。获取这种结构的方法有三维编织、机织等。通过三维编织法可获得连续纤维织造结构,它采用纤维的连续交织而形成紧密网状结构,具有多轴纤维的方向;在编织方向上具有较好的力学强度,并且具有适宜的孔隙率,是一种较理想的肌腱修复支架结构。Fang 等将柞蚕丝进行编织后,植入兔后肢跟腱缺损处,发现柞蚕丝人工腱可支持兔跟腱的修复,在一定时间内仍保持较好的力学强度,承受机体所需的肌腱应力,保持修复肌腱两端连接牢固。

三、支架材料的修饰

在过去的研究中发现,很多材料虽然无毒、无害,部分或全部降解吸收,但却不能使肌腱细胞很好附着,并继续分裂、增殖,发挥生理功能。要克服这些缺点,除对材料本身进行深入研究外,还要应用工程学方法,将特定信号识别功能的生物分子与材料结合,形成有一定"智能"的支架材料。由于最先、也是最直接与受体组织、细胞接触的是支架材料的表面,采用物理、化学等方法对材料表面进行修饰,将极大地改善材料对细胞的吸附力,促进细胞的增殖、分化。目前,对支架材料表面进行修饰,主要是将一些蛋白、多肽、酶、细胞因子及生长因子等用不同方法固定在材料表面,充当细胞的基质和各种因子的配基或受体,使材料表面形成一层有利于细胞锚着的过渡层,为细胞发挥生理功能创造条件。

（一）生长因子

促进肌腱修复生长因子是诱导和刺激细胞增殖并维持细胞活性等生物效应的一类蛋白类物质。其通过调节细胞增殖、改变分化过程、合成细胞产物来发挥作用。与肌腱修复再生有关的生长因子主要包括: TGF-β1、IGF-1、bFGF、PDGF、CTGF 等。生长因子的最大刺激效应取决于作用肌腱片段的位点及生长因子的浓度。在肌腱愈合过程中生长因子可起到减少炎症反应、瘢痕组织形成降至最小程度、促进正常肌腱的功能恢复等作用。生长因子在肌腱愈合过程中的作用逐渐成为肌腱组织工程研究的热点。

（二）转基因技术

调控细胞表达转基因技术在组织工程上的应用是指通过载体将功能性基因导入靶细胞,改变靶细胞蛋白质合成和分泌,调控其生长,参与组织修复过程。基因转染技术可弥补外源性细胞因子在肌腱修复处作用短暂的缺点。利用转基因技术将生长因子基因转入肌腱细胞,促进转基因肌腱细胞持续、高效分泌生长因子,在局部区域产生高浓度的生长因子,促进损伤肌腱细胞的修复,弥补外源性生长因子的缺点。Mehta 等发现以腺病毒为基础的基因疗法可成为向肌腱组织释放生长因子的一类有前景的技术。Dai 等利用腺病毒将 *LacZ* 基因转入肌腱细胞内,结果显示腺病毒可用于转载以促进肌腱愈合,明胶海绵的应用可提高腺病毒的转染效率。

第四节 细胞生长因子对肌腱愈合的影响

利用促进组织再生的生长因子实现生物材料的功能化,对于组织损伤的修复具有重要的价值。生长因子通过特异性结合于受体分子,激活下游信号通路,可促进细胞增殖、抑制细胞凋亡、动员和趋化体内细胞、诱导干细胞分化和成熟。生长因子对细胞的刺激作用具有可逆性和剂量依赖性,可针对不同损伤的生理病理特点,通过控制生长因子种类、数量促进损伤修复。

肌腱修复过程即肌腱细胞增殖、迁移并分泌细胞外基质的过程,在创伤修复过程中伴随着各类生长因子的释放与参与。细胞生长因子是由细胞分泌的具有生物活性的蛋白质或多肽类物质，具有调节炎性细胞趋向性移动、创伤细胞分裂激活、新生血管形成和细胞间质合成的作用。

一、相关细胞生长因子及作用特点

近年来，在肌腱组织修复与再生研究中常用的生长因子有：骨形态生成蛋白 12（bone morphogenetic protein-12，BMP-12）、软骨形成蛋白（cartilage-derived morphogenetic protein，CDMP）、PDGF、VEGF、IGF-1、TGF-β、bFGF、CTGF 以及富含多种生长因子的 PRP 等。

（一）BMP-12

BMP 是一类生长和分化因子家族，除 BMP-1 外均属于 TGF-β 超家族成员，是一组具有类似结构的高度保守的功能蛋白，目前有 20 多种，具有广泛的生物学作用，对于细胞的形态、增殖、分化及凋亡均有重要作用。其中，BMP-12 被发现不会诱导干细胞成骨或成软骨分化，可诱导干细胞腱向分化。Violini 等通过动物实验发现马来源的 BMSC 在 BMP-12 诱导下具有向腱向分化的潜能，这些细胞表面可见成腱相关的标志物表达。Wang 等将 BMP-12 基因转染入猕猴 BMSC，检测发现转染细胞比未经转染的细胞含有更多细胞器，且有 Col I mRNA 和碱性螺旋 - 环 - 螺旋转录因子（basic helix-loop-helix，bHLH）mRNA 表达，其中 bHLH 被认为是肌腱细胞表面特异性标志物。Rodeo 等采用不同载体承载 rhBMP-12 修复绵羊肩袖损伤，发现局部应用 rhBMP-12 可促进绵羊冈下肌腱与肱骨近端腱 - 骨的结合处形成连续胶原纤维，糖胺多糖含量明显增加，肌腱最大负荷强度显著增强，但该促进作用的大小与载体有关。付文玉等以人发角蛋白作为组织工程化肌腱支架，用体外转染 BMP-12 基因的人骨髓间充质干细胞和单纯人骨髓间充质干细胞为种子细胞，做兔跟腱缺损修复的对比性实验研究。结果显示，以 BMP-12 基因诱导的组织工程化肌腱组在肌腱损伤部位细胞增生更为活跃，肌腱修复速度更快，因此认为外源性 BMP-12 基因的表达促进了缺损部位尚存肌腱细胞的分裂增殖，或诱导了骨髓间充质干细胞向肌腱细胞的分化，加速了肌腱的再生修复。Dai 等比较了 BMP-12 基因转染

对 BMSC、ADSC 和滑膜间充质干细胞（synovium mesenchymal stem cell，SMSC）三种不同间充干细胞腱向分化能力的影响，发现在 BMP-12 作用下 BMSC 的腱向分化能力最强，SMSC 次之，ADSC 在三种干细胞中表现出最差的腱向分化能力。Gelberman 等将自体 ADSC 膜片结合负载 BMP-12 微球用于狗前肢肌腱的修复处，结果发现 ADSC 和 BMP-12 联合使用可加速滑膜内肌腱修复进程，同时可通过促进 M$_2$ 型巨噬细胞极化发挥免疫抑制效应促进组织重塑。Liu 等发现 BMP-12 可通过 BMPR-I α 受体激活 Smad1/5/8 信号通路促进 TDSC 腱向分化。

（二）CDMP-1

CDMP 属于 BMP 家族，主要表达于软骨组织，与胚胎时期关节形成有关，既可诱导骨与软骨形成，又能诱导肌腱和韧带形成。CDMP-1 又被称为生长分化因子 5（growth differentiation factor 5，GDF-5）或 BMP-14，其与细胞募集、迁移、增殖及血管发生密切相关。Chhabra 等报道，与 GDF-5 表型正常的对照小鼠相比，GDF-5-/- 小鼠跟腱愈合延迟 1~2 周；跟腱细胞中 DNA、糖胺多糖及胶原含量达峰值时间较对照组延迟 5~9 天，且峰值明显低于对照组；新生血管形成也较对照组延迟约 1 周，且损伤修复部位有更多脂肪细胞形成。Rickert 等用腺病毒载体转导 GDF-5 基因至大鼠跟腱细胞，8 周后大鼠跟腱修复较局部注射生理盐水的对照组明显增强，同时可见新生软骨细胞形成。

此外，研究发现 CDMP 可改善肌腱的力学性能。Virchenko 等将兔膝腱横断 2 小时后，实验组局部注射含 20μg CDMP 的醋酸缓冲液 60μL，2 周后与仅注射等量醋酸缓冲液的对照组比较，实验组膝腱强度增强约 65%，最大应力增加约 50%，稳定性增加约 57%。Dines 等将含明胶和 rhGDF-5 涂层的缝线植入大鼠肌腱，以促进其修复，3 周时观察发现实验组肌腱修复速度增快，肌腱的最大抗拉力和强度增强。Bolt 等采用局部注射可表达 BMP-14 的重组腺病毒促进大鼠损伤跟腱修复，观察发现肌腱细胞排列紧密，拉伸强度提高，且肌腱组织中未出现异位骨和软骨组织。

（三）PDGF-BB

PDGF 是一种碱性蛋白，由相对分子质量不

同的 A、B 两种亚基通过二硫键结合成二聚体，三种同分异构体分别为 PDGF-AA、PDGF-BB、PDGF-AB，其中 PDGF-BB 对创伤修复有明显促进作用。报道显示 *PDGF-BB* 基因转导入大鼠肌腱成纤维细胞修复肩袖损伤，肌腱细胞 DNA 合成增加约 300%，肩袖周围成纤维细胞胶原合成增加约 300%。Weiler 等局部应用 PDGF 促进绵羊前交叉韧带修复，6 周时实验组绵羊的前交叉韧带与空白对照相比较，具有更高的最大负荷强度，周围血管形成明显增多；12 周时胶原纤维含量也明显提高。Haupt 等在马前蹄趾浅屈肌腱应用 rhPDGF-BB 后，*Col I* 基因表达上调，但 *Col III* 基因表达下调；虽然 *PDGF* 基因在 48 小时后表达下降，但是 *Col I* 基因在 48 小时后显著增加，并在第 6 天达峰值，提示 PDGF-BB 主要通过刺激 Col I 合成来加速肌腱愈合过程，同时其促进肌腱愈合的作用与剂量有一定关系。Yoshikawa 等研究表明肌腱愈合中，肌腱细胞对生长因子的反应具有位点专一性，在短期培养的肌腱标本中发现 PDGF-BB 以剂量依赖的方式刺激 DNA 和细胞外基质的合成（0.1~100ng/ml），并且其效果在不同类型的肌腱或同一类型肌腱的不同部位是有差别的。将 PDGF 乳剂注射到大鼠内侧副韧带横切创口处，发现修复后内侧副韧带的断裂应力、韧性及断裂能量均增加。Wang 等利用腺病毒将 *PDGF* 基因注入鼠屈肌腱，结果显示 I 型胶原基因显著增多，修复后胶原含量增加，肌腱硬度增强。

（四）VEGF

VEGF 是一种肝素结合蛋白，由二硫键连接相同亚基构成的二聚体，主要作用于血管内皮细胞，具有促进血管生成、提高血管通透性的作用。在正常肌腱组织中 VEGF 的表达水平很低，但是在损伤肌腱中 VEGF 及其受体 1 表达水平明显增高。有研究报道 VEGF mRNA 在肌腱受损后逐渐增加，第 7~10 天达到高峰，然后逐渐回落，至第 14 天恢复到正常水平；进一步在大鼠动物模型中发现，肌腱修复术后 1 周时，给予肌腱修复部位局部注射外源性 VEGF，与对照组相比能明显提高肌腱早期抗张强度且能够促进 TGF-β1 的表达。Ju 等研究发现，VEGF 虽不能影响经原位冻融处理的兔前交叉韧带力学性能，但能显著增加韧带中血管生成，促进韧带重建。Yoshikawa 等

采用绵羊半腱肌肌腱重建其前交叉韧带，局部应用 VEGF 促进韧带重建，并以生理盐水作为对照；12 周结果显示，VEGF 能明显促进滑膜样组织形成，刺激血管形成和细胞浸润，同时也降低了植入肌腱的强度。但也有研究发现应用 VEGF 可改善肌腱力学性能。Zhang 等将 SD 大鼠跟腱横断后，左侧采用 Kessler 改良法修复，右侧采用跖肌腱切除术修复；局部注射 100μl VEGF（50μg/ml）作为实验组，局部注射生理盐水作为对照组。术后 1 周实验组肌腱拉伸强度为（3.63 ± 0.62）MPa，明显高于对照组（2.20 ± 0.36）MPa；术后 2 周实验组强度为（11.34 ± 3.89）MPa，明显高于对照组别。以上研究结果提示 VEGF 对肌腱力学性能的影响可能和样本种群、应用剂量及方式、修复术式均有一定关系。

（五）IGF-1

IGF-1 是由 70 个氨基酸组成的碱性单链蛋白质，与胰岛素有 50% 同源性，IGF-1 在促进肌腱细胞增殖和肌腱组织重建过程中具有重要的作用。IGF-1 以剂量依赖的方式促进胶原合成并在早期促进腱内、外膜和腱周组织的细胞增生。Abrahamsson 报道 IGF-1 对肌腱细胞的增殖作用在 10~500ng/ml 有量效依赖关系。Tsuzaki 等研究证明，肌腱细胞和腱鞘细胞均可表达 IGF-1 mRNA 并合成 IGF-1 蛋白。同时还发现，IGF-1 在正常情况下与 IGF-1 特异结合蛋白结合，形成一个非活性的 IGF-1 蛋白库，组织受损后，一些酶释放解开结合的非活性 IGF-1 蛋白并激活它。有研究发现，IGF-1 能加快肌腱细胞 mRNA 的转录和各种蛋白质的翻译合成，并加速肌腱细胞有丝分裂的完成，从而缩短了肌腱细胞的形成周期。杨志明等采用体外培养的第 6 代肌腱细胞，加入 IGF-1 共同培养，通过对细胞周期亚时相进行定量分析发现，IGF-1 使肌腱细胞的 G_1 期和 G_2M 期所需时间缩短，提示 IGF-1 对肌腱细胞生长的促进作用是通过加快 G_1 期和 G_2M 期进程来实现的；IGF-1 对肌腱细胞增殖作用的必要条件是肌腱细胞膜内 IGF-1 受体系统的活跃，而 IGF-1 受体的抗体和 IGF-1 受体 mRNA 反义寡核苷酸链对肌腱细胞增殖起负性调节。Dahlgren 等报道局部注射 IGF-1 后能够减轻肌腱粘连，增加肌腱的组织强度，促进细胞增殖和增加胶原的含量。Provenzano 等研究

表明 IGF-1 可改善韧带的力学特性,通过皮下注射 IGF-1 修复大鼠损伤的内侧副韧带,3 周后发现韧带的最大负荷、极限应力、弹性模量均增加,Col I 表达也升高。

(六) TGF-β

TGF-β 超家族包括 30 种以上相关蛋白,在哺乳动物细胞内有 3 种同分异构体,即 TGF-β1、TGF-β2、TGF-β3,是一种能调节细胞增殖、分化及细胞间基质蛋白表达的多功能细胞生长因子,其中 TGF-β1 在肌腱愈合中具有重要作用。Chan 等发现正常肌腱细胞和腱鞘细胞能产生 TGF-β1,该因子在肌腱损伤时激活,其 mRNA 上调明显。有研究者将 TGF-β1 作用于体外培养的兔趾深屈肌肌腱细胞,腱鞘成纤维细胞增殖显著,明显高于腱外膜细胞和腱内膜细胞;3 种细胞均可产生 Col I、II、III,其中 *Col I* 基因表达明显高于空白对照组。Hou 等通过腺病毒介导 *TGF-β1* 基因修复兔跟腱,实验组在损伤肌腱局部植入经基因修饰的 BMSC,对照组仅植入 BMSC;观察显示实验组有更多的 I 型胶原和纤维束形成,基质重塑速度快,最大抗拉力及弹性模量均高于对照组。但也有研究表明,这种因子的过度表达是导致肌腱粘连愈合的主要原因。有动物实验证实,局部使用 TGF-β1 中和抗体后,可以减轻肌腱修复术后的粘连。Beredjiklian 等通过对羊胚胎肌腱损伤模型研究发现,胚胎肌腱损伤后是无瘢痕愈合,而胚胎环境中 TGF-β1 及其 mRNA 含量明显低于成年组织,这提示胚胎的无瘢痕愈合机制可能就是这种低浓度的 TGF-β1 环境造成的。Han 等发现在体外单独使用肿瘤坏死因子 α(tumor necrosis factor-α,TNF-α)或 TGF-β1 刺激并不能促进 TDSC 的增殖和分化,二者联合使用可显著促进 TDSC 增殖和向成骨、成腱方向分化。Arimura 等发现 TGF-β1 是通过促进胶原沉积而非促进肌腱细胞的增殖来实现提高损伤肩袖修复的力学强度。有学者在综述 TGF-β1 多效性与肌腱修复研究进展时提出 TGF-β1 在肌腱修复中的作用目前争议还较大,并不是单向有利或有害,而是具有多效性,还需要更多的后续研究去甄别证实,以期调控其多效性促进肌腱修复。

除 TGF-β1 外,TGF-β2、β3 均有促肌腱愈合作用。有研究报道对大鼠髌韧带应用不同剂量 rhTGF-β1、β2、β3 以促进韧带愈合,结果发现 3 种亚型的 TGF-β 均可促进 Col I mRNA 含量增加,其中 0.1ng/ml TGF-β3 作用最强;TGF-β1、β3 可促进 Col III mRNA 合成,TGF-β2 该作用不明显;不同剂量各亚型间有相互调节的作用,TGF-β3 诱导 Col I 和 Col III 表达的作用较直接,通过 TGF-β1 和 TGF-β2 来调节其作用强度。但也有研究报道在大鼠实验中发现 TGF-β 过度表达使髌韧带力学性能衰退,这可能与其过度表达加速了肌腱胶原合成,使肌腱横截面积过度增大有关。

(七) bFGF

bFGF 是由 146 个氨基酸组成的单链多肽,通过与细胞膜受体结合发挥作用,能刺激血管形成和细胞分化增殖。有研究者通过检测兔跟腱损伤愈合过程中 bFGF mRNA 的表达情况,发现 bFGF mRNA 在伤后第 1 天即出现明显表达,第 7 天达最高峰,维持 2 个月后下降到一个较低水平,而正常对照组仅出现低水平表达,因此认为 bFGF 在兔跟腱损伤愈合的早期起一定的作用。Chan 等报道正常肌腱细胞和腱鞘细胞均能产生 bFGF,进一步研究表明 bFGF 是通过细胞增殖反应来促进肌腱愈合而不是通过趋化作用,并在鼠髌腱模型中发现 bFGF 可促进肌腱细胞增殖和 III 型胶原的合成。有研究发现在肌腱断端使用外源性 bFGF 可促进鸡鞘内肌腱的愈合,bFGF 组修复部位腱鞘、腱外膜及腱实质的新生血管形成、成纤维细胞增殖较好,胶原分泌早,数量较多,肌腱滑动距离较短,屈曲功能好,肌腱最大抗拉力较大,但肌腱粘连加重。但也有研究提示 bFGF 可降低肌腱与周围组织的粘连。Tang 等对来亨鸡趾深屈肌腱断端局部注射包裹 bFGF 基因的腺相关病毒,第 2、4、8 周检测发现 bFGF 明显增强了肌腱的极限强度,并且在 12 周时腱鞘周围粘连明显减少。这可能与 bFGF 的应用剂量及方式不同有关。

(八) CTGF

CTGF 是一类新的富含半胱氨酸生长因子家族,目前该家族共有 CTGF/fisp-12、cef10/Cyr61 和 Nov 三个成员。最初研究发现 CTGF 对成纤维细胞具有趋化及促有丝分裂作用,随后发现按不同的细胞类型,CTGF 还具有促细胞增殖、迁移及分化等作用。Liu 等通过 CTGF 过表达和 RNA 干扰等研究了 CTGF 对 BMP-12 诱导的 TDSC 腱向分化的影响,发现 CTGF 可通过其富含半胱氨酸的结构域与 BMP-12 物理性的相互作用促进 BMP-12 诱导的干细胞腱向分化。Lui 等发现 TDSC 在植入体内修复大鼠髌腱缺损前利用 CTGF 和抗坏血酸(维生素 C)预处理 2 周,可显著地提高损伤肌腱的修复速率和修复质量,未处理的 TDSC 植入体内后需要 16 周才能达到促进肌腱修复的效果,而经 CTGF 和抗坏血酸处理后的 TDSC 仅需要 8 周就表现出最佳的修复效果。

(九)PRP

PRP 是自体抗凝全血经离心后提取出的富含浓缩血小板的血浆,血小板经激活后释放多种促进组织再生的生长因子,包括:PDGF、bFGF、IGF-1、TGFβ-1、VEGF、肝细胞生长因子(hepatic growth factor,HGF)和表皮生长因子(epidermal growth factor,EGF)等,这些生长因子可通过协同作用促进局部修复细胞的增殖分化及 ECM 的合成,从而达到增强组织再生和修复的能力。根据制备设备和技术不同,PRP 含有不同量的血浆、红细胞、白细胞和血小板。因此,在当前的临床应用和基础研究中所用的 PRP 并不都是相同的。根据所含白细胞的多少可以将 PRP 大致分为两种:贫白细胞 PRP 和富白细胞 PRP。Alsousou 等研究发现 PRP 能促进早期人体跟腱损伤的愈合和成熟,实验中观察到 PRP 治疗组与对照组比较能产生更多的 I 型胶原蛋白和糖胺聚糖,并且 PRP 组能产生更多的纤维样结构,而且血管化结构相对较少。Zhou 等研究了富白细胞 PRP 和贫白细胞的 PRP 在体外对兔髌腱来源 TDSC 增殖、分化、炎性基因表达以及合成代谢和分解代谢相关蛋白表达的影响,结果发现:TDSC 的增殖与两种 PRP 均呈剂量依赖关系,其中 10% PRP 剂量组 TDSC 增殖能力最强,而且两种 PRP 均可以诱导 TDSC 腱向分化。然而,经体外诱导培养 14 天后,富白细胞 PRP 处理组分解代谢和炎性反应相关基因和蛋白的表达增强,而贫白细胞 PRP 处理组合成代谢相关基因和蛋白的表达增强,本研究提示两种 PRP 看起来在诱导 TDSC 的腱向分化方面是"安全"的,但富白细胞 PRP 在损伤肌腱的愈合阶段可能因为诱导肌腱细胞的分解代谢和炎性反应,从而发挥不利作用,延长损伤肌腱的愈合时间;而贫白细胞 PRP 用于肌腱的急性损伤时,可能因为具有很强的诱导细胞合成代谢作用,将会导致过度的瘢痕组织形成。Yan 等在胶原酶诱导的兔跟腱慢性肌腱病模型中,比较了富白细胞 PRP 和贫白细胞 PRP 的治疗效果差异,结果发现与富白细胞 PRP 治疗组相比,贫白细胞 PRP 治疗组的组织学评分更高,胶原原纤维直径更大,分解代谢相关细胞因子(IL-6)表达更低,而 TIMP-1 表达更高,揭示贫白细胞 PRP 比富白细胞 PRP 具有更好地促进肌腱修复能力,更适用于临床治疗肌腱病。

二、细胞生长因子的应用

(一)直接应用

直接应用是将细胞生长因子直接应用至损伤局部,包括注射及局部植入包裹生长因子的封闭剂、胶原、凝胶和支架等。局部注射的优点是操作的低侵袭性,仅通过皮肤注射即可达目的。局部植入将生长因子的释放局限于损伤部位,防止向其他部位外溢,提高生长因子的局部作用浓度和效果。直接应用的最大缺点为生长因子半衰期较短,不能持久保持局部高浓度,一次应用不能满足整个肌腱愈合期的需要。

(二)生长因子缓释

常用的生长因子与材料的复合方法是将生长因子和材料混合加工成型,利用材料的包裹、溶胀来限制生长因子的大量扩散;通过冻干等方法限制因子扩散;通过控制材料的降解速度来控制生长因子释放;或者将材料制作成微球或粒子,将生长因子包裹于微球内部。然而,这些方法由于材料自身特性的局限,因子与材料结合能力较弱,其制备过程将造成生长因子活性降低并且加工成型过程中有机溶剂残留可能会带来毒性,同时生长因子的包封率及载荷量低,诱导组织再生作用有限。

为了减少生长因子的扩散,通过共价偶联方式交联生长因子到生物材料上可促进材料功能化,但这种方法使生长因子的释放能力不足,而且共价锚定于材料上,容易影响生长因子与受体的结合,影响生长因子的生物活性,而且共价修饰中交联剂的残留及对因子内部基团的修饰,也会影响其应用的有效性及安全性。

通过添加辅助性分子对生物材料进行化学修

饰,可在一定程度上实现生长因子的控制释放,但辅助分子的安全性需要进一步评估,化学修饰会影响材料性能,交联剂残留会带来安全隐患。利用肝素等生物大分子对生物材料进行修饰,利用肝素吸附能力,可增强部分生长因子与生物材料的结合,但这种方法只适用于带有肝素结合区的生长因子,而且生物材料的修饰会影响材料的物理化学性能,并且交联剂的使用及残留会带来安全隐患。

(三)转基因技术

随着基因工程技术的发展,采用转基因技术实现细胞生长因子的应用成为近年研究热点。转基因技术即利用载体将编码生长因子的功能性基因转入目标细胞,被转入基因的细胞产生生长因子作用于局部发挥功能。在这种方式下,生长因子能持久产生并作用于局部损伤组织,已有研究证明利用转基因技术介导细胞因子促进肌腱修复的可行性与优势。目前常用的载体包括:腺病毒及其相关载体、反转录病毒载体、非病毒载体等。虽然转基因技术尚有局限性,比如病毒载体导致机体产生免疫反应和细胞毒性,非病毒载体转染效率较低等,但是该技术为在局部较长时间应用生长因子提供了一种较为可靠、有效的新方法。

(四)生物材料与生长因子特异结合技术

戴建武研究团队利用蛋白工程技术,通过分析生长因子的结构和功能基团,设计具有胶原结合能力的生长因子。依据蛋白分析设计结果和改造方案,通过基因工程技术,制备融合胶原结合区的生长因子。以此制备的胶原结合生长因子(collagen-binding domain growth factor, CBD-growth factor),可利用胶原结合区与胶原材料之间较强的非共价结合能力,降低生长因子与材料的解离常数,实现生长因子与胶原材料的高效结合,一方面减低了生长因子在胶原材料上的加载量,另一方面可有效避免体内损伤修复环境中生长因子从材料上脱离扩散,从而提高生长因子的局部有效治疗浓度,并避免扩散带来的不良反应。应用该技术已制备了具有 BMP2 缓释功能的活性骨材料产品,进入临床试验阶段,并分别制备了具有VEGF、PDGF、脑源性神经营养因子(brain derived neurotrophic factor, BDNF)、神经生长因子(nerve growth factor, NGF)、bFGF 等缓释功能的活性胶

原材料,在心肌、子宫、皮肤、神经、腹壁等损伤修复中证明了其促进组织血管化及损伤修复作用。有望进一步用于肌腱损伤的修复。

细胞生长因子与转基因技术的应用为肌腱愈合及防止术后肌腱粘连提供了新的思路,对肌腱组织工程临床应用具有重要指导意义。但由于不同的细胞生长因子在不同时间和不同肌腱愈合位点起着不同的作用,如何选择最理想的生长因子,调控其在肌腱细胞增殖分化中的作用,如何合理调控细胞生长因子的浓度,何时运用何种细胞生长因子,细胞生长因子之间的相互作用如何等一系列问题都有待于进一步解决。细胞生长因子的单独应用虽能对肌腱修复产生积极影响,但作用有限,联合应用才符合机体真实内环境的需求,并有助于发挥多基因产物之间的协同作用,提高治疗效果。因此,多种生长因子的协同应用治疗肌腱损伤必将成为趋势,针对不同因子的控释载体和低毒高效的转基因载体也将成为今后研究重点。

第五节　肌腱细胞与支架材料的复合培养

一、非力学负载培养

非力学负载培养包括三维细胞组织培养及细胞共培养。

(一)三维细胞组织培养

三维细胞组织培养是将具有三维结构的支架材料与不同种类的细胞在体外共同培养,细胞在载体的三维立体空间结构中迁移、生长,构成三维的细胞-支架复合物。该技术既能保留体内细胞微环境的物质及结构基础,又能展现细胞组织培养的直观性及条件可控性的优势,应用较为广泛。Herchenhan 等用肌腱细胞复合纤维蛋白胶支架,体外三维培养 5 周即形成肌腱样组织,细胞-支架复合物的力学强度随纤维直径的增粗而提高。细胞骨架及细胞生物学行为的改变对其功能的发挥至关重要,三维培养使肌腱细胞骨架的分布和形态有利于细胞增殖和生长,对细胞的生长调控近似活体肌腱。在三维培养过程中,细胞会产生

持续性的拉应力,但这种拉应力因过于微小而不能精确测定,或有可能是细胞沿纤维定向生长过程中起作用的刺激信号。

(二)细胞共培养

细胞共培养可最大程度地模拟体内环境,便于观察细胞与细胞之间的相互作用,该技术已在干细胞诱导、软骨组织工程、骨组织工程中广泛应用。有研究者在体外构建 BMSC 与自体肌腱细胞的间接共培养体系,发现与肌腱细胞间接共培养的培养环境可诱导 BMSC 表达 I 型胶原,但未出现明显的腱调蛋白表达。虽然将细胞共培养技术应用于肌腱组织工程条件尚未成熟,但具有一定的可行性。

二、力学负载培养

众所周知,从器官、组织到细胞、细胞器等各个层次上的生命运动都是在一定力学环境下进行的。已有研究表明,细胞的形态结构、生长、增殖、分化及功能都与细胞所处的力学环境密切相关。在肌腱的自然环境中,由于肌肉收缩作用,肌腱组织不断受到不同的力学载荷(主要是拉伸载荷)的作用。因此,在体外进行构建组织工程肌腱时,在细胞 - 支架复合物培养过程中加入力学刺激的因素已成为组织工程肌腱研究的重要趋势之一。近年来,在构建组织工程肌腱复合物时常用的力学刺激主要分两种:静态力学刺激和动态力学刺激。

(一)静态力学刺激

体外构建的组织工程肌腱易失去初始强度,体内移植后也难以保持其固有的力学性能,因此增强组织工程肌腱组织的初始强度是体外培养的重要内容之一。有学者以胶原为支架材料,考察孔隙率、长度以及力学刺激参数对支架结构强度的影响,结果显示受力学刺激且较长的支架结构有较好的力学强度。Deng 等将人表皮成纤维细胞种植于 PGA 支架上,借助弹簧支架修成 U 形作为静态力负载实验组,与非力学负载组相比,能形成更成熟的组织,并形成纵向纤维,分泌胶原,具有良好的力学性能。Chen 等在探讨 DPSC 能否成为构建组织工程肌腱潜在的种子细胞来源时,首先将 PGA 纤维纺织在自制的弹簧支架上,并固定弹簧支架使其达到最大拉伸载荷,作为静态力

学刺激组,然后将 DPSC 接种在取向排列的 PGA 纤维支架表面形成 DPSC-PGA 复合物,与非力学刺激组相比,静态力学刺激组 DPSC 在 PGA 纤维支架上细胞形态更狭长,成肌腱相关标志物表达也显著高于对照组,揭示静态力学刺激可促进干细胞腱向分化。有研究者分析认为,拉应力作用使细胞骨架拉伸是导致细胞形态变化的原因,这种拉应力直接作用于细胞表面受体或离子通道,促进细胞增殖,并提高了营养物质的运输。也有研究者提出,细胞在非载荷的支架上为了结合支架而顺应变形,故产生拉应力,但载荷的支架可能使细胞并不产生这种主动作用于支架的力。

(二)动态力学刺激

动态培养是由机械装置提供周期性机械应变作用,刺激细胞在支架上定向生长,促进 I 型胶原分泌,增强营养和代谢废物的交换。若采用间歇性动态培养,不仅能保留动态培养的优点,同时可提高细胞浸润程度及保持细胞外基质的形成和滞留能力。秦廷武等发现采用特定的应力条件作用于肌腱细胞 - 支架材料复合物后,肌腱细胞数、DNA 合成量和胶原分泌量都明显高于静态培养的对照组,表明周期性力学应变可促进组织工程化肌腱的构建。Abousleiman 等将包裹 I 型胶原的 MSC 复合脱细胞人脐静脉支架,用肌腱刺激器给予其周期性的拉力,采用该方法形成的组织工程肌腱具有类似天然肌腱形貌,应变值在人正常肌腱范围内。

生物反应器是常用于动态培养的装置,能模拟体内环境,对培养和运行条件进行严密控制,重复性高,对特定条件控制力强,可调控性高,可为细胞的增殖分化和生化反应提供适宜环境。Chen 等将人胚胎干细胞(human embryonic stem cell, hESC)衍生的 MSC 复合于支架,通过生物反应器提供体外力学刺激,hESC-MSC 形态类似肌腱细胞,细胞 - 支架复合物在原位移植肌腱再生实验中体现出良好的力学性能。Liu 等在探讨 pSC 在组织工程肌腱再生方面的应用潜能时,采用逐步诱导策略,首先将 pSC 诱导为 pMSC,再对 pMSC 施加周期性单轴拉伸力学刺激(10% 拉伸应变;16h/d;每个循环包括 10 秒拉伸和 10 秒松弛),体外动态培养 10 天后发现 pMSC 发生腱向分化,成腱分化相关标志物均显著提高。Qin 等将 BMSC

接种到 DTS 支架表面体外静态培养 2 天后施加周期性单轴拉伸力学刺激（3% 拉伸应变；12h/d；20min/h；12 个循环 /min），发现与静态培养组相比，周期性拉伸力学刺激可显著促进 BMSC 腱向分化，在体外动态培养 7 天后在支架表面形成致密的细胞层且有利于细胞渗透到支架内部，在体外动态培养的过程中 DTS 支架的生物力学性能未发生明显变化。Saber 等制备肌腱 - 脱细胞肌腱复合物，利用自制生物反应器对其提供拉伸力，提高了其强度和弹性模量，他们认为力学刺激不能直接提高支架的强度和促进形成有序的胶原纤维，而是通过某种细胞反应获得这些效果。生物反应器的应用可以促进细胞 - 支架复合物在体外表达肌腱细胞相关标记物及一些机械感知结构和分子，产生力学性能强的非免疫原性肌腱材料，具有一定临床意义。

另一种提供动态力学刺激的培养方法是将细胞 - 支架复合物植入动物皮下。皮下组织环境缺少血管，氧分压低，又能提供天然的动态力学刺激，模拟肌腱发育和体内环境，有助于细胞 - 支架复合物腱化。Wang 等构建人胚胎伸肌腱细胞 -PGA 支架复合物，设计体外生物反应器动态力学负载和种植于裸鼠筋膜上天然的动态力学负载两个实验组，结果显示，体内负载组形成组织体积更大，胶原纤维成熟并有序排列，力学性能更强。因此认为体内负载是一个优化组织工程肌腱功能的好方法，能使其更加成熟，功能更加完善。

（三）力学刺激作用机制

细胞与支架所处的环境将极大地影响细胞所受到的经由支架传递的生物力学刺激。细胞 - 支架复合物所受拉应力及培养环境中流速如何引起特定细胞反应，其机制尚不明确。在不同的细胞和支架类型组合中，不同的载荷方式会导致不同效果，特定组合的支架拉应力和流体切应力可能导致某一类细胞的表型成为主导。

应力应变刺激细胞代谢，在基因转录、翻译、细胞及细胞间等不同水平上实现对细胞功能的影响。应力应变刺激不仅能提高细胞增殖率，由其引起的钙离子内流可增强细胞中蛋白质的持续性分泌。应力应变刺激可导致细胞中整联蛋白的组装和细胞骨架的组织化，整联蛋白的组装与多种细胞内信号通路如 FAK 和 RhoA/ROCK 信号通路有关，进而介导细胞分化及其功能的发挥。明确应力在细胞信号通路中的作用，可推进力学刺激模式化，完善肌腱组织工程。

第六节　组织工程肌腱修复材料的临床研究

一、组织工程肌腱的临床试用

构建组织工程肌腱的目的是在临床上解决肌腱缺损的问题。由于屈肌腱鞘内肌腱结构复杂，最常发生粘连，因此组织工程肌腱的临床前期研究一般从韧带和鞘外肌腱开始。在四川省卫生厅、医院伦理委员会的支持批准下，四川大学华西医院于 1999—2002 年，以临床科研的方式进行了有限的临床试验。将组织工程肌腱用于修复喙锁韧带和跟腱缺损，经随访，临床效果满意，未见局部组织及全身反应。

肌腱细胞来源于：①无菌条件下切取外伤后切肢患者自愿捐赠的指屈肌腱；②妊娠 12 周内自愿终止妊娠的健康妇女捐赠的引产胚胎肌腱。均确认无先天性、遗传性疾病、无感染、免疫性疾病、无先天性畸形等。无菌条件下切取屈指肌腱，用分步酶消化法，分离、培养、纯化细胞，并经鉴定确认是肌腱细胞。经扩增到相当数量后作为种子细胞。

用医用碳素纤维与 PGA 按体积比为 1 : 2 的比例混合编织成带状，消毒备用。将 5×10^6/ml 肌腱细胞接种在复合支架材料上，于体外培养 5~7 天，培养条件为 F12 培养基加入 10% 胎牛血清。术前 1 天改用无血清及无抗生素培养基。

手术步骤：

（1）修复喙锁韧带：采用臂丛神经阻滞麻醉或硬膜外麻醉。常规消毒铺无菌巾。在伤侧沿锁骨外 1/3 至肩峰做弧形切口。充分暴露骨折、脱位和断裂的喙锁韧带。部分剥离锁骨、骨膜，将骨折脱位复位，经肩峰端打入 2 枚交叉克氏针或用张力带钢丝内固定，修复肩锁关节囊。暴露喙突基底部和相对应的锁骨，用直角钳绕过喙突基底。将备好的组织工程肌腱从培养瓶中取出，在温热生理盐水中轻轻漂洗。将组织工程肌腱穿过喙突基底,环绕锁骨做"8"字固定,或经锁骨钻孔固定。用2%的氢化可的松盐水冲洗创面,缝合伤口。术后不用外固定及免疫抑制剂,用三角巾悬吊3~5天,疼痛缓解后即开始上肢功能锻炼。

(2)修复跟腱缺损:采用硬膜外麻醉,俯卧位。常规消毒、铺无菌巾。在跟腱内侧作弧形切口,近端达腓肠肌肌腹与肌腱交界处,远端达跟骨结节。充分暴露跟腱。切除跟腱断端瘢痕组织,露出正常跟腱。向两端充分游离跟腱。用不吸收缝线在两断端间作凯斯勒缝合,尽量将近端跟腱向远端靠拢,尽量跖屈踝关节,缩短跟腱缺损的长度,以恢复小腿三头肌肉张力。将组织工程肌腱编织缝合在两断端上,用1%地塞米松生理盐水冲洗伤口后,彻底止血,缝合伤口。术后将踝关节于跖屈位,用小腿石膏夹板固定6周,以后主动活动踝关节,逐渐增加活动频率及活动幅度。4~6周后开始负重行走。

从1999年7月—2001年10月,先后用组织工程肌腱修复喙锁韧带损伤14例,跟腱3~5cm缺损5例,全部病例伤口均I期愈合,无局部及全身反应。经过平均46.9个月的随访,全部病例均恢复了功能。跟腱缺损病例均能以正常步态行走,踝关节屈、伸功能恢复正常,均能用足尖站立。其中3例术后3个月行双侧跟腱MRI检查,证实已完全恢复了跟腱的连续性,与健侧相比,信号无显著差别。喙锁韧带修复患者上肢功能均恢复正常,可从事原工作。其中2例喙锁韧带修复患者,分别在术后3个月,6个月取锁骨内固定物时,暴露修复部位,见喙锁韧带愈合。切取微量组织,经病理检查,证实韧带重建良好。用法医物证技术对标本进行短串联重复序列(short tandem repeat, STR)基因位点检测,发现有非自体等位基因存在,为杂合态,证实植入同种异体肌腱细胞在体内存活。

组织工程肌腱的临床应用目前在国内外文献中报道很少,还处于临床应用的初期阶段,有待更多临床病例经验总结之后,才能提出较为确切的手术适应证及禁忌证。在人体,手部肌腱损伤最常见,然而由于手的结构及功能的特殊性,至今肌腱损伤修复的效果仍较差。应用组织工程肌腱修复手部肌腱损伤、缺损,也许是一种较好的选择。但组织工程肌腱可能首先在跟腱、前臂屈肌腱损伤中应用,在取得更多经验、对组织工程肌腱经过反复改进至完全成熟之后,才能用于手部屈指肌腱损伤的修复。从现有的临床资料看,组织工程肌腱适用于修复喙锁韧带、膝关节侧副韧带、跟腱缺损、髌韧带缺损等。

二、组织工程肌腱的临床试验研究

阐明基本科学问题对于组织工程及相关研究是很重要的。与此同时,需要确立一套组织工程产品的质量控制标准及相关检测的标准方法,才能使组织工程产品的生产和研究在安全规范的条件下进行,进而更好地应用于医药领域,产生更好的经济和社会效益。研发者可以根据指南和标准去衡量他们的创新,有助于选择合适的研究线路。制造者也需要根据指南和标准控制工艺和生产,确认产品安全有效,以获得批准。

我国规定组织工程产品属第三类器械,对于组织工程产品的产业化,需研究标准化批量生产的工艺技术、产品的包装技术、贮存及运输技术、人体内植入前的复苏技术、植入人体后的长期监督技术等,还要熟悉审批手续,制定管理制度和相应的政策法规。

目前,组织工程肌腱的临床应用在国内外文献中报道还较少。采用同种异体肌腱移植方法进行肌腱缺损修复的临床应用在国内有一些报道。2016年,由四川大学华西医院生物治疗国家重点实验室干细胞与组织工程研究室与某企业合作已完成技术转化的国内首个肌腱修复材料产品获批。

目前国际上尚无含活细胞的组织工程肌腱产品,相关国家医疗器械管理规定及材料修复产品的临床研究简介如下。

(一)管理要求

为规范和指导按医疗器械申请注册的组织工程医疗产品的研究及申报,国家食品药品监督管理局组织制定了《组织工程医疗产品研究及申报相关要求》,于2007年12月发布(国食药监械〔2007〕762号)。组织工程医疗产品是指用组织工程技术和工艺制备的,用于修复、改善、再生组织或器官结构与功能的医用产品(不包括传统的组织和器官移植以及体细胞及基因治疗产品)。由于该类产品不同于传统意义上的医疗器械或生物制品,具有特殊的复杂性,为保证对该类产品的全面和科学审评,对含有活细胞、生物活性成分等的组织工程医疗产品,在申请注册时,除按照医疗器械相关法规要求进行系统研究外,还应:①对产品中的生物技术部分(包括活细胞、生物活性成分等),应参照《药品注册管理办法》中对生物制品的相关要求进行系统研究,按照《中华人民共和国药典》(第三部)制定并执行相应的质检规程;②因该类产品作用原理和制造工艺尚未成熟,应对其进行系统的临床试验。临床试验的病例数应当符合统计学要求,并且最低病例数(试验组)不低于300例。

对于含有创新性生物制品的产品,其临床试验应包含Ⅰ期、Ⅱ期、Ⅲ期。同时,对申报资料也提出需要额外提交:①对产品中的生物技术部分,应按照《药品注册管理办法》附件三中对治疗用生物制品的药学研究资料的要求提供技术资料,并单独立册;②由于该类产品大都含有动物源性和/或同种异体材料,因此申报资料中应包括与病毒和/或传染性病原体传播、免疫原性相关风险的分析、控制措施及其相应的验证性资料、证明性文件、控制标准及检验报告等。

2009年,卫生部制定了《医疗技术临床应用管理办法》(卫医政发〔2009〕18号),公布了我国三类医疗技术目录,组织工程化组织移植治疗技术被纳入其中,并出台了《组织工程化组织移植治疗技术管理规范(试行)》以规范本类技术的审核和临床应用(卫办医政发〔2009〕199号)。该规范为技术审核机构对医疗机构申请临床应用组织工程化组织移植治疗技术进行技术审核的依据,是医疗机构及其医师开展组织工程化组织移植治疗技术的最低要求。规范所称组织工程化组织移植治疗技术是指通过移植经组织工程技术制备的、含有自体活细胞的组织,来修复、改善或重建患者的组织或器官的结构和/或功能的治疗技术。组织工程化组织不包括直接移植(如自体植骨、植皮术等)或为后续移植而保存的细胞、组织或器官移植物,也不包括用于其他目的的体细胞治疗。组织工程化组织移植目前仅适用于结构性组织(如骨、软骨、皮肤等组织)的临床应用。以代谢性功能为主的复杂组织如肝、肾、脑等器官的临床应用暂不允许开展。该规范明确了医疗机构

和制备环境的基本要求、人员基本要求和技术管理基本要求。技术管理基本要求:

1. 建立组织工程化组织临床应用的质量标准体系,建立对种子细胞、支架材料、活性因子、生长环境等影响组织工程化组织临床应用重要因素的检测方法和评价标准。

(1)建立组织工程化组织用人源细胞质量控制标准:本技术管理规范的质量控制体系仅适用于组织工程化组织所用的自体来源细胞。异基因细胞(包括异体细胞和异种细胞)暂不允许临床应用。参照《中华人民共和国药典》、国家药品监督管理局颁布的《人体细胞治疗研究和制剂质量控制技术指导原则》以及其他文件,建立人源细胞质量控制标准。基本要求包括:规定人源细胞来源的供体资质要求;建立细胞的操作规范;为保证组织工程化组织的溯源性和稳定性,应建立细胞制备及检定的检测制度。检测内容主要包括细胞的采集、分离和检定,细胞培养基的使用与检定,细胞的纯度、存活率和均一性,细胞的生物学效应,外源因子和病原微生物(如内毒素、细菌、真菌与支原体)的检测等。

(2)建立组织工程化组织用支架材料质量控制标准:应用于组织工程化组织构建的支架材料,应具备国家药品监督管理局医疗器械检测机构的检测报告,检测内容主要包括材料的物理性能、化学性能和生物安全性检测。

(3)建立组织工程化组织质量控制标准:参照我国医药行业标准《组织工程医疗产品》(YY/T 0606—2007),在细胞接种、复合物培养及最后处理时对复合细胞的组织工程化组织进行质量控制,建立规范的质量控制标准及相应执行程序,保证组织工程技术临床应用的安全性和有效性。

2. 根据患者病情、可选择的治疗方案、患者意愿及经济承受能力等因素综合判断治疗措施,因病施治,合理治疗,严格掌握组织工程化组织移植治疗技术的适应证和禁忌证。

3. 对患者实施组织工程化组织移植治疗,应由具有副研究员及以上专业技术职务任职资格的组织工程实验室技术人员和组织工程化组织移植治疗医师共同决定,并制订合理的治疗和管理方案,包括失败和并发症处理预案。

4. 实施组织工程化组织移植治疗前,应当向

患者和其家属告知手术目的、可选择的手术方案、手术风险、术后注意事项、可能发生的并发症及预防措施等，必须签署知情同意书。

5. 医疗机构应建立完整的临床数据库及严格的术后随访制度。

6. 医疗机构和医师按照规定定期接受组织工程化组织移植治疗技术临床应用能力审核。审核内容包括病例选择、治疗有效率、严重并发症、死亡病例、医疗事故发生情况、术后患者管理、患者生存质量、随访情况和病历质量等。

7. 其他管理要求

（1）使用经食品药品监督管理部门审批的医用物品和耗材，建立登记制度，保证来源可追溯。对于不同来源的组织或细胞，在分离、培养时凡有一次性器具产品可以使用的，必须使用一次性器具，且不得重复使用。

（2）严格执行国家物价、财务政策，按照规定收费。

（二）临床试验方案

根据国家规定，医疗器械产品在临床试验前，必须制订临床试验方案。临床试验方案由医疗机构和实施者共同设计、制订。实施者与医疗机构签署双方同意的临床试验方案，并签订临床试验合同。对于市场上尚未出现的第三类植入体内或借用中医理论制成的医疗器械，临床试验方案应当向医疗器械技术审评机构备案。医疗机构和实施者应当共同制订每病种的临床试验例数及持续时间，以确保达到试验预期目的。

医疗器械临床试验方案应当包括以下内容：①临床试验的题目；②临床试验的目的、背景和内容；③临床评价标准；④临床试验的风险与受益分析；⑤临床试验人员姓名、职务、职称和任职部门；⑥总体设计，包括成功或失败的可能性分析；⑦临床试验持续时间及其确定理由；⑧每病种临床试验例数及其确定理由；⑨选择对象范围、对象数量及选择的理由，必要时对照组的设置；⑩治疗性产品应当有明确的适应证或适用范围；⑪临床性能的评价方法和统计处理方法；⑫不良反应预测及应当采取的措施；⑬受试者《知情同意书》；⑭各方职责。

1. 产品的适应证与研究目的

（1）肌腱修复产品的适应证：肌腱韧带损伤缺损的移植修复，以及肌腱移位术重建运动功能时的肌腱延长。

（2）临床研究的目的：按照国家药品监督管理局《医疗器械临床试验规定》的要求开展临床研究，评价肌腱修复产品修复肌腱、韧带损伤缺损的安全性及有效性。

2. 总体设计　目前临床上通常采用自体肌腱移植方法进行肌腱缺损的修复，但自体肌腱移植不仅给患者带来二次损伤，而且存在患者肌腱缺损过多时自体肌腱不够的情况。本肌腱修复产品是在患者不愿接受因为取自体肌腱而产生二次损伤或者患者自体肌腱不够的情况下，作为一种选择进行肌腱修复，而不是取代自体肌腱移植。

采用异体肌腱移植方法进行肌腱缺损修复的临床应用在国内有广泛的报道，但目前国内市场上还没有用于肌腱缺损修复的医疗器械产品，故一般采用前瞻性、单组、目标值对照、多中心临床试验设计，目标值的确定以相关专业公认并普遍采用的评价标准。根据肌腱愈合的生理特性，选择观察时间一般为 12 个月，可以评价产品的安全性和有效性。同时，临床试验需要考虑脱落率的问题，一般按不超过 20% 的脱落率计算。按照检验某样本率是否能达到所期望的总体率估算样本量，并结合脱落率计算计划入选病例。

3. 有效性及安全性评价

（1）有效性评价

1）手部肌腱损伤修复的疗效评价，采用中华医学会手外科学会颁布的评定标准 TAM 和 TPM 进行。总主动活动度（total action motion，TAM）系统评定方法将掌指关节（MP），近位指间关节（PIP）、远位指间关节（DIP）主动屈曲度之和，减去各关节主动伸直受限度之和，即为该手指总主动活动度（TAM）。各关节伸直以 0° 为准，过伸部分不计。TAM=（MP+PIP+DIP）-（MP+PIP+DIP），总主动活动度 = 各关节屈曲度之和 - 各关节伸直受限度之和。总被动活动度（total passive motion，TPM）系统评定方法，即手指各关节被动活动幅度之总和。

2）肩关节韧带损伤修复的疗效评价参照 Karlsson 标准。

3）跟腱损伤修复的疗效评价参照 Arner-lindholm 标准。

4）踝关节外韧带重建的疗效评价参照美国足踝外科（AOFAS）踝 - 后足功能评分。

5）膝关节交叉韧带重建的疗效评价参照 Lysholm-Ⅱ膝关节功能评分。

（2）安全性评价

1）一般安全性

①体格检查：包括体温、脉搏、血压、呼吸、心电图等。

②实验室检查：包括血常规、尿常规、血生化（ALT、AST、BUN、Cr）等。

③免疫学检查：包括免疫球蛋白（IgG、IgA、IgM）。

④局部情况：包括血运、红肿、渗出液性质等。

2）不良事件：观察治疗后出现的不良事件情况，并记录其发生日期、程度、处理方法、变化过程等，判断与该器械有无因果关系。不良事件在研究过程中随时观察记录。

4. 入选及排除标准　需明确手部肌腱损伤、肩关节韧带损伤、跟腱损伤、踝关节韧带损伤、膝关节交叉韧带损伤等不同类型患者的入选及排除标准。确定退出临床试验的条件及标准（脱落病例）、剔除病例标准。

5. 试验步骤及流程

（1）随访时间

一般可确定 7 个随访时间点：术前；术中；术后 3 天；术后 1 周 ±1 天；术后（4±1）周；术后（6±1）个月；术后（12±2）个月。

（2）研究具体步骤

1）筛选期：试验开始前，患者应充分获得关于试验的文字和口头说明，并签署书面知情同意书。

记录：人口统计学资料；病史；体格检查；功能评价；实验室检查；伤口（肌腱、韧带损伤部位评价）；患肢活动的影像资料（照片、录影）。

筛选期进行的实验室检查用于筛选受试者进入研究，同时也作为实验室检查基线值，作为基线评价，本次随访将对患者患肢进行功能评价记录。

2）手术植入：本次随访将对患者进行手术，记录手术方法及过程信息。

3）术后观察：根据试验流程图，约定访视时间和检查项目；记录功能情况；记录发生的任何不良事件；患肢活动的影像资料（照片、录影）。

4）总结：受试者试验结论；临床疗效的整体评价；临床安全性的整体评价。

（3）制订具体随访计划。

6. 数据管理及统计方法　病例报告表由研究者填写，每个入选病例必须完成病例报告表。完成的病例报告表由临床监察员审查后，移交数据管理员，进行数据录入与管理工作。

试验方案确定后，由统计专业人员负责与主要研究者协商制订统计分析计划书。

7. 不良反应及不良事件

（1）不良反应及其处理

局部伤口感染：术中常规使用抗生素液冲洗伤口，彻底止血；术后应用预防剂量抗生素 5~7 天，早期发现感染征兆，及时引流，部分拆除缝线，必要时取出移植物。

移植肌腱粘连或断裂：术中尽量做到微创操作，减少局部创伤，保障局部良好的血供；避免在瘢痕、骨裸露、血液循环差的部位移植；采用抗张力强度好，干扰肌腱内血液循环少的缝合技术；术后适当制动，在康复医师指导下循序渐进进行功能恢复锻炼。若早期发生肌腱断裂，可再手术缝合。若粘连严重，经过系统康复治疗，在 4~6 个月时，可考虑肌腱松解术。

（2）不良事件及其报告：不良事件是患者或临床试验受试者接受一种治疗后出现的不良医学事件，但并不一定与治疗有因果关系，它可能是新的疾病、治疗时症状或体征的恶化、伴随疾病的恶化、其他药物的作用或与参加该试验无关。严重不良事件是临床试验过程中发生需住院治疗、延长住院时间、伤残、影响工作能力、危及生命或死亡、导致先天畸形等事件。

不良事件与试验器械的因果关系判断的有关指标包括：①开始使用肌腱修复产品时间与可疑不良事件出现时间有无合理的先后关系；②可疑的不良事件符合该类器械已知的不良事件类型；③所怀疑的不良事件是否可以用患者的病理状况、手术治疗、用药、并用疗法、曾用疗法来解释；④取出植入的肌腱修复产品，可疑不良事件能否减轻与消失；⑤再次接触同样植入物后是否再次出现同样反应。

因果关系的判断等级：肯定有关、很可能有关、可能有关、可能无关、肯定无关。

如发生任何严重不良事件或重要的不良事件,无论是否与研究用器械有关,也无论是否已给予研究用器械,均必须立即通过电话/传真通知申办者。随后,临床监察员必须提供书面报告描述事件的情况和结果。

第七节　结　语

组织工程研究于 20 世纪 80 年代中期兴起以后,由于其重大的科学意义(复制生命)和巨大的开发前景(新的经济增长点),将会对维护人类健康做出的突出贡献,一直受到世界各国政府、企业家、科技人员的高度关注。我国在这一领域的起步始于 20 世纪 90 年代初,主要由国家各类基金资助研究。我们在 20 世纪 80 年代中期鸡的肌腱研究基础上,发现传统的肌腱游离移植要经过坏死-再生的过程,肌腱内的细胞死亡,由周围组织长入引进新的活细胞,因此术后粘连发生率高。如果预先在植入肌腱内种植活细胞是否会减少粘连呢?带着这个问题便开始了肌腱细胞培养及生物学特性研究,以及生物活性因子对肌腱细胞的生长调控作用及其机制研究。但肌腱细胞体外培养条件下只能传 13 代,以后便出现老化。为使研究更具可比性,同时为今后产业化创造条件,需要获得形态、功能均一的大量细胞,我们进行了永生化肌腱细胞的系列研究,并建立了第一个永生化肌腱细胞株。细胞如何用于临床促进肌腱修复是以前尚未解决的问题,细胞悬液局部注射会导致大量细胞流失,治疗效果难以确定。如果把细胞接种在载体上,然后植入体内则可避免细胞流失,于是我们便进行了多种支架材料研究。有了细胞,有了材料,如何使细胞更多更好地黏附在材料上,便开展了细胞力学研究。正常情况下,肌腱主要承受拉应力,要模拟肌腱体内环境,在体外进行细胞与支架材料的复合培养,进而发明了可变应力场三维培养装置。为了进一步验证体外实验的效果,在鼠、鸡、兔、猴等动物体内进行了一系列的植入实验,对工程化肌腱组织的生物相容性、体内修复能力、生物力学特性、移植免疫排斥反应和植入后的最终结局等进行了系统的研究,证实所制备的组织工程肌腱具有良好的促组织再生与腱化愈合能力,体内植入安全,在体内的力学环境及营养条件下,能较快地发育并发挥正常的生理功能,并且不产生影响组织愈合与再生的排斥反应,最终发展成为自身肌腱组织。由此一步一步地使组织工程肌腱具有了临床应用前景。

在大多数科学问题基本阐明之后,需进行临床试验验证其是否具有安全性及有效性。在 20 世纪 90 年代末期,相关专家在省卫生厅、医院伦理委员会的支持批准下,以临床科研的方式进行了有限的临床试验。以同种异体肌腱细胞与碳纤维复合 PGA 材料体外联合培养 7 天后用于手术,先后经过近 20 例喙锁韧带重建及跟腱缺损修复后的随访观察,治疗效果都很好,但不能证明植入的同种异体细胞是否发挥了关键的修复作用。要想获得直接证据,必须为患者取活检,但这是一种有创操作,需要患者的充分合作。有 2 位患者需要取除内固定物,在征得患者同意后,于取钢板的同时取微量组织做短串联重复位点基因检测,结果两位患者组织内均发现了非自体等位基因,证明植入细胞发挥了修复作用。

"组织工程肌腱的基础研究与临床应用"项目获得了教育部"中国高校技术发明奖"一等奖和首届中华医学科技奖(中华医学会)二等奖。这些深厚的基础研究和有效的临床试验结果,为进一步实现科技成果产业化奠定了基础,研究团队与企业合作实现了多项专利和技术的转让,协助合作企业进行工艺摸索、产品检验、生产注册和临床验证,先后开展组织工程相关 9 项产品的检验和临床试验,其中 4 项已获得国家药品监督管理局颁发的产品注册证书,另有 2 项产品正在进行临床实验。

综上所述,肌腱的修复和再生仍然有许多尚未探索的领域,肌腱组织工程是肌腱再生的重要方法之一。但在很多方面仍需进一步深入研究,如支架材料的优选,材料的降解与细胞分泌细胞外基质同步化;探索临床实用的种子细胞的来源、细胞快速大量扩增技术、防止细胞衰老和调控细胞免疫反应等;改善组织工程肌腱的力学性能,使其更接近正常人体肌腱;组织工程肌腱构建技术与体内植入的时机;植入体内后肌腱细胞的转归及与生长发育的关系;含活细胞组织工程肌腱产品的保存、运输、复苏;组织工程学中的医学伦理问题;等等。需要进一步深入阐明肌腱组织工程的基本理论、机制,经过严格的质量检测,多中心临床验证,通过国家药品监督管理局审批之后,才能在临床上推广应用。随着细胞生物学、分子生物学、免疫学和材料学的发展和细胞培养技术的进步及方法的改进,相信这些领域相结合最终会为肌腱再生提供良好的途径。

（解慧琪 宁良菊）

参 考 文 献

[1] 杨志明. 修复重建外科总论[M]. 上海:第二军医大学出版社, 2005.

[2] 付小兵,王正国,吴祖泽. 再生医学原理与实践[M]. 上海:上海科学技术出版社, 2008, 596-598.

[3] Cartmell JS, Dunn MG. Development of cell-seeded patellar tendon allografts for anterior cruciate ligament reconstruction[J]. Tissue Eng, 2004, 10(7-8): 1065-1075.

[4] Stone KR, Walgenbach AW, Turek TJ, et al. Anterior cruciate ligament reconstruction with a porcine xenograft: a serologic, histologic, and biomechanical study in primates[J]. Arthroscopy, 2007, 23(4): 411-419.

[5] Stone KR, Abdel-Motal UM, Walgenbach AW, et al. Replacement of human anterior cruciate ligaments with pig ligaments: a model for anti-non-gal antibody response in long-term xenotransplantation[J]. Transplantation, 2007, 83(2): 211-219.

[6] Cao Y, Vacanti JP, Ma X, et al. Generation of neo-tendon using synthetic polymers seeded with tenocytes[J]. Transplant Proc, 1994, 26(6): 3390-3392.

[7] Young RG, Butler DL, Weber W, et al. Use of mesenchymal stem-cells in a collagen matrix for Achilles tendon repair[J]. J Orthop Res, 1998, 16(4): 406-413.

[8] Hoffmann A, Pelled G, Turgeman G, et al. Neotendon formation induced by manipulation of the Smad8 signalling pathway in mesenchymal stem cells[J]. J Clin Invest, 2006, 116(4): 940-952.

[9] Yin Z, Guo J, Wu T, et al. Stepwise differentiation of mesenchymal stem cells augments tendon-like tissue formation and defect repair in vivo[J]. Stem Cells Translational Medicine, 2016, 5(8): 1106-1116.

[10] Le W, Yao J. The effect of myostatin (GDF-8) on proliferation and tenocyte differentiation of rat bone marrow-derived mesenchymal stem cells[J]. The Journal of Hand Surgery (Asian-Pacific Volume), 2017, 22(02): 200-207.

[11] Bi Y, Ehirchiou D, Kilts TM, et al. Identification of tendon stem/progenitor cells and the role of the extracellular matrix in their niche[J]. Nature medicine, 2007, 13(10): 1219-1227.

[12] Lee SY, Kwon B, Lee K, et al. Therapeutic mechanisms of human adipose-derived mesenchymal stem cells in a rat tendon injury model[J]. The American Journal of Sports Medicine, 2017, 45(6): 1429-1439.

[13] Yang G, Rothrauff BB, Lin H, et al. Tendon-derived extracellular matrix enhances transforming growth factor-β3-induced tenogenic differentiation of human adipose-derived stem cells[J]. Tissue Eng Part A, 2017, 23(3-4): 166-176.

[14] Long C, Wang Z, Legrand A, et al. Tendon tissue engineering: mechanism and effects of human tenocyte coculture with adipose-derived stem cells[J]. J Hand Surg Am, J Hand Surg Am, 2018, 43(2): 183.e1-183.e9.

[15] Zhang C, Yuan H, Liu H, et al. Well-aligned chitosan-based ultrafine fibers committed teno-lineage differentiation of human induced pluripotent stem cells for Achilles tendon regeneration[J]. Biomaterials, 2015, 53: 716-730.

[16] Liu W, Yin L, Yan X, et al. Directing the differentiation of parthenogenetic stem cells into tenocytes for tissue-engineered tendon regeneration[J]. Stem Cells Transl Med, 2017, 6(1): 196-208.

[17] Chen YY, He S T, Yan FH, et al. Dental pulp stem cells express tendon markers under mechanical loading and are a potential cell source for tissue engineering of tendon-like tissue[J]. Int J Oral Sci, 2016, 8(4): 213-222.

[18] Zheng Y, Zhou Y, Zhang X, et al. Effects of hypoxia on differentiation of menstrual blood stromal stem cells towards tenogenic cells in a co-culture system with Achilles tendon cells[J]. Exp Ther Med, 2017, 13(6): 3195-3202.

[19] Funakoshi T, Majima T, Iwasaki N, et al. Application of tissue engineering techniques for rotator cuff regeneration using a chitosan-based hyaluronan hybrid fiber scaffold[J]. Am J Sports Med. 2005, 33(8): 1193-1201.

[20] Zheng Z, Ran J, Chen W, et al. Alignment of collagen fiber in knitted silk scaffold for functional massive rotator cuff repair[J]. Acta Biomaterialia, 2017, 51: 317-329.

[21] Wang B, Liu W, Zhang Y, et al. Engineering of extensor tendon complex by an ex vivo approach[J]. Biomaterials. 2008, 29(20): 2954-2961.

[22] Rothrauff BB, Lauro BB, Yang G, et al. Braided and stacked electrospun nanofibrous scaffolds for tendon and ligament tissue engineering[J]. Tissue Engineering Part A, 2017, 23(9-10): 378-389.

[23] Wang W, Deng D, Wang B, et al. Comparison of autologous, allogeneic, and cell-free scaffold approaches for engineered tendon repair in a rabbit model-a pilot study[J]. Tissue Engineering Part A, 2017, 23(15-16): 750-761.

[24] Thomas V, Dean DR, Vohra YK. Nanostructured biomaterials for regenerative medicine[J]. Current Nanoscience, 2006, 3(2): 155-177.

[25] Wang W, He J, Feng B, et al. Aligned nanofibers direct human dermal fibroblasts to tenogenic phenotypein vitro and enhance tendon regeneration in vivo[J]. Nanomedicine, 2016, 11(9): 1055-1072.

[26] Ning LJ, Zhang YJ, Zhang Y, et al. The utilization of decellularized tendon slices to provide an inductive microenvironment for the proliferation and tenogenic differentiation of stem cells[J]. Biomaterials, 2015, 52: 539-550.

[27] Pan J, Liu GM, Ning LJ, et al. Rotator cuff repair using a decellularized tendon slices graft: an in vivo study in a rabbit model[J]. Knee Surg Sports Traumatol Arthrosc, 2015, 23(5): 1524-1535.

[28] Ning LJ, Jiang YL, Zhang CH, et al. Fabrication and characterization of a decellularized bovine tendon sheet for tendon reconstruction[J]. J Biomed Mater Res A, 2017, 105(8): 2299-2311.

[29] Bosworth L, Clegg P, Downes S. Electrospun nanofibres of polycaprolactone, and their use for tendon regeneration [J]. International Journal of Nano and Biomaterials, 2008, 3(1): 263-279.

[30] Fang Q, Chen D, Yang Z, et al. In vitro and in vivo research on using Antheraea pernyi silk fibroin as tissue engineering tendon scaffolds[J]. Materials Science and Engineering: C, 2009, 29(5): 1527-1534.

[31] Mehta V, Kang Q, Luo J, et al. Characterization of adenovirus-mediated gene transfer in rabbit flexor tendons[J]. J Hand Surg Am, 2005, 30(1): 136-141.

[32] Dai Q, Manfield L, Wang Y, et al. Adenovirus-mediated gene transfer to healing tendon--enhanced efficiency using a gelatin sponge[J]. J Orthop Res. 2003, 21(4): 604-609.

[33] Violini S, Ramelli P, Pisani LF, et al. Horse bone marrow mesenchymal stem cells express embryo stem cell markers and show the ability for tenogenic differentiation by in vitro exposure to BMP-12[J]. BMC Cell Biol, 2009, 10: 29.

[34] Wang QW, Chen ZL, Piao YJ. Mesenchymal stem cells differentiate into tenocytes by bone morphogenetic protein(BMP)12 gene transfer[J]. J Biosci Bioeng, 2005, 100(4): 418-422.

[35] Rodeo SA. Biologic augmentation of rotator cuff tendon repair[J]. J Shoulder Elbow Surg, 2007, 16(5 Suppl): S191-197.

[36] Dai L, Hu X, Zhang X, et al. Different tenogenic differentiation capacities of different mesenchymal stem cells in the presence of BMP-12[J]. Journal of Translational Medicine, 2015, 13(1): 200.

[37] Gelberman RH, Linderman SW, Jayaram R, et al. Combined administration of ASCs and BMP-12 promotes an M2 macrophage phenotype and enhances tendon healing[J]. Clinical Orthopaedics and Related Research, 2017, 475(9): 2318-2331.

[38] Liu J, Tao X, Chen L, et al. CTGF positively regulates BMP12 induced tenogenic differentiation of tendon stem cells and signaling[J]. Cell Physiol Biochem, 2015, 35(5): 1831-1845.

[39] Chhabra A, Tsou D, Clark RT, et al. GDF-5 deficiency in mice delays Achilles tendon healing[J]. J Orthop Res, 2003, 21(5): 826-835.

[40] Rickert M, Jung M, Adiyaman M, et al. A growth and differentiation factor-5(GDF-5)-coated suture stimulates tendon healing in an Achilles tendon model in rats[J]. Growth Factors, 2001, 19(2): 115-126.

[41] Virchenko O, Fahlgren A, Skoglund B, et al. CDMP-2 injection improves early tendon healing in a rabbit model for surgical repair[J]. Scand J Med Sci Sports, 2005, 15(4): 260-264.

[42] Dines JS, Weber L, Razzano P, et al. The effect of growth differentiation factor-5-coated sutures on tendon repair in a rat model[J]. J Shoulder Elbow Surg, 2007, 16(5 Suppl): S215-S221.

[43] Bolt P, Clerk AN, Luu HH, et al. BMP-14 gene therapy increases tendon tensile strength in a rat model of Achilles tendon injury[J]. J Bone Joint Surg Am, 2007, 89(6): 1315-1320.

[44] Weiler A, Förster C, Hunt P, et al. The influence of locally applied platelet-derived growth factor-BB on free tendon graft remodeling after anterior cruciate ligament

reconstruction［J］. Am J Sports Med, 2004, 32（4）: 881-891.

［45］Haupt JL, Donnelly BP, Nixon AJ. Effects of platelet-derived growth factor-BB on the metabolic function and morphologic features of equine tendon in explant culture［J］. Am J Vet Res, 2006, 67（9）: 1595-1600.

［46］Yoshikawa Y, Abrahamsson SO. Dose-related cellular effects of platelet-derived growth factor-BB differ in various types of rabbit tendons in vitro［J］. Acta Orthop Scand, 2001, 72（3）: 287-292.

［47］Wang XT, Liu PY, Tang JB. Tendon healing in vitro: genetic modification of tenocytes with exogenous PDGF gene and promotion of collagen gene expression［J］. J Hand Surg Am, 2004, 29（5）: 884-890.

［48］Ju YJ, Tohyama H, Kondo E, et al. Effects of local administration of vascular endothelial growth factor on properties of the in situ frozen-thawed anterior cruciate ligament in rabbits［J］. Am J Sports Med, 2006, 34（1）: 84-91.

［49］Yoshikawa T, Tohyama H, Katsura T, et al. Effects of local administration of vascular endothelial growth factor on mechanical characteristics of the semitendinosus tendon graft after anterior cruciate ligament reconstruction in sheep［J］. Am J Sports Med, 2006, 34（12）: 1918-1925.

［50］Zhang F, Liu H, Stile F, et al. Effect of vascular endothelial growth factor on rat Achilles tendon healing［J］. Plast Reconstr Surg, 2003, 112（6）: 1613-1619.

［51］Abrahamsson SO. Similar effects of recombinant human insulin-like growth factor-Ⅰ and Ⅱ on cellular activities in flexor tendons of young rabbits: experimental studies in vitro［J］. J Orthop Res, 1997, 15（2）: 256-262.

［52］Tsuzaki M, Brigman BE, Yamamoto J, et al. Insulin-like growth factor-Ⅰ is expressed by avian flexor tendon cells［J］. J Orthop Res, 2000, 18（4）: 546-556.

［53］Dahlgren LA, Mohammed HO, Nixon AJ. Expression of insulin-like growth factor binding proteins in healing tendon lesions［J］. J Orthop Res, 2006, 24（2）: 183-192.

［54］Provenzano PP, Alejandro-Osorio AL, Grorud KW, et al. Systemic administration of IGF-I enhances healing in collagenous extracellular matrices: evaluation of loaded and unloaded ligaments［J］. BMC Physiol, 2007, 7: 2.

［55］Chan KM, Fu SC, Wong YP, et al. Expression of transforming growth factor beta isoforms and their roles in tendon healing［J］. Wound Repair Regen, 2008, 16（3）: 399-407.

［56］Hou Y, Mao Z, Wei X, et al. The roles of TGF-beta1 gene transfer on collagen formation during Achilles tendon healing［J］. Biochem Biophys Res Commun, 2009, 383（2）: 235-239.

［57］Beredjiklian PK, Favata M, Cartmell JS, et al. Regenerative versus reparative healing in tendon: a study of biomechanical and histological properties in fetal sheep［J］. Ann Biomed Eng, 2003, 31（10）: 1143-1152.

［58］Han P, Cui Q, Yang S, et al. Tumor necrosis factor-α and transforming growth factor-β1 facilitate differentiation and proliferation of tendon-derived stem cells in vitro［J］. Biotechnology Letters, 2017, 39（5）: 711-719.

［59］Arimura H, Shukunami C, Tokunaga T, et al. TGF-β1 improves biomechanical strength by extracellular matrix accumulation without increasing the number of tenogenic lineage cells in a rat rotator cuff repair model［J］. Am J Sports Med, 2017, 45（10）: 2394-2404.

［60］Dahlgren LA, Mohammed HO, Nixon AJ. Temporal expression of growth factors and matrix molecules in healing tendon lesions［J］. J Orthop Res, 2005, 23（1）: 84-92.

［61］Chan BP, Fu S, Qin L, et al. Effects of basic fibroblast growth factor（bFGF）on early stages of tendon healing: a rat patellar tendon model［J］. Acta Orthop Scand, 2000, 71（5）: 513-518.

［62］Tang JB, Cao Y, Zhu B, et al. Adeno-associated virus-2-mediated bFGF gene transfer to digital flexor tendons significantly increases healing strength. an in vivo study［J］. J Bone Joint Surg Am, 2008, 90（5）: 1078-1089.

［63］Liu J, Tao X, Chen L, et al. CTGF positively regulates BMP12 induced tenogenic differentiation of tendon stem cells and signaling［J］. Cell Physiol Biochem, 2015, 35（5）: 1831-1845.

［64］Lui PP, Wong OT, Lee YW. Transplantation of tendon-derived stem cells pre-treated with connective tissue growth factor and ascorbic acid in vitro promoted better tendon repair in a patellar tendon window injury rat model［J］. Cytotherapy, 2016, 18（1）: 99-112.

［65］Alsousou J, Thompson M, Harrison P, et al. Effect of platelet-rich plasma on healing tissues in acute ruptured Achilles tendon: a human immunohistochemistry study［J］. Lancet, 2015, 385 Suppl 1: S19.

［66］Zhou Y, Zhang J, Wu H, et al. The differential effects of leukocyte-containing and pure platelet-rich plasma（PRP）on tendon stem/progenitor cells-implications of PRP application for the clinical treatment of tendon injuries［J］. Stem Cell Res Ther, 2015, 6（1）: 173.

［67］Yan R, Gu Y, Ran J, et al. Intratendon delivery of leukocyte-poor platelet-rich plasma improves healing compared with leukocyte-rich platelet-rich plasma in a rabbit Achilles tendinopathy model [J]. The American Journal of Sports Medicine, 2017, 45 (8): 1909-1920.

[68] Herchenhan A, Bayer ML, Svensson RB, et al. In vitro tendon tissue development from human fibroblasts demonstrates collagen fibril diameter growth associated with a rise in mechanical strength [J]. Dev Dyn, 2013, 242 (1): 2-8.

[69] Deng D, Liu W, Xu F, et al. Engineering human neo-tendon tissue in vitro with human dermal fibroblasts under static mechanical strain [J]. Biomaterials, 2009, 30 (35): 6724-6730.

[70] Abousleiman RI, Reyes Y, McFetridge P, et al. Tendon tissue engineering using cell-seeded umbilical veins cultured in a mechanical stimulator [J]. Tissue Eng Part A, 2009, 15 (4): 787-795.

[71] Chen X, Song XH, Yin Z, et al. Stepwise differentiation of human embryonic stem cells promotes tendon regeneration by secreting fetal tendon matrix and differentiation factors [J]. Stem Cells, 2009, 27 (6): 1276-1287.

[72] Qin TW, Sun YL, Thoreson AR, et al. Effect of mechanical stimulation on bone marrow stromal cell-seeded tendon slice constructs: a potential engineered tendon patch for rotator cuff repair [J]. Biomaterials, 2015, 51: 43-50.

[73] Saber S, Zhang AY, Ki SH, et al. Flexor tendon tissue engineering: bioreactor cyclic strain increases construct strength [J]. Tissue Eng Part A, 2010, 16 (6): 2085-2090.

[74] Xie HQ, Qin TW, Xiang Z, et al. Tissue engineering: hope for tendon regeneration [J]. Regenerative Medicine in China. Science (Supl), 2012, 336: 35-36.

第十一章 组织工程神经

神经系统是机体的重要调节系统。由于穿透性创伤、挤压、缺血、肿瘤切除等原因,神经系统常常受到损伤。随着我国国民经济的高速发展、交通运输业的日益发达和机械化程度的不断提高,神经损伤发病率也持续增加。神经损伤严重影响患者的生活质量,带来巨大的社会和经济负担。组织工程神经的发展为治疗周围神经缺损提供了自体神经的良好替代物,也为脊髓神经损伤的修复提供了新的策略和手段。

第一节 组织工程神经的生物材料

生物材料支架是组织工程神经移植物的重要组成部分,起到支持神经组织再生、引导与促进轴突生长的重要作用。

一、理想生物材料的特性

理想的神经组织工程支架材料应满足无毒、无致畸、无致突变作用、低免疫原性、生物可降解、生物相容、形成瘢痕组织少、材料来源容易等生物和理化要求。

无毒、无致畸、无致突变作用和低免疫原性保证了神经组织工程支架材料的安全性,为神经组织工程支架材料的临床应用奠定了基础。

可降解材料可在体内被生物组织降解和吸收,生物材料的降解速度要与神经组织再生速度相匹配,材料在完成神经修复的使命后降解消失,无须二次手术取出,也不会对再生神经造成影响。

生物材料相容性可从血液相容性、组织相容性和力学相容性三方面进行评价。血液相容性要求生物材料与血液接触后不会引起溶血,不会破坏血液的成分,不会导致凝血和血栓形成;组织相容性要求生物材料不会对周围的组织产生毒性副作用,特别是不会导致畸形和基因突变,且周围的组织不会对材料产生侵蚀效应或免疫排斥反应;力学相容性要求生物材料和神经组织之间的力学性质相匹配。

神经组织工程支架还必须具有足够的可渗透性来满足营养和物质交换,避免液体滞留产生的压力。可采用管壁微孔化、旋转网状物、纤维纺纱、溶剂蒸发结合注射成型等构建技术改变神经支架的气孔结构来影响渗透性以利于营养运输和毛细血管的生长。

二、常用生物支架材料

构建组织工程神经的支架材料按来源可分为天然材料和人工合成多聚物材料两大类。

(一)天然材料

天然生物材料资源丰富、性能优良、降解产物无毒副作用,具有良好的细胞亲和性、生物相容性和生物可降解性。

同种异体神经和异种神经具有神经内膜管结构,含有促进神经生长的物质,有利于容纳并引导神经轴突生长通过。通过冻融、超声处理、搅拌等物理处理方法和去垢剂等化学处理方法可以移除或杀灭引起免疫反应的细胞,保留细胞外基质成分,获得脱细胞组织以制备神经移植物。去细胞处理可在保留神经基底膜管作为神经纤维再生通道的同时大大降低免疫原性。去细胞的同种异体或异种的非神经组织如血管、肌肉、肌肉 - 静脉复合物、小肠黏膜下层、从人的胎盘组织上获得的羊膜等也可以用来制备神经支架。

细胞外基质是一种特殊的天然生物衍生材料,由胶原、非胶原糖蛋白和糖胺聚糖等大分子构成,是构成生物组织和器官的重要组成成分。细胞外基质为组织提供了三维结构,为细胞的生长提供了物理支持和适宜的场所,通过信号转导调控细胞的黏附、生长、增殖和分化,在组织胚胎的发生发展、组织细胞的生长分化、组织创伤的修复再生、细胞的衰老癌变等生理和病理过程中均发挥重要调控作用。Geuna 等对骨骼肌进行脱细胞处理，得到富含胶原、层粘连蛋白和纤维连接蛋白的肌膜管，并将该肌膜管植入大鼠体内，植入的脱细胞的肌膜管能够引导轴突再生。

胶原作为动物和人体内结缔组织主要的结构蛋白和细胞外基质的主要成分也是组织工程神经在内的多种组织工程产品的主要成分。体外实验发现培养液中加入胶原可促进神经轴突生长，体内实验发现在桥接神经缺损的硅胶管中注入胶原可使再生神经组织结构更有序，可再生距离增加。20 世纪 90 年代，以胶原为基础的人工神经移植物材料已成功应用于修复一定长度的周围神经缺损。迄今为止，用交联的牛骨 I 型胶原蛋白制成的 NeuroMatrix、Neuroflex（Collagen Matrix Inc.）和 NeuraGen（Integra Lifesciences Corp.）等商业化神经导管产品已由美国 FDA 批准并应用于临床。来源于猪皮中高度纯化的 I 型和 III 型胶原蛋白已制成产品（EU-approved Revolnerv）并用于修复小鼠坐骨神经 10mm 缺损，发现其有利于轴突再生和运动功能恢复。细胞外基质中的其他成分如层粘连蛋白、纤维连接蛋白等也能够影响轴突生长和细胞再生，因此也被用于制作组织工程神经。

甲壳素是一种天然多糖，是自然界中存量仅次于纤维素的天然有机物。壳聚糖是甲壳素的 N- 脱乙酰基产物，具有良好的吸附性、成膜性、通透性和低免疫原性，并可以和细胞外基质分子如层粘连蛋白、纤维粘连蛋白和胶原蛋白相互作用。尤为值得一提的是壳聚糖在机体内通过溶菌酶作用降解，其生物降解速度可以通过乙酰化程度来控制，降解产品壳寡糖可水解成为单体氨基葡萄糖并进入能量代谢途径分解。体外细胞培养实验显示壳聚糖与神经组织和细胞有良好的生物相容性。顾晓松等研发的基于壳聚糖的神经移植物，已获国内相关部门批准进入临床试用，并获得了良好的临床疗效。其他天然多糖如海藻酸盐、透明质酸也被用于制备组织工程神经。

丝素蛋白是从蚕丝、蜘蛛丝中提取的天然高分子纤维蛋白，尤以蚕丝丝素蛋白来源最为丰富，具有良好的机械性能和理化性质，包括柔韧性、抗拉伸强度、透气透湿性、缓释性、易于加工成型性等，并具有一定的生物可降解性。天然蚕丝很早就应用于外科缝合，目前在生物医疗领域，包括组织工程骨骼、组织工程皮肤和组织工程软骨等中均有较多应用。顾晓松等通过特定的仿生学制备方法，制备出具有较好力学性能和渗透性能的人工神经管，用于修复大鼠坐骨神经缺损，取得了较满意的修复效果。蜘蛛丝来源的丝素纤维和来源于皮肤和毛发的角质蛋白也可作为支架材料用于受损神经的修复。

天然高分子的机械强度和加工性能还有待提高，因此天然生物材料通常需要通过化学交联进行修饰，或与其他天然或合成的生物材料混合以增强物理和生物学性质。不同组成的壳聚糖/胶原蛋白、壳聚糖/藻酸盐、壳聚糖/丝素纤维作为神经支架已经用于神经组织工程。如顾芸等诱导生成施万细胞源的细胞外基质，并联合壳聚糖和丝素蛋白神经支架材料修复大鼠坐骨神经 10mm 缺损，发现细胞外基质和壳聚糖/丝素蛋白支架材料组成的组织工程神经能够引导轴突的生长，获得了良好的修复效果。

（二）人工合成多聚物材料

除天然生物材料以外，合成高分子材料由于其可调控的物理化学性能也具有很大的应用前景。

不可降解人工合成材料如硅橡胶具有良好的生物相容性，自 20 世纪 60 年代硅橡胶即被研究应用于周围神经的修复。但不可降解人工合成材料的最大弊端在于材料在神经再生后会留在原来的位置成为一种异物，在组织形成过程中可引起慢性异体反应，留下瘢痕，从而抑制神经再生和神经功能恢复，因此目前已不再运用。

生物可降解材料可以在一个合适的时间范围内降解，降解产物能被人体吸收，且可通过控制材料的分子量或者材料的组成来调节可降解合成材料的降解速度，使材料降解的速度与神经再生速度相匹配。聚羟基乙酸具有无毒、可降解、生物相容性好等优点，20 世纪 80 年代开始用聚羟基乙酸神经导管桥接修复动物周围神经缺损，随后进展到临床试用和商品化阶段。目前，用聚羟基乙酸制备的 Neurotube 神经导管是组织工程产品中应用最广泛的人工神经移植物之一。除聚羟基乙酸外,聚乙酸内酯、聚乳酸 - 聚羟基乙酸共聚物和共聚三甲基碳酸盐等可降解的脂肪族聚酯已经通过美国 FDA 批准,广泛应用于神经支架的制备。由于体内神经传导的本质是神经轴突传导动作电位,因此理想的生物支架也需要一定的电传导性以促进神经轴突的延伸,一些重要的电传导聚合物,包括聚吡咯、聚苯胺、聚噻吩,由于良好的电学和抗氧化性质,已被用于制备神经支架。

采用不同的合成材料进行共聚或共混制备复合材料神经支架,已成为新的研究方向。随着神经组织工程的发展,对材料的要求越来越高,越来越精确,通过多学科交叉、联合研发的方式,重点发展具有自主知识产权的功能性生物材料,使其具备良好的生物相容性、特异的表面性能、合理的三维结构、优异的材料性能,并进行组织特异性的生物材料表面修饰,将是神经支架材料的发展方向。采用先进材料加工技术和工艺,制备可诱导神经再生的支架材料;精确模拟体内神经再生的微环境,解决神经组织工程构建中神经营养因子的可控释放及引导细胞定向生长分化的关键技术;通过模拟周围神经基底膜的轴向排列结构,解决制备内部具有纵行取向性的人工神经支架的关键技术,从而研制用于修复神经缺损的新型神经组织工程产品,是组织工程神经支架材料研究需解决的问题。

第二节 组织工程神经的种子细胞

种子细胞是组织工程的要素之一,种子细胞的增殖分化可以形成目标组织以修复缺损。结合使用种子细胞,较单独使用生物支架材料,能取得更佳的修复效果。

一、种子细胞选取标准

理想的组织工程种子细胞应满足安全、有效、来源广泛、易分离培养、易获取和扩增、无免疫排斥等要点。选取的种子细胞应在结构和功能上与正常细胞相近,且传代后细胞的结构与功能不发生改变。目前,种子细胞的主要来源包括自体细胞、同种异体细胞和异种组织细胞。自体组织细胞一度成为首选来源,但获取数量有限且细胞功能容易出现衰减,这成为阻碍自体组织细胞应用的主要制约因素。异种组织细胞可引起强烈的免疫排斥反应,在应用方面也受到限制。当前研究中常选择同种异体来源的种子细胞。在神经组织工程构建中常用的种子细胞主要包括施万细胞、嗅鞘细胞以及干细胞。

二、常用种子细胞

(一)施万细胞

施万细胞是周围神经系统中特有的胶质细胞。在正常生理条件下,施万细胞通过对神经轴突进行包裹形成髓鞘,对轴突具有支持、保护、营养等作用。周围神经损伤后,施万细胞清除崩解的组织碎片,增殖沿基底膜排列形成宾格尔带,作为再生轴突生长的通道。同时,施万细胞能够分泌神经生长因子、脑源性神经营养因子、睫状神经营养因子、神经营养素 -3 等多种神经营养因子和纤维结合蛋白、层粘连蛋白、胶原等多种细胞外基质,为神经再生提供适宜的微环境,进一步起到促进轴突再生的作用。施万细胞的这些特性使其成为组织工程神经较为理想的种子细胞。

施万细胞分泌物对神经元有促存活和促分化作用,对神经突起生长有促进和引导作用,并可减少脊髓损伤后局部胶质瘢痕的形成。施万细胞移植到损伤部位后可桥接损伤区两端的神经组织,使残存轴突发出侧支,增加轴突之间的联系,从而促进神经损伤后的功能恢复。值得指出的是自体施万细胞来源有限,取材会造成额外损伤,且很难在体外迅速大量扩增达到所需数量。异体来源的施万细胞又存在免疫排斥反应问题。已建立的永生化施万细胞系在植入体内后的安全性,尤其是致瘤性的问题尚待进一步观察和评价。因此,使用施万细胞作为神经组织工程的种子细胞在临床上较难推广使用。

(二)嗅鞘细胞

嗅鞘细胞是一种分布在嗅球和嗅神经中的神经胶质细胞。哺乳动物的嗅神经不同于中枢神经系统其他部分,仍然保持着不断更新的能力,而且再生轴突可重新长入嗅球并重建突触联系。目前认为嗅神经元的再生能力与嗅觉系统内广泛分布的嗅鞘细胞作用密不可分。嗅鞘细胞由嗅神经前体细胞分化而来,能够诱导嗅神经长入神经中枢。嗅鞘细胞的分化细胞能表现施万细胞或星形胶质细胞的特性,通过吞噬作用清除退变神经,为再生轴突提供生长的通道,同时还能释放神经生长因子、脑源性神经营养因子等多种神经营养因子。

嗅鞘细胞移植到损伤的周围神经后能整合到修复的神经中,并且包裹轴突形成髓鞘,再生神经传导速度增加,提示嗅鞘细胞能促进受损周围神经的再生和功能恢复。体外成功培养的具有无限传代能力的嗅鞘细胞维持了原代嗅鞘细胞的特征,将其移植入损伤脊髓后可促进感觉投射轴突及皮质脊髓束轴突长入损伤区,脊髓损伤大鼠损伤平面以下感觉和运动功能也得以改善。但也有一些学者持不同观点,他们的实验显示嗅鞘细胞植入脊髓损伤部位后动物运动功能并未得到改善,反而可导致轴突的异常生长。

(三)干细胞

干细胞是一类具有自我更新和分化潜能的特殊细胞类群,在组织工程和再生医学领域具有重要的应用价值。包括神经干细胞、胚胎干细胞、人脐带血干细胞、间充质干细胞、皮肤干细胞和诱导多潜能干细胞在内的多种干细胞均被应用于神经修复。

1. 神经干细胞 神经干细胞是来源于神经系统的一类多能干细胞,通常位于哺乳动物大脑室管膜下区、海马齿状回及脊髓中央管周围等部位,可分化为神经元、星形胶质细胞和少突胶质细胞,在神经系统受到损伤后神经干细胞能够快速扩增。由于具备可塑性、迁移率、低免疫原性和易于在体外分离培养的特性,神经干细胞的应用前景得到广泛重视。

将来源于海马的神经干细胞借助胶原凝胶填于硅胶管中桥接大鼠15mm的缺损,术后6周和10周检测发现,硅胶管中充满了大量的有髓纤维,其纤维数量和直径及动作电位的波幅均显著优于对照组;在再生的神经纤维中,发现部分移植神经干细胞分化成为类施万细胞,这些分化的细胞可能分泌神经营养因子,促进了轴突的再生。神经干细胞移植治疗脊髓损伤主要发挥细胞替代作用,通过移植细胞大量增殖分化,替代受损脊髓神经组织,重建神经传导通路。现已证实神经干细胞移植不仅可以通过形成突触联系重建神

经环路,而且可提高受损组织的可塑性。神经干细胞成瘤性风险较小,还能分泌多种神经营养因子,与其他细胞联合移植后表现出良好的协同作用。目前成体神经干细胞在应用上的难题是神经干细胞的分离会损伤正常神经组织,并且细胞数量较少,增殖能力也有限,随着培养时间的延长分化能力降低。另外,诱导神经干细胞分化为高纯度的终末分化细胞目前在技术上尚不成熟。

2. 胚胎干细胞 胚胎干细胞来源于囊胚的内细胞群,具有发育的全能性及无限增殖的能力,可广泛参与宿主各种组织器官的生长、发育并形成嵌合体,在治疗神经系统损伤中具有较大的潜能。

将胚胎干细胞在特殊培养基中培养后,可得到大量少突胶质前体细胞,后者在体内外均可分化为成熟的少突胶质细胞;将其移植到先天性髓鞘缺失的大鼠中,结果显示少突胶质前体细胞不但可与宿主受损的神经组织整合,还可产生成熟少突胶质细胞并促进轴索髓鞘化。胚胎干细胞来源的神经祖细胞移植3个月后仍然存活并且表达施万细胞标志物,提示移植的细胞在体内可分化为成髓鞘细胞,促进周围神经修复。但由于胚胎干细胞涉及伦理道德问题、异体移植存在免疫排斥反应、面临干细胞定向诱导分化技术难题以及存在形成畸胎瘤的风险,胚胎干细胞尚未真正应用于临床。

3. 人脐带血干细胞 人脐带血干细胞是新生儿出生后脐带血中的干细胞。人脐带血干细胞密度大,活性好,来源丰富,具有多向分化潜能,在体外培养或体内移植后能分化为神经细胞,并可促进神经损伤动物的功能恢复。从遗传学角度来看,人脐带血干细胞比骨髓间充质干细胞更适于移植治疗脊髓损伤。

将人脐带血干细胞移植到大鼠脊髓损伤部位,通过检测免疫荧光标记的新生神经元以及大鼠后肢运动功能评分系统评价大鼠的运动功能恢复情况,脐带血干细胞移植组较对照组有更好的疗效。也有研究显示,人脐带血干细胞联合脑源性神经营养因子治疗的效果更佳。需要指出的是,脐带血干细胞采集的时间窗窄,并且需长期保存。

4. 间充质干细胞 间充质干细胞具有自我

增殖能力、多向分化潜能和低免疫原性。不同于其他成体干细胞,间充质干细胞具有分化的可塑性或横向分化能力,其分化受抑或激活时将会影响转录因子的表达,在适宜的体内外环境下间充质干细胞不仅可分化为中胚层的间质组织,还保持着分化为内胚层、外胚层组织的潜能,可分化为神经、肝、肺、上皮、血管等组织细胞,即具有"表型可塑性",并且具有向损伤和炎症部位迁移的特性。间充质干细胞移植作为一种保护与促进损伤的神经系统功能恢复的治疗手段在基础研究和临床应用中被广泛运用。

顾晓松等的系列研究表明,间充质干细胞不但可以在体内外诱导条件下部分分化为施万细胞样细胞,而且在体内外均能够明显促进施万细胞的增殖及神经营养因子的表达。采用含自体间充质干细胞和壳聚糖/聚羟基乙酸-乳酸共聚物构建的组织工程神经移植物能够修复犬 50~60mm 坐骨神经缺损。在人工神经移植物中引入间充质干细胞后,对大鼠坐骨神经缺损的修复效果优于不加细胞者。

5. 皮肤干细胞 皮肤组织中包括表皮干细胞、毛囊干细胞、黑色素干细胞及皮肤源性前体细胞等多种干细胞。这些干细胞能够维持皮肤组织正常的组织结构和细胞内环境的稳定并积极地参与皮肤损伤后的修复。皮肤源性前体细胞来源于中胚层神经嵴细胞,具有多向分化潜能,贮存于啮齿动物及哺乳动物皮肤真皮层,并且从胚胎时期开始出现一直延续到成年。由于皮肤源性前体细胞具有自体取材方便、无免疫排斥等优点,目前已成为治疗各系统组织损伤的新型干细胞。

在神经营养因子的刺激下,皮肤源性前体细胞能够向神经元样细胞分化且来源于皮肤源性前体细胞的胶质细胞具有施万细胞的表型。有研究在体外成功地将大鼠及人背部皮肤干细胞诱导分化为施万细胞。皮肤源性前体细胞分化而来的施万细胞具有增殖能力,与背根节共培养后除本身能形成髓鞘外还具有促进髓鞘形成的作用。在大鼠周围及中枢神经损伤处注射皮肤源性前体细胞分化而来的施万细胞,可以发现皮肤源性前体细胞分化而来的施万细胞存活并且参与神经髓鞘再生。通过向修复神经缺损的去神经支架内注射皮肤源性前体细胞分化而来的施万细胞悬液也可以

有效地促进神经再生。

6. 诱导多潜能干细胞 诱导多潜能干细胞是通过病毒载体将特定转录因子组合转入动物或人的体细胞中,同时利用在培养液中选择性添加特定小分子物质,使已分化的体细胞重编程为类似胚胎干细胞的多潜能干细胞。

诱导多潜能干细胞具有多能性和自我更新能力,可在体外定向诱导分化为神经前体细胞及功能成熟的神经细胞,如运动神经元、多巴胺能神经元、视网膜神经元等。将转录因子 Ascl1、Brn2 和 Myt11 同时转入小鼠皮肤成纤维细胞后,不到 1 周的时间内即有约 20% 的细胞被诱导成神经细胞,这些细胞形态与神经元相似,表达神经元所特有的蛋白,能与正常小鼠的大脑皮质细胞形成神经突触并传导信号。将诱导多潜能干细胞来源的神经祖细胞联合支架材料构建组织工程神经可以成功修复大鼠坐骨神经缺损,术后 1 年仍能观察到多潜能干细胞来源的神经祖细胞在体内存活。

三、种子细胞应用策略

种子细胞可通过多种方式应用于组织工程神经。最直接的方法即为将种子细胞注射到神经损伤部位或通过尾静脉注射的方法将种子细胞注入体内。研究发现将大鼠的自体施万细胞移植到 13mm 缺损坐骨神经 4 周后,移植的施万细胞仍然可以存活并且移植的施万细胞可以包绕再生轴突以促进坐骨神经损伤修复。

组织工程产品的思路更侧重于将种子细胞通过某种方式与支架材料相结合,体外形成人工组织器官,实现组织或器官克隆,用以修复或替换机体的受损组织或器官。体外将种子细胞与人工神经移植物共同培养构建成工程化组织后再移植入体内,种植的种子细胞不仅可以黏附于神经导管,还能沿着导管迁移,形成支持神经轴突再生的关键结构。顾晓松等将骨髓间充质干细胞分别与壳聚糖/聚乳酸-羟基乙酸共聚物或蚕丝丝素神经支架材料联合移植修复大鼠、犬、猴的周围神经缺损,术后行为学、形态学及神经电生理学功能均得到了较好恢复。在中枢神经损伤修复方面,有研究将间充质干细胞与脱细胞的脊髓联合用于修复大鼠脊髓缺损,实验结果显示有髓轴突成功长入到脱细胞的脊髓支架上,提供了有利的神经

营养微环境,促进了损伤部位的轴突再生和髓鞘再生。

利用组织工程技术在体外制备具有良好生物活性的标准化组织工程神经移植物需要解决种子细胞对支架材料的高效均匀贴附、营养供给、组织工程化神经的标准体外培养时间和方式等技术和工艺问题。以往构建含种子细胞的组织工程神经移植物常采用体外静置培养或者体外支架材料桥接后注射细胞悬液的方法。该法可能造成细胞流失、接种不均匀等问题,影响修复效果,同时也影响细胞归宿的研究。近年来在组织工程构建领域常采用旋转式细胞培养体系。该体系持续绕水平轴旋转,使细胞处于悬浮状态并能够均匀分布于培养罐中,剪切力小、营养物质传质好,并且绕水平轴旋转的培养体系在一定转速下模拟微重力环境可使细胞或组织摆脱重力的影响,实现更接近体内生存环境的三维培养,有利于种子细胞维持空间分布,促进体外增殖分化,利于细胞间的物质交换。

目前,虽然移植种子细胞修复神经损伤在实验动物中取得了较好的修复效果,但结合种子细胞的组织工程神经的临床应用还面临很多问题,其症结之一包括细胞移植后由于宿主免疫排斥反应及损伤局部微环境改变而不能长期存活。神经组织工程领域所选用的种子细胞大多为同种异体来源,移植入体内可能会导致免疫排斥反应。另一方面,细胞移植入体内后的归属及生物学效应问题并不完全清楚。除选择适宜的种子细胞以外,如何选择合适的细胞种植数量和途径,如何保证移植细胞的安全性和有效性等都需要进一步进行研究,为临床应用提供理论依据。

第三节 组织工程神经的神经营养因子

神经营养因子是一组机体产生的、维持生存所必需的基本营养物质之外的、起到特殊营养作用的蛋白质和多肽分子,主要经轴突逆行至神经元胞体,高亲和性结合到靶细胞表面的特异受体上,刺激细胞的增殖和分化,并调节细胞的各类活动和功能。

一、常用神经营养因子

(一)神经营养素家族因子

神经营养素家族因子是氨基酸组成具有约50%同源性的碱性小分子蛋白质,其家族成员均通过与 Trk 受体这一可调节哺乳动物神经系统突触强度与可塑性的受体酪氨酸激酶家族成员的结合进行信号转导,起到生物学效果。神经营养素家族因子不仅在发育过程中调节神经元存活,激活酶的活性发挥生理功能,而且还能阻止成年神经元损伤后的死亡,促使神经元修复、轴突再生、调节突触可塑性等神经系统的活动。

1. **神经生长因子** 神经生长因子是 20 世纪 50 年代由 Levi-Montalcini 和 Vicktor Hamburger 发现的可以促进背根神经节和交感神经节异常增大的生长因子,也是最早被科学家研究发现且研究最为透彻的一种神经营养因子。神经生长因子由神经支配组织和胶质细胞产生,是神经元生长和存活所必需的蛋白质,主要分布在中枢和周围神经组织,在免疫、内分泌、造血、生殖等其他组织中也有分布。

神经生长因子被感觉神经或交感神经末梢以受体介导的方式摄取,通过轴浆逆行运输至神经元胞体,促进胞体合成相关的酶和蛋白质。神经生长因子在神经发育期具有诱导神经纤维定向生长、控制神经元的存活、刺激神经元胞体和树突的发育、促进神经元的分化、促进神经元胞体增大、树突发育和轴突生长、影响神经纤维支配靶区的密度、引起神经元胞体内蛋白质的合成和糖脂代谢、促进微丝和微管蛋白的合成、影响微管的磷酸化等生物学活性。神经组织进入成年期后,神经生长因子的含量明显下降,神经元对神经生长因子的依赖也明显下降。神经损伤后,效应神经元及靶区神经生长因子含量升高,含量升高的神经生长因子引导再生的神经纤维进入靶区,有利于轴突再生。

2. **脑源性神经营养因子** 脑源性神经营养因子是 1982 年由德国生物学家 Barde 在猪脑提取液中分离得到的,是体内含量最丰富的神经营养因子,主要存在于中枢神经组织内,尤其大脑皮质和海马中含量最高,在脊髓、肌肉、心、肺等其他组织中也有分布。

脑源性神经营养因子可以防止脊髓运动神经元在胚胎期发生的自然死亡，维持运动神经元的存活，并促进病变运动神经元的轴突再生。对于运动神经元以外的其他神经元，脑源性神经营养因子可以起到提高感觉神经元存活率、增加皮层神经元神经肽的表达量、维持小脑颗粒细胞和视网膜节细胞存活的作用。神经损伤可以诱导脑源性神经营养因子的高表达，从而起到促进神经再生的作用。

3. **神经营养素**　神经营养素包括神经营养素 -3、神经营养素 -4/5 以及来源于鱼类的神经营养素 -6 和神经营养素 -7 等。

神经营养素 -3 是 1990 年由 Ernfors 采用基因克隆的方法得到的，是广泛分布在周围神经组织和中枢神经组织的碱性蛋白质。神经营养素 -3 可以维持神经元存活、促进神经元的生长、发育和分化、诱导神经元轴突生长，并可以促进神经损伤的恢复，如促进脊髓运动神经功能恢复。

神经营养素 -4 于 1991 年在爪蟾中首先被发现，同年在哺乳动物中发现神经营养素 -5。研究证明两者为同一种神经营养因子，因此被命名为神经营养素 -4/5。神经营养素 -4/5 广泛存在于中枢和周围神经组织，起到维持神经元存活、促进神经元损伤修复与再生、促进神经元生长、发育、分化与成熟等作用。

（二）胶质细胞系源性神经营养因子

胶质细胞系源性神经营养因子是 1993 年从大鼠胶质细胞系 B49 的无血清培养基中经浓缩、分离纯化得到的神经营养因子，主要分布在周围神经组织中的交感神经元支配的靶组织及中枢神经组织的中脑黑质神经元的靶细胞中，在胃肠道、肾脏里也有分布。

胶质细胞系源性神经营养因子可以通过激活多巴胺能神经元摄取多巴胺，起到促进神经元存活的作用，进而改善灵长类动物帕金森模型的症状。胶质细胞系源性神经营养因子对于运动神经元具有强大的神经营养作用，其效果是脑源性神经营养因子和睫状神经营养因子的几十到几百倍。除维持神经元存活之外，胶质细胞系源性神经营养因子还可以阻止轴突断裂导致的神经元变性，保护缺血损伤的神经元，促进受损神经元的修复。

（三）睫状神经营养因子

睫状神经营养因子家族包括睫状神经营养因子、白血病抑制因子、白介素 -6、催乳素、生长激素、瘦素、干扰素等。睫状神经营养因子是具有维持副交感神经节活性的非靶源性蛋白质分子，在周围神经系统分布广泛，主要分布在施万细胞、睫状神经节、脊神经节、交感神经节，在中枢神经系统视神经、嗅球、脊髓、脑干、小脑、海马、纹状体等部位也有分布。

睫状神经营养因子能够促进多种神经元存活，减少神经元凋亡，对中枢和周围运动神经元具有营养作用，能维持在体和离体脊髓运动神经元的存活及突起的生长，可诱导多种神经细胞的分化，可促进轴突的再生。

（四）成纤维细胞生长因子

成纤维细胞生长因子是一种能促进成纤维细胞生长的活性蛋白质，通过与细胞膜的特异性结合调节细胞的生长、分化等生物学行为。已知的成纤维细胞生长因子家族至少包括 23 个成员。其中，成纤维细胞生长因子 1 和成纤维细胞生长因子 2 是最早被发现并研究的两种生长因子，因其等电点为酸性和碱性而被分别被命名为酸性成纤维细胞生长因子和碱性成纤维细胞生长因子。

成纤维细胞生长因子 1 具有促进血管形成的作用，对神经元和神经胶质细胞的生长具有营养作用，对中枢神经元的存活和轴突生长起促进作用，同时具有促进神经损伤修复的生物学功能。成纤维细胞生长因子 2 具有很强的肝素结合能力，与肝素结合后具有对温度、酸稳定性都增强并且不易被蛋白酶解。成纤维细胞生长因子 2 在神经损伤后可保护神经元，具有促进神经胶质细胞分裂增殖、血管形成、神经纤维再生和改善微循环等作用。

二、神经营养因子应用策略

神经营养因子在溶液中多不稳定，组织渗透性差，且半衰期较短，这极大地限制了其在组织工程神经中的应用。保持体内神经营养因子生物活性，实现有效剂量因子的持续给药是神经营养因子成功应用的关键。

支架腔内给药是最先采用的给予神经营养因子的方式之一。将含神经生长因子的生理盐水充满硅胶神经导管用于修复周围神经缺损,术后 4 周,有髓鞘的轴突数量明显增加。采用渗透微泵或反复注射的方式可以延长神经营养因子的作用时间,起到更好地修复神经损伤的目的。渗透微泵法通常采用皮下埋植的方式通过导管连接到神经支架中。将含有神经生长因子的渗透微泵通过皮下埋植的方式植入大鼠体内,以一定的剂量缓慢释放到神经损伤部位,能够起到一定的治疗效果。但渗透泵装置比较昂贵,易发生破碎和针头堵塞的情况,植入和取出操作都比较复杂且有一定的创伤性。如若将神经生长因子通过每天注射的方式注射到神经外膜的部位来修复神经缺损,则难以保证每次释药部位的准确性,且不适宜长期给药。

构建含有神经营养因子的神经组织工程支架进行给药通常将神经营养因子负载在可降解支架表面或包埋在支架的内部。随着支架材料的不断降解,神经营养因子可以缓慢释放到神经组织内,从而起到促进神经损伤修复的目的。随着神经营养因子浓度的降低,其释放速度减缓。然而,随着支架的不断降解,支架的结构变得更加疏松导致因子的释放速度加快。在调节支架材料中因子的释放速度时,可由于上述两种因素抵消而变成一种较恒定的释放速率。顾晓松、杨宇民等将神经生长因子通过生物相容的交联剂京尼平固定在可降解的壳聚糖神经导管内部,设计了含神经营养因子的神经导管用于周围神经损伤的修复。研究结果表明,这种神经导管具有较好的生物活性并且生物相容性良好。含有神经营养因子的神经导管在 60 天内均能够缓慢释放神经营养因子,这种体系将有助于模仿周围神经损伤的微环境更有利于促进神经损伤修复。

微球体系是利用天然的或合成的高分子材料,将神经营养因子等生物活性物质通过溶剂的蒸发或喷雾冻干等方法溶解或分散在微小球状分散体系。微球体系具有延长神经营养因子的半衰期、提高因子生物利用度、减少副反应和减少复方配伍禁忌等优点。微球内神经营养因子的释放速率的调控可以通过调节 pH 值、选择合适的材料、减少微球初期快速释放等方式来实现。同时,通过神经营养因子的微球缓释体系,可以通过加入多种神经营养因子的微球实现多种因子的给药。

随着纳米科技的发展,含有神经营养因子的纳米微球缓释技术被应用于神经损伤修复的治疗研究中。基于纳米技术的载药纳米颗粒能比较容易地负载多种神经营养因子,并且可实现神经营养因子的释放速率可调控以及更好的生物利用度。载药纳米颗粒还具有保护神经营养因子免受人体复杂环境的侵蚀、延长半衰期、增强表面的生物黏附力以及提高生物利用度等优点。

应该看到,含神经营养因子的神经导管离临床实际应用还有一定的距离,神经营养因子的生物活性、安全性、稳定性、作用时间、释放速度及其与有效剂量的匹配、生物利用度、载体降解的有效调控等问题尚待解决。神经营养因子的作用机制及其对人体组织的潜在危害,例如可能引起抗原性免疫反应以及可能导致不可控的细胞生长而转化为肿瘤等,尚待深入研究。

第四节 组织工程神经 转化研究进展

一、组织工程神经修复周围神经损伤

为模拟神经组织的管状结构,组织工程神经支架通常被构建为导管结构。根据导管内部结构可将组织工程导管分为中空单通道导管、内置纤维支架的导管、充填基质凝胶或海绵的导管、多通道导管等。中空单通道导管结构较为简单,而相较结构简单的中空单通道导管,适当内置纤维或者填充基质凝胶或海绵后,修复神经缺损的效果更好,这可能与纤维或基质能够起到引导施万细胞迁移和轴突生长的作用有关。

大量基础与临床研究证实,生物材料制备的人工神经移植物可以桥接修复一定长度的周围神经缺损。目前已经报道进行临床研究的人工神经移植物可分为四类。第 1 类用可降解合成聚合物制备,如用聚羟基乙酸制成的 Neurotube 神经导管、聚乳酸 - 聚乙内酯共聚体神经导管等。Neurotube 神经导管已报道用于长度在 30mm 以内的指神经、正中神经等神经缺损的临床修复,感觉神经功能接近自体神经移植,运动神经功能也得到较好恢复。聚乳酸 - 聚乙内酯共聚体神经导

管用于修复 20mm 以内指神经缺损,术后感觉功能修复接近传统修复方法,但修复趾足底总神经后感觉无明显恢复,可能与该神经导管易塌陷有关。第 2 类用可降解天然聚合物制备,以采用 I 型胶原制成的 NeuraGen 神经导管为代表,该导管用于 20mm 以内指神经缺损临床修复 12 例,感觉恢复优良率为 75%。第 3 类采用可降解的天然聚合物与合成聚合物复合制备,顾晓松等研制的壳聚糖 / 聚羟基乙酸复合型人工神经移植物用于临床修复成人前臂正中神经 30~35mm 缺损,术后感觉运动功能恢复良好。第 4 类用不可降解的合成聚合物制备,以硅胶管为代表,其桥接修复神经缺损的疗效与传统修复相当,但由于不可降解,常须二次手术取出,临床应用价值受到限制。

不同性质神经纤维对远端靶结构的再支配准确度是影响神经修复后功能重建的关键因素之一。研究表明,神经修复时在两断端之间"特意"保留 1~3mm 的较小间隙,将有利于神经纤维的选择性再生,提高再支配准确率,从而改善功能恢复。姜保国等对此进行了系列研究,他们采用部分脱乙酰甲壳素导管"小间隙"套接周围神经缺损,通过大鼠、灵长类动物模型研究及临床试验,结果表明该方法修复后神经功能恢复优于传统的神经外膜直接缝合,具有潜在临床应用价值。

基于天然细胞外基质的去细胞同种异体神经移植物也被广泛用于桥接修复神经缺损。卢世璧等在大鼠、犬等动物实验的基础上,使用去细胞同种异体神经移植物进行了 30 余例临床神经修复,修复神经涉及臂丛神经、副神经、桡神经浅支等,最长随访时间超过 6 年,结果显示去细胞神经移植物对人长段周围神经缺损的临床修复效果较好,患者术后运动功能和感觉功能恢复均较满意。刘小林等也对去细胞神经移植物修复周围神经缺损进行了较深入的系列研究,开展的多中心临床试验结果显示,化学去细胞同种异体神经移植物对人指神经缺损具有较好的桥接修复作用。

顾晓松等深入研究了微纳米结构形貌对于细胞生长行为调控和周围神经损伤修复的影响。通过研究具有规则平行脊纹形结构的大蓝闪蝶和凹坑形结构的天堂凤蝶,顾晓松等发现具有两种不同表面的蝶翅均适于细胞黏附与生长,但在具平行结构的大蓝闪蝶翅上,细胞生长定向规律,而在凹坑型的天堂凤蝶翅上,细胞生长则呈现杂乱无规律。大数据分析表明溶酶体活性是早期决定细胞在不同形貌表面生长行为规律差异性的关键因素。该研究结果阐明了材料表型对机体、细胞、微环境的相互作用,形成"生物材料表面微纳米结构调控细胞生长行为"理论,为研发新一代生物材料与组织工程产品尤其是医用仿生型产品带来重要启示。

在生物材料人工神经移植物基础上结合种子细胞或神经营养因子有利于修复更粗大、更长距离的周围神经干缺损。顾晓松等采用自体骨髓间充质干细胞和壳聚糖 / 聚羟基乙酸 - 乳酸共聚物人工神经移植物构建成组织工程化神经,桥接修复犬 50~60mm 坐骨神经缺损、猕猴 50mm 正中神经缺损,动物术肢功能恢复良好。在犬、猴体内经过为期 1 年的血常规、血生化、免疫学等检查以及重要脏器病理组织学观察,均未见明显异常,提示自体骨髓间充质干细胞组织工程化神经体内应用的安全性良好。顾晓坤等使用骨髓间充质干细胞联合人工神经移植构建组织工程化神经修复正中神经缺损 50mm、尺神经缺损 80mm。患者术后肢体存活良好,经过 48 个月长期随访,未有明显过敏、排斥、致瘤等不良反应,通过血生化等指标评估安全性良好,患肢功能较术前亦明显恢复。

二、组织工程神经修复脊髓神经损伤

在组织工程神经修复周围神经缺损获得了长足发展的同时,组织工程神经修复中枢脊髓神经损伤也取得了进一步的突破。利用神经组织工程技术,通过组织移植与细胞移植替换丢失的神经组织、基因修饰改善局部环境以及组织工程修复脊髓缺损可以促进脊髓修复和再生。

组织移植中,周围神经和胎体脊髓曾被作为移植材料治疗成年小鼠、大鼠和灵长类动物的脊髓损伤。Cajal 等于 20 世纪 20 年代首次将游离的周围神经移植到脊髓损伤处,发现移植的周围神经能存活,并有极少数脊髓神经元轴突长入移植神经中,但由于严重的脊髓空洞和胶质瘢痕增生,脊髓功能未见明显恢复。Rasouli 等将剪碎的周围神经与施万细胞共培养后移植到脊髓挫伤区域,发现有大量再生轴突长入植入物,大鼠运动功能明显恢复。目前需要解决的问题是,脊髓中损伤神经元的再生轴突能长入移植的周围神经中，但已长入移植周围神经中的再生轴突却不易穿过移植物另一端与脊髓间的界面而进入脊髓内，其原因有待进一步的研究。胎体脊髓移植是一个很有前途的工作，移植的胎体脊髓和宿主之间能很好整合，形成良好的神经环路，不需使用免疫抑制剂，移植周围胶质瘢痕很少或者不形成胶质瘢痕，有明显的行为学改善，但相应研究与应用受到伦理学和法律规定的限制。

细胞移植治疗脊髓损伤中可供选择的细胞类型主要有施万细胞、嗅鞘细胞、胚胎干细胞、神经干细胞、骨髓间充质干细胞等。

施万细胞直接注射到大鼠脊髓损伤区域后，施万细胞能在损伤区域及邻近的组织中重新分布，损伤部位有大量的轴突再生，且再生的轴突能伸展到邻近组织。但这种移植方法可能造成脊髓的二次损伤，因此不适用于大面积和多处脊髓损伤。将施万细胞注射到蛛网膜下腔来修复大鼠脊髓损伤不会破坏脊髓组织的完整性，也不会引起继发性炎症反应，同样能改善脊髓功能，组织学证实脊髓损伤区域有较高密度的再生轴突。Saberi等用自体施万细胞移植治疗慢性脊髓损伤患者4例，随访1年，发现仅1例不完全性脊髓损伤患者的运动及感觉功能有轻微改善。因此，可能单纯依靠施万细胞还远远不够，将施万细胞与其他种子细胞、神经营养因子、转基因技术改造等联合使用可能会产生更好的修复效果。

嗅鞘细胞移植到成年大鼠损伤脊髓中，能改善运动功能，且嗅鞘细胞分化为成熟少突胶质细胞，使髓鞘再生。移植编码脑源性神经营养因子、神经营养因子-3或β-半乳糖苷酶的嗅鞘细胞至损伤脊髓能促进红核脊髓束再生。保国锋等用嗅鞘细胞移植治疗5例脊髓损伤3个月以上的患者，随访8个月，认为嗅鞘细胞移植安全可行，可帮助脊髓损伤伴完全性瘫痪患者恢复部分脊髓功能。Mackay-Sim等给慢性脊髓损伤患者移植自体嗅黏膜鞘细胞，随访1年和3年的结果显示，人自体嗅鞘细胞治疗脊髓损伤是安全可行的，但临床疗效不及动物实验明显，6例完全性脊髓损伤患者只有1例感觉功能得到了轻度恢复，其余患者与术前相比无明显改善。

胚胎干细胞因其能分化为所有三个胚层中的任何一种细胞，具有最宽的细胞移植治疗的适应范围，但由于伦理及法律的原因限制其进一步的应用。

神经干细胞移植后大量增殖并迁移到不同部位分化成相应类型的细胞，还能与相应组织进行整合。神经干细胞移植治疗猴脊髓损伤8周后，神经干细胞分化为神经元、星形胶质细胞和少突胶质细胞，脊髓空洞减小，有明显自发运动和抓握力增强等功能恢复。刘媛等将神经干细胞直接注射入脊髓空洞，发现移植细胞能基本闭合空洞，分化的移植细胞形态类似胶质细胞，部分分化成长突起的神经元，嗜银染色发现移植细胞与宿主细胞之间有纤维联系，感觉诱发电位和运动诱发电位基本接近正常。吴宗辉用大鼠神经干细胞移植治疗脊髓全横断损伤，发现移植组动物的运动功能评分系统、感觉诱发电位和辣根过氧化物酶逆行示踪标记率等指标均好于对照组。杨万章等应用脐带血源性神经干细胞治疗截瘫病例，观察到患者肌张力或痉挛程度有实质性改善，认为总体治疗效果较好。

骨髓间充质干细胞在宿主神经组织中可长期存活并进行整合，可以进行自体移植，克服伦理和排斥问题，还可进行基因工程技术加工，稳定转染并表达外源性基因等，因此是最有希望用于细胞移植治疗脊髓损伤的细胞之一。赵廷宝等联合自体骨髓间充质干细胞和异体嗅鞘细胞移植治疗脊髓损伤取得了初步成功。Sykova等用自体骨髓间充质干细胞移植治疗急性和慢性脊髓损伤患者，经2年随访，认为骨髓间充质干细胞移植安全、有效，且脊髓损伤后3~4周为细胞移植的最佳窗口期，但研究结果仍需临床的大样本、长时间随访来证实。

细胞移植能促进脊髓损伤后的轴突再生和细胞分化，对修复脊髓损伤起到了很大的作用，但并不能彻底解决脊髓损伤治疗中所遇到的问题。组织工程材料可以替代坏死或缺损的组织，辅助组织愈合，改进器官或组织的功能，矫正异位等。组织工程材料可以为细胞的锚定、生长、增殖、新陈代谢及新组织的形成提供支持，已发展为一种具有光明前景的脊髓损伤修复方法。在脊髓损伤修复中，组织工程材料通常作为细胞附着的支架来使用，它能延长移植后细胞的成活时间，促进移植细胞向预设的方向分化。组织工程材料还可以吸附药物或者神经营养因子，并通过缓慢释放所吸附的药物或神经营养因子等来促进脊髓再生。

胶原作为比较理想的生物支架材料被广泛应用修复脊髓损伤。将胶原制成导管修复脊髓半横断腔隙，术后 9 个月可观察到再生的神经纤维贯穿胶原导管至尾端。吴立等将施万细胞滴加到胶原薄片上，将胶原薄片嵌入大鼠脊髓全横断的两横断面间，术后 90 天发现多数大鼠可不同程度支撑体重。Joosten 等将培养的新生大鼠大脑皮质星形胶质细胞注入胶原导管，植入脊髓半横断模型，1 个月后所有大鼠运动功能均有恢复，组织学结果显示标记的星形胶质细胞存活于胶原导管内，邻近组织中则未发现标记的细胞，同时在导管内发现大量的再生神经纤维，该研究表明胶原导管能很好引导轴突再生，同时星形胶质细胞能极大提高神经纤维的再生率。早期的研究大多局限在一维、二维支架材料上，随着材料制备工艺的不断提高，研究方向逐渐转移到三维支架材料上。体外将嗅鞘细胞与胶原三维支架材料进行共培养后，嗅鞘细胞能维持细胞最初的纺锤体形态，细胞存活率、分泌神经营养因子的生物活性及髓鞘蛋白均高于二维支架材料，说明胶原三维支架材料能为嗅鞘细胞促进脊髓损伤修复与再生提供最适宜的微环境。

壳聚糖及其衍生物较多地应用于周围神经修复、骨组织修复、深度烧伤、溃疡愈合等研究中，部分已应用于临床，但用于脊髓损伤修复的报道较少见。有研究表明将体外诱导为施万细胞的骨髓间充质干细胞与可降解的壳聚糖膜共培养后两者具有良好的生物相容性，这为用壳聚糖导管联合诱导的骨髓间充质干细胞修复脊髓损伤提供了可能。程映华等发现神经干细胞与壳聚糖具有良好的生物相容性，联合培养神经干细胞的壳聚糖导管植入脊髓损伤区后，损伤处再生轴突能跨越损伤区域，并与上位中枢及下位感应器建立电生理联系，部分恢复了上下行通路。同时，大鼠双下肢肌肉萎缩程度减小、后肢的反射及运动功能得到部分恢复。壳聚糖导管的机械强度在植入生物体后会大大降低，但通过壳聚糖胺类的选择性 N- 乙酰化作用制备的壳聚糖凝胶则可以提高壳聚糖导管的机械强度。王晓冬等将壳聚糖模拟脊髓灰质和白质的构筑进行仿生设计，辅加神经营养素 -3，修复大鼠脊髓缺损，取得了满意的效果。

人工合成水凝胶是一种三维多孔生物材料，具有一定粘弹和抗压性能，含水量高，内在表面积大，有利于物质交换，具有良好的生物相容性，体外与神经细胞共培养证实对神经细胞无毒性。对脊髓损伤而言，这种人工合成材料独特的三维多孔结构，有利于种子细胞黏附，并为细胞的迁移提供通道，能促使种子细胞向目标区域移动，起到消除细胞集聚、避免产生胶质瘢痕等作用，同时可引导神经细胞和轴突的生长，促进血管发生和胶原等细胞外基质的沉积。在脊髓全横断模型中植入水凝胶导管，术后 4~8 周取材发现导管与组织具有良好的生物相容性，导管内有组织桥形成，组织学检测证实组织桥为神经纤维，部分纤维发自 5- 羟色胺能神经元。逆行示踪显示再生的纤维来自网状核、前庭核及脑干运动核神经元。用水凝胶导管与其他基质材料（蛋白胶原、纤维蛋白胶、基质胶、甲基纤维素以及内套更小的该水凝胶导管）或生长因子（同时在蛋白胶原、纤维蛋白胶内添加神经营养因子、成纤维生长因子 -1、神经营养素 -3）不同组合，对脊髓损伤的修复效果不尽相同。适当的生物材料基质以及合适的生长因子能够促进损伤脊髓的轴突再生，若选择不恰当则会发生抑制现象。

聚羟基酸类主要有聚乳酸、聚羟基乙酸以及按一定比例的聚羟基乙酸和聚乳酸共混或共聚形成的聚乳酸 - 聚羟基乙酸共聚体，其中聚羟基乙酸、聚乳酸 - 聚羟基乙酸共聚体是第一批被美国 FDA 批准在临床上使用的人工合成生物医学材料。将聚羟基乙酸纤维植入大鼠半切损伤脊髓模型，发现胶质细胞、神经纤维可以沿聚羟基乙酸迁移、生长。将聚乳酸、聚羟基乙酸、聚乳酸 - 聚羟基乙酸共聚体制成的微管材料植入脊髓半横断损伤模型，可以明显减少脊髓损伤空洞的形成，植入物内有大量再生轴突，并促进功能的恢复。将聚乳酸 - 聚羟基乙酸共聚体制成导管，与神经干细胞联合培养后植入脊髓半横断模型，70 天后发现大鼠后肢能负重行走，并且发现植入物对运动功能恢复有持续的促进作用。将聚乳酸 - 聚羟基乙酸共聚体仿照脊髓灰质和白质的构筑进行仿生设计，辅加神经干细胞后能促进半横切脊髓功能的恢复。

提高脊髓损伤局部区域生长因子的浓度可以促进损伤脊髓神经元的轴突再生。向鞘内注射神经营养素-3、神经生长因子、脑源性神经营养因子能显著促进轴突再生，而胶质细胞过表达神经生长因子能刺激痛觉纤维从后根再生，可能导致热痛觉过敏。神经营养素-3和腺苷-3′, 5′-环化一磷酸一起使用能刺激神经元胞体，使再生轴突越过脊髓损伤部位。移植能分泌脑源性神经营养因子或神经营养素-3的基因工程化细胞到脊髓损伤区域，其分泌的脑源性神经营养因子或神经营养素-3能促进损伤轴突的再生。将生物材料与生物活性分子结合组成活性因子缓释系统，能够缓慢释放神经营养因子等活性分子，对细胞调控和局部再生微环境的调节起到重要作用。如采用透明质酸凝胶与负载生物活性大分子的聚乳酸-聚羟基乙酸共聚物微球制备成的缓释体系，体外实验显示能支持神经干细胞生长，可望作为一种活性因子载体用于脊髓损伤修复。研究表明，将聚乙二醇-神经营养素-3缓释系统植入脊髓损伤处，活性因子神经营养素-3能持续缓释2周，并明显促进了轴突再生。

修饰脊髓损伤后产生的抑制性细胞外基质分子也能促进轴突再生。移除或阻止由活化的星形胶质细胞产生的蛋白聚糖表位能使轴突再生增加，而星形胶质细胞内能表达硫酸软骨素蛋白聚糖降解酶的转基因动物在脊髓损伤后局部蛋白聚糖水平显著降低，轴突生长增强；用酶降解抑制性蛋白聚糖支链后，轴突有明显的长距离再生。针对Nogo、髓鞘相关糖蛋白等髓鞘抑制因子，可以通过减少这些抑制因子、封闭相应受体以及抑制细胞间信号传递等方法来治疗，如大鼠脊髓损伤后使用抗Nogo的单抗IgG能使更多的皮质脊髓束轴突再生。在透明质酸凝胶内连接Nogo受体抗体，能使之持续缓慢释放，可诱导和促进神经元及轴突生长，明显提高了损伤修复的效果。

顾晓松、何志刚等颠覆了传统的脊髓损伤后促进功能性恢复机制研究的思路，以直接筛选小分子药物为突破口，对脊髓损伤后功能性恢复机制进行了系统研究，发现中间神经元兴奋性紊乱是阻碍受损脊髓神经功能恢复的重要因素。调控细胞膜离子通道蛋白KCC2可以有效拮抗抑制性神经元细胞的兴奋性，改善由脊髓损伤引起的中间神经元兴奋性紊乱和失衡状况，增强运动性功能的恢复。该发现为脊髓损伤的病患神经功能性恢复治疗提供了理论基础，为脊髓损伤病患带来新的治疗措施和康复希望。

三、组织工程神经展望

近年来，越来越多研究发现很多非编码RNA在神经损伤后差异表达，在神经损伤修复过程中起到重要的调控作用。在周围神经系统，非编码RNA可以影响神经元的凋亡、存活和突起再生、施万细胞的增殖、迁移和成髓鞘以及神经肌肉突触的再生。在中枢神经系统，非编码RNA可以影响炎症、星形胶质细胞的活化和轴突的再生。动物体内注射非编码RNA模拟物或抑制剂可以影响再生修复过程，提示非编码RNA可用于治疗神经损伤。提高非编码RNA的稳定性和靶向特异性，开发非编码RNA的有效递送体系，研发减少脱靶的方法，可以有效地减少副作用，提高非编码RNA的治疗效果，为其临床应用提供有力保障。顾晓松等提出了小核酸介导的组织工程神经概念，并在大鼠神经损伤修复的实验中显示良好的作用，已获中国发明专利。

神经再生涵盖了分子、细胞、机体等不同水平，涉及生理、病理、生化、生物物理、生物信息等多个不同领域，是一个复杂的病理生理过程，是神经科学基础与临床的重要研究领域。回顾组织工程神经领域近30年来的发展，相关研究正循着从基础研究到产业化的轨迹步步深入。但应该看到，组织工程神经研究还有许多问题尚待解决。组织工程神经领域的发展趋势，一是研制材料及构建能更好模拟天然神经中细胞微环境的生物支架；二是在支架基础上通过联合细胞、调节因子和细胞外基质，增强修复效果；三是通过微电子芯片辅助，延缓靶肌萎缩，增强再生效果。随着生物材料、干细胞技术和组织工程的迅速发展，应用组织工程技术修复神经系统损伤越来越受到重视，给神经损伤的治疗带来了新的希望。

（易　晟　顾晓松）

参 考 文 献

［1］Chen B, Li Y, Yu B, et al. Reactivation of Dormant Relay Pathways in Injured Spinal Cord by KCC2 Manipulations［J］. Cell, 2018, 174（6）: 1599.

［2］Ding F, Wu J, Yang Y, et al. Use of tissue-engineered nerve grafts consisting of a chitosan/poly（lactic-co-glycolic acid）-based scaffold included with bone marrow mesenchymal cells for bridging 50-mm dog sciatic nerve gaps［J］. Tissue Engineering. Part A, 2010, 16（12）: 3779-3790.

［3］Fan W, Gu J, Hu W, et al. Repairing a 35-mm-long median nerve defect with a chitosan/PGA artificial nerve graft in the human: a case study［J］. Microsurgery, 28（4）: 238-242.

［4］Gu X, Ding F, Yang Y, et al. Construction of tissue engineered nerve grafts and their application in peripheral nerve regeneration［J］. Progress in Neurobiology, 2010, 93（2）: 204-230.

［5］Gu Y, Zhu J, Xue C, et al. Chitosan/silk fibroin-based, Schwann cell-derived extracellular matrix-modified scaffolds for bridging rat sciatic nerve gaps［J］. Biomaterials, 2014, Feb, 35（7）: 2253-2563.

［6］He J, Sun C, Gu Z, et al. Morphology, Migration, and Transcriptome Analysis of Schwann Cell Culture on Butterfly Wings with Different Surface Architectures［J］. ACS Nano, 2018, 12（10）: 9660-9668.

［7］Hu N, Wu H, Xue C, et al. Long-term outcome of the repair of 50 mm long median nerve defects in rhesus monkeys with marrow mesenchymal stem cells-containing, chitosan-based tissue engineered nerve grafts［J］. Biomaterials, 2013, 34（1）: 100-111.

［8］Jiao H, Yao J, Yang Y, et al. Chitosan/polyglycolic acid nerve grafts for axon regeneration from prolonged axotomized neurons to chronically denervated segments［J］. Biomaterials, 2009, 30（28）: 5004-5018.

［9］Liu J, Chen J, Liu B, et al., Acellular spinal cord scaffold seeded with mesenchymal stem cells promotes long-distance axon regeneration and functional recovery in spinal cord injured rats［J］. Journal of the Neurological Sciences, 2013, 325（1-2）: 127-136.

［10］Papastefanaki F, Chen J, Lavdas AA, et al. Grafts of Schwann cells engineered to express PSA-NCAM promote functional recovery after spinal cord injury［J］. Brain, 2007, 130（Pt 8）: 2159-2174.

［11］Tang X, Xue C, Wang Y, et al. Bridging peripheral nerve defects with a tissue engineered nerve graft composed of an in vitro cultured nerve equivalent and a silk fibroin-based scaffold［J］. Biomaterials, 2012, 33（15）: 3860-3867.

［12］Wang X, Li Y, Gao Y, et al. Combined use of spinal cord-mimicking partition type scaffold architecture and neurotrophin-3 for surgical repair of completely transected spinal cord in rats［J］. J of Biomaterials Science. Polymer Edition, 2013, 24（8）: 927-939.

［13］Xue C, Hu N, Gu Y, et al. Joint Use of a Chitosan/PLGA Scaffold and MSCs to Bridge an Extra Large Gap in Dog Sciatic Nerve［J］. Neurorehabil Neural Repair, 2012, 26（1）: 96-106.

［14］Yang Y, Yuan X, Ding F, et al. Repair of rat sciatic nerve gap by a silk fibroin-based scaffold added with bone marrow mesenchymal stem cells［J］. Tissue Engineering. Part A, 2011, 17（17-18）: 2231-2244.

［15］Yi S, Ding F, Gong L, et al. Extracellular Matrix Scaffolds for Tissue Engineering and Regenerative Medicine［J］. Current Stem Cell Research & Therapy. 2017, 12（3）: 233-246.

［16］Yu B, Zhou S, Yi S, Gu X. The regulatory roles of non-coding RNAs in nerve injury and regeneration［J］. Progress in Neurobiology, 2015, 134: 122-139.

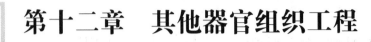

第十二章 其他器官组织工程

重要生命器官/组织损伤或功能障碍严重威胁人类健康,是引起人类疾病和死亡的主要原因。传统的治疗方法包括外科重建、使用机械装置、定期注入药物和器官移植等,前几种治疗方法通常很难有效地达到治疗目的,而器官移植不但费用昂贵且受到供体资源的限制,无法作为常规治疗手段。如何从根本上解决组织、器官缺损或功能障碍,也已成为科学界特别是生命科学领域要积极努力和探索的国际性前沿课题。近年来,以生物材料和干细胞为基础的组织工程策略研究为组织器官损伤的修复再生与替代带来了希望,已经成为生命科学和工程科学的研究热点领域。

与简单的结构性组织不同,重要生命器官因其细胞组成、空间构型极为复杂,面临着种子细胞源的生物学挑战和众多的工程挑战。组织工程组织/器官体外重构的成功与否主要取决于种子细胞、支架材料微环境,以及两者的仿生构建。在生物制造领域,国内外科研团队在组织/器官3D打印技术、细胞片层叠加技术、基于脱细胞基质的细胞回植技术、生物材料分子设计与加工技术、微流控器官芯片技术等相关关键技术体系和平台进行了深入研究与探索,并取得了一系列的技术突破。然而,人类距离制造出具有治疗作用的、特定功能形态的重要生命器官仍有一段距离,与此同时,新的挑战也不断出现。

第一节 心脏组织工程

一、心肌组织工程

心血管疾病(cardiovascular disease, CVD)是世界范围内因病致死的首要原因,每年死于心血管疾病的人数远远超过其他任何一种病因。早在1999年,美国、加拿大以及欧洲的一些组织工程知名专家提出活体器官移植工程计划(living implants from engineering, LIFE),希望在10年内复制出完整心脏。该计划在很大程度上反映了人类对早日实现"制造内脏器官"梦想的美好愿望,以及临床上对可用于治疗的内脏器官组织工程产品的迫切需求。

心肌梗死(myocardial infarction, MI)是最常见的CVD类型,具有很高的发病率和致死率。MI导致心脏永久性损失功能性心肌细胞,坏死的心肌细胞被成纤维细胞所形成的瘢痕组织替代,心脏随之发生心室重塑,患者逐渐从缺血性心脏病状态最终发展为不稳定的心力衰竭状态直至死亡。药物治疗、冠状动脉旁路移植术等方式虽然提高了心肌梗死患者的生存率,但不能在本质上逆转梗死心肌的损伤或改善心脏功能。心肌组织工程是修复替代受损心肌的一种新型治疗手段,主要通过支架、补片和辅助注射取代梗死区的瘢痕组织,为移植物创造良好的生物微环境,促进心脏功能恢复。目前该领域研究已经在种子细胞来源、支架材料选择、生物反应器研制以及工程化组织构建等一系列关键技术上取得突破,并且成功地在体外构建了具有节律性收缩功能的工程化心肌组织。理想化的组织工程心肌必须满足以下要求:有收缩性、电生理的稳定性、机械活动有力且有弹性、血管化或者至少在移植后很快成血管、无免疫原性。近几年的研究成果已经满足了理想标准中的一条或者多条。

(一)三维立体工程化心肌组织体外再造策略

在预制的三维多孔支架中接种不同来源心肌细胞再造心肌组织是较早开始研究的组织工程技术,1997年,Freed等将新生大鼠心肌细胞接种到可降解聚合物支架上,在旋转生物反应器内进行培育,数周后可见形成能够跳动的心肌组织。近年来,通过优化支架材料的结构和特性,设计模拟在体心脏结构的复合生物材料,并在此基础上对材料进行改构,为基于该策略的工程化心肌组织构建带来了新的希望。Engelmayr 等人设计了一种能够模拟在体心脏分层结构的蜂窝状的多孔微结构。通过调节控制材料的硬度,可以最大限度地模拟正常心肌的机械特性,并且可以促使心肌细胞在材料内部成线性排列,与在体心肌细胞分布排列极为相似。

进一步的,科学家们在再造心肌组织施加动态力学拉伸刺激,Zimmermann 等的研究结果表明,将 I 型胶原和细胞外基质蛋白与新鲜分离的心肌细胞复合,能够构建出高度分化的工程化心肌组织。其中再造的心肌组织具有强烈收缩功能(可达到 $3mN/mm^2$),并且在形态学上具有大量高度分化的心肌组织所具有的肌小节、肌浆网和 T 小管系统,进行大鼠心肌梗死部位移植,结果表明工程化心肌组织移植后 4 周,能与宿主整合并改善心脏功能。我国军事医学研究院组织工程研究中心的科研人员利用这种策略成功地在体外构建了组织工程化心肌组织条带,并探讨了接种的细胞密度与胶原含量对心肌组织厚度的影响,在此基础上,以胚胎干细胞源心肌细胞替代新生大鼠心肌细胞作为种子细胞,成功地再造具有节律性收缩能力的工程化心肌组织,该研究是国际上首次以胚胎干细胞为种子细胞来源构建工程化心肌组织的报道。进一步,研究人员利用以核转移胚胎干细胞(nt-ES)来源的心肌细胞为种子细胞,构建了工程化心肌组织片层,并进行了大鼠体内心肌梗死部位移植的修复研究。结果表明移植后 4 周,与对照组相比移植片层的心肌梗死大鼠心脏功能有显著提高,相关结果表明构建的心肌组织可以与天然宿主心肌发生结构和功能耦联。

此外,还有一种基于细胞片层叠加技术再造心肌组织的方式,这一技术的优点是可以把不同类型的细胞堆积起来构建类器官的组织培养物。例如,加入内皮细胞可能促进血管化;加入纤维细胞可能增加工程化构建物的稳定性。Yoshinori Miyahara 等将脂肪组织来源的 MSC 接种在温敏性材料上,使其生长形成单层的片层,随后用于心肌梗死的修复。结果显示单层的 MSC 具有明显的治疗效果,引起心肌瘢痕的显著减少以及心脏

结构与功能的显著改善。

(二)可注射性心肌组织工程策略

近年来,单纯干细胞移植治疗心肌梗死已经取得明显进展,大量动物实验结果表明,单纯干细胞移植能在短期内改善心功能,但长期疗效仍不明显。如前所述,单纯干细胞心肌梗死部位移植存在细胞滞留率与存活率低、对移植细胞缺乏有效的增殖调控手段等问题。可注射心肌组织工程是指将细胞和 / 或生长因子等与可注射性支架材料复合直接注射到心肌损伤部位进行修复,由于其对患者造成的创伤较小,已成为当前心肌组织工程研究的热点之一。目前,国内外研究人员已应用多种可注射性支架材料,如纤维蛋白胶、壳聚糖水凝胶、藻酸盐凝胶、基质胶(matrigel)、胶原与自组装多肽水凝胶等,携带不同来源的种子细胞进行了心肌梗死移植修复的研究,并取得了良好的治疗效果。

2004 年,Christman 等首次通过纤维蛋白胶携带骨骼成肌细胞对心肌缺血部位注射进行治疗,术后 5 周,在梗死部位内没有引起明显的炎症反应,提高了移植细胞的着床固定率,减少了心肌梗死范围,促进了心肌梗死引起瘢痕处的血管发生。同样,Ryu 等发现使用纤维蛋白胶携带骨髓单核细胞(BMNC)对心肌梗死动物模型的心肌损伤处进行注射治疗的效果优于使用单纯培养基和生理盐水对照组的治疗效果。在实验组中,有活力心肌组织的数量明显提高,并促进了微血管的形成,此外,还减少了纤维结缔组织形成的总量。

我国军事医学科学院组织工程研究中心的科研人员利用温敏性壳聚糖水凝胶作为载体分别携带了胚胎干细胞以及克隆来源胚胎干细胞进行心肌梗死部位注射,有效地解决了国际上干细胞心肌损伤移植治疗所面临的移植细胞滞留率及存活率低下的问题。此外,以壳聚糖水凝胶为载体携带碱性成纤维细胞生长因子(bFGF)进行移植,可延长 bFGF 体内半衰期并促进心肌梗死区域的血管化。在之后的一项研究中,他们系统研究了壳聚糖水凝胶在心肌梗死部位抗氧化作用的分子机制,通过生物发光成像技术结合组织学在体内外证实了壳聚糖降解产物能够通过减少活性氧造成的细胞黏附分子损伤来促进细胞的黏附,减少

移植细胞的失巢凋亡,上述发现对于阐明壳聚糖水凝胶改善心肌梗死微环境的机制及其进一步应用具有重要意义。

(三)基于全器官脱细胞 - 再细胞化的心脏全器官再造策略

对于治疗终末期功能衰竭的器官,如治愈末期心脏病,最有效的手段仍为器官移植,然而该方法却面临着供体器官数量有限以及移植后免疫排斥等问题。近年来,基于全器官脱细胞 - 再细胞化的全器官再造技术为器官移植及组织工程开辟了全新途径,具有广阔的发展前景。

Ott 等首次采用心脏灌流装置制备出全器官脱细胞心脏支架。研究团队将心脏完整离体取出后,将其主动脉连接到灌流装置上。灌流液经心脏脉管系统可高效到达心脏各部位。此后将心肌细胞以特定方式重新注入支架内部培养恢复了心脏部分功能。虽然这种人工心脏其功能与真实心脏相差甚远,但该研究成果使体外再造器官成为可能。大鼠的心脏太小,如果考虑应用于患者需要更大的心脏支架。Weymann 等以与人类心脏类似大小的猪心作为研究目标。研究显示脱细胞心脏支架经再细胞化后其冠脉血管内皮化,并且在 10 天内可测得其生理电活动,器官维持培养达3 周。再细胞化人类或者猪脱细胞心脏支架所需的心肌细胞数量巨大,此外尚需合适的生物反应器以促使人工心脏的重塑及再生。

(四)心肌组织工程的发展

尽管心肌组织工程研究进展迅速,且已在受损心肌修复应用研究中取得了诸多成果,但是其距离临床应用还有很大差距。现阶段心肌组织工程研究,虽然已强调仿生构建的理念,但由于技术、方法较为单一、新技术集成应用较少,仿生程度均比较低,还仅仅处于初级仿生阶段。正因如此,所构建工程化心肌组织在心肌受损或梗死心肌治疗过程中,首先表现为环境适应能力不足,干细胞与工程化心肌移植后,其在恶劣的心肌梗死微环境中还处于如何"留得住""活下来"的阶段,无法发挥明显的心肌梗死微环境调控与损伤心肌修复作用。究其原因,根本在于目前心肌组织工程研究所面临的两大难点:①如何提升组织工程化心肌的仿生设计水平及制备能力;②如何使工程化心肌组织移植后对心肌梗死微环境进行有效调控并修复损伤心肌。

新技术、新方法的不断发展以及多学科技术不断交叉融合与集成,为心肌组织工程研究的突破提供了契机:各种组学技术可为在大规模水平上研究心肌特征性分子的表达、相互作用及其在生理和病理状态下的作用与规律提供整体而全面的认识手段,从而为心肌仿生制造提供关键活性分子;分子影像技术不仅可为阐明心肌组织微环境和微结构的特征以及微环境与组织器官间的相互作用机制、神经和体液等调节机制提供有力工具,还有望追踪细胞或活性分子在体内外的迁移、分化、参与或调节不同组织代谢活动等生物学过程,从而直观、准确地指导心肌仿生制造;纳米技术也将在心肌仿生制造中发挥独特作用。通过新型纳米粒子作为活性分子的控释载体可实现功能化生物材料的可控制备;将纳米技术与生物技术结合,将发展出高效和高通量的蛋白分离技术和生物芯片技术,可用于筛选和鉴定受损或梗死心肌修复与重建用的生物活性分子,并开发出新型纳米生物传感器,用于活性分子的高灵敏快速检测;细胞功能化修饰技术,如表面工程化修饰,能够赋予干细胞对心肌的靶向性,提高其在心肌梗死区存活能力并促进其生物学功能的发挥,从而全面提升干细胞在体修复能力与心肌仿生制造水平;现代机械工程、电子工程技术与生物制造技术结合,可实现对支架材料和细胞复合体的三维空间构形、局部微结构进行精密可控的机械化加工,实现可控供氧、养分的组织培养,进而为构筑复杂心肌组织结构,模拟力、电、氧等生理微环境,实现精密可控、高度自动化的生物制造过程及工业化的组织培养提供了可能。

心肌组织工程研究依赖于多学科的共同发展,其中主要发展趋势归纳如下:①仿生的理念日益受到重视,基于仿生的设计与思路正在成为提升心肌修复与重建的主要策略;②基于成像、生物传感、纳米以及微制造等技术的交叉、融合与集成应用正在成为工程化心肌构建的主要技术源泉;③针对微加工手段与多种技术集成的设计与制造原理的研究日益受到广泛关注,正在成为心肌仿生制造理论体系的重要组成部分。通过多学科技术的交叉融合与集成,我们完全有能力深入认识心肌组织微结构、微环境以及活性分子组成与动态变化规律,设计并制造出具有良好心肌梗死微环境调控作用与修复重建能力的工程化心肌组织,从而在心肌组织工程研究中取得突破性进展。

二、心脏瓣膜组织工程

心脏瓣膜疾病多数是由于心脏瓣膜结构的破坏和功能的失调而造成的,目前最有效的手段就是通过手术治疗行瓣膜置换,而现有的人工心脏瓣膜主要有两种,一种是机械瓣膜,植入后患者需终身服用抗凝药物,需要经常抽血化验来调整抗凝药物的用量,而抗凝药物服用的过量或不足都会导致出血或血栓形成,带来新的病痛。另一种是生物瓣膜,植入后不需要终生抗凝,但是生物瓣膜没有自我修复功能其组织会逐渐衰退,导致使用期限的缩短,在青年人中由于免疫感应性的增加,导致生物瓣膜衰退速度进一步加快,使手术周期缩短,一般在 10~15 年之后需重新行瓣膜置换。而上述两种瓣膜都存在着一个共同的缺点:就是非生长性,用于患儿时不能随着患儿发育而长大。

随着组织工程技术的发展,组织工程学原理为人工瓣膜的研制提供了新的方向。组织工程心脏瓣膜(tissue engineered heart valve, TEHV)应运而生,以期找到一种具有类似人体正常瓣膜、组织相容性及血液相容性好、来源充足的新型人工心脏瓣膜。

(一)用于构建心脏瓣膜组织工程的种子细胞

人体正常心脏瓣膜是由特异的瓣膜上皮细胞、间质细胞和多种间质成分按照特定的排列和结构所组成的一个复合体。目前,用于构建组织工程心脏瓣膜的理想的种子细胞应该是患者的自体同源细胞,这种细胞不会引起免疫反应,然而,自体细胞来源有限,获取培养较难,使这种细胞应用于 TEHV 受限。目前种子细胞的研究多集中在干细胞:间充质干细胞(MSC)、内皮祖细胞(EPC)等。MSC 作为种子细胞,可诱导分化成平滑肌细胞和内皮细胞。EPC 可分化为间质和内皮细胞,因此可作为 TEHV 单一的种子细胞。已有研究证明 EPC 接种到可生物降解的带瓣管道上构建 TEHV,培养一段时间,有成熟和功能化的内皮细胞和 α-SMA⁺ 表达的细胞生成,并且展现出动态的基质重塑和良好的机械性能。尽管如此,EPC 分离、纯化有一定难度,有待进一步探究。

(二)天然与合成生物材料作为支架材料构建组织工程心脏瓣膜

理想的 TEHV 支架应高度模仿心脏瓣膜细胞外基质,应具备良好组织相容性,同时还能够提供促进种子细胞黏附、迁移、增殖、分化的良好材料 - 细胞界面,无促凝活性,易于消毒;更重要的是应具备合适的力学性能以及生长和修复的能力。

脱细胞处理的同种或异种生物瓣、脱细胞异种或同种心脏瓣膜被用来作为组织工程瓣膜支架材料已在临床前期取得可喜的成果,戊二醛固定的去细胞猪瓣膜、牛心包组织已成功应用于临床,但远期效果不好,易致瓣膜组织变性衰败。Syner Graft 脱细胞冷冻保存的心脏瓣膜移植已经发展到可以作为瓣膜置换的选择,其降低了抗原性,保持结构的完整性,并可以长期存储,有临床研究证明冷冻保存的 Syner Graft 脱细胞动脉瓣相比其他传统的同种异体移植物中期效果较好。虽然脱细胞处理的同种异种生物瓣应用于临床具有很好的前景,但脱细胞过程难免会改变细胞外基质(extracellular matrix, ECM)的机械和结构特性,从而影响瓣膜长期的耐久性。另外胶原、明胶、弹力蛋白和纤维蛋白凝胶等作为支架材料也有研究,但结构较人瓣膜单一,生物力学性能及可塑性较差,并且来源困难,因此限制其应用。

合成材料大多为有机高分子材料,相比天然材料具有许多自身的优点,比如,生物相容性好,可以从宏观、微观的尺度上控制结构与性质(降解速度、降解产物),可以大规模生产等,目前用于 TEHV 的人工合成可降解型高分子材料有:聚乳酸、聚羟基乙酸,以及两者的共聚物聚己交酯 - 丙交酯、聚己内酯、3- 羟基丁酸与 3- 羟基己酸的共聚酯、聚 -4- 羟基丁酸酯等。最近也有报道仿生微型聚葵二酸甘油酯支架凭借可控性的微观结构、硬度和弹性适用于 TEHV,目前用于医学材料的聚合物繁多,短期的体外效果都较好,但缺乏长期的研究。如今 TEHV 合成支架材料研究的重点应是在保证安全的前提下,寻找组织相容性、力学性能和机械性能更好,适合种子细胞生长及组织形成的材料。

目前,有一些表面改性的技术在促进细胞的黏附、扩散、增殖、分化及材料表面的内皮化方面得到应用,合成支架材料在经过表明改性之后,更好地模拟了天然细胞外基质功能,为细胞的生长提供了更好的微环境。目前研究热点集中于将生物模拟成分,如细胞黏附配体、血管内皮生长因子、酶解位点、抗钙化因子、细胞因子等整合到材料表面,以达到支架材料的功能化,加速内皮化,改善组织相容性,防止瓣膜血栓形成及钙化等。如何实现生物模拟成分对材料的最佳功能化和控释仍需探讨,虽然许多支架构建和改性技术已在TEHV构建中得到应用,但现在还没有一种支架材料能提供与自然心脏瓣膜相似的结构和功能。

(三)心脏瓣膜组织工程的发展

TEHV在瓣膜外科领域已经取得相当大的进展,组织工程肺动脉瓣移植已进入临床实际应用,并且组织工程主动脉瓣膜已有临床前期模型建立,但还有一些问题尚待解决。生物活性支架的成功构建有赖于细胞与细胞外基质及细胞与细胞之间的相互作用的机制及抗钙化机制的研究,这些机制研究将能够促进对支架材料的改进与优化,从而高度模仿生物体使生物材料功能化、内皮化。此外,瓣膜支架力学构型和细胞种植复合技术、瓣膜血流剪切力抵抗、植入动物体内远期疗效评估体系仍需要进一步改进。体外构建所使用的生物反应器应该按需改进使其更符合瓣膜的血流动力学要求。研制更为接近瓣膜所在的生物力学及生化环境的脉冲生物反应器及如何维持TEHV植入体内后的长期效果及防止钙化等将是未来研究的焦点。这需要人们对材料学、细胞生物学、分子生物学和血流动力学等做更加深入细致的研究和不懈的努力,虽然TEHV研究的道路上困难重重,但随着组织工程技术的发展和对TEHV研究的不断深入,这些难题必将得到解决。

第二节 肝脏、胰腺和肺组织工程

一、肝脏组织工程

我国是肝病大国,约有9 500万乙肝病毒携带者和慢性乙肝患者,以及约3 800万丙肝患者。据估计,其中0.1%~0.5%的患者会因为急性肝细胞坏死或功能减退而引发重型肝炎,导致肝功能不全和肝功能衰竭,致使我国每年有多达40万人死于急性肝衰竭。在肝移植面临供体严重缺乏的情况下,为满足重建肝脏功能的需要,肝脏组织工程研究越来越受到研究人员的广泛关注,其中,主要包括工程化肝脏再造研究以及作为移植前过渡手段的体外生物人工肝辅助装置。

(一)通过去细胞化基质支架构建肝脏类器官与组织工程肝脏

首先,肝脏的细胞外基质支架的制备方法是将同种或异种来源的肝脏进行去细胞化实现的。目前,化学试剂、酶类试剂及物理操作等可对肝脏进行去细胞化,具体操作技术主要包括浸泡法和灌注法。王韫芳等建立了原位四步灌注法的脱细胞策略,可高效快速构建去细胞肝脏基质支架,支架保留了包括完整的各级血管的肝脏基本框架结构和99%以上的胶原蛋白以及结合在胶原上的其他ECM分子和多种细胞因子,并支持肝干细胞和成熟肝细胞的增殖和功能性分化成熟;更为重要的是,脱细胞肝脏支架保留从汇管区到中央静脉区的完整结构及与肝组织内相类似的ECM梯度规律。肝组织特异性生物支架的制备不仅为肝干细胞的分化和培养,进而为药物毒物代谢研究提供理想的模型,也为进一步构建具有特定形状、结构和血液供应的组织工程肝脏奠定了基础。Uygun等首次对小鼠肝脏基质支架进行了再细胞化,进行灌注培养后,再将其辅助移植于小鼠的肾脏部位,结果发现再细胞化的肝脏能够发挥一定的生物功能。然而,再细胞化的肝脏类器官植入体内后,血栓形成是阻碍其长期存活并发挥功能的重要并发症。Ko等尝试用结合血管内皮细胞的抗体覆盖猪肝脏基质支架的血管内壁,从而实现血管内皮化,然后进行再细胞化、灌注培养及植入猪体内,结果发现能够明显延长移植后血栓形成的时间。此外,为保证肝脏基质支架适合细胞再植及功能发挥,需要足量的重要生长因子,包括肝细胞生长因子、成纤维细胞生长因子、血管内皮生长因子及胰岛素样生长因子等。尽管目前已有不少研究报道如何抑制血栓形成及丰富基质支架内生长因子,但尚无突破性进展,这仍将是未来研究的热点和难点。

(二)基于生物材料实现工程化肝脏再造

工程化肝脏再造就是在体外利用生物相容

性良好的可降解材料，与肝细胞及其他细胞复合，构建可移植的功能性类肝脏组织，经体外培养后移植至体内替代肝脏功能。近年来，研究人员已采用了多种方法开展了肝脏的体外再造及其体内移植研究。例如，直接将细胞注射到一个预血管化的血管床，微载体贴附或者将种植有细胞的支架进行体内移植；其中，采用一种温敏聚合物材料构建肝单细胞片层，通过重复体内植入最终形成三维工程化肝组织，可显著提高血清中抗胰蛋白酶的水平。Kobayashi S 等人在非免疫原性的自组装多肽纳米纤维（SAPNF）三维支架上培养永生化的人肝细胞，然后移植入肌肉下，发现这种工程化的移植物可以提高肝功能，对急性、突发性和慢性肝功能衰竭的模型产生一定的治疗效果。Ohashi K 等将构造的工程化肝组织移植入肾被膜下，通过检测发现，在移植后 450 天时，仍能检测到工程化肝组织的功能，说明异位移植的工程化肝组织可以长期稳定的维持肝细胞功能。美国 Organovo 公司将叠加约 20 层的肝实质细胞、星状细胞及添加的血管内壁细胞通过3D 打印获得肝脏微型模具，该结构能向肝细胞供应养分和氧气，使细胞组织可存活 5 天以上。尽管 3D 打印在组织器官重建领域尚存在瓶颈，但是 3D 打印与干细胞相结合的技术将会成为未来研究的突破方向。

（三）通过构建嵌合体制备人工肝脏

嵌合肝是不同种属肝细胞移植后在受体动物体内形成的含有不同种属肝细胞及其立体结构的混合肝，是组织工程、人工器官研究的热点领域。1995 年，Rhim 等首次报道了将大鼠肝细胞移植至具有 Alb-uPA 的小鼠肝内获得成功，植入的大鼠肝细胞增生完全重建了小鼠肝脏。该实验证明移植异种肝细胞可以建立功能性肝脏，提示 Alb-uPA 小鼠肝脏可用于广泛物种肝细胞的重建，也为人肝细胞进行小鼠嵌合肝脏动物模型的构建提供了有力的实验依据。随后，研究者尝试着将人肝细胞植入免疫缺陷动物，构建含人肝细胞的嵌合肝动物模型。2001 年，研究证实人源性肝细胞可以在 uPA/Rag2-/- 小鼠体内生长繁殖，但是该模型仍不能满足研究人员的需要。此后，科学家们构建了以延胡索酰乙酰乙酸水解酶（Fah）敲除小鼠的人鼠嵌合肝模型，Fah-/- 小鼠肝损伤模型在

研究外源细胞在肝脏的定植状况中得到了广泛应用，与 uPA 诱导的肝损伤模型相比能更方便地调控肝损伤程度。这些研究为人的细胞与大动物的细胞形成嵌合体制备人源化器官奠定了重要的基础。目前，科学家已经对大动物供体猪进行了大量的基因工程改造，基于 CRISPR 基因靶向修饰技术，结合诱导多能干细胞通过囊胚补偿法制备嵌合体猪，从而使在猪体内培育人类器官成为可能。Wu 等首次实现了人诱导多能干细胞与猪早期胚胎成功嵌合，成功培育出一批人猪嵌合胚胎，为实现人类细胞在人猪嵌合胚胎中发育成人类器官迈出了重要一步。

（四）体外生物人工肝

随着 2004 年美国 HepatAssist 2000 型人工肝多中心随机临床研究完成后，生物人工肝逐渐成为肝衰竭患者等待肝移植的过渡"桥梁"。近几年来，生物人工肝的研究主要集中在细胞来源的选择、生物反应器的设计和临床应用等方面，其中，细胞的来源问题一直是生物人工肝研究的关键性问题，比较常用的细胞是原代肝细胞、肝细胞系和干细胞。在生物反应器的设计方面，Okamura A 等报道，利用旋转式生物反应器培养新生小鼠肝脏细胞（内含鼠肝干细胞和肝祖细胞），经体外培养 8 天，免疫组织化学分析表明细胞聚集体表面有分支胆管结构形成，具有分泌尿素和白蛋白功能的成熟肝细胞分布于胆小管周围。上述结构表明利用微重力型生物反应器可在体外有效诱导功能性肝组织结构的重建。Enosawa S 等利用辐射灌流床支架型生物反应器治疗猪肝功能衰竭，明显地改善了肝功能衰竭对实验组动物大脑的损伤程度。在临床应用方面，由 Cedars-Sinai 医疗中心发明的利用猪肝细胞作为基础的 BAL 系统（Arbios Inc. waltham, MA）这一装置中的生物反应膜能阻止整个肝细胞通过，但可以让水溶性和蛋白结合的毒物以及大分子质量的蛋白质自由通过，该系统已通过 I、II 期试验并被证实了安全性。而体外肝辅助装置（extracorporeal liver assist device，ELAD）是由 Baylar 设计，Vital 治疗公司（San Diego, CA, USA）研制开发。其在概念上与辅助肝脏相似，但 ELAD 运用 HepC3A 肝细胞，两个临床试验中心 24 例患者通过该系统进行治疗，通过监测平均动脉压、心脏指数等来评价其安全

性,结果24例患者神经系统症状与对照组相比明显改善。ELAD 的临床试验已于去年在我国正式启动,这是 ELAD 重要临床试验准备阶段的最后一个步骤,Vital 治疗公司计划借助临床试验确定 ELAD 的安全性和功效,并以此为基础获得我国有关部门的批准,从而在我国市场正式推出此产品。如获批准,ELAD 将成为全球首个基于人类细胞的体外人工肝辅助装置。我国南方医科大学已经生产出国内首台生物人工肝样机,并完成了实验室和动物实验阶段,即将进入临床试验阶段。

(五)肝脏组织工程的发展

肝组织工程同样是一个多学科交叉领域,它是生物学、材料科学、信息科学、制造科学和临床医学等一系列相关学科的发展和技术的创新与集成。现今,肝组织工程研究尚处于起步阶段,还存在许多问题。除了具有其他组织器官工程研究的共性问题,如细胞来源、支架材料、调节因子等以外,因其特有的多种细胞成分,复杂的多管道阵列(复杂的血管床等),组织的高代谢需求以及细胞对基底膜的依赖等特点,使得其研究更具有复杂性和特殊性,也是目前对多学科交叉依赖性最高,采用新技术新手段最多的内脏器官工程,如细胞三维打印技术、照相平版印刷技术以及微电子加工技术等。

肝组织工程研究中的另一个难点是选择细胞来源和探索扩增方法。在选择细胞来源时必须考虑下列因素:①肝组织具有多种细胞成分;②如何获足够数量、功能良好的细胞;③具有代谢功能的成熟肝细胞很难扩增而永生化细胞又具有致瘤倾向;④同种原代肝细胞或肝干细胞的供体匮乏;⑤异种或异体细胞的排斥反应等。目前国内外均没有解决诱导分化的肝细胞大规模扩增问题,对于干细胞分化增殖的基本规律还没有完全认识清楚,是需要解决的基本问题,也是肝脏组织工程取得突破的重要前提。

总体来看,尽管肝脏组织工程研究已获得明显进展,并向人们展现出美好的前景,但总体水平仍处于起步阶段。未来该领域的主要研究方向集中于:①通过多学科交叉与融合,利用各种手段提高再造肝脏的仿生设计与制造水平,使其在结构与功能上接近于正常肝脏组织;②研制和筛选出更适宜肝细胞存活与生理功能发挥的生物支架材料,如基于肝脏全器官脱细胞基质的支架材料;③为再造肝脏组织提供可以高度模拟体内生理微环境的体外培养条件;④提高各类干细胞,如 iPS、ESC 及 MSC 等,向肝细胞诱导分化的效率并实现其规模化扩增;⑤解决再造肝脏组织的组织整合性和免疫耐受性。

二、胰腺组织工程

糖尿病严重危害人类健康。20世纪20年代以来,外源性胰岛素替代治疗一直是控制糖尿病患者血糖的主要方法。尽管胰岛素治疗可以预防1型糖尿病中的急性代谢性失代偿,然而只有少于40%的患者获得了治愈。通过饮食控制、体育锻炼、口服降糖药和胰岛素注射可以在一定程度上减少糖尿病相关的血管并发症。但这些措施始终无法彻底治愈糖尿病。细胞移植治疗糖尿病激起了科研人员的广泛兴趣。只有 β 细胞替代治疗(包括胰腺和胰岛移植)才能长期稳定的控制 I 型糖尿病患者的血糖水平。组织工程胰腺的研究主要包括胰岛微囊化和全器官组织工程。

(一)微囊化人工胰岛

微囊化是一种免疫隔离的方式,原理是帮助胰岛来源的外源性抗原避开宿主的免疫监测。微囊化的步骤一般包括将胰岛包装至半透的生物惰性膜中,选择性地允许氧气、葡萄糖、营养、代谢废物和胰岛素的通过而阻止了免疫细胞的渗透。理论上来说,成功的微囊化可以避免终生免疫抑制剂的使用,继而改善 β 细胞的活力,并提高受体的生存率。然而胰岛微囊化的临床应用价值由于以下因素受到限制:①微囊材料的生物相容性较差;②有些小的免疫介质仍然可以透过生物半透膜;③种植后由于血管再生困难导致的缺氧。

(二)全胰腺组织工程

在组织工程领域,胰腺的研究远远落后于其他器官,少数文献报道了胰腺细胞外基质支架的制备和再种植。De Carlo 等人将分化成功的大鼠胰岛种植到大鼠胰腺和肝脏细胞外基质的切片上,并将其移植到背部皮下,胰腺基质显著延长了胰岛素分泌功能维持的时间,说明其能支持胰岛对于葡萄糖的反应。移植后虽然没能将血糖控制到正常水平,但这种胰岛装置的确显著降低了血糖水平。Conrad 等报道鼠的胰腺细胞外基质由种植入骨髓间充质干细胞之后,构建的组织工程胰岛产生,可保留对葡萄糖刺激的反应、细胞活力、亚细胞结构和黏附能力。这些研究为胰腺生物工程奠定了重要的基础,但这些支架生理学和结构容量有限,不能满足人类胰岛素的需求。目前有人成功报道了全猪胰腺脱细胞支架的制备,为研究胰腺组织工程提供了一个良好的平台。

(三)胰腺组织工程的发展

目前还存在一些困难阻碍着胰腺组织工程在Ⅰ型糖尿病治疗中的广泛应用。在分子水平,各种特异的层粘连蛋白亚型和胰腺 β 细胞分化增殖的关系还没被完全阐明。这也阻碍了功能性 β 细胞的规模化获取。此外,尽管全器官的胰腺脱细胞支架已经在猪和鼠身上完成,非人类的灵长类动物还未涉及。猪胰腺细胞外基质结构较为特殊,相对于人类和鼠类的胰腺,猪胰腺的细胞外基质黏附位点较少,胰腺细胞外基质支架能否促进干细胞增殖和分化为人胰腺的各种组成细胞仍然不得而知。对于移植后的组织工程胰腺的长期存活、血栓问题、移植器官的血管新生和神经再生、纤维化以及是否会发生肿瘤等都是值得进一步研究探讨的问题。

三、肺脏组织工程

肺脏疾病是世界上高发病率和死亡率的疾病之一。慢阻肺(COPD)致死在世界上排名第四。对于肺脏疾病的治疗,常包括药物治疗、氧气疗法、手术和肺疾病康复(胸部物理疗法)。对于较年轻的患者,肺脏移植也许是一种可以考虑的治疗方法。但是,因为缺乏可以替换受损组织的肺脏来源,很多等待移植的患者目前只能忍受病痛。组织工程使得应用构建的肺组织来治疗肺脏疾病成为可能,通过生产新的功能性替代组织解决器官短缺问题。

肺脏是一个复杂的器官,由多种细胞有序地组成特殊的结构单元,完成通气和换气的重要生理功能。气体交换主要发生在终末呼吸道,包括肺泡。肺泡表面主要由两种上皮细胞构成。Ⅰ型肺泡细胞(AE1)呈扁平状,覆盖肺泡表面超过90%。Ⅱ型肺泡细胞(AE2)呈立方形,覆盖较少的表面区域,但是全部肺脏细胞的30%由AE2细胞构成,大部分在肺泡表面的基部。AE2细胞能在板层小体合成并贮备表面活性物质,这种表面活性物质能够降低肺泡表面张力,维持肺泡稳定,进而促进气体交换。因此,肺泡是肺脏发挥作用的重要组成部分,也是在工程化肺脏组织构建中需要重建的重要的功能单元之一。

(一)工程化肺脏组织的种子细胞来源

组织工程肺脏进展缓慢,可能是由于肺脏组织的复杂性以及功能性肺脏具有多种细胞类型,这些细胞包括纤毛上皮细胞、平滑肌细胞、内皮细胞、Clara细胞(克拉拉细胞)以及其他专一性肺脏细胞。目前,应用于肺组织再生的细胞来源包括胚胎干细胞,内源性肺脏干细胞和外源性肺脏干细胞。还可以分为未分化细胞(SCs),部分分化细胞(组织特异性祖细胞)或者组织特异性分化细胞。最近一些研究已证明一些祖细胞具有生成肺脏组织细胞成分的潜能。目前对于生长因子高效促进肺脏祖细胞和胚胎干细胞向功能性组织的分化机制不清晰,亟须一个系统化处理方法增加干细胞向肺脏细胞分化的效率,以生成用于再生医学治疗的组织。

来自成体肺脏祖细胞可以生成新的肺脏组织,这为自体或原位治疗提供了可能性,也减少了移植排斥和疾病传播的危险性。成体肺脏来源的祖细胞群(SLPCs)已被用于生成肺组织。其他具有潜能应用到工程化肺脏发育的内源性肺脏细胞包括支气管肺泡干细胞和变种Clara细胞。有研究团队应用来源于胚胎期肺脏组织的细胞生成成熟的肺脏细胞。胚胎干细胞(ESC)可分化为远端肺上皮细胞,包括肺泡Ⅱ型细胞以及上呼吸道细胞,包括纤毛细胞和Clara细胞。此外,人羊水干细胞(AFCs)被证实可以在小鼠肺脏中生长,并在肺脏受损后可以分化为肺脏细胞。

(二)工程化肺脏组织的支架材料

对任何应用于再生医学的支架材料主要要求有材料的生物相容性和为组织发育生长提供三维环境的能力。为肺脏组织发育选择材料的重要因素是弹性和吸附能力。对于肺脏的发育,支架必须能够长期提供细胞生长和组织发育的框架,在移植后而不改变原有组织的弹性,与周围组织达到近似。支架的通透性也是必须要考虑的因素,需有一定几何结构的微孔,能够实现营养物质进入组织而使代谢废物排出去的重要功能。支架必须提供足够大的表面以支持细胞的贴附,同时还要保证在三维条件下细胞间的相互作用实现细胞间信号传递。

天然以及合成的聚合物在肺脏组织工程中都有应用。天然材料包括胶原、Matrigel、Gelfoam 和 Englebreth-Holm-Swarm 瘤基底膜。Ⅰ型胶原已经商品化,作为支架材料用于多种组织,包括肺脏,一些基于胶原的支架也已在临床得到应用。使用天然支架有一定的局限性,它们具有不同的机械性能和降解率。天然支架也许是免疫原,可以引起严重的免疫反应导致炎症,如果在材料制备过程中没有确保无菌也有可能携带细菌和病毒。目前可以生产具有多种机械性能和化学性能的合成多聚材料,为了保持天然的弹性环境,一般认为可降解的或者可以广泛修饰的材料是肺组织工程最佳的选择。应用于肺组织工程的可降解的合成基质材料有聚羟基乙酸(PGA)、PGA 混合 pluronic F-127、聚乳酸 - 乙醇酸共聚物、聚乳酸等。Cortiella 等将 PGA 和 PF-127 在羊和裸鼠模型中进行研究,其在移植部位可以形成柔软的组织。也有研究者将吸收性 Gelfoam 移植到肺实质中,能够形成肺泡样结构。Mondrinos 等人将胚胎期肺脏细胞(FPCs)和 Matrigel 构建的组织结构移植到小鼠前腹壁,发现 Matrigel 可以支持肺脏上皮细胞的发育并可以实现组织结构的血管化。

(三)工程化肺组织体外构建与体内移植

早期应用原代分离肺泡Ⅱ型细胞构建肺泡样结构,在三维胶原中细胞能够生成表面蛋白,随后又有研究者构建了肺泡毛细血管屏障的组织工程化模型。Blau 等人报道了体外在 Englebreth-Holm-Swarm 肿瘤基质上培养家兔胎肺组织,能够生成肺泡Ⅱ型细胞的特异性产物。在体外,成体羊的肺脏祖细胞在 PGA 和 PF-127 支架上向肺脏上皮细胞分化,表达 CC10、细胞角蛋白和 SP-C。Mondrinos 的研究团队报道了体外工程化远端肺脏的发育,描述了在肺脏祖细胞胶原凝胶培养体系中,添加 FGF-2、FGF-7 和 FGF-10 对远端肺脏形态发生的不同影响。为肺脏组织工程构建提供了重要的信息,即生长因子对工程化肺脏的生长和成熟有特殊的作用。

在肺脏组织工程中,有关体内移植工程化组织的报道很少。最早的研究之一用移植的细胞检测分支形态的发生和肺脏间充质细胞的分化,从胎肺中分离的间充质细胞移植到气管切面,表明通过气管上皮细胞对间充质细胞的响应能够诱导肺脏间充质细胞生成Ⅱ型细胞。这表明细胞或重构组织结构移植的位置也是关键的因素。Cortiella 等人将羊 SLPCs 和 PGA/PF-127 支架的混合物移植到羊自体肺脏。植入荧光标记的自体 SLPCs/PGA-PF-127 结构到成年羊右中肺叶楔形切除术处,发育形成的结构与肺泡组织相似。将胎肺细胞接种在 Gelfoam 支架材料上,体外培养7天后移植到肺脏实质,胎肺移植物能够存活35天,在体内移植较长时间后在海绵和周围肺组织的界限处可以形成肺泡样结构,并且 pro-SPC 染色呈阳性,Clara 细胞能分泌蛋白和血管假性血友病因子。

(四)肺脏组织工程的发展

尽管肺组织工程研究已取得了上述诸多进展,但同时也面临非常棘手的难点。除了具有其他组织器官工程研究的共性问题,如细胞来源、支架材料、调节因子等以外,肺脏组织工程面临着其特有的难点。肺脏分为实质和间质两部分,实质为肺内支气管的各级分支和其末端的肺泡,90%的肺容量由气体交换区或肺实质组成。肺泡是气体交换的地方,呼吸性细支气管、肺泡管及肺泡囊各段均有肺泡,这些结构是肺的呼吸部。人肺泡的直径约为 $200\sim250\mu m$,呈囊泡状。目前,以往的研究已经用胶原、吸收性明胶海绵以及 PLGA 或 PLLA 支架形成肺泡样结构,取得较显著的进展。虽然可以在体外制备肺泡样结构,但不能对肺泡的大小和形状加以控制。因此,如何在工程化肺脏组织构建过程中对诸如肺泡大小和形状进行控制是目前国内外肺脏组织工程研究中的难点之一。

为了将来能构建工程化肺脏并用于再生医学治疗,未来的研究需要集中于以下几个方面:①所选择的种子细胞应具有很大的潜能用于移植;②选择适合肺脏发育、生物相容性好并且可以降解的支架材料,要满足可以移植到肺脏组织的需求;③要更好地考虑选用生长因子和适宜的培养条件,研究相应的信号通路,以便提高 ESC、胎肺细胞或自体干细胞的分化效率,以适应体外三维工程化组织的培养。

在组织工程应用到临床实践方面,也有几个值得探索的方向:①可以将工程化支架材料植入体内,促使自体细胞完成天然的修复和再生过程;②可以通过将再造的结构植入到其他位置(功能丧失器官之外的在体环境)来实现器官的复制;③可以在体环境下应用生物反应器将组织或器官植入体内。

第三节 泌尿系统组织工程

一、肾脏组织工程

慢性肾脏病已成为日益严重的公共卫生问题,其持续进展的共同结局是终末期肾脏病。透析和肾移植是目前终末期肾脏病主要替代治疗手段,但存在种种不足或受限。新兴的组织工程技术在修复、改善和重建人体病损组织或器官已取得可喜的进展,其相关技术手段也为肾脏组织工程的研究提供了可能。肾脏组织工程的目标是利用生物材料作为支架构建具有一定功能的肾脏组织或器官,体内移植后可实现与肾脏融合,实现一定的修复功能。

(一)体外肾脏再造研究

肾脏功能结构复杂,主要有肾小球、肾小管及收集系统等,由多种类型细胞构成,如足细胞、内皮细胞及上皮细胞等。ESC 作为种子细胞最为显著的优势为其分化全能性,能够分化为各种类型的细胞,在肾脏组织构建过程中占据重要的地位,以其为种子细胞,不同生物材料为支架的工程化肾脏组织类型多样化,不同程度地形成功能性结构单位。ESC 在生长过程中能够形成胚状体,能够表达分化足细胞和远端肾小管上皮细胞表面标志,并且这些细胞能够组装形成肾小球样的结构。自体来源的多能干细胞,如间充质干细胞(MSC),在基于细胞的肾脏再生治疗策略中具有较大潜力。有研究认为 MSC 通过与宿主肾脏组织整合的方式促进肾脏功能,而另有研究认为在短时间内,MSC 并不是通过整合和分化的方式促进损伤肾脏的功能修复,而是通过内分泌作用或通过组织免疫调节方式降低炎症反应。

支架材料是肾脏组织工程的重要元素之一,有多种类型的生物材料可作为支架与种子细胞进行复合构建三维肾脏组织。利用胶原基质材料构建的肾脏组织研究较为成熟,且取得良好的效果。胶原涂层的聚碳酸膜支架接种克隆胚胎来源肾脏细胞,皮下移植后可实现尿液的收集,组织学检测显示形成了大量血管,并自组装形成肾小球和肾小管样结构。透明质酸在哺乳动物发育过程中发挥着重要作用,透明质酸能够调节输尿管芽分支,促进间质-上皮转化,后肾间充质和输尿管芽的分化。透明质酸作为三维支架体外构建三维肾脏组织,同时可作为可注射水凝胶进行肾脏的注射治疗,促进肾小管的再生。合成型的支架材料难以实现复杂结构的时空组装,脱细胞肾脏基质材料不仅能够维持其天然结构,而且保留大量细胞因子,增强接种细胞的黏附、迁移和增殖。目前,研究人员已经利用大鼠和猴的肾脏脱细胞基质开展了体外肾脏组织构建研究,结果显示构建的肾脏能够形成肾小球,肾小管及血管等功能结构。Ross 等将小鼠的 ESC 通过动脉和输尿管接种于脱细胞的肾脏基质中,细胞能够在肾小球、血管及管状结构中存活并增殖。同时,ESC 能够在肾脏细胞外基质诱导下失去其胚胎形态,表达输尿管芽、诱导性后肾间充质和晚期发育阶段远侧肾小管细胞标志:Pax-2 和 Ksp-cadherin 蛋白。除不同种类的蛋白及生长因子外,完整的血管网络也得以保存,为氧气和营养物质的输送提供了重要的结构基础。Ott 研究团队利用再灌注的方法制备了大鼠、猪及人的肾脏全肾脱细胞基质,保留了血管、皮质和髓质、收集系统及输尿管等无细胞的肾脏功能结构,并在大鼠肾脏支架接种上皮细胞和内皮细胞,构建生物工程化的肾脏,体内移植后能够与宿主发生循环,产生尿液,实现了部分功能。

(二)可注射性肾脏组织工程

可注射性肾脏组织工程是肾脏组织工程研究的重要组成部分,其中利用可注射凝胶体系原位成胶的肾脏再生策略应用较为广泛。其能够有效促进生长因子、药物、siRNA 等治疗性分子的递送,同时增强基于干细胞治疗策略中干细胞的滞留。基于干细胞/祖细胞的可注射策略是肾脏再生的一种重要治疗途径,大量的研究报道了基于骨髓间充质干细胞注射策略的肾脏再生过程,研究显示骨髓间充质干细胞能够替代肾小管细胞、系膜细胞、足细胞、间质细胞和内皮细胞等。除此之外,骨髓间充质干细胞的旁分泌在肾脏修复过程中也发挥着重要作用,如 VEGF、IGF、bFGF、HGF、TGF-β 等。研究显示在肾脏特殊微环境和各种细胞因子的诱导刺激下,干细胞或祖细胞能够分化为特定的肾系细胞。可注射性肾脏组织工程的另一个研究内容是基于细胞因子的肾脏再生策略。外源细胞因子的应用能够增强肾脏再生能力。研究显示,在肾脏修复过程中,大量的生长因子基因上调,为基于细胞因子的可注射组织工程提供了直接证据。如 EGF 和 HGF 的注射能够增强急性肾脏损伤的存活,静脉注射或腹腔注射 BMP7 能够部分恢复肾脏功能。但该治疗策略可能会产生副作用,因此如何有效降低对其他健康组织或器官的损伤是需考虑的问题。

(三)肾脏组织工程的发展

尽管肾脏组织工程研究取得显著进展,但仍面临严峻挑战。肾脏内部结构复杂,细胞种类丰富并以特定的方式组装排列形成肾脏结构功能单位。生物支架材料作为重要组成元素,不仅影响细胞的生长,增殖,黏附,分化等,同时对细胞的迁移及组装具有一定的诱导性。因此,如何提高生物支架材料对种子细胞的诱导作用是目前的一大难点,也是制约肾脏组织工程发展的关键问题之一。

此外由于肾脏组织具有复杂的三维结构,氧气的输送及新血管的再生是体外再造的肾脏组织的关键和基础。在活性组织中,氧气从血管床到细胞扩散的距离为 0.1mm,但在临床移植物上,从移植物边缘到内部大概超过 50 倍。因此,氧气是影响移植细胞存活和细胞行为的关键限制因素。血管形态发生过程复杂,涉及大量分支血管的形成,对于移植的工程化肾脏组织或器官,内部血管网络的形成是移植物存活及发挥功能的关键。

当前肾脏组织工程的研究工作主要集中在肾小管的再造研究中,今后包含肾小球的整个肾脏再造研究以及再造组织的血管化研究都将成为肾脏组织工程研究的重要方向。在临床应用前还必须解决再造肾脏组织体内移植引发的免疫排斥问题。基于脱细胞基质的肾脏组织工程与三维打印技术相结合是未来发展的一个重要趋势。该策略不仅发挥肾脏脱细胞基质的生物诱导作用,促进种子细胞的存活、黏附、增殖及分化,同时发挥三维打印技术的精细调控效果,实现不同细胞类型的组装。

二、膀胱组织工程

先天畸形或后天疾患(感染、恶性肿瘤、外伤等)造成膀胱壁的大部分、甚至整体的丧失。临床上现常规利用胃肠道行膀胱替代,从胃到直肠的各段消化道均被人们尝试用于新膀胱或尿流输出道的构建。然而由于胃肠黏膜分泌与吸收等难以克服的因素引起的并发症,增加了患者的痛苦。随着再生医学的兴起,组织工程膀胱替代成为了研究热点。

(一)膀胱组织工程的种子细胞

组织工程膀胱的种子细胞主要来源于自体细胞、同种异体细胞和异种异体细胞。具体种类较繁多,如膀胱平滑肌细胞、膀胱移行上皮细胞、骨髓间充质干细胞。种子细胞的培养与应用较为复杂,需要在传代后继续保存功能及特性。Knrzrock 等发现以小鼠 3T3 细胞作为移行上皮细胞原代培养的滋养细胞,可培养 10 余代而仍保持细胞活性。近些年国内外均有报道从膀胱恶性肿瘤、神经源性膀胱等患者的膀胱取材,成功培养出能正常应用的种子细胞,将种子细胞的来源范围进一步扩大。

(二)膀胱组织工程的支架材料

用于膀胱组织工程的支架材料分为三种:①合成多聚物,聚羟乙酸、聚乳酸、乳酸和乙酸共聚物等;②天然细胞外基质,如胶原、蛋白多糖、糖蛋白、网织纤维等;③脱细胞生物基质,包括小肠黏膜下层和膀胱黏膜下层。

目前较为理想的组织工程膀胱材料主要是细胞外基质材料,具有良好的生物相容性和可降解性,使材料与种子细胞较好地结合,能够消毒并进行外科缝合重建。Badylak 等以小肠黏膜下层脱细胞基质进行犬膀胱构建研究,4 周以后发现可见新生的血管和完整基底膜,而且腔内覆盖有上皮组织,8 周时能见到成束的平滑肌和胶原。此外,有研究报道采用蚕丝作为支架材料,在机制与功能方面能提高小鼠膀胱组织的形成,蚕丝的顺应性也优于其他传统生物材料。

(三)膀胱组织工程的发展

组织工程膀胱构建所要面临的主要困难仍是

早期进行血管化。血供重建的研究有两种,即植入体内后促进快速血管化,另一种方式就是在体外培养过程中血管化。已有研究证实影响组织血管化的因素主要是支架材料成分、表面特征、孔径和孔隙率,也可采用促进血管新生的生长因子如 VEGF、BFGF、PDGF 家族等。有研究利用内皮细胞将组织工程膀胱进行预血管化,植入体内后与宿主本身血管进行吻合,或将自身带有血管的移植物制备成的脱细胞支架应用于宿主,将体外构建的组织工程膀胱植入体内时,用富含血管的大网膜进行包裹覆盖,能增加组织工程膀胱移植的成功概率。

（柳　娟　王韫芳）

参 考 文 献

[1] Caddeo S, Boffito M, Sartori S. Tissue engineering approaches in the design of healthy and pathological in vitro tissue models[J]. Frontiers in bioengineering and biotechnology, 2017, 5: 40.

[2] Bejleri D, Davis ME. Decellularized Extracellular Matrix Materials for Cardiac Repair and Regeneration[J]. Advanced healthcare materials, 2019, 8(5): e1801217.

[3] Akintewe OO, Roberts EG, Rim NG, Ferguson MAH, Wong JY. Design Approaches to Myocardial and Vascular Tissue Engineering[J]. Annual review of biomedical engineering, 2017, 19: 389-414.

[4] Fujita B, Zimmermann WH. Myocardial Tissue Engineering for Regenerative Applications[J]. Current cardiology reports, 2017, 19(9): 78.

[5] Liberski A, Ayad N, Wojciechowska D, et al. Weaving for heart valve tissue engineering[J]. Biotechnology advances, 2017, 35(6): 633-656.

[6] Nachlas ALY, Li S, Davis ME. Developing a Clinically Relevant Tissue Engineered Heart Valve-A Review of Current Approaches[J]. Advanced healthcare materials, 2017, 6(24).

[7] Zhang L, Guan Z, Ye JS, et al. Research progress in liver tissue engineering[J]. Bio-medical materials and engineering, 2017, 28(s1): S113-S119.

[8] Uygun BE, Yarmush ML. Engineered liver for transplantation[J]. Current opinion in biotechnology, 2013, 24(5): 893-899.

[9] Taylor DA, Sampaio LC, Ferdous Z, et al. Decellularized matrices in regenerative medicine[J]. Acta biomaterialia, 2018, 74: 74-89.

[10] Tayyeb A, Azam F, Nisar R, et al. Regenerative Medicine in Liver Cirrhosis: Promises and Pitfalls[J]. Liver Cirrhosis: Update and Current Challenges, 2017: 236-256.

[11] Ware BR, Khetani SR. Engineered Liver Platforms for Different Phases of Drug Development[J]. Trends in biotechnology, 2017, 35(2): 172-183.

[12] Desai T, Shea LD. Advances in islet encapsulation technologies[J]. Nature reviews Drug discovery, 2017, 16(5): 338-350.

[13] Paredes-Juarez GA, de Vos P, Bulte JW. Recent progress in the use and tracking of transplanted islets as a personalized treatment for type 1 diabetes[J]. Expert review of precision medicine and drug development, 2017, 2(1): 57-67.

[14] Calle EA, Ghaedi M, Sundaram S, et al. Strategies for whole lung tissue engineering[J]. IEEE Transactions on Biomedical Engineering, 2014, 61(5): 1482-1496.

[15] Zheng CX, Sui BD, Hu CH, et al. Reconstruction of structure and function in tissue engineering of solid organs: Toward simulation of natural development based on decellularization[J]. Journal of tissue engineering and regenerative medicine, 2018, 12(6): 1432-1447.

[16] Adamowicz J, Pokrywczynska M, Van Breda SV, et al. Concise review: tissue engineering of urinary bladder, we still have a long way to go?[J]. Stem cells translational medicine, 2017, 6(11): 2033-2043.

第十三章 再生医学与伦理

人类医学发展和医疗行为应遵从生命至上、符合伦理、知情同意原则。

自从有人类社会以来，道德和行为规范始终伴随着人类的生存和发展过程而存在。道德规范的发展是人类社会发展一种内在的需求，影响着人类社会的发展和进步。

伦理的实质要求群体和睦存在和群体间信息公平交流，伦理的发展史在本质上是人群和睦生存的发展史。人类生存以群居为主要特征，群体的存在具有双重性。一方面，群体把独立的个体聚合起来；另一方面，不同的血缘关系、地域关系以及不同的信仰又把不同的群体分割开来。在这种条件下形成的群体伦理特征表现为原始的自由、平等、公正、仁爱，以及权利与责任、权利与义务等。从这一意义上说，伦理的历史走向与人群间融洽程度的经历密切相关。

伦理是对道德规范的研究，医学方面的伦理学则是对在行医过程中道德规范的研究。自古以来，医者都是以治病救人为宗旨的，但是医者又不是万能的，某些疾病是无法救治的。而且医患矛盾自古就是存在的，人与人之间为解决这样的矛盾曾经也达成了一些默契。商品社会令医生的行医过程出现商品化，社会也推崇医生在医术方面的价值。由此，医患之间的关爱成分在某种程度上受商品化等方面的影响，加之第二次世界大战中，对纳粹和日本侵略者侵犯基本人权的批判，随着战后《纽伦堡法典》《赫尔辛基宣言》和《贝尔蒙报告》的公布，起源于西方世界的生命伦理学迅速地成为全球性的，围绕生物医学研究的伦理学理论。人们提出，医学伦理方面的研究。特别是医学实践已逐步由个体为主转变为以群体为主，通过医学伦理学来引导、规范和评判医学实践中的伦理问题和医学实践者的群体行为，以实现医学的目的。

各种遗传性疾病、各种有害因素所致的损伤可能会引起组织、器官的缺损或功能缺失，如何修复和恢复这种缺失和功能，一直是临床医师和科研人员致力研究的课题。低等级生物组织缺失后通常可以完全再生，就像蝾螈肢体丢失后，自身可以完全再生。而人类作为高等级生物完全再生已经缺失的组织和器官是无法实现的。然而，聪明的人类利用先进的生物科技技术，通过成体细胞的逆分化能力，以及干细胞的定向分化能力，未来可以做到再生和修复缺损的组织、器官，并恢复缺失的功能。

再生医学（包括以干细胞技术为主）发展受伦理、道德和法律的约束。干细胞是指一类具有自我更新和多向分化能力的细胞，包括胚胎干细胞和多能性干细胞，以及成体干细胞。它是再生医学的重要组成部分，尤以胚胎干细胞为代表的干细胞涉及的伦理、道德和法律问题更突出，也更具代表性，当然以基因编辑技术为代表的新型再生医学技术也越发引起人们的关注。在研究疾病发病机制、遗传性疾病治疗药物筛选、体外构建器官"种子"等方面干细胞扮演了重要角色，为人类多种重大疾病的治疗带来了希望，干细胞和再生医学已成为当今最受瞩目的生命科学研究领域。正如所有的生物科技的应用和临床医学行为都必须符合《赫尔辛基宣言》和《日内瓦宣言》的要求一样，以再生医学中以干细胞为代表的基础研究与临床转化应用也必须受到医学伦理的约束与指导。特别是所涉及的胚胎使用、治疗性克隆、人体组织细胞的使用、临床试验与临床转化以及干细胞新技术等问题的伦理和道德争议更备受重视。

世界医学会将《赫尔辛基宣言》和《日内瓦宣言》列为重要的医学伦理文件。《赫尔辛基宣言》全称《世界医学协会赫尔辛基宣言》，该宣言制定了涉及人体对象医学研究的道德原则，是一份包括以人作为受试对象的生物医学研究的伦理原则和限制条件，也是关于人体试验的第二个国际文件，比《纽伦堡法典》更全面、具体和完善。

一、干细胞研究应用与伦理问题

胚胎干细胞源自受精卵分裂发育成囊胚过程的内层细胞团；成体干细胞源自成年动物或人的组织和器官，例如造血干细胞、间充质干细胞、皮肤干细胞、神经干胞、脂肪干细胞等。近年来，干细胞研究主要集中在干细胞的分化机制基础性研究、动物和人类的疾病模型构建、新型药物的研发、干细胞治疗的临床研究等。

特别在胚胎干细胞方面，反对进行人胚胎干细胞研究的观点认为，人胚胎干细胞的研究会破坏或毁灭胚胎，是反伦理、不道德的行为。支持者则认为，人类胚胎是一个动态发展变化的过程。在胚胎发育的第 14 天起，神经系统开始发育作为胚胎发育为"人"的标志。世界上各国科学家基本同意英国 Warnock 委员会的建议，即胚胎实验不能超过胚胎发育的第 14 天，即利用行辅助生殖手术的患者自愿捐献的剩余胚胎，在严格的管控条件下开展干细胞研究，在伦理上是可以接受的。常见的胚胎干细胞来源主要有：①人工流产的胚胎；②辅助生殖技术治疗后的剩余胚胎；③捐献配子人工授精制造的胚胎；④嵌合体形成的胚胎；⑤体细胞核移植产生的胚胎。为防止另外一些研究者探索人的胚胎干细胞生成新方法带来社会与伦理风险。我国于 2003 年颁布《人胚胎干细胞研究伦理指导原则》，用以规范人胚胎干细胞研究。

近年来，世界各国成体干细胞的研究和临床试验发展迅猛，一些不规范的成体干细胞治疗同样在一定程度上造成了干细胞临床应用的乱象。带来了新的伦理和法律问题。2004 年，有人曝出被誉为韩国"克隆之父"的韩国首尔大学黄禹锡发表于《科学》杂志的 2 篇论文，在 2 000 多枚卵子获取过程中存在不端行为，且论文有数据造假迹象，在随后的调查中得到证实。2014 年，日本小保方晴子团队宣称使细胞接触弱酸就可变为具有多能性的干细胞，比传统多能诱导干细胞的制备方法更简单有效，并在《自然》上连续发表了 2 篇研究论文。不久论文也被曝存在图像人为操纵等问题，并得以证实。

成体干细胞体外和体内功能、分化能力、作用机制、移植手段安全性和有效性等问题尚不明确的情况下，把成体干细胞应用于临床治疗，不仅对患者不负责任，同时也有悖伦理和道德规范。但巨大的经济利益驱使还是让多个国家利用国际上对干细胞研究监管的缺失，建立了大量无资质的干细胞治疗中心。

干细胞的研究分为干细胞基础研究、临床应用研究与大规模产业化研究。针对不同阶段的干细胞研究，我们应该设置和执行相应的伦理原则。

2016 年，国际干细胞研究学会（International Society for Stem Cell Research，ISSCR，2016）在《干细胞研究和临床转化指南》一文中提出，对人类胚胎干细胞基础研究、临床转化与应用、社会沟通和被认可，以及干细胞研究标准必须符合基本伦理原则。此外，ISSCR（2006）《人类胚胎干细胞研究指导行为指南》对涉及从人类发育植入前期取得的细胞、组织的采集、衍生、存储、分配和使用，以及采集配子和体细胞组织进行干细胞研究并涉及人全能或多能细胞和 / 或人多能干细胞系的研究均做严格规定，需要严格按照伦理标准进行研究，同时关注生殖克隆、国际合作争端解决以及伦理标准和规范的执行机制。

（一）中国干细胞研究管理现状

干细胞的伦理监管是由国家卫生健康委员会、科学技术部以及相关医疗机构的伦理委员会负责；国家卫生健康委员会和国家药品监督管理局负责干细胞治疗及产品的审批和监管。中国国家人类基因组南方研究中心《人类胚胎干细胞研究的伦理准则（建议稿）》（2002 年修改）要求行善和救人、尊重和自主、无害和有利、谨慎和保密等。2003 年，科技部和原卫生部颁布了《人胚胎干细胞研究伦理指导原则》。2008 年 12 月，国际干细胞研究学会（ISSCR）发表的《干细胞临床应用指导原则》中未指名地谴责利用未经证明的干细胞及其衍生物对临床患者进行大规模治疗的现象。2009 年，卫生部将干细胞疗法归类到第三类医疗技术，实行第三方技术审核制度。2011 年 6 月，我国成立了干细胞与再生医学产业技术创新战略联盟。2011 年 10 月，我国又成立干细胞研究指导协调委员会。2011 年 12 月，卫生部及食品药品监督管理局联合发布《关于开展干细胞临床研究和应用自查自纠工作的通知》，并开展了干细胞临床研究和应用规范整顿工作。2012年，科学技术部颁布《干细胞研究国家重大科学研究计划"十二五"专项规划》。2013年，我国发布《干细胞临床试验研究管理办法（试行）》《干细胞临床试验研究基地管理办法（试行）》和《干细胞制剂质量控制和临床前研究指导原则（试行）》三个文件的征求意见稿，规定干细胞临床试验研究必须在干细胞临床研究基地进行，基地必须同时具备三级甲等医院和食品药品监督管理局认定的药物临床试验机构等要求。原被国家药品监督管理局受理的近10项干细胞新药注册申请全部清零，干细胞药物研发回到起点。2014年，国家人类基因组南方研究中心提出《人类成体干细胞临床试验和应用的伦理准则（建议稿）》要求，要坚持科学性、无伤害/有益、知情同意、公益、公正性、非商业性等原则。2015年3月，国家卫生和计划生育委员会与食品药品监管总局制定了《干细胞临床研究管理办法（试行）》及技术指南，《干细胞临床实验研究基地管理办法（试行）》。要求干细胞临床研究必须遵循科学、规范、公开且符合伦理等原则，加强了对受试者权益的保护，并对干细胞临床研究过程及干细胞产品做了详细的要求和规范，还指出干细胞治疗相关技术将不再按照第三类医疗技术进行管理。2015年，国家卫生计生委、食品药品监管总局发布《关于印发干细胞制剂质量控制及临床前研究指导原则（试行）的通知》。我国虽然颁布了干细胞管理新政策，但由于相关部门结构和职能调整，干细胞管理制度还处于论证阶段。2016年，国家卫生计生委、食品药品监管总局公布了首批30家干细胞临床研究机构备案。2017年初，军委后勤保障部公布了首批12家军队医院干细胞临床研究机构备案，国家食品药品监督管理总局发布《细胞治疗产品研究与评价技术指导原则》（试行）。

根据《干细胞临床研究管理办法（试行）》要求，国家卫生健康委员会与国家药品监督管理局共同成立由干细胞基础及临床相关专业、干细胞制剂制备和质量控制等领域33位专家组成的国家干细胞临床研究专家委员会，为干细胞临床研究规范管理提供技术支撑。干细胞临床研究伦理检查与指导等工作由卫健委医学伦理专家委员会承担。各省组建省级干细胞临床研究专家委员会和省级干细胞临床研究伦理专家委员会，对行政区域内的干细胞临床研究机构的学术、伦理审查情况进行监督检查。各干细胞临床研究机构要将机构申请备案材料诚信承诺书、项目立项备案材料、机构学术委员会审查意见、机构伦理委员会审查批件、所需要的其他材料由省级卫生计生行政部门会同食品药品监管部门审核后，向卫健委与药监局备案（第二十四条）。规范和指导按照药品研发及注册的细胞治疗产品的研究与评价工作，中国未来的干细胞治疗产品可以按照药物进行监管、审批。

（二）国外干细胞研究管理现状

1. 日本 日本的再生医疗转化研究在亚洲处于领先地位。目前日本拥有众多世界级领先的干细胞研究项目。日本政府积极支持大学和研究机构从事干细胞产品及技术研究，鼓励聘用精通相关知识的专家，对日本研究机构提供干细胞专利应用战略咨询。在干细胞基础研究领域，日本政府从积极和长远的角度，在干细胞伦理、准则和社会应用等方面制定了有约束力的指导方针。2000年，日本政府颁布法律禁止生殖性克隆，但法律并没有对使用体细胞核移植技术产生研究用人类胚胎的问题进行规定。2001年，日本卫生劳动福利部组织干细胞临床研究专家委员会，集中讨论了干细胞技术临床应用的限制范围、临床评估系统、技术向临床转化以及其衍生产品的监管等多个问题。2004年，专家委员会禁止通过体细胞核移植创造人类胚胎，仅仅允许出于疾病研究目的的胚胎创造。2006年，制定了关于干细胞应用安全和有效性的指导方针，制定了伦理和知情同意制度，以确保治疗的安全、透明及对隐私的保护。2008年，科学家呼吁简化内阁生命伦理委员会的各种程序，并建议将hESC衍生和使用指南分成两部分，一部分管理衍生和分配，另一部分管理干细胞的使用。2009年新的研究指南采纳这些建议。2010年，人胚胎干细胞研究指南生效，允许衍生新的hESC系，hESC和iPSC开始用于临床。日本把干细胞临床试验分为疗效试验和临床研究2类。在胚胎干细胞应用方面，日本成立了人类胚胎研究专家委员会，并制定了《人类胚胎干细胞研究准则》,规定日本各个协会的伦理委员会和国家的检查标准。临床应用管理方面,2014年,日本要求干细胞临床干预按照《药事法》进行监管,并将干细胞临床干预按照药品或医疗器械或药械组合产品监管。所实施的《再生医学安全法案》(the Act on the Safety of Regenerative Medicine)对质量保障、有效率和药品安全性做出了严格要求。该法案将再生医学分为高、中、低三个级别。第一级所涉风险最高,包括胚胎干细胞、iPS细胞、动物细胞和异体移植或基因操控。

当前,日本一方面专注于iPS细胞的干细胞研究成果应用于再生医学和难治性疾病的药物开发。另一方面,在商业化方面尝试,以让公民能够获得较先进的医疗服务。当然这也是较难把握的。

2. 欧盟 2002年,欧洲科学基金会(European Science Foundation, ESF)发表了一篇题为《人类干细胞研究:科学的不确定性和伦理困境》(Human Stem Cell Research: Scientific Uncertainties and Ethical Dilemmas)的科学政策简报。这份简报对该领域研究有显著推动作用,特别是再生医学(regenerative medicine, RM)的相关研究。欧盟将干细胞产品定为新型治疗产品(AT-MP),并要求所有的干细胞产品均适用于新型医疗产品的规定。2004年,欧盟颁布有关人体组织和细胞研究和应用的规定(the parent directive)为成员国立法提供了一个制度框架;2006年又颁布2个技术规定,为成员国相关立法提供了详细的技术标准,这几个规定合称为细胞指令(EUTCD)。欧盟各成员国均要求按照规定严格落实。干细胞相关产品审查时间与其他医疗产品一样,由欧盟集中审查,评估需要210天。欧洲药品管理局(EMA)和新型医疗器械委员会(CAT)负责干细胞治疗相关产品上市许可的审查申请,产品分类和认证,同时向开发人员提出科学技术建议。在干细胞治疗应用的监管上,他们很重视科学立法、政府引导、行业治理,并执行行业管理机构之间无缝对接的监管,提供政府服务,使生物科技企业和医疗机构能够更安全、科学、有效地研究和开发干细胞应用产品。2008年,欧洲医学研究委员会(the European Medical Research Councils)发表《人类干细胞研究:科学的不确定性和伦理困境》

(Human Stem Cell Research: Scientific Uncertainties and Ethical Dilemmas)。2010年该委员会在欧洲科学基金会(European Science Foundation, ESF)建立了一个高级专家组以确保按照公认的伦理原则,使干细胞与再生医学研究开发应用有益于患者和其他利益相关方,其围绕再生医学研究的科学和伦理问题,回顾欧洲的立法状况,发表题为《人类干细胞研究和再生医学:科学、伦理和法律问题的欧洲视角》(Human Stem Cell Research and Regenerative Medicine: a European Perspective on Scientific, Ethical and Legal Issues)的相关内容,参见 www.esf.org/publications/scientific-policy。欧盟要求监管部门需谨慎监控干细胞产品早期介入临床应用给患者带来的价值和无效药物的不良反应和相关风险的关系。研发者须向监管部门提供与质量、安全和效力相关的证据材料,确保是安全、有效并且质量优良的药品。同时采取同情用药(compassionate use)方案。

欧盟有多个国家通过了明确禁止人类生殖克隆的法律。比利时、瑞典、英国、西班牙、芬兰和葡萄牙等通过法律允许hESC研究和从体外受精多余胚胎中获得新的hESC系。目前,17个国家允许从超额胚胎中获取干细胞,保加利亚、克罗地亚、塞浦路斯、卢森堡、罗马尼亚和土耳其等国家还没有通过关于hESC研究的立法。由于再生医学领域的不断扩大与迅速发展,需要不断更新立法,并对出现的伦理问题进行新的思考。

3. 英国 1967年,英国颁布《堕胎法案》,这个法案当时遭到攻击。有人提出堕胎法不道德,无视未出生孩子的权力,逃避做父母的责任。1978年,世界第一例试管婴儿Louise Brown出生,加深了人们对试管授精(IVF)和胚胎研究的敌对情绪。1982年,英国健康与社会安全部指定道德哲学家Mary Warnock等成立了调查委员会,"研究辅助(人类)生殖领域最新可能的发展带来的社会、伦理和法律问题"。1985年11月,由科学家、医师和国会议员联合领导的协会成立,他们在英国国会下议院发起运动,旨在让公众理解和支持胚胎研究。1986—1987年,反对胚胎研究的人请求议院立刻采取措施,制定法律保护人类胚胎,不允许任何侵犯人类胚胎生命权力的行为发生。1989年11月,政府终于要发表他们自己的法案,解决胚胎研究和辅助生殖技术的问题。1990年，持续达六年之久的争论以《1990人类受精和胚胎学法案》告终。这次胜利除支持胚胎研究者持续地、有组织地游说议员之外，还使得胚胎研究得到有影响力的、有说服力的政治家的支持。1997年2月，英国爱丁堡罗斯林研究所宣布，他们通过细胞核移植（cell nuclear replacement, CNR）技术成功克隆"多莉羊"，这个科学突破震惊世界。2001年12月颁布了新的法律——《人类受精和胚胎学（研究目的）规章》。同年，英国政府通过《2001人类生殖性克隆法案》，禁止生殖性克隆。2005年，英国政府开启"英国干细胞行动"，旨在和公共和私人部门一起推动英国干细胞研究的十年计划。这一系列举措进一步推动了英国在干细胞领域的发展，使其长期处于全球领先地位。2006年12月，英国政府在发布一份白皮书，提议禁止制造人-动物嵌合或杂合胚胎用于研究。2008年1月，英国人类受精和胚胎管理局（HFEA）批准英国纽卡斯尔大学和伦敦国王学院的两个研究小组为研究目的制造人-动物胚胎的申请。英国成为全球少有的、有明确法律允许人-动物胚胎研究的国家。2016年2月1日，HFEA批准伦敦弗朗西斯克里克研究所（Francis Crick Institute）发育生物学家Kathy Niakan的申请，允许其利用CRISPR/Cas9基因编辑技术，改造人胚胎的基因，研究造成人类不孕症的原因。

4. 美国　美国在干细胞研究领域保持着全球领先地位。美国早期将人类干细胞再生生物学研究置于史上最严格的监管下的主要原因即人类伦理道德问题。干细胞研究几经废立。1985年，美国国会曾颁布法律禁止使用联邦政府的资金资助摧毁、抛弃人类胚胎或者对胚胎有伤害或死亡风险的研究。1994年，美国发布有关人类胚胎研究禁令，禁止几经反复，最终支持已有的干细胞研究。2001年，布什政府宣布允许使用联邦资金资助hESC研究，但资助范围仅限于2001年8月9日之前已经成功建系的人类胚胎干细胞系。奥巴马总统上台后极力推进干细胞研究，在干细胞研究和应用的相关法律法规方面给予了大力支持。美国干细胞产业呈现加速发展的态势。2009年，美国《人类干细胞研究指南》要求告知捐献者，他们有保留撤回对胚胎捐献同意的权利。2012年，

美国开始引入了三种适用于人类细胞和组织产品的监管豁免：快速通道审批（fast track approval）、加速审批（accelerated approval）、突破性治疗认定（breakthrough therapy designation）。但是美国一些权威人士认为，干细胞产品或药物的发展太过迅速，对患者可能存在一定风险、对技术的发展也存在着一定的负面性。这些风险往往会发生在第一次人体试验中。为规范干细胞的临床治疗，美国干细胞应用监管体制发挥的作用越来越重要。2017年，美国食品药品监督管理局（FDA）把干细胞临床应用归类于细胞疗法。明确将干细胞治疗产品纳入生物制品进行监管，增加干细胞产业准入门槛。FDA负责确保生物制品的质量（包括安全、纯度、效力和有效性），FDA所管辖的生物制品评估与研究中心（CBER）负责监管干细胞临床试验、治疗和产品生产与销售。美国的干细胞产品审批过程和时间要求与其他生物制品药品一致，但是具体审查的要点可能会因产品而异。

美国在干细胞治疗早期临床试验和监管方面有大量的经验，其管理主要集中在三个基本方面：①限制从捐赠者传播到接受者传染病的风险；②建立生产质量管理规范，使这种感染的风险降到最低；③负责收集干细胞制品在加工过程中的安全性和有效性的相关证明。目前，美国FDA正试图与其他国家的监管部门联合探索国际干细胞治疗领域共同的管理制度，以达到在全球干细胞产业进行统一监管，促进其安全、规范发展。

二、干细胞及再生医学中伦理管理的相关内容

（一）伦理原则或准则

美国在1979年的《贝尔蒙报告》中提出"尊重、公正、有利"的概念，确立了人体研究应遵循的基本伦理原则。国际干细胞研究学会《干细胞研究及其临床转化指南》（ISSCR, 2016）要求尊重受试者、透明和社会公正；中国国家人类基因组南方研究中心《人类胚胎干细胞研究的伦理准则（建议稿）》（2002年修改）要求行善和救人、尊重和自主，无害和有利，谨慎和保密等；中国国家人类基因组南方研究中心《人类成体干细胞临床试验和应用的伦理准则（建议稿）》要求坚持科学性、无伤害/有益、知情同意、公益、公正性、非商

业性等原则；在印度《干细胞临床应用指南》中要求保护捐赠者/受试者的权益、尊严、权利和基本自由等。总而言之，干细胞研究需遵守研究伦理的基本原则，即患者（包括受试者）利益至上原则、尊重捐献者/受试者、科研诚信原则、公开透明原则、社会公正原则。

（二）知情同意和退出权利的要求

干细胞研究与应用的知情同意必须遵循知情和自愿的原则，干细胞采集、移植和输注必须以书面形式签署知情同意。研究捐赠的知情同意与临床治疗的知情同意是不同的，研究过程若发生变化须获得受试者再次同意。还有，知情同意过程需充分考虑语言文化差异以及受试者本身的受教育文化程度差异。如果患者或受试者缺乏有效知情同意的能力，应获得其法定代理人同意。针对受试者退出权利，各国捐献者知情与权利的规定有所差别。中国在《人胚胎干细胞研究伦理指导原则》中要求研究人员应当在试验前，用准确、清晰、通俗的语言向受试者如实告知试验的预期目的和可能产生的后果和风险。受试者必须充分理解自身在干细胞试验中可能获得的利益及面临的风险，自由决定是否参加试验，不接受任何强迫行为。受试者应明确，干细胞移植后其可能不能真正地退出研究，因为干细胞一旦植入，就没办法再取出。中国国家人类基因组南方研究中心《人类成体干细胞临床试验和应用的伦理准则（建议稿）》规定受试者有权利在任何时候、以任何理由退出试验且不受歧视。

（三）个人隐私与信息保护的要求

医疗活动中的患者隐私权是指其享有的在医疗活动中或医疗活动终止后与公共利益无关的私人信息、私人空间以及私人活动不受医疗机构或医务人员侵犯，并对自我信息的决定和控制的一种权利。患者隐私权具有四种特性：即主体具有特定性、具有可限制性、具有易受侵害性、侵权的认定与保护具有复杂性。2009年，我国通过的《中华人民共和国侵权责任法》正式确立患者隐私权的保护地位。包括我国在内的其他一些国家和国际组织对干细胞研究提出了为捐赠者和受试者建立隐私保护的安全系统、提供隐私信息合适的处理方法以对受试者或提供者的个人信息进行保护的要求，如设置访问数据权限等。

相较于国外，我国患者隐私权的法律保护制度仍有很多改进的空间。

（四）对干细胞来源的要求

干细胞可分为成体干细胞和胚胎干细胞。人类成体干细胞的来源并不需要制造和损伤胚胎，相关的伦理问题较少。但成体干细胞不能代替胚胎干细胞的研究和应用。胚胎干细胞研究的伦理问题较多，因此要思考胚胎干细胞的伦理问题。

一些国家和国际组织对人类生物材料（包括人类配子、胚胎、胎儿组织和体细胞）的采集要求须遵守国际公认的伦理原则和当地法律法规，同时也对干细胞来源方式进行核实的规定。我国制定的干细胞研究相关规范也对干细胞来源、不同形式细胞来源研究也须遵守的行为规范提出了具体要求。例如应用体细胞核移植技术产生干细胞。利用此途径获得干细胞的伦理争议是人和动物的嵌合体问题。我国学者明确声明：严禁任何人以任何形式，任何目的进行人和动物嵌合体的研究。

不论哪种来源的干细胞，提取时一定要遵守相关技术要求和伦理法则，并在相关部门备案，在使用过程中以及使用后尽可能地妥善处理与保管遗留的胚胎。只有在通过伦理审查并在其监管下开展干细胞的临床研究，才是探索利用干细胞治疗某些慢性病和遗传病的有效方法。

（五）对干细胞制备标准操作程序的要求

2016年，国际干细胞研究学会制定《干细胞研究和临床转化指南》对传染病和危险因素、质量控制体系和标准操作体系、药品生产质量管理规范（good manufacturing practice，GMP）程序等内容进行了规定。美国、日本等国制定干细胞研究相关规范对制备过程质量保证和质量监控、细胞系使用、分配和追踪，以及干细胞采集、处理、存储和临床应用操作流程等内容进行了要求。中国制定的干细胞研究相关规范对干细胞制备标准操作程序也提出了要求。须对供者进行遗传病和流行病筛查；必须在充分安全无菌、符合药品生产质量管理规范（GMP）的环境下采集、处理和加工；须使用标准化方案对整个生产周期进行监控。在分化和制作过程中，确保均一性和验证方法，降低细胞来源的多样性，规范分化和制作过程，严格测试其功能和最后产品的组份，为维持干细胞的稳定性,对其表型、核型、遗传及表观遗传进行分析和标记;须高度关注干细胞在治疗中的致瘤问题及毒性反应(包括主要器官的急性和慢性毒性反应)、细胞移植后的预期部位的血液生化改变和免疫源性;必须建立统一规范的移植标准,包括移植时机、移植途径、移植细胞数量及临床主要观察评价指标,以确保受试者的安全和所得数据能否确定移植的有效性。

(六) 对干细胞研究审查监管的要求

2016 年,国际干细胞研究学会的《干细胞研究及其临床转化指南》对监管审查机构、监管审查人员、监管审查的条件及目标、研究审查和监管类别等进行了规定。同时,对干细胞研究使用材料知情同意、审查评估和监管方式,监管机构及其构成与监督机制,干细胞研究活动审查和监管等进行了规定。美国、日本、欧盟对干细胞研究提出了审查和监管的要求,包括胚胎干细胞研究监督委员会人员组成、审查方法与内容;建立干细胞研究-治疗国家最高委员会、地方委员会和机构伦理委员会,上述各级委员会的人员构成、注册、批准、监督和政策监督职能;以及药监局的审核等。

中国颁布的干细胞研究相关法规与指南也提出了伦理审查的规定性要求。符合伦理的监管方式包括:

前瞻性审查,必须接受由独立的审查委员会前瞻性的审查、批准和持续的监测;

临床研究的专家审查,包括要对作为进入临床研究根据的体外和体内临床前研究进行评估,以及对试验设计进行评估,包括预计分析终点的适宜性、统计方法,以及与受试者保护有关的因疾病而异的问题等;

同行评议:同行评议应判断所建议的干细胞临床研究是否有可能产生重要的新知识或引起健康的改善。

在审查过程中,将新的干细胞干预与已有的治疗方法的优缺点进行比较是必需的。

(七) 人类基因编辑中的伦理问题

基因编辑技术包括锌指核酸酶(zinc finger nuclease, ZFN)和类转录激活因子效应物核酸酶(transcription activator-like effector nuclease, TALEN)以及 CRISPR/Cas 系统技术。CRISPR/Cas 系统技术即运用 CRISPR/Cas 技术将目标基因进行靶向修饰,用特定的方式引入双链 DNA 的断裂处,即对特定的 DNA 片段进行插入或者删除,改变基因组,实现对目标基因的精确修饰,它可改变生物体的遗传现状。目前,人类基因编辑技术研究尚处于早期临床试验阶段,其中包括对糖尿病、心肌梗死、视网膜变性等疾病的治疗。由于当前其对于人类的作用和疗效的确切性、运用的安全性和后果的严重性都有待考察与鉴定,因此尚不能在临床广泛推广应用。国外基因治疗专家提出需满足三个条件才可考虑进行人类生殖系基因治疗:体细胞基因治疗的安全有效性得到了临床的验证;建立了安全可靠的动物模型;公众广泛认可。我们应借鉴这一基础,在证据和审查机制的基础上严格要求。基因编辑技术的社会伦理问题包括:基因编辑的安全性、基因编辑技术的选择和基因编辑的隐私等问题。

我国现存的与基因治疗相关法律法规有《基因工程安全管理办法》《干细胞临床研究管理办法(试行)》《人类辅助生殖技术规范》和《人类辅助生殖技术和人类精子库伦理原则》《人胚胎干细胞研究伦理指导原则》等。在国际法律范围内,联合国教科文组织成立的"国际生物伦理委员会"颁布的《人类基因组宣言》中也提到,基因研究的基本原则是"保证每个人类的尊严和平等,保护科学家的研究自由,维护人类和谐以及国际合作"。2015 年,我国研究团队在《蛋白质与细胞》杂志上报道世界上首例人类编辑胚胎基因的研究。他们利用 CRISPR/Cas9 基因编辑技术,对不能存活的异常人类胚胎中的基因进行编辑,试图修改人类胚胎中可能导致 β- 地中海贫血的基因。虽然研究符合《赫尔辛基宣言》中生物医学研究的伦理原则,也符合中国伦理法律规范,但依然引起国内外科学界对伦理问题的争议。2018 年,南方科技大学的某副教授"基因编辑婴儿"事件引起轩然大波,遭到国内外科学家、伦理学家的谴责。

另外,尽管基因编辑技术是为消除人类遗传疾病而服务,但人类种群本身的多样性,我们是否有权决定改变或编辑未来人类的基因组值得深思。再者,对基因缺陷进行修饰,是否属于基因歧视?今后我们在工作、择偶时是否需要公开自己的基因,如何确保基因的隐私性?等等,还有诸多问题值得商榷。

三、再生医学相关伦理的思考

在国外，关于干细胞的相关伦理研究主要涉及干细胞研究的收益与风险、知情同意的不确定性、用于干细胞研究的卵子捐赠的知情同意程序、知情同意表格的内容、病患的态度，伦理问题的争论、公共政策的争议、政策和伦理方面的影响、公众舆论以及公众参与的影响等方面。国内在干细胞伦理方面的理论探讨多，实证研究较少。实证研究仅局限于伦理认知调查，例如人类胚胎干细胞研究的伦理认知，治疗性克隆和人类胚胎管理的伦理问题，以及干细胞研究与应用的伦理认知。鉴于我国干细胞研究领域的伦理方面实证研究不足，有必要加强对干细胞临床研究与应用的相关伦理实证研究，从而促进我国干细胞临床研究与应用的健康发展，保障研究对象的合法权益。

建立统一、规范的质量检验标准，明确各监管单位具体分工。目前我国再生医学（包括干细胞）临床研究和治疗在评估和规范化管理上仍有需要完善的地方。建立规范的质量检验标准有利于提高我国干细胞产业的可信度和安全性，同时要消除监管区空白，细化管理规则，明确管理责任，增加执法的力度。防止一些新型技术（如基因编辑）的滥用，并防止出现对于生殖系统的编辑错误。

通过严谨有效的制度来规范和引导干细胞研究和干细胞治疗医疗市场，有效防止干细胞治疗中所涉及的胚胎等的市场化行为，为干细胞研究指明科学的发展方向。更多参与国际合作。在技术明确透明化前积极征求社会各方意见，确保公众的参与权及话语权。禁止基因编辑技术被滥用而引发的各种伦理和道德等方面的争议，基因编辑技术被滥用不仅损害了国家形象，也阻碍了整个社会及再生医学领域的稳定发展。

由于再生医学领域研究不断有重大的科研突破，无论国际伦理准则还是中国法律法规都必须有一定的前瞻性，制定的规范性文件须对相关研究及其临床应用的未来发展方向，以及应用领域可能产生的伦理问题有一定预见性，并适时修订或制定"伦理准则"有效限制违反社会公众道德伦理的事件发生，使之不断完善，保证科学技术真正造福于社会。

作为高新生物技术的再生医学发展还有一个突出问题就是其研究成果的公平问题。从纳税人的缴纳税款中获得的大量资源、从大量人群中获得的基因数据用于高新生物技术的开发，其成果理应由更多的平民享受。

（徐庆连 程飚 付小兵）

参 考 文 献

［1］陈飞.干细胞治疗有待规范［J］.中国卫生，2014，（2）：104.

［2］陈涛，钱万强.国内外干细胞研究和产业发展态势分析［J］.中国科论坛，2011，（10）：150-153，160.

［3］董效信，任晓敏，董雅妮.胚胎干细胞研究的伦理和心理学问题［J］.中国组织工程研究与临床康复，2011，15（49）：9303-9306.

［4］国际干细胞研究学会（ISSCR）.人类胚胎干细胞研究指导行为指南［EB/OL］.（2006-11-21）［2018-08-12］.https://www.isscr.org/guidelines，2021.

［5］国家人类基因南方研究中心伦理学部.人类成体干细胞临床试验和应用的伦理准则（建议稿）［J］.中国医学伦理学，2014，27（2）：191-194.

［6］河野修己.在亚洲推广的再生医疗即将进入建立制度阶段［J］.生物产业技术，2013，1（3）：26-28.

［7］黄清华.英国执行 EUTCD 的经验和启示：兼谈中国干细胞疗法监管科学框架［J］.医学与法学，2013，（4）：15-22.

［8］蒋伟民，黄元华，马燕琳.人胚胎干细胞建株与维持培养条件的优化［J］.生命科学研究，2014，18（4）：349-352，366.

［9］金坤林.干细胞临床应用：基础、伦理和原则［M］.北京：科学出版社，2011.

［10］邱仁宗.从中国"干细胞治疗"热论干细胞临床转化中的伦理和管理问题［J］.科学与社会，2013，3（1）：8-25.

［11］睢素利，吴菲.解读干细胞管理征求意见稿［J］.中国医院院长，2013（9）：75.

［12］王太平，徐国彤，周琪，等.国际干细胞研究学会《干细胞临床转化指南》［J］.生命科学，2009，21（5）：

747-756.

[13] 王延光. 人类胚胎干细胞的来源与伦理思考[J]. 医学与哲学, 2002, 23(2): 7-10.

[14] 项鹏. 干细胞治疗的科学技术与社会发展考量[J]. 科学与社会, 2013, 3(1): 37-45.

[15] 谢正福. 国内外干细胞研究及临床应用监管状况[J]. 生命的化学, 2013, 33(4): 478-482.

[16] 张新庆. 历史视角透视干细胞研究伦理[J]. 科学新闻, 2013, 1(3): 80-83.

[17] 赵心刚, 徐萍, 马维骏, 等. 规范和完善我国干细胞研究与临床应用的伦理审查和过程监管机制势在必行[J]. 中国科学院院刊, 2012, 27(4): 432-438.

[18] 中国国家人类基因组南方研究中心伦理委员会. 人类胚胎干细胞研究的伦理准则(建议稿)[J]. 医学与哲学, 2003, 24(2): 19-21.

[19] 国家卫生计生委办公厅, 食品药品监管总局办公厅. 关于印发干细胞制剂质量控制及临床前研究指导原则(试行)的通知[EB/OL]. (2015-08-21) [2018-08-12]. http://www.nhc.gov.cn/qjjys/s3581/201508/15d0dcf66b734f338c31f67477136cef.shtml.

[20] 中华人民共和国国家卫生计生委科技教育司. 干细胞临床研究管理办法(试行)[EB/OL]. (2015-03-27). http://www.nhc.gov.cn/qjjys/s3582/201503/ad9098ef20ba4162bafc743133e799f6.shtml.

[21] 中华人民共和国科学技术部, 卫生部. 人胚胎干细胞研究伦理指导原则[EB/OL]. (2013-12-24) [2018-08-12]. https://www.nsfc.gov.cn/nsfc/cen/pfzl/pufanew/20110801_13.htm.

[22] Committee for Advanced Therapies. Challenges with advanced therapy medicinal products and how to meet them[J]. Nat Rev Drug Discov, 2010, 9(3): 195-201.

[23] Future Science Group. European Medicines Agency, CAT Secretariat & US Food and Drug Administration[J]. Regen Med, 2011, 6(6suppl): 90-96.

[24] Future Science Group. Global Update: Japan[J]. Regen Med, 2011, 6(6): 160-162.

[25] Kawakami M, Sipp D, Kato K. Regulatory impacts on stem cell research in Japan[J]. Cell Stem Cell, 2010, 7(6): 415-418.

[26] Kellathur SN, Lou HX. Cell and tissue therapy regulation: worldwide status and harmonization[J]. Bio-logicals, 2012, 40(3): 222-224.

[27] Mi-Kyung Kim. Oversight framework overoocyte procurement for somatic cell nuclear transfer: comparative analysis of the Hwang Woo Suk case under South Korean bioethics law and U. S. Guidelines for human embryonic stem cell research[J]. Theor Med Bioeth, 2009, 30(1): 367-384.

[28] Nakazawa E, Takimoto Y, Akabayashi A. The Social Framework Surrounding the Development of Regenerative Medicine in Japan[J]. Cambridge Quarterly of Healthcare Ethics, 2016, 25(03): 466-471.

[29] Oh IH. Regulatory issues in stem cell therapeutics in Korea: efficacy or efficiency?[J]. Korean J Hematol, 2012, 47(2): 87-89.

[30] Von Tigerstrom B. Product regulation and the clinical translation of stem cell research[J]. Stem Cell Rev, 2009, 5(2): 135-139.

[31] NIH. NIH guidelines for human stem cell research[EB/OL]. (2009-07-07) [2018-08-12]. https://stemcells.nih.gov/research-policy/guidelines-for-human-stem-cell-research.

中英文名词对照索引

G

H

J

T

W

X

Y

Z

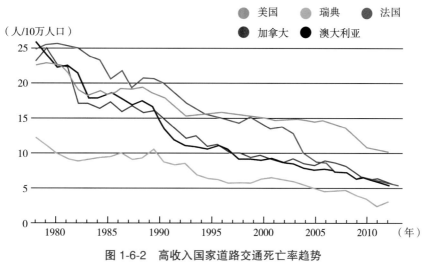

图 1-6-2 高收入国家道路交通死亡率趋势

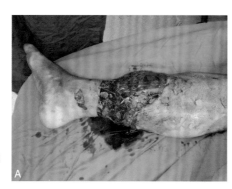

图 1-12-1 开放性
严重肢体创伤

A. 小腿软组织损伤情况；B. X 线
显示粉碎性胫腓骨骨折

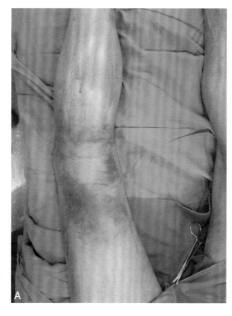

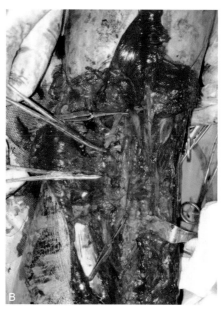

图 1-12-2 闭合性
严重肢体创伤

A. 闭合性胫腓骨近端骨折伴广
泛皮肤软组织损伤；B. 术中显示
腘动脉损伤

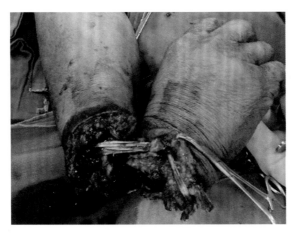

图 1-12-3 血液循环障碍的严重肢体创伤

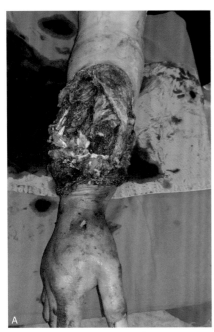

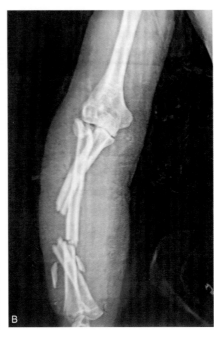

图 1-12-4 非血液循环
障碍的严重肢体创伤
A. 右前臂ⅢC 型损伤,肢体血液灌注
良好;B. X 线显示尺桡骨严重骨折

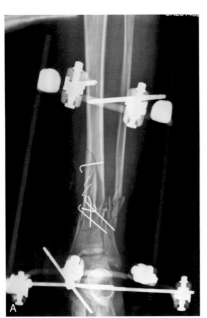

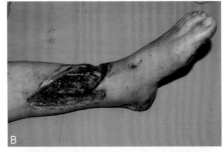

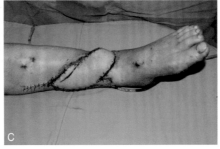

图 1-12-6 小腿开放性
骨折的固定
A. 小腿开放性ⅢC 型骨折,外固定器
固定;B. 清创,去除外固定器改为钢
板螺钉内固定;C. 游离背阔肌皮瓣
覆盖创面

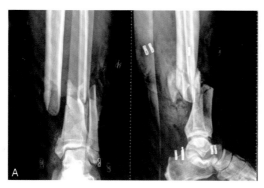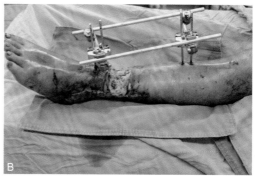

图 1-12-7　小腿开放性ⅢC型骨折外固定器固定
A. 小腿开放性ⅢC型骨折；B. 外固定器固定骨折

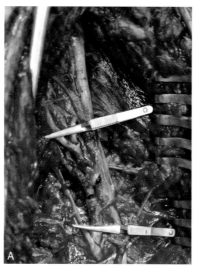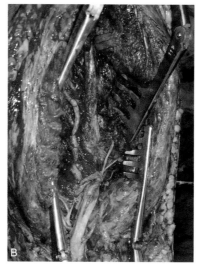

图 1-12-8　右下肢腘动脉损伤后自体静脉移植修复
A. 腘动脉栓塞；B. 自体大隐静脉移植修复腘动脉

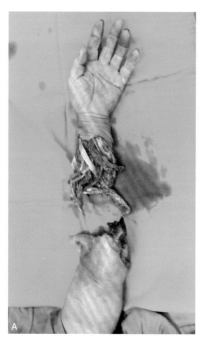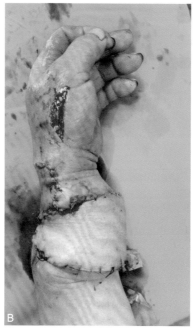

图 1-12-9　前臂完全撕脱离断伤清创后（A）；缩短尺桡骨再植前臂，用胫后动脉
皮瓣急诊覆盖创面并桥接桡动脉和静脉，患手血液供应良好（B）

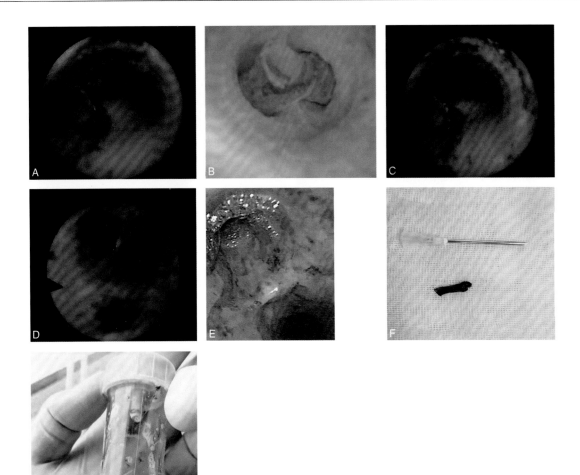

图 2-4-1　临床吸入性损伤纤支镜下所见

A. 隆突处见大量炭末覆盖；B. 隆突处见炭末、分泌物等混合形成的痂块造成"活瓣"；C、D. 左右支气管内可见黏膜严重充血水肿，炭末等覆盖在气道上；E. 纤支镜下隆突见少量炭末附着，黏膜充血，少量分泌物痰液混合物；F. 炭末、气管黏膜等混合物"管型"；G. 支气管灌洗液可见大量炭末、脱落黏膜等

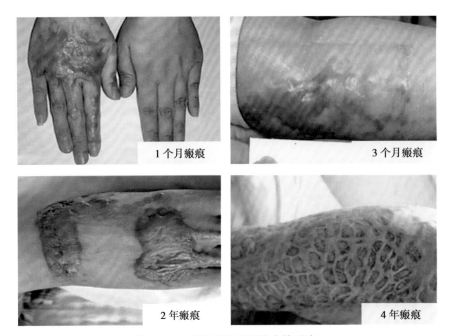

图 2-9-1　瘢痕演变过程的大体观察

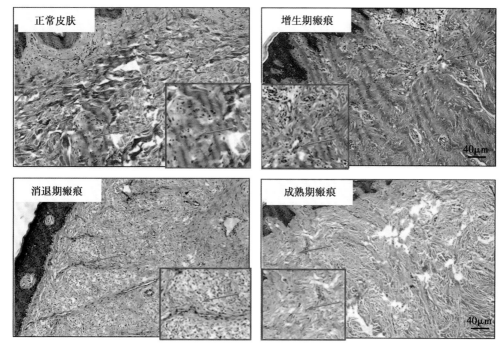

图 2-9-2　不同时期瘢痕组织学特征（HE 染色）

箭头示微血管

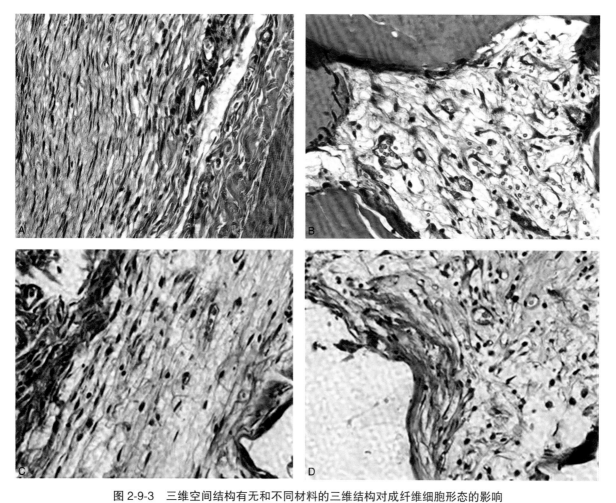

图 2-9-3　三维空间结构有无和不同材料的三维结构对成纤维细胞形态的影响

A. 松质骨组无三维支架部分；B. 松质骨组有三维支架部分；C. 海绵组无三维支架部分；D. 海绵组有三维支架部分

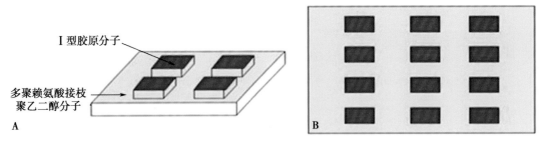

图 2-9-4　供细胞黏附用的桥墩样结构阵列示意图

A 为立体观；B 为平面观。

红色为微凸,涂细胞黏附材料；蓝色为基底,涂非黏附材料

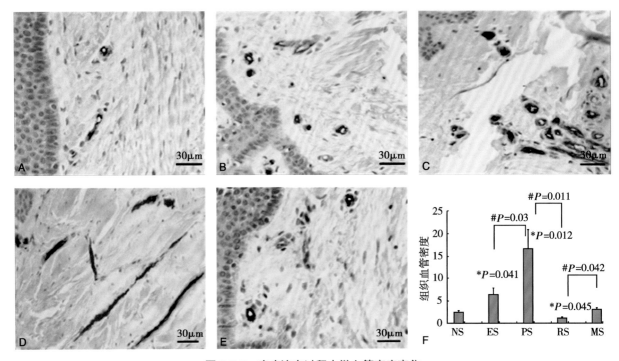

图 2-9-7　瘢痕演变过程中微血管密度变化

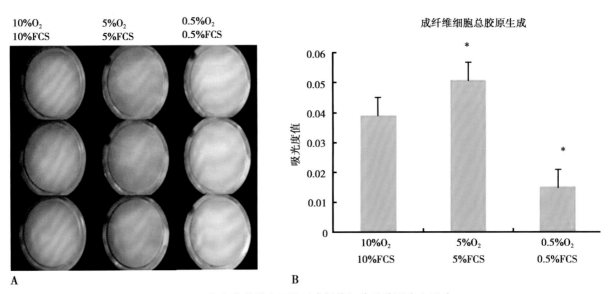

图 2-9-9　氧和营养梯度下降对成纤维细胞总胶原产生影响

A 代表三组胶原总含量大体直观图；B 代表三组胶原含量比较；* 代表与正常皮肤比较,具有显著性差异

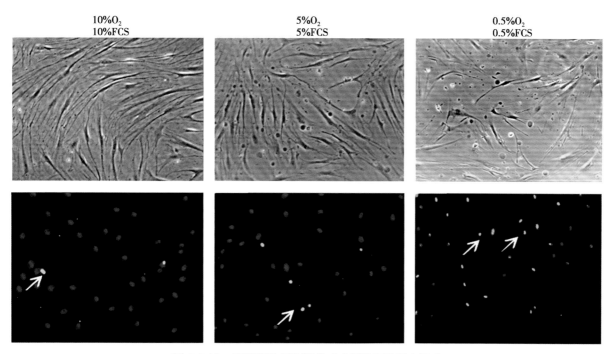

图 2-9-10　不同程度氧和营养对成纤维细胞凋亡影响
箭头示凋亡细胞（绿染）

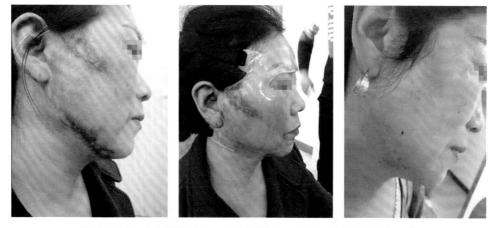

图 2-9-11　患者面部瘢痕,3D 面罩治疗 3 个月,瘢痕基本恢复正常

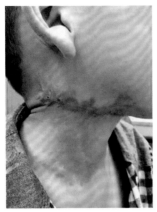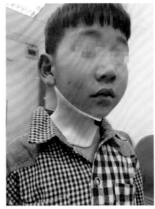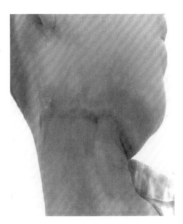

图 2-9-12　患者颈部瘢痕,聚乙烯硅酮板治疗 3 个月,瘢痕基本恢复正常

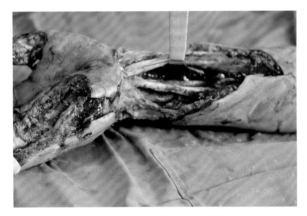

图 2-10-1　手腕高压电烧伤

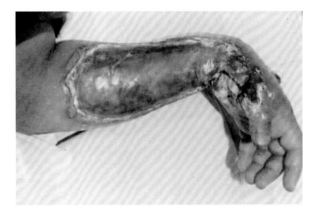

图 2-10-2　左前臂热压伤

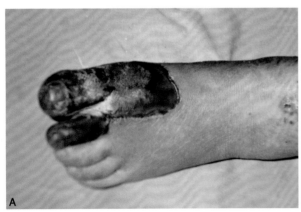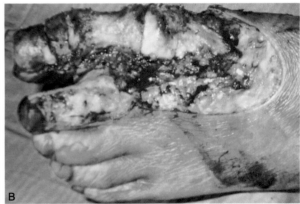

图 2-10-3　左足硫酸烧伤

A. 左足硫酸烧伤;B. 左足硫酸烧伤清创术后

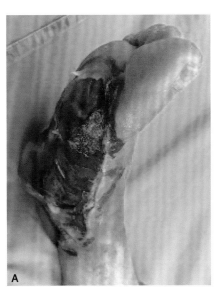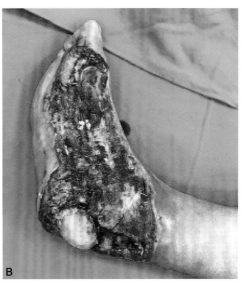

图 2-10-4　CO 中毒烧伤右足
A. CO 中毒后右足烧伤；B. CO 中毒烧伤右足清创后

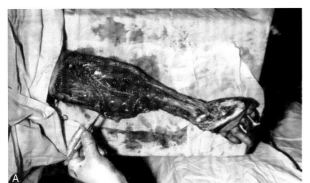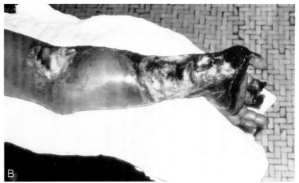

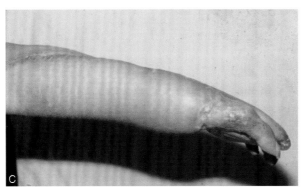

图 2-10-5　岛状背阔肌皮瓣修复上肢
A. 左上肢高压电烧伤术前；B. 清创术中；C. 背阔肌皮瓣修复术后

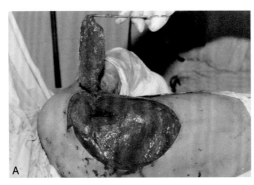
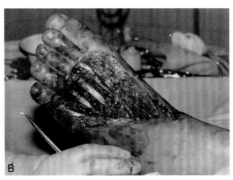
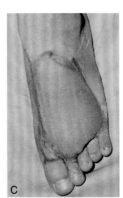

图 2-10-6　肩胛皮瓣游离移植修复足背高压电烧伤
A. 游离肩胛皮瓣；B. 足背高压电烧伤清创术中；C. 修复术后

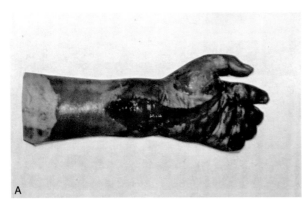
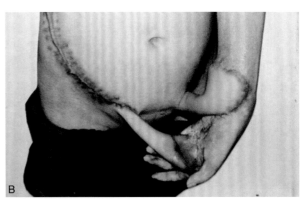
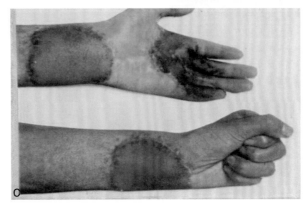

图 2-10-7　带蒂腹部皮瓣修复手腕高压电烧伤
A. 手腕部高压电烧伤；B. 带蒂双例腹部皮瓣修复手部；C. 断蒂术后

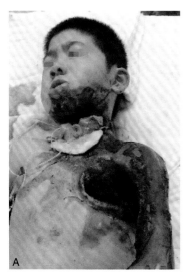
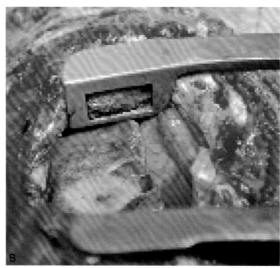
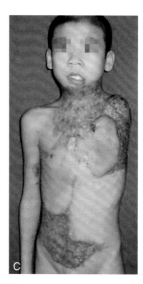

图 2-10-8　对侧腹壁上动脉为血管蒂的腹直肌皮瓣修复胸壁高压电烧伤

A. 胸壁及左上肢电击伤致胸壁及左上肢毁损性烧伤；B. 术中胸壁清创后可见近胸膜处肺叶烧伤情况；C. 对侧腹直肌皮瓣修复后情况

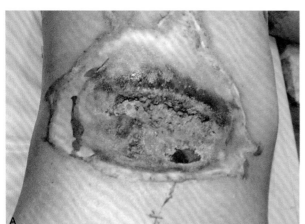
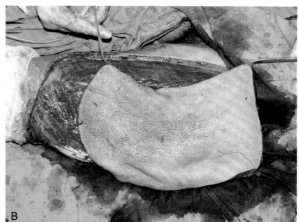
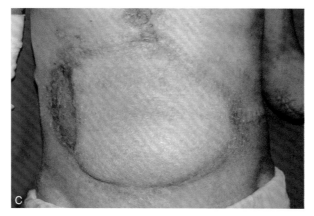

图 2-10-9　股前外侧皮瓣游离移植修复腹壁高压电烧伤

A. 腹壁高压电烧伤；B. 股前外侧皮瓣切取；C. 修复术后

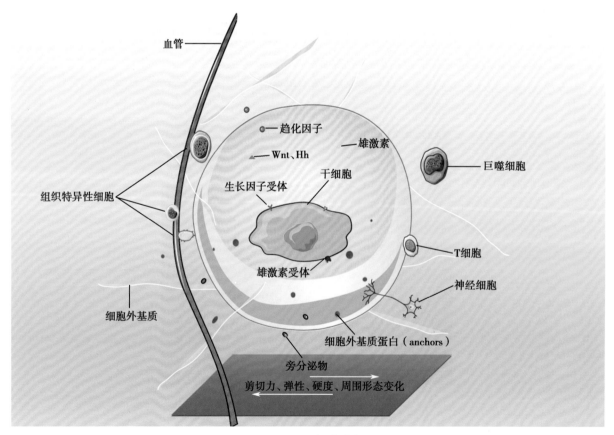

图 3-3-1　干细胞的自我更新与分化

A. 成体干细胞具有不断增殖,自我更新和多向分化的特点,在组织的修复与再生中起着重要的作用;B. 以表皮干细胞为例,表皮干细胞有对称分裂和不对称分裂两种方式。通常表皮干细胞通过不对称分裂,一方面形成一个与亲代完全相同的具有干性的子代细胞,另一方面则形成具有有限自我更新潜能的短暂扩充细胞。短暂扩充细胞进入定向分化进程,形成皮肤谱系来源的细胞类型,如毛囊、汗腺皮脂腺等。总之,成体干细胞通过对称和不对称分裂来维持干细胞自我更新和分化间的动态平衡

图 3-3-2　干细胞壁龛

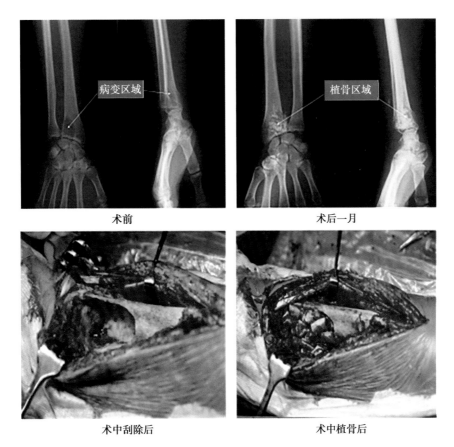

图 3-5-2 松质骨粒移植病例

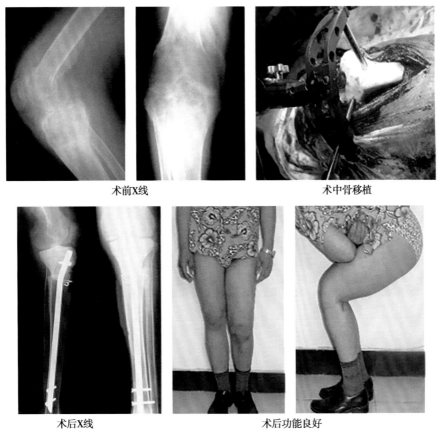

图 3-5-3 骨关节移植病例

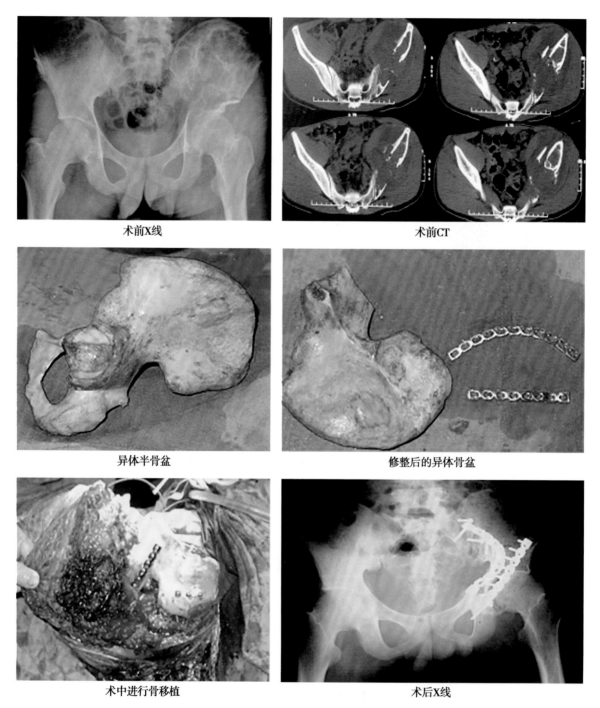

术前X线

术前CT

异体半骨盆

修整后的异体骨盆

术中进行骨移植

术后X线

图 3-5-4　大段骨移植病例

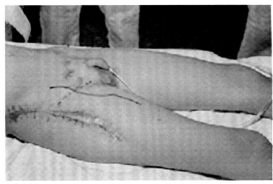

伤后半年

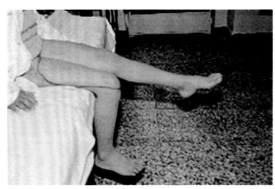

术前肌无力

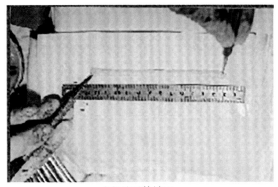

去细胞异体神经

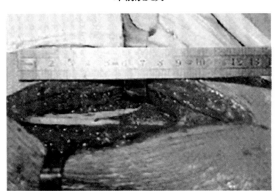

术中神经移植

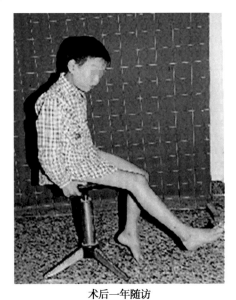

术后一年随访

图 3-5-5 化学去细胞异体神经移植病例

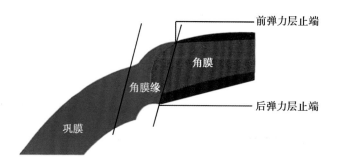

图 3-9-3　角膜缘的解剖示意图

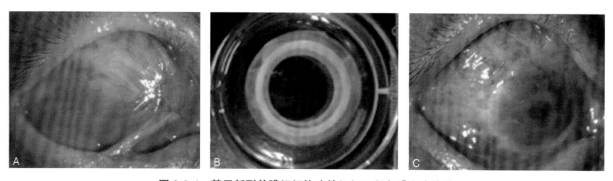

图 3-9-4　基于新型羊膜组织构建的组织工程角膜上皮移植

A. 患者接受移植术前表现；B. 以新型羊膜组织为载体构建的组织工程角膜上皮；C. 移植术后 2 个月表现

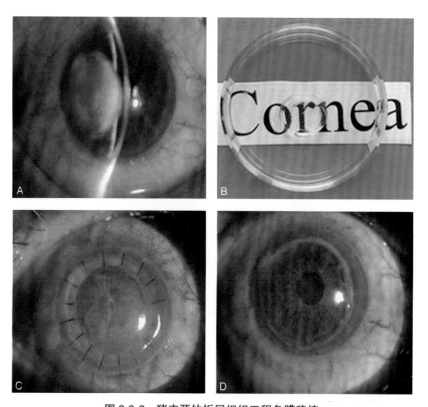

图 3-9-6　猪来源的板层组织工程角膜移植

A. 角膜移植术前；B. 经脱细胞处理后的猪角膜基质；C. 使用脱细胞的猪角膜基质对患者实施部分板层角膜移植术后 1 周；D. 移植术后 1 年